U0387975

国家科学技术学术著作出版基金资助出版

肥 胖 症

主　编　赵家军　曲　伸

副主编　包玉倩　傅君芬　陆　灏　苏东明　王存川　张炜真

编　委　（按姓氏汉语拼音排序）

包玉倩　上海交通大学医学院附属第六人民医院　　　曲　伸　同济大学附属第十人民医院

卜　乐　同济大学附属第十人民医院　　　　　　　　申　远　上海市精神卫生中心

陈　宏　南方医科大学珠江医院　　　　　　　　　　苏东明　南京医科大学

陈　鹏　新加坡南洋理工大学　　　　　　　　　　　孙建琴　复旦大学附属华东医院

陈海冰　同济大学附属第十人民医院　　　　　　　　王　茹　上海体育大学

陈璐璐　华中科技大学同济医学院附属协和医院　　　王存川　暨南大学附属第一医院

傅君芬　浙江大学医学院附属儿童医院　　　　　　　王计秋　上海交通大学医学院附属瑞金医院
　　　　　（国家儿童健康与疾病临床医学研究中心）　温利明　悉尼大学医学院

高　聆　山东第一医科大学附属省立医院　　　　　　吴山东　匹兹堡大学医学院

韩　婷　同济大学附属第十人民医院　　　　　　　　肖明中　湖北省中医院

纪立农　北京大学人民医院　　　　　　　　　　　　严　励　中山大学孙逸仙纪念医院

贾立军　上海中医药大学附属龙华医院　　　　　　　曾天舒　华中科技大学同济医学院附属协和医院

李益明　复旦大学附属华山医院　　　　　　　　　　张　超　上海交通大学医学院

刘　超　江苏省中西医结合医院　　　　　　　　　　张　鹏　首都医科大学附属北京友谊医院

刘雁军　成都市第三人民医院　　　　　　　　　　　张炜真　北京大学基础医学院

陆　灏　上海中医药大学附属曙光医院　　　　　　　赵家军　山东第一医科大学附属省立医院

陆颖理　上海交通大学医学院附属第九人民医院　　　朱江帆　同济大学附属第十人民医院

麻　静　上海交通大学医学院附属仁济医院　　　　　邹大进　上海交通大学医学院附属同仁医院

潘　安　华中科技大学同济医学院

编写秘书　尤　慧　同济大学附属第十人民医院　　　　吴　蔚　浙江大学医学院附属儿童医院（国家
　　　　　林紫薇　同济大学附属第十人民医院　　　　　　　　儿童健康与疾病临床医学研究中心）
　　　　　陈清光　上海中医药大学附属曙光医院

人民卫生出版社
·北 京·

图书在版编目（CIP）数据

肥胖症 / 赵家军，曲伸主编 . -- 北京 ： 人民卫生出版社，2024. 8 . -- ISBN 978-7-117-36725-7

I . R589. 2

中国国家版本馆 CIP 数据核字第 2024AH4946 号

人卫智网	www.ipmph.com	医学教育、学术、考试、健康，购书智慧智能综合服务平台
人卫官网	www.pmph.com	人卫官方资讯发布平台

肥 胖 症
Feipang Zheng

主　　编：赵家军　曲　伸
出版发行：人民卫生出版社（中继线 010-59780011）
地　　址：北京市朝阳区潘家园南里 19 号
邮　　编：100021
E - mail：pmph @ pmph.com
购书热线：010-59787592　010-59787584　010-65264830
印　　刷：三河市宏达印刷有限公司
经　　销：新华书店
开　　本：889 × 1194　1/16　印张：23.5　插页：4
字　　数：790 千字
版　　次：2024 年 8 月第 1 版
印　　次：2024 年 10 月第 1 次印刷
标准书号：ISBN 978-7-117-36725-7
定　　价：168.00 元
打击盗版举报电话：010-59787491　E-mail: WQ @ pmph.com
质量问题联系电话：010-59787234　E-mail: zhiliang @ pmph.com
数字融合服务电话：4001118166　　E-mail: zengzhi @ pmph.com

主编简介

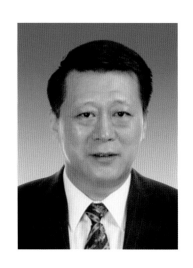

赵家军

主任医师,教授,博士研究生导师。

现任教育部内分泌糖脂代谢与脑老化重点实验室主任,山东省"泰山学者攀登计划"特聘专家。曾任山东第一医科大学副校长,山东第一医科大学附属省立医院院长。

兼任中华医学会内分泌学分会主任委员,山东省名医联盟主席,《中华内分泌代谢杂志》副总编辑,国家科学技术奖评审专家,国家自然科学基金委员会评审专家。

发表论文 600 余篇,被 SCI 收录 300 余篇,代表性论文发表于 *Cell Metabolism*、*Nature Metabolism*、*Cell Research*、*Hepatology*、*Journal of Hepatology*、*JEM* 等,其中 4 篇被 F1000 推荐。组织、参与编写诊疗指南和专家共识 60 余项。

主持科技部国家科技支撑计划、国家重点研发计划、国家自然科学基金重点项目、国家自然科学基金面上项目等课题 27 项。主编《内分泌疾病与脂代谢异常》和《系统内分泌学》,主译《成人及儿童内分泌学》,担任教育部统编教材《内科学》编委。

以第一完成人获国家科学技术进步奖二等奖 2 项,何梁何利基金科学与技术进步奖、全国创新争先奖、吴阶平 - 保罗·杨森医学药学奖、山东省科学技术最高奖、山东省自然科学奖一等奖各 1 项,山东省科学技术进步奖一等奖 3 项、二等奖 3 项,获批国家发明专利 7 项,转化 4 项。

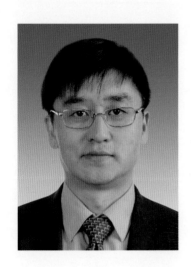

曲 伸

主任医师,教授,博士研究生导师。上海市领军人才,上海市医学领军人才,浦江人才。

现任同济大学附属第十人民医院肥胖症诊治中心主任,同济大学医学院肥胖症研究所所长,同济大学附属第十人民医院内分泌科学科带头人,上海市甲状腺疾病研究中心主任,同济大学医学院甲状腺疾病研究所所长。

兼任中华医学会内分泌学分会常务委员及肝病与代谢学组组长,中华预防医学会糖尿病预防与控制专业委员会常务委员,国家卫生健康委员会首届科普专家,上海市医师协会内分泌代谢科医师分会副会长。

从事临床工作 40 年,独创了基于临床的肥胖症辨色诊疗和 AI 分类理念,在全国首创内外联合、中西医结合的肥胖中心化管理和个体化诊疗中心。以第一作者及通讯作者发表 JCI、*Protein Cell*、JCEM、*JBC*、*Obesity Surgery* 等 SCI 论文 200 余篇,核心期刊 100 余篇,著书 10 余部,承担并完成国内外基金 30 余项,其中国家级课题 7 项。

以第一完成人获得中华医学科技奖三等奖、华夏医学科技奖医学科学技术奖三等奖、教育部自然科学奖二等奖、上海医学科技奖三等奖各一项。

肥胖症已被世界卫生组织确定为十大慢性疾病之一。肥胖症不仅仅是体形上的不美观,更是健康上的巨大威胁。肥胖症带来的一系列问题,如高血压、糖尿病、心血管疾病等,给人们的生活质量和寿命都带来了极大的影响。因此,肥胖症的治疗和管理是一个国际性的难题和挑战,需要中西医结合的力量来攻克。

中医学源于中国悠久的历史传统,包含丰富的理论和实践经验。《黄帝内经》最早提出肥胖分型的概念,以脂膏分布作为主要的诊断原则,将肥胖患者分为膏人、脂人、肉人三种类型,应该是世界肥胖医学最早以"脂肪分布"为原则的分型方法。我在此基础上根据现代人的特点补充了"小膏人"和"脂膏人"概念从而延伸为肥胖者中医五分类法。所谓的膏人、脂膏人类似现代医学中的"腹型肥胖",脂人则与"均一性肥胖"相似,可见中医传统理论认识对现代医学肥胖的分型具有很好的桥梁作用,也是有益的启发和补充。

肥胖症的治疗上,中医注重整体观念和辨证论治,有独特的治疗理念及对应的优势疗法。中医通过调整体内阴阳平衡、调理脾胃功能、改善人体气血的思路来治疗肥胖症。这些方法在临床实践中证明了其明显的效果,并得到了广大患者和医生的肯定。西医学以其科学的研究方法和精确的诊断技术,为中医诊疗提供了丰富的理论依据,同时为肥胖症治疗提供了更多先进的手段。例如,药物治疗、外科手术以及营养和运动的科学指导等,都在肥胖症管理中起到了重要的作用。中西医结合治疗肥胖症,可以充分发挥各自的优势,取长补短,贯彻以人为本的治疗理念,实现长期的体重管理,势必能够形成一种更为综合和有效的肥胖症治疗模式。

赵家军、曲伸教授勤于实践,勇于探索,知难而进,集中西医共同智慧和经验编著而成《肥胖症》一书,以指导临床、造福患者。此书通过凝聚中西医界的智慧和经验,为读者们提供一个完整的肥胖症治疗指南。此书的问世,将为广大读者提供宝贵的信息,帮助他们深入了解和有效应对肥胖问题。衷心祝愿这本《肥胖症》的问世能够大力推动中西医结合发展的脚步。我相信,中西医结合的治疗模式不仅能更好地满足肥胖症患者的需求和期望,更能为医学界的进步提供新的思路和启示。

对于从事肥胖症诊疗的医务工作者来说,本书将为他们提供一个全面了解肥胖症问题的机会,加强中西医在肥胖症治疗中的合作和指导,提供中西医融合治疗肥胖症方法和理念的机会,促使双方在合作中取得更好的成果。希望这本书能够以其丰富的内容和权威的指导,真正助力于肥胖症患者的康复与健康生活。愿中医与西医携手,为世界的健康发展做出更大的贡献!

仝小林

中国科学院院士

中医内科学家

中国中医科学院首批学部委员

2024 年 3 月 18 日

序 二

　　这部由国内资深内分泌和肥胖症领域专家领衔编写的《肥胖症》一书终于面世了，在此之前已有些许肥胖及代谢性疾病的书籍出版，种类也较为多样，有以临床诊治为重点，亦有以研发新技术为主线，更不乏百姓们喜闻乐见的科普丛书。而这本新书要传递的重要信息是什么呢？带着好奇，我认真阅读并理解了本书的主题思想、创作脉络和实际意义。本书通过遗传学、环境变化及其独立或共同的发病机制，深入探讨了肥胖症发生发展的生理和病理过程，以及体内各系统、器官和通路对肥胖症的深刻影响。系统性介绍了肥胖症的研究方法和临床诊治手段，为专业研究者提供了全面了解肥胖症的丰富信息。

　　为了更好地指导肥胖的防治，本书着重于临床需求，用较多的篇幅介绍了临床实践的关键内容及新进展，包括肥胖症的病因和分类，肥胖症的诊断标准和相关的检查方法，肥胖症的生活方式、营养、运动和心理治疗，以及药物和手术治疗等，并对特殊人群(如儿童、女性及老年人)肥胖症提出了科学实用的诊疗方案。值得一提的是，本书不仅关注肥胖症相关并发症评估、诊疗的具体干预措施并设置了健康管理目标，而且践行了从以疾病为中心向健康管理转变的理念，为肥胖症的健康管理开展了有益探索。

　　总之，本书以系统、科学的方式呈现了肥胖的方方面面，为读者提供了较为全面的知识和可掌握的临床诊治技能，是一部临床与科普兼顾的实用书籍。期待《肥胖症》一书帮助读者更好地理解和管理好肥胖症患者，同时也主动管理好自己的体重和健康。为实现人人享有健康的生活这一目标而共同努力！

贾伟平

中国工程院院士

上海交通大学医学院附属第六人民医院

2024 年 3 月 18 日

前　言

目前,肥胖症已成为世界性的流行疾病,全球有19亿超重人口、6亿肥胖人群,且逐年快速增加。中国的肥胖问题较为严重,超重及肥胖人口已超51%,尤其儿童肥胖已居全球首位,肥胖及相关并发症的医疗支出剧增,带来了严重的社会和健康负担。多年来民众常认为肥胖症是生活方式所致,只要"管住嘴,迈开腿"就可以解决问题,而临床上往往也把减轻体重作为肥胖症治疗的主要目的,但仍然解决不了肥胖症治疗中的代谢异常和体重反弹问题。从医学的角度看,肥胖症是一种病因复杂的慢性代谢性疾病,单纯靠限制能量摄入、增加能量消耗达到负平衡是远远不够的,单一的体重减轻也无法解决肥胖的终极问题。因此,肥胖的干预需要从病因入手,根据肥胖分型采用多种手段进行个体化的诊疗,肥胖的基础研究也亟待从遗传、人类进化发展的角度来重新审视肥胖症发生的环境因素和社会原因,临床上需要组织专业团队对肥胖症进行中心化管理,作为一种复杂的多因素疾病,需要由具有丰富经验和理论的专业团队根据患者特点和病因制订合理可行的、个体化的干预策略,肥胖的治疗目的是改善代谢,预防肥胖相关并发症的发生发展,提高生活质量,延长寿命。因此,肥胖症的管理应该贯穿一生、长期稳定。近期在中华医学会内分泌学分会牵头下,我们邀请全国多学科肥胖专家,结合循证医学和丰富的临床经验,更新和优化了肥胖症的诊疗和管理,编撰了国内首部《肥胖患者的长期体重管理及药物临床应用指南(2024版)》,为肥胖的临床诊疗提供了依据。而《肥胖症》一书凝聚了所有编者的心血,是集临床、科研及教学于一体的专业用书,期望对致力于肥胖事业的医务工作者及科研人员提供帮助。

全书涵盖三篇共13章内容,包括第一篇肥胖症流行病学及基础研究、第二篇肥胖症的临床实践及进展、第三篇肥胖症的中医治疗。我们打破了单一学科或不同学科单独诊疗的传统束缚,构建了肥胖症中心化管理的全景视野;不仅在广度上将肥胖症的分类诊断、并发症诊治做了进一步拓宽分层,还覆盖了特殊人群(老年人、儿童、妇女等),同时结合祖国传统中医诊治肥胖的宝贵经验,在深度上也涵盖了从基础到临床的主要相关热点及最新进展,从多维视角再现多学科深度融合诊治肥胖症的理论与实践。本书选题视角开阔,诊疗覆盖面全面广泛,期望为广大临床医师提供一部全面的专业工具书,同时弥补医学生教材的不足之处,为立志从事肥胖症诊疗的医学生和医务工作者提供一部实用的参考书。

《肥胖症》一书汇集了国内众多资深医学专家的集体智慧,秉持科学性、权威性、实用性的编写原则,几经修改打磨,历时4年余得以面世。本书充分兼顾临床、科研、教学的实际需要,对深入探究肥胖症的病理生理机制、提高临床诊治水平、推动肥胖症多学科融合发展具有重大意义,不仅可作为肥胖症诊治及研究领域医生、研究生及科研工作者的学习用书,亦可供相关患者从新的广度及深度重新认识肥胖症。

希望本书能够抛砖引玉,成为各学科交流肥胖症的"桥梁"。由于学科发展日新月异,加之参编人员众多,编写风格有所差异,不足之处敬请广大同道指正。

赵家军　曲　伸

2024 年春

目　录

第三篇

肥胖症的中医治疗

3

第一篇
肥胖症流行病学及基础研究

第一章 肥胖症的流行病学及遗传学基础

第一节 肥胖症的流行病学

一、全球肥胖症流行概况

根据慢性非传染性疾病风险因素协作组织（NCD Risk Factor Collaboration，NCD-RisC）报道，1975年全球5~19岁儿童和青少年中，男孩的年龄标化平均体重指数（body mass index，BMI）为16.8kg/m²，女孩为17.2kg/m²；而在2016年则分别升至18.5kg/m²和18.6kg/m²。成年男性年龄标化平均BMI从21.7kg/m²升至24.5kg/m²，成年女性从22.1kg/m²升至24.8kg/m²。世界卫生组织（World Health Organization，WHO）将成人超重定义为BMI值位于25.0~29.9kg/m²之间，肥胖症定义为BMI值为30.0kg/m²或更高。1975—2016年，全球男孩肥胖症患病率从0.9%上升到7.8%，女孩则从0.7%上升到5.6%，增幅均达8倍；成年男性肥胖症患病率从3.0%上升到11.6%；成年女性从6.6%上升到

15.7%，增幅分别约近3.8倍和2.3倍。截至2016年，全球已有约6.5亿（13.0%）成人存在肥胖问题，其中患病率最高的国家是瑙鲁（60.7%），最低的国家是越南（2.1%）。

肥胖症患病率与社会经济发展水平密切相关。2016年，高收入国家成人肥胖症患病率约为25.9%，是低收入国家的4倍。从时间变化趋势来看，高收入国家肥胖症患病率增长速度也显著高于中低收入国家（图1-1-1）。然而，近年来随着低收入和中等收入国家经济水平的提高，肥胖症患病率也逐步上升，其中中等偏上收入国家的增加速度已接近高收入国家。随着各国经济的发展，超重在最贫穷人群中显著上升，而在最富裕人群中变化不大，尤其中等偏上和中等偏下收入国家的相对贫穷人群超重负担最重，有证据表明农村持续上升的BMI是全球肥胖症大流行的主要驱动力。

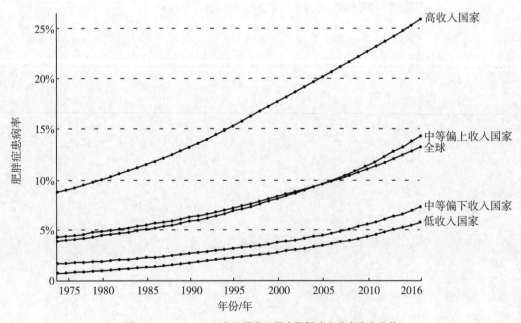

图 1-1-1　1975—2016 年不同收入国家肥胖症患病率变化趋势

数据来源：世界卫生组织全球卫生观察站（2022）。其中肥胖定义为BMI值为30.0kg/m²或更高。

由于遗传背景、环境暴露、生活方式的差异,同等收入水平的不同国家间以及相同国家不同人群间肥胖症患病情况也会存在较大差异。以美国为例,2017—2020年成人肥胖症患病率为41.9%,而1999—2000年为30.5%,增幅达37.4%。美国人群中肥胖症患病率存在明显种族差异,黑种人和西班牙裔人群肥胖症患病率显著高于白种人,而亚裔人群最低。欧盟统计局数据显示,2020年欧盟27个国家总体肥胖症患病率为16.5%,各国患病率介于10.9%(罗马尼亚)和28.7%(马耳他)之间。

二、我国肥胖症流行现状与趋势

(一)全国肥胖症数据的来源和肥胖症标准的确定

中国全国营养调查(China National Nutrition Surveys,CNNSs)旨在评估我国儿童、青少年和成人的健康和营养状况,分别在1959年、1982年、1992年、2002年和2010—2012年共完成5次横断面调查,2015—2019年与中国慢性病及其危险因素监测(China Chronic Disease and Risk Factor Surveillance,CCDRFS)合并为中国居民慢性病与营养监测,并完成首次调查。CCDRFS旨在评估我国成人主要慢性疾病的全国患病率及相关行为和代谢危险因素,于2004年、2007年、2010—2011年、2013—2014年、2015—2016年、2018—2019年共完成6次调查。中国学生体质与健康调研(Chinese National Survey on Students' Constitution and Health,CNSSCH)旨在确定全国和各地区学龄儿童和青少年一系列健康指标现患情况,曾在1985年、1990年、1995年、2000年、2005年、2010年、2014年、2019年完成8次横断面调查。有证据显示,在同等BMI水平下,中国人体脂率高于白种人,且心血管危险因素发生率和全因死亡率也更高。因此,中国肥胖问题工作组(Working Group of Obesity,China,WGOC)和相关学会建议设定中国人群BMI值24.0kg/m² 为超重临界值,28.0kg/m² 为肥胖临界值。对于儿童超重和肥胖,WHO和国际肥胖症问题工作组(International Obesity Task Force,IOTF)标准不同,它们分别根据WHO的生长标准和假定18岁时BMI值达到25.0kg/m² 及30.0kg/m² 对应的临界值来定义儿童超重和肥胖。在我国临床实践中,使用对应中国儿童和青少年性别及年龄BMI值参考标准的第85(超重)和第95(肥胖)百分位数值作为性别和年龄临界值。但BMI作为常用肥胖测量指标,无法反映人体不同部位的脂肪含量和分布,如皮下脂肪、内脏脂肪、异位脂肪沉积情况。因此腰围被广泛推荐作为中心性肥胖和异位脂肪的测量指标。我国人群的中心性肥胖临界值为男性腰围90cm和女性腰围85cm。

(二)肥胖症及BMI流行趋势

中国超重和肥胖的患病率在过去几十年中迅速攀升。CNSSCH数据显示7~18岁儿童和青少年的超重与肥胖患病率分别从1985年的1.1%和0.1%上升到2014年的12.1%和7.3%(表1-1-1);参照WHO标准,其超重和肥胖患病率则分别从1985年的1.0%和0.1%上升到2014年的14.0%和6.4%。CNNSs数据显示同年龄段儿童和青少年中,也有类似上升趋势,其超重和肥胖的患病率分别从1992年的3.9%和1.8%上升到2010—2012年的9.6%和6.4%。在CNNSs 6岁以下儿童中,超重和肥胖也有类似的流行趋势:基于中国标准,1992年患病率分别为2.3%和1.6%,2010—2012年分别为8.4%和3.1%。CNNSs数据显示,采用中国标准,成人的超重和肥胖患病率显著增加,从1992年的16.4%和3.6%增加到2002年的22.8%和7.1%,并在2010—2012年增至30.1%和11.9%;采用WHO标准,患病率则从2002年的18.9%和2.9%增至2010—2012年的27.1%和5.2%。在CCDRFS中,无论是采用中国标准还是WHO标准,2004年至2018—2019年肥胖症患病率均升近2.5倍,其中2018—2019年参考两个标准的肥胖症患病率已分别达到16.8%和8.1%。值得注意的是,2015—2019年中国居民慢性病与营养监测(由CNNSs和CCDRFS合并而成)数据表明,我国6岁以下儿童超重和肥胖的患病率分别为6.8%和3.6%,6~17岁儿童和青少年为11.1%和7.9%,18岁及以上成人则为34.3%和16.4%。据估计截至2030年,我国上述人群超重和肥胖的总患病率将分别达到15.6%、31.8%和65.3%。

我国各年龄段人群中平均BMI也在持续升高(表1-1-1)。CNSSCH数据显示,在7~18岁的儿童和青少年中,平均BMI从1985年的17.0kg/m² 升至1995年的17.5kg/m² 和2005年的18.2kg/m²,2014年升至19.0kg/m²,男孩BMI增幅略高于女孩。CNNSs数据显示,成人(≥18岁)平均BMI从1982年的20.9kg/m²(男性20.6kg/m²、女性21.1kg/m²)升至1992年的21.9kg/m²(男性21.7kg/m²、女性22.1kg/m²)和2002年的22.6kg/m²(男性和女性均为22.6kg/m²),2010—2012年则升至23.6kg/m²(男性和女性均为23.6kg/m²)。CCDRFS在2004年到2018—2019年的数据也存在类似的上升趋势,其中2018—2019年成人平均BMI已升至24.4kg/m²。值得关注的是,与2010年以前相比,该年份以后成人平均BMI的年增加量出现下降,在城市居民中尤其明显。

表 1-1-1 我国部分全国性调查中基于中国标准的超重和肥胖患病数据

年份/年	BMI/(kg·m⁻²)	超重/%	肥胖/%	腰围/cm	中心性肥胖/%
中国全国营养调查（CNNSs；儿童、青少年、成人）					
1982	未报道（<6岁）	未报道（<6岁）	未报道（<6岁）	未报道	未报道
	15.6（6~11岁）	2.2（6~11岁）[1]	0.6（6~11岁）[1]		
	18.6（12~17岁）	1.0（12~17岁）[1]	0.2（12~17岁）[1]		
	20.9（≥18岁）	5.4（≥18岁）[1]	0.1（≥18岁）[1]		
1992	16.5（<6岁）	2.3（<6岁）	1.6（<6岁）	未报道	未报道
	15.9（6~11岁）	3.9（6~17岁）	1.8（6~17岁）		
	18.7（12~17岁）				
	21.9（≥18岁）	16.4（≥18岁）	3.6（≥18岁）		
2002	未报道（<6岁）	3.4（<6岁）	2.0（<6岁）	80.0（男性）	18.3（男性）
	未报道（6~17岁）	4.5（6~17岁）	2.1（6~17岁）	76.4（女性）	20.0（女性）
	22.6（≥18岁）	22.8（≥18岁）	7.1（≥18岁）		
2010—2012	未报道（<6岁）	8.4（<6岁）	3.1（<6岁）	82.7（男性）	26.0（男性）
	18.7（6~17岁；男孩）	9.6（6~17岁）	6.4（6~17岁）	78.5（女性）	25.3（女性）
	18.3（6~17岁；女孩）				
	23.6（≥18岁）	30.1（≥18岁）	11.9（≥18岁）		
2015—2019	未报道	6.8（<6岁）[2]	3.6（<6岁）[2]	未报道	未报道
		11.1（6~17岁）[2]	7.9（6~17岁）[2]		
		34.3（≥18岁）[2]	16.4（≥18岁）[2]		
中国学生体质与健康调研（CNSSCH；学龄儿童和青少年，7~18岁）					
1985	17.0	1.1	0.1	未报道	未报道
1990	未报道	4.0（男孩）	1.1（男孩）	未报道	未报道
		3.0（女孩）	0.8（女孩）		
1995	17.5	3.8	1.2	未报道	未报道
2000	17.9	6.2	2.7	未报道	未报道
2005	18.2	7.9	3.8	未报道	未报道
2010	18.5	9.6	5.0	未报道	未报道
2014	19.0	12.1	7.3	未报道	未报道
2019	未报道	13.8	9.6	未报道	未报道
中国慢性病及其危险因素监测（CCDRFS；成人）					
2004	22.7	24.0	7.1	78.3	25.9[3]
2007	23.0	26.8	7.8	79.1	27.5[3]
2010—2011	23.7	30.7	12.0	80.1	32.3[3]
2013—2014	24.0	32.7	14.2	未报道	40.9[3]
2015—2016	24.1	33.5	14.2	未报道	未报道
2018—2019	24.4	34.4	16.8	未报道	未报道

注：表中所列数据为平均值或百分比，CNSSCH中1991年数据只覆盖社会经济状况较好的城市和农村地区，除特别说明外，表中数据均使用中国肥胖和超重标准。[1]判定标准为WHO成人标准（超重BMI临界值范围为25.0~29.9kg/m²、肥胖BMI临界值范围≥30.0kg/m²）和国际肥胖特别工作组的儿童标准。[2]CNNSs与CCDRFS合并为中国居民慢性病与营养监测，并于2015—2019年完成合并后的首次调查。[3]基于国际糖尿病联合会针对中国居民建议的中心性肥胖标准（男性腰围≥90.0cm、女性腰围≥85.0cm）。

（三）肥胖症的性别、年龄、地理位置、民族和社会经济地位差异

在我国城乡儿童和青少年中，男孩超重和肥胖患病率均高于女孩。例如，2010—2012 年的 CNNSs 中，6~17 岁的男孩超重患病率为 10.9%，女孩为 8.2%；相应的肥胖症患病率在男孩和女孩中分别为 7.8% 和 4.8%。2014 年 CNSSCH 数据显示，7~18 岁年龄段 24.2% 的男孩和 14.6% 的女孩存在超重或肥胖。在成人中，男性超重和肥胖的患病率过去曾低于女性，但近年来这种差异有所缩小，甚至出现了逆转。2002 年的 CNNSs 中，男性和女性的超重与肥胖合并患病率分别为 29.6% 和 30.3%，而在 2010—2012 年，男性和女性分别为 42.4% 和 41.6%。同样，在 CCDRFS 的 2004 年调查中，男性和女性的肥胖症患病率分别为 6.1% 和 8.2%，而在 2010—2011 年，男性和女性分别为 12.3% 和 11.7%，到 2018—2019 年，男性和女性已分别达到 18.8% 和 14.8%。

城市地区超重和肥胖患病率均高于农村地区。2010—2012 年 CNNSs 中大城市儿童和青少年（6~17 岁）的超重和肥胖患病率分别为 13.2% 和 8.9%，中小城市分别为 10.6% 和 7.6%，普通农村分别为 8.9% 和 5.6%，贫困农村分别为 7.5% 和 4.3%；在成人中，相应的超重和肥胖患病率在大城市分别为 35.4% 和 12.4%，中小城市的患病率分别为 31.9% 和 13.4%，普通农村患病率分别为 28.7% 和 11.3%，贫困农村患病率分别为 25.8% 和 8.7%。CNSSCH 的儿童和青少年中以及 CCDRFS 的成人中，城乡人口之间差异也很明显。由于农村地区超重和肥胖的患病率迅速上升，城乡差距在逐渐缩小，而近年来城乡之间儿童和成人肥胖症负担均已达到较高水平，这与在低收入和中等收入国家发现的全球城乡间 BMI 趋势特征一致。根据 CCDRFS 数据，尽管当前我国城市地区男性超重和肥胖患病率仍高于农村男性，农村地区女性超重和肥胖患病率在 10 年前已超过城市女性。

在地区差异方面，过去二十年来，华北、东北和环渤海地区的儿童和成人均存在超重和肥胖群集现象，其中，北京是我国患病率最高的地区。相比之下，广东、海南等部分沿海地区和广西、贵州、青海等欠发达西部地区患病率普遍较低。超重和肥胖的地域差异不能仅用经济发展水平来解释，还反映生活方式、体质、社会福利和文化背景等多种因素的共同作用。

我国儿童超重和肥胖患病率总体上随着我国在全球社会经济地位的提高而增加。成人中也发现超重和肥胖与收入之间存在正相关，但与教育间关系似乎存在异质性，在男性中呈正相关，而在女性中呈负相关。我国肥胖症负担总体随社会经济地位增加而上升的特征与美国和欧洲形成鲜明对比，肥胖症在社会经济地位较低的欧美人群中更为普遍。但是，根据中国综合社会调查（2010—2015 年）的五次调查数据，在不久的将来，收入和肥胖症间的正相关可能会变为负相关，而教育潜在的肥胖症负担减弱效应将在人群中得到加强，从而导致未来肥胖症负担可能向社会经济地位较低的人群转移，这一结论也得到中国居民健康与营养调查（China Health and Nutrition Survey，CHNS）数据的支持。

（四）中心性肥胖

与 BMI 变化趋势一致，我国男性和女性的腰围也在不断增加（表 1-1-1）。在 CNNSs 中，男性平均腰围由 2002 年的 80.0cm 增加到 2010—2012 年的 82.7cm，女性平均腰围由 76.4cm 增加到 78.5cm。根据中国标准，男性中心性肥胖患病率由 18.3% 增加到 26.0%，女性由 20.0% 增加到 25.3%。在 CCDRFS 中也发现了类似的增长趋势。根据 CCDRFS 数据，基于国际糖尿病联合会标准，2013—2014 年成人中心性肥胖患病率高达 40.9%。在 40~49 岁的男性和 60~69 岁的女性中，中心性肥胖的患病率最高，而在更高年龄组开始下降。尽管过去城市居民中心性肥胖患病率普遍高于农村居民，近年来农村居民中心性肥胖的快速增长缩小了这一差距。与普通肥胖症相似，中心性肥胖负担也在向教育程度较低的女性和教育程度较高的男性转移。体重正常但存在中心性肥胖的人群也值得特别关注，因为我国部分研究发现该亚组人群呈现较高的脑卒中和早死风险。来自我国九个省的数据表明，男性体重正常的中心性肥胖患病率从 1993 年的 2.6% 上升到 2011 年的 9.1%，女性从 5.0% 上升到 14.3%。该增长趋势也表明，除 BMI 外腰围可能需要作为常规指标用于监测代谢性疾病风险。

三、导致我国人群肥胖症的决定因素和危险因素

尽管肥胖症从生物学上可理解为饮食、体力活动、遗传易感性等个体因素所导致的能量过剩，但这些个体层面因素的作用很大程度上由致胖环境和上层系统动力因素（如经济、社会、政治因素）所驱动。随着近几十年来社会经济的快速发展，我国居民的日常饮食和体力活动等生活方式已经发生变化，从根源上看这些变化由上游因素即系统动力因素和环境驱动因素所决定，其中系统动力因素作为首要决定因素可通过环境驱动因素影响肥胖症的个体层面危险因素。

(一)肥胖症的系统动力因素

系统动力因素如经济增长、社会文化规范、政府政策均可以推动肥胖症患病率的上升。过去40多年来,随着我国经济的快速发展,经历了人口、行为方式和营养跨越式转型,这些变化均与健康转型密切相关。经济发展水平差异促使我国地区间出现肥胖症动态变化差异。基于来自CNSSCH的100多万学龄儿童的全国性数据,人均国内生产总值、恩格尔系数和城市化水平等代表性经济发展指标与儿童肥胖症的发病率呈正相关。尽管经济增长改善了粮食安全、国民生计和生活环境,但其也可能因为影响人们的生活方式、工作方式而带来健康问题。在商品供应方面,经济全球化和贸易自由化促进高附加值食品规模化生产和销售,使普通居民能轻松获得廉价可口但并不健康的食品,其中包括含糖饮料以及低营养、高能量加工食品等。居民消费行为的变化便会对健康状况产生重要影响。经济的快速增长会创造就业机会,同时增加可支配收入,可用于购买种类更多的不健康、非必需食品,以及购买更多消费产品(如汽车、家用电器、省力的工具和休闲电子设备),这些产品在给人们带来便利的同时,也会加剧久坐等不良行为方式。

科技进步可以通过农业和食品创新降低食品价格、刺激食品消费;家务和生产活动的减少会造成人们缺乏必要的体力活动,造成体重增加和肥胖。来自纵向研究的证据表明,我国工作和家庭活动相关科技使用所带来的体力活动减少对体重变化产生不利影响。尽管居民消费行为可能存在差异,日益壮大的中产阶级群体可能会进一步扩大对便利商品的需求,从而加剧不健康的生活方式。从宏观上看,我国成功的商业模式如电子商务、共享经济(如共享单车和顺风车)及团购等正影响着人们饮食、娱乐和日常通勤等行为和生活方式。关于未来经济发展将如何影响肥胖症的长期趋势仍然难以预料。

根深蒂固的社会和文化传统是影响我国肥胖症流行的重要因素。老年人常将体格壮硕视为财富和健康的象征,部分原因是我国1959—1961年曾发生过大饥荒以及近代史上曾出现过食物匮乏。值得注意的是,儿童硕体壮也常常被认为是健康的表现。CHNS研究中5 201对亲子纵向数据显示,饮食、体力活动和屏幕使用时间等在亲子之间呈正相关,这体现了长辈和家长行为对儿童肥胖症的影响。我国成人对体重的认知错误很普遍,在一项全国性调查中,超过一半的超重或肥胖的成人倾向于认为自己体重偏低或体重正常。在传统思想中,家长常常会期望孩子有良好的学业成绩,以确保未来事业发展蒸蒸日上。据报道,我国父母对孩子教育表现出的热情和学业激烈的竞争压力使得孩子承担沉重的课业负担,而后者与我国儿童肥胖症存在关联性。而我国传习俗中会鼓励孕妇在孕期及产后过量地摄入部分食物和保持久坐少动。然而,母亲营养过剩和缺乏体力活动可能会导致孕期体重过度增加、产后体重滞留,以及分娩巨大婴儿。因此,某些传统的社会文化观念可能潜移默化地导致人群BMI的增高和肥胖症患病率的上升。

政府及其政策在肥胖症流行中也可发挥关键作用。在肥胖症患病率迅速攀升的背景下,我国于2003年发布了首个针对成人的国家肥胖症预防和控制指南,并于2007年发布了针对儿童和青少年的肥胖症防控指南。这些指南提供了肥胖症控制的基本知识和主要原则,并未强调致胖环境和更广泛社会决定因素的作用。在解决肥胖症更广泛决定因素上,政策关注度和社会支持不足可能会阻碍人们控制肥胖症的努力。2019年中国营养学会编制了一份涵盖最新证据的肥胖症控制综合报告,其强调需通过政府主导、多部门共同努力来解决致胖环境问题。我国城市化政策、"三农"政策、财政政策如粮食价格政策、"家电下乡"政策均可能影响粮食生产和消费选择、膳食营养以及其他生活方式。有证据表明,我国农村家电购买补贴带来的家用科技使用变化可降低女性的总体能量消耗水平,从而增加肥胖症发生的可能性。学校营养相关规定与含糖饮料、零食和快餐摄入的减少有关,而且可削弱学龄儿童零花钱使用与不健康饮食和肥胖症的关联。

(二)肥胖症的环境驱动因素

系统动力因素可通过重要环境驱动因素如城市化、城市规划和建筑环境、食品系统等影响到个体层面肥胖症的发生风险。我国城市居民比例从1980年的19.4%增长到2019年的60.6%。我国人口超过100万的城市数量从2000年的90个增加到2019年的162个,2019年有20个城市的人口已超过400万。城市化进程重塑了我国普通居民的工作方式和生活方式。高劳动强度的农业和畜牧业生产活动被低劳动强度的制造业和服务业所取代。有数据表明,外来务工人员(特别是男性)与普通人群相比,超重、肥胖和中心性肥胖患病率均更高。CHNS结果显示,1991年至2006年间,10个城市化因素,包括高等教育机构、住房基础设施、卫生条件和社区经济状况改善等,分别造成男性和女性职业相关体力活动减少了80.5%和64.4%、总体力活动减少了57.2%和40.2%。不过,城市化程度较高地区超重和肥胖患病率的增加似乎仅在某个特定城市化水平下存在;当超过该城市化水平,超重和肥胖患病率将不会进一步增加。

城市规划和建筑环境如建筑、道路、公园和基础交通设施,会通过影响日常生活、工作和娱乐等增加肥胖症发生风险。城市规划问题如以机动车为中心的道路设计、骑车和步行适宜度降低、社区设置门禁,会妨碍居民的体力活动和锻炼。城市规划中忽视土地用途多样性会降低社区中超市、杂货店和体力活动设施的便捷性。CHNS研究发现,社区内或社区周边的快餐店、其他室内餐馆、超市以及露天市场的数量增多,与居民快餐、加工食品、膳食脂肪的摄入增加有关。体力活动量与附近非住宅区域、行人基础设施、环境美观度、公园外体力活动设施呈正相关,在城区居住则呈负相关。此外,居住在更适宜步行社区环境中的居民可能在步行相关的通勤出行、非通勤出行和锻炼上会投入更多时间。CHNS纵向数据显示,机动车拥有情况与我国居民(尤其男性)肥胖症增加密切相关。社区人口密度与超重率增加相关,并且这种关联很可能由汽车拥有情况和每周体力活动时间较少引起,而社区绿化程度较高则与较低的BMI和较低的肥胖症患病率有关,在女性、老年人和低收入家庭等弱势群体中尤为明显。食品系统和环境会决定个体饮食内容、模式和行为,其变化可能对健康状况产生重要影响。在可支配收入增加伴随消费需求日益增长的背景下,我国食品行业正在蓬勃发展。为了实现规模化经济,食品行业会更多生产深加工、美味但营养价值极低的食品,这会增加人们食用不健康食品的概率。我国过去几十年西式快餐店以及包装食品和加工食品市场发展迅猛,1999—2013年,我国快餐业总收入从130亿美元增至848亿美元(根据消费者价格指数调整通货膨胀后),从一定程度上加快了肥胖症进程。

我国食品零售系统的快速发展对食品消费多样化也对肥胖症负担具有一定影响。超市和农贸市场(即农产品市场)是我国主要的食品来源,随着电子商务的发展,网上商城等替代性购买途径也越来越受欢迎。过去十年来我国多个大城市的调查显示,超市是加工食品的主要采购来源,而传统农贸市场仍然是新鲜农产品和肉类的主要来源。此外,调查对象在网上不常采购新鲜农产品,而多为零食。我国社区食品环境可能会影响饮食特征和肥胖症情况。据报道,社区食品店类型、密度和邻近度与饮食多样性、进食量、每日热量摄入有关,其中快餐店和便利店密度和邻近度增加则与肥胖症患病率相关。此外,CHNS的两项纵向研究表明,社区内餐馆尤其是西式快餐店的密度增加会引起成人体重增加和肥胖症风险。对于儿童和青少年,学校内及附近的零售食品环境可能会影响其饮食行为。学校商店软饮料可及性及学校附近西式食品店、便利店数量均与BMI升高和肥胖症发生有关。

我国在烹饪方式、外出就餐频率和网络外卖食品配送服务等方面都出现了巨大变化。总体而言,我国蒸、烘焙、煮等烹饪方式相关食品消费在减少,而不健康油炸食品消费则有所增加。每天至少外出就餐1次的人群在总人群中占比从2002年的14.6%增加到2012年的35.5%,而有研究表明热量、脂肪、盐摄入量增加与外出就餐有关。CHNS分析结果表明,在儿童中,外出就餐与较高的腰围/身高比呈正相关。我国网络外卖订餐的用户规模从2015年的1.14亿增加到2020年初的3.98亿。尽管外卖订餐可能会增加不健康高脂和高糖食品(尤其是廉价快餐)消费,但目前尚无直接证据确定其与肥胖症风险存在联系。

(三)我国肥胖症的个体层面危险因素

1. 膳食营养　在过去几十年中,我国居民饮食和营养发生了巨大变化。全国膳食摄入数据显示,尽管1982—2012年的总能量摄入量有所减少,但脂肪占总能量百分比却从18.4%上升到31.5%,食用油摄入量也有所上升。此外,总体力活动量大幅减少可抵消总能量摄入的降低,从而导致能量过剩。

我国居民已经从传统的以粗粮和蔬菜为主的植物性饮食逐渐转变为西式饮食模式,其中动物源性食品、精制谷物和深加工、高糖和高脂食品消费量出现增加。动物源性食品的摄入量从1982年的60.7g/d增加到2012年的162.4g/d,而粗粮、豆类和豆类产品的消费量则大幅下降。最近一项针对12个国家的分析指出,12个国家中我国包装食品和饮料中饱和脂肪及糖含量最高,其中能量含量仅次于印度。2011年CHNS数据显示,我国加工食品约占总能量摄入的29%,而富裕地区水平更高。尽管CHNS数据无法将超加工食品与其他加工食品区分开,但它们对总能量摄入的贡献仍然低于高收入国家报道的40%~60%。值得注意的是,在相同CHNS数据中,儿童和青少年加工食品摄入与BMI增加、超重和肥胖呈正相关。跨国比较研究发现,2002—2016年我国超加工食品和饮料销量增长1~3倍,分别从2002年的人均超加工食品销量11.0kg/年和人均饮料销量11.8kg/年增长至2016年的23.6kg/年和39.9kg/年。该研究还在人群水平发现超加工食品和饮料消费量的增加与平均BMI升高轨迹有关。尽管我国人群中缺乏纵向证据,但基于其他人群的前瞻性研究和喂养试验发现,超加工食品摄入与体重增加、超重和肥胖风险增加有关。在一项针对我国53 151名6~17岁儿童和青少年的全国性调查中,41.9%的人每周至少两次饮用含糖饮料,而横断面分析发现儿童和青少年中含糖饮料摄入与肥胖症患病率升高相关。

除特定食品或食品类别外，我国膳食模式和就餐行为转变也是肥胖症的危险因素。一项针对 489 名 6~14 岁中国儿童和青少年的研究发现，按照西式饮食特征评分四分位数分组（分数越高越符合西式饮食习惯），最高四分位数组的研究对象在随访 5 年后发生肥胖症的风险是最低四分位数组的研究对象的两倍。CHNS 也在成人中报告过类似关联性。在我国超过 10 万成人的大型纵向研究中，健康饮食评分与 2 型糖尿病风险降低相关，且遵循《中国居民膳食指南（2007）》（中国膳食宝塔）的指导与过早死亡率下降相关。值得注意的是，与其他许多国家渐进式营养转型相比，我国饮食模式变化更加迅猛。众多证据已表明，我国亟须采取行动应对这种快速营养转型的影响，改善饮食质量，以解决日益增长的肥胖症负担。

2. 体力活动 体力活动减少也是我国肥胖症的主要危险因素之一。由于工作机械化和自动化、机动车出行增多、家务劳动减少，我国成人的工作和生活日趋久坐不动。来自 CHNS 的系统研究显示，过去几十年中，我国成人总体和主要类别体力活动均有所下降，且该下降趋势与肥胖症患病率增加有关。成人与职业和家务相关的体力活动平均水平从 1991 年的 427.8 MET-h/ 周下降至 2011 年的 246.0 MET-h/ 周（MET-h 即代谢当量 - 小时）；其中女性比男性下降更快，此外该队列中也发现职业和家务相关性体力活动的减少与体重增加密切相关。与职业相关的轻度体力活动类别曾被认为是体重增加的最强预测因素。同样，从 2004 年到 2011 年，我国男性在休闲体力活动上消耗的能量减少 36%，女性减少 44%，且前瞻性数据显示休闲体力活动的减少与肥胖症患病率的增加呈独立相关。我国居民主要出行方式已从自行车转变为机动车出行，私家车保有量已从 1985 年的 30 万增加至 2019 年的 2.25 亿。CHNS 的纵向数据显示，我国家庭机动车拥有情况与成人肥胖症风险增加相关。此外，来自 CHNS 的全国性数据显示，从 2002 年到 2010—2012 年，我国平均久坐时间从 3.7h/d 增加至 4.0h/d，久坐时间大于 4h/d 的比例从 35.4% 增加至 43.0%，且久坐时间增加与超重和肥胖风险增加相关。在各体力活动主要类别中，通过增加休闲体力活动最容易达到改善体力活动的目标，比如每周需至少 150 分钟中等强度体力活动或 75 分钟高强度体力活动。然而，仅依靠休闲体力活动可能不足以预防和控制我国的肥胖症问题，而应采取综合措施同步增加工作、家务和出行等各方面的身体能量消耗。

缺乏运动以及久坐的行为方式在我国儿童和青少年中也普遍存在。2017 年体力活动和体质健康研究显示，131 859 名 7~19 岁学生中，2/3 没有达到 WHO 提出的每天至少 60 分钟中等至高强度体力活动的建议，1/3 没有达到每天少于 2 小时屏幕时间的建议。CHNS 研究表明，6~18 岁儿童和青少年中，尽管 2004 年至 2011 年总体力活动保持不变，但屏幕时间（从 1997 年到 2006 年）和电脑使用时间（从 2004 年到 2011 年）在各年龄段男孩和女孩中都显著增加。一项纳入 3 800 多名学龄儿童的 CHNS 纵向研究和另一项纳入来自我国五个大型城市 5 500 多名学龄儿童的纵向研究均报告过屏幕时间与肥胖症之间存在正向关联。此外，在城市学龄儿童的研究中发现，上学步行时间较少被认为是儿童肥胖症的预测因素之一。

3. 遗传易感性 研究人员曾在不同种族中发现 100 余个与肥胖症相关的遗传变异。这些遗传证据支持中枢神经系统在肥胖症易感性中的作用，同时还涉及与胰岛素分泌和作用、能量代谢、脂质生物学、脂肪形成有关的其他基因和通路。三项纳入大型全基因组关联分析（genome-wide association study，GWAS）的荟萃分析曾探索东亚人群中与肥胖症相关的遗传基因位点。其中最系统的一项研究曾纳入 25 个 GWAS（其中 14 个研究在我国人群中开展），共识别出 26 个与 BMI 相关的遗传变异，其中包括先前在欧洲人群研究中报告的 22 个，以及在 KCNQ1、ALDH2/MYL2、ITIH4 和 NT5C2 等基因附近的 4 个新位点，这些新位点可能与胰岛素分泌、脂质、血压和体脂肪量有关。尽管遗传风险评分所代表的肥胖症遗传易感性与心血管代谢性疾病风险有关，但目前尚无证据表明遗传易感性能解释相对较低的 BMI 中国人群中仍存在的心血管代谢性疾病风险。值得注意的是，之前东亚人群中识别出的所有 26 个遗传变异仅能解释 BMI 上 1.5% 的变异度。因此，与单纯的遗传易感性相比，遗传因素与生活方式间交互作用可能在肥胖症病因中更为重要。三项独立研究表明，较高水平体力活动可减弱遗传易感性对我国儿童和青少年（易感性基于肥胖症相关 MC4R 基因变异）及成人（基于多个风险等位基因）肥胖症的影响。类似地，在我国基线年龄为 6~18 岁的儿童和青少年中开展的 10 年随访研究显示，儿童期睡眠充足可减弱多基因风险对儿童至青年期间肥胖症的影响。

4. 社会心理因素、致胖因子和肥胖症发育起源 社会经济的快速转型伴随着心理压力和焦虑的上升，会导致人们出现情绪、认知、行为障碍等问题。心理健康障碍会导致饮食行为异常和久坐等，从而增加肥胖症发生风险。值得注意的是，进食障碍通常与肥胖症共存。尽管我国 2017 年经临床诊断的进食障碍的发病率仅约 0.1%，但其发病率从

1990 年到 2017 年持续增长,且在青少年和成年早期尤为显著。肥胖症与进食障碍之间可能存在双向关联,并受体重焦虑和体重控制行为的影响,而后两者会受社会文化因素如传媒和青少年体重相关污名的影响。睡眠不足也被证实是我国人群肥胖症的危险因素。CHNS 研究表明,从 2004 年到 2011 年,所有年龄段睡眠时间不足率均有上升。2011 年,超过 55% 的 3~17 岁儿童和青少年存在睡眠不足(3~5 岁儿童每晚少于 11 小时,6~12 岁的儿童每晚少于 10 小时,13~17 岁的青少年每晚少于 9 小时),5.5% 的 18~44 岁成人和 11.9% 的 45~59 岁成人每晚睡眠少于 7 小时。一项荟萃分析曾纳入我国 5 项包括 33 206 名 6~17 岁儿童和青少年的前瞻性研究,其结果显示较短的睡眠时间是超重或肥胖风险增加的独立危险因素。另一项针对 21 958 名 30~79 岁我国成人随访 8 年的前瞻性研究发现,与每天睡眠时间大约 7 小时的研究对象相比,每天睡眠时间为 6 小时或更短时间的研究对象出现体重显著增加(≥5kg)和中心性肥胖的风险更大,而且这种关联性在体力活动不足的研究对象中会更强。

致胖因子可定义为功能上可增加人类肥胖症风险的内分泌干扰物。荟萃分析研究表明,儿童和成人中双酚 A 和邻苯二甲酸酯暴露与肥胖症风险增加有关。类似地,横断面研究和队列研究结果显示,我国成人尿液中较高的双酚 A 水平与肥胖症患病率高发有关。三项在我国儿童中开展的横断面研究也表明,随着尿液中双酚 A 和邻苯二甲酸酯水平的增加,儿童肥胖症患病率会增加。针对 CHNS 中 10 095 名健康中国成人开展的纵向数据分析显示,谷氨酸钠(味精)摄入量(基于称重记录法和连续三天 24 小时膳食回顾法估计)最高五分位与最低五分位数相比,超重或肥胖风险会增加 33%,且该关联性独立于总能量摄入和体力活动情况。该发现曾在我国成人中开展的横断面研究中得到证实,两项研究提示我国广受欢迎的增味剂谷氨酸钠可能有潜在的致胖作用。来自环境和生物监测研究的有力证据表明,我国居民多种内分泌干扰物暴露(如阻燃剂、邻苯二甲酸酯和全氟烷基化合物等)已达到高收入国家相似水平。

有研究表明,胎儿期或婴儿期经历过 1959—1961 年大饥荒者与成人阶段中心性肥胖和代谢综合征风险增加有关。巨大儿(出生体重 ≥ 4 000g)可能与 3 岁以下儿童超重

和肥胖症患病率增加有关。一项针对我国 975 名 6~13 岁儿童随访 6 年的队列研究发现,存在超重或肥胖症的儿童在青少年期仍维持超重或肥胖症的概率是其他儿童的 2.8 倍。一项针对 204 名 6~17 岁儿童和青少年的 13 年随访研究发现,基线存在肥胖症的研究对象在成年期的肥胖症患病率是不存在基线肥胖症研究对象的 5.8 倍。全球分析表明,孕前高 BMI 和孕期体重过度增加是造成巨大婴儿和儿童肥胖症的两大主要危险因素。我国孕产妇肥胖症患病率从 2005 年的 5.0% 上升到 2014 年的 8.2%,而孕产妇超重患病率从 20.8% 增加到 24.9%。因此,我国应将肥胖症预防和控制工作纳入全生命周期的管理。

综上,我国儿童、青少年、成人 BMI 在过去四十年中已大幅攀升。伴随各人群超重和肥胖症患病率增长,性别和城乡间差异也开始有缩小趋势。根据全球肥胖症发展趋势,预期我国低社会经济地位人群的肥胖症负担未来将会大幅增加,从而有可能会加重肥胖症的社会不平等分布。我国生活方式改变和社会经济发展如何影响超重和肥胖症的动态变化仍有待系统性评估。

肥胖症问题综合考虑到经济、科技、社会、人口、行为方式和营养转型的多重影响。我国肥胖症的增长是由系统动力因素和环境驱动因素通过不健康饮食和体力活动缺乏推动的,而个体层面的遗传易感性、社会心理因素、致胖因子和不良早期生活暴露及其他并存的潜在危险因素会放大或调节这种推动作用。尽管导致群体层面的肥胖症决定因素在世界范围内得到越来越多的关注,并被纳入许多国家的肥胖症干预政策中,但我国仍缺乏相应证据支持。肥胖症防控中较成熟的食品相关公共卫生措施在我国学术界和临床实践中暂未得到足够的重视。这些措施包括限制向儿童销售不健康食品、食品营养标签使用、含糖饮料征税等。由于低营养、高能量食品和饮料的致胖作用很难通过增加体力活动来抵消,加之我国超加工食品和饮料的销售量正迅猛增长,上述措施和经验对于我国具有参考价值。我国亟待开展多学科和跨学科研究,确定针对肥胖症的群体层面决定因素和个体层面危险因素的系统措施。

执笔:潘安　潘雄飞　曾天舒
指导:陈璐璐

第二节　肥胖症的遗传学基础

一、肥胖症的历史原因及生物学基础

过去半个世纪，全球超重和肥胖症问题显著增加，其所带来的心血管系统疾病、2型糖尿病、恶性肿瘤等健康问题也日趋引起重视。重度肥胖可能会使患者的预期寿命减少6~14年。迄今为止，行为干预、药物和手术治疗并没有使人类摆脱肥胖症的烦恼。肥胖症是在生物学、环境和社会因素共同作用下产生的复杂疾病。也许把这个难题置于上亿年生物演化的长河更有助于我们揭示肥胖症发生的本质，找到彻底攻克这一重大健康问题的解决方案。

在漫长的演化过程中，从低级原核生物到高级哺乳动物都演化出脂质储存能力以应对随时到来的食物短缺问题。比如许多动物在冬眠或迁移期间，都会出现季节性脂肪沉积。动物的能量储存能力往往都有很强的遗传基础。比如墨西哥脂鲤洞穴鱼（Mexican Cavefish, Astyanax Mexicanus.）非常适应营养不良的环境。它们往往携带 *MC4R* 基因突变，该基因突变会增加食欲、提升饥饿抵抗力。非常有趣的是，人类 *MC4R* 基因缺失则会导致单基因肥胖。与人类不同，绝大多数的肥胖动物表现出"健康肥胖"表型，尽管体型肥胖但不会出现常见的代谢并发症。然而，当这些肥胖动物因环境变化需要承受营养压力时就会出现明显的代谢性疾病症状。比如，当野猪被圈养在低能量消耗和高脂肪饮食的环境中时则表现出糖尿病前期和心脏病的特征。同样，如将大西洋里的襄鲉在食物过剩的人工环境中喂养则会显著增加其脂肪沉积和肝脏的脂肪样变。研究人员由此推测，人类肥胖症的发生可能是由缓慢发展的基因演进和快速改变的营养环境之间的错位导致的。

人们习惯于用环境因素来解释现代肥胖症的大流行，比如能量过量摄入和体力活动缺乏等。然而，由此带来的困惑在于即使生活在同一环境中，并非所有个体都会患上肥胖症。同理，生活在相似环境条件下的不同种族，其肥胖症患病率也有所不同。近年来随着分子生物学和遗传学的快速发展，研究人员不断发现某些特定的基因突变也是导致肥胖症的重要因素。迄今为止，遗传关联研究已经确定

人类基因组中有63、12和157个基因位点，分别涉及单基因代谢综合征、单基因非代谢综合征和多基因型肥胖。这就产生了一个疑问，在几亿年的演化过程中，自然选择为什么不仅没有"淘汰"肥胖症这一严重的健康问题，还让它世代相传？

回答这个问题之前，我们需要明白在演变的过程中人类和其他动物为什么需要脂肪。热力学第一定律指出能量既不能被创造也不能被摧毁，只能被转化。热力学第二定律，即熵增定理，指在相对封闭的状态下，事物总是从有序向无序转化。此处的"熵"就是无序和混乱的意思，"熵增"即混乱和无序会不断增加。早在1940年，奥地利物理学家薛定谔在其《生命是什么》著作中，指出"生命以负熵为生，人活着的意义，就是不断对抗熵增的过程"的论点。比如生物体内的蛋白质、脂质、DNA和RNA等复杂有机分子一方面会被不断破坏，出现熵增；同时生物体也不断地循环和重建这些分子，通过对抗熵增以维持其功能。对抗熵增自然需要消耗大量的能量。除此之外，生物体生长、交配、觅食、繁殖等过程都需要持续大量的能量供给。由于能量不能被创造或破坏，这意味着动物需要有某种机制来储存能量，以便通过周期性的能量供应以满足机体连续的需求。在长期演化的过程中，生物体除了能将葡萄糖的代谢产物以糖原的形式储存在肝脏和骨骼肌之外，还发育出一种储存能量更长时间的方式，那就是通过脂肪组织存储。在食物充足时，动物可以将能量储存到身体脂肪组织中，以便未来在食物不足时为机体供能。

既然脂肪组织是大自然长期选择的结果，又为何在现代社会引发如此重大健康危害呢？站在人类演变的角度，人们提出了两个不同的假说，试图解释这一现象。

（一）节俭基因假说

"节俭基因假说"由美国著名的遗传学家James Neel在1962年首次提出，最早用于解释糖尿病的流行。当时，Neel发现糖尿病作为一种非常有害的疾病有很强的遗传学倾向。糖尿病的遗传倾向是如何被自然选择过程所青睐的？他通过研究提出假说，现代人类的体内也许存在易患糖尿病的基因（被称为"节俭基因"）。这些基因在人类漫

长的演化历史上曾经是有利的,而进入食物富足的现代社会就变得有害了。用他的话来说,它们"因'进步'而变得有害"。虽然 Neel 的节俭基因理论最初只是用于研究糖尿病,很快就有学者将它于解释人类肥胖症的发生。因此,"节俭基因"的概念被推广到泛指那些使个体能够有效地收集和处理食物,从而在食物丰富的时期储存脂肪,以满足饥荒时期能量需求的基因。

根据这一假说,"节俭基因"在演化过程中具有明显优势。举个例子,大脑的发育是推动人类走向食物链顶端的关键事件。大脑对能量供应非常敏感,成人的脑代谢占静息代谢率的 20%~25%。新生儿大脑的能量需求更高:大约 50%~60% 的能量摄入被分配给大脑功能。在饥荒条件下,当人类无法获得足够葡萄糖时,适应性代谢使人类大脑的能量来源从糖原分解和糖异生转向脂肪酸氧化,后者主要由脂肪储存合成酮体(即 β- 羟基丁酸、乙酰乙酸和丙酮)实现。不仅如此,当人类经历周期性的饥荒时,携带节俭等位基因的个体会在饥荒之间变得体型肥硕,而这些积累的脂肪不仅能保证他们在下一次饥荒中生存下来,而且还能维持生育繁衍。同时,这些个体通过繁衍把自己的节俭基因传递给他们的后代,使后者在随后的饥荒中也会拥有生存优势。相比之下,没有携带这种等位基因的个体没有为下一次可能到来的饥荒准备脂肪,则在残酷的大饥荒的选择下死亡。该假说认为,在食物日趋丰富的现代社会中,节俭基因仍然保持了较高活性,时刻为永远不会到来的饥荒合成脂肪,继而引发肥胖症和糖尿病等相关的并发疾病。

尽管简单易懂,节俭基因假说由于缺乏直接证据支持,近年来广受质疑。最初的"节俭基因"假说认为,在人类旧石器时代,饥荒普遍且严重,足以选择节俭基因。这一假设与一些人类学证据相矛盾:比如许多肥胖症和糖尿病患病率高的太平洋岛民生活的热带赤道岛屿全年都有繁茂的水果和丰富的鱼类资源,似乎没有明显的饥荒或饥饿的历史。迄今为止,现代全基因组关联研究的工具只揭示出一些对肥胖症或 2 型糖尿病等相关疾病影响很小的基因,但所有这些基因的变异加在一起也只出现在 1.4%~10% 的人口中。2016 年 John Speakman 研究小组通过对公共数据库 HapMap 和 1000 Genomes Project 中的相关数据进行了检索和分析发现,目前已知的肥胖症相关的所有 115 个基因中,只有 9 个经历了正选择,这与随机选取的对照组基因中发现正选择的频率接近。而且,在这 9 个位点中,还有 5 个是保护型的,即与维持体重而非促进肥胖症相关。该结果与节俭基因假说矛盾。

(二)基因漂移假说

节俭基因假说认为肥胖症是对演化过程中能量短缺的一种适应机制。基于对节俭基因假说的补充,英国遗传学家 John Speakman 则提出了与其相反的理论——基因漂移假说。他认为,肥胖症并非是自然选择下的适应性改变,而是基因随机、非选择性改变的结果。

Speakman 教授通过统计模型计算后认为,如果饱餐 / 饥荒周期是人类进化中"永远存在的"的驱动力,节俭基因则会作为自然选择的结果,历经 200 多万年的人类进化过程也会在现代人类所有个体的基因组中固定下来。按照节俭基因假说,所有的现代人都应该患肥胖症,然而,实际情况远非如此,在发达的工业社会中,即便在高度致胖的环境中也仅有一部分人发生了肥胖症,而还有相当一部分并没有发病。另外,纵观人类演变的历史,真正导致高死亡率的饥荒相对罕见。在这些时期,死亡率最大的是年老和极为年幼的人,这类人群繁衍能力相对较弱,因此饥荒不太可能是一种强大的推动进化的力量。

Speakman 认为,在远古时期,由于大型捕食动物的存在,过于肥胖的人根本无法生存。"被捕食"带来的自然选择显著抑制了人类祖先用于储存脂肪的那些基因的表达。人类考古学发现,我们的祖先——南方古猿的骨骼上经常留有大型捕食动物的咬痕。对于专门猎杀南方古猿的剑齿龙等大型动物而言,肥胖的古猿不仅意味着行动困难,易于捕食;也意味着肥胖的古猿要比瘦小的同类更美味。因此,为了逃避捕食者,人类祖先不得不抑制肥胖基因的表达,借此给自己的身体脂肪含量设个上限,让自己不要变得体型过大,以免被其他野兽猎杀。

直到约 200 万年前,随着大脑的发育、火和工具的使用,古人类才足以抵御大型野兽的捕食。为了躲避"被捕食"的选择压力也就不存在了,人们也不再需要快速逃跑的能力。由此历经上百万年,基因对脂肪含量上限的控制也变得不那么严格了。这些基因的变化是随机的,即 Speakman 所说的"基因漂移"。有的人身上仍保留了大部分这样的基因,依然保持苗条;有的人身上这些基因的作用被明显削弱,身体脂肪含量的上限则被上调,在食物充足的环境中身材逐渐变得丰满,直至肥胖。还有一些支持"基因漂移假说"的有趣佐证是,很多决定人类身材苗条和运动能力的基因在我们基因组中的位置相近或在功能上存在相互影响。2022 年 6 月,来自斯坦福大学和贝勒医学院的两个研究组在 Nature 杂志报道,剧烈运动后产生的小分子化学物质 N- 乳酰苯丙氨酸(N-lactoyl-phenylalanine,Lac-Phe),能够有效地抑制食欲、对抗肥胖。Lac-Phe 是由乳酸和苯丙氨酸结合而成的。剧烈运动后血液中的 Lac-Phe 含量有超过 10 倍的提升。Lac-Phe 升高也可以出现在其他物种，如剧烈奔跑后的赛马体内也会出现高水平的 Lac-Phe，给肥胖小鼠注射 Lac-Phe，能够在长达 12 小时的时间内显著抑制小鼠的食欲，体重也明显下降，体内脂肪堆积和血糖调节的状况也有所改善。而这些小鼠的日常活动和新陈代谢水平没有受到影响。也就是说，剧烈运动时分泌的 Lac-Phe，能够抑制食欲、对抗肥胖。在现代人眼里，这种现象似乎没有道理：剧烈运动往往意味着大量能量的消耗，显然应该上调食欲赶紧补充才对，然而从"基因漂移假说"的角度考虑也许剧烈运动是在逃避猎食者捕杀或是在竞争配偶。在这种危急时刻，脑子里如果还想着美食显然是不明智的。"基因漂移假说"的临床意义在于，它认为肥胖症是有害突变和基因漂移的结果，而不是节俭基因假说所提到的适应性机制。我们可以通过研究体重正常的人或其他动物帮助确定肥胖症个体中哪些基因发生了突变。这一假说也与我们所处的个体化医疗时代非常契合。如果能够找到那些引起肥胖症的突变基因，就可以根据个体的基因谱为每个人量身定制个体化的体重干预方案。

针对 Speakman 提出的"基因漂移假说"也不乏争议，主要是因为其否认了饥荒是对节俭基因进行选择的自然压力。反对者认为，自然选择的压力对人类的影响主要是在于生存和繁衍两个方面。而 Speakman 的假说忽视了饥荒对人类生殖的负面影响，饥饿对女性生育能力的深远影响驱动了节俭基因的产生。人类史上的历次大饥荒都把生育率降到了最低点。

尽管两种不同的假说之间的争议尚无定论，人们普遍接受的观点是从人类演化医学的角度寻找导致肥胖症发生的机制，对于有效防治这一重大健康问题非常必要。"节俭基因假说"强调的是通过"管住嘴、迈开腿"等健康生活方式的改变来干预肥胖症。"基因漂移学说"则认为要从个体基因突变的角度进行干预。也许，我们对人类演化的研究远不是一个简单的学术追求，它对探索现代人类的健康却是至关重要。

二、遗传、环境因素与肥胖症发生

肥胖症发生的主要生物学原因在于"能量摄入（入）""能量消耗及排泄（出）"二者之间的平衡破坏，导致入量多于出量、能量堆积，以体重增加的形式体现。生长发育期的体重合理增长是一个生理过程，而肥胖症发生中的体重增加则是一个病理过程。

肥胖症的发生受到遗传与环境因素共同调控，对群体而言，较短时期内肥胖症患病率增长可归因于环境因素的改变，比如，著名的 Pima 印第安人在进入现代社会后整体发生肥胖；而荷兰的大饥荒时期使得群体体重急剧下降至较低范围。长期以来，专业领域对遗传、环境两个因素在肥胖症发生中的贡献权重占比存在争议，导致分歧的主要原因在于研究对象和研究方法的差异。首先，基于不同的研究对象得出的结论可能会出现较大的差异，比如使用遗传因素富集的人群容易得出肥胖症遗传效应占比更大的结论，这包括早发性肥胖、家族性肥胖、肥胖综合征等；使用普通人群（如社区人群）发现的肥胖遗传效应就比较低；而使用青少年肥胖症队列得出的结论则可能居于二者中间。其次，不同的研究方法也决定了我们对于肥胖症问题认识的深度和广度，例如 GWAS，主要基于常见变异，仅解释较低的肥胖症遗传基础。遗憾的是，迄今为止，基于遗传富集人群的全景式的全基因组测序（whole genome sequencing，WGS）变异分析仍然缺乏。

为了探讨遗传因素对肥胖症发生的效应，Stunkard 等对于不同或相同成长环境的双胞胎队列进行了肥胖症相关表型分析。结果发现，遗传因素可以分别解释 74% 的男性 BMI 特征、69% 的女性 BMI 特征；环境因素可以解释约 30% 的 BMI 特征。这项研究在最大程度上模拟了真实世界中遗传和环境因素对于肥胖症的贡献程度差异。后续诸多双胞胎研究也进一步验证了类似结论。遗憾的是，尽管已经有充分证据表明遗传在肥胖症发生中的主导作用，但是我们目前能够明确的肥胖症致病因素却非常有限，累计解释了不足 5% 的遗传度。恰因如此，有学者提出了"缺失的遗传度"的假设，如何破解这一遗传黑洞尚需要更多更持久的研究。

基于肥胖症常见变异［最小等位基因频率（minor allele frequency，MAF）> 5%］、低频变异（0.5% < MAF ≤ 5%）、罕见突变（MAF ≤ 0.5%）的研究发现，可总结出一个遗传外显率的大致规律曲线（图 1-2-1）。在这一曲线中，我们可以发现，肥胖症常见基因变异仅小幅增加肥胖症发生风险［比值比（odd ratio，OR）值介于 1.1~1.5，对应的外显率非常低］，但人群中携带者较为广泛，其中具有代表性的为脂肪和肥胖相关基因（fat mass and obesity-associated，FTO）1 号内含子区域的常见变异。低频变异中等幅度增加肥胖症发生风险（OR 值介于 1.5~5.0，总体外显率可以达到 60% 以上），人群中携带比例非常低，其中具有代表性的为 MC4R 杂合失活突变；对于肥胖症罕见变异（几乎 100% 外显），则是大幅增加或直接导致肥胖症发生（OR 值 > 5.0），其中具有代表性的为瘦素（leptin，Lep）、瘦素受体

（leptin receptors，*LepR*）纯合失活突变。考虑到同一基因不同位点的不同突变类型对于蛋白功能的影响有所差别，包括功能影响的方向和程度两个方面，从而可能导致肥胖表型波动。但整体而言，存在"基因型-肥胖表型"的对应规律，或者称为剂量依赖效应。目前对于曲线两端的遗传变异分析越来越完整，"缺失的遗传度"很可能落在上述中间段频率和中间段外显率的部分，或者是多位点、寡基因组合模式。需要指出，由于每一个生命个体都存在数以百千计的强效功能性突变，这些突变可能对于肥胖表型产生直接或间接影响，基因与基因的交互作用需要在全面解析肥胖症致病基因谱之后方可得到实质性的突破，这也许构成了"缺失遗传度"的拓展内容。最近的研究也提示，通过整合同一个体的多个肥胖症相关位点变异能够大幅提升肥胖症的发病风险（*OR* 值介于 1.1~1.5）。

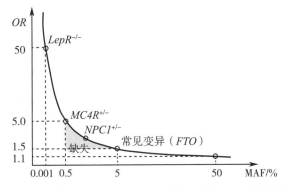

图 1-2-1 遗传变异位点/突变频率与肥胖症发病风险对应模式图
OR，比值比；*LepR*，瘦素受体基因；*MC4R*，黑素皮质素-4 受体基因；*NPC1*，尼曼匹克 C1 前体蛋白基因；*FTO*，肥胖相关基因；MAF，最小等位基因频率。

无论是何种肥胖症变异，均会受到环境因素的影响；不过随着外显率的升高，环境因素的影响会逐步减弱。相对于遗传因素，目前对环境因素的关注主要集中在年龄、性别、饮食、运动、心理、药物、手术、肠道菌群和感染等几个方面。

对于大多数个体而言，遗传因素基本恒定，但在整个生命周期中，体重会出现连续不断的变化。婴幼儿期的身高与体重增长速度最快，儿童期和青春期身高与体重绝对值增加最快，成年后身高停止增加，但体重却会持续小幅增加，直到中老年身高萎缩而体重会出现轻度下降（图 1-2-2）。但若以腰围这一判断中心性肥胖的指标来观察，会持续终生地增加。青春期启动阶段是很多青少年肥胖症发病的关键时期，提示相关激素或生活方式改变可能发挥重要的促发条件。因此，探讨肥胖症遗传需要考虑年龄因素的影响。

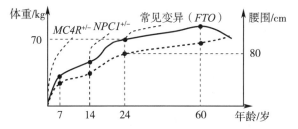

图 1-2-2 全生命周期体重、腰围等肥胖症特征与肥胖症遗传因素关联的模式图
MC4R，黑素皮质素-4 受体基因；*NPC1*，尼曼匹克 C1 前体蛋白基因；*FTO*，肥胖相关基因。

通常来讲，男性更容易面临肥胖症等代谢性问题。许多病例及基因修饰动物模型同样表明，遗传因素在男（雄性）和女（雌性）两性间的效应并不相同。以 *NPC1* 基因突变为例，男性携带者体重增加 7.8kg，而女性携带者并无明显改变；动物模型也表现出类似的结果。性激素及其相关通路在其中可能发挥重要的作用，其背后的确切机制并不明确。

现代工作生活方式的改变和交通工具的改善导致人群整体的日常活动量大幅减少。这同样是促发肥胖症的一个重要因素。不同遗传背景的肥胖症个体对于相似的运动干预的反应性并不相同，仍以 *FTO* 基因变异为例，运动能够更加有效地降低风险位点携带者的体重，但后续研究并未重复出类似结论。目前对于探讨饮食、运动与肥胖症遗传交互作用的主要障碍在于环境因素的定量信息采集。从公共卫生和全面健康的角度出发，控制全面热量摄入、优化饮食结构，对于降低肥胖症流行趋势尤为重要。以西方饮食的可乐为例，随着含糖饮料摄入量的增加，肥胖症发生风险明显升高。能够选择肥胖症遗传易感/高危人群进行强化干预，可能会取得最优的预防效益。因此，依据个体遗传易感性、遗传与饮食的交互作用，未来可以探索精准肥胖症干预策略。

肥胖症个体对于药物的反应性也存在明显的差异，目前美国食品药品管理局（Food and Drug Administration，FDA）批准用于肥胖症治疗的药物主要包括奥利司他、氯卡色林、利拉鲁肽（大剂量）、芬特明-托吡酯、纳洛酮-安非他酮等，在用药 1 年后约有 20% 的患者体重下降 10% 以上，另外约 30% 的患者体重下降了 5%~10%。可以推测，不同遗传背景的个体对于药物的反应性相差极大；同样的现象也存在于使用二甲双胍减重的患者。肥胖症的药物基因组学对于提高临床诊治、节约医疗资源尤为重要。另外，一些精神类药物会带来体重增加的副作用，但是并非所有个体都会出现，同样也支持遗传与药物的交互作用这一现象。

节食、饥饿、压力、应激、酒精、毒品、病毒、细菌感染、肠道菌群等多种因素同样都会对人类体重、脂肪分布发挥重要作用,生命早期阶段(孕期营养及宫内环境)甚至父母亲的健康环境状态都会对后期产生影响,这些环境因素与遗传的交互作用存在大量未知科学问题。虽然在漫长的人类进化史上,自然生存环境、文明进步决定热量供给程度,塑造人群遗传构成,进而影响人类的体型和肥胖特征,但当人类进入高度发展的工业社会之际,人们的生活方式、环境发生了巨大的改变,我们又将面临全新的肥胖症问题,这需要更多的投入和探索,了解肥胖症遗传基础,以改善与每个人都息息相关的体重健康问题。

三、非综合征型单基因肥胖症及肥胖症相关重要基因

虽然肥胖症机制研究主要关注脂肪、肝脏等外周代谢组织,然而几乎未见相关基因突变导致肥胖症发生;相反,这些参与能量存储或代谢的基因发生突变或功能异常(如 PPARγ)后,可出现脂肪萎缩、体重减轻、胰岛素抵抗等临床表型。导致重度肥胖发生的基因往往位于中枢食欲调控系统,虽然脂肪组织来源的瘦素发生突变也可导致肥胖症,但其效应靶点亦在中枢神经系统。目前较为公认的是"Lep-LepR-SH2B1-NCOA1/PCSK1-POMC-MC4R-MRAP2-ADCY3/BDNF-NTRK2/SIM1"这一多激素-受体级联放大调控系统,可能是最主要的饱食中枢或者体重调定点。如果该系统中任一基因发生突变,往往会导致早发性或重度肥胖;目前单基因肥胖的致病基因也基本聚集在上述通路。这与伴有肥胖的综合征病因不同,后者往往涉及不同的信号通路。成人阶段体重增加或肥胖症的发生,环境因素贡献的效应往往更大。

在 GWAS 出现之前,肥胖症遗传学研究主要依赖于家系连锁分析,累计解释重度或早发性肥胖 8% 左右的病因,在普通人群中则属于罕见疾病。截至目前,借助 GWAS 手段,已揭示近千个多态性位点与肥胖症发病风险相关,累计解释 6% 左右的 BMI 变异,但缺乏因果关系证据的验证。在 GWAS 后时代,肥胖症研究领域内迫切需要从"疾病相关研究"走向"因果机制研究",发掘"缺失的遗传度"。

简单地讲,非综合征型单基因肥胖症是单一基因异常导致的、以肥胖为主要症状的疾病。与肥胖综合征相比,其他症状相对不明显。如前文所述,目前明确的非综合征型单基因肥胖基因大部分存在于调节人体食物摄取和能量平衡的"瘦素-黑素皮质素"通路上。成年人体重通常维持在一个正常范围,参与体重调节的因素有很多,但是体重调定点的主要通路较为明确。如果摄入过多会导致脂肪过度堆积;肥大的脂肪细胞将分泌一种负向调控激素——瘦素,以减少能量摄入,达到能量平衡。

瘦素由脂肪组织分泌,主要作用于下丘脑弓状核中的一级神经元阿黑皮素原(pro-opiomelanocortin,POMC)/可卡因苯丙胺调节转录肽(cocaine amphetamine-regulated transcript,CART)神经元和刺鼠相关肽(agouti-related peptide,AgRP)/神经肽 Y(neuropeptide Y,NPY)神经元,增加 POMC/CART 神经元的表达和抑制 AgRP/NPY 神经元的表达;这些一级神经元进一步将信号投射到下丘脑室旁核(包含抑制食欲神经元)、下丘脑外侧区和下丘脑穹窿周围区(包含促进食欲神经元)等二级神经元聚集区,增强异化通路,抑制同化通路,最终将饱食信号投射到孤束核,孤束核对饱食信号进行整合,然后通过传出神经纤维终止进食(图 1-2-3A)。

瘦素对于 POMC/CART 神经元的激活和 AgRP/NPY 神经元的抑制主要通过 Janus 激酶/信号转导及转录激活因子(the Janus kinase/signal transducer and activator of tran-ions,JAK/STAT)信号通路和胰岛素受体底物-磷脂酰肌醇 3-激酶(insulin receptor substrate-phosphatidylinositol 3-kinase,IRS-PI3K)信号通路两条信号通路来实现。瘦素与瘦素受体结合后,Janus 激酶 2(JAK2)激活,使得信号转导及转录激活因子 3(STAT3)磷酸化,磷酸化的 STAT3 在类固醇受体共激活因子 1(steroid receptor coactivator-1,SRC-1)的作用下向核内移动,抑制 AgRP 基因的转录,促进 POMC 基因的转录(图 1-2-3B)。

IRS-PI3K 信号通路是瘦素和胰岛素的共同路径。瘦素与瘦素受体结合后,IRS 的酪氨酸残基发生磷酸化,使得 PI3K 激活,激活的 PI3K 使磷脂酰肌醇 -3,4- 二磷酸(phosphatidylinositol-3,4-bisphosphate,PIP$_2$)转化为磷脂酰肌醇 -3,4,5- 三磷酸(phosphatidylinositol-3,4,5-trisphosphate,PIP$_3$),PIP$_3$ 激活 PDK1 后产生一系列酶联反应,其中包括蛋白激酶 B(protein kinase B,PKB,又名 AKT)的激活,最终抑制转录因子 FOXO1 的表达。FOXO1 能够促进 AgRP 基因的转录,抑制 POMC 基因的转录。餐后胰岛素水平升高,同样可以激活 IRS-PI3K 通路,抑制摄食(图 1-2-3B)。

POMC/CART 神经元能够同时表达 POMC 和 CART,POMC 在激素原转化酶 1/3(prohormone convertases 1/3,PC1/3,又名 PCSK1)的作用下分解成 α- 黑素细胞刺激素(α-melanocyte stimulating hormone,α-MSH)和 β- 黑素细胞刺激素(β-MSH)等多肽类激素,α-MSH 和 β-MSH 可与黑素皮质素 -3 受体(melanocortin-3 receptor,MC3R)和黑素皮质素 -4 受体(melanocortin-4 receptor,MC4R)结合,使得 MC3R

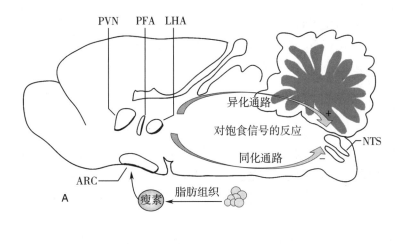

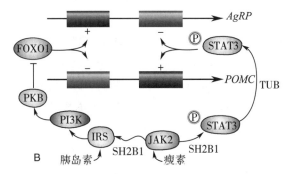

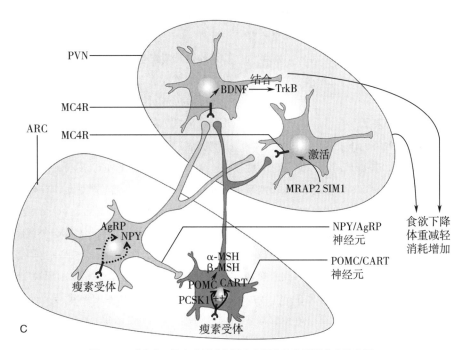

图 1-2-3 "瘦素 - 黑素皮质素"通路在摄食和能量调节中的作用

A. 控制进食的中枢神经系统；B. 能量稳态中的信号转导机制；C. 瘦素和胰岛素在下丘脑弓状核中的作用。PVN，下丘脑室旁核；PFA，下丘脑穹窿周围区；LHA，下丘脑外侧区；ARC，下丘脑弓状核；NTS，孤束核；AgRP，刺鼠相关肽；POMC，阿黑皮素原；FOXO1：叉头框蛋白 O1；STAT3，信号转导及转录激活因子 3；TUB，转录因子 Tubby；SH2B1，SH2B 衔接蛋白 1；JAK2，Janus 激酶 2；IRS，胰岛素受体底物；PI3K，磷脂酰肌醇 3- 激酶；PKB，蛋白激酶 B；MC4R：黑素皮质素 -4 受体；BDNF，脑源性神经营养因子；TrkB：神经营养受体；MRAP2，黑素皮质素 2 受体辅助蛋白 2；NPY，神经肽 Y；PCSK1，前蛋白转化酶枯草溶菌素 1；CART，可卡因苯丙胺调节转录肽；α-MSH，α- 黑素细胞刺激素；β-MSH，β- 黑素细胞刺激素。

和 MC4R 激活，黑色素厌食途径激活，使摄食减少，能量消耗增加。CART 对于食欲有显著的抑制作用，同时能够完全阻断 NPY 的促进食欲作用，其具体的厌食机制尚有待研究（图 1-2-3C）。

NPY/AgRP 神经元能够同时表达 NPY 和 AgRP。AgRP 通过抑制 MC3R 和 MC4R，进而抑制厌食神经元，从而增加进食；NPY 能够通过直接（与 Y 受体结合）与间接（抑制 POMC 神经元的功能）两种路径增强食欲。瘦素正是通过对 NPY/AgRP 神经元分泌 NPY 及 AgRP 的抑制实现对体重的负向调控（图 1-2-3C）。

MC4R 不仅可以与 POMC/CART 神经元轴突末端释放的 α-MSH 结合激活下游厌食通路，还可以与 NPY/AgRP 神经元释放的 AgRP 直接结合，AgRP 竞争阻断 α-MSH 的效应，促进食欲。因此，MC4R 在瘦素 - 黑素皮质素通路中占有核心地位。除直接激活厌食通路外，MC4R 还能够促进脑源性神经营养因子（brain-derived neurotrophic factor，BDNF）合成，BDNF 通过与神经营养受体（tyrosine kinase receptor B，TrkB，又名 NTRK2）的结合，增加能量消耗并减少摄食，从而调节能量平衡。黑素皮质素 2 受体辅助蛋白 2（melanocortin 2 receptor accessory protein 2，MRAP2）、单亲同源物 1（single-minded 1，SIM1）对于 MC4R 激活具有辅助放大效用。MC4R 和新近发现的肥胖基因 ADCY3 共同定位于下丘脑某些神经元的初级纤毛，也提示了 MC4R 和 ADCY3 的密切关联（图 1-2-3C）。

（一）瘦素基因和瘦素受体基因

瘦素基因位于人类第 7 号染色体长臂（7q31.3），包含 3 个外显子、2 个内含子，首次由 Friedman 教授克隆报道。随后在 1997 年，Montague、Farooqi 等人首次发现了人类瘦素基因的纯合移码突变。在一个巴基斯坦家系中，两个表兄弟食欲亢进且极度肥胖，血清瘦素水平极低，通过测定其瘦素基因编码序列，发现第 133 位密码子缺失了一个鸟嘌呤核苷酸，该突变导致了瘦素编码区域的阅读框移码和瘦素合成的过早终止。1998 年，在一个土耳其家系的 3 个极度肥胖者中发现了第二种瘦素基因突变，在第 105 位氨基酸发生了错义突变（精氨酸由色氨酸替换），最终导致了血清瘦素水平低下。随后，在巴基斯坦、土耳其和埃及等地区陆续有瘦素基因突变的肥胖症患者被报道，他们均表现为极低的血清瘦素水平。2015 年，一种新的瘦素基因突变被发现于一个极度肥胖的土耳其男孩，患者的瘦素基因在第 100 位氨基酸发生了错义突变（精氨酸由酪氨酸替换），但并不影响血清瘦素水平，提示该突变导致蛋白功能失活而非影响蛋白表达。在正常人群中瘦素杂合突变携带率非常低，

无亲缘关系的婚配极少出现双等位基因失活突变子代，恰因如此，目前发现的瘦素突变病例主要见于存在近亲婚配传统的中东及南亚地区。

瘦素受体基因位于人类第 1 号染色体短臂（1p31）。1998 年，Clément 等人首次在出现 3 个极度肥胖姐妹的家系中发现了瘦素受体基因突变，该突变位于第 16 外显子，导致瘦素受体蛋白跨膜与膜内区域的缩短，血清瘦素水平代偿性异常升高。除早发性肥胖外，患者还表现为青春期发育缺陷、生长激素和促甲状腺激素水平低下。2007 年，Farooqi 等对 300 例出现摄食亢进和严重早发性肥胖患者进行瘦素受体基因测序，发现有 8 例患者出现瘦素基因受体突变，其中 7 例为纯合突变，1 例为复合杂合突变。检测发现这些患者的血清瘦素水平与瘦素受体基因正常的对照组水平相似，提示血清瘦素水平并不能作为瘦素受体缺陷的主要标志物。

瘦素基因和瘦素受体基因突变的其他临床表现主要包括：出生体重正常、严重饱腹感受损和食欲亢进、青春期发育缺陷（低促性腺激素性性腺功能减退症）、无发育迟缓或发育异常。2012 年，人们发现一例瘦素受体基因纯合突变的女性自然怀孕，对瘦素的生殖发育功能提出了新观点。此外，瘦素受体基因突变的儿童发生感染概率明显升高，提示瘦素和瘦素受体参与免疫功能调节。瘦素与瘦素受体缺陷的肥胖症患者血压偏低，而瘦素治疗能够升高瘦素受体突变（ob/ob）小鼠的收缩压，提示瘦素参与自主神经系统调节。虽然瘦素、瘦素受体基因突变的绝大多数表型（尤其是肥胖症）都高度相似，但是二者在血糖调控上表现出较大的差异：前者血糖轻度升高，后者血糖严重升高。这提示，单纯性重度肥胖并不引发严重血糖升高（至少在相对较短的时间内，对于瘦素突变患者而言）；而瘦素受体除了调控肥胖症发生外，还可能参与胰岛素分泌或胰岛素敏感性调节。当然，有研究认为二者出现表型差别主要在于动物模型的遗传背景不同，这进一步提示即便单基因突变，其临床表型也会受到其他遗传因素的影响，导致外显率波动。

瘦素基因突变诊断主要依靠血清瘦素水平的检测和基因检测，补充重组人瘦素可有效缓解症状。1999 年，研究者使用重组人瘦素治疗一例瘦素缺失的 9 岁肥胖症女孩。在为期 12 个月的治疗中，这个女孩的体重以每月 1~2kg 的速度下降，最终减重 16.4kg。治疗过程中未见系统或局部不良反应，以及血压和基础体温的变化，患者食物摄入量明显减少，活动量增加，甲状腺、肾上腺、生长激素功能恢复正常；同时，其青春期发育缺陷也得以缓解，卵泡刺激素和黄体生成素水平升高，夜间促性腺激素水平呈现出青春发育

早期的脉冲式分泌。在另一项研究中也发现瘦素治疗对于脑部伏隔核-尾状核活动和人类摄食行为的影响，通过视觉模拟评分来测试患者对于不同食物的喜爱程度，绘制出食物喜爱系数与纹状体区域（脑部伏隔核-尾状核，壳核-苍白球）活动的相关曲线。在瘦素缺失的状态下，无论是空腹还是餐后，伏隔核-尾状核活动与食物喜爱系数均呈正相关；但在瘦素治疗后，仅在空腹状态下，伏隔核-尾状核活动与食物喜爱系数呈正相关。这些结果提示，作为高级中枢，纹状体区域可能整合机体信息，并不影响食物喜好而是决定摄食动机或者想法。此前一直缺乏瘦素受体基因缺陷的有效治疗途径，外科治疗效果不佳，最新的研究表明，MC4R 激动剂 setmelanotide 对于瘦素受体突变的肥胖症患者有效，为瘦素受体基因缺陷的治疗开辟了新路径。该药物已于 2020 年获美国食品药品管理局（FDA）批准用于特定基因突变肥胖症的治疗。

瘦素和瘦素受体基因变异与肥胖症的关联在中国人群中也陆续被报道。陈刚等人选择肥胖症患者 50 例和正常人 50 例抽提基因组 DNA，首次发现瘦素受体基因 18 号外显子碱基变异，这导致其 968 位氨基酸突变（丙氨酸由天冬氨酸替换），但是仅为杂合子突变，其致病性待明确。2019年，周红文等人首次报道了两例 LepR 突变的中国女性患者，并发现了 3 个新的 LepR 基因致病突变位点，对认识瘦素受体突变在中国人群中对肥胖症的贡献具有临床价值。

（二）SH2B 衔接因子蛋白1基因和类固醇受体共激活因子 -1

瘦素与瘦素受体结合后，JAK2 被活化，活化的 JAK2 使瘦素受体多个酪氨酸残基被磷酸化，并募集胰岛素受体底物 IRS1/2 等瘦素信号通路下游分子，参与能量平衡调节。1997年，芮良友等人发现 SH2B 衔接因子蛋白1（SH2B adaptor protein 1，SH2B1）可与 JAK2 相互作用，SH2B1 通过 SH2 域与 JAK2 结合，增强 JAK2/STAT3 和 JAK2/IRS1/2 通路信号，参与瘦素敏感性和能量平衡调控。

SH2B1 基因位于 16 号染色体短臂（16p11.2）。SH2B1 基因功能丧失性突变的临床表现主要包括严重的早发性肥胖、摄食过量、胰岛素抵抗、成年后的最终身高降低，以及社会隔离、具有侵略性行为等行为异常。另外，16 号染色体短臂部分片段缺失（SH2B1 基因所在染色体区域）也与行为异常、胰岛素抵抗和肥胖症有关。

近年来中国人群的研究结果也支持 SH2B1 基因变异与能量平衡的关联。赵明伟等人基于陕西省 2 920 例人群队列，发现 SH2B1 基因单核苷酸多态性位点（rs7359397）和男性超重及肥胖有相关性，与女性高密度脂蛋白胆固醇相

关；但仍然缺乏基因突变病例报道。

类固醇受体共激活因子-1（steroid receptor coactivator-1，SRC-1）由 NCOA1 基因编码，定位于人类 2 号染色体短臂（2p23.3）。在 JAK/STAT3 信号通路中，转录因子 SRC-1 能够辅助 STAT3 入核，从而辅助激活调节瘦素厌食效应的靶向基因。2019 年 Farooqi 与徐勇教授团队合作报道了 15 例早发肥胖症患者携带功能失活型 SRC-1 突变。绝大部分突变导致 SRC-1 与 pSTAT3 的结合减弱，从而造成瘦素刺激的 POMC 表达受损，这可能是此类患者发生肥胖症的原因。整体来看，SH2B1 与 SRC-1 都参与瘦素受体下游信号通路激活，但与瘦素、瘦素受体突变存在明显不同：首先是呈显性遗传规律，但外显率并非 100%；其次，整体肥胖症的表型要明显弱于瘦素、瘦素受体突变的患者，包括发病年龄、肥胖症严重程度等。这提示，这两个辅助因子可能存在显性负性作用，突变蛋白抑制野生型蛋白功能，或者下游功能损伤对靶基因表达的耐受性更低，具体机制尚不清晰。

（三）阿黑皮素原基因

瘦素和瘦素受体结合，激活 SH2B1、SRC-1 及 STAT3 等，促进下丘脑神经元分泌 POMC 的表达。POMC 是一种前激素原，该蛋白质在 PC1/3 的作用下分解成促肾上腺皮质激素（adrenocorticotropic hormone，ACTH）、α-MSH、β-MSH 等多种肽类激素，在瘦素对食欲和体重的调控上发挥重要作用。

POMC 基因定位于人类 2 号染色体短臂（2p23.3）。POMC 基因突变最早由 Krude 等人报道，先证者为两例肥胖症儿童，其中一例儿童两条等位基因的第 3 外显子上分别出现两种不同突变，一种突变为父系等位基因 c.G7013T 突变，导致密码子提前终止，无法分解为 ACTH、α-MSH 和 β-内啡肽；另一种突变为母系等位基因 c.C7133Δ 移码突变，这种突变会影响 ACTH 和 α-MSH 受体结合域的结构；另一例儿童为第 2 外显子上的纯合突变体（c.C3804A），这种突变会阻断 POMC 的翻译过程。患者主要表现为早发性肥胖、肾上腺功能减退、红发、色素沉着，其中发生肥胖症的原因主要是 POMC 缺乏（α-MSH、β-MSH 缺乏）致使 MC4R 激活信号减弱，红发与色素沉着症状的主要原因考虑为 α-MSH 缺乏。虽然红发作为 POMC 基因突变的典型临床表现，但并不一定会在所有患者中出现。因此，当患者未表现出红发或皮肤色素沉着等典型症状时，早发性肥胖和肾上腺功能减退也可提示发生 POMC 突变。另外，其他可能出现的临床症状还包括食欲亢进、低血糖、胆汁淤积、严重的运动神经发育迟缓、共济失调等。

目前，针对 POMC 缺乏的有效药物是 setmelanotide。如前所述，这是一种 MC4R 激动剂，已获 FDA 批准，用于特定基因（*MC4R*、*Lep* 或 *LepR*）突变肥胖症患者的减重治疗。Kuhnen 等使用该药对两例 *POMC* 突变患者进行治疗，发现患者食欲显著下降、体重减轻。在治疗期间，给药剂量从 0.25mg/d、0.5mg/d 逐渐递增至 1.5mg/d，当剂量小于 1mg/d 时，体重减轻、食欲下降不明显；在剂量为 1mg/d 时，患者食欲明显下降；当剂量为 1.5mg/d 时，患者食欲几乎完全被抑制。

（四）前蛋白转化酶枯草溶菌素 1 基因

PC1/3 能够水解激素原从而生成中间产物，它在胰岛素原、POMC、促性腺激素释放激素原等激素原的转化过程中发挥作用。

前蛋白转化酶枯草溶菌素 1（proprotein convertase subtilisin/kexin type 1，*PCSK1*）基因定位于人类 5 号染色体长臂（5q15）。1995 年，Jackson 等人首次报道 *PCSK1* 基因突变，他们发现一例 43 岁女性携带复合杂合 *PCSK1* 突变，患者曾有严重儿童期肥胖症病史。该女性患者表现出反应性低血糖、血清皮质醇水平低下，以及性腺激素分泌不足造成的性腺发育不全等，并于妊娠期间出现妊娠糖尿病。患者胰岛素原水平和 POMC 水平明显升高，但血清胰岛素浓度极低，这与 PC1/3 酶切胰岛素原生成胰岛素以及酶切 POMC 生成 α-MSH 的功能缺陷有关。胰岛素原和 POMC 的转化受限也是导致患者糖耐量减低、食欲亢进、肥胖症发生的主要原因。而患者的性腺功能减退考虑与 PC1/3 酶切促性腺激素释放激素原的作用异常有关。2003 年，Jackson 等人发现一例 *PCSK1* 基因复合杂合突变患者出现严重的腹泻、吸收障碍，这提示了 PC1/3 对于人类小肠吸收功能发挥关键性作用。尽管抗利尿激素原并不是已知的 PC1/3 作用底物，随着更多病例的报道，发现 *PCSK1* 基因功能缺失性突变的患者还可能出现尿崩症，该病例提示 PC1/3 可能参与渗透压调节。2015 年，首个 *PCSK1* 基因的显性突变病例被报道，这种突变会造成 PC1/3 部分性单倍剂量不足，提示 *PCSK1* 基因突变遗传模式可能与突变为部分性失活还是完全性失活有关。

由于胰岛素原转化为胰岛素完全依赖于人类胰岛中的 PC1/3，测定循环中胰岛素原 - 胰岛素比是评估 PC1/3 功能缺陷程度的敏感指标。全外显子测序和全基因组测序价格的降低可使包括 *PCSK1* 基因在内的肥胖症遗传诊断变得更加普及。

PCSK1 基因突变属于一种累及全身多种内分泌细胞的遗传性疾病，*PCSK1* 基因异常目前并没有特异的靶向治疗。

幼年时期需要注意补充足够的营养来缓解严重腹泻造成的机体损害，通常需要完全性肠外营养。PC1/3 在小肠中定位于分泌肠道激素缩胆囊素（cholecystokinin，CCK）、胰高血糖素、P 物质等激素或短肽的内分泌细胞，而替度鲁肽被批准为短肠综合征造成的腹泻治疗用药，对 *PCSK1* 基因缺陷造成的胰高血糖素原等物质转化受阻发挥潜在逆转作用，可能为 *PCSK1* 基因突变腹泻患者的治疗提供更多思路。针对肥胖症状，作用于摄食中枢的激动剂，如罗卡西林、芬特明、纳曲酮、利拉鲁肽等，可能使患者受益，但需要注意副作用。目前已知部分 *PCSK1* 基因突变患者接受 Roux-en-Y 胃旁路术，患者体重可减轻 25%，糖尿病显著改善，在不需要药物治疗的情况下血糖正常维持 10 年以上；初步提示减重手术可能对此类基因突变患者治疗有效。基因治疗等具有前景的技术开发也同样值得探索。另外，对于下丘脑 - 垂体 - 肾上腺轴、性腺轴等激素轴的早期评估非常重要，对于性腺功能减退患者，必要时可辅以性激素治疗来维持青春期发育。同时需要对尿崩症、反应性低血糖的发生保持高度警惕。

为了探索 *PCSK1* 基因变异与汉族人群肥胖症的关系，张以承等人对来自"斯坦福亚太高血压与胰岛素抵抗研究（SAPPHIRe）"的 1 000 多名华裔进行了 *PCSK1* 基因的单核苷酸多态性检测，发现 rs155971 可能与 SAPPHIRe 队列人群中的肥胖症风险增加相关。这些数据提示常见 *PCSK1* 基因多态性可能与华裔人群肥胖症有关。王慧君等人近期报道了一例 *PCSK1* 纯合突变新生儿患者（p.R80X），呈现出反复腹泻、一过性低血糖等症状，但尚未出现肥胖症状。*PCSK1* 突变在国内肥胖症患者中的突变率尚需要全面评估。

（五）黑素皮质素 -4 受体基因

黑素皮质素 -4 受体（melanocortin-4 receptor，*MC4R*）基因在目前所知的所有单基因肥胖突变病因中居于核心地位。不仅因为其突变频率在单基因肥胖中比例最高，临床异质性较高，与基因突变类型（激活突变、失活突变）和功能损伤程度密切相关，而且 MC4R 作为一个膜受体，在"瘦素 - 黑素皮质素"食欲调控通路中也居于中心位置，是理想的药物开发靶点。

MC4R 是由单个外显子编码的 332 个氨基酸组成的 G 蛋白偶联受体，介导神经内分泌信号，可减少食物摄入、促进能量消耗。MC4R 对于食欲的正向或负向调节取决于是与 AgRP 还是 α-MSH 结合：与 AgRP 结合后食欲增加，与 α-MSH 结合后能够使食欲减退。

MC4R 基因定位于 18 号染色体长臂（18q22），*MC4R* 基

因突变肥胖是最常见的单基因型肥胖。1998 年，Vaisse 和 Yeo 等首次报道了肥胖症人群中 *MC4R* 杂合型突变。在 O'Rahilly 主导创建的"早发肥胖遗传研究"中，Sarooqi 首次报道 *MC4R* 突变在严重的早发性肥胖（发病年龄小于 10 岁）患者中约占 5.8%。*MC4R* 基因突变型肥胖一度被认为是一种常染色体显性遗传性疾病。由于纯合突变体表现为 100% 的早发性肥胖，而并非所有杂合突变携带者均表现出早发性肥胖（外显率约为 68%）。因此，*MC4R* 基因突变可同时以显性遗传和隐性方式遗传（或称为共显性方式遗传）。事实上，这与其他显性遗传疾病的剂量依赖效应类似。

MC4R 突变携带者表现出食欲亢进、严重的早发性肥胖、肌肉量和脂肪量增加、线性生长加速（身高偏高）、高胰岛素血症和骨量增长；纯合突变患者罕见，其症状也比杂合突变患者更为严重。另外，*MC4R* 能够影响人类对于营养素的偏好，*MC4R* 缺陷个体对于高脂食物更加偏好，而对于高蔗糖食物偏好性降低，这可能与 *MC4R* 对于脂肪动员的作用有关，也可能与高级中枢神经环路改变有关，但确切机制仍待明确。

MC4R 基因是一个单外显子基因，人们可通过快速一代测序评估是否存在突变，适合临床基因诊断。但是需要注意，最新的研究表明，*MC4R* 突变存在激活突变、失活突变和类野生型突变，而且不同突变对于 *MC4R* 下游信号通路 Gαs-cAMP 激活、β-arrestin 募集等的影响也不相同，存在偏向性激活现象，可分别发挥促发肥胖（失活型）或抵抗肥胖（激活型）的作用，最终存在同一基因突变，但携带者出现临床肥胖症的高度异质性。因此，在基因诊断后进一步进行突变体的功能检测，尤其是下游信号通路的变化评估，对于病因诊断和药物的靶向治疗有重要意义。

目前，*MC4R* 缺失尚无根治手段。节食与运动能够帮助缓解肥胖症，但改变生活方式对于患者肥胖的缓解作用有限。另外，Iepsen 等发现胰高血糖素样肽 -1（glucagon-like peptide-1，GLP-1）受体激动剂利拉鲁肽能够部分缓解 *MC4R* 突变引起的肥胖症状；这从另一个角度提示利拉鲁肽抑制食欲不依赖于 *MC4R* 通路，也为单基因肥胖症的治疗提供了次选方案。对于杂合突变的成年患者，Roux-en-Y 胃旁路术可以有效减轻体重，并达到与非 *MC4R* 突变肥胖症患者类似的多余体重减少百分比（excessive body weight loss%，EWL%），是目前较为有效的治疗手段。

由于大多数患者是杂合突变，即存在一个正常拷贝的 *MC4R* 基因，理论上至少存在半量的野生型 MC4R 蛋白，因此，MC4R 激动剂也许能够有效减轻患者体重。

Setmelanotide 是一种强有力的 MC4R 受体激动剂，其激动强度远超于内源性 MC4R 激动剂 α-MSH，它能够有效激活 MC4R 下游包括 Gαs、Gαq、Gi/o 等多条信号通路，其中对于 Gαq-PLC 信号通路的激活强度是 α-MSH 和一代 MC4R 激动剂（LY2112688，减重效果较差且易出现血压升高、心率增快等副作用）的 100 多倍，该信号通路可能是 MC4R 激动剂药物研究的重要靶点。该药除了用于 MC4R 上游 *POMC* 突变的肥胖症患者的治疗外，其用于杂合 *MC4R* 缺陷和瘦素受体缺陷导致肥胖症的治疗也陆续被报道。MC4R 是瘦素 - 黑素皮质素中的核心受体，除瘦素受体和 *POMC* 外，其功能还受到通路中 Lep、PCSK1、羧肽酶 E（carboxypeptidase E，CPE）、AgRP 等多种因子的影响，setmelanotide 对于这些基因突变造成的肥胖症可能均有疗效。总之，开发针对 MC4R 激动剂和增敏剂的药物具有很好的前景。

中国陆续有 *MC4R* 基因突变的相关报道。2004 年，蔡姝冰等人首次报道了中国人群中的 *MC4R* 突变，第 261 位氨基酸发生突变（p.F261S）。2006 年，陶亚雄等人和王春林等人分别对中国人群的 *MCR4* 突变情况进行了筛查，发现包括 Y35C、C40R、M218T、V166I、R310K、C277X 在内的 6 种新的 *MC4R* 突变形式，但是前三者并不造成 MC4R 功能缺陷，而后三者的杂合突变者的临床特征与生化功能和非突变者并无差异，提示导致中国人群肥胖症的 *MC4R* 突变形式仍有待全面研究。2010 年，吴丽君等人对 3 503 名中国儿童进行了基因检测，发现 *MC4R* 基因相关的单核苷酸多肽性 rs17782313 与中国儿童肥胖症有关联，同时还能够影响中国儿童的腰围、腰围 - 身高比值和脂肪含量。

MC4R 基因在中国肥胖症人群中的整体突变情况一直未见报道，主要原因在于缺乏理想的研究队列。值得欣喜的是，上海交通大学医学院附属瑞金医院按照"年龄小于 30 岁、BMI 大于 30kg/m^2"的"双 30"标准创建了青少年极端肥胖（genetics of obesity in Chinese youngs，GOCY）研究队列。通过全基因组分析，在约 2 000 例青少年肥胖症患者中，*MC4R* 的突变比例约为 2%。提示与国外队列相比，中国人 *MC4R* 突变可能存在祖先效应或种族差异、肥胖症发病特征（起病年龄）、与其他遗传背景交互的差异，因此针对中国人特征的 MC4R 激动剂或增敏剂药物开发仍然需要开展针对性研究。

（六）脑源性神经营养因子基因和神经酪氨酸激酶 2 受体基因

MC4R 激活后可促进脑源性神经营养因子（brain-derived neurotrophic factor，BDNF）表达，BDNF 可进一步与

神经酪氨酸激酶2受体(neurotrophic tyrosine kinase type 2 receptor,NTRK2)结合,调节摄食和能量消耗。BDNF定位于11号染色体短臂(11p14.1),2007年,Gray等首次报道一例BDNF杂合突变患者,女孩表现出食欲亢进、重度肥胖症、认知障碍、多动等症状,提示BDNF可能参与人类能量平衡、认知功能、记忆、行为的调控过程。2008年,Han JC等人在一批食欲亢进伴精神发育迟缓综合征患者中发现约58%的个体携带BDNF杂合突变,进一步验证了BDNF对于人类能量代谢的重要作用。TrkB由NTRK2基因编码。NTRK2定位于9号染色体长臂(9q21.33)。2004年,Yeo等首次发现NTRK2基因突变患者,该男孩表现出食欲亢进、早发性肥胖症等特征,在记忆、学习、伤害感受性上也出现受损表现。该突变是一种错义突变(p.Y722C),严重破坏受体自磷酸化和下游信号转导。在随后的研究中发现,NTRK2基因突变导致的食欲亢进、肥胖症等症状与BDNF诱导的神经突增生受损有关。

(七)单亲同源物1基因

单亲同源物1(single-minded 1,SIM1)是一个具有"碱性螺旋-环-螺旋(basic helix-loop-helix,bHLH)"结构的转录因子,参与下丘脑室旁核发育和功能调控。研究发现,在MC4R全敲小鼠中的SIM1神经元特异性敲入MC4R,能够缓解该小鼠的肥胖症状,而SIM1蛋白过表达能够补偿MC4R信号受损。这些研究提示,SIM1可能介导MC4R的生物学效应,参与"瘦素-黑素皮质素"通路下游信号的调控,从而调节能量平衡过程。

SIM1基因定位于6号染色体长臂(6q16.3),这是普拉德-威利综合征(Prader-Willi syndrome,PWS)的一个临界区域。完全性SIM1缺失可导致小鼠死亡,SIM1单倍剂量不足(杂合状态)能够抑制"瘦素-黑素皮质素-催产素"通路,导致食欲过盛、肥胖和室旁核神经元减少。2000年,Holder等首次报道SIM1单倍剂量不足病例,发现一个肥胖症女孩的染色体1p22.1和6q16.2平衡易位,女孩表现出增长过快、早发性肥胖,但没有类似于PWS的症状。但在随后的研究中,Bonnefond等发现携带SIM1基因杂合功能丧失性突变的肥胖症儿童表现出类似于PWS的精神行为异常。最近,陈虎等人对131例减重手术后患者进行了测序,发现肥胖症相关单基因突变对于减重效果存在一定影响,其中SIM1突变对于减重手术治疗效果影响较为突出,提示该基因可能是评估减重手术效果的重要靶点。

(八)黑素皮质素2受体辅助蛋白2基因

黑素皮质素2受体辅助蛋白2(MRAP2)基因定位于6号染色体长臂(6q14.2)。2013年,Asai等发现MRAP2基因敲除小鼠出现严重的早发性肥胖,MRAP2能够直接与MC4R相互作用,增强MC4R介导的第二信使cAMP生成。同时,研究人员在早发性肥胖个体中发现了4个罕见的MRAP2基因杂合突变,这些结果提示MRAP2基因突变可能是人类新的肥胖症致病基因。在同年的报道中,Sebag等探讨了MRAP2在斑马鱼中的生物学作用,发现MRAP2a主要表达于斑马鱼幼年期,该蛋白能够减弱MC4R与α-MSH的结合能力,从而刺激斑马鱼的生长;而MRAP2b主要表达于斑马鱼发育后期,能够增强MC4R与α-MSH的结合能力,调节进食与生长。在后续的研究中发现,MRAP2还能够通过胃生长激素释放素[又称胃饥饿素(ghrelin)]受体参与能量平衡调节。然而,MRAP2与人类肥胖症的关系尚待更多证据支持。

(九)腺苷酸环化酶3基因和刺激性G蛋白α亚基基因

目前,已鉴定的非综合征型单基因肥胖症基因大部分存在于"瘦素-黑素皮质素"通路上,但是这些基因突变只能解释5%左右的肥胖案例。2018年,Philippe Froguel等人在3例巴基斯坦近亲婚配家族的严重肥胖儿童中发现了腺苷酸环化酶3(adenylate cyclase 3,ADCY3)基因纯合突变;同时在一例欧美裔严重肥胖儿童中也发现了ADCY3复合杂合突变;同年,Niels Grarup等人发现在格陵兰岛上的因纽特人群中,ADCY3失活型变异能够显著增加肥胖和2型糖尿病的发病率;在小鼠研究中,无论是纯合或杂合ADCY3敲除小鼠,均对肥胖、胰岛素抵抗和血脂异常的易感性增加。这些研究均提示ADCY3对于能量平衡具有调节作用,是治疗肥胖的潜在药物靶点。

ADCY3定位于2号染色体短臂(2p23.3)。ADCY3能催化cAMP(一种重要的第二信使)的合成,它存在于神经元的初级纤毛中。近年研究发现,纤毛在信号传递过程中发挥关键作用,破坏初级纤毛功能的突变会导致纤毛病,多种纤毛病均会导致肥胖。2018年,Vaisse等人同时发现ADCY3和MC4R共同定位于下丘脑某些神经元的初级纤毛,部分MC4R基因突变会影响MC4R蛋白在纤毛上的定位,而特异性阻断MC4R阳性神经元纤毛上的ADCY3能够引起小鼠肥胖,这些研究提示纤毛异常所致肥胖和"瘦素-黑素皮质素"通路异常所致肥胖可能具有共同的路径。

ADCY3可能是治疗肥胖的药物新靶点,但需要注意的是,ADCY3过表达会促进癌症细胞的迁移、增殖和侵袭,这对于其制药的安全性提出了挑战。

刺激性G蛋白α亚基(guanine nucleotide binding-protein

alpha-stimulating,*GNAS*)基因定位于 20 号染色体长臂(20q13.2-13.3),编码异三聚体 G 蛋白 αs 亚基(G protein alpha s subunit,Gαs),它是 G 蛋白偶联受体调节的腺苷酸环化酶信号转导途径的关键组成。前期研究发现,由 *GNAS* 基因胚系突变引起 Gαs 蛋白表达减少,降低胞内 cAMP 浓度,引发一种常染色体显性遗传疾病(纤维性骨营养不良综合征(McCune-Albright syndrome))。最近一项研究发现,*GNAS* 基因缺失能够损伤 MC4R 信号通路,除了导致发育延迟、身材矮小外,还可能参与肥胖发生,可见 MC4R 下游 cAMP 生成的基因(*ADCY3* 与 *GNAS*)突变同样可以参与早发性肥胖发生。

(十)Ras 激酶抑制剂 2 基因

Ras 激酶抑制剂 2(kinase suppressor 2 of Ras,*KSR2*)基因定位于 12 号染色体长臂(12q24.22q24.23)。KSR2 是一种支架蛋白,存在于许多与摄食、体脂含量及能量平衡相关的通路中。2013 年,Pearce 等首次发现 *KSR2* 基因突变与人类严重早发性肥胖有关。*KSR2* 功能丧失性突变患者的临床表现包括早发性肥胖、摄食过量、心跳减慢、基础代谢率降低和严重的胰岛素抵抗。在治疗方面,有报道发现二甲双胍能够有效减少部分 *KSR2* 突变携带者的体重,缓解 *KSR2* 突变导致的脂肪酸氧化能力的下降。目前还缺乏其他人群的病例验证。

(十一)双特异性酪氨酸磷酸化调节激酶 1B 基因

2014 年,AliR 等人对同时患有早发性冠状动脉疾病、中心性肥胖、高血压和糖尿病的三个家系进行了遗传分析,发现双特异性酪氨酸磷酸化调节激酶 1B(dual specificity tyrosine phosphorylation regulated kinase 1B,*DYRK1B*)基因突变和上述临床症状密切相关。DYRK1B 能够抑制 Sonic hedgehog 和 Wnt 信号通路,从而增强脂肪合成,同时增强了糖异生关键酶葡糖 -6- 磷酸酶(glucose-6-phosphatase,G6Pase)的表达。*DYRK1B* 基因突变后,高度保守的激酶样结构域 102 号位的半胱氨酸由精氨酸替代(p.R102C),强化了上述两种功能强化。这些研究提示了 *DYRK1B* 基因在脂肪合成和糖代谢中的作用,以及其与代谢综合征的关联。最近研究提示,*DYRK1B* 过表达或激活可以损伤线粒体氧化磷酸化等功能,促进心肌梗死的发生。而该基因突变是否影响食欲调控,目前尚不清楚。

(十二)其他尚待明确的单基因肥胖候选基因

1. 可卡因苯丙胺调节转录前原肽(*CARTPT*)基因 *CARTPT* 基因编码 CART。CART 是一种能够调节能量平衡的神经内分泌信号分子,其表达主要集中在下丘脑弓状核中,和 POMC 共同表达于 POMC/CART 神经元,能够与包含瘦素在内的多条食欲相关通路相互作用。瘦素与下丘脑弓状核中的瘦素受体相结合,CART 神经元激活后可产生具有成熟功能的 CART 蛋白,后者对于食欲有显著的抑制作用,并可以完全阻断 NPY 的促进食欲作用。目前尚缺乏携带该基因突变的肥胖家系证据。

2. 羧肽酶 E(CPE) CPE 能够切割内分泌细胞多肽中间体和神经细胞中神经肽的 C 末端延伸的碱性残基对,是一种内分泌和神经系统中必不可少的多功能蛋白,对于肥胖、糖代谢、骨重建、生育、神经保护、压力等均有影响。*Cpe* 基因突变(Cpe$^{fat/fat}$)小鼠和 *Cpe* 基因敲除(Cpe$^{-/-}$)小鼠均出现肥胖,伴随瘦素水平的升高,提示发生瘦素抵抗现象。另外,下丘脑 POMC 神经元中的 CPE 还受到 FOXO1 的负性调节作用,下丘脑 POMC 神经元特异性敲除 *FOXO1* 能够增加 CPE 和 α-MSH 的表达,从而减少进食。除进食外,CPE 在脂肪组织可能也发挥代谢调节作用,CPE mRNA 在皮下脂肪和肠系膜脂肪大量表达,但内脏脂肪的 CPE 含量是皮下脂肪的 15 倍之多。虽然有携带该基因突变的肥胖家系零星报道,但仍需要更多验证。

3. 黑素皮质素 -3 受体(MC3R) 哺乳动物的肥胖程度在上下边界之间浮动,MC4R 主要负责维持体重调定点的稳定,但是维持上下边界稳定的生物学机制尚有待进一步研究。正常情况下,MC3R 缺失并不会导致可测定的进食增加和代谢紊乱,但在外界环境变化过程中(热量受限或热量过剩),MC3R 对于维持代谢稳态发挥着双向调节的作用;另外,妊娠期间能量调定点偏移情况下的稳态维持可能也需要 MC3R 的参与。MC3R 能够调节黑素皮质素信号,后者在神经突触前作用于 AgRP 神经元,从而控制 γ- 氨基丁酸的释放,γ- 氨基丁酸作用于 MC4R 神经元,对于 MC4R 神经元的活动施加边界控制,从而发挥控制能量稳态边界的作用。*MC3R* 纯合突变患者出现了青春期启动延迟、身高偏低、瘦组织含量减少等临床特征,但是未出现明显肥胖表型。

4. 刺鼠相关肽(AgRP) AgRP 是一种强有力的促进食欲的神经肽,和 NPY 共同表达于下丘脑弓状核的内侧,在进食调节和能量平衡中发挥重要作用。AgRP 能够抑制 α-MSH,从而抑制 *MC3R* 和 *MC4R* 激活,进而抑制厌食神经元,增强食欲。AgRP 的表达受到瘦素的抑制,在空腹状态下 AgRP 表达增加。目前尚缺乏携带该基因突变的肥胖家系证据。

5. 神经肽 Y(NPY) NPY 是由 36 个残基组成的多肽,是最常见的脑神经肽,也是最强有力的促进食欲因子,90% 的 NPY 神经元同时表达 AgRP。NPY 神经元多存在于下丘脑弓状核，也同时存在于下丘脑其他区域，包括海马、杏仁核和大脑皮质等。它既能通过直接路径（与 Y 受体结合）也能通过间接路径［促进 γ- 氨基丁酸（γ-aminobutyric acid, GABA）的表达从而抑制 POMC 神经元的功能］增强食欲。大鼠中枢注射 NPY 能够增强食欲和诱导肥胖。另外，即使是在匹配进食的情况下，大鼠的脂肪堆积也明显增加，提示 NPY 可能还有增加脂肪生成的功能。除促进进食和增加脂肪生成外，NPY 对于能量平衡、昼夜节律和认知也有至关重要的作用。目前同样尚缺乏携带该基因突变的肥胖家系证据。

6. 神经肽 Y 受体　NPY 受体主要包含 Y1、Y2 和 Y5 受体等。NPY 受体 Y1 和 Y2 在中枢系统和外周组织均有表达。在 Y1 受体缺失小鼠中枢注射 NPY 并不会引起食欲增加，而阻断瘦素缺失小鼠中的 Y1 受体能够有效改善食欲亢进引起的肥胖症状，这些研究提示中枢 Y1 受体是 NPY 增强食欲的关键受体。降低外周组织 Y1 受体的表达能够增加能量消耗和脂肪氧化，从而缓解饮食诱导的肥胖，但是不同组织的 Y1 受体对于减重效果的贡献仍有待进一步研究。

下丘脑特异性敲除 Y2 受体会引起食欲亢进、体重增加。过去一直认为 Y2 受体表达于 NPY 神经元，它能够抑制自身 NPY 神经元分泌 NPY，从而产生厌食效应。但后续研究表明，特异性敲除 NPY 神经元的 Y2 受体，虽然能够增加 NPY 的表达和减少 POMC 的生成，但是并不能复制下丘脑敲除 Y2 受体小鼠的体重增加表型；另外，下丘脑弓状核中只有少部分的 Y2 受体在 NPY 神经元中表达。这些研究提示，非 NPY 神经元上的 Y2 受体通过何种方式引起厌食效应尚待进一步研究。与外周 Y1 受体不同的是，外周的 Y2 受体能够刺激脂肪组织生成，从而使脂肪含量增加。

Y5 受体在下丘脑中与 Y1 受体共表达于同一种神经元，它同 Y1 受体均为 NPY 促进食欲效应的必需受体，两者具有协同作用。和 Y1 受体不同，Y5 受体敲除的小鼠会引起轻微的迟发性肥胖，而不能改善瘦素缺失小鼠的肥胖症状。但是，当大剂量中枢注射 NPY 时，Y5 受体敲除的小鼠进食相比对照组明显减少。这些研究表明，Y5 受体能够促进食欲，但该效应在 Y5 受体敲除小鼠中会被其他 NPY 受体的补偿效应所掩盖。目前同样缺乏携带这些基因突变的肥胖家系证据。

7. 吻素 1（kisspeptin 1, *KISS1*）基因　*KISS1* 基因编码一个含 145 个氨基酸的前体蛋白，被蛋白酶加工后生成长短不一的肽段，后者可以与下丘脑促性腺激素释放激素（gonadotropin-releasing hormone, GnRH）神经元上的 KISS1 受体 GPR54 结合，发挥多种生理作用，主要调节生殖和性激素分泌，进而影响青春期的启动。*KISS1* 杂合失活携带者会出现典型的特发性低促性腺激素性性腺功能减退症，但未出现肥胖表型。*KISS1* 是联系营养和生殖功能的"桥梁"基因，可能参与体重调节。

8. Wnt 通路相关基因　经典 Wnt 通路与体脂分布密切相关。最新研究发现经典 Wnt 通路核心分子 CTNNB1/β-catenin 多个胚系激活突变，富集于年轻肥胖症患者，突变携带者肝酶指标较非突变肥胖症患者水平偏低。与正常健康对照者相比，突变携带者内脏脂肪面积无明显改变，而皮下脂肪面积明显增加，提示 Wnt 通路对脂肪分布具有调控作用。LPR5 是经典 Wnt 受体的共受体，可以放大经典 Wnt 信号通路。*LRP5* 激活型突变携带者，除了出现骨密度增加外，还呈现身体下肢脂肪堆积的特征，下半身／上半身脂肪比例，或者大腿／腹部脂肪含量均明显升高。LGR4 是另一新的 Wnt 通路共受体，在与配体 RSPO1~4 结合后，亦参与 Wnt 通路调节，*LGR4* 杂合失活突变携带者体重轻度减少，激活突变携带者呈现中心性肥胖特征；而 *LGR4* 敲除小鼠体重减轻、内脏脂肪含量明显降低。*RSPO3* 基因多态性位点与脂肪分布（如校正 BMI 后的腰臀比增加）显著相关，*RSPO3* 敲除对于腹部和臀部脂肪前体细胞的影响并不相同，促进前者前体细胞增殖、抑制后者前体细胞的分化。这些结果提示，Wnt 通路的关键基因可能是决定体脂分布的重要遗传因子。

上述致病基因的鉴定、临床特征的描述基本源自国外临床科研人员。国内肥胖症基因突变家系的报道较罕见，缺乏国人率先发现的致病基因，尤其在目前国内家系规模日益缩小的背景下，肥胖遗传家系的可能性越来越低；而 GWAS 关联研究仅部分验证了国外研究的结果，常见变异对国人肥胖症的影响尚不明确；关于罕见遗传因素在国人肥胖症中的遗传构成及种族特征，同样并不清楚。因此，挖掘肥胖症新致病基因、解析遗传对肥胖症的影响，需要更大规模、肥胖症相关表型更加精细、肥胖症遗传因素更加富集的人群队列、家系，并结合动物模型、分子机制来不断推进。

四、单基因肥胖综合征

单基因肥胖综合征通常遵循孟德尔遗传规律，肥胖作为其临床表现之一，且常常伴随神经发育迟滞、器官畸形或特异性异常等特征。为了提高对单基因肥胖综合征临床表现和其致病基因特点的认识，下文将对已报道的单基因肥胖综合征进行逐一阐述。

（一）巴尔得 - 别德尔综合征

巴尔得 - 别德尔综合征（Bardet-Biedl syndrome，BBS）是一种罕见的常染色体隐性遗传疾病，最早由 George Bardet 和 Artur Biedl 分别于 1920 年和 1922 年独立报道，临床表现可累及全身多个系统，包括视网膜变性、肥胖症、多指／趾、性腺发育异常、智力发育迟缓及肾脏异常等。BBS 患病率有明显地域差异，国外报道的患病率为 1/（13 500~175 000），而我国患病率尚不明确。BBS 具有高度的基因异质性，迄今为止已发现 21 个相关基因异常可导致 BBS 表型，不同 *BBS* 基因突变导致的疾病发病率各不相同，且临床表现也有所差异，但其基因多与细胞纤毛的结构及功能相关，具体模式见图 1-2-4。国内目前有多个汉族家系报道了 *BBS* 突变，分别定位于 *BBS4*、*BBS5*、*BBS6*、*BBS7*、*BBS12*、*FBN3* 基因。

（二）GNAS 综合征

如前所述，GNAS 综合征是一种由 *GNAS1* 基因胚系突变引起 Gαs 蛋白表达减少或功能减退的常染色体显性遗传疾病，于 1942 年由 Fuller Albright 首次报道。GNAS 综合征患者体格发育异常，主要包括：身材矮小、肥胖、脸圆、掌／跖骨短、异位骨化以及智力发育障碍，除此之外还存在甲状旁腺激素（parathyroid hormone，PTH）、促甲状腺激素（thyroid-stimulating hormone，TSH）、生长激素释放激素（growth hormone releasing hormone，GHRH）、GnRH 等多种激素的抵抗，当时称为 Albright 遗传性骨营养不良症（Albright hereditary osteodystrophy，AHO），即假性甲状旁腺功能减退症（pseudohypoparathyroidism，PHP）1a 型。国内有研究纳入 77 例 PHP 患者，探讨中国人群该病的临床表现及遗传特点。*GNAS1* 基因突变一般遗传自母亲，如果突变来源于父亲，则患者仅具有 AHO 表型，而不存在 PTH 等激素的抵抗。事实上，*GNAS* 基因在大多数组织中为双等位基因表达，而在某些特定组织（如垂体、甲状腺、近端肾小管等）中为母源性 *GNAS* 基因表达，而父系来源等位基因的表达则被抑制。因此 Gαs 是处于一种组织特异性的印记状态。*GNAS* 基因突变不同程度地影响 G 蛋白偶联受体（G-protein coupled receptor，GPCR）信号转导，同时也造成了临床表型的异质性，其参与肥胖症发生可能主要在于影响 MC4R 的功能。

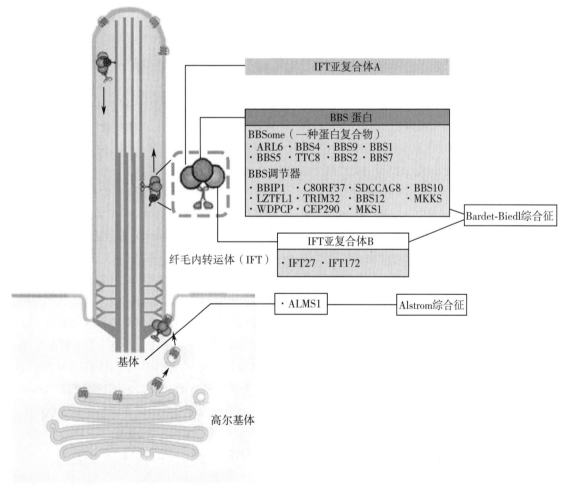

图 1-2-4　细胞纤毛相关基因突变与单基因肥胖综合征

(三) 阿尔斯特伦综合征

阿尔斯特伦综合征(Alstrom syndrome, ALMS)由 Alstrom 等人在 1959 年首次报道,并由此得名。之后在 2002 年,Collin 等人在 5 个独立的 ALMS 家系中鉴定出 ALMS1 基因突变,这些家系中的患者都表现为早发性肥胖、2 型糖尿病(diabetes mellitus type 2, T2DM)、视网膜营养不良、感音神经性听力减退等多系统异常,提示 ALMS1 基因在不同器官中均有作用。迄今为止,国际上共报道 1 000 余例 ALMS,其中中国患者 70 例左右,发病率约为(1~9)/1 000 000。ALMS 患者出生体重一般正常,多在 6~12 月龄出现肥胖,并伴有食欲亢进。因此,ALMS 多在儿科肥胖症诊疗中发现,成人中少见。详细表述见本书儿童期肥胖症相关章节。

ALMS1 中心体和纤毛基底体相关蛋白基因定位于人类 2 号染色体短臂(2p13),呈隐性遗传模式。2005 年,Hearn 等人发现 ALMS1 蛋白位于细胞中心体和初级纤毛的基底体部,且在生物体的多种器官内广泛表达,并因此也将 ALMS 归类为纤毛病。2009 年,Paisey 等人发现 ALMS 患者虽高发肥胖症和 T2DM,但与非 ALMS 的普通 T2DM 患者相比,ALMS 患者的糖尿病相关周围神经病变发生率很低,提示可能存在特殊的保护机制。ALMS 患者的临床表现与 BBS 患者十分相似,Guo 等人发现 BBS 患者的肥胖和食欲亢进主要由下丘脑 POMC 和 AgRP 神经元中的相关基因缺陷引起,进而影响"瘦素 - 黑素皮质素"通路。因此,ALMS 的肥胖机制可能与 BBS 及 ADCY3 缺陷肥胖类似,但由于 ALMS1 蛋白过于庞大以及缺乏特异性抗体,一定程度上增加了研究难度,因此,ALMS 的肥胖机制目前仍不清楚。2017 年,在一项针对 ALMS 肥胖症患者使用 setmelanotide 的 II 期临床试验中,1 例患者在 50 周的治疗期间体重下降 19.2kg;2018 年进一步开展了 III 期临床试验,目前结果还未公布。针对 ALMS 患者其他系统异常,也开展了相应的药物临床试验,如 PBI-4050 针对器官纤维化的 II~III 期临床研究等。总体而言,ALMS 的治疗还存在很大困难,近年来小分子 PTC124 等的出现可能为 ALMS 的基因治疗提供新的思路和发展前景。

(四) 科恩(Cohen)综合征

Cohen 综合征是一种罕见的常染色体隐性遗传疾病,1973 年由 Cohen 等首次报道,主要见于芬兰人群,国内曾有一例报道。患者的临床表型呈现高度同质性,包括非进展性轻度至重度精神运动迟缓、运动笨拙、小头畸形、特征性的面部特征、儿童肌张力减退和关节松弛、进行性视网膜脉络膜营养不良、近视、间歇性孤立中性粒细胞减少症和易

兴奋的性格、肥胖。特征性的面部特征包括高拱形或波浪形的眼睑、短人中、浓密的头发和低发际线。研究表明染色体 8q22 上的 COH1 基因突变可能导致该综合征。COH1 基因编码具有 4 022 个氨基酸的跨膜蛋白,具有复杂的结构域。与酿酒酵母 VPS13 蛋白的同源性提示 COH1 在囊泡介导的细胞内蛋白质分选和转运中可能发挥作用,其导致肥胖症的具体机制还有待进一步研究。

(五) Börjeson-Forssman-Lehman 综合征

这是一种 X 染色体连锁的隐性遗传疾病,1962 年由 Börjeson、Forssman 及 Lehmann 首次报道。患者表现为轻度[智商(intelligence quotient, IQ) 60]到重度(IQ20)的智力障碍、癫痫、伴有明显男子乳房发育的肥胖、脸部皮下组织肿胀、狭窄的睑裂、大而异形的外耳。家系基因组筛查发现位于 Xp26-27 的 PHF6 基因可能导致该综合征。在个体发育过程中,神经系统、垂体前叶、面部结构和肢体的原基部位的 PHF6 基因表达、蛋白核定位最强,但其功能仍有待进一步探讨。

(六) 脆性 X 综合征

脆性 X 综合征(fragile X syndrome, FXS)是一种 X 染色体连锁的显性遗传疾病,是单基因先天性智力障碍的较常见病因之一,1943 年由 Martin 和 Bell 首次报道。一般人群中 FXS 完全突变的患病率男性约为 1/5 000、女性约为 1/8 000。患者可出现肥胖症、自闭、癫痫、严重的行为改变(包括多动、冲动、焦虑等),以及面容改变。FMR1 是 FXS 的致病基因,该基因 CGG 三核苷酸重复序列扩增突变,导致基因沉默或蛋白缺失。FMR1 蛋白在基因表达中发挥重要作用,调节数百种潜在的 mRNA 的翻译,其中多个蛋白参与神经元突触连接的发育和维持。目前有多种潜在的 FXS 治疗策略,例如糖原合酶激酶 -3 抑制剂、靶向 CGG 扩增去甲基化,给未来 FXS 患者的精准治疗带来希望。

(七) 卡彭特(Carpenter)综合征

Carpenter 综合征也称为"尖头多指 / 趾并指 / 趾畸形 II 型",是一种罕见的常染色体隐性遗传疾病,首次由 Carpenter 于 1901 年报道,其临床特征为颅缝早闭、肥胖、多指 / 趾、软组织并指 / 趾畸形、先天性心脏病、神经发育迟滞、生育能力低下和脐疝。在 15 个独立家系中,鉴定出染色体 6p12.1-q12 位置的 RAB23 基因存在突变。RAB23 基因编码囊泡转运蛋白 RAB 鸟苷三磷酸酶(GTPase)家族的成员,并作为负调节因子调节 hedgehog 信号通路,或为肥胖症研究提供一个新的分子靶点。

(八) 史密斯 - 马盖尼斯综合征

史密斯 - 马盖尼斯综合征(Smith-Magenis syndrome, SMS)为一种复杂的神经行为障碍疾病,除肥胖外,其特征

还包括神经发育迟滞、睡眠障碍、颅面和骨骼异常、自我伤害、寻求关注行为、言语和运动迟缓。首次由 Smith 于 1982 年报道该疾病，而 Huang 等确诊了国内第一例患者。由于 SMS 的发病率估计为 1/(15 000~25 000)，往往容易漏诊或误诊。大多数 SMS 患者临床特征归因于 RAI1 单倍体不足，且可能会被染色体 17p11.2 区域中的其他基因干扰表型，导致该病症的临床异质性和严重程度波动。RAI1 的功能目前尚未完全明确，可能参与基因转录过程。

（九）尺骨 - 乳腺综合征

尺骨 - 乳腺综合征（ulnar-mammary syndrome，UMS）是由常染色体显性多效性基因 *TBX3* 突变所致，首次由 Schinzel 于 1973 年报道，其表现为尺骨侧指 / 腓侧趾缺如、乳腺发育不全、生殖器和青春期发育异常、肥胖。*TBX* 基因编码参与 T-Box 结构域的转录因子，*TBX3* 突变引起 ulnar-mammary 综合征，*TBX5* 突变引起遗传性心血管上肢畸形综合征（Holt-Oram syndrome，HOS）。*TBX3* 可能作为 Wnt/β-catenin 信号通路的下游靶点，参与细胞生长增殖过程，也可能通过参与"瘦素 - 黑素皮质素"通路调控体重。

表 1-2-1 为除 Bardet-Biedl 综合征外的其他肥胖综合征的总结。

表 1-2-1　除 Bardet-Biedl 综合征（BBS）外其他肥胖综合征总结

名称	遗传模式	致病基因	国内报道
经典			
Albright 遗传性骨营养不良症	常染色体显性	*GNAS1*	有
Alstrom 综合征	常染色体隐性	*ALMS1*	有
Cohen 综合征	常染色体隐性	*VSP13B/COH1*	有
Börjeson-Forssman-Lehman 综合征	伴 X 染色体隐性	*PHF6*	无
脆性 X 综合征	伴 X 染色休显性	*FMR1*	有
Carpenter 综合征	常染色体隐性	*RAB23*	有
Smith-Magenis 综合征	常染色体显性	*RAI1*	有
ulnar-mammary 综合征	常染色体显性	*TBX3*	有
其他			
Kabuki 综合征	常染色体显性	*KMT2D/MLL2/ALR/KABUK1*	有
	伴 X 染色体显性	*KDM6A/UTX/KABUK2*	
Kallmann 综合征	常染色体显性	*FGFR1*	有
	伴 X 染色体	*KAL1*	
	常染色体隐性	*PROK2/PROKR2/SOX10*	
Cornelia de Lange 综合征	常染色体显性	*NIPBL/RAD21*	有
	伴 X 染色体	*SMC1A/HDAC8*	
	未知	*SMC3*	
CHOPS 综合征	常染色体显性	*AFF4*	有
Chudley-Lowry 综合征	伴 X 染色体隐性	*XNP/ATR-X*	无
Coffin-Lowry 综合征	伴 X 染色体	*RSK2/RPS6KA3*	有
Kleefstra 综合征	常染色体显性	*EHMT1*	有
Laron 综合征	常染色体隐性	*GHR*	有
MORM 综合征	常染色体隐性	*INPP5E*	有
16p11.2 近端缺失综合征	常染色体显性	*KCTD13*	无
Rubinstein-Taybi 综合征	常染色体显性	*CREBBP/EP300*	有
未命名	伴 X 染色体	*CUL4B*	无
未命名	伴 X 染色体	*UBE2A/HR6A*	无
未命名	常染色体显性	*CHD2/RGMA*	无

注：Kabuki 综合征，即歌舞伎面谱综合征；Kallmann 综合征，即卡尔曼综合征；Cornelia de Lange 综合征，即阿姆斯特丹型侏儒征；Coffin-Lowry 综合征，即科芬 - 劳里综合征；Laron 综合征，即拉龙综合征；Rubinstein-Taybi 综合征，即鲁宾斯坦 - 泰比综合征。

五、寡基因、多基因、表观遗传与印记基因相关肥胖症

(一) 寡基因肥胖症

寡基因遗传从广义上属于多基因遗传,个体同时携带两个或三个等位基因发生(功能性)突变,或在一个致病基因联合几个修饰基因的共同作用下,出现相应的生理或临床特征。寡基因遗传是连接单基因病和多基因病的桥梁,不同于孟德尔遗传(单基因遗传)突变,后者只是由一对等位基因控制,呈非常高的外显率;也不同于多基因遗传的模式,后者是多个微效基因(多非功能性改变)的累加以及与环境的综合效应。

如前所述,BBS 是一种具有遗传异质性的临床综合征,传统上该疾病被认为是单基因肥胖综合征,遗传模式是常染色体隐性遗传,目前已找到 21 个与致病相关的 BBS 基因(具体参见本节"四、单基因肥胖综合征")。但随着研究深入,近来发现少部分 BBS 的遗传模式存在较为复杂的三等位基因遗传模式。

Lupski 等在 2001 年发表一项研究,对 163 个 BBS 家系进行遗传分析,发现在 7 个家系中 BBS 患者均携带一个 BBS6 基因杂合突变;进一步研究发现,在其中一个家系中,BBS 患者和非患者都携带 BBS6 基因 p.A242S 杂合突变,但同时患者还携带 BBS2 基因 p.Y24X 纯合突变(图1-2-5A)。同时在另外三个家系中,发现 2 个携带 BBS2 基因复合杂合突变的个体并未患病,也未发现其他 BBS 突变基因,但同家系的肥胖症患者除了携带 BBS2 基因复合杂合突变外,还携带一个 BBS6 基因杂合突变(图1-2-5B)。由此提出,BBS 的遗传模式并非只遵循传统的孟德尔隐性遗传,可能还存在更为复杂的三等位基因遗传,即在某个 BBS 等位基因产生两个突变外,还需要再加上另一个 BBS 基因的突变(第 3 个单等位基因突变)才会造成病理改变或临床表型。类似的遗传模式可见于 1 型糖尿病,其中 HLA 基因

的一个显性突变是必要的,但不足以致病,还需存在一对等位基因的隐性突变。考虑到这种遗传模式分析比较复杂,目前报道案例比较罕见,但是对于肥胖症这种多病因的复杂疾病,以及其他有复杂特征的疾病(如哮喘、糖尿病、精神分裂症等)来说,提供了一个遗传病因学研究的新视野,同时也在一定程度上解释疾病的遗传异质性,即一个基因罕见或常见变异加上不同基因的其他变异,从而产生了复杂多变的临床表型。这一领域的突破有赖于更多明确肥胖症致病基因的解析,可能是构成"缺失遗传度"的另一部分。

多个等位基因突变可以发挥同向作用,协同导致疾病发生。不同等位基因之间也可以存在拮抗作用。近期有研究发现,在一例肥胖症患者中,同时携带二酰甘油酰基转移酶 2(diacylglycerol acyltransferase 2,DGAT2)基因杂合失活突变和脂肪酸酰胺水解酶(fatty acid amide hydrolase,FAAH)基因杂合失活突变。有趣的是,DGAT2 是参与甘油三酯合成的关键酶,基因突变小鼠全身脂肪缺失;FAAH 抑制脂肪合成,基因失活突变促发肥胖症。然而,当两个基因突变同时存在时,二者之间发生了拮抗效应,最终表现为肥胖特征。同样的互作模式还存在于其他慢性病,如载脂蛋白 E3(apolipoprotein E3,ApoE3)纯合突变可能延缓早衰素(presenilin-1,PSEN1)基因杂合突变所致的早发性阿尔茨海默病的发病年龄。

这些研究提示,寡基因肥胖症可以由两个或三个基因突变引起,同时突变基因之间可能存在交互作用。相互之间可能是协同作用,即多个基因突变的同向叠加最终导致肥胖表型;可能是拮抗作用(或异向作用),从而产生与单独一个基因突变不同甚至相反的表型;也可能一个基因突变发挥主导作用,在其他突变共同参与下才会导致肥胖症发生,类似模式也见于其他疾病。因此,对于携带肥胖症致病基因突变个体的临床表型及外显率,需要全面了解其遗传构成特征。

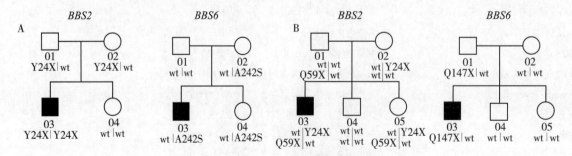

图 1-2-5　携带 3 个 BBS 突变基因的家系图

A. Y24X,Tyr^{24} → X,BBS2 无义突变;A242S,Ala^{242} → Ser,BBS6 错义突变;B. Q59X,Gln^{59} → X,BBS2 无义突变;
Q147X,Gln^{24} → X,BBS6 无义突变。

(二)多基因肥胖症

目前的观点认为,单基因突变导致的肥胖症在人类肥胖症中仅占少数(具体参见本节"四、单基因肥胖综合征"),大多数肥胖症是由多种肥胖症易感基因及环境因素共同作用引起的。通常情况下,易感基因常见变异(单核苷酸多态性,single nucleotide polymorphism,SNP)的致病作用很弱,但在人群中的变异率较高。由于基因间存在协同作用,当数个基因变异同时发生时肥胖症遗传易感性则明显增加。由此推测,常见变异可解释人群中相当大的一部分肥胖症遗传度,而最近研究发现,常见变异可解释累计约20%的BMI遗传变异,不过这一结果还需要更大规模人群的验证。

既往肥胖症遗传研究多采用候选基因法和连锁关联分析法,但进展一直较为缓慢,直到2005年GWAS的出现,大幅提升了肥胖症遗传位点的发现速度。利用GWAS发现的第一个与多基因肥胖症关联的基因是FTO,目前FTO SNP已经在不同年龄、种族中反复被证实与肥胖症风险相关(当然,也存在部分未能验证的情况)。FTO基因修饰小鼠也支持该基因与肥胖症的生物学关联,FTO基因敲除小鼠的体型比同龄对照鼠瘦弱。需要指出,此基因敲除小鼠存在严重发育缺陷,人类FTO基因失活突变患儿同样会发生多器官发育缺陷,导致婴幼儿死亡。FTO过表达小鼠则出现了肥胖表型,但脂肪组织条件性敲除FTO基因却出现了脂肪堆积、体重增加的表型。当然,最近的两项研究认为,该风险位点并不影响FTO基因本身的表达,而是影响三维空间邻近IRX3基因的表达进而调节体重。但这些结果存在一定的争议,仍然需要进一步验证。无论如何,自FTO风险位点被发现以来,利用GWAS手段的研究人员已经发现了许多与成人肥胖症、儿童肥胖症、BMI、腰臀比(waist to hip ratio,WHR)等明显相关的基因变异位点。

2015年的一项研究对BMI的GWAS进行了荟萃分析。该研究纳入125项研究,共339 224名个体(322 154名欧裔及17 070名非欧裔),总计发现了97个与BMI相关的基因位点($P < 5 \times 10^{-8}$),其中56个是新发现的。与之前已知的位点相比,新发现的位点通常具有较低的等位基因频率和/或较小的效应。此研究还提供了部分位点存在性别或种族异质性的证据,例如SEC16B和ZFP64基因变异结果提示男性和女性之间异质性;NEGR1和PRKD1基因变异结果则提示欧裔和非欧裔人群间存在族群异质性;而GBE1基因变异结果则提示欧裔和东亚人间存在族群异质性。然而,这97个位点仅解释2.7%的BMI遗传度,

同时全基因组评估显示常见SNP占BMI变异的20%以上。每增加一个BMI相关的等位基因,BMI平均增加0.1个单位(kg/m²),相当于一个身高160~180cm的人体重增加260~320g。根据BMI相关基因携带数量分为低(<78个)、中(78~104个)、高(>104个)三组,与中间组相比,数量较低组的BMI均值下降1.5kg/m²,而数量较高组的BMI均值升高1.8kg/m²(图1-2-6)。而最近更大一项涉及70万欧洲人群的GWAS荟萃分析总共揭示了900余个BMI相关风险位点,解释了约6%的BMI变异(图1-2-7、图1-2-8)。

由此可以看出,在携带多基因变异的肥胖症个体中存在遗传风险累加的现象。一方面,在不同性别或者种族中存在突变基因的差异,导致肥胖症的遗传异质性;另一方面,肥胖症致病基因或者肥胖症相关常见变异累加,可逐步增加BMI或者肥胖症发生风险,由此呈现出多基因遗传的风险累加效应。

脂肪分布异常是肥胖症并发症的重要原因。脂肪分布不仅是可遗传的表征,且可独立于总体脂肪含量成为代谢性疾病的预测指标,目前评估脂肪分布最简便的指标是WHR。在2015年的另外一项GWAS研究中,对脂肪分布进行了遗传荟萃分析,纳入224 459名个体,揭示了49个基因位点(33个为新的位点)与校正BMI后的腰臀比(waist-to-hip ratio adjusted for body-mass index,WHRadjBMI)相关,20个位点表现出显著的性别差异,其中19个位点在女性中具有更强的效应,推测可能与性激素相关。而最近的一项研究将相关位点提升到346个,进一步揭示了脂肪分布相关的遗传因素。

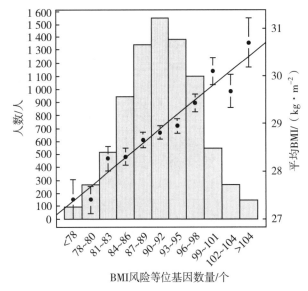

图1-2-6 BMI风险位点对BMI变异的累计效应

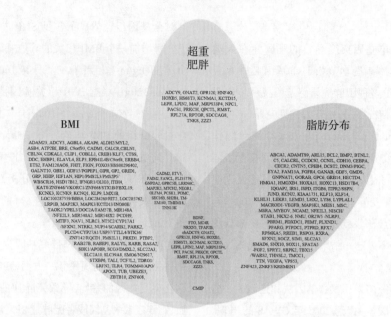

图 1-2-7　根据不同的肥胖症特征,BMI、肥胖症临床切点、体脂分布,发现的相应遗传风险位点(截至 2019 年)

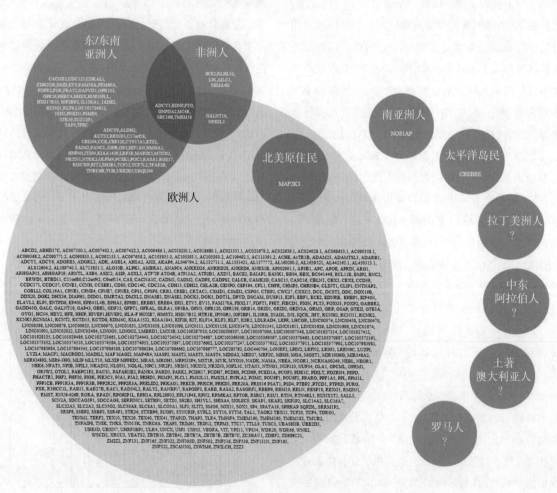

图 1-2-8　不同族裔肥胖症相关风险位点的汇总(截至 2019 年)

总之，GWAS 研究为认识肥胖症的多基因遗传风险提供了新的思路，并提示潜在新的肥胖症发生相关基因。尽管如此，目前所知的常见变异仅能解释 6% 左右的肥胖症遗传因素。随着全基因组测序与分析的成熟，预计有更多的常见或罕见变异将被发现，虽然家系研究与动物模型研究存在诸多挑战，多基因变异对肥胖症的作用机制无疑需进一步探索。

(三) 表观遗传与肥胖症

表观遗传指的是在不改变 DNA 序列的情况下发生基因转录和表达的变化，并导致细胞和生物功能的长期变化。表观遗传包括 DNA 甲基化、组蛋白修饰、miRNA 调控等多种形式。表观遗传与肥胖症发生的关系日益受到重视，为肥胖症发病机制研究提供了不同的视角。

DNA 甲基化是较常见的表观遗传形式之一，一般甲基化修饰多发生在 CpG 二核苷酸的胞嘧啶上，CpG 岛内包含多个 CpG，多位于基因第一个外显子内或者基因上游的启动子区。2016 年发表在 Nature 的一项关于 DNA 甲基化与 BMI、肥胖症不良结局的研究中，纳入来自欧洲和印度的 5 387 例肥胖症高风险研究对象，利用表观遗传关联分析（epigenome-wide association study，EWAS），通过分析血细胞基因组筛选出 187 个肥胖症相关甲基化位点。进一步分析不同脂肪及肝脏组织的 DNA 甲基化改变，与白细胞不同亚型的甲基化情况基本一致，脂肪组织有 120 个 CpG 甲基化位点与肥胖症关联，肝脏有 114 个 CpG 甲基化位点与肥胖症关联，提示血液检测 DNA 甲基化可较好反映组织 DNA 甲基化与 BMI 的关系。遗憾的是，在进一步的因果关系分析中发现，这些与 BMI 相关的 DNA 甲基化是肥胖症的结果而不是原因，推测可能是 BMI 变化引起血液中糖脂质代谢等变化，从而引起 DNA 甲基化的改变。另一项研究通过分析 479 名欧裔受试者的血液细胞和脂肪组织基因组，发现 3 个与 BMI 相关的 CpG 甲基化位点，这三个位点均位于 HIF3A 的 1 号内含子，并且血液细胞甲基化水平与 BMI 存在线性关系。当然，这项研究也未能证明 DNA 甲基化与 BMI 的因果关系。

虽然上述研究表明了 DNA 甲基化与 BMI 之间存在相关性，但未证实 DNA 甲基化是肥胖症的致病因素，表观遗传与肥胖症发生的关系还有待进一步探索。有研究还表明组蛋白修饰参与肥胖症的发生，这些研究均表明表观遗传与肥胖症的关联，为肥胖症发病机制研究提供了新的思考角度，有助于寻找肥胖症治疗新的靶点和生物学标志物。

(四) 印记基因与肥胖症

基因印记又称为亲源印记，是一种不遵从孟德尔定律而依从单亲传递某些遗传性状的现象，即某些基因呈亲源依赖性的单等位基因表达，其另一等位基因不表达或表达极弱。与肥胖症相关的基因组印记性疾病包括 PWS、AHO 等。AHO 相关介绍详见本节"四、单基因肥胖综合征"，本章节主要阐述 PWS 的诊疗进展。

PWS 又称为"肌张力低下 - 智力障碍 - 性腺发育滞后 - 肥胖综合征"，于 1965 年首先由 Prader 和 Willi 描述并命名，发生率为 1/(15 000~30 000)。该病症是一种累及全身多系统的印记遗传性疾病，目前认为发病主要机制是染色体 15q11.2-13 基因组印记遗传异常。对于正常儿童而言，在父源染色体 15q11-q13 区域存在 SNRPN、NDN、MAGEL2、MKRN3 等印记基因的正常表达，母源 15 号染色体的这些基因因为印记标识而失活。但是由于特定原因这些基因在父源等位基因上表达缺失，将会导致 PWS。目前认为主要存在 4 种缺陷类型：父系 15 号染色体片段缺失（西方 65%~75%，东方 80%）；整个父系 15 号染色体缺失，而有两个母源的同源染色体，即母源同源二倍体（20%~30%）；印记中心微缺失及突变（1%~3%）；染色体平衡易位（<1%）等。

尽管 PWS 的遗传模式基本明确，但这些基因异常（如 SNRPN、NDN、MAGEL2、MKRN3 等）如何产生相关表型尚待进一步研究。PWS 患者的空腹血清 ghrelin 水平比类似严重程度的肥胖症患者高 4.5 倍，提示其升高可能是 PWS 患者食欲亢进的病因。Ghrelin 能够调节人类进餐过程中的饥饿感，在餐前逐步升高，在餐后逐步降低；同时能够通过生长激素促分泌素受体刺激生长激素的分泌。近来，Burnett 等发现 PWS 患者激素原转化酶 1/3（PC1/3）的转录水平显著下降。在 Snord116p$^{-/m+}$ 的 PWS 小鼠模型中，下丘脑中 PC1/3 表达降低，结合 PC1/3 基因突变患者常出现摄食过量、肥胖、性腺功能减退、生长激素降低、糖尿病等 PWS 典型症状，推测 PWS 造成神经内分泌相关症状的原因可能在于 PC1/3 功能下降。

PWS 的临床表现随年龄而变化：胎儿期胎动减少；新生儿期表现为肌张力低下，哭声减弱，喂养困难；婴幼儿期出现发育迟缓，运动语言发育差；儿童期因多食导致肥胖，身材矮小，认知功能损害参差不齐；青春期以肥胖、性腺功能减退、智力低下为特征。PWS 不同年龄段的主要临床表现由 Holm、Cassidy 等于 1993 年所提出（表 1-2-2），2012 年 Cassidy 等对诊断标准进一步修正：包括 6 条主要标准、11 条次要标准和 8 条支持证据。年龄 <3 岁总评分 5 分以上，主要诊断标准达 4 分即可诊断；年龄 ≥3 岁总评分 8 分以上，主要诊断标准达 5 分即可诊断（表 1-2-3）。分子遗传学

诊断方法包括染色体核型分析技术、荧光原位杂交、微卫星连锁分析和甲基化分析等。基因诊断非常重要，尤其对于尚未出现典型临床表现的患者。

PWS目前缺乏有效治疗手段，主要为对症治疗辅以生活方式干预。针对肥胖症，限制饮食最为关键，但是较难取得配合；针对肌张力减退，改善营养、加强锻炼十分重要；对于智力低下、认知功能障碍，良好的学习环境辅以言语、行为治疗可使患者受益；对于精神行为等问题，父母教育和训练是最好的方式，必要时辅以血清素激动剂缓解脾气暴躁；针对性腺功能减退，氯米芬治疗可使血浆促黄体激素、睾酮和尿中促性腺激素的水平升高至正常，并能产生正常的精子和青春期的体征；性激素替代治疗可改善性征，并促进心理成熟，特别在男性患者中，可促进男性第二性征发育；日常注射基因重组人生长激素能够改善发育迟缓、增加肌肉质量、增加饱腹感、减轻体重。二甲双胍可减少脂肪合成、改善胰岛素抵抗、减少食欲、增加饱腹感，从而减轻体重，也可作为饮食、运动和行为治疗的辅助药物治疗方案。近年，Kim等提出以表观遗传为基础的治疗假设，他们发现抑制EHMT2（又称为G9a）能够激活印记基因，改善PWS小鼠的生存率，但确切临床疗效需进一步证实。

目前，通过减重手术治疗PWS仍具争议，其手术适应证范围有待进一步评估。2007年，Scheimann等人对60例手术治疗PWS案例进行了回顾性研究，其中3例空肠旁路手术患者中出现1例死亡，1例早期伤口感染，随后发生深静脉血栓形成伴肺栓塞，另1例患者则出现了持续性的脂肪肝；在胃旁路术患者中，63%的患者术后减重效果较差，1例患者死亡；在胃成形术患者中，体重在短暂下降后出现反弹；在其他术式患者中，如球囊放置术等，均出现严重并发症或减重效果较差的情况。因此，该研究的结论不支持将减重手术作为PWS的治疗方案。2012年，Anthony等人报道了3例手术治疗中国PWS患者的案例，其中2例患者行腹腔镜袖状胃切除术，1例患者行腹腔镜胃旁路术，33个月随访平均体重下降了63.2%，血清生长素水平显著下降，并且未出现明显的并发症。2017年，Alqahtani等人对24例PWS患者进行了腹腔镜袖状胃切除术，患者均无明显手术并发症，同时达到了良好的减重效果，PWS并发症也得到改善。目前，减重手术治疗PWS的案例报道仍然十分有限，但随着手术技术的不断发展，其治疗前景值得期待。

表 1-2-2　PWS 不同年龄段的主要临床表现

年龄	体貌特征	肌力和肌张力	神经精神发育	性腺发育	其他
胎儿期~3岁	出生时可不明显，随年龄增长特征性面容渐典型，包括：长颅、窄面、杏仁眼、小嘴、薄上唇、嘴角向下；与家庭成员相比皮肤白皙	胎儿期胎动少，出生时多为臀位产；新生儿期中枢性肌张力低下（松软儿），活动少，吸吮无力	早期即可出现运动/语言发育落后	外生殖器发育不良，在新生儿期即明显并伴随一生；男婴阴囊发育不全、隐睾、小阴茎，女婴阴唇、阴蒂缺如或严重发育不良等	新生儿期生长缓慢或停滞
4~10岁	小手/小足，手细长伴尺侧缘弧度缺失，手背肿胀、手指呈锥形；40%~100%患儿因生长激素缺乏导致身材矮小；因过度摄食出现超重或肥胖	肌张力低下随年龄增长不断改善但通常低于同龄正常儿童	6岁前认知、运动及言语发育明显落后，IQ低于70，构音障碍常见；学龄期可有严重的学习困难及系列行为问题，如固执、抓挠皮肤和脾气暴躁等	15%~20%的患儿可发生肾上腺皮质功能初现（阴毛、腋毛生长等），偶有发生性早熟者	过分贪食可引起胃穿孔；出现肥胖相关并发症，成为死亡的主要原因
11~18岁	肥胖体形更显著	肌张力低下随年龄增长而改善但通常低于同龄正常儿童	行为问题随年龄增长日趋明显，可出现偷窃、囤积食物或异常摄食行为	青春期发育延迟、不完全	缺乏青春期生长突增
>18岁	身材矮小，未予生长激素干预者平均身高为男性155cm，女性148cm	仍有轻度肌张力低下伴肌肉容积和肌张力减低	10%~20%的年轻成年患者可有明显的精神病样症状；老年患者行为问题明显减少	性腺功能减退表现如不孕不育、原发性闭经、月经稀发等	

表 1-2-3 PWS 的临床评分标准

标准	内容
主要标准(1 分 / 项)	1. 新生儿期和婴儿期肌张力低下、吸吮力差 2. 婴儿期喂养、存活困难 3. 1~6 岁体重增加；肥胖；摄食过量 4. 特征性面容 5. 外生殖器小，青春发育延迟或发育不良 6. 发育迟缓、智力障碍
次要标准(0.5 分 / 项)	1. 胎动减少，婴儿期嗜睡 2. 特征性行为问题 3. 睡眠呼吸暂停 4. 15 岁时仍矮小(无家庭遗传) 5. 色素沉着减退(与家庭成员相比) 6. 小手，小足 7. 手窄，双尺骨边缘缺乏弧度 8. 内斜视，近视 9. 唾液黏稠 10. 言语不清 11. 自我皮肤损伤

注：<3 岁达到 5 分(满足至少 4 条主要标准)；≥3 岁达到 8 分(满足至少 5 条主要标准)可达成临床诊断。

国内近年对于该病亦有陆续报道。洪洁等对 4 例临床诊断为 PWS 的患者进行基因分析，通过甲基化特异性聚合酶链反应发现 3 例患者缺乏父源的相关片段，而仅保留母源 DNA(即第 15 号染色体母源单亲二体)；通过荧光原位杂交(fluorescence in situ hybridization，FISH)技术发现 1 例患者存在不平衡易位。这一结果提示第 15 号染色体母源单亲二体、父源 15q11-13 特异区带缺失同样是中国 PWS 患者的致病因素。此外，肠道菌群改变是否参与 PWS 的发病过程尚待明确，赵立平等研究发现，PWS 肥胖儿童和由饮食导致的单纯性肥胖(非 PWS)儿童具有相似的肠道菌群结构，富含不可消化但可发酵的碳水化合物饮食能够改善二者的肠道菌群结构，从而缓解肥胖诱发的代谢紊乱，提示可调节肠道菌群的饮食或许有助于 PWS 的治疗。罗飞鸿等人发现中国 PWS 患者发生身材矮小、面容畸形、自我皮肤损伤和母源同源二倍体的概率低于西方 PWS 人群，这些差异是否与种族差异有关需进一步探讨。

执笔：陈芳　李锴

指导：苏东明　王计秋

参考文献

[1] DI CESARE M, SORIĆ M, BOVET P, et al. The epidemiological burden of obesity in childhood: A worldwide epidemic requiring urgent action. BMC Med, 2019, 17 (1): 212.

[2] JAACKS L M, VANDEVIJVERE S, PAN A, et al. The obesity transition: Stages of the global epidemic. Lancet Diabetes Endocrinol, 2019, 7 (3): 231-240.

[3] POPKIN B M, NG S W. The nutrition transition to a stage of high obesity and noncommunicable disease prevalence dominated by ultra-processed foods is not inevitable. Obes Rev, 2022, 23 (1): e13366.

[4] CABALLERO B. Humans against obesity: Who will win? . Adv Nutr, 2019, 10 (suppl1): S4-S9.

[5] WANG Y, BEYDOUN M A, MIN J, et al. Has the prevalence of overweight, obesity and central obesity levelled off in the United States？ Trends, patterns, disparities, and future projections for the obesity epidemic. Int J Epidemiol, 2020, 49 (3): 810-823.

[6] ALBUQUERQUE D, NÓBREGA C, MANCO L, et al. The contribution of genetics and environment to obesity. Br Med Bull, 2017, 123 (1): 159-173.

[7] HUANG L O, RAUCH A, MAZZAFERRO E, et al. Genome-wide discovery of genetic loci that uncouple excess adiposity from its comorbidities. Nat Metab, 2021, 3 (2): 228-243.

[8] PIGEYRE M, YAZDI F T, KAUR Y, et al. Recent progress in genetics, epigenetics and metagenomics unveils the pathophysiology of human obesity. Clin Sci (Lond), 2016, 130 (12): 943-986.

［9］ JEBEILE H, KELLY A S, O'MALLEY G, et al. Obesity in children and adolescents: Epidemiology, causes, assessment, and management. Lancet Diabetes Endocrinol, 2022, 10 (5): 351-365.

［10］ LOOS R J, YEO G S. The bigger picture of FTO: The first GWAS-identified obesity gene. Nat Rev Endocrinol, 2014, 10 (1): 51-61.

［11］ ARCHER N, SHAW J, COCHET-BROCH M, et al. Obesity is associated with altered gene expression in human tastebuds. Int J Obes (Lond), 2019, 43 (7): 1475-1484.

［12］ MATHARU N, RATTANASOPHA S, TAMURA S, et al. CRISPR-mediated activation of a promoter or enhancer rescues obesity caused by haploinsufficiency. Science, 2019, 363 (6424): eaau0629.

［13］ KATSANIS N, ANSLEY S J, BADANO J L, et al, Triallelic inheritance in Bardet-Biedl syndrome, a Mendelian recessive disorder. Science, 2001, 293 (5538): 2256-2259.

［14］ LOCKE A E, KAHALI B, BERNDT S I, et al. Genetic studies of body mass index yield new insights for obesity biology. Nature, 2015, 518 (7538): 197-206.

第二章　肥胖症的基础研究及进展

第一节　脂肪组织的生理与病理

脂肪组织是体内最大的器官之一,重量约占体重的20%。它由脂肪细胞和内皮细胞、间充质干细胞、前脂肪细胞、成纤维细胞及来自免疫系统的驻留细胞等间质细胞组成。

脂肪组织在调节全身能量平衡和葡萄糖、脂质稳态方面发挥着重要作用。一方面,脂肪组织以甘油三酯形式储存能量,控制甘油三酯在体内的动员和分布。另一方面,脂肪组织作为内分泌器官,可产生脂肪因子等生物活性因子,通过与其他器官进行"对话"调节机体的代谢活动。病理状态下,脂肪组织发生结构、功能和细胞数量的改变,并与代谢综合征、心血管系统疾病和恶性肿瘤等疾病的发生发展密切相关。

一、脂肪组织的生理

(一)脂肪组织的分类

人体的脂肪组织按照颜色、形态、分布及功能不同,可以分为白色脂肪组织(white adipose tissue,WAT)、棕色脂肪组织(brown adipose tissue,BAT)和米色脂肪组织。白色脂肪主要分布在皮下、网膜和肠系膜等处,是体内最大的"能源库",具有机械保护、保持体温和参与脂肪代谢的功能;其细胞富含脂滴,以甘油三酯的形式储存能量,脂滴占细胞体积的90%以上。WAT不仅是一种储能组织,还可通过分泌细胞因子和激素调节能量代谢,但人体内WAT过度堆积可引起肥胖症和肥胖相关性疾病。在人体内,BAT主要分布于颈部、锁骨上区、纵隔、脊柱两侧及肾脏周围。棕色脂肪细胞内存在具有较高氧化能力的线粒体,其内膜中含有解偶联蛋白1(uncoupling protein 1,UCP1)。UCP1在棕色脂肪细胞中高表达,它参与呼吸链中的电子传递与氧化磷酸化解偶联,使细胞能够利用代谢能量为机体提供热量。BAT因不断变化的环境和饮食等因素发生改变。当产热作用被激活时,BAT可通过肥大和增生过程而扩大。在持续产热的状态下,WAT也会出现棕色脂肪样细胞,发生"褐变",这些棕色脂肪样细胞被称为"米色"或"褐色"脂肪细胞,其功能类似于棕色脂肪,可高表达UCP-1、介导氧化磷酸化解偶联。

(二)脂肪组织细胞类型

1. 脂肪细胞类型　脂肪细胞有多种类型。WAT中的脂肪细胞以白色脂肪细胞为主,其特点是单房脂滴和拥有少量低表达UCP1的线粒体,WAT会以甘油三酯的形式储存能量,因含有大量油滴而呈现白色,能够应对机体需求释放能量。BAT是产热脂肪,其主要的脂肪细胞类型是棕色脂肪细胞,这种类型脂肪细胞的特点是多房脂滴和拥有密集且高表达UCP1的线粒体,BAT有较多的神经和血管分布,受神经高度支配,其颜色为棕色,能通过UCP1以热能的形式直接消耗能量,燃烧脂肪以对抗体温过低和肥胖。米色脂肪细胞散在分布于白色脂肪,尤其是腹股沟的白色脂肪组织中,在静息状态下外形和功能与白色脂肪细胞类似,而在寒冷和 β_3 肾上腺素受体激动剂等刺激下,米色脂肪细胞会发生"褐变",也称为"白色脂肪棕色化",其外观和功能变得与棕色脂肪细胞类似,表现出多房脂滴并有高表达UCP1的密集线粒体。此外,骨髓脂肪细胞是指位于骨髓的脂肪组织中颜色呈现黄色的脂肪细胞,其数量约占人体总脂肪细胞数量的10%,该种脂肪细胞的形态与白色脂肪细胞相似,但它在脂质代谢方面主要与胆固醇代谢相关。在热量限制的条件下,骨髓脂肪细胞体积增加,此外,其还参与成骨和造血。

2. 脂肪干细胞和祖细胞　起源于脂肪组织中的脂肪干细胞和祖细胞(adipose stem and precursor cells,ASPCs)存在于脂肪组织的血管基质成分(stromal vascular fraction,SVF)中,ASPCs具有异质性,目前已明确的细胞亚群有三种:脂肪干细胞(adipose stem cells,ASCs)、脂肪前细胞(preadipocytes,PreAs)、脂肪生成调节因子(adipogenesis

regulators，Aregs），PreAs（ICAM1⁺，VAP-1⁺） 和 Aregs（CD142⁺）都起源于 ASCs（DPP4⁺，CD55⁺）。脂肪前细胞也称脂肪祖细胞，可以分化为成熟脂肪细胞，其主要有两方面的功能，一方面可以分化为脂肪细胞，另一方面可以对脂肪内免疫细胞发挥作用，从而调控脂肪组织的生理和病理微环境。另外，不同脂肪组织的脂肪前体细胞也具有高度的异质性：皮下脂肪组织有两种类型的脂肪前细胞，它们分别是 DPP4 阴性的前体细胞（DPP4⁻），具有较强脂肪分化能力；DPP4 阳性前体细胞（DPP4⁺），具有调节免疫的能力。

3. 脂肪组织巨噬细胞 　脂肪组织巨噬细胞（adipose tissue macrophage，ATM）是指存在于脂肪组织中的巨噬细胞，它是脂肪组织的固有免疫细胞，可以通过分泌细胞因子调控脂肪组织的各种功能，脂肪组织巨噬细胞可分为 M1 和 M2 两种类型，其中 M1 型巨噬细胞为促炎巨噬细胞，肥胖伴随的游离脂肪酸水平增高以及趋化因子分泌增加等会促进 M1 型巨噬细胞激活，从而促进脂肪组织的炎症进展，并会导致全身性的胰岛素抵抗。M2 型巨噬细胞为抗炎巨噬细胞，健康状态下巨噬细胞优先表现为活化的 M2 表型，M2 型巨噬细胞可以维持机体系统性的胰岛素敏感性和葡萄糖稳态。嗜酸性细胞、调节性 T 细胞以及脂肪细胞分泌的白细胞介素 -4、白细胞介素 -13 细胞因子等多种因素会诱导巨噬细胞向 M2 型转化。

（三）脂肪的生成及调控

脂肪生成是前脂肪细胞向成熟脂肪细胞分化的过程，受一系列分子的调控。核受体家族成员——过氧化物酶体增殖物激活受体 γ（peroxisome proliferator-activated receptor γ，PPARγ），是脂肪形成的主要转录调控分子。过表达 PPARγ 可充分诱导纤维母细胞分化为脂肪细胞；反之则阻碍脂肪生成，进而导致脂肪代谢障碍，一些抑制脂肪合成的分子，如 GATA 转录因子通过 PPARγ 依赖的机制抑制脂肪生成。此外，PPARγ 也对维持脂肪分化稳态非常重要。抑制 PPARγ 的功能可下调脂质代谢和胰岛素信号转导过程中关键基因的表达，并且减少脂肪细胞体积和脂质含量。选择性地敲除成熟白色和棕色脂肪细胞中的 PPARγ 则会导致脂肪细胞死亡。因此，PPARγ 是治疗肥胖症的潜在重要靶点。人工合成的 PPARγ 全受体激动剂噻唑烷二酮类药物能够提高胰岛素敏感性和控制血糖，但该药的副作用限制了其临床应用。目前，PPARγ 选择性受体激动剂被认为对脂肪组织和肝脏有选择性的调节作用，在 2 型糖尿病的治疗上具有较好的前景。

促进脂肪生成的分子还包括 CCAAT 增强子结合蛋白家族（CCAAT enhancer binding protein，C/EBP）。转录因子

C/EBPs 家族成员包括 C/EBPα、C/EBPβ、C/EBPγ、C/EBPδ 和 CHOP。C/EBPs 在脂肪生成时被诱导激活，并与 PPARγ 共同调节脂肪细胞的分化，二者通过正反馈形式的相互调控，上调下游促进脂肪分化的相关蛋白表达，诱导前脂肪细胞分化。

除此之外，PR 结构域蛋白 16（PR domain-containing 16，PRDM16）是促进棕色脂肪细胞的分化、抑制肌细胞再生的重要转录调节因子。PRDM16 与 PPARγ 和 C/EBPs 不同，后两者在所有类型脂肪细胞中发挥作用，而 PRDM16 则是棕色脂肪细胞特异的关键驱动因子。PRDM16 通过与 C/EBPβ 形成转录复合体，选择性启动成肌细胞分化为棕色脂肪细胞。有关脂肪组织的分子生物学功能，如储存、提供能量及分泌功能，详见本章第二节和第三节。

二、脂肪组织的病理

大量研究表明，机体在发生胰岛素抵抗或伴发其他肥胖症相关疾病时，都会出现脂肪组织和脂肪细胞的功能障碍。脂肪在体内过度沉积会引起全身性慢性炎症和代谢功能紊乱，增加 2 型糖尿病和心血管疾病的发病风险。脂肪组织病理改变的主要特征是脂肪组织的病理性扩增、炎症、组织重塑和纤维化。异常的脂肪组织往往出现脂质储存和内分泌功能等方面的障碍。

（一）脂肪组织病理性扩增

脂肪组织的扩增能力是指在能量摄入过多时，脂肪组织可将脂质储存在脂肪细胞内的能力。脂肪组织通过脂肪细胞肥大和脂肪细胞增生两种方式进行扩增，健康的脂肪扩增是机体的一种保护机制，可防止过多的游离脂肪酸沉积到肝脏等器官和组织。一旦扩张能力出现障碍，脂肪组织就会停止脂质和能量的有效储存，循环中的脂质则会异位沉积于非脂肪器官，并造成外周细胞的脂毒性损伤，从而导致胰岛素抵抗、细胞凋亡和炎症。脂肪组织病理性扩增不仅仅是脂肪组织的单纯扩大，在扩张过程中，脂肪组织内血管生成不足，会引起缺氧、大量炎症反应和纤维化反应，此外，这种病理性扩张还会引起氧化应激和内质网应激，最终导致脂肪组织功能障碍。

（二）脂质代谢失调

在肥胖状态下，随着甘油三酯在脂肪细胞内的不断累积，其中脂肪酸酯化相关酶的表达也被上调，当脂肪组织不再有能力储存所有脂肪酸时，脂肪细胞会将多余的脂肪酸释放到血液循环中，并异位沉积于骨骼肌和肝脏等组织。进入外周的脂肪酸会在这些组织细胞中进行酯化和氧化，其中间产物神经酰胺和甘油二酯可抑制机体细胞对胰岛素

信号的响应和葡萄糖摄取能力。在生理条件下，这种机制可以防止机体过度摄取营养物质，以免细胞因氧化应激而死亡，然而它们的长期激活则会导致胰岛素抵抗和 2 型糖尿病的发生。

甘油二酯的累积可直接激活不同蛋白激酶 C 亚型，除了通过丝氨酸磷酸化抑制胰岛素受体的活性外，还可以上调核因子 κB 抑制蛋白激酶 β（inhibitor of kappa B kinase β，IKKβ）的活性，IKKβ 也是一种丝氨酸激酶，它直接抑制胰岛素受体并激活核因子 κB（nuclear factor-κB，NF-κB）。此外，激活的 NF-κB 可以促进炎症反应、上调促血管生成相关分子的表达。

（三）脂肪组织缺氧与血流功能失调

脂肪组织有密集的毛细血管网，这些血管对于维持脂肪组织正常功能具有重要作用。脂肪细胞增大引起的脂肪组织扩增增加了毛细血管和脂肪细胞之间的扩散距离，使得供给每个细胞的血流量也相应减少，因此，脂肪组织扩增往往会影响脂肪组织内微循环的状况，导致脂肪组织缺氧进而诱导血管生成因子的分泌、造成脂肪组织内稳态的重建。与消瘦人群相比，肥胖症人群的内脏脂肪组织和皮下脂肪组织中毛细血管密度相对较低，此外，慢性低氧还可以显著改变脂肪因子的分泌，导致脂联素的合成分泌减少和促炎脂肪因子的分泌增加。

（四）脂肪存储障碍

肥胖症及其并发症的发生与脂质在脂肪组织中的周转利用有关。脂蛋白脂肪酶（lipoprotein lipase，LPL）是脂质在脂肪组织中贮存的"守门人"，它可催化甘油三酯分解为脂肪酸和甘油，以供组织氧化供能和贮存。LPL 可以在糖基磷脂酰肌醇锚定高密度脂蛋白结合蛋白 1（glycosylphosphatidylinositol anchored high density lipoprotein binding protein 1，GPIHBP1）介导的胞吞作用下从脂肪细胞转运到毛细血管内皮细胞的管腔面，在转移到毛细血管后，LPL 通过肝素结合基序与带负电荷的硫酸乙酰肝素蛋白多糖（heparan sulfate proteoglycans，HSPGs）之间的静电相互作用锚定在内皮细胞上。LPL 对于脂肪酸的摄取至关重要，其活性丧失会导致家族性乳糜微粒血症综合征（familial chylomicronemia syndrome，FCS），表现为血浆甘油三酯水平显著升高。目前，人们已发现数十种涉及 *LPL* 基因及其不同活性调节因子的突变，*LPL* 基因本身的突变会造成转录终止或产生不稳定的转录产物，载脂蛋白 C-Ⅱ（apoprotein C-Ⅱ，ApoC-Ⅱ）、GPIHBP1 和脂肪酶成熟因子 1（lipase maturation factor 1，LMF1）等 LPL 活性调节因子的突变则会影响 LPL 二聚体的形成和活化，还有一些突变则通过 GPIHBP1 阻止 LPL 的分泌和转运，使其不能被正常激活。除 LPL 以外，脂肪细胞中还含有多种能与脂肪酸结合和涉及脂滴形成（即将甘油三酯包装成脂滴）的相关蛋白，这些蛋白帮助脂肪细胞通过调节脂滴大小控制脂肪酸和甘油三酯之间的动态平衡和脂肪分解过程。当脂质的储存超过脂肪组织生理存储负荷时，脂质就会在肝脏和骨骼肌中异位沉积，并引起胰岛素抵抗。

（五）脂肪动员障碍

生理情况下，禁食会促进皮下脂肪组织中的甘油三酯水解，显著提高血浆中非酯化脂肪酸（non-esterified fatty acid，NEFA）的水平，而在肥胖状态下，禁食引起的血浆中 NEFA 升高的程度反而十分有限。肥胖症人群普遍存在空腹基础脂肪分解率增加的现象，这可能是由于体积较大的脂肪细胞对胰岛素的敏感性降低，胰岛素的抗脂肪分解作用减弱，同时这些脂肪细胞富含激素敏感性脂肪酶（hormone-sensitive lipase，HSL）、脂肪甘油三酯脂肪酶（adipose triglyceride lipase，ATGL）和紫苏叶花色苷等促进脂肪分解的酶，另外，脂肪细胞和巨噬细胞分泌的肿瘤坏死因子 -α（tumor necrosis factor-α，TNF-α）长期刺激脂肪分解，也会削弱胰岛素的抗脂肪分解作用。

（六）肥大的脂肪细胞产生脂肪因子障碍

肥胖往往伴随低度炎症状态，机体的炎症反应会引起脂肪细胞功能障碍，肥大脂肪细胞分泌大量单核细胞趋化蛋白 -1（monocyte chemoattractant protein-1，MCP-1）/ 趋化因子（C-C 基序）配体 2（C-C motif chemokine ligand 2，CCL2）和 TNF-α，它们可以通过激活 c-Jun 氨基端蛋白激酶（c-Jun N-terminal protein kinase，JNK）、核因子 κB 抑制蛋白激酶（inhibitor of kappa B kinase，IKK）和蛋白激酶 R（protein kinase R，PKR）等炎性激酶，以调节脂肪组织的炎症反应，并影响胰岛素对脂肪组织的调节作用。MCP-1 的升高可以促进脂肪细胞去分化，引起与高胰岛素血症和肥胖症相关的病理学改变，还可以增加脂肪组织中的巨噬细胞浸润。

与体积较小的脂肪细胞相比，在体积较大的人脂肪细胞中瘦素、血清淀粉样蛋白 A（serum amyloid protein A，SAA）和四次跨膜超家族蛋白 1（transmembrane-4 superfamily proteins 1，TM4SF1）等因子的表达更高。脂肪组织内瘦素 mRNA 水平与脂肪细胞体积之间存在正相关关系，瘦素可以调节 T 细胞免疫应答、促进免疫细胞在脂肪组织中的浸润，产生促炎性细胞因子。相反，肥大脂肪细胞释放的脂联素较少，这种脂肪因子对胰岛素敏感性和血管功能有益。

（七）脂肪组织的炎症反应

在遗传性肥胖（db/db 或 ob/ob 小鼠）和饮食诱导肥胖（diet-induced obesity，DIO）小鼠脂肪组织中均有巨噬细胞、CD4$^+$ 和 CD8$^+$ T 细胞、调节性 T 细胞（regulatory T cell，Treg 细胞）和肥大细胞等浸润，肥胖往往伴随着巨噬细胞的转化：体瘦小鼠的巨噬细胞主要为抗炎的 M2 型，肥胖后巨噬细胞转变为经典的炎症活化 M1 型。

与小鼠研究一致，肥胖症受试者的内脏脂肪组织中巨噬细胞的数量明显增多，并与中心性肥胖患者发生胰岛素抵抗的风险相关。胃肠旁路减重手术后，随着体重减轻，恶性肥胖症患者的全身炎症状况均有所改善，这可能与皮下脂肪组织中巨噬细胞数量减少有关。目前认为，缺氧引起的脂肪细胞中缺氧诱导因子 -1α（hypoxia inducible factor-1α，HIF-1α）的激活是刺激小鼠脂肪组织局部炎症反应的重要原因，HIF-1α 的激活会影响包括基质金属蛋白酶 -2（matrix metalloproteinase-2，MMP-2）和 MMP-9、白细胞介素 -6（interleukin-6，IL-6）、TNF-α、MCP-1、血管内皮生长因子（vascular endothelial growth factor，VEGF）、血管生成素样蛋白 4（angiopoietin-like-4，ANGPTL4）等多种与炎症、胰岛素抵抗相关因子的生成。使用 HIF-1α 抑制剂 PX-478 特异性抑制脂肪组织的内源性 HIF-1α 活性可以改善小鼠的代谢功能障碍、减少巨噬细胞浸润。

（八）细胞外基质的重塑

在肥胖症人群中，纤维化是脂肪组织发生改变的重要标志。细胞外基质（extracellular matrix，ECM）为脂肪组织微环境提供机械和结构上的支持，ECM 降解后产生的蛋白水解片段也可以通过整合素等 ECM 受体激活邻近细胞的各种信号转导通路。ECM 重塑在脂肪生成和脂肪组织结构形成过程中发挥重要作用，同时也参与肥胖诱导的脂肪组织和脂肪细胞改变。Ⅵ型胶原蛋白（type Ⅵ collagen，COL6，由 Col6a1、Col6a2 和 Col6a3 编码）存在于脂肪组织 ECM 中，肥胖时，COL6 在脂肪组织中的表达上调，而 COL6 的裂解产物内养素（endotrophin，ETP）则通过募集巨噬细胞和内皮细胞促进脂肪组织纤维化、血管生成和炎症。另外，肥胖导致的慢性炎症可以刺激 ECM 成分的过度合成，在炎症状态下，人前脂肪细胞会过度分泌促纤维化因子和 ECM 成分，表明巨噬细胞 - 前脂肪细胞的相互作用在脂肪组织纤维化的发展中起重要作用。

脂肪组织通过对能量储存、内分泌功能和适应性产热的影响在调节全身代谢稳态中发挥重要作用。选择脂肪组织作为治疗靶点可能是预防和治疗肥胖症的一种有效手段，进一步阐明脂肪组织的生理和病理功能对于寻找新的和潜在的治疗靶点、预防和治疗肥胖症相关疾病具有重要意义。

执笔：周欣　于佩弘

指导：苏东明

第二节　脂肪组织的分子生物学功能

能量代谢的调节精细且复杂。正常生理情况下，机体的能量摄入与能量消耗呈动态平衡状态，机体从外界摄取营养物质后，经分解代谢获取供组织和细胞代谢活动所需的能量，维持生命活动。然而，若摄入的能量长期大于消耗的能量，多余的能量以甘油三酯的形式储存起来，导致体内脂肪积聚过多造成体重过度增长并引起人体病理生理改变，最终导致肥胖。脂肪组织是能量储存和能量消耗的重要器官，在维持机体能量稳态中发挥重要作用，与此同时，脂肪组织还是一个重要的内分泌系统。因此，在本节中我们主要从能量代谢功能及分泌功能方面阐述脂肪组织的分子生物学功能。

一、储存能量

白色脂肪组织是储存摄食中获得的多余能量的主要场所。白色脂肪细胞内有一个单腔室的大脂滴，以甘油三酯的形式储存多余的能量，在需要热量的时候，这些甘油三酯可以被脂肪酶迅速水解，产生的脂肪酸被运输到其他组织的线粒体中作为能量来源被氧化。已有研究表明，多种转录因子尤其是 PPARγ、C/EBP、固醇调节元件结合蛋白 1（sterol regulatory element-binding protein 1，SREBP1）和信号转导及转录活化因子（signal transducer and activator of transcription，STAT）在白色脂肪细胞分化和储存能量过程中发挥重要作用。

脂肪酸合成有两个重要途径：乙酰辅酶A参与的脂肪酸从头合成途径（de novo fatty acid synthesis，DNFA）和甘油三酯生物合成途径。在DNFA合成途径中，葡萄糖以自身的代谢物乙酰辅酶A作为底物进行脂肪酸的从头合成、并诱导脂肪生成的限速酶——乙酰辅酶A羧化酶（acetyl-CoA carboxylase，ACC）的表达，葡萄糖还通过刺激胰岛素释放，促进脂肪的生成。胰岛素刺激脂肪细胞的葡萄糖摄取、激活糖酵解和脂肪生成酶的表达、刺激SREBP1基因的表达。SREBP1蛋白可以控制胆固醇、脂肪酸、甘油三酯与磷脂合成。此外，转录因子碳水化合物反应元件结合蛋白（carbohydrate response element-binding protein，ChREBP）可以促进脂肪从头生成相关基因的表达，并可调节脂肪组织的脂质及葡萄糖代谢，影响机体的胰岛素敏感性。在正常情况下，与肝脏和BAT相比，啮齿动物WAT中的脂肪从头合成相关基因表达相对较低，在人类中更低。用于甘油三酯生物合成的脂肪酸主要来自血液循环，而提供甘油酯化的脂肪酸则来自乳糜微粒和极低密度脂蛋白。水解甘油三酯的关键酶是LPL，它在促进脂肪酸进入脂肪细胞的过程中起重要作用。在脂肪酸连续酯化的过程中，二酰甘油酰基转移酶（diacylglycerol acyltransferase，DGAT）是催化甘油三酯合成途径的最后关键步骤，它在脂肪细胞的脂质沉积中起重要作用。脂肪组织作为一个"燃料库"，具有缓冲体内脂肪酸的总量、降低脂肪毒性及胰岛素抵抗的作用，并能调节血浆中甘油三酯的清除，防止其发生异位沉积。

二、提供热量

（一）餐后产热及其调节

餐后会导致新陈代谢出现短暂的增加，比基础代谢率高出约20%，这种餐后产热传统上归因于处理餐食所需的代谢成本，是一种急性效应。餐后会导致BAT的激活，流向BAT的血流量及组织中去甲肾上腺素的周转也有所增加，进而促进机体新陈代谢。这种产热机制被认为与交感神经的调控有关。此外，有研究表明肠促胰液素作为一种非交感神经递质类的BAT激活剂能够介导餐后产热，并诱导饱腹感，在哺乳动物中发现肠-促胰液素-BAT-脑轴-餐后产热在控制饱腹感中的生理作用，这项研究补充了除交感神经直接作用之外，餐后产热的新机制。

（二）非战栗性产热及其调节

BAT的非战栗性产热作用能够调节体温，以抵御环境温度的降低，并且燃烧机体多余的热量。在短时间寒冷暴露下，BAT的解偶联产热有利于升高体温，如果BAT不存在或产热能力不足，动物也会使用其他方法达到产热的目的，如颤抖，因此BAT并不是短时间寒冷暴露所必需的器官。然而，长期暴露在寒冷中会导致颤抖几乎完全消失，此时，BAT和米色脂肪的产热功能发挥着重要作用。有研究表明，长时间的冷暴露会导致棕色脂肪细胞招募UCP1，使产热功能、线粒体含量、线粒体呼吸链酶复合体和脂肪酸氧化酶等也显著增强或增加。与此同时，长时间冷暴露能刺激米色脂肪产热能力的增强，包括米色脂肪细胞中UCP1表达的增加、白色脂肪细胞向米色脂肪细胞的转化以及由Myf5阴性始祖细胞的从头分化增加。

棕色或米色脂肪产热主要受交感神经系统（sympathetic nervous system，SNS）控制。中枢神经系统，尤其是下丘脑神经元向SNS投射，驱动交感神经通过脂肪组织调节适应性产热。下丘脑内的一些特殊区域或神经回路可以通过调节SNS的活动来调节体温。下丘脑弓状核的NPY/AgRP信号通过支配下丘脑室旁核的酪氨酸羟化酶神经元抑制棕色脂肪组织的产热；而POMC神经元的α-MASH促进SNS活化和棕色脂肪组织产热。此外，O-连接N-乙酰氨基葡萄糖转移酶（O-GlcNAc transferase，OGT）通过调节AgRP神经元的兴奋性抑制WAT的褐变和产热作用。除了交感神经之外，5-羟色胺神经元可招募和激活褐色与米色脂肪细胞，从而调节葡萄糖和脂质稳态。因此，中枢神经系统具有感知寒冷、摄食和应激、通过SNS调节适应性产热等关键作用，需要指出的是SNS激活可能会引起不良的心血管效应，因此，使用激活SNS治疗肥胖症及其相关疾病需要注意这方面的问题。

PRDM16是棕色或米色脂肪产热过程中的重要转录调节因子，它是一种具有锌指结构的转录因子，能促进棕色脂肪细胞的分化并抑制肌细胞再生。PRDM16通过与C/EBPβ形成转录复合体，选择性启动成肌细胞转换为棕色脂肪细胞，通过与C末端结合蛋白（C-terminal binding protein，CTBP）的CTBP1和CTBP2形成复合物，抑制白色脂肪细胞特异性基因。而当过氧化物酶体增殖物激活受体共激活因子（peroxisome proliferator activated receptor coactivator，PGC）的PGC1α和PGC1β取代CTBP1和CTBP2与PRDM16结合时则可激活棕色脂肪基因的表达。PRDM16和PGC1α都是产热脂肪细胞的主要调控因子，但在功能上的分工有所不同，前者主要调控脂肪细胞的分化，后者主要调控线粒体生物合成和产热基因的表达。PRDM16在BAT中高表达，异位PRDM16的表达可以使成肌细胞和白色脂肪前体细胞转变为产热的、高UPC1表达的细胞。PRDM16能够结合并调节其他转录因子，如

C/EBPβ、PPARγ、PPARα 和 PGC1α 等。降低 PRDM16 的表达阻碍了了在肾上腺素和 PPARγ 激动剂诱导的皮下脂肪细胞产热和白色脂肪中米色脂肪细胞的招募。能量摄入过多会导致全能祖细胞分化为白色脂肪细胞，而 β 肾上腺素受体激动剂能激活 PGC1α，进而刺激米色脂肪细胞的发育，相反，PGC1α 被抑制后能够阻止米色脂肪细胞的发育。

(三) 清除脂类和葡萄糖

BAT 或米色脂肪大量摄取脂类（主要来源于乳糜微粒中的甘油三酯）和葡萄糖作为产热的底物，因此，它们具有强大的脂类和葡萄糖清除能力。

1. 棕色脂肪细胞对脂类的利用　机体摄入的食物油脂主要以甘油三酯的形式存在于血液中。棕色脂肪细胞中的蛋白脂酶被转移到毛细血管中，分解循环中的乳糜微粒和脂蛋白形成游离脂肪酸（free fatty acid，FFA）。棕色脂肪细胞通过自由扩散或脂肪酸转运蛋白（fatty acid transport protein，FATP）家族尤其是 FATP1 和 FATP4 摄取 FFA。这些 FFA 可被用作产热底物在线粒体中"燃烧"，或储存于甘油三酯液滴中等待被利用。

脂肪分解是脂肪细胞中储存的甘油三酯的分解过程，释放出游离脂肪酸和甘油。禁食可以激活脂肪的分解过程，并能在其他器官有能量需求时为肝脏的糖异生和脂肪酸氧化提供甘油。一些激素已被证明可以调节脂肪分解途径。在禁食期间，胰岛素循环水平的降低在抑制脂肪生成的同时会激活脂肪分解途径，同时，禁食期间血液循环中胰高血糖素的升高也相应激活 cAMP 依赖的蛋白激酶 A（protein kinase A，PKA）通路进而促进脂肪细胞的脂肪分解。禁食刺激 SNS 释放儿茶酚胺，其与 β 肾上腺素受体结合后激活 PKA 和脂肪分解途径。脂肪分解是将甘油三酯、甘油二酯、单甘油酯（monoacylglycerol，MG）分解为脂肪酸和甘油的过程。ATGL 和激素敏感性脂肪酶（hormone-sensitive triglyceride lipase，HSL）是油脂分解的两个主要脂肪酶，分别负责甘油三酯转化为甘油二酯（diacylglycerol，DG）和 DG 水解为 MG。脂滴相关蛋白如包被蛋白被 PKA 多磷酸化后将 HSL 转移到脂滴中进行脂解。此外还有研究表明，细胞死亡诱导的 DNA 片段化因子 α 样效应因子 [cell death-inducing DNA fragmentation factor alpha（DFFA）-like effector，CIDE]，包括 CIDEa、CIDEb、CIDEc（Fsp27）在脂滴的形态控制中起着关键作用，并在脂肪细胞和肝细胞中发挥独特的功能。CIDEa 和 CIDEc 均定位于脂滴的表面，特别是脂滴（lipid droplet，LD）和脂滴接触位点，通过脂肪细胞内的脂质交换和转移促进非典型 LD 的融合和生长。

2. 棕色脂肪细胞对葡萄糖的利用　葡萄糖是细胞和机体主要的能源物质之一。作为一种极性分子，除在小肠和肾小管可以被主动吸收外，葡萄糖在其他组织中都需经过细胞膜上的葡萄糖转运体（glucose transporter，GLUT）易化扩散来摄取，在棕色和米色脂肪细胞中以 GLUT1 和 GLUT4 为主。

研究表明，每克 BAT 对葡萄糖的摄取量非常高，甚至超过了肌肉。因此，即使人体中 BAT 的总量不大，它仍是一个清除葡萄糖的重要器官。研究表明，棕色脂肪细胞对葡萄糖的摄取存在胰岛素依赖和去甲肾上腺素（norepinephrine，NE）依赖两种方式。血浆中高浓度的胰岛素可以促进棕色脂肪细胞对葡萄糖的吸收，这与 WAT 相似。脂肪细胞膜上的胰岛素与胰岛素受体 α 亚基结合，进而活化 β 亚基。具有激酶活性的 β 亚基能够磷酸化胰岛素受体底物（insulin receptor substrate，IRS），使 IRS 下游的磷脂酰肌醇 3- 激酶（phosphatidylinositol 3-kinase，PI3K）/AKT（又称蛋白激酶 B）信号通路和丝裂原激活的蛋白激酶（mitogen-activated protein kinase，MAPK）信号通路活化。GLUT4 对葡萄糖的转运依赖于 AKT。胰岛素诱导 GLUT1 和 GLUT4 的易位，从细胞内移动至质膜，从而提高葡萄糖的摄取。尽管 NE 依赖葡萄糖摄取途径尚未研究透彻，但是已有研究表明，棕色脂肪细胞能够调节 β 肾上腺素受体以响应肾上腺素刺激。虽然 NE 不能将 GLUT4 转移到质膜，但是有研究指出 NE 以 cAMP 依赖的方式增加 GLUT1 的功能活性。

三、脂肪组织的分泌功能

脂肪组织是一个重要的分泌器官，具有活跃的内分泌功能，可以产生多种能够进入血液循环并调节全身代谢和炎症的因子，这些因子被称为脂肪因子。从严格意义上讲，脂肪因子是指由脂肪细胞分泌的可以释放进入血管外和/或血液中的细胞因子，如瘦素、脂联素，但现在研究发现脂肪组织分泌的许多生物活性因子和细胞因子是由 SVF 而不是脂肪细胞分泌的，因此近来许多学者已将脂肪组织表达分泌的因子统称脂肪因子，包括：瘦素、脂联素、抵抗素、趋化因子、肿瘤坏死因子等。有些脂肪因子仅对自身细胞起作用，这种效应称为"自分泌"，有些只对附近细胞起作用，这种效应称为"旁分泌"，而有些细胞因子可以通过"内分泌"途径经血流达到较远的器官和组织并对远处的组织起作用。脂肪细胞因子通过与靶细胞膜上特定的受体结合触发特定的信号通路，发挥重要功能。它们可能会影响机体的胰岛素敏感性、血糖稳定以及心血管功能。不同的脂肪因子具有不同的功能，有参与免疫调节的脂肪因子，有参与代谢调节的脂肪因子，还有参与血管调节的脂肪因子等。关于脂肪因子的功能和其在肥胖中

的作用，我们将在下节进行阐述。

执笔：尹悦　韩雪　朱梓铭

指导：张炜真

第三节　肥胖症相关因子与通路

肥胖症是一种复杂的代谢性疾病，多种体内外因子可以诱发肥胖症，反之，肥胖症也可以诱发体内多种因子的改变。在本节，我们将肥胖症相关因子分为细胞内信号分子和内分泌因子及脂肪因子两大类，此外，我们还关注了肠道菌群及其代谢产物，以及固有淋巴细胞及分泌物等研究热点在肥胖症中的作用，以期系统介绍肥胖症相关因子的作用特点和机制。

一、细胞内信号通路相关分子及受体表达

（一）能量感应因子

细胞可以通过直接感应能量物质来调控自身活动，而细胞中最重要的能量感受因子是 AMP 活化蛋白激酶（AMP-activated protein kinase，AMPK）和哺乳动物雷帕霉素靶蛋白（mammalian target of rapamycin，mTOR）。

1. AMPK　是一种异源三聚体复合物，由一个催化性 α 亚基和两个调节性 β 和 γ 亚基组成。人类细胞中存在 2 种 α 亚基、2 种 β 亚基和 3 种 γ 亚基，它们之间可以自由组合形成 12 种不同的 AMPK 复合物，不同的复合物具有不同的组织和底物特异性以及亚细胞定位。α 亚基包含一个激酶结构域和一个关键残基 Thr172，它可以被上游激酶磷酸化从而激发 AMPK 活性，β 亚基包含一个碳水化合物结合模块，允许 AMPK 与糖原结合，而 γ 亚基则包含一个由四个胱硫醚 -β- 合酶（cystathionine-β-synthase，CBS）串联形成的结构域，它可以结合腺嘌呤核苷酸，从而感受 ATP 与 AMP 比率的变化。细胞中 AMP 水平的升高会激活 AMPK 上游肝激酶 B1（liver kinase B1，LKB1）的活性，并使 AMPK 发生变构以增强其与 LKB1 的亲和力，进而使 Thr172 磷酸化，激发 AMPK 活性。此外，Ca^{2+}- 钙调蛋白依赖性蛋白激酶 Ⅱ（Ca^{2+}/calmodulin-dependent protein kinase Ⅱ，CaMK Ⅱ）也可以直接引起 Thr172 的磷酸化，这一途径介导了激素、

压力等对 AMPK 的作用。

AMPK 可以在抑制合成和刺激分解两个方面，以调节关键因子磷酸化的方式，从多方位影响代谢。在能量缺乏的情况下，AMPK 磷酸化抑制从头脂质合成关键酶乙酰辅酶 A 羧化酶 1 和 2（acetyl-CoA carboxylase 1 and 2，ACC1 and ACC2）及胆固醇合成关键酶 β- 羟基 -β- 甲戊二酸单酰辅酶 A（β-hydroxy-β-methylglutaryl-CoA，HMG-CoA）的活性，进而抑制甘油三酯和胆固醇的生物合成；还可以通过磷酸化抑制糖原合酶 1 和 2（glycogen synthases 1 and 2，GYS1 and GYS2）的功能减少糖原合成和储存。为了补充胞内 ATP 水平，AMPK 还积极刺激大分子分解产生能量。AMPK 通过磷酸化硫氧还蛋白相互作用蛋白（thioredoxin interaction protein，TXNIP）和 TBC1 结构域家族成员 1（TBC1 domain family member 1，TBC1D1）等参与葡萄糖转运蛋白运输的分子以促进葡萄糖的摄取和利用；还可以通过刺激 ATGL 的活性分解甘油三酯以释放游离脂肪酸，并刺激肉碱棕榈酰转移酶 1（carnitine palmitoyl transferase 1，CPT1）的活性促进游离脂肪酸进入线粒体进行 β 氧化，从而增加 ATP 的生成。另外，AMPK 还可以通过调控转录的方式影响线粒体的生物发生、自噬和溶酶体降解等生物过程相关基因的表达以参与胞内物质的分解代谢，进而调控机体能量稳态。

2. mTOR　是 PI3K 相关激酶（PI3K-related kinase，PIKK）家族中的一种丝氨酸 / 苏氨酸蛋白激酶，可以形成两种不同的蛋白复合物，分别为 mTOR 复合物 1 和 mTOR 复合物 2（mTOR complex 1 and 2，mTORC1 and mTORC2）。mTORC1 有三个核心成分，分别是 mTOR、mTOR 相关调节蛋白（regulat-associated protein of mTOR，RAPTOR）、哺乳动物致死性 Sec13 蛋白 8（mammalian lethal with Sec13 protein 8，mLST8），其中，RAPTOR 一方面是 mTORC1 正确的亚细胞定位所必需的，另一方面可以通过与几种典型

的 mTORC1 底物上的 TOR 信号基序结合促进 mTORC1 的底物募集,而 mLST8 与 mTORC1 的催化结构域相关。mTORC2 的核心成分是 mTOR、mLST8 和 mTOR 的雷帕霉素不敏感伴侣(rapamycin-insensitive companion of mTOR,RICTOR),这种结构上的差异导致 mTORC1 对雷帕霉素敏感而 mTORC2 则对雷帕霉素不敏感。

生长因子等信号分子和氨基酸等能量物质能够激活 mTORC1 信号转导。结节性硬化复合物(tuberous sclerosis complex,TSC)是 mTORC1 信号转导的关键负调节因子,TSC 是由 TSC1、TSC2 和 TBC1D7 组成的异源三聚体复合物,可以作为 GTP 酶激活蛋白(GTPase activating protein,GAP)促进小 GTP 酶 Rheb 的水解,而 Rheb 则可以直接结合并激活 mTORC1,因此,TSC 可以通过 Rheb 依赖性途径抑制 mTORC1 活性。多种生长因子可以通过 AKT、胞外信号调节激酶(extracellular signal-regulated kinase,ERK)依赖性途径磷酸化抑制 TSC2,从而激活 mTORC1 活性;Wnt、TNF-α 可以通过抑制 TSC1 以激活 mTORC1 活性;能量缺乏、缺氧、DNA 损伤等则可以通过激活 AMPK 来活化 TSC2 并磷酸化 RAPTOR,进而抑制 mTORC1 活性。除了 TSC 外,Rag GTP 酶是 mTORC1 调控的另一组关键因子,RagA/RagB 与 RagC/RagD 结合形成的异源二聚体在氨基酸的刺激下可以转化为活跃的核苷酸结合状态,进而结合 RAPTOR 并将 mTORC1 募集到 Rheb 所在的溶酶体表面以激活 mTORC1 活性。

激活的 mTORC1 通过不同的途径促进胞内物质合成。mTORC1 可以通过磷酸化 p70S6 激酶 1(p70S6 kinase 1,S6K1)和 eIF4 结合蛋白(eIF4E binding protein,4EBP)促进蛋白质合成;也可以通过 S6K1 依赖性机制以及 SREBP 底物磷脂酸磷酸酶(Lipin1)的磷酸化激活 SREBP 的转录活性,从而调控脂肪酸和胆固醇合成关键基因的表达;mTORC1 还可以通过增加 HIF-1α 的转录后翻译以驱动几种糖酵解关键酶基因的表达,进而促进葡萄糖代谢。此外,mTORC1 还可以通过影响细胞自噬和泛素化系统调控胞内物质的分解代谢过程。

AMPK 和 mTOR 形成了一种阴阳对应的平衡关系,通过对机体营养物质和能量状态等的感知,共同调控糖脂代谢,而这种平衡状态的打破可能是肥胖症发生的重要原因。

(二)G 蛋白相关信号因子

除了直接感应能量之外,细胞还可以通过受体对多种细胞外因子做出响应。激素是细胞外因子的重要组成部分,而大多数激素的受体是 G 蛋白偶联受体(G-protein coupled receptor,GPCR)。GPCR 是人类最大的一组细胞表面受体,以七次跨膜结构为主要特点,它们响应不同的信号并对多种细胞过程具有调节作用。经典 GPCR 信号转导通过与异源三聚体 G 蛋白(Gα、Gβ 和 Gγ)偶联而发生。在 GPCR 被激活后,Gα 和 Gβγ 亚基解离并各自激活下游信号转导,Gα 蛋白主要分为 Gαs、Gαq/11、Gαi/o、Gα12/13 等四个不同的家族,它们作用于腺苷酸环化酶(adenylyl cyclase,AC)、磷脂酶 C(phospholipase C,PLC)等关键效应物并生成 cAMP、Ca^{2+}、IP_3 等第二信使,从而触发不同的信号级联。

cAMP 是第一个被识别的第二信使,在细胞对多种激素和神经递质的反应中发挥关键作用。cAMP 的细胞内水平受 AC 和环核苷酸磷酸二酯酶(cyclic nucleotide phosphodiesterase,PDE)的共同调节。Gαs 可以结合并激活 AC 从而提高胞内 cAMP 水平,而 Gαi/o 则可以抑制 AC 活性进而降低胞内 cAMP 水平。cAMP 的主要效应物是 PKA、鸟嘌呤核苷酸交换因子和环核苷酸门控离子通道,其中 PKA 最为人知。PKA 可以磷酸化多种代谢酶,如抑制糖原合成的糖原合酶(glycogen synthases,GYS)、促进糖原分解的磷酸化酶激酶(phosphorylase kinase,PHK)以及抑制脂质合成的 ACC,从而直接影响糖脂代谢;PKA 还可以调节其他信号通路,如 MAPK、磷酸化抑制 $PLC\beta_2$ 等,从而产生更复杂的级联反应;除此之外,PKA 可以通过磷酸化 cAMP 反应元件结合蛋白(cAMP response element binding protein,CREB)、转录激活因子 1(activating transcription factor 1,ATF1)等转录因子以直接影响代谢相关基因的表达,从而对代谢产生调控作用。我们熟知的一些激素类物质如卵泡刺激激素(follicle-stimulating hormone,FSH)、胰高血糖素样肽 -1(GLP-1)等即主要通过结合 Gαs 偶联的 GPCR,以激活 Gαs-AC-cAMP-PKA 信号级联,进而对代谢进行调节。

Gαq 的主要效应物是 PLCβ,PLCβ 是 Ca^{2+} 依赖性酶,可催化磷脂酰肌醇 -4,5- 二磷酸[phosphatidylinositol-4,5-bisphosphate,PI(4,5)P_2]水解生成肌醇 -1,4,5- 三磷酸[inositol-1,4,5-trisphosphate,Ins(1,4,5)P_3/IP_3] 和 甘油二酯,IP_3 作用于位于内质网中的钙通道受体,促进细胞内 Ca^{2+} 释放,从而激活包括蛋白激酶 C(protein kinase C,PKC)、胞外信号调节激酶(ERK)、c-Jun 氨基端蛋白激酶(c-Jun N-terminal protein kinase,JNK)等在内的各种钙调节的细胞内信号。此外,Gαq 还可以通过独立于经典 PLCβ 途径的方式调控下游信号,例如,可以直接激活小 GTP 酶 RhoA-Rho 激酶信号通路,也可以通过结合的 GTP 抑制 PI3K-AKT 信号通路,从而影响细胞功能。另一些激素类物质如脂联素主要通过结合 Gαq 偶联的 GPCR,以激活 Gαq-PLC-PKC 信号级联,进而对代谢进行调控。

一种 GPCR 可以有多种不同的配体,事实上,随着新配体的鉴定,人们发现不同的配体会偏向性激活 GPCR 信号级联,例如黑素皮质素 -4 受体(MC4R)的内源性配体包括 α- 黑素细胞刺激素(α-MSH)、β-MSH、γ-MSH、促肾上腺皮质激素(ACTH)、刺鼠相关肽(agouti-related peptide,AgRP)等多种因子,与不同配体的结合使得 Gαs、Gαq、Gαi/o 信号级联均可以被激活;即使是同一个配体,也可以导致不同 G 蛋白偶联信号的激活,例如胃饥饿素与受体 GHSR1a、胰高血糖素与受体 GCGR 的结合既可以导致 Gαs 的激活,又可以导致 Gαq 的激活;此外,除了 G 蛋白外,GPCR 还可以通过 β-arrestin 以及其他非经典方式激活信号转导。因而,针对某些 GPCR 的偏向性激活是药理学研究和药物研发的关注重点。

(三)激酶活性因子

不是所有激素都通过与 GPCR 结合发挥作用,如胰岛素、瘦素等则是通过与具有激酶活性的受体结合引发信号调控。

胰岛素由胰岛 β 细胞合成和分泌,是人类发现的第一个肽类激素,同时也是第一个被完全测序、第一个通过 DNA 重组技术被合成和纯化的蛋白质。胰岛素以六聚体的形式产生和储存,以单体形式发挥活性。成熟的人胰岛素单体由 51 个氨基酸构成,分子量为 5 808Da,它包含两条肽链,分别是由 21 个氨基酸组成的 A 链和由 30 个氨基酸组成的 B 链,两条肽链通过两个二硫键连接在一起。

胰岛素是机体维持糖脂代谢稳态的核心分子。一般认为胰岛素的分泌分两个阶段,第一阶段葡萄糖通过 GLUT 进入胰岛 β 细胞,被葡萄糖激酶磷酸化为葡糖 -6- 磷酸(glucose-6-phosphate,G6P)并进行糖酵解和三羧酸循环产生 ATP。ATP∶ADP 比率的升高会关闭 ATP 敏感的钾离子通道防止钾离子外流,进而引起细胞膜去极化和电压依赖性钙离子通道的激活,导致细胞内钙离子浓度增加,最终触发胰岛素的释放;第二阶段则是胰岛 β 细胞在多种因素,如 GLP-1、葡萄糖依赖性促胰岛素肽(glucose-dependent insulinotropic polypeptide,GIP)等激素的复杂调控作用下进行的缓慢、持续的分泌阶段。

胰岛 β 细胞分泌的胰岛素通过与靶细胞膜上的胰岛素受体(insulin receptor,IR)结合发挥作用。胰岛素受体是由两个 α 亚基和两个 β 亚基组成的四聚体,胰岛素与胞外 α 亚基的结合引起受体构象发生变化,使 ATP 与 β 亚基的胞内部分结合并导致 β 亚基磷酸化,磷酸化的 β 亚基具有酪氨酸激酶活性,可以使 IRS 的酪氨酸残基磷酸化,进一步激活下游的 RAS-MAPK、PI3K-AKT 等信号通路,发挥促进糖

原合成、蛋白质生成、抗脂质分解等的作用。在肝脏中,胰岛素可以加速葡萄糖的摄取和糖异生,抑制葡萄糖生成;在骨骼肌中,胰岛素也能促进葡萄糖的摄取和利用;在脂肪组织中,胰岛素则可以调节脂肪细胞发育和分化的方向,促进脂肪酸的摄取和脂质生成,抑制脂肪分解。

肥胖症人群常伴有胰岛素抵抗,关于胰岛素抵抗的原因,目前也有较多的研究,其中最普遍接受的有两种说法,一是脂肪组织中过多的脂质累积以及肝脏和肌肉中的脂质异位沉积可能会产生代谢毒性物质引起胰岛素抵抗,例如饱和脂肪酸会引起神经酰胺的生成增多,甘油三酯会通过 ATGL 转化为甘油二酯,然后被 HSL 水解,神经酰胺增多和甘油二酯累积均会影响胰岛素的信号转导;二是脂肪组织细胞因子的产生会引起胰岛素抵抗,例如脂肪细胞本身可以分泌瘦素和脂联素等脂肪特异性细胞因子,也可以分泌 TNF-α、IL-6 等炎症细胞因子,而脂肪组织中的炎症细胞同样可以释放炎症细胞因子,这会导致机体处于低度炎症状态,引起胰岛素抵抗,临床实践也已证实了抗炎剂对糖尿病患者和肥胖症患者血糖控制的积极作用。

瘦素是主要由 WAT 分泌的一种 16kDa 大小的细胞因子。瘦素通过与瘦素受体(LepR)结合发挥作用,小鼠中有三类共六种不同的 LepR 亚型,分别是分泌型(LepRe)、短型(LepRa、LepRc、LepRd 和 LepRf)和长型(LepRb),它们由 LepR 基因编码的蛋白经过不同的剪切产生,其中 LepRb 主要负责瘦素信号转导,介导瘦素的大多数生理作用。LepR 与瘦素的结合可以激活酪氨酸激酶 JAK2,进而导致 LepR 细胞内结构域上的三个保守酪氨酸残基 Y985、Y1077、Y1138 磷酸化,磷酸化的酪氨酸残基可以募集不同的下游信号蛋白,Y985 与酪氨酸蛋白磷酸酶非受体型 11(tyrosine-protein phosphatase non-receptor type 11,PTPN11)和细胞因子信号抑制因子 3(suppressor of cytokine signaling 3,SOCS3)结合以介导 MAPK 信号转导并对 JAK2 进行反馈性抑制;Y1077 募集并磷酸化 STAT5,而 Y1388 则募集并磷酸化 STAT3,磷酸化的 STAT 蛋白转位至细胞核并发挥转录活性,调控下游基因的表达。

LepRb 在许多参与摄食和能量调节的脑区高表达并发挥着不同的作用,例如在下丘脑弓状核,阿黑皮素原(POMC)神经元和 AgRP 神经元都表达 LepR,但是与瘦素结合却分别引起 POMC 和 AgRP 表达的增多和减少,进而导致 POMC 剪切产物 α-MSH 的增多和 AgRP 的减少,它们的共同效应是导致 MC4R 激活并通过其下游的信号级联抑制摄食。另外,有研究表明,瘦素还可以增加交感神经活性进而对白色脂肪和棕色脂肪产生调控作用,其中 POMC

和 AgRP 神经元在 BAT 的瘦素依赖性交感神经调节中均发挥作用,而皮下白色脂肪组织(subcutaneous white adipose tissue,sWAT)的瘦素依赖性交感神经活性似乎不受 POMC 神经元的调控。

瘦素或瘦素受体突变是肥胖症主要的单基因突变因素,高瘦素血症和瘦素抵抗也是肥胖症的典型特征。星形胶质细胞的激活可能是引起瘦素抵抗的原因之一。星形胶质细胞表达不同的 LepR 亚型,参与瘦素的跨血脑屏障转运,高脂饮食会导致星形胶质细胞快速激活从而引发炎症,而长期高脂饮食诱导的高瘦素血症则会进一步激活星形胶质细胞和炎症,从而减少瘦素向大脑的转运;此外,瘦素与星形胶质细胞表面受体的结合也可以干扰其与其他神经元的结合,进而影响正常的调控作用。

(四)转录因子

营养物质或信号分子引起的细胞感应通过多种途径调控细胞代谢,除了前述 PKA、PKC、酪氨酸激酶活性引起的细胞内分子的磷酸化修饰、泛素化降解等蛋白水平的调控外,对转录因子及代谢相关基因的调控也是一种主要的调控方式。最典型的与肥胖症相关的转录因子是 PPAR 和 NF-κB。

PPAR 是核激素受体超家族的配体激活型转录因子,包含三种亚型,分别是 PPARα、PPARβ/δ 和 PPARγ,其中 PPARα 的激活可以降低甘油三酯水平,PPARβ/δ 的激活可以促进脂肪酸代谢,PPARγ 的激活可以增强胰岛素敏感性并促进葡萄糖代谢,因此,PPAR 在能量稳态和代谢功能中具有十分重要的作用。

PPAR 的结构包含 N 端的 DNA 结合域和 C 端的配体结合域,在与配体结合后,PPAR 向细胞核转移并与另一种核受体类视黄醇 X 受体(retinoid X receptor,RXR)发生异二聚化。PPAR 的 DNA 结合域可以与靶基因启动子特定的 DNA 区域结合,这个区域被称为过氧化物酶体增殖物反应元件(peroxisome proliferator response elements,PPRE),PPAR-RXR 与 PPRE 的结合可以对靶基因的转录发挥调控作用。PPAR 的功能可以被许多共激活因子或辅阻遏物调节,例如过氧化物酶体增殖物激活受体共激活因子 1α(peroxisome proliferator activated receptor coactivator 1 alpha,PGC1α)就是 PPARγ 的共激活因子,它可以通过影响 PPARγ 的功能参与机体糖脂代谢并调节线粒体的生物发生。

PPARα 主要在具有高脂肪酸氧化能力的组织,如肝脏、心脏和骨骼肌等中表达,对于脂肪酸氧化具有至关重要的作用。PPARα 的天然配体是 ω-3 脂肪酸,在禁食状态下,脂肪组织储存的甘油三酯分解导致血浆游离脂肪酸水平升高,PPARα 被激活,进而导致相关基因的调控受到刺激,线粒体 ω 氧化系统、线粒体和过氧化物酶体 β 氧化系统被激活,从而导致脂肪酸氧化增强,酮体生成增多。PPARβ/δ 主要在骨骼肌、脂肪细胞、巨噬细胞等细胞中表达。PPARβ/δ 在脂质和胆固醇代谢中发挥关键作用,能够有效改善脂质分布、减少肥胖。PPARγ 有四种不同的亚型,PPARγ1 几乎在所有组织中都有表达,PPARγ2 主要在脂肪细胞中表达,PPARγ3 主要在巨噬细胞、结肠和 WAT 中表达,PPARγ4 则主要在内皮细胞中表达,其中 PPARγ1、3、4 编码同一种蛋白亚型,而 PPARγ2 编码的蛋白则包含一个额外的由 30 个氨基酸组成的 N 端区域。PPARγ 具有调节脂肪细胞分化、促进脂质吸收、改善胰岛素抵抗等的重要作用。

哺乳动物 NF-κB 转录因子家族由五种蛋白质组成,分别是 RelA(p65)、RelB、c-Rel、NF-κB1(p105/p50)和 NF-κB2(p100/p52),它们互相结合形成不同的具有转录活性的同源或异源二聚体复合物。在大多数未受刺激的细胞中,NF-κB 二聚体通过与 NF-κB 抑制分子(inhibitor of NF-κB,IκB)相互结合而以无活性形式保存在细胞质中,当 IκB 被 IKK 磷酸化进而发生泛素化降解(经典激活途径),或与 RelB 结合的 p100 被 IKK 磷酸化进而发生泛素化降解形成 RelB/p52 异二聚体(非经典激活途径)后,活性 NF-κB 二聚体发生核转位并作为转录因子诱导靶基因转录。

NF-κB 在生命过程中发挥着至关重要的作用,包括细菌和病毒感染、炎症细胞因子浸润、辐射、缺血和氧化应激等在内的大量外部刺激可以导致 NF-κB 的激活,激活的 NF-κB 则可以通过调控细胞因子、趋化因子、凋亡调节因子、细胞周期蛋白和生长因子等相关基因的转录参与到细胞存活、增殖和免疫的调控中。营养过剩诱导的肥胖症伴随着高脂血症和高血糖症,饱和脂肪酸可以直接结合脂肪细胞、巨噬细胞和肌肉中的 Toll 样受体 4(Toll-like receptor 4,TLR4)进而激活 NF-κB,导致胰岛素抵抗的发生,脂肪酸代谢引起的甘油二酯和神经酰胺累积以及 PKC 的激活也会促进 NF-κB 的激活;持续的高血糖则会导致蛋白质和脂质的非酶糖基化,形成晚期糖基化终末产物(advanced glycation end product,AGE),刺激模式识别受体,进而导致 NF-κB 和 ERK1/2 的激活。另外,胰岛素抵抗引起胰岛代偿性地产生更多胰岛素,需要正确折叠的胰岛素积聚于内质网会引起内质网应激,损伤胰岛 β 细胞功能,进一步加剧糖脂稳态失衡。总之,NF-κB 在肥胖症的发生发展,尤其是炎症和胰岛素抵抗发生过程中发挥着重要的作用。

PPARγ 基因变异是肥胖症中常见单基因突变形式,目前市面上也有多种针对 PPAR 的药物,在治疗代谢性疾病、肿瘤中发挥重要作用;NF-κB 的激活也对肥胖症的发生发展具有重要作用,抑制 NF-κB 的异常激活可能有益于肥胖症的治疗。

(五)发育相关因子

随着多学科联合理念的发展,人们开始从多角度考虑代谢问题,发育与代谢之间的联系便是其中的一种思路。

1. Wnt 信号通路 是一种经典的、在进化上保守的通路,在胚胎发育、肿瘤发生等过程中发挥着重要的作用。Wnt 本身是一种富含半胱氨酸的自分泌或旁分泌型糖蛋白,主要以浓度依赖性方式作为近距离配体激活受体介导的信号转导,Wnt 的受体是卷曲蛋白(frizzled,FZD)和低密度脂蛋白受体相关蛋白 5/6(low-density lipoprotein receptor-related protein 5/6,LRP5/6)形成的异二聚体。在没有 Wnt 作用的情况下,细胞内的磷蛋白 DVL 与支架蛋白 AXIN、糖原合酶激酶 3β(glycogen synthase kinase 3β,GSK3β)、酪蛋白激酶 1α(casein kinase 1α,CK1α)等形成"破坏复合物",破坏复合物与 β-catenin 结合导致其磷酸化并发生泛素化降解,当 Wnt 与受体结合时,受体发生变构并与破坏复合物结合,从而抑制 β-catenin 的降解,β-catenin 进入细胞核,通过与包括 TCF/LEF 等在内的转录因子结合调控下游基因的转录。细胞膜上的锌指蛋白 ZNRF3 及 RNF43 是 Wnt-β-catenin 通路的负反馈调节分子,正常情况下,ZNRF3/RNF43 会结合 Wnt 受体并引起受体泛素化降解从而阻断 Wnt 信号转导,R- 脊椎蛋白(R-spondin,RSPO)可以与富含亮氨酸重复序列的 G 蛋白偶联受体 4/5/6(leucine-rich repeat-containing G-protein coupled receptor 4/5/6,LGR4/5/6)和 ZNRF3/RNF43 结合形成三聚体,并导致 ZNRF3/RNF43 自身泛素化,从而对 Wnt-β-catenin 信号通路发挥增强作用。

越来越多的证据显示 Wnt 信号通路与人类的肥胖症、体脂分布和代谢功能障碍有关。针对不同人群的基因组数据显示,*WNT10B* 的错义变异与 2 型糖尿病风险增加相关;Wnt 共受体 *LRP5/6* 的功能丧失性突变患者更可能罹患葡萄糖稳态受损、冠状动脉疾病和骨质疏松症,而 *LRP5* 功能获得性突变则与肥胖症和骨硬化增加相关;*LGR4* 无义突变与肥胖减少和骨形成受损相关,而功能获得性突变患者则有更高的内脏脂肪增多风险,这些发现从各个角度展现了 Wnt 信号通路与人类肥胖症的联系。此外,动物实验也揭示了 Wnt 信号通路在肥胖症发展中的作用,Wnt3a 和

Wnt10b 可以抑制白色脂肪和棕色脂肪的发育,并抑制脂肪生成,而 Wnt5b 则会促进前脂肪细胞中的脂肪生成;*Lgr4* 的全身敲除导致小鼠体重减轻、脂肪减少;还有证据表明 β-catenin 是脂肪细胞从头脂肪合成和脂肪酸去饱和的关键调节因子;另外,某些 Wnt 配体还会通过调控炎症发生的方式影响脂肪组织胰岛素敏感性。

2. Notch 信号通路 另一种传统上主要认为与发育相关,而近年来也被发现在肥胖和代谢性疾病中发挥作用的是 Notch 信号通路。Notch 信号通路由 Notch 受体和相邻细胞膜上的配体以及将 Notch 信号传递到细胞核的胞内蛋白组成。Notch 受体(Notch1~4)是单程跨膜蛋白,由 Notch 受体胞外结构域(Notch receptor extracellular domain,NECD)、跨膜(transmembrane,TM)和 Notch 受体细胞内结构域(Notch intracellular domain,NICD)组成,当 Notch 受体与位于相邻细胞膜上的 DLL 或 JAG 家族配体结合时,配体的内吞作用会产生机械拉力导致 Notch 受体的构象变化从而促进其连续的蛋白水解切割,首先在去整合素和金属蛋白酶的作用下发生第一次切割释放 NECD,接着在 γ 分泌酶(γ-secretase)的作用下发生第二次切割释放 NICD。NICD 转位至细胞核与免疫球蛋白 κJ 区重组信号结合蛋白(recombination signal binding protein for immunoglobulin kappa J region,RBPJ)结合并招募转录因子形成转录复合物以激活下游基因的转录。

在肝脏中,Notch 信号可以通过与叉头状转录因子 O1(forkhead transcription factors of O class1,FoxO1)的协同作用调节葡萄糖的产生,FoxO1 和 Notch 都可以激活葡糖 -6- 磷酸酶(G6Pase)的转录,从而影响肝糖原分解和糖异生。另外,Notch 还可以通过 mTORC1 激活转录因子固醇调节元件结合蛋白 1c(sterol regulatory element binding protein 1c,SREBP1c),进而影响肝脏脂肪生成。在肥胖症中,高水平的葡萄糖和游离脂肪酸激活 AMPK-mTORC1-STAT3 通路,最终上调 JAG1 并激活邻近肝细胞的 Notch 信号转导,进而影响肝细胞糖脂代谢。在脂肪组织中,Notch 信号的抑制会减轻饮食诱导的肥胖、促进白色脂肪米色化并改善小鼠的胰岛素敏感性和糖耐量,而 Notch 信号的激活则会抑制白色脂肪米色化,这是通过调控脂肪细胞中正调节结构域包含物 16(positive regulatory domain containing 16,PRDM16)和 PGC1α 的表达而实现;另外,Notch 信号通路可以通过促进巨噬细胞 M1 极化诱导物干扰素调节因子 8(interferon regulatory factor 8,IRF8)的转录,抑制 M2 极化诱导物组蛋白 H3K27 去甲基化酶 Jumonji 结构域包含物 3(Jumonji domain containing 3,JMJD3)的转录,以及增

强 NF-κB 信号通路来促进脂肪组织炎症浸润,加剧胰岛素抵抗。

除了 Wnt 信号通路和 Notch 信号通路外,其他经典发育相关通路如 BMP 信号通路也被发现与肥胖症相关,这些发现从发育的视角考虑代谢问题,可为肥胖症的防治提供新的思路和靶点。

(六) 其他因子

机体能量代谢需要多种酶的协同作用,因此酶类物质的加工也是影响能量代谢的重要因素。细胞中酶的种类和功能多种多样,例如引起信号分子翻译后修饰的激酶、引起分子降解的泛素酶、引起蛋白前体剪切及组装的内切酶等。

激素原转化酶 1/3(PC1/3)是一种钙依赖性丝氨酸内切蛋白酶,是哺乳动物枯草杆菌素样原蛋白转化酶家族的神经内分泌特异性成员,这个家族包含七个成员,分别由 PCSK1~7 基因编码,其中 PC1/3 由 PCSK1 基因编码,它们参与大量前体蛋白包括激素原、原神经肽、酶原和前受体等的切割,对于调节蛋白功能具有重要作用。

PC1/3 主要分布在垂体、大脑和胰腺。PCSK1 基因的启动子中含有 cAMP 反应元件,可以被转录因子 CREB1 和 ATF1 反式激活。PCSK1 基因编码的含有 753 个氨基酸的前体 preproPC1/3 在内质网中切割去除信号肽产生 94kDa 的 proPC1/3,接着在高尔基体中进一步修饰形成 87kDa 的活性 PC1/3。PC1/3 对于包括 POMC 在内的多种神经肽和包括胰岛素和胰高血糖素在内的多种肽类激素的加工至关重要。在垂体前叶,PC1/3 切割 POMC 形成 ACTH,而 ACTH 是 MC4R 的激动剂,可以发挥调节食欲、能量代谢的作用;在肠道 L 细胞,PC1/3 可以切割前胰高血糖素原产生 GLP-1,从而对机体能量代谢发挥调控作用。

PCSK1 纯合基因缺陷的小鼠存在胚胎期致死的现象,只有 20% 能够在出生第一周后存活,杂合子动物没有生长迟缓,但是随着年龄的增长会出现轻度肥胖现象。PCSK1 基因多态性也是导致不同人群肥胖症的第三大单基因因素,基因多态性的鉴定可能会为临床上肥胖症的治疗提供更加精确的方案。

除了以上所述因子及其引起的胞内信号通路外,细胞内还存在着多种不同类别、不同作用机制的因子对机体能量代谢进行复杂调控,因为篇幅所限,在此不一一阐释。我们期待更多更深入的研究来揭示细胞内复杂而精细的调节过程,以期为肥胖症、代谢性疾病乃至更多人类疾病的治疗提供更新更好的方案。细胞内信号通路总结见图 2-3-1。

二、内分泌因子和脂肪因子

(一) 内分泌因子

机体能量稳态的实现是多个代谢器官之间相互沟通、共同调控的结果,以激素、细胞外囊泡为代表的胞外信号因子则是代谢器官沟通互联的重要介质。在这里我们以黑素细胞刺激素(下丘脑释放)、卵泡刺激素(垂体释放)、成纤维细胞生长因子(肝脏、肠道释放)、胰高血糖素(胰腺释放)、胃饥饿素(胃释放)、胰高血糖素样肽 -1(肠道释放)、骨形态发生蛋白(骨释放)和代谢器官分泌的细胞外囊泡为代表,阐述各个器官和组织来源的胞外信号分子在糖脂代谢和肥胖症的发生发展中的作用。

1. **黑素细胞刺激素(MSH)** POMC 是一种 31kDa 的激素原前体蛋白,主要在下丘脑弓状核、垂体等组织中合成,并以组织特异性方式被加工成为包括 α-MSH、β-MSH、γ-MSH 和 ACTH 等具有生物活性的短肽。α-MSH、β-MSH、γ-MSH 和 ACTH 是黑素皮质素系统的重要成员。除了这些激动剂外,黑素皮质素系统还包括两种拮抗剂和五种受体,其中,agouti 和 AgRP 是拮抗剂,它们由内源产生,对黑素皮质素受体(melanocortin receptor,MCR)具有负性调节作用;MCR 是 GPCR,分为 MC1R 至 MC5R,它们分布在不同组织中,并介导黑素皮质素的多种作用。其中,MC3R 和 MC4R 都参与机体能量稳态调节。

下丘脑黑素皮质素系统在调节机体能量代谢平衡和神经内分泌功能中发挥重要作用。MC4R 基因突变是肥胖症中最常见的单基因突变,也是遗传性肥胖症最主要的原因之一。在几种内源性黑素皮质素中,MC4R 对 β-MSH 具有最高的亲和性,并能与其他几种激动剂结合发挥作用。在不同配体的刺激下,MC4R 可以与 Gαs、Gαq 偶联,通过 Gαs-AC-cAMP-PKA 或 Gαq-PLC-PKC 信号通路引起下游的一系列变化。与 MC4R 结合的拮抗剂 AgRP 可以激活 Gαi/o 信号通路,导致 cAMP 水平下降,并抑制下游相关信号通路。

MC4R 的激活受到激动剂增多或抑制剂减少的影响,从多个方面影响代谢和肥胖。一方面,MC4R 的激活会导致食物摄入减少。在正常生理情况下,饥饿会降低 POMC 神经元的活性,并增加 AgRP 神经元的活性,从而抑制 MC4R 信号,导致摄食增加。进食可以逆转这种效应。MC4R 对摄食的影响可能与脑源性神经营养因子(BDNF)、黑素浓集激素(melanin concentrating hormone,MCH)和食欲素的分泌以及转录因子单亲同源物 1(SIM1)的表达有关。这些因素作为 MC4R 激活的下游介质,通过影响摄食

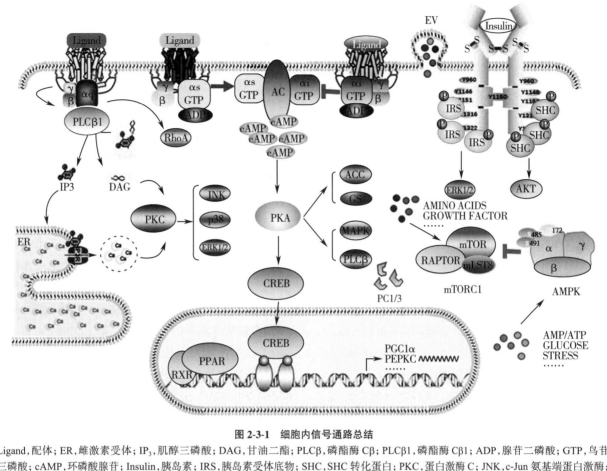

图 2-3-1　细胞内信号通路总结

Ligand,配体；ER,雌激素受体；IP₃,肌醇三磷酸；DAG,甘油二酯；PLCβ,磷酯酶 Cβ；PLCβ1,磷酯酶 Cβ1；ADP,腺苷二磷酸；GTP,鸟苷三磷酸；cAMP,环磷酸腺苷；Insulin,胰岛素；IRS,胰岛素受体底物；SHC,SHC 转化蛋白；PKC,蛋白激酶 C；JNK,c-Jun 氨基末端蛋白激酶；ERK,胞外信号调节激酶；AKT,蛋白激酶 B；PKA,蛋白激酶 A；RAPTOR,mTOR 相关调节蛋白；MAPK,丝裂原激活的蛋白激酶；CREB,cAMP 反应元件结合蛋白；PEPKC,磷酸烯醇丙酮酸羧激酶；PPAR,过氧化物酶体增殖物激活受体；PGC1α:过氧化物酶体增殖物激活受体共激活因子 1α；RXR,类视黄醇 X 受体；AMPK,AMP 活化蛋白激酶；mTOR,哺乳动物雷帕霉素靶蛋白；mTORC1,哺乳动物雷帕霉素靶蛋白复合物 1。

相关分子的功能和基因转录来调节摄食行为。另一方面，MC4R 还可以直接调节葡萄糖稳态、胰岛素敏感性和能量消耗。*MC4R* 基因敲除小鼠表现出血浆胰岛素水平升高和胰岛素抵抗（即使在年幼阶段未观察到摄食显著增多和肥胖症的发生）。通过脑室注射 α-MSH 类似物美拉诺坦 Ⅱ（Melanotan Ⅱ,MT Ⅱ），可以剂量依赖性地增强交感神经对棕色脂肪的产热调控，而使用拮抗剂 SHU9119 或敲除 *MC4R* 基因则可以阻断这种效应。

2. 卵泡刺激素　卵泡刺激素（follicle-stimulating hormone,FSH）是由垂体前叶促性腺细胞合成和分泌的一种糖蛋白类激素，和黄体生成素（luteinizing hormone,LH）合称为促性腺激素。卵泡刺激素和黄体生成素、促甲状腺激素等都是相似的糖蛋白二聚体结构，蛋白部分由相同的 α 亚基和不同的 β 亚基构成，两个亚基都是生物活性所必需的，其中卵泡刺激素的 β 亚基决定了其与卵泡刺激素受

体（follicle-stimulating hormone receptor,FSHR）的结合；糖部分由 N- 乙酰半乳糖胺、甘露糖、N- 乙酰氨基葡萄糖、半乳糖和唾液酸组成，可以与天冬酰胺共价结合。

长期以来,FSH 被认为主要在人体发育、生长、性成熟和生殖等过程中发挥作用，例如在男性中，FSH 可以调节支持细胞的有丝分裂增殖，促进它们的生长和成熟，并促进雄激素结合蛋白（androgen-binding protein,ABP）的释放，从而调节精子发生；在女性中，FSH 可以促进卵泡生长和成熟，并有助于黄体生成素引起的排卵和黄体生成。不过，越来越多的证据显示，异常的 FSH 水平与肥胖症、心血管疾病、骨质疏松、癌症等疾病的发生发展有关。例如在女性围绝经后期，体内雌激素水平相对稳定而 FSH 水平显著升高，这个时期骨质流失加快，内脏脂肪也急剧增加，提示 FSH 与肥胖症，尤其是女性围绝经期肥胖症之间存在重要联系。

FSH 通过与 FSHR 结合发挥作用。FSHR 是一种

GPCR,在性腺和多种性腺外组织中均有表达。大多数研究认为,FSH 与 FSHR 结合后通过激活下游经典的 Gαs-AC-cAMP-PKA 级联信号通路,导致 cAMP 反应元件结合蛋白(CREB)磷酸化,进而调控相关基因的转录。随着认识的深入,人们发现 FSH 的作用机制不止于此。事实上 FSH 与 FSHR 的结合还可以通过 PKA 的介导促进多种磷酸化依赖性信号级联,包括通过激活双特异性磷酸酶 6(dual specificity phosphatase 6,DUSP6)促进 MAPK-ERK 级联信号通路、通过磷酸化 IRS1 促进 PI3K-AKT 级联信号通路等,而 ERK 和 AKT 又可以不同的方式激活 mTOR 信号通路。虽然这样的信号通路激活最早被发现在生殖细胞而非代谢相关细胞,但是它们本身与代谢具有密切的联系,这也预示着其在代谢性疾病中的作用。除了 PKA 的作用以外,cAMP 水平的升高也可以通过直接激活 cAMP 激活的交换蛋白(exchange proteins directly activated by cAMP,EPACs)提高小 GTP 酶 Ras 相关蛋白 1(Ras-associated protein 1,Rap1)的活性,Rap1 也可以参与 MAPK 信号通路、AKT 信号通路的激活,进而对细胞活动产生调控作用。

3. 成纤维细胞生长因子　成纤维细胞生长因子(fibroblast growth factor,FGF)于 1973 年首次在垂体提取物中发现,至今人们已发现 23 种不同的亚型(FGF1~23),其中人类中有 18 种(FGF1~10、FGF16~23),由于 FGF11~14 不激活成纤维细胞生长因子受体(fibroblast growth factor receptor,FGFR),被称为 FGF 同源因子,而 FGF15 则是存在于小鼠中的人 FGF19 同源物。根据序列同源性和系统发育差异,人类中存在的 18 种 FGF 又可以分为六个亚科(FGF1、FGF2;FGF3、FGF7、FGF10、FGF22;FGF4、FGF5、FGF6;FGF8、FGF17、FGF18;FGF9、FGF16、FGF20;FGF19、FGF21、FGF23),其中前五个亚科均为旁分泌因子,它们在胚胎发育、器官发生等生理过程中发挥着重要的作用,而 FGF19、FGF21、FGF23 亚科则为内分泌因子,其中 FGF19 和 FGF21 在机体代谢中发挥重要作用,FGF23 则是磷酸盐稳态的关键调节因子。

FGF 通过与 FGFR 结合并激活其酪氨酸激酶活性发挥作用,FGFR 有四种(FGFR1~4),它们均由一个具有三个免疫球蛋白结构域(Ⅰ、Ⅱ、Ⅲ)的胞外配体结合结构域、一个单程跨膜结构域和一个胞内酪氨酸激酶结构域构成。在与 FGF 结合之后,FGFR 发生二聚化,胞内的酪氨酸激酶被激活,PLCγ1(也称 FRS1)和 FGFR 底物 2(FGFR substrate 2,FRS2)发生磷酸化,磷酸化的 PLCγ1 可以水解磷脂酰肌醇,生成肌醇三磷酸(inositol triphosphate,IP₃)和甘油二酯(diglyceride),IP₃ 是胞内的第二信使,可以促进钙离子从内质网中释放,DAG 和钙离子可以共同激发下游的 PKC 活性;而 FRS2 的磷酸化则对 Ras-MAPK 和 PI3K-AKT 信号通路的激活至关重要。

FGF19 主要在回肠表达,从回肠循环到肝脏后主要与 FGFR4 结合发挥作用。一方面,FGF19 基因的表达由法尼酯 X 受体(farnesoid X receptor,FXR)直接调控,而 FGF19 反过来又可以抑制肝脏胆汁酸合成关键限速酶胆固醇 7α-羟化酶(cholesterol 7α-hydroxylase,CYP7A1)的表达,从而抑制胆汁酸合成;另一方面,FGF19 可以下调 ACC2 基因的表达,从而抑制乙酰辅酶 A 转化为丙二酰辅酶 A,进而抑制 CPT1 引发的脂肪酸氧化,此外,FGF19 也可以下调脂质生成关键酶硬脂酰辅酶 A 去饱和酶 1(stearoyl CoA desaturase 1,SCD1)基因的表达,从而减少肝脏脂质生成,增加脂质氧化。

FGF21 主要在肝脏、胸腺、脂肪组织和胰岛 β 细胞表达,其在脂肪组织和肝脏中分别主要与 FGFR1 和 FGFR4 结合发挥作用。饥饿和生酮饮食可以诱导小鼠血清 FGF21 水平的升高,不过在人类中要更复杂一些,仅在长时间禁食的条件下 FGF21 的水平才会提高。目前关于 FGF21 在糖脂代谢中作用的研究存在矛盾之处,既有文献报道其参与过氧化物酶体增殖物激活受体 α(peroxisome proliferator-activated receptor α,PPARα)引发的脂质分解,也有文献指出其参与 PPARγ 引发的脂质生成。整体上讲,血清 FGF21 与肥胖症、胰岛素抵抗和血脂异常存在正相关关系,不过也有研究指出,这实际上是因为肥胖症个体存在 FGF21 抵抗现象,虽然 FGF21 的水平升高,但其引起下游基因变化的能力并没有增强,因此,FGF21 在机体中的复杂作用可能需要更精确的阐述。从应用的角度考虑,有研究表明 FGF21 可以有效降低饮食诱导肥胖小鼠的血浆葡萄糖、甘油三酯、胰高血糖素和胰岛素的水平,这预示了其可能的肥胖症治疗作用。

4. 胰高血糖素　胰高血糖素由胰高血糖素原加工而来,是一种由 29 个氨基酸构成的肽类激素。胰高血糖素原基因在胰腺(α 细胞)、肠道(L 细胞)、下丘脑等多种器官和组织中表达,在胰腺 α 细胞中,胰高血糖素原被激素原转化酶 2(prohormone convertase 2,PC2)切割,产生胰高血糖素、高血糖素相关胰多肽(glicentin-related pancreatic peptide,GRPP)、干预肽 1(intervening peptide-1,IP-1)和主要胰高血糖素原片段(major proglucagon fragment,MPGF)。

胰高血糖素的分泌受机体营养状态、内分泌和旁分泌、自主神经系统等的多重调控。循环葡萄糖水平是胰高血糖素分泌最有效的调节剂,低血糖刺激胰腺 α 细胞分泌胰高血糖素而高血糖则抑制其分泌。胰高血糖素分泌的机制和胰岛素分泌的第一阶段类似,只不过与胰腺 β 细胞相比,胰腺 α 细胞 ATP 依赖性钾离子通道关闭要求的 ATP 水平更低,因此两类激素的分泌对血糖的响应并不相同,胰腺 α 细胞 ATP 依赖性钾离子通道在较低的 ATP 水平下即受到抑制,导致细胞膜去极化和电压依赖性钙离子通道的开放,钙离子内流,细胞内钙离子浓度升高,进而引起胰高血糖素的释放;而在较高的血糖水平下,钾离子通道的过度抑制反而导致钙离子通道和钠离子通道被抑制,从而阻止钙离子内流和胰高血糖素的释放。

胰高血糖素通过与胰高血糖素受体(glucagon receptor,GCGR)结合发挥作用。GCGR 也是一种 GPCR,主要表达于肝脏,在肾脏、脂肪组织、胰腺、脑和胃肠道等也有少量表达。胰高血糖素与 GCGR 的结合既可以激活 Gαs-AC-cAMP-PKA 信号级联,也可以激活 Gαq-PLCγ-PKC 信号级联。在肝脏中,胰高血糖素与受体结合引起 PKA 的活化可以导致糖原磷酸化酶激酶(glycogen phosphorylase kinase,GPK)和糖原磷酸化酶(glycogen phosphorylase,GP)的活化,活化的 GP 可以促进糖原分解和 G6P 的产生进而促进葡萄糖生成,同时还可以抑制糖原合酶(glycogen synthase,GYS)的活性以减少糖原生成;另外,PKA 的激活可以导致 CREB 磷酸化进而启动几种糖异生关键酶如 PGC1α、肝细胞核因子 -4(hepatocyte nuclear factor-4,HNF-4)等基因的表达,同时还可以抑制磷酸果糖激酶 -2(phosphofructokinase-2,PFK-2),从而促进糖异生、抑制糖酵解。在脂代谢方面,胰高血糖素可以抑制脂肪生成并通过增强 HSL 的活性而刺激脂肪分解,还可以促进酮体生成,以在长时间禁食的情况下保证机体能量供应。

糖尿病患者常出现高胰高血糖素血症,而事实上,肥胖症患者也能观察到这样的胰高血糖素失调现象,这可能是在胰岛素抵抗的情况下,胰岛素对胰腺 α 细胞的抑制作用减弱引起的。然而,胰高血糖素促进脂肪分解和产热的有益作用又使其有潜力成为肥胖症治疗药物,联合胰高血糖素和 GLP-1 的混合激素治疗已经在部分研究中被证实可以在促进脂肪分解、降低体重的同时防止血糖升高的副作用,这可能为肥胖症的治疗提供新的思路。

5. **胃饥饿素(ghrelin)** Ghrelin 是主要由胃黏膜 X/A 样细胞合成和分泌的一种由 28 个氨基酸组成的多肽分子,作为生长激素促分泌素受体 1a 亚型(growth hormone secretagogue type 1a receptor,GHSR1a)的内源性配体,在 1999 年首先被 Kojima 及其同事发现并命名。在 ghrelin O-酰基转移酶(ghrelin O-acyltransferase,GOAT)的作用下,成熟 ghrelin 的第三位丝氨酸发生辛酰化,这是 ghrelin 翻译后的独特修饰,也是其结合并激活受体的活性形式。

Ghrelin 的生物合成与机体能量状态及营养成分密切相关。饥饿增加血浆总 ghrelin 和酰基化 ghrelin 的水平,进食则降低总 ghrelin 和酰基化 ghrelin 水平。高碳水化合物饮食后,总 ghrelin、酰基化 ghrelin 和去酰基化 ghrelin 显著降低,提示血糖浓度的升高可能参与餐后 ghrelin 降低的调节,而其他营养物质,如高脂饮食对血浆 ghrelin 的抑制幅度相对高糖饮食较小却持久。在小鼠中,摄入中链脂肪酸或者中链甘油三酯可以增加胃组织中酰基化 ghrelin 的含量而总 ghrelin 水平却没有变化,说明中链脂肪酸可以直接用于 ghrelin 的酰基化修饰。目前关于 ghrelin 表达调节的细胞内机制研究并不多,一般认为 mTOR 活性对 ghrelin 生成的调节至关重要。

Ghrelin 主要通过与 GHSR1a 结合发挥作用。人 GHSR1a 是由 366 个氨基酸组成的 GPCR,ghrelin 与 GHSR1a 结合既可以通过 Gαs-AC-cAMP-PKA 信号激活 N 型钙离子通道,又可以通过 Gαq-PLC-IP$_3$ 信号促进细胞内质网钙离子的释放,从而引起细胞内钙离子浓度升高,GHSR1a 不同的结合位点可能是导致两种不同信号通路开放的原因。Ghrelin 与受体的结合还可以通过多种途径激活 MAPK 信号通路,其中 MAPK p42/p43 途径不依赖于 PKA 和 PKC,而依赖于酪氨酸激酶活性,在细胞增殖中具有重要作用。此外,Ghrelin 还可以通过抑制肝脏 AMPK 活性,激活一系列糖脂生成相关基因的表达,例如 ACC 和脂肪酸合酶(fatty acid synthase,FAS),从而增加肝脏脂质沉积。

Ghrelin 对于机体摄食和能量代谢具有重要的调节作用。一方面,ghrelin 可以作用于下丘脑弓状核 NPY/AgRP 神经元,通过激活 AMPK 磷酸化 ACC,抑制脂肪生成,同时激活 CPT1 加速脂质转运至线粒体进行分解代谢,另外可以通过解偶联蛋白 2(uncoupling protein 2,UCP2)调节线粒体的氧化作用,从而调节下丘脑 NPY、AgRP 和 γ- 氨基丁酸等的释放,发挥食欲调节作用;另一方面,ghrelin 可以通过增加肝脏脂质合成相关基因的表达、减少脂肪酸氧化来促进肝脏脂质沉积,还可以通过刺激脂肪细胞的增殖和分化、促进胰岛素诱导的葡萄糖摄取来刺激脂肪生成等方式来直接影响机体脂代谢。抗 ghrelin 治疗可能会为解决肥胖症问题提供新的方案。

6. **胰高血糖素样肽 -1(GLP-1)** 是由肠内分泌 L 细胞和脑干孤束核内某些神经元在食物消耗后合成和分泌的一种由 30 个氨基酸组成的肽类激素。GLP-1 同样由胰高血糖素原肽切割产生,在肠内分泌 L 细胞和脑中表达的胰高血糖素原由 PC1/3 切割产生甘草素,其可进一步被加工为 GLP-1、GLP-2、GRPP、IP-2 和胃泌酸调节素。和 ghrelin 类似,GLP-1 的分泌受到机体能量状态及营养成分的调控。在禁食状态下,血浆 GLP-1 的水平很低,而摄入营养物质后,血浆 GLP-1 水平迅速升高。葡萄糖刺激肠内分泌 L 细胞分泌 GLP-1 的机制和胰岛 β 细胞分泌胰岛素的机制十分类似,均能通过细胞内钙离子水平的升高快速释放;膳食中的脂质和蛋白质/氨基酸成分也可以通过作用于 L 细胞表面受体影响 GLP-1 的释放,例如膳食中的游离脂肪酸可以结合 GPR40 和 GPR120 引起细胞内钙离子水平升高,蛋白质/氨基酸成分也可以通过激活 CaMK Ⅱ 提高钙离子水平。

GLP-1 通过与 GLP-1 受体(GLP-1R)结合发挥作用,GLP-1R 属于 B 族 GPCR,该家族的全部 15 种成员都与 Gαs 偶联,通过 Gαs-AC-cAMP-PKA 信号级联发挥作用。在胰腺中,GLP-1 与 GLP-1R 的结合可以诱导胰腺 β 细胞增殖,并上调胰岛素的生物合成和分泌,同时通过增强 cAMP 依赖性转录激活因子 4(activating transcription factor 4,ATF4)的翻译作用减弱胰腺 β 细胞的内质网应激。在下丘脑和后脑中,GLP-1 可以通过 PKA/MAPK 诱导的 AMPK 抑制来抑制食物摄入,此外,GLP-1 还可以作用于中脑边缘系统涉及奖励、动机、成瘾的脑区从而影响非饥饿相关进食行为。有研究表明,GLP-1R 激动剂可以减轻肝脏脂肪变性、减少肝脏炎症,不过考虑到肝脏并不表达经典的 GLP-1R,因此这种作用可能是间接的。

目前 GLP-1 在肥胖症中的治疗作用已经得到较为广泛的研究,例如,减重手术后血浆胰岛素水平的升高常被归因于术后 GLP-1、GIP 等肠促胰岛素激素的分泌增多,而这在一定程度上是手术导致食物不完全消化,肠道中的营养成分改变引起的,对此,GLP-1 与 GIP 的联合用药如 Tizapatide、GPR84 激动剂与 GPR120 激动剂的联合用药等开始在临床前研究中应用以部分模拟减重手术的作用。而各种 GLP-1 类似物和 GLP-1R 激动剂、变构调节剂,如艾塞那肽、利拉鲁肽、司美格鲁肽等也被用于代谢性疾病的治疗。

7. 骨形态发生蛋白(bone morphogenetic protein,BMP) 是转化生长因子 -β(transforming growth factor-β,TGF-β)超家族的一员(BMP-1 属于金属蛋白酶),最早因在骨基质中被发现且具有诱导骨和软骨异位生成的能力而得名,不过截至目前,除了骨和软骨以外,其也被发现在肺、肝、肾等多个器官和组织中表达,且在胃肠道、骨骼肌、脂肪组织、血管等多个器官和组织的发育和功能中具有重要作用,对生殖发育、代谢、循环、泌尿等多个系统和多种生理过程具有重要影响。

BMP 具有多种亚型,它们具有高度保守的结构,大多数 BMP 在胚胎发育过程的多种组织中表达,但某些 BMP 成员在出生后会特异性地表达于某些组织,例如 BMP-3/4/5/6 在肺中高表达,而 BMP-7 在肾脏中高表达。BMP 通过与 BMP 受体结合发挥作用,和 TGF-β 家族的其他成员类似,BMP 通过与 Ⅰ 型和 Ⅱ 型丝氨酸 - 苏氨酸激酶跨膜受体结合发挥作用。BMP 的 Ⅰ 型受体有 3 种,分别是 1A 型 BMP 受体(bone morphogenetic protein receptor 1A,BMPR-1A,也称 ALK3)、1B 型 BMP 受体(bone morphogenetic protein receptor 1B,BMPR-1B,也称 ALK6)和 1A 型激活素受体(activin receptor type 1A,ActR-1A,也称 ALK2),Ⅱ 型受体也有 3 种,分别是 2 型 BMP 受体(bone morphogenetic protein type-2 receptor,BMPR-2)、2A 型激活素受体(activin A receptor type 2A,ActR-2A)和 2B 型激活素受体(activin A receptor type 2B,ActR-2B)。两个 Ⅰ 型受体和两个 Ⅱ 型受体结合形成异四聚体,当受体与 BMP 结合后,Ⅱ 型受体的丝氨酸 - 苏氨酸激酶发挥组成型活性,磷酸化激活 Ⅰ 型受体富含甘氨酸 - 丝氨酸(glycine serine rich,GS)的结构域,进而磷酸化其下游底物受体调控的 Smad(receptor-regulated Smad,R-Smad,BMP 信号通路中是 Smad1/5/8)C 端的 SSXS 基序。磷酸化的 R-Smad 与辅助介质 Smad(co-mediator Smad,co-Smad,BMP 信号通路中是 Smad4)结合并转位至细胞核,进而作为转录因子调控靶基因的表达。抑制性 Smad(inhibitory smad,I-Smad,BMP 信号通路中是 Smad6/7)参与了信号通路的反馈性抑制。除了经典的 BMP-Smad 通路外,也存在独立于 Smad 的非经典信号通路,如 BMP-4 与受体的结合可以激活 MAPKKK 家族的丝氨酸 - 苏氨酸激酶 TAK-1 进而激活 MAPK 信号通路,还可以激活 PI3K-AKT、PKC、Rho-GTPase 等多种关键信号分子,进而对广泛的细胞活动进行调节。

BMP 在脂肪发育和功能中具有重要作用。骨髓间充质干细胞是具有向多谱系分化能力的多能干细胞,可以向包括骨细胞、软骨细胞、成纤维细胞、肌细胞和脂肪细胞等谱系分化。BMP-9 是向骨细胞分化的强诱导剂,而 BMP-2 和 BMP-4 已被证实可以依赖经典 Smad 途径诱导多能干细胞向脂肪细胞分化,BMP-7 则可以通过激活 PRDM16 的表达诱导棕色脂肪细胞的形成。此外还有研究显示 BMP-4 具有诱导白色脂肪米色化的作用,BMP-8b 可以在局部或通过中枢神经系统增加产热，BMP-7处理饮食诱导的肥胖小鼠则会导致其能量消耗增加、食物摄入减少。这显示了BMP在脂肪组织发育和功能中的作用以及在肥胖症中的潜在治疗价值。

8. 细胞外囊泡（extracellular vesicle，EV） 是近年来新发现的一种细胞间通讯方式，其被定义为细胞外介质中的细胞衍生微粒。根据大小和发生方式，EV主要被分为纳米囊泡（直径20~100nm）、微泡（直径100~1 000nm）和凋亡小体（直径1~5μm）等三类。纳米囊泡也称外泌体，它是由内体膜向内出芽形成的脂质聚集体，其中富含包括蛋白质、脂质、生物活性代谢物、DNA、miRNA、mRNA及其他调节RNA等在内的多种信号分子，当外泌体识别靶细胞并与靶细胞膜融合后，囊泡本身的成分或其释放的信号分子被靶细胞感应，进而引起下游一系列复杂的变化。微泡由内体膜直接向外出芽形成，凋亡小体则由凋亡细胞的质膜裂变而来，被周围细胞吞噬并被溶酶体降解。

与正常体重的个体相比，肥胖症患者血浆中EV的含量约升高10倍，而低热量饮食、饮食加运动或减重手术等则会显著降低他们的血浆EV水平。另外，有报道指出，循环EV数量与空腹胰岛素水平和胰岛素抵抗之间存在正相关关系，这提示EV和肥胖症之间存在重要的联系。不过目前学界对于肥胖症导致更高水平EV释放、EV在肥胖症中的生物学效应等的认识仍不够清楚，有待进一步探索。

几乎所有的真核细胞都可以释放EV，对脂肪组织衍生EV的分析表明，肥胖症会改变其中的mRNA、miRNA和细胞因子等蛋白质的含量和组成。一方面，白色脂肪组织中的内皮细胞可以通过胰高血糖素感受机体营养状态，在不同营养状态下通过释放包含不同成分的EV作用于脂肪细胞，例如在饥饿状态下，包含EV的Wnt、AMPK信号通路、聚胺代谢、抗氧化、小分子运输等生物功能和分子机制相关蛋白水平升高，而脂代谢和氨基酸代谢途径相关分子水平则降低；反过来，肥胖症个体脂肪细胞释放的EV又可以作用于内皮细胞、巨噬细胞，引起内皮细胞损伤、炎症因子释放，从而实现脂肪组织内细胞间的"对话"。另一方面，脂肪组织释放的EV可以经过血液循环作用于其他代谢器官和组织，激发生物学效应，例如来自肥胖小鼠内脏脂肪组织的EV可以增加正常小鼠的摄食和体重，其部分原因是EV可以通过血脑屏障作用于下丘脑POMC神经元，其中包含的miRNA和lncRNA则进一步激活其中的mTOR信号通路；棕色脂肪组织释放的EV则可以作用于肝脏并通过其中的miRNA影响FGF21的水平从而调节代谢。

除了脂肪组织EV之外，许多研究还关注了肝脏、胰腺、肠道、肌肉等器官和组织释放的EV在器官"对话"中的媒介功能和在代谢中的调节作用，并确认了其中包含的成分如miRNA等对代谢相关分子的调控，而这可能预示了肥胖症治疗的新靶点和新方法。

机体的能量代谢是多器官系统共同作用的结果，而分泌型因子作为器官系统间"对话"的介质，无疑发挥着重要的桥梁作用。随着研究的深入，它们的作用已经得到了广泛的认识，针对多种分泌型因子研发的药物也已进入临床，为肥胖症等代谢性疾病的治疗提供了更多方案。

（二）脂肪因子

脂肪组织除了储存能量之外，还是人体最大的内分泌器官，脂肪组织分泌的细胞因子目前已被证明在维持人体能量稳态过程中发挥重要作用。脂肪组织增多和功能紊乱是肥胖症的重要特点，因此，脂肪因子分泌和功能的异常可能也是促进肥胖症以及引起其他代谢性疾病的重要原因和潜在治疗靶点。在这里，我们介绍部分重要的脂肪因子。

1. 脂联素 脂联素也被称为30kDa的脂肪细胞补体相关蛋白（adipocyte complement-related protein of 30 kDa，Acrp30），是主要由脂肪细胞合成和分泌的一种由244个氨基酸构成的蛋白质。脂联素以三种寡聚体复合物的形式从脂肪细胞分泌到血浆中，分别是低分子量（low molecular weight，LMW）的三聚体、中分子量（medium molecular weight，MMW）的六聚体和高分子量（high molecular weight，HMW）的至少包含18个单体的多聚体。脂联素单体以全长形式（full-length adiponectin，fAdiponectin）或球状形式（globular form adiponectin，gAdiponectin）存在，gAdiponectin由fAdiponectin的水解产物而来且具有一个球状头部，其可以组装为LMW形式但是不能组装为HMW形式，而HMW形式是脂联素参与胰岛素敏感性等调节的主要形式，HMW水平的降低是肥胖症等代谢性疾病的危险因素。

脂联素主要通过与两种不同的受体AdipoR1和AdipoR2结合发挥作用，AdipoR1是gAdiponectin的高亲和力受体和fAdiponectin的低亲和力受体，主要在骨骼肌中表达，而AdipoR2主要识别fAdiponectin，且主要在肝脏表达。有研究表明T-钙黏蛋白也可以作为脂联素的受体。AdipoR1和AdipoR2是两种结构相似的GPCR，但是与其他GPCR不同的是，AdipoR1和AdipoR2的膜拓扑结构是倒置的，它们的N端在胞质内，而C端则在细胞外。

含衔接因子蛋白磷酸酪氨酸相互作用PH域亮氨酸拉链蛋白1（adaptor protein，phosphotyrosine interacting with PH domain and leucine Zipper 1，APPL1）是脂联素引发下游

信号的重要介质,当脂联素与AdipoR1结合后,APPL1结合并激活蛋白磷酸酶2A(protein phosphatase 2A,PP2A),导致PKC去磷酸化并失活,这又引起LKB1的Ser[307]位点去磷酸化并从胞核向胞质转位,进一步激活AMPK,AMPK的激活介导了脂联素的多数作用,例如可以通过促进ACC磷酸化促进脂肪分解,还可以通过抑制NF-κB下调TNF-α等促炎性细胞因子的释放,从而发挥抗炎作用。另外,APPL1可以直接与IRS1/2结合激活PI3K-AKT信号通路,还可以引起p38AMPK的磷酸化。脂联素与AdipoR2的结合则可以通过APPL1增加PPARα的表达,进而上调乙酰辅酶A氧化酶(acetyl CoA oxidase,ACO)和UCP基因的表达,促进脂肪酸氧化。

整体上讲,脂联素与肥胖症等代谢性疾病具有负相关关系,它在胰岛素敏感性、糖脂代谢中发挥着重要的调节作用,使用药物或饮食干预恢复脂肪组织分泌脂联素的能力或许会成为治疗肥胖症的一种潜在的有效策略。

2. 艾帕素(apelin) 是从牛胃中提取出的一种多肽,研究发现apelin也在脂肪组织中表达,因此也被认为是一种新的脂肪因子。Apelin是血管紧张素1型受体相关蛋白(angiotensin type 1 receptor related protein,APJ)唯一的内源性配体。APJ是一种GPCR,在体内包括中枢神经系统和心血管系统等在内的多个器官系统具有广泛的表达,这种特性提示Apelin/APJ系统参与人体多种生理过程。Apelin/APJ系统主要通过G蛋白介导信号转导,apelin可以通过抑制毛喉素(forskolin,FSK)诱导的cAMP水平升高以阻断由PKA激发的各种生物学效应,这表明Gαi/o蛋白参与Apelin/APJ系统相关的信号通路。此外,apelin还可以通过β-arrestin依赖的信号通路激活APJ并介导受体的脱敏和内吞作用。

如今,越来越多的证据表明,apelin与葡萄糖代谢和胰岛素敏感性密切相关。葡萄糖可以迅速刺激小鼠肠上皮细胞分泌apelin,apelin通过促进AMPK磷酸化、调节钠-葡萄糖耦联转运体1(sodium-glucose linked transporter 1,SGLT1)与葡萄糖转运体2(glucose transporter 2,GLUT2)的比例来增加胃肠道黏膜屏障的葡萄糖净流量并增强葡萄糖从肠腔到血液的转运。在外周系统中,apelin可以通过增加骨骼肌和脂肪组织的葡萄糖摄取来降低血糖,从而促进整体葡萄糖利用;在中枢神经系统中,低剂量apelin可以通过NO依赖性途径调节葡萄糖稳态并促进葡萄糖摄取和利用。

Apelin也可以参与脂质代谢和产热的调节。在分离的小鼠脂肪细胞和分化的3T3-L1脂肪细胞中,apelin可以通过Gαq、Gαi和AMPK依赖性途径抑制脂肪分解;Apelin基因敲除小鼠血管功能改善,脂肪量减少,表明apelin可以通过调控脂肪组织血管生成,以及调节脂肪酸结合蛋白4(fatty acid binding protein 4,FABP4)依赖的血管内皮细胞脂肪酸转运来调节脂肪细胞的脂质吸收和脂肪组织扩张。在棕色脂肪组织中,apelin可以通过PI3K-AKT和AMPK信号通路增加棕色脂肪生成和产热相关转录因子的表达来促进棕色脂肪细胞分化。

此外,Apelin/APJ系统还可以通过调节心血管系统和泌尿系统的功能从而调控体液稳态。总之,apelin对能量代谢和体液稳态具有广泛的调节作用,Apelin/APJ系统有望成为肥胖症治疗的有效靶点,不过在药物开发的过程中可能需要充分考虑其在体液调节中的功能,尽量减少药物副作用。

3. 白脂素(asprosin) 是由哺乳动物白色脂肪组织产生的一种新型蛋白激素,首次被发现于2016年。作为具有140个氨基酸的30kDa小蛋白质,白脂素是白色脂肪细胞分泌的原纤维蛋白的C末端裂解产物,以纳摩尔水平进入循环并被募集到肝脏。白脂素在肝脏中的受体是GPCR家族的嗅觉受体OLFR734,在禁食状态下,白脂素与受体的结合可以通过Gαs-cAMP-PKA途径促进肝细胞中的葡萄糖释放。最近的研究发现,白脂素在下丘脑中的受体是AgRP神经元上的蛋白酪氨酸激酶受体δ(protein tyrosine phosphatase receptor δ,PTPRδ),白脂素与受体的结合可以通过促进STAT3的去磷酸化并抑制其转录活性,进而发挥促进食欲的作用。

除了肝脏和下丘脑,白脂素在其他代谢器官和细胞中也发挥作用。在胰岛β细胞中,白脂素与TLR4结合以促进炎症和细胞凋亡,并通过激活TLR4-JNK信号级联反应和降低cAMP水平减少胰岛素分泌。在间充质干细胞中,白脂素通过激活ERK1/2-SOD2信号通路,保护细胞免受氧化应激诱导的细胞凋亡和死亡。在骨骼肌中,白脂素激活PKC-SERCA2途径促进内质网应激,进而加重胰岛素抵抗。

作为一种新发现的脂肪细胞因子,白脂素仍有较大的研究空间。白脂素水平在胰岛素抵抗的患者和小鼠中表现出病理性升高,并且其功能的缺失导致肝糖合成与释放效率降低,这预示了其在肥胖症等代谢性疾病治疗中的应用前景。

4. 脂肪酸结合蛋白4 脂质在生物学的许多不同方面具有广泛的作用,包括作为机体能量物质、细胞结构组成成分和细胞内外信号分子等。由于游离脂肪酸本身具有高度疏水性和细胞毒性,因此通常以与其他蛋白结合的形式存在,脂肪酸结合蛋白(fatty acid binding protein,FABP)便是其中的一种。到目前为止,在哺乳动物中至少已经发现9种FABP,根据它们在特定组织的表达情况分别命名为:肝脏型FABP(liver-FABP,FABP1)、肠型FABP(intestinal-FABP,FABP2)、心脏型FABP(heart-FABP,FABP3)、脂肪型FABP(adipose-FABP,FABP4,也称aP2)、表皮型FABP(epidermal-FABP,FABP5)、回肠型FABP(ileum-FABP,FABP6)、脑型FABP(brain-FABP,FABP7)、髓鞘型FABP(myelin-FABP,FABP8)和睾丸型FABP(testis-FABP,FABP9)。在这9种FABP中,FABP4是与脂肪组织关系最密切的成员,具有调节脂质代谢、炎症反应、细胞生长和分化等多种不同的作用。

在质膜上,脂肪酸的摄取主要受CD36、质膜相关FABP和脂肪酸转运蛋白家族等转运蛋白的调节。FABP4遗传缺陷会以脂质特异性方式改变脂肪组织对脂肪酸的吸收,并调节从头脂肪合成;FABP4还可以通过将脂质输送到PPAR等核受体以介导转录程序,从而参与脂质传感和反应机制。除了影响脂肪酸转运之外,FABP4还参与炎症信号的调节。FABP4缺陷型巨噬细胞包括MCP-1和TNF-α在内的促炎性细胞因子表达降低,在动脉粥样硬化模型中,FABP4的缺乏还会导致斑块中巨噬细胞累积减少,并在疾病发展的早期和晚期减少斑块面积。

细胞外的FABP4同样与代谢有着密切的联系。血浆FABP4水平与肥胖症和2型糖尿病之间存在正相关关系。外源性FABP4可以诱导原代肝细胞糖异生相关基因、增加葡萄糖生成,也可以在不改变胰岛β细胞反应性的情况下诱导胰岛素抵抗。最近的研究表明,循环FABP4可以通过和两种细胞外核苷激酶形成功能复合物以介导其生物活性,这种活性不依赖于确定的受体,而是通过嘌呤能受体的代谢物信号转导进行调节,进而产生下游效应。这种新颖的机制为激素的研究提供了新的视角。

在代谢性疾病中,靶向FABP4可能是一种有效的治疗方法,合成的小分子FABP4抑制剂BMS309403可以改善肥胖小鼠的葡萄糖稳态和胰岛素敏感性,减少脂肪组织炎症并减少肝脏中的脂质累积。

5. 抵抗素(resistin) 是2001年发现的一种由114个氨基酸组成的11kDa分泌蛋白,因与胰岛素抵抗和血糖升高有关,因此命名为抵抗素。抵抗素主要由白色脂肪组织分泌,以二聚体或多聚体的形式存在于循环中,不过这些二聚体和多聚体可能并不是其生物活性所必需。

在小鼠模型中,高脂饮食诱导的和遗传性的肥胖小鼠血清抵抗素水平升高,过表达抵抗素则会导致葡萄糖稳态

受损,相应地,降血糖药物罗格列酮治疗可以降低血清抵抗素水平,而抵抗素的免疫中和或基因水平上的下调则可以恢复胰岛素敏感性并改善葡萄糖代谢。这些证据表明抵抗素在小鼠模型中与肥胖症和2型糖尿病密切相关。不过,针对人群的研究之间存在争议,部分研究指出肥胖症人群血清抵抗素水平并不会升高,这预示了人类抵抗素的功能可能和小鼠并不完全相同。

目前关于人抵抗素的研究更多地集中在其与炎症反应的相关性上。在炎症的病理条件下,机体抵抗素的表达升高。在2型糖尿病患者中,抵抗素水平与CRP、TNF-α和IL-6等炎症标志物相关,当用重组人抵抗素刺激时,人巨噬细胞、肝星状细胞可以通过NF-κB依赖性途径促进TNF-α、IL-6、IL-12和MCP-1的表达。这些作用的发挥是抵抗素与受体结合的结果,最初由于人抵抗素可以与脂多糖(lipopolysaccharide,LPS)竞争结合TLR4,因此推测TLR4是其受体;后来,腺苷酸环化酶相关蛋白-1(adenylate cyclase-associated protein-1,CAP-1)被认为可以与抵抗素相互作用并参与炎症反应的信号转导。

目前关于抵抗素的研究已经可以说明其与代谢性疾病之间的紧密联系,不过仍然需要更多的研究来说明其在人体中的具体作用和机制,为针对抵抗素的靶向治疗方法提供坚实的基础。

6. 炎症相关细胞因子 众多研究表明,肥胖症、胰岛素抵抗或2型糖尿病是一种低度炎症性疾病。脂肪组织除了储存能量和维持能量平衡外,还能分泌炎症相关细胞因子调节炎症反应。

白色脂肪中的TNF-α是一种分子量为26kD的跨膜蛋白,在机体内主要由单核巨噬细胞产生,而在脂肪组织中主要由脂肪细胞和基质血管细胞表达,且皮下脂肪表达高于内脏脂肪。脂肪组织中TNF-α表达的增加与肥胖症及胰岛素抵抗呈正相关,其可能的机制较多,主要包括调控葡萄糖和脂肪酸的摄取、储存,参与脂肪生成和脂蛋白生成,以及削弱胰岛素信号转导等。

除TNF-α外,脂肪细胞还可以分泌白细胞介素(interleukin,IL),其中IL-6是脂肪细胞分泌的主要白细胞介素,循环中的IL-6约有1/3来源于脂肪组织。IL-6是一种分子量为26kD的糖蛋白,其生物学功能需通过和其受体形成IL-6-IL-6R-Gp130复合体才能进行信号转导,激活JAK-STAT3和Ras-MAPK信号通路,发挥抑制脂肪生成、促进脂肪分解和游离脂肪酸释放、引起胰岛素抵抗的作用。此外,IL-6还可以减少脂联素分泌,从而抑制脂肪酸氧化,进一步损伤脂质代谢。

趋化素(chemerin)是最近发现的一种炎症生物标志物,具有趋化、升脂和血管生成功能,该激素由 RARRES2 基因编码,在白色脂肪组织、肝脏和肺中都存在高表达。在哺乳动物细胞内,趋化素最初以 163 个氨基酸的前体形式存在,N 端的 20 个氨基酸作为信号肽帮助趋化素以非活性形式分泌到细胞外或进入循环系统,在纤维蛋白酶、弹性蛋白酶、组织蛋白酶等蛋白水解酶的作用下,其 C 端不同位点进行切割并形成不同亚型,产生具有活性的趋化素。趋化素的受体是趋化素样受体 1(chemokine-like receptor 1, CMKLR1),属于 GPCR 家族,趋化素与受体的结合主要通过 Gi/o 介导的信号级联发挥作用。研究表明,趋化素基因表达和循环系统中的活性水平与 BMI、腰臀比、腰围及内脏脂肪含量存在正相关关系,而肥胖症患者通过饮食干预或减重手术进行减重后,循环系统趋化素水平也随之降低,这提示趋化素可能是指示肥胖症患者胰岛素敏感性变化的一个强预测因子。

总之,脂肪因子分泌和功能的异常是肥胖症的重要表现,也可能是治疗肥胖症的潜在靶点,未来需要开展更多的基础和临床研究,以确认靶向脂肪因子的方法在肥胖症治疗中的效果。

三、其他

随着科学的发展和技术的进步,人们对于机体能量稳态的调控方式有了越来越多的认识和了解,随之而来的是包括新的"器官"(肠道微生物)、新的器官系统"对话"介质(固有淋巴细胞)等在内的多种新兴研究领域的诞生。在这一部分,我们将讲述肠道菌群及菌群代谢产物、固有淋巴细胞及分泌因子等新兴因子在肥胖症中的作用,借以对当前肥胖症研究的热点进行介绍。

(一) 肠道菌群

肠道菌群是消化道内生存的微生物复杂群落,与人体其他部位的共生菌群相比,肠道菌群数量更为庞大且复杂,其中微生物总数约为 10^{14} 个,是人体细胞数量的 10 倍之多。健康的肠道菌群一方面可以帮助宿主对肠道中包括膳食纤维、内源性肠道黏液等在内的某些成分进行消化,另一方面在大量膳食营养素的刺激下,可以产生胆汁酸、短链脂肪酸、氨、酚类、内毒素等生物活性化合物,这些代谢产物是微生物与宿主沟通的媒介,也是维持宿主正常生理状态必不可少的。而肠道菌群紊乱则与多种疾病如肥胖症、糖脂代谢紊乱、心血管疾病、神经系统疾病等密切相关。

与正常体重的个体相比,肥胖症人群肠道菌群丰度和多样性更低,且菌群组成发生改变,主要表现为厚壁菌门与拟杆菌门的比例明显升高,阿克曼氏菌属、颤杆菌克属、产丁酸菌属、多形拟杆菌属等有益菌减少。厚壁菌门和拟杆菌门是肠道菌群最主要的组分,而厚壁菌门中包含多种产丁酸菌属,相比拟杆菌门可以更有效地从食物中提取能量,这可能是其与肥胖症相关的原因。阿克曼氏菌属是一类可降解黏蛋白的革兰氏阴性菌,可以将黏蛋白分解为乙酸和丙酸并为肠道黏液层提供氮源和碳源,同时可以通过黏蛋白发酵产生硫酸盐,从而对肠道局部稳态和机体代谢发挥正向调节作用,肥胖症患者肠道阿克曼氏菌的减少可能加剧机体代谢紊乱。

肠道菌群组成的改变也会进一步影响菌群代谢产物如胆汁酸(bile acid,BA)、短链脂肪酸(short chain fatty acid,SCFA)、脂多糖(lipopolysaccharide,LPS)等的组成,从而对代谢产生影响。以 SCFA 为例,在结肠中,微生物将淀粉、膳食纤维等难分解的碳水化合物以及黏蛋白发酵为乙酸盐、丙酸盐、丁酸盐等 SCFA 和二氧化碳、甲烷、氢气等气体。乙酸盐是血液中最主要的 SCFA,是外周组织的重要能量来源;丙酸盐主要被转运至肝脏,充当糖异生的底物或调节胆固醇的合成;丁酸盐是结肠上皮细胞代谢和发育的首选营养物质,其还可以与 L 细胞表面的 GPR41 结合,促进 GLP-1 的释放。肥胖症患者肠道菌群组分的改变,尤其是能够发酵碳水化合物菌属的增多导致其血液和粪便中的 SCFA 水平升高,这在一定程度上解释了肥胖症患者脂质生成增多、餐后胰岛素水平升高等现象。

肠道菌群组成受饮食、运动等生活方式的调节,因此可以通过改变不良生活习惯重塑菌群,治疗肥胖症;在临床上,通过药物或者粪菌移植等手段重塑菌群以发挥治疗效果已被证实是肥胖症治疗的有效策略,受到越来越多的重视。

(二) 固有淋巴细胞

固有淋巴细胞(innate lymphoid cell,ILC)是近年来新确认的一群天然免疫细胞,它们的共同特点是缺乏表达于 T 细胞和 B 细胞表面的特异性受体。根据发育途径的不同,ILC 又被分为五个亚群,分别是自然杀伤细胞(natural killer cell,NK cell)、1 型 ILC(ILC1)、2 型 ILC(ILC2)、3 型 ILC(ILC3)和淋巴组织诱导细胞(lymphoid tissue inducer cell,LTi cell)。ILC 存在于肺、肝脏、胰腺、肠道、脂肪等多种器官和组织中,可快速响应环境刺激,对机体免疫状态进行调节。肥胖症等代谢性疾病本身伴随着低度炎症状态,随着人们对免疫和代谢之间重要联系的认识越来越深入,ILC 在不同代谢组织中的功能及其在代谢性疾病中的作用也得到了越来越多的关注。

ILC1 的主要功能是产生 γ 干扰素（interferon-γ，IFN-γ），当受到 IL-12、IL-15、IL-18 等细胞因子刺激时，ILC1 可以通过激活 T-bet 转录因子增加 TNF 和 IFN-γ 的生成，从而发挥免疫功能。ILC2 可以响应 IL-25、IL-33 和胸腺基质淋巴细胞生成素（thymic stromal lymphopoietin，TSLP）的刺激，并产生包括 IL-5、IL-13 和 IL-9 等在内的多种细胞因子。ILC3 的特征是依赖视黄酸受体相关孤儿受体 γt（retinoic acid receptor-related orphan receptor γt，RORγt）作为发育和功能的关键调控因子，受 IL-23 和 IL-1β 的刺激可分泌 IL-17 和 IL-22。

目前大多数关于 ILC 在代谢中作用的研究集中于 ILC2。脂肪组织中的 ILC2 可以通过释放 IL-5 和 IL-13 促进巨噬细胞 M2 极化并增加嗜酸性粒细胞的数量，进而提高胰岛素敏感性、改善代谢状态，而 IL-5 的缺乏则已在小鼠中被证实可以促进高脂诱导的肥胖症和胰岛素抵抗。另外，在 IL-23 的刺激下，ILC2 释放的 IL-13 可以通过靶向血小板衍生生长因子受体 α（platelet-derived growth factor receptor α，PDGFRα）阳性的前脂肪细胞，与 IL-4R 结合促进白色脂肪组织米色化和产热，也可以通过表达 PCSK1 促进甲硫氨酸脑啡肽（methionine-enkephalin，Met-Enk）的产生从而直接作用于脂肪细胞并促进米色脂肪形成。寒冷刺激会提高皮下脂肪组织中的 IL-33、ILC2 水平，阻断 IL-33 信号会降低产热基因 *UCP1* 的表达，这说明 ILC2 也参与寒冷诱导的产热。

除了 ILC2 之外，ILC1 和 ILC3 也被发现参与代谢调节，例如脂肪组织中的 ILC1 可以通过释放 TNF-α 和 IFN-γ 诱导巨噬细胞 M1 极化并促进胰岛素抵抗，肠道中的 ILC3 可以通过产生 IL-22 维持黏膜屏障完整性、改善肠道稳态，从而减少内毒素血症和炎症、调节脂质代谢，改善胰岛素敏感性。总而言之，随着 ILC 在代谢中作用研究的深入，靶向 ILC 的疗法可能会为肥胖症治疗提供新的思路。

肥胖症是一种复杂的代谢性疾病，涉及多种内源性、外源性因子的交互作用，随着认识的深入，从多方面、多角度出发，采用综合疗法，同时结合生活习惯的控制和干预，可能是肥胖症治疗的最有效方案。

执笔：尹悦　罗超　张泽赫

指导：张炜真

第四节　肥胖症的研究方法与技术

一、病因学研究

（一）基因学研究

1. 肥胖症相关基因的筛查　肥胖症由多因素引起，是许多基因和环境因素之间复杂相互作用的结果。一项对双胞胎的研究发现，体重指数（BMI）受遗传因素的影响比受童年环境的影响更大。肥胖症患者具有很强的遗传成分，大多数患者的肥胖不是由单一基因的遗传变异引起，高达 20% 由常见的多基因变异引起。全基因组关联分析（GWAS）可以识别与肥胖症（或其他疾病）相关的基因。通过大量人群的全基因组研究，寻找单核苷酸多态性（SNP）。SNP 可以使用引物或探针通过等位基因特异性聚合酶链反应（polymerase chain reaction，PCR）检测。目前可用于检测 SNP 的技术包括增色性、嵌入染料、比色或荧光染料检测以及荧光偏振熔解曲线分析。对脂肪等组织，还可进行全基因组微阵列研究，检测与炎症、肥胖症相关的标志性基因在肥胖症患者和健康对照者体内表达是否有差异。

2. 肥胖症相关基因的验证　随着基因编辑技术的发展，多种基因编辑技术如 CRISPR-Cas9、Cre-loxp、可诱导型 Cre-loxp 等已经普遍应用于肥胖症相关基因的动物研究中。

（1）基因沉默：是一种用于基因工程实验的现代基因编辑技术。使用 RNA 干扰、CRISPR-Cas9 或反义 RNA 技术等，可以抑制目的基因或控制其表达。

CRISPR-Cas9 来自细菌用于免疫防御的基因组编辑系统。当感染病毒时，细菌会捕获病毒 DNA 的小片段，并以特定模式将它们插入自己的 DNA 中，以创建称为 CRISPR 序列的片段。CRISPR 序列使细菌"记住"病毒（或密切相关的病毒）。如果病毒再次攻击，细菌会根据 CRISPR 序列生产 RNA 片段，这些片段识别并与病毒 DNA 的特定区域互补配对。然后细菌使用 Cas9 或类似的酶将 DNA 切割，从而使病毒失活。研究人员利用这种免疫防御系统编辑

DNA：创建一小段带有"引导"序列的向导 RNA，该序列可以结合到细胞 DNA 中的特定目标序列，同时该向导 RNA 也附着在 Cas9 酶上；当被引入细胞时，向导 RNA 识别特定的目标 DNA 序列，Cas9 酶在相应位置切割 DNA，从而可以进行后续添加、删除或替换 DNA 片段。

Cre/loxp 系统能够产生组织特异性和可诱导的敲除，从而对基因表达的位置和时间进行精确控制（当在全身或在发育过程中完全敲除某个基因时，可能会导致胚胎致死表型）。而且 Cre/loxp 系统可用于打开或关闭转基因表达，跟踪单个细胞或细胞谱系，产生倒位或易位，或表征某目标基因是否表达。

小鼠基因组中的 Rosa26 基因座是一个允许研究人员过表达目的基因的位置。GtROSA26 编码一种非必需的RNA，它存在于全身各种细胞和组织中。因此，该基因座可用于进行全身基因插入和研究蛋白质如何影响整个机体。不同的基因靶向技术（胚胎干细胞技术、CRISPR）均可用于在 Rosa26 基因座上进行特定的 DNA 插入。

（2）基因过表达：将外源 DNA 导入细胞的方法主要有四种，即电击法、磷酸钙法、脂质体介导法和病毒介导法。对于很多普通细胞系来说，瞬时转染的方法大多是脂质体介导的。常用的病毒包括慢病毒和腺相关病毒。慢病毒是一类逆转录病毒。慢病毒系统经过改良，可以安全应用于基因在体表达。慢病毒质粒可携带要表达的目的基因、抗生素选择基因和包装信号序列，有时还包括荧光报告基因。含有 GOI 的质粒，带有选择标记和报告基因，可以容纳约 5~6kb 的插入片段。与慢病毒的 RNA 基因组相比，腺相关病毒（adeno-associated virus，AAV）具有单链 DNA 基因组，且并非源自病原体。AAV 有多种血清型，不同血清型的AAV 感染的组织特异性有所区别。

目前比较成熟的常用转基因肥胖动物模型包括 ob/ob、db/db、MC4R-KO 小鼠等。Ob/ob 小鼠是一种基因突变小鼠，由于产生瘦素的基因突变而过度进食并重度肥胖，是 2型糖尿病的动物模型。Db/db 小鼠模型是目前应用最广泛的 2 型糖尿病（T2DM）小鼠模型。该小鼠在编码瘦素受体的基因中存在一个突变，瘦素作用的缺失导致对肥胖症、胰岛素抵抗和 T2DM 的易感性。Db/db 小鼠在 10 日龄时表现出高胰岛素血症，并且在 8 周时产生显著的高血糖症，高血糖发作后 3~4 周检测到白蛋白尿。糖尿病肾病（diabetic nephropathy，DN）发展缓慢，在 18~20 个月时观察到显著的肾小球基膜（glomerular basement membrane，GBM）增厚、足细胞丢失和系膜基质扩张。黑素皮质素 -4 受体缺陷小鼠（MC4R-KO）在喂食高脂肪饮食时会发生脂肪性肝炎，这与肥胖症、胰岛素抵抗和血脂异常有关。该小鼠的脂肪组织炎症加重，即巨噬细胞浸润增加，可能导致过多的脂质累积和肝脏中的纤维化增强。

（二）环境因素研究

1. 能量摄入与能量消耗的测量

（1）能量摄入

1）摄食量：通过监测食物摄入量可以了解能量的摄入情况。通过食物配方、称重可计算出获得能量的多少。

2）配对喂养：是一种用于确定特定处理对体重或身体成分的影响程度的方法，可排除能量摄入多少造成的变化。配对喂养时，提供给对照组小鼠的食物量与实验组消耗的食物量相匹配。

3）脂质摄入量：记录一段时间里小鼠摄食的脂质含量，测定该时间段里粪便中的脂质含量，可以粗略估计小鼠摄入体内的脂质的量。

4）糖 / 脂质吸收率：给禁食一段时间的小鼠喂食含有同位素标记的糖 / 脂质的食物，并在一定时长后检测小鼠血浆中的同位素含量，通过比较血浆同位素与食物所含同位素的量，可以得到糖 / 脂质的吸收率。

（2）能量消耗：每日总能量消耗通常包括用于基础代谢的能量、食物的热效应（食物摄入后能量消耗的增加，也称为摄食的热量增量或特定的动态作用）、用于体温调节的能量和用于活动的能量。

测量能量消耗的方法常用的有两种：直接量热法和间接量热法。所有代谢活动的最终产物要么是热量，要么是功。由于功最终也表现为热量，因此一种方法是测量动物直接产生的热量，这称为直接量热法。另一种方法不直接测量热量，而是测量产生热量的代谢过程的产物，从而间接推断热量的产生，这种方法被称为间接量热法或呼吸量热法。

2. 肠道菌群研究

（1）16S rRNA 基因分析和宏基因组学肠道菌群分析

1）16S rRNA 基因分析：是近年来基于基因序列进行细菌分析的主流方法。16S rRNA 基因测序通常用于对复杂生物混合物中的微生物进行鉴定、分类和定量，例如环境样本（例如海水）和肠道样本（例如人类肠道微生物组）。16S rRNA 基因是所有基于 DNA 的生命形式的转录机制中高度保守的组成部分，因此非常适合作为包含多达数千种不同物种的样本中 DNA 测序的靶基因。

2）宏基因组学：即研究从大量样本中的所有生物体（通常是微生物）中分离和分析的整个核苷酸序列的结构和功能。宏基因组学通常用于研究特定的微生物群落，例如存在于人体皮肤、土壤或水样中的微生物。

（2）肠道菌群干预

1）粪菌移植（fecal microbiota transplantation，FMT）：也称为肠菌移植（intestinal microbiota transplantation），是将粪便细菌和其他微生物从健康个体转移到另一个体的过程。FMT 包括通过结肠镜检查、灌肠、胃管输注粪便或以含有健康供体粪便的胶囊形式口服引入来自健康个体的菌群，从而恢复肠道微生物构成。

2）益生元（诱导细菌生长）和益生菌（各种微生物的非致病性有益菌株）：是最流行和广泛使用的肠道微生物组成调节剂。尽管人群研究结果显示使用益生元和益生菌补充剂对健康有一些益处，但仍然存在大量相互矛盾的研究结果。

（3）宿主同居（cohousing）：现在已经确定微生物群可以通过宿主同居的方式简单地从一只小鼠转移到另一只小鼠身上。在同居期间，动物可能以粪便为食或通过理毛摄入粪便。同居现在是一种被广泛接受的用于使微生物群落均质化的方法。然而，微生物群落转移的时间动态和不同宿主群体之间的微生物群均质化水平在同居后很大程度上是未知的。

二、病理学研究

（一）大体研究

1. 体重、摄食

（1）体重：体重是肥胖症模型动物的基础指标，也是评价动物是否发生肥胖症的前提条件。一般每周测量一次体重，为避免摄食对体重的影响，一般在禁食但不禁水至少 4~6 小时后测量，记录数据并形成时间 - 体重变化曲线，评价模型组与治疗组之间的差异。

（2）摄食：食物摄入量也称摄食，每次记录食物剩余量与上次食物量之间的差值即视为食物摄入量。一般每 3 天测量一次食物摄入量，记录数据并形成时间 - 摄食变化曲线。摄食反映了动物一段时间摄入食物的多少、与体重之间的关系，也提示了动物食欲的变化。

2. Lee's 指数（Lee's index，LI）

Lee's 指数是反映动物肥胖程度的指标，计算公式为 $LI=(BW/L)^{1/3}$，其中 BW 为体重（g），L 为鼻 - 肛门长度（cm）。一般在末次给药并禁食 24 小时后，称取体重和测量体长，并根据公式计算 Lee's 指数。Lee's 指数反映动物肥胖程度，用于肥胖症疾病和减重药物的研究。

3. 体成分分析

（1）生物电阻抗分析法：利用生物电阻抗法测量内脏脂

肪安全无辐射，5 分钟即可完成检查，与 CT 有很好的一致性，可以在短期内反复检查。

（2）双能 X 射线吸收法（dual energy X-ray absorptiometry，DEXA）：DEXA 是测定骨密度的金标准，根据骨骼、肌肉以及脂肪存在明显的密度差，扫描中同步探测器记录 3 种不同组织的衰减信号，通过软件处理计算而得到骨骼、肌肉及脂肪的含量。DEXA 不仅能对肥胖症患者体内总体脂肪含量进行定量诊断，同时可以对上肢、下肢和躯干等部位的脂肪异常分布进行客观评价。

（3）磁共振成像（MRI）：MRI 利用人体细胞中元素（最常用的是水和脂肪中的氢）的不同磁性来测定脂肪含量。目前磁共振波谱（magnetic resonance spectroscopy，MRS）被认为是无创性肝脂肪定量的金标准，其中最常用的是氢谱（^{1}H-MRS）。^{1}H-MRS 利用脂肪和水中质子的磁共振频率分离水和脂肪。

4. 皮下和内脏脂肪测定

在小鼠中，sWAT 指位于皮肤下方和腹膜腔外的脂肪组织。它由两个主要部分组成，一个位于肩胛骨之间和下方的肩胛间区域，并突出到前肢和颈部区域的腋窝和近端区域。BAT 也位于这个肩胛间区域内，大部分嵌入 WAT。另一部分 WAT（也称为腹股沟或侧腹 WAT）由位于后腿周围的长条脂肪组织组成。这块脂肪组织可以分成三个部分，从腰部的背侧开始，延伸到腹股沟区域，直至耻骨水平并进入臀部区域（臀部部分）。身体两侧的脂肪组织在耻骨前方相连。

在腹腔中，大量脂肪组织在消化系统周围积聚在两个主要部位，即肠系膜脂肪组织和网膜脂肪组织。肠系膜脂肪组织（通常称为内脏脂肪组织）与血管和淋巴管一起位于肠道的结缔组织中。在小鼠中几乎检测不到网膜脂肪组织；然而它在人类中可能体积很大。腹腔内还有腹膜后脂肪组织和肾周脂肪组织。在小鼠中，腹膜后脂肪组织位于脊柱和后腹壁之间的椎旁位置。肾周脂肪组织存在于肾脏周围。

（二）脂肪的组织学特征和研究方法

哺乳动物的脂肪组织是一种特殊类型的结缔组织，由多种类型的细胞组成，包括成熟的脂肪细胞、内皮细胞、成纤维细胞，脂肪细胞祖细胞和各种炎症细胞。大量成群聚集的脂肪细胞被疏松结缔组织分隔成小叶。根据脂肪细胞结构和功能的不同，脂肪组织分为两类：① WAT（白色脂肪组织）：呈黄色（在某些哺乳动物呈白色），即通常所说的脂肪组织，主要分布在皮下、网膜和系膜等处，参与能量代谢，并具有产生热量、维持体温、缓冲保护和支持填充等作用；② BAT（棕色脂肪组织）：呈棕色，新生儿及冬眠动物较多。

营养过剩和肥胖会导致脂肪组织的形态和结构发生重大变化。

1. WAT

(1)一般组织学特征：WAT 由多种细胞和非细胞成分组成，按体积计算，白色脂肪细胞占有最大比例，但白色脂肪细胞被组织成小叶，小叶由疏松结缔组织基质支撑。常规固定和染色显示其具有球形或椭圆形轮廓。用常见的亲脂性染料对 WAT 进行染色，可发现脂肪细胞中较大的脂质滴居中。WAT 除了白色脂肪细胞，还有前脂肪细胞、巨噬细胞、成纤维细胞、间充质细胞等。在肥胖症患者的 WAT 中可见大量的炎症细胞，其数量会随肥胖程度改变。肉眼观察脂肪组织，还可以比较其颜色的差异，初步判断米色化的程度。

(2)组织重量：通过称重了解脂肪组织在不同模型中重量的变化。

(3)光学显微镜：大多数成熟的白色脂肪细胞含有单个大的中央脂滴，周围有薄缘的细胞质，光学显微镜无法分辨其内容物。细胞核通常位于外周，为扁平或受压结构，形成外周隆起，部分形成白色脂肪细胞的"印戒标记"。

(4)电子显微镜：成熟和发育中的白色脂肪细胞的精细结构已被许多研究者报道。大的载脂脂肪细胞以典型的三层质膜为界，膜上镶嵌着许多直径为 45nm 的质膜内陷(微胞囊)。质膜外是连续的、薄的、电子致密的纤维层，其结构类似于毛细血管内皮周围的基底层。位于大的中央脂滴外周的细胞质边缘包含多种细胞器，与大多数哺乳动物细胞中发现的细胞器相似。大量的丝状、球形的线粒体，以及高度多形性的线粒体，在细胞质中随机分布。这些细胞器内部结构简单，嵴均匀分布于致密基质中。偶尔，在线粒体基质中发现直径约 25nm 的电子致密颗粒。细胞器也包含在细胞质边缘(在靠近细胞核的较厚区域最明显)的滑面内质网、分散的核糖体和一个小的高尔基体。在成熟的白色脂肪细胞中仅偶尔看到粗面内质网、多囊性的致密体、微管和微丝以及糖原颗粒。禁食动物的白色脂肪细胞中可见细胞质细胞器能更好地可视化展现，其中脂质的损失增加，脂肪细胞从大球体转变为小星状。因此，线粒体和其他细胞器如多囊体、质膜内陷和滑面内质网集中在细胞内。有趣的是，这些细胞的外层是重叠的。通过冷冻断裂法观察到白色脂肪细胞的特征，与常规电子显微镜所见的特征相似；可以清楚地观察到内质网、线粒体和质膜内陷的轮廓。

(5)共聚焦显微镜：由于脂肪中的脂质含量高，通过冷冻或石蜡包埋等传统方法处理的样品切片通常不一致，并且会扭曲脂肪组织的结构，导致对脂肪细胞大小的评估存在偏差。更重要的是，这限制了我们观察脂肪组织中非脂肪细胞的多样性，还会影响我们观察细胞间的相互作用。对原始组织样本进行成像并保持其原始结构的共聚焦显微镜技术可以解决这些问题。成熟的白色脂肪细胞主要由单个大脂滴组成，细胞核和其他细胞器主要位于非常薄的细胞质内。而未成熟的脂肪细胞含有多个小脂质滴，呈现"多眼"外观。随着脂肪细胞的成熟，这些脂质液滴融合并形成圆形的"单眼"液滴。荧光染料 BODIPY 和尼罗红是脂溶性化合物，对于显示脂滴有很好的效果。脂肪细胞膜上分布有许多参与细胞信号转导的受体(例如胰岛素受体)，可以调节脂质的摄取和脂肪酸的运输。其中窖蛋白(caveolin-1)在脂肪细胞膜富集，并广泛存在于脂筏中，为染色和成像提供了极好的靶标。脂滴被 PAT 家族蛋白[脂滴包被蛋白(perilipin)、脂肪分化相关蛋白(ADRP)、47kDa 尾部相互作用蛋白(TIP47)]包围，这些 PAT 蛋白可调节脂质的存储和释放。Perilipin 是白色脂肪中脂质滴的有效标记。围脂滴蛋白的构象改变可以调控脂酶对脂滴的作用。Perilipin 染色消失提示其为死亡白色脂肪细胞或正在凋亡的脂肪细胞。

2. BAT

BAT 的典型组织学切片显示，叶状组织主要包含球形、椭圆形或多边形的"多眼"细胞，细胞核稍偏心。根据动物的生理状态，棕色脂肪细胞直径范围为 8~60μm。BAT 血管供应非常丰富，并且交感神经末梢直接支配着棕色脂肪细胞。每个细胞周围都有一个外部(基底)叶片。这些细胞在寒冷暴露期间的收缩不会像白色脂肪细胞在禁食期间那样扩张明显。棕色脂肪细胞之间也存在间隙连接和电耦合。胶原纤维的精细网络散布在棕色脂肪细胞之间。棕色脂肪细胞最显著的特征是存在大小不同的细胞内脂滴。棕色脂肪细胞的线粒体的特征是大尺寸(直径>0.5μm)和多态性。线粒体大小可以存在很大的变化，并取决于动物的生理状况，例如营养、发育，冬眠和寒冷暴露等。线粒体基质从中密度到高密度不等，并且在某些情况下包含各种密集的内含物。高尔基体通常在 BAT 中不明显，如内质网、微丝和微管的元素一样。棕色脂肪细胞中含有大量的滑面内质网。肉眼观察 BAT 的颜色和大小，可以初步判定其中棕色脂肪细胞的活跃程度。

3. 脂肪的功能检测

(1)脂质合成研究

1)^{14}C 追踪脂质合成：^{14}C 放射性标记技术通过 ^{14}C 同位素替换 C 原子，追踪其在细胞、有机体、生物系统中脂肪酸合成代谢中的含量变化。

2)脂质合成相关转录因子分析(mRNA、蛋白质、修饰、核转位):可通过荧光定量 PCR 和蛋白质印迹法(Western blot,WB)的方式,分别从 RNA 和蛋白质水平检测脂质合成相关转录因子的表达情况。WB 还可用于检测蛋白质磷酸化修饰。使用免疫组织化学的方法,或者提取细胞核 / 细胞质蛋白,可以观察转录因子的核转位情况。常用的脂质合成关键转录因子包括:① SREBF1,SREBF1 在肝脏诱导脂肪生成中起关键作用;② SREBF2,*SREBF2* 基因编码的一种普遍表达的转录因子,通过刺激甾醇调节基因的转录以控制胆固醇稳态;③ PPARγ,是一种 Ⅱ 型核受体,在人类中起转录因子的作用,由 *PPARG* 基因编码。*PPARG* 调节脂肪酸储存和葡萄糖代谢,促进脂肪细胞对脂质的吸收和脂肪生成。

3)脂质合成相关基因(mRNA、蛋白质、修饰、核转位):与脂质合成相关转录因子分析相同,可通过荧光定量 PCR 和 WB 的方式,分别从 RNA 和蛋白质水平检测脂质合成相关基因的表达情况。WB 还可用于检测蛋白质磷酸化修饰。① ACACA:是一种在人类中由 *ACACA* 基因编码的酶。ACC 是一种复杂的多功能酶系统,可催化乙酰辅酶 A 羧化为丙二酰辅酶 A,这是脂肪酸合成的限速步骤。ACC 有 ACC1 和 ACC2 两种。ACC1 在脂肪生成组织中高度富集。② FASN:脂肪酸合酶是一种催化脂肪酸合成的多酶蛋白。其主要功能是在还原型烟酰胺腺嘌呤二核苷酸磷酸(reduced nicotinamide adenine dinucleotide phosphate,NADPH)存在下催化乙酰辅酶 A 和丙二酰辅酶 A 合成棕榈酸酯。③ DGAT1、DGAT2:DGAT 催化甘油二酯和脂肪酰辅酶 A 形成甘油三酯,这种转化对于肠道吸收(即 DGAT1)和脂肪组织形成(即 DGAT2)至关重要。DGAT 催化的反应被认为是甘油三酯合成的终点限速步骤。两种 DGAT 同工酶由基因 *DGAT1* 和 *DGAT2* 编码,没有序列同源性。DGAT1 主要位于小肠的吸收性上皮细胞中,作用是重新组装在肠道吸收过程中通过脂解分解的甘油三酯,然后将它们与胆固醇和蛋白质包装在一起形成乳糜微粒。DGAT2 主要位于脂肪、肝和皮肤细胞中。④线粒体甘油 -3- 磷酸酰基转移酶(glycerol-3-phosphate acyltransferase,GPAM):GPAM 催化甘油酯生物合成中的初始限速步骤,在调节细胞甘油三酯和磷脂水平中起关键作用。⑤ SCD1:又称为 Δ9 去饱和酶(Δ9 desaturase),是一种内质网酶,催化单不饱和脂肪酸(monounsaturated fatty acid,MUFA)形成中的限速步骤,是饱和脂肪酸硬脂酸生产单不饱和脂肪酸油酸的方式。SCD 负责在硬脂酰辅酶 A 中形成双键,特别是硬脂

酰辅酶 A 和棕榈酰辅酶 A 中的油酸和棕榈油酸。油酸盐和棕榈油酸盐是膜磷脂、胆固醇酯和烷基甘油二酯的主要成分。

(2)脂质分解

1)代谢笼:代谢笼用于清醒小鼠,同时测量能量消耗、活动度、间接热量和食物 / 水摄入量。该实验使用代谢室无创测量个体小鼠的 O_2 消耗和 CO_2 产生,并计算呼吸商以反映能量消耗。

2)细胞代谢(Seahorse 法):Seahorse 法检测和量化活细胞中糖酵解和线粒体氧化磷酸化的能力。在哺乳动物细胞中,糖酵解和氧化磷酸化(oxidative phosphorylation,OXPHOS)途径为大部分细胞提供 ATP。OXPHOS 消耗 O_2,升高耗氧率(oxygen consumption rate,OCR),两种途径都可能导致培养基的酸化。通过糖酵解将葡萄糖转化为乳酸产生 H^+,而为 ETC/OXPHOS 提供燃料的三羧酸循环会产生 CO_2,这也会导致培养基酸化。这些反应的总和是细胞外酸化(extra cellular acidification,ECA)的主要驱动力。Seahorse 法同时测量 H^+ 产量和 OCR。通过比较在基础条件下和连续添加线粒体抑制剂(寡霉素和鱼藤酮 / 抗霉素 A)后获得的数据,可以得到总细胞 ATP 产生率和 OXPHOS、糖酵解途径各自的 ATP 产生率。

3)脂质分解的生化检测:脂肪分解最直接的检测方式是测量脂肪组织等释放的脂肪分解产物,游离脂肪酸和甘油的含量。

4)质谱法:质谱法可以确定脂质分解的具体产物种类,灵敏度高,能获得各物质的定量结果。

5)线粒体功能检测:线粒体功能的传统检测方法包括测量耗氧量的 Clark 型电极探针、Seahorse 法、用于量化总能量代谢的发光 ATP 测定,以及用于确定代谢活性的 MTT 或 Alamar Blue。

Clark 电极测量线粒体耗氧量。尽管耗氧量是线粒体功能的一个重要指标,但无法根据它了解生物能量平衡中其他途径(如糖酵解)的状态。

ATP 测定非常敏感,但它们不是线粒体功能的理想指标,因为细胞倾向于动态地维持特定的 ATP 水平并相应地调整新陈代谢。因此,ATP 水平的变化通常只能在病理生理变化期间检测到。此外,垂死或死亡细胞中的残留 ATP 可造成测量误差。ATP 测定的两个最大缺陷是它不测量 ATP 周转率,并且无法确定特定能量产生途径对总 ATP 产量的相对贡献。

MTT/XTT 和 Alamar Blue 用于测量细胞代谢活性、细胞活力、增殖能力和细胞毒性,不如 ATP 检测灵敏。

（3）BAT 相关研究方法

1）冷刺激：非颤抖产热（non-shivering thermogenesis，NST）指"通过不涉及骨骼肌收缩的过程进行代谢能量转换而产生的热量"，主要涉及由交感神经活动触发的 BAT 供能的物质代谢。通常将 NST 定义为暴露在冷刺激下的反应，代谢热量的产生高于正常基础水平的增加。在小型哺乳动物（例如小鼠和大鼠）中，NST 涉及专门的产热器官 BAT，同时 WAT 能够响应于冷刺激成为产热组织即白色脂肪米色化。在较大型哺乳动物（例如成年人类）中，经典 BAT 在 NST 中的作用尚不确定，但成年人有类似 BAT 的脂肪组织，能在冷刺激时显著提高其产热能力。

2）红外测温：一种无创的温度测量方法，无须对小鼠进行麻醉或接触，同时在测量体温时可保持与直肠探头相同的准确率，可以用来检测身体不同位置的温度进而比较不同动物模型的产热情况。

3）米色化基因分析：BAT 拥有许多特殊功能，使其能够作为体温调节器官。除了多房脂滴中的脂质储存外，棕色脂肪细胞线粒体内膜含有丰富的 UCP1，将底物氧化与 ATP 产生分离，从而产生热量。BAT 的高血管化允许充足的底物和氧气供应以及体内热量的有效分布。

与棕色脂肪细胞存在相关的基因包括 Myf5、PRDM16、BMP-7、BMP-4 和 Zic1，而跨膜蛋白 26（transmembrane protein 26，TMEM26）、CD137 和 T-框蛋白 1（T-Box 1，TBX1）被认为是米色细胞表达的独特标记。

4）交感神经切除术：目前对 BAT 及 WAT 米色化的研究将有助于利用这些组织的产热潜力以抑制目前全球肥胖症患者增加的趋势。

经典的非颤抖性产热，包括在寒冷中急性激活 BAT 和在长时间暴露于寒冷中时组织发生变化，许多研究已经证明神经支配在这个过程中的重要性，甚至必不可少。通过手术使脂肪组织去神经支配可使冷刺激诱导的产热效应缺失，例如冷刺激诱导的独特产热蛋白，即位于线粒体内膜的 UCP1 的表达，棕色脂肪细胞分化增强，组织中细胞增殖增加。

5）β受体阻滞剂（BAT 产热作用）：BAT 中的非颤抖性产热是由交感神经末梢释放去甲肾上腺素引发的。去甲肾上腺素主要与 β₃ 受体结合，该信号的转导通过涉及腺苷酸环化酶的第二信使途径介导。

β受体阻滞剂可以抵消神经对 BAT 产热的影响，是研究 BAT 功能的一种方法。

（4）脂肪酸β氧化：可通过荧光定量 PCR 和 WB 的方式，分别从 RNA 和蛋白质水平检测脂肪酸β氧化相关基因（mRNA、蛋白质、修饰、核转位）的表达情况。WB 还可用于检测蛋白质磷酸化修饰。常用的基因如下：① PPARα。PPAR 是一组核受体蛋白，它们作为转录因子调节基因的表达。PPARα 在肝脏、肾脏、心脏、肌肉、脂肪组织等中表达，调节参与脂肪酸β氧化的基因表达，并且是能量稳态的主要调节因子。② CPT1α。CPT1 是一种线粒体酶，负责通过催化长链脂肪酰基辅酶 A 的酰基从辅酶 A 转移到左旋肉碱以生成酰基肉碱，但其他脂肪酸也可能是底物。③酰基辅酶 A 脱氢酶 C4-C12 直链（acyl coenzyme A dehydrogenase，C4-to-C12 straight chain，ACADM）。酰基辅酶 A 脱氢酶对于分解中链脂肪酸至关重要。④超长链酰基辅酶 A 脱氢酶（acyl coenzyme A dehydrogenase very long chain，ACADVL），通过在脂肪酸中形成 C2-C3 反式双键来催化大部分脂肪酸的β氧化。极长链酰基辅酶 A 脱氢酶（very long-chain acyl-CoA dehydrogenase，VLCAD）专门作用于超长链脂肪酸，通常是 C16-酰基辅酶 A 和更长的脂肪酸。在患有 VLCAD 缺陷的小鼠中，肝脏中几乎没有蛋白质过度乙酰化，说明 VLCAD 蛋白也是该生物系统中蛋白质乙酰化所必需。

（5）脂质转运和分布

1）脂质转运相关基因：① CD36，该蛋白本身属于 B 类清道夫受体家族，包括选择性胆固醇酯摄取受体、B 类清道夫受体 I 型（scavenger receptor class B type I，SR-B I）和溶酶体整合膜蛋白 II（lysosomal integral membrane protein II，LIMP-II）。CD36 与许多配体相互作用，包括 I 型和 IV 型胶原蛋白、血小板反应蛋白、被恶性疟原虫寄生的红细胞、血小板凝集蛋白 p37、氧化低密度脂蛋白和长链脂肪酸。② ApoB，是乳糜微粒、极低密度脂蛋白、中密度脂蛋白和低密度脂蛋白（当涉及心脏病和血管疾病时，通常称为"坏胆固醇"）的主要载脂蛋白，负责携带脂质（包括胆固醇），经血液循环到达所有组织内。③ SLC27A1。长链脂肪酸转运蛋白 1（FATP1）是一种在人体中由 SLC27A1 基因编码的蛋白质。FATP1 促进脂肪酸（fatty acid，FA）摄取并协调 FA 代谢。尽管存在争议，但大多数证据表明 FATP1 增强 FA 氧化并抑制肌肉组织中的脂质累积，而促进脂肪细胞和组织中的 FA 酯化和脂质累积。然而，FATP1 对肌肉组织和细胞中 FA 代谢似乎具有几乎相反的影响，需要进一步研究其功能。因此，FATP1 被普遍作为脂肪细胞中脂质累积的促进剂和肌肉细胞中脂质累积的抑制剂。

2）¹⁴C 追踪脂质代谢：利用放射性同位素 ¹⁴C 可追踪分析脂质的分布和在细胞内的代谢，已经用于体内和培养细胞中矢量标记，以评估脂质代谢的动态变化。

三、脂肪组织的细胞功能学研究

(一)细胞学研究

1. 氧化应激　由于肥胖症患者体内的抗氧化剂来源〔包括超氧化物歧化酶(superoxide dismutase,SOD)、谷胱甘肽过氧化物酶(glutathione peroxidase,GSH-Px)和过氧化氢酶(catalase,CAT)、维生素 A、维生素 E、维生素 C 和 β 胡萝卜素〕水平偏低,导致他们对氧化损伤的敏感性更高。与正常体重者相比,肥胖症个体的 SOD 活性显著降低。补充抗氧化剂可以减少活性氧(reactive oxygen species,ROS)和氧化应激,降低肥胖症相关的并发症风险,并恢复脂肪因子的表达。

氧化应激可以通过测量 DNA/RNA 损伤、脂质过氧化和蛋白质氧化/硝化水平来间接测量。这些氧化应激标记比活性氧更持久。

(1)DNA/RNA 损伤:有几种类型的 DNA/RNA 损伤可以作为氧化应激标记进行测量。8-羟基脱氧鸟苷(8-OHdG)是最常用的氧化应激 DNA 损伤标志物。彗星试验、无嘌呤/无嘧啶位点试验和醛诱导损伤试验可作为可能与氧化应激相关的 DNA 损伤的间接测量方法。

(2)脂质过氧化:丙二醛(malondialdehyde,MDA)是氧化应激最常用的脂质标志物。它通过多不饱和脂肪酸的过氧化形成,通常使用硫代巴比妥酸反应物法(thiobarbituric acid reactive substance assay,TBARS)进行量化。TBARS 测定对 MDA 并不完全特异,因为其他醛也会通过测定产生信号,但是 TBARS 测定通常比使用高压液相色谱法(high performance liquid chromatography,HPLC)测量 MDA 更方便。MDA 的竞争性酶联免疫吸附测定(enzyme linked immunosorbent assay,ELISA)也可用。其他脂质过氧化标志物包括 4-羟基壬烯酸(4-hydroxynonenal,4-HNE)、8-异前列腺素、脂质氢过氧化物和氧化的低密度脂蛋白。

(3)蛋白质氧化/硝化:蛋白质的氧化损伤以蛋白质羰基化和蛋白质硝化(3-硝基酪氨酸)的形式发生。活性氧还可以导致 AGE 和晚期氧化蛋白产物(advanced oxidation protein product,AOPP)的形成。抗氧化剂:抗氧化酶和其他氧化还原分子可消除引起氧化损伤的活性氧。有三类抗氧化剂用作氧化应激标记:小分子、酶和蛋白质(如白蛋白)。

(4)总抗氧化能力:有多种方法可用来测量样品的总抗氧化能力。最常见的总抗氧化能力测定之一是 Trolox 等效抗氧化能力(Trolox equivalent antioxidant capacity,TEAC)测定。氧自由基抗氧化能力(oxygen radical absorbance capacity,ORAC)测定是另一种常见的氧化应激测定,它通过测量抗氧化剂减少 ROS 对荧光染料的淬灭的能力来测量抗氧化能力,也可以根据特定分析物的水平衡量抗氧化活性;例如,通过检测谷胱甘肽(glutathione,GSH)和氧化型谷胱甘肽(GSSG)的相对水平。GSH 被认为是内源性抗氧化剂中含量最丰富的分子。GSH 被氧化为氧化型谷胱甘肽(GSSG),后者在谷胱甘肽还原酶的催化下,又生成 GSH。还可根据氧化应激水平测量抗氧化酶的活性水平,例如谷胱甘肽硫转移酶(glutathione S-transferase,GST)和超氧化物歧化酶。

2. 自噬的改变　自噬是细胞中一个分解代谢不必要的和/或功能失调的细胞内成分的高度保守的质控过程,细胞通过这种方式减轻压力并维持细胞内稳态。自噬对营养状况的变化很敏感,尤其是高脂肪和/或热量过多的饮食摄入。自噬的变化可能会对局部代谢活跃的器官甚至整个机体代谢造成负面影响,通过内分泌机制造成代谢失调。自噬的增强或抑制均见于包括肥胖症和糖尿病在内的代谢性疾病,这可能归因于遗传和表观遗传因素、环境因素和能量代谢失衡。

可以通过两种不同的方法监测自噬:①直接观察自噬相关结构及其变化;②定量蛋白质和细胞器的自噬/溶酶体依赖性降解。在单个时间点对自噬结构进行静态分析通常会导致解释不准确。为了准确估计自噬活性,必须确定自噬通量,其定义为自噬降解量。即使在培养的细胞和模型生物中监测自噬通量仍然很复杂,目前在人类中尚不可行。

3. 内质网应激　内质网应激是肥胖引起胰岛素抵抗的关键机制。内质网的稳态对细胞至关重要。内质网应激发生时,会造成错误折叠蛋白质的累积和/或对蛋白质折叠能力的降低。

内质网应激可以通过监测内源性未折叠蛋白反应(unfolded protein response,UPR)的各种成分的激活/上调间接测量。这涉及使用定量反转录 PCR(quantitative reverse transcriptase-mediated PCR,qRT-PCR)或免疫印迹技术分别检测 UPR mRNA 和蛋白质水平的变化。这种策略的优点是方法成熟,所需的分子工具很容易获得。然而这种方法本质上是回顾性的,因为内质网应激标志物是在处理细胞数小时后量化的。

也可以通过向感兴趣的细胞中插入外源传感器检测 UPR 激活。这些包括分泌型碱性磷酸酶(secreted alkaline phosphatase,SEAP)、XBP1-Venus 融合分子和含有 XBP1 或 ATF6 结合位点的报告分子。SEAP 和 XBP1-Venus 系统已被证明在体内和细胞实验中均有效。这些检测系统的局限性在于它们需要引入外源的转基因报告分子。

4. 细胞凋亡　在肥胖症的发展过程中,脂肪组织无法充分扩张,引发脂肪细胞凋亡、ATM 募集以及胰岛素抵抗、血脂异常和肝脂肪变性的发展。

通过使用荧光标记的膜联蛋白 V 测量质膜上磷脂酰丝氨酸的外翻以检测细胞凋亡。此外,可以通过检测多种细胞凋亡相关蛋白以衡量脂肪细胞凋亡程度。

5. 细胞焦亡　焦亡是溶解性程序性细胞死亡的一种高度炎症形式,已进化为去除细胞内病原体的一种方式,并具有独特的形态,即导致细胞爆炸的质膜孔的形成。它最常在细胞内发生病原体感染时发生,并且可能形成抗菌反应的一部分。细胞焦亡也在包括肥胖症在内的多种慢性炎症性疾病中发生。

细胞失去膜完整性并裂解时,释放通常维持在细胞质中的乳酸脱氢酶(lactate dehydrogenase,LDH)。可通过测量细胞质酶 LDH 的释放来评估焦亡细胞的裂解。

6. 铁死亡　与其他众所周知的程序性细胞死亡模式相比,铁死亡是一种独特的细胞死亡模式,其特征是铁依赖性过氧化脂质和 ROS 的过度累积。铁死亡由谷胱甘肽依赖性抗氧化防御的失败引发,导致不受控制的脂质过氧化和最终的细胞死亡。亲脂性抗氧化剂和铁螯合剂可以防止铁死亡细胞死亡。肥胖症可诱导铁死亡和铁死亡抑制剂 Fer-1,从而抑制肥胖引起的小鼠肝肾损伤。

目前尚无能够将铁死亡和非铁死亡的细胞坏死区分开的标志物和方法。铁死亡通常是一种受调控的细胞坏死,它缺乏细胞凋亡的形态特征(例如,细胞皱缩和质膜产生小泡)。相反,在大多数铁死亡细胞中通常观察到细胞坏死的形态,例如细胞扩大和质膜破裂。

在发生铁死亡的细胞内,可检测到铁的沉积、脂质过氧化、抗氧化机制的缺失;前列腺素内过氧化物合酶 2 (prostaglandin-endoperoxide synthase 2,*PTGS2*)基因、谷胱甘肽特异性 γ- 谷氨酰环转移酶 1(cation transport regulator like protein 1,*CHAC1*)基因上调;*NFE2L2* 靶基因激活。UPS 和自噬途径都参与铁死亡敏感性的调节,其中抗铁死亡蛋白的自噬降解是一个能够表征铁死亡敏感性的指标。

(二)血液学研究

1. 血清(浆)瘦素测定　瘦素是脂肪组织分泌的激素。血清(浆)瘦素的水平和体脂肪量密切相关。常用双抗夹心 ELISA 法测量,样品或标准品的瘦素会与加入的生物素化的瘦素抗体及包被于酶标板上的单抗结合,形成免疫复合物,游离的成分被洗去;加入辣根过氧化物酶标记的亲

和素,亲和素与生物素特异性结合,游离的成分被洗去。加入显色剂,若反应孔中有瘦素,辣根过氧化物酶会使无色的显色剂变蓝,加终止液变黄。在 450nm 处测光密度(optical density,OD),瘦素浓度与 OD_{450} 值之间呈正相关,可通过绘制标准曲线求出标本中瘦素浓度。动物血清(浆)瘦素的水平越高,代表动物肥胖程度越高。

2. 血清(浆)甘油三酯、总胆固醇、HDL、LDL、NEFA 的测定　血清(浆)甘油三酯、总胆固醇、高密度脂蛋白(high-density lipoprotein,HDL)、低密度脂蛋白(low-density lipoprotein,LDL)、非酯化脂肪酸(non-esterified fatty acid,NEFA)均为血清(浆)中的脂类物质,总称为血脂。一般通过甘油磷酸氧化酶 / 过氧化物酶(GPO/PAP)法测定血浆中的甘油三酯和胆固醇水平,反应生成醌亚胺,在 490nm 处测 OD 值,可通过绘制标准曲线求出标本中甘油三酯和胆固醇浓度。甘油三酯是人体内含量最多的脂质,在脂肪组织中贮存。总胆固醇是指血液中所有脂蛋白所含胆固醇之总和,其血清浓度可作为脂代谢的指标。

对于血清(浆)HDL 和 LDL,一般通过两步反应法测量,先通过第一个反应消除不需要测定的脂蛋白,然后通过酶促反应产生颜色产物,在 546nm 处测 OD 值,可通过绘制标准曲线求出标本中 HDL 和 LDL 浓度。HDL 可通俗地理解为"好"胆固醇,是抗动脉粥样硬化的胆固醇;LDL 与 HDL 相反,可以理解为"坏"胆固醇,促进形成动脉粥样性硬化斑块。通常在肥胖动物模型中,HDL 水平下降,LDL 水平上升。

游离脂肪酸,别名非酯化脂肪酸,是脂肪水解产物,样品或标准品通过酶促反应生成 H_2O_2,然后通过过氧化物酶生成有色底物,在 546nm 处测 OD 值,可通过绘制标准曲线求出标本中 NEFA 浓度。血清(浆)NEFA 水平可以反映脂代谢的情况,升高代表脂肪分解增加。

(三)非酒精性脂肪性肝病研究

1. 肝脏相关指标　非酒精性脂肪性肝病(nonalcoholic fatty liver disease,NAFLD)通常被认为是代谢综合征的肝脏表现,代谢综合征的特征存在以下至少三个标准:BMI 和腰围升高、血脂异常、胰岛素抵抗和 / 或 T2DM 和高血压。NAFLD 定义为在影像学或组织学上发现肝脏脂肪变性(超过肝脏总重量的 5%),排除肝脏脂肪堆积的继发性原因。

2. 组织病理学检查　苏木精 - 伊红染色(hematoxylin-eosin staining,HE 染色):细胞核呈蓝色,细胞质呈粉红色。

(1)冰冻切片油红 O 染色:甘油三酯等中性脂质染成红色,用于识别微泡性脂肪变性。

(2)Masson 染色:角蛋白和肌肉纤维呈红色,胶原蛋白和骨骼呈蓝色或绿色,细胞质以及深棕色至黑色细胞核呈

浅红色或粉红色。一般用于检测组织纤维化的程度。

（3）Sirius red 染色：胶原纤维呈红色，细胞核、细胞质、肌纤维、红细胞呈黄色。用于检测组织纤维化的程度。

（4）F4/80 染色：F4/80 也称小鼠含生长因子样模体黏液样激素样受体（mouse EGF-like module-containing mucin-like hormone receptor 1，EMR1），是一种细胞表面糖蛋白，通常被作为成熟小鼠巨噬细胞标志物，该蛋白表达于多种成熟的巨噬细胞中，如库普弗细胞、朗格汉斯细胞、小神经胶质细胞以及位于腹膜、肠固有层、脾脏红髓、肺、胸腺、骨髓基质中的巨噬细胞。

3. 转氨酶　对于转氨酶，通常评价的是谷草转氨酶（glutamic-oxaloacetic transaminase，GOT）和谷丙转氨酶（glutamic-pyruvic transaminase，GPT）的血清（浆）活性。一般通过样品或标准品催化反应产生丙酮酸，丙酮酸与2,4-二硝基苯肼（2,4-dinitrofenylhydrazin，DNPH）反应生成2,4- 二硝基苯腙，在碱性条件下呈棕红色。在 450nm 处测 OD 值，可通过绘制标准曲线求出标本中 GOP 和 GPT 活性。动物肝细胞 GOT 和 GPT 活性很高，当肝细胞坏死时，GOT 和 GPT 释放到血液中，血清（浆）GPT 活性显著增高。肥胖动物模型往往伴随有代谢紊乱，血清（浆）GOT 和 GPT 升高，是肝损伤的关键指标。

（四）糖代谢研究临床指标测定

1. 血糖　血液葡萄糖浓度，一般通过从动物尾部尖端的切口处取血，并通过血糖测试仪立即检测葡萄糖浓度。

2. 口服葡萄糖耐量试验（oral glucose tolerance test，OGTT）　一般先将动物禁食 16 小时，再通过管饲法向胃内灌注葡萄糖（1~3g/kg 体重）。在葡萄糖给药后的第 0 分钟、15 分钟、30 分钟、60 分钟、90 分钟和 120 分钟从尾部尖端的切口处取血，并立即检测葡萄糖浓度，记录数据并形成时间 - 血糖变化曲线，再计算葡萄糖曲线下面积（area under curve，AUC）。肥胖动物模型一般伴随葡萄糖耐量降低，与对照组相比，AUC 增加代表糖耐量降低，AUC 改善代表糖耐量恢复。

3. 胰岛素耐量试验（insulin tolerance test，ITT）　一般先将动物禁食 6 小时，然后以 0.75~2.0IU/kg 的剂量腹腔注射胰岛素。在 0 分钟、30 分钟、60 分钟、90 分钟和 120 分钟时从尾部尖端的切口处取血液用于测定葡萄糖浓度，记录数据并形成时间 - 血糖变化曲线，通过曲线比较注射胰岛素后的血糖水平。

4. 血清（浆）胰岛素和稳态模型评估胰岛素抵抗指数　血清（浆）胰岛素浓度常用双抗夹心 ELISA 法测量，样品或标准品的胰岛素与加入的生物素化的胰岛素抗体及包被于酶标板上的单抗结合，形成免疫复合物，游离的成分被洗去；加入辣根过氧化物酶标记的亲和素，亲和素与生物素特异性结合，游离的成分被洗去。加入显色剂，若反应孔中有胰岛素，辣根过氧化物酶会使无色的显色剂变蓝，加终止液变黄。在 450nm 处测 OD 值，胰岛素浓度与 OD_{450} 值之间呈正相关，可通过绘制标准曲线求出标本中胰岛素浓度。肥胖动物模型的血清（浆）胰岛素水平一般增高。

稳态模型评估胰岛素抵抗指数（homeostatic model assessment of insulin resistance，HOMA-IR）反映了胰岛素敏感性。HOMA-IR 的计算公式为：HOMA-IR=［空腹胰岛素（mU/L）］×［空腹血糖（mmol/L）］/22.5。肥胖动物模型的 HOMA-IR 一般升高，胰岛素敏感性增加。

5. 高胰岛素 - 正常葡萄糖钳夹试验　一般先将动物禁食 4 小时，然后进行 2 小时的高胰岛素 - 正常葡萄糖钳夹试验。在胰岛素输注 5 分钟后，开始输注 20% 的葡萄糖，以将血糖控制在 15mmol/L。每隔 5 分钟测量一次血浆葡萄糖水平，并通过输注 20% 葡萄糖将其维持在 15mmol/L。每隔 5 分钟记录一次葡萄糖输注速率（glucose infusion rate，GIR）。肥胖动物模型的 GIR 一般升高。

执笔：尹悦　冯天歌　王贤锋

指导：张炜真

第五节　肥胖症的动物模型

一、概述

肥胖动物模型是开展肥胖症相关基础研究的主要实验对象和研究载体，借助于动物模型，研究人员可以在整体水平上进行肥胖症发生发展相关病理生理机制的研究，并探索肥胖症预防或治疗的方式方法。动物模型应用于代谢领域的研究历史悠久，其中狗是较早被广泛使用的动物模型，并取得显著科研成果，广为熟知的是伊万·巴甫洛夫利用狗进行胃分泌物的相关研究，于1904年获诺贝尔奖，而弗雷德里克·班廷和查尔斯·贝斯特在动物研究中发现胰岛素，于1923年获诺贝尔奖。

随着科技发展，肥胖动物模型种类也不断丰富，目前已有多种动物应用于肥胖症相关研究，包括非哺乳动物斑马鱼、秀丽隐杆线虫、果蝇等，哺乳动物如大小鼠啮齿动物，猪、狗以及恒河猴、狒狒等灵长类动物。近30年以来，大鼠、小鼠等啮齿动物在肥胖症研究领域被广泛使用，并取得显著进展，如发现了瘦素和胃饥饿素在能量平衡的调控作用。不同动物模型具有不同的特点，包括优势和局限性，本章节将对肥胖症研究领域常见动物模型的不同特点做一概述。

二、非哺乳动物模型

非哺乳动物用于肥胖症相关研究，比较常见的有斑马鱼、秀丽隐杆线虫、果蝇等。这类动物模型主要优点为寿命短，缩短了肥胖症长期和跨代后果相关的研究周期；便于对研究动物进行高通量分析，通过基因编辑对目标基因进行相关研究。

目前可以实现通过饮食诱导蛔虫线虫、黑腹果蝇和斑马鱼的肥胖模型。而全基因组基因筛选也已经确定了黑腹果蝇、秀丽隐杆线虫体内参与调控脂肪累积和功能的基因。

此外，获取这类动物经济成本较低，也是其应用于研究的一大优势。这类模型的局限性在于与人类的生理解剖差异大。总的来说，非哺乳动物种拥有哺乳动物中发现的多种体重控制和能量平衡途径，是进一步在高等生物开展更详细研究之前的重要基础研究工具。

三、啮齿动物模型

大鼠、小鼠等啮齿动物，是研究代谢紊乱最广泛使用的临床前动物模型。作为哺乳动物，啮齿动物生理比非哺乳动物更接近人类，因而得到更广泛的使用。以小鼠为例，目前约60%的临床前动物研究是在小鼠身上进行的。小鼠体型小，生殖周期适中，出生后4~8周内达到性成熟，妊娠期只需3周，繁殖产量约为6~12只幼崽/胎（取决于具体品系）。此外用于测量小鼠表型的标准化方法和设备选择性较多。这些特性使小鼠成为研究人员的经济选择。啮齿动物肥胖模型主要包括饮食诱导肥胖动物模型、遗传肥胖动物模型、手术或药物诱导肥胖动物模型等。

（一）饮食诱导肥胖动物模型

饮食诱导肥胖的典型模式是实验动物（如大鼠或小鼠）可以随意摄入富含脂肪或糖的高热量食物，以发展成肥胖（或伴有高血糖、高血脂等代谢紊乱）表型。饮食诱导肥胖与人类肥胖自然发展过程最为相似，在肥胖症研究领域广为使用。此类动物模型的影响因素主要包括饮食模式、动物性质及特征等。

1. 饮食模式 饮食诱导肥胖动物模型最常用的是高脂饮食模式，即实验用鼠可以不受限制地摄入脂肪含量高达60%的高热量饲料，2~4周后体重明显增加，16~20周体重达峰值，出现肥胖表型，伴或不伴糖尿病、高脂血症、脂肪肝等其他代谢紊乱疾病。不同研究选取食物成分有所差异，常见 cafeteria diets、fat or sugar choice diets 饮食模式，前者为动物提供有甜味、咸味、高脂或高糖的固体食物，后者允许动物在饱和脂肪、30%的糖水和标准饲料中自由选择进食。两种模式在肥胖症建模方面均显示出效果。

饮食模式细节差异会显著影响实验动物代谢参数和实验结果。例如，与植物脂肪相比，大鼠摄入动物来源（如猪油）的高脂饮食更容易出现肥胖症和胰岛素抵抗。即使是细微的修改，例如不饱和脂肪酸与饱和脂肪酸的比例、食物的物理形式（液体与固体）的变化，也会导致不同的高脂饮食诱导肥胖症的结果。食物颗粒的质地和硬度也是不可忽视的影响因素，一项研究表明，以粉状低脂饮食喂养的小鼠会自发地产生过多的脂肪。考虑到这些因素，部分饮食诱导肥胖反应可能取决于食物质地的改变，而不是常规营养素成分的改变，因为高脂饮食中的食物颗粒通常比相应对照饮食食物颗粒更软。

高脂饮食诱导肥胖症研究中，饮食标准化、饮食成分详细说明、饮食模式严格管理非常重要。实验用粮应由明确的纯化原料组成，并保证同类食物不同生产批次的营养成分高度统一。

2. 动物性质及特征 用于饮食诱导肥胖的啮齿动物，因其品系、性别、周龄的不同而出现差异。

（1）品系：以近交小鼠为例，不同品系对高脂饮食诱导肥胖的敏感性存在差异。饮食诱导下，C57BL/6J 小鼠容易出现体重增加、严重肥胖症和胰岛素抵抗，因而被广泛用作饮食诱导肥胖模型。而 SWR/J 和 A/J 小鼠则不太容易受到饮食诱导的影响，因此成为研究人类肥胖症抵抗的有益模型。大鼠对饮食诱导肥胖症的敏感性也取决于各自品系。实验室普遍使用的大鼠品系（Sprague Dawley、Wistar 和 Long-Evans）是属于远交系，因此具有多样的遗传变异，例如 Sprague Dawley 大鼠在高脂饮食引起的体重增加中表现出多样性特点。

(2)性别：雄性小鼠更容易受到高脂饮食的影响，比雌性小鼠更快、更大程度地发展为肥胖症。相比之下在大鼠中，高脂饮食诱导肥胖的进展在雄性和雌性之间则呈现更高的一致性。相比于体重增加，在饮食诱导的胰岛素抵抗和葡萄糖耐受不良表型方面，小鼠、大鼠性别差异更为明显，雄性小鼠和雄性大鼠受影响更大。因此，考虑性别差异是肥胖症研究中的常态。

(3)周龄：代谢研究中最常用的 C57BL/6J 小鼠的体重随着年龄的增长而增加，在约 9 月龄时达到峰值。与 3 月龄的 C57BL/6J 小鼠相比，22 月龄的小鼠体重、脂肪含量增加，肌肉量减少。饮食干预研究开始时的周龄是影响因素，例如高脂饮食时小鼠周龄太小(<8 周)，之后的肥胖表型发展就不会特别明显。

(二)遗传肥胖动物模型

遗传因素是肥胖症发生发展的重要影响因素之一。遗传因素起关键作用的肥胖动物模型包括单基因遗传肥胖动物模型、多基因遗传肥胖动物模型，以及转基因肥胖动物模型。本节主要介绍前两种模型。

1. **单基因遗传肥胖动物模型**　啮齿动物与代谢调控密切相关的基因发生突变可以出现相关疾病的表型。常见啮齿动物单基因遗传肥胖模型有 ob/ob 小鼠、db/db 小鼠、Zucker 大鼠、Koletsky 大鼠等。

ob/ob 小鼠编码瘦素的基因有一个自发突变，因而不能正常分泌具有生物活性的瘦素。db/db 小鼠则是编码瘦素受体基因自发突变，因而在接收瘦素信号方面存在缺陷。当 ob/ob 小鼠、db/db 小鼠处于相同的遗传背景时，缺乏瘦素产生(ob/ob)或缺乏瘦素感知(db/db)会引发几乎相同的表型。然而通常情况下，ob/ob 小鼠维持在 C57BL/6J 的遗传背景，而 db/db 小鼠维持在 C57BLKS/J 遗传背景，这种背景差异导致了 ob/ob 小鼠特征表现为重度肥胖，而 db/db 小鼠特征表现为严重糖尿病。

C57BL/6J 遗传背景下，ob/ob 小鼠摄食过多和能量消耗减少，较早出现肥胖表型，该小鼠模型棕色脂肪组织(BAT)的非颤抖产热减少，并会出现高胰岛素血症、胰岛素抵抗、轻度高血糖。此外，ob/ob 小鼠不育，循环皮质酮水平升高，患有甲状腺功能减退，生长激素水平不足，导致线性生长发育迟缓。而在 C57BLKS/J 遗传背景下，ob/ob 小鼠血糖明显升高、胰岛萎缩，罹患糖尿病，导致过早死亡。

C57BLKS/J 遗传背景下，db/db 小鼠很大程度上囊括了 ob/ob 小鼠的肥胖表型，db/db 小鼠食欲过盛、能量消耗减少，较早出现肥胖。db/db 小鼠体温过低，生长激素缺乏、

线性生长减少，并且不育。此外，db/db 小鼠瘦素水平明显升高。db/db 小鼠早在 10 日龄时就可以被检测到高胰岛素血症，并且胰岛素水平会持续增加，直到 3 月龄。3 个月后，db/db 小鼠胰岛素水平伴随着胰岛 β 细胞萎缩而显著下降。db/db 小鼠血糖明显升高(血糖>400mg/dl)，持续的高血糖会导致 db/db 小鼠 5~8 月龄时过早死亡。与上述表现不同的是，C57BL/6J 遗传背景下的 db/db 小鼠尽管明显肥胖，但仅表现出轻微的糖尿病症状，并有正常的寿命。

与 db/db 小鼠模型类似，有些大鼠模型在瘦素信号接收方面也存在自发缺陷。肥胖的 Zucker 大鼠瘦素受体基因突变导致受体被困在细胞内，瘦素信号转导减弱。Koletsky 大鼠也称为自发性高血压肥胖大鼠，由于瘦素受体基因点突变而缺乏功能性瘦素受体。这些大鼠出现过度进食和病态肥胖，并且能量消耗降低、葡萄糖耐量降低、胰岛素敏感性降低和线性生长迟缓。

ZDF 大鼠是通过高血糖肥胖 Zucker 大鼠的选择性繁殖而获得的。ZDF 大鼠在胰岛 β 细胞转录机制中携带常染色体隐性遗传缺陷，该缺陷独立于 *LepR* 突变，由此产生的动物模型是一种患有严重糖尿病的肥胖症，具有持续和早发性高血糖症，并进展为胰岛 β 细胞死亡、低胰岛素血症和过早死亡。

总体而言，单基因肥胖动物模型对于了解人类特异性基因功能和单基因肥胖形式很有价值，并且已成为现代药物研发的重要研究工具。例如研究人员经常在 C57BL/6J 背景上使用 ob/ob 小鼠模型来评估新型抗肥胖症药物抑制食欲的效力。

2. **多基因遗传肥胖动物模型**　肥胖症发生发展受遗传因素的影响，目前已经确定了 100 多个肥胖症相关基因。一般人类肥胖症是一种多基因疾病，具有很大程度的个体间异质性。因此，多基因肥胖啮齿动物模型对于更好地研究捕捉人类状况非常重要。

C57BL6/J 是一种多基因易肥胖的小鼠品系，广泛用于实验中，这些小鼠在进入致肥胖环境时会出现食欲过盛引起的肥胖。然而，不同的研究观察到 C57BL6/J 小鼠对高脂饮食诱导肥胖的反应存在异质性。在致肥胖环境中，大约 60% 的 C57BL6/J 小鼠体重会增加，而其他小鼠的体重与喂食标准饮食的对照小鼠相当。

与 C57BL6/J 小鼠类似，约 50% 的远交 Sprague Dawley 大鼠在高脂饮食诱导下出现肥胖症；其余的对饮食诱导肥胖有抵抗力。当喂食低脂食物时，易患饮食诱导肥胖(diet-induced obesity prone,DIO-P)大鼠的进食和体重与饮食诱导肥胖抵抗(diet-induced obesity resistance,DIO-R)

大鼠大致相同,但当喂食高脂饮食时,DIO-P 大鼠的摄食效率提高,快速出现高胰岛素血症以及肥胖。

沙鼠是一种营养依赖型早发性肥胖和相关糖尿病并发症的远交多基因模型。在其原生的半沙漠栖息地,沙鼠获得低热量植物性饮食,体型瘦小,血糖正常。然而在实验室环境中,随着随意获取能量密集的实验室啮齿动物饮食,沙鼠变得肥胖并迅速发展为糖尿病,且出现严重的低胰岛素血症、高脂血症和糖尿病酮症,这些通常可在出生 3~4 周内观察到。与人类终末期 T2DM 进展相似,糖尿病沙鼠患有胰岛 β 细胞退化、肾病、体重减轻和过早死亡。当摄入富含胆固醇的饮食时,沙鼠还会患上非酒精性脂肪性肝炎,其病理生理形态与人类相似。

新西兰肥胖(New Zealand obesity,NZO)小鼠是另一种近交多基因品系,可发展为肥胖症和糖尿病。NZO 小鼠的肥胖症由中度摄食过多、能量消耗减少和自主活动减少导致。到 4~5 周龄时,NZO 小鼠在 BAT 和骨骼肌中表现出胰岛素抵抗。尽管有明显的胰岛素抵抗和肥胖症,喂食无碳水化合物饮食的 NZO 小鼠血糖仍然正常。当改用含碳水化合物的饮食时,会对 NZO 小鼠胰岛产生显著影响,如 GLUT2 表达降低、对于胰岛素合成和胰岛 β 细胞完整性至关重要的多种转录因子减少。这使得该模型适用于评估新疗法预防碳水化合物介导的胰岛 β 细胞衰竭的能力。

TALLYHO/Jng(TH)小鼠是 2 型糖尿病的近交多基因模型,表现出中度肥胖。TH 小鼠的脂肪组织和骨骼肌中胰岛素刺激的葡萄糖摄取减少、胰腺形态和功能异常,这些特点在许多方面类似于人类多基因相关的 2 型糖尿病。值得注意的是,雌性 TH 小鼠尽管肥胖伴高胰岛素血症,血糖仍然正常;雄性 TH 小鼠除糖尿病表型外,其血浆甘油三酯水平急剧增加。

利用遗传模型进行肥胖症等代谢相关研究,根据具体研究选择合适动物模型对研究结果的科学价值至关重要。比如对于肥胖症临床前药物研发计划,采用肥胖易感的多基因遗传模型是测试化合物功效和安全性的合理选择。

(三)手术或药物诱导肥胖动物模型

可以使用理化手段诱导肥胖动物模型,即通过手术或药物施加干预。

前期研究揭示了下丘脑腹内侧是一个关键的饱腹感中心,而下丘脑外侧则是一个饮食中心。下丘脑是影响新陈代谢的关键大脑区域。例如,尽管循环瘦素增加,但下丘脑腹内侧损伤会导致食欲过盛、体重增加和肥胖。类似的表型可以通过物理切割下丘脑腹内侧轴突连接、通过局部植入的电极刺激下丘脑腹内侧或通过局部注射普鲁卡因或其他神经元阻滞剂来诱导。这些手术或药物干预可以导致啮齿动物暴饮暴食和体重增加。此外,损伤大鼠下丘脑外侧区域可以改变体重或肥胖调节的稳定点。

四、大型哺乳动物模型

围绕肥胖症、糖尿病等代谢性疾病的研究,随着在非哺乳动物生物体内和啮齿动物等小型哺乳动物体内的研究取得进展,相关成果需要进一步在更接近人类生物学的条件下进行验证。因此在动物实验中,允许对血管进行长期插管、进入人体试验不可能涉及的解剖区域(如肝门静脉、肝肾静脉或脑室)的大型动物模型具有重要的意义。研究代谢性疾病最常用的大型哺乳动物包括狗和猪。

1. 狗　狗作为动物模型应用于医学研究历史悠久。早期狗模型为非特异来源,如胰岛素进入大脑和在大脑中作用的研究。目前已经培育了适合研究模型的杂种犬型,这些模型在合理的时间内持续出现超重和 / 或肥胖、糖尿病前期或低剂量链脲佐菌素诱导的糖尿病。

通过提供过量的饮食,可以在 4~12 周内诱导狗出现超重或肥胖表型,饮食的形式不限,包括标准的肉类食物;以脂肪为辅的肉食饮食;或具有高脂肪或高果糖含量或两者兼有的饮食。在这些饮食诱导的前 1~2 周内,能量摄入增加最为明显,在动物可以自由获得饮食的整个过程中,摄食量过多会持续存在。对这类动物进行 MRI 检查可发现高脂肪、高果糖饮食和高脂饮食会增加动物内脏、皮下和总脂肪组织质量。

此外,狗模型还被研究人员通过胰腺切除术或使用四氧嘧啶和 / 或链脲佐菌素药物诱发的途径,建立糖尿病模型,用于相关研究。

2. 猪　猪是另一种用于肥胖症、糖尿病等代谢性疾病研究的大型动物模型。作为动物模型,猪具备以下优点:高生育力、易于饲养维护、与人类解剖生理的相似性、便于进行饮食和手术等干预、进行特定基因修饰改造的可行性等。

利用高能量高脂肪和 / 或高碳水化合物的饮食,可以诱导猪的肥胖表型。其中小型猪系列可以以合理的成本饲养到成年,因而使用最广泛,例如 Ossabaw、Yucatan、Göttingen 小型猪。通过补充胆固醇膳食会导致实验猪出现明显的血脂异常。高脂饮食诱导肥胖的家猪和小型猪,虽然糖耐量减低的表现不一致,但均缺乏明显的糖尿病表型。利用猪建立糖尿病模型往往需要额外的操作,如利用链脲佐菌素或四氧嘧啶损害胰岛 β 细胞,或特定基因修饰对胰

岛 β 细胞功能进行损害。

猪的基因工程发展迅速，猪糖尿病模型主要运用转基因技术。目前可用的糖尿病前期和糖尿病模型包括表达显性负性葡萄糖依赖性促胰岛素多肽受体的转基因猪和表达突变胰岛素或肝细胞核因子 1α 的转基因猪。此外，研究人员已经建立了许多具有血脂异常和动脉粥样硬化的基因工程猪模型，有助于研究这些代谢紊乱之间的潜在相互作用。

五、非人类灵长类动物模型

利用非人类灵长类动物进行包括糖尿病、高血压、脂肪肝、高脂血症和动脉粥样硬化等在内的代谢性疾病相关研究的历史悠久。代谢性疾病研究中最常用的物种包括恒河猴（*Macaca mulatta*）、食蟹猴（*Macaca fascicularis*）、狒狒（*Papio*）、非洲绿猴（*Chlorocebus*）和普通狨猴（*Callithrix jacchus*）。在代谢生理学方面，与啮齿动物不同，非人类灵长类动物在葡萄糖、脂肪代谢等方面与人类更相似。

恒河猴已被用于探索胃肠肽如胰高血糖素样肽-1 对摄食行为的调节，以及瘦素生理学和药代动力学的研究。此外，恒河猴也被用于研究自主神经系统在餐后胰岛素分泌中的作用，以及自主神经系统在胰岛素诱导的低血糖期间调节胰高血糖素分泌的作用。与在人类横断面研究中观察到的现象相似，恒河猴肥胖症的进展伴随着从胰岛素抵抗到胰岛 β 细胞衰竭和明显的糖尿病，这在纵向研究中得到了佐证。

饮食诱导是非人类灵长类动物模型常见造模方法。实验恒河猴每天从果糖饮料中额外摄入 300kcal 热量并持续一年，会诱发代谢综合征的许多特征，包括体重和脂肪量增加、胰岛素抵抗、高甘油三酯血症、高密度脂蛋白胆固醇降低、载脂蛋白 B 和载脂蛋白 C-Ⅲ 及载脂蛋白 E 增加、脂联素减少，部分实验动物罹患明显的糖尿病。此外，暴露于高脂、高糖饮食的狒狒，8 周后动物脂肪量增加、血浆甘油三酯上升、循环脂联素浓度降低。高脂、高糖饮食的狨猴也是研究代谢性疾病的常用模型。

非人类灵长类动物模型的重要优势主要是它们与人类的密切遗传关系、与人类的生理相似性。狒狒和恒河猴基因组已被测序，这些信息可用于目标识别和验证研究。灵长类动物尺寸较大、与人类的解剖学相似，使得非人类灵长类动物特别适合使用先进的成像技术进行研究，包括 DEXA、超声检查、正电子发射体层成像（positron emission tomography，PET）和功能性 MRI 等。而与人类相比，非人类灵长类动物研究的重要优势是可以严格控制对饮食和药物干预的依从性。与其他模型相比，非人类灵长类动物模型的缺点包括可供研究的动物数量有限、维持非人类灵长类动物群落的费用高昂、为非人类灵长类动物研究提供支持的设施数量有限。非人类灵长类动物可以作为啮齿动物模型中进行的基础研究向人类临床研究转化之间的关键桥梁。

六、减重手术动物模型

基于在肥胖症及相关代谢性疾病治疗中的显著优势，减重手术的临床应用近年来不断普及发展，而针对肥胖症减重手术领域的相关研究也逐渐成为热点。因此，本节将简述减重手术动物模型制作的一般流程。

1. 术前准备　根据不同实验目的，选取适当种类及大小的实验动物。

一般在建立肥胖症、糖尿病等代谢性疾病模型的基础上，对健康对照组动物施加手术干预，建立减重手术动物模型。以大鼠为例，施加干预前，往往给予 3~7 天的适应性喂养。在手术开始前，予以禁食 12~24 小时，不禁水。

2. 麻醉及预防感染　麻醉方式多为腹腔注射全身麻醉，常用麻醉药物有 10% 水合氯醛（90~400mg/kg）、1% 戊巴比妥钠（3.5~4.5ml/kg）。根据手术进程，必要时术中可追加麻醉药物。针对猪等较大体型的哺乳动物，麻醉方法相对复杂，一般需镇静、镇痛、肌肉松弛药物配合使用，术前肌内注射途径麻醉诱导，术中静脉全身麻醉维持，更趋近于人类手术的麻醉方式。

代谢术式涉及胃肠道的离断、吻合，术后腹腔感染是导致实验动物死亡的常见原因，因此动物实验开展减重手术需要使用抗生素预防感染。常于术前半小时、术后前三天给予下肢肌内注射抗生素，所用抗菌药物以青霉素类、头孢菌素类常见，如青霉素（30 000U/kg）、氟氯西林钠（100mg/kg）、头孢唑啉（100mg/kg）、头孢替安（30mg/kg）、头孢曲松（60mg/kg）。

3. 手术操作基本流程　按照动物外科手术操作规范，术前常规备皮、碘伏溶液消毒术区、铺无菌洞巾。受器械设备、操控技术可行性等条件限制，目前动物实验开展减重手术，当实验对象为大鼠、小鼠、兔等体型较小的哺乳动物时常行开腹手术；当实验对象为猪等体型较大的哺乳动物时则可行腹腔镜手术。

以大鼠为例，开腹手术以上腹部正中切口最为常见，长约 2~4cm，逐层进腹。以猪为实验对象行腹腔镜手术时，根据手术操作难易程度取 4~5 个 5mm 的 trocar 孔：首先选取生殖器头侧 2cm 位置建立观察孔；建立气腹，压力维持在

10mmHg 左右；根据体型大小及腹部轮廓合理选择各操作孔位置。

下文以实验动物鼠为例，介绍临床开展最多的袖状胃切除术、Roux-en-Y 胃旁路术常规操作方法。

袖状胃切除术：暴露胃组织，离断肝胃韧带、胃脾韧带，沿大弯侧分批离断结扎网膜血管弓及胃短血管，分别于胃大弯侧距幽门 5mm 处、His 角上下两点，沿胃小弯走行各夹闭一把无损伤血管钳，沿血管钳离断并移除约 70%~80% 大弯侧胃组织，包含全部胃底。切缘消毒后用无菌缝线（大鼠用 5-0 或 6-0；小鼠用 9-0）间断缝合切缘，彻底止血。将残留胃回至原位。逐层关闭腹膜、肌肉、皮肤，完成袖状胃手术操作。

Roux-en-Y 胃旁路术：进入腹腔后，分离暴露胃肠组织，首先建立近端胃小囊，即从小弯侧贲门下 1mm 处至大弯侧平分胃大弯中点到 His 角处离断胃腔，使近端残胃容积占比全胃的 20%~30%。然后屈氏韧带远端 10~20cm（大鼠）、4cm（小鼠）处离断小肠。远端小肠与近端胃小囊于大弯侧胃前壁或胃后壁行侧侧吻合。近端小肠与胃肠吻合口远端 10~20cm（大鼠）、6cm（小鼠）处小肠行端侧吻合。胃-肠及肠-肠吻合口一般采用 6-0 线（大鼠）、9-0 线（小鼠）间断缝合，针距 1mm 左右。各吻合口直径多取 0.5~1.0cm 大小。彻底止血、冲洗腹腔后逐层关腹，术毕。现行动物实验中，不少学者在建立胃小囊时采用 6-0 丝线捆扎或缝扎来隔断近、远端胃腔，取代直接离断胃组织，以降低胃肠内容物污染、腹腔感染的概率。

4. 术后一般支持治疗 围手术期的观察处理对术后动物的存活至关重要。术前半小时及术后前 3 天常需肌内注射抗生素预防感染、皮下注射生理盐水[0.5ml/（kg·次），1~2 次 /d]维持水电解质平衡。术后 24 小时禁食水，术后第 2、3 天口服葡萄糖注射液，3 天后流质饮食，逐步过渡到正常饮食。术后及时观察、对症处理是影响动物存活的重要因素。

总之，肥胖症及其相关并发症已经成为影响人类健康的重大疾病群。肥胖症诊疗进展的重要基础是关于肥胖症等代谢性疾病的科学研究。作为基础科研的重要工具和载体，肥胖动物模型的作用举足轻重。肥胖动物模型制备方法多样，现有肥胖动物模型包括斑马鱼等非哺乳动物，以及小鼠、大鼠、狗、猪、灵长类等哺乳动物。在肥胖动物模型基础上，进行手术干预的减重手术动物模型也成为基础研究的重要工具。随着科技的发展，将有更多的动物模型服务于医学研究。而根据特定研究内容，选取合适的动物模型也是决定研究成功与否、研究价值的关键要素。

执笔：杜磊　毛王佳　张雨沁　孙小序

指导：曲伸

参考文献

［1］ VILLARROYA F, CEREIJO R, VILLARROYA J, et al. Brown adipose tissue as a secretory organ. Nat Rev Endocrinol, 2017, 13 (1): 26-35.

［2］ ZWICK R K, GUERRERO-JUAREZ C F, HORSLEY V, et al. Anatomical, physiological, and functional diversity of adipose tissue. Cell Metab, 2018, 27 (1): 68-83.

［3］ 杜磊, 曲伸. 代谢手术动物模型制备与应用现状. 中国比较医学杂志, 2019, 29 (10): 11-15.

［4］ LI Y, SCHNABL K, GABLER S M, et al. Secretin-activated brown fat mediates prandial thermogenesis to induce satiation. Cell, 2018, 175 (6): 1561-1574.

［5］ DOYLE L M, WANG M Z. Overview of extracellular vesicles, their origin, composition, purpose, and methods for exosome isolation and analysis. Cells, 2019, 8 (7): 727.

［6］ IRVING A, HARVEY J. Regulation of hippocampal synaptic function by the metabolic hormone leptin: Implications for health and disease. Prog Lipid Res, 2021, 82: 101098.

［7］ PAN Y, HUI X, HOO R L C, et al. Adipocyte-secreted exosomal microrna-34a inhibits M2 macrophage polarization to promote obesity-induced adipose inflammation. J Clin Invest, 2019, 129 (2): 834-849.

［8］ DE PAULA F J A, ROSEN C J. Marrow adipocytes: Origin, structure, and function. Annu Rev Physiol, 2020, 82: 461-484.

［9］ SEBO Z L, RENDINA-RUEDY E, ABLES G P, et al. Bone marrow adiposity: Basic and clinical implications. Endocr Rev, 2019, 40 (5): 1187-1206.

［10］ ULLOA-AGUIRRE A, REITER E, CRÉPIEUX P. FSH receptor signaling: Complexity of interactions and signal diversity. Endocrinology, 2018, 159 (8): 3020-3035.

［11］ VAN ANDEL M, HEIJBOER A C, DRENT M L. Adiponectin and its isoforms in pathophysiology. Adv Clin Chem, 2018, 85: 115-147.

［12］ DRUCKER D J. GLP-1 physiology informs the pharmacotherapy of obesity. Mol Metab, 2022, 57: 101351.

［13］ WOOTTEN D, CHRISTOPOULOS A, MARTI-SOLANO M, et al. Mechanisms of signalling and biased agonism in G protein-coupled receptors. Nat Rev Mol Cell Biol, 2018, 19 (10): 638-653.

［14］ CARUSO R, ONO M, BUNKER M E, et al. Dynamic and asymmetric changes of the microbial communities after cohousing in laboratory mice. Cell Rep, 2019, 27 (11): 3401-3412.

［15］ LARABEE C M, NEELY O C, DOMINGOS A I. Obesity: A neuroimmunometabolic perspective. Nat Rev Endocrinol, 2020, 16 (1): 30-43.

第三章 肥胖症的临床干预靶点及作用机制

第一节 中枢神经系统

中枢神经系统（central nervous system，CNS）在能量代谢平衡和维持葡萄糖稳态的过程中发挥着重要的作用。外周器官组织包括肠道、肝脏、胰腺、脂肪和肌肉等，它们发出的信号传递给CNS，而CNS则发出指令来控制机体能量摄入。

在相对稳定的条件下，成年人在几周内的体重变化大约保持在1%以内。体内平衡循环是多重而复杂的，主要依靠短期调节和长期调控来维持体内能量代谢平衡。其中，保持能量摄入与能量消耗的精准平衡是维持正常体重的关键，而肥胖症则是最常见的能量失衡状态。

一、调控视觉的脑区对肥胖症的作用

（一）高热量食物刺激可以激活核心大脑区域

国内外学者发现，高热量食物的视觉刺激与大脑的双侧舌回、梭状回、眶额皮质（orbital frontal cortex，OFC）、杏仁核、岛叶、右侧枕中回、左侧顶盖以及右额下回（right inferior frontal gyrus，rIFG）的区域网络活动增加有关。杏仁核和OFC在大脑中相互连接，并常因食品刺激而激活。杏仁核一直被认为是参与恐惧条件反射的核心，同时也负责给外来刺激赋予"情感标签"。因此，OFC的激活可以反映大脑对高热量食物刺激的响应，赋予更高的奖赏价值。

大脑岛叶和额叶部位属于初级味觉皮质，其对高热量食物刺激的反应代表着人们对食物最初味觉体验的记忆检索。此外，岛叶也被认为是控制人类对毒品或食物渴望的重要区域，因此，大脑岛叶部位可能与受试者在看到高热量食物图像时产生强烈进食欲望密切相关。同样，大脑的枕颞沟部位，如双侧舌回和梭状回、右侧枕中回，也对高热量食物刺激产生反应。研究发现，枕颞回的视觉区域与多种成瘾性物品（如酒精、可卡因、大麻和烟草等）的反应密切相关，高热量食物图像产生的高奖励与毒品类似，会显著激活枕颞回视觉区域的神经活动。

（二）肥胖人群和正常体重人群对高热量视觉食物刺激的大脑激活

正常体重人群和肥胖人群在对高热量食物刺激的大脑激活上存在差异。高热量视觉食物刺激与奖励系统相关的OFC的活动增加在两组人群中都一致存在。既往研究发现，肥胖人群和正常体重人群在观看食物图像和非食物图像后的反应存在显著差异，但也有研究显示两种人群反应无显著差异。然而，大脑对高热量视觉食物刺激的反应并不是影响患者食物摄入量和体重增加的唯一因素，可能还受其他因素如自控能力等的影响。研究发现，在自控能力较低人群中，高热量视觉食物刺激可导致食物摄入量增加和体重增加，但具体机制仍有待未来多中心临床研究和基础研究来进一步证实。

二、调控运动的脑区对肥胖症的作用

（一）大脑运动皮质神经元的突触可塑性与肥胖症

突触可塑性指的是改变神经元网络中突触连接强度的能力。肥胖症可能与神经皮质厚度的减少有关，神经皮质厚度的减少意味着神经元的减少，可能会进一步降低突触可塑性。此外，肥胖症与年龄相关的大脑白质化易感性有关，突触可塑性降低可能与大脑结构变化所导致的认知行为异常密切相关。脑源性神经营养因子（BDNF）在肥胖症人群中水平及其信号转导能力均显著降低。BDNF可通过增加突触前谷氨酸释放和增强突触后N-甲基-D-天冬氨酸受体（N-methyl-D-aspartate receptor，NMDAR）活性来增加兴奋性突触，降低抑制性突触的活性，从而增加突触可塑性。全身性炎症和中枢性炎症与肥胖症有关，与突触可塑性受损和认知能力下降有关。

（二）运动通过中枢神经影响食欲的控制

1. 运动对食欲及相关调节激素的急性影响　剧烈运动可能导致食欲的暂时抑制，被称为"运动所诱导的厌食

症"，会产生短期的负能量平衡。胃饥饿素（ghrelin）的食欲刺激特性似乎不受急性运动的影响，但近期研究发现，在跑步期间，酰化胃饥饿素会持续受到抑制，这种抑制作用是短暂的，在运动后只能持续 1 小时左右。酰化胃饥饿素水平抑制是否直接影响肥胖症发展还有待进一步的证实。

2. 运动对食欲及食物摄入的长期影响　除剧烈运动带来的急性影响外，我们也需要关注运动对食欲、食物摄入和体重控制的长期影响。一项研究发现，在经过 32 周运动训练的青少年超重男性和女性患者中，空腹血清酪酪肽（peptide tyrosine-tyrosine，PYY）浓度显著增加，体脂含量百分比均显著降低。另一项研究发现，在肥胖儿童成功减重并进行饮食与运动联合干预 1 年后，空腹血清 PYY 浓度显著增加。此外，证据还表明，在运动干预 12 周后，超重 / 肥胖男性和女性患者的餐后血清 PYY 水平出现升高的趋势。综上所述，运动不仅可以引起体重和体脂含量减少，还可以通过调控中枢神经系统影响食欲，改善饱腹感。

3. 运动对肥胖症产生的其他中枢调控　系统性运动，如耐力训练和力量训练，可以提高中枢神经系统对肥胖的改善作用。根据图 3-1-1 所示，适度高强度的耐力训练可以显著影响 BDNF 和 TrkB，在减少海马炎症方面发挥作用。此外，既往研究发现，长期耐力训练可以改善大脑胰岛素信号转导功能，导致 Tau 蛋白磷酸化和去磷酸化；定期规律运动还可以上调乙酰化酶 3（sirtuin 3，SIRT3）的表达，减少锰 - 超氧化物歧化酶（Mn-superoxide dismutase，Mn-SOD）的乙酰化，抑制认知能力的下降。因此，适度的运动训练对于肥胖症及正常体重人群的中枢神经系统认知功能和记忆功能都有积极的影响，并在一定程度上预防肥胖症相关并发症的发生。

三、调控食欲的大脑区域及其功能

食欲调节网络维持着人体的协调性摄食活动，是维持人类生命的基本生理活动。食欲调节是一种复杂且精细的调节机制，下丘脑作为一个重要的中枢，接收、整合和释放食欲调节信号，维持体重的稳定。根据图 3-1-2 所示，中枢神经系统和外周组织产生的具有促食或抑食作用的神经内分泌因子在下丘脑形成了复杂的食欲调节网络和相互投射的神经环路，从而对食欲进行精确的调控。

（一）下丘脑

下丘脑是一个小且复杂的控制能量平衡的关键结构。下丘脑由四个子区域组成：视前区、视上区、结节区和乳头体区。每个区域拥有多个具有不同生理和解剖学特征的细胞核团。从头端到尾端，下丘脑由以下部分组成。①前部：视前核（外侧和内侧）、下丘脑前核、室旁核（paraventricular nucleus，PVN）、前腹侧室周核、视上核和视交叉上核（suprachiasmatic nucleus，SCN）；②内侧：背内侧核（dorsomedial hypothalamic nucleus，DMN）、腹内侧核（ventromedial nucleus，VMN）和弓状核（arcuate nucleus，ARC）；③外侧：外侧核；④后侧：后核和乳头体核。这些细胞核团在能量稳态调节、食物摄入、体温、睡眠和昼夜节律的稳态调节中都有特定的作用。

五个下丘脑核团与食物摄入调节有关：外侧核、VMN、DMN、PVN 和 ARC。其中，ARC 承载表达不同肽类的一级神经元，对食物的摄入产生相互拮抗的调控作用，最终控制体重的增加和减轻：一部分神经元表达 NPY 和 AgRP，投射到位于 PVN 中的二级神经元以刺激食欲；另一部分神经元表达 POMC 和 CART，投射到下丘脑外侧区（lateral hypothalamic area，LHA）中的二级神经元以抑制食物摄入。根据机体能量状态的不同，会产生激活或抑制这些神经元的信号。瘦素是一种由脂肪组织持续分泌的食欲调节剂，它通过增加 POMC/CART 神经元的活性和抑制 NPY/AgRP 神经元来降低食欲，影响食物摄入。

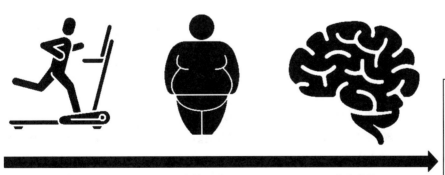

运动锻炼　　　　改善肥胖　　　　大脑信号

Tau蛋白高磷酸化减少
MnSOD乙酰化减少
BDNF和TrkB信号增强
SIRT3信号上调
胰岛素信号通路改善
预防认知能力下降

图 3-1-1　运动锻炼对中枢神经系统产生的影响

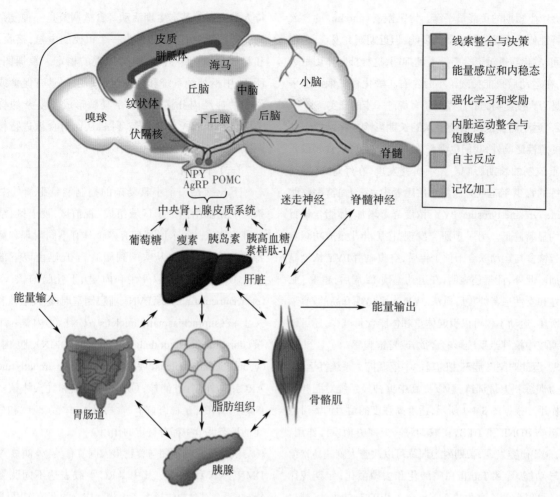

图 3-1-2 复杂的食欲调节网络及其相互作用

在大鼠中的研究表明，下丘脑腹内侧区（ventromedial hypothalamus，VMH）的双侧损伤会导致摄食过多，而 LHA 的双侧损伤会引起摄食减少。这些发现将 VMH 定义为"饱腹感中心"，负责抑制食物摄入；将 LHA 定义为"饥饿中心"，其作用是刺激食物摄入。"下丘脑脂肪调节器"网络指的是参与食物摄入相关信息整合的神经元通路。下丘脑通过整合体液信号或迷走神经通路信号（例如脂肪因子和饱腹感信号）来维持体内长期的能量平衡。

（二）小脑

小脑是大脑中最主要的感觉运动系统，参与食物摄取的所有关键阶段，从吞咽动作的主动准备和转移阶段，到非主动运输阶段。小脑不仅参与摄食动作的发生，其本身活动会随饥饿状态而变化，使用正电子发射断层扫描结合放射性水注射对人体进行的成像研究发现，体重正常的受试者在禁食 36 小时后小脑局部血流增加，特别是在前和中线蚓部；而在进食过程中，胃部伸展通过迷走神经传递信号给大脑，且在肠道传出的进食信号作用下，小脑蚓垂会发生相

应的激活。

小鼠、大鼠、猫和猴子等动物的解剖学证据均表明，小脑和下丘脑核团［包括背内侧区（dorsomedial hypothalamus，DMH）和 VMH］之间存在直接的相互联系，小鼠小脑外侧核神经元的激活减少了 AgRP 神经元介导的食物摄入，表明小脑可以影响饥饿的稳态控制。据报道，在啮齿动物和人类小脑中，特别是在小脑皮质颗粒细胞层以及浦肯野细胞和侧核中，瘦素和瘦素受体高水平表达。一般情况下，下丘脑中的神经元会检测到循环瘦素的波动，从而相应地增加或减少食欲行为。而肥胖的瘦素替代疗法中，小脑的第Ⅵ小叶也表现出激活状态，即瘦素也可能通过对小脑的影响来调节食欲。

（三）纹状体

纹状体包括背侧纹状体（dorsal striatum，DS）和腹侧纹状体（ventral striatum，VS），纹状体接收来自中脑的密集投射，包括来自黑质和腹侧被盖区的多巴胺释放神经元。中脑边缘皮质系统多巴胺神经元通过介导奖赏系统参与食物

摄取的调控,而肥胖症与背侧和腹侧纹状体的中脑多巴胺信号减弱有关。背侧纹状体由尾状核(caudate nucleus)和壳核(putamen)组成,是调控运动的神经核团。来自黑质的多巴胺神经元主要投射到背侧纹状体,参与调节肥胖症相关的习惯性和强迫性进食行为。在体重正常的人群中,胰岛素通过抑制纹状体多巴胺能神经元,削弱食物奖赏行为、抑制摄食;而在肥胖症个体中,胰岛素作用于纹状体胆碱能中间神经元,激活奖赏系统,增加觅食行为与运动量,提高摄食量,导致肥胖症。

伏隔核(nucleus accumbens,NAc)是腹侧纹状体的一部分,从中脑腹侧被盖区神经元发出的投射纤维将神经信号传递到NAc。肥胖症患者大脑奖赏神经环路出现异常,最终发展为病态摄食行为,而NAc是维持体内奖赏系统平衡的重要组成部分。研究发现,肥胖症患者腹侧纹状体部多巴胺信号存在异常,这种多巴胺神经元通过强制性食物摄取来弥补奖赏系统的功能异常。动物实验结果显示,高脂饮食诱导肥胖(DIO)小鼠在多巴胺神经传导损伤的背景下,可摄取更多高能量食物补偿多巴胺信号改变造成的能量不平衡。

(四)脑干

脑干是参与调节食物摄入和能量平衡的另一个关键大脑区域。最近,脑干和肠道之间的"对话"——"脑 - 肠轴"也被发现与食物摄入的调节有关。在肠道中发现的血清素分泌细胞可以通过迷走神经与大脑交流。来自胃肠道(gastrointestinal,GI)的饱腹感信号主要通过感觉迷走神经传递到孤束核(nucleus tractus solitarius,NTS),进而刺激脑桥外侧臂旁核(parabrachial nucleus,PBN)等脑区来调控进食行为,这是肠道和大脑之间的主要神经元联系。除此之外,"脑 - 肠轴"还涉及调控食物奖励和糖偏好。

NTS在解剖学上靠近环器官最后区(area postrema,AP),因此NTS位于一个接收体液和神经信号的理想位置。同时,NTS和下丘脑PVN之间具有广泛的神经元投射,表明下丘脑和脑干之间存在着密切的联系。而与下丘脑神经元类似,NTS神经元能产生胰高血糖素样肽 -1(GLP-1)、NPY和POMC,以及能感知外周代谢信号。例如,在瘦素作用下,NTS中的POMC神经元显示信号转导及转录激活因子3(STAT3)的激活。因此,循环激素和营养物质可能通过作用于下丘脑和脑干向大脑传递代谢信号。

(五)海马

海马(hippocampus)主要功能与记忆有关,同时它在影响能量摄入方面也有重要作用。海马神经元能从ARC、NTS(口咽、胃、小肠)、脑岛(饥饿的内部感知)和OFC(味觉)接收有关食物刺激的神经信号。此外,整个海马中有大量的餐前和餐后信号受体,包括瘦素、胰岛素、生长激素释放激素、葡萄糖、缩胆囊素、糖皮质激素、NPY、铃蟾肽和甘丙肽等的受体。有研究发现,将瘦素注入海马会损害对食物奖励的条件性学习并达到降低体重的效果。相反,对有瘦素信号转导缺陷的肥胖大鼠进行视觉和嗅觉食物奖励刺激,由于瘦素受体的功能性缺失,海马的代谢显著降低。

此外,海马神经元向下丘脑发送广泛的传出投射,这些投射终止于下丘脑前核、VMN、外侧和外侧视前区及内侧视前区以影响摄食行为。研究显示,海马在能量摄入中起着抑制作用。例如,在啮齿动物中,海马病变会增加食物摄入量并促进体重增加。在大鼠中,海马伞(主要控制海马的输入 / 输出通路)或海马的损伤会增加进餐频率,这表明海马神经元能抑制进食行为。同时既往研究发现,海马病变的患者不记得吃过食物,并且无法识别饱腹感,这可能进一步导致患者暴饮暴食,引发肥胖症。

这些证据表明,海马神经元可能通过间隔计时来形成对进食的情景记忆。反过来,这些神经元可能通过抑制与摄食行为有关的区域来影响进食。因此,海马功能障碍会增加进餐频率、导致总能量摄入和体重增加。目前许多生活事件都会损害海马功能,例如糖和脂肪的过量摄入,因此饮食诱导的肥胖可能部分是由于海马抑制进食的功能受损导致的。

(六)大脑皮质

大脑皮质是脑高级功能结构基础,在控制食物摄入和食物选择方面也具有重要作用。大脑皮质整合了视觉、嗅觉、味觉以及内在感觉等信息,便于对食物进行选择,以指导进食策略。此外,大脑皮质的部分区域可直接参与食欲的调节,如岛叶、OFC、前扣带回皮质(anterior cingulate cortex,ACC)和背外侧前额叶皮质(dorsolateral prefrontal cortex,DLPFC)。其中岛叶的功能最为显著,岛叶主要分为较大的前部和较小的后部两个部分。岛叶与下丘脑、杏仁核和体感皮质之间通过信息素的发送和接收来进行沟通,共同参与进食相关功能的调节,如食物奖赏、感知、味觉处理、稳态 / 自主反应、内感受意识和运动功能(如手眼协调、吞咽和胃动力等)。在肥胖个体中表现出岛叶的功能性降低,而在接触可口食物期间岛叶区激活增加。此外,在有肥胖高风险人群中也观察到岛叶对食物的激活反应增加,这表明岛叶调控食欲的增加可能是肥胖易感性的诱发因素。

综上,不仅传统的"饥饿中枢"和"饱食中枢"可以调节进食,中枢神经系统其他的一些核团也对进食有明显的调节作用。中枢神经系统对进食行为和能量代谢的调节是多核团和多神经元形成的一种网络系统,包括下丘脑中的 ARC、PVN、穹隆周区和 LHA,也包括低位脑干中的 NTS等。信号在这一网络系统中整合,共同完成对进食行为和能量代谢的调节。因此,肥胖症机体的中枢神经系统存在着不同脑区、核团、神经元、神经递质、神经肽、活性酶和相关基因的异常或系统失调。

四、下丘脑食欲中枢定位及其功能

下丘脑是脊椎动物中解剖结构高度保守的大脑区域,在调节生理稳态和行为上起着至关重要的作用。下丘脑的定位和结构见图 3-1-3。

(一)下丘脑各功能核团及其功能

1. 下丘脑弓状核 是下丘脑内最关键的核团之一,能感知机体的营养状况并整合外周激素传递的信号,包括胰腺分泌的胰岛素及脂肪细胞分泌的瘦素,来调节机体能量摄入、葡萄糖代谢和能量消耗。弓状核神经元与下丘脑内的其他特殊神经元亚群紧密相连,同时也与下丘脑以外的其他大脑区域紧密连接,产生协调作用。

2. 下丘脑外侧区(LHA) 被认为是影响并促进摄食的大脑区域。研究发现,LHA 的电刺激会引发强烈的食物摄取,而该区域的病变会减少食物摄入。另有研究发现,表达囊泡 γ- 氨基丁酸(GABA)转运体(VGAT,SLC32A1)为标志的抑制性 LHA 神经元的激活,可以引起摄食增加。相反,表达囊泡 GABA 转运体 2 型(VGLUT2,SLC17A6)的兴奋性 LHA 神经元的激活,可以抑制摄食,增加能量消耗。值得关注的是,研究发现在 LHA 中有能表达下丘脑泌素(hypocretin,HCRT)和黑素浓集激素(MCH)的细胞亚群。HCRT 神经元动力学发现,HCRT 能在一系列行为状态下变得活跃,该现象不仅限于进食行为,可能与其能对感觉刺激变化作出反应有关。同样,动物研究也发现使用 MCH 干预后可增加摄食量、增加体重并降低能量消耗。

3. 下丘脑室旁核(PVN) 是下丘脑的主要输出核之一,与其他下丘脑核一样,PVN 包含一系列不同的神经元亚型。PVN 主要释放促肾上腺皮质激素释放激素(corticotropin releasing hormone,CRH)和促甲状腺素释放激素(thyrotropin releasing hormone,TRH)、精氨酸升压素(arginine vasopressin,AVP)和催产素(oxytocin,OXT)。表达黑素皮质素 -4 受体(MC4R)神经元的 PVN 细胞能有效地抑制食物摄入,此外,表达神经元型一氧化氮合酶(neuronal nitric oxide synthase,nNOS)的 PVN 细胞同样是调节食欲的重要部分,其他还包括表达强啡肽原(prodynorphin,Pdyn)神经元的 PVN 细胞。

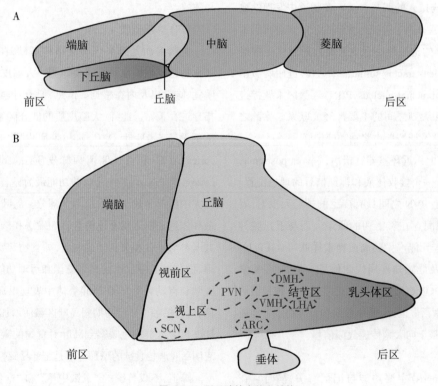

图 3-1-3　下丘脑的定位和结构
ARC,下丘脑弓状核;DMH,下丘脑背内侧区;LHA,下丘脑外侧区;PVN,下丘脑室旁核;
SCN,视交叉上核;VMH,下丘脑腹内侧区。

4. 下丘脑背内侧核（DMN）　与能量平衡调节、体温调节、觉醒及昼夜节律密切相关。DMN 核团中具有表达瘦素受体 b（leptin receptor b，LepRb）的神经元细胞，能接受来自 ARC 的直接信号转导。表达 LepRb 的神经元细胞对维持能量平衡起着重要作用。研究发现，在成年小鼠 DMN 中，病毒介导的 LepRb 神经元细胞的破坏会增加小鼠食物摄入量，导致肥胖的发生。此外，表达 TrkB 的 DMN 神经元细胞也被发现有助于维持机体稳态，调节摄食。

5. 下丘脑腹内侧核（VMN）　包含表达 LepRb 神经元、MC3R 神经元和其他参与体重调节的受体神经元。VMN 背内侧部分神经元能表达转录因子 SF-1。肾上腺移植使 *SF-1* 基因缺陷小鼠能够长期存活，*SF-1* 基因缺陷导致的小鼠肥胖主要与能量消耗减少有关。此外，*SF-1-cre* 基因敲除小鼠介导的 LepRb 消失不影响食物的摄入，而是通过降低能量消耗，最终导致肥胖产生。许多表达 SF-1 的 VMN 神经元细胞还含有垂体腺苷酸环化酶激活多肽（pituitary adenylyl cyclase activating polypeptide，PACAP），即 *Adcyap* 基因的产物，其有助于控制能量消耗。

（二）下丘脑中与摄食相关的神经活动

在哺乳动物中，食欲和能量消耗都是由常见的神经元回路调节的。下丘脑 ARC 中表达刺鼠相关肽的 AgRP 神经元、LHA 中的神经元亚群以及脑桥 PBN 中的降钙素基因相关肽（calcitonin gene-related peptide，CGRP）神经元均与食欲调控密切相关。

ARC 和 VMN 是整合血源性分子如瘦素、胰岛素、生长激素释放激素等及营养物质的主要位点。在 ARC 中，AgRP 神经元、NPY 神经元以及 POMC 神经元都发挥着重要作用。含有 NPY/AgRP 和 POMC 的神经元都广泛投射到其他关键的下丘脑核团，包括 PVN、DMN 和 LHA，进而调节进食。在下丘脑中，位于 ARC 侧边处的 POMC/CART 神经元和位于 ARC 内侧的 AgRP/NPY 神经元对能量代谢具有相反的作用。这两类神经元作为对能量代谢信号做出反应的一级神经元，接受来自瘦素、胰岛素、胃饥饿素（ghrelin）、5-羟色胺（5-HT）以及血糖等带来的能量代谢信号。瘦素与 POMC 神经元表面的 LepR 结合后，能刺激 POMC 分泌 MSH 类肽，同时对 AgRP 神经元的活性产生抑制作用（图 3-1-4）。

1. 主要促食欲信号与肥胖

（1）Ghrelin：Ghrelin 是一种促食欲激素，主要由胃产生和释放，少量由小肠、胰腺和大脑释放。Ghrelin 主要作用于下丘脑，这是大脑中控制食欲的关键，可以提高食物的奖赏价值，刺激食欲，增加食物摄入量，促进脂肪储存。Ghrelin 可能参与从腹侧被盖区到 NAc 的通路，以改变食物选择和食物奖励相关行为。此外，同样肠道和脂肪来源的瘦素也会影响食物奖励回路，其主要通过腹侧被盖区的多巴胺神经元影响食物奖赏回路。

Ghrelin 是肠源性激素，在禁食状态下循环 ghrelin 水平最高，可以激活下丘脑中促进食欲的 NPY 神经元。在进食时，肠道神经元及相关内分泌信号会传递食物摄入量及食物成分的信号，该信号由尾侧脑干饱足中枢传递，汇聚于下丘脑的 ghrelin 和瘦素感应回路。随后，信号反过来投射到其他边缘部位，其中包括 PVN。PVN 是交感神经系统的主要调节器，同时调节下丘脑-垂体-肾上腺轴（hypothalamic-pituitary-adrenal axis，HPA 轴）。

（2）AgRP/NPY 神经元活动：AgRP 是下丘脑与 MC4R 的拮抗剂，下丘脑基底内侧 AgRP/NPY 神经元是驱动进食的中心，同时 NPY 和 AgRP 也在 ARC 中表达，可以调控食物摄入急剧增加。

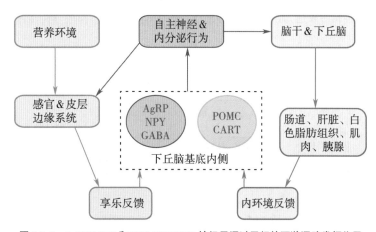

图 3-1-4　AgRP/NPY 和 POMC/CART 神经元通过平行的下游通路发挥作用

1998 年，Yani Gasawa 小组在下丘脑外侧部发现两种神经多肽增食欲素 orexin A 和 orexin B，其可通过增加 NPY 释放以共同增加摄食行为，增强食欲，造成肥胖。NPY 是一种与胰多肽相关的含 36 个氨基酸的多肽，是哺乳动物大脑中最有效的开胃肽。在啮齿动物中，NPY 在下丘脑 ARC 中高表达，研究发现，在大鼠 PVN 或邻近区域注入 NPY 或其 N 端类似物 NPY$_{3-36}$，能明显刺激大鼠食欲增加。

2. 主要厌食信号与肥胖

(1)瘦素：1973 年，科学家首次发现糖尿病及肥胖表型突变小鼠个体，并将命名为 db/db 小鼠。db/db 小鼠主要表现为糖耐量减低、胰岛素抵抗(insulin resistance,IR)和早发型重度肥胖，还伴有生长迟缓和甲状腺功能减退。在克隆了小鼠的 ob 基因以后不久就相继克隆了小鼠和大鼠的 db 基因，证明其编码的蛋白质是 LepR。1998 年证明人类 LepR 基因突变可导致与小鼠和大鼠 db 基因突变相似的早发型重度肥胖。研究发现，瘦素信号转导受损与肥胖及相关合并症密切相关，其中包括高脂血症、糖尿病、代谢综合征(metabolic syndrome,MetS)等，其中瘦素信号转导功能障碍引起的瘦素抵抗被认为是上述代谢紊乱的关键因素。瘦素的厌食作用依赖于其激活下丘脑磷脂酰肌醇 3- 激酶(PI3K)/ 磷酸二酯酶 3B(phosphodiesterase 3B,PDE3B)信号，进而降低环磷酸腺苷(cyclic AMP,cAMP)水平，这表明瘦素信号通路与 cAMP/ 依赖于 cAMP 的蛋白激酶 A(protein kinase A,PKA)通路之间存在联系，从而调节食物摄入。

(2)POMC：1998 年，首次报道了两例关于人类 POMC 基因突变导致人早发型病态肥胖的病例，POMC 基因编码的蛋白质是一种前激素原，在激素原转化酶 1(prohormone convertase 1,PC1)的作用下分解成促肾上腺皮质激素(adrenocorticotropic hormone,ACTH)和 α- 黑素细胞刺激素(α-melanocyte stimulating hormone,α-MSH)，后者与下丘脑中的 MC4R 结合，产生一系列生理效应，包括抑制食欲。MC4R 基因主要在下丘脑神经元中表达，而 POMC 介导的

食欲调节途径是瘦素和 LepR 介导的食欲调节途径的一个下游分支。瘦素随着体内脂肪的增加而加速合成，进入下丘脑与 LepRb 结合，其生理效应之一是增强下丘脑神经元中 POMC 基因的表达，导致大量合成 POMC。在 PC1 作用下，POMC 被剪切成 ACTH 和 α-MSH，与 MC4R 结合，产生食欲下降等一系列生理反应，导致体脂减少和体重下降。

(3)黑素皮质素系统：黑素皮质素与黑素皮质素受体在 HPA 轴中的作用使其成为广泛研究的对象。黑素皮质素受体(MCR)家族共有 5 种 G 蛋白偶联受体(G protein-coupled receptor,GPCR)，分别为 MC1R、MC2R、MC3R、MC4R 和 MC5R。这些受体具有天然的激动剂和拮抗剂(表 3-1-1)，黑素皮质素受体的激动剂是 POMC 的产物(图 3-1-5)，包括 α-MSH、β-MSH、γ-MSH 和 ACTH，而其拮抗剂则是 agouti 和 AgRP。目前的研究表明，MC1R 主要与色素沉着有关，MC2R 与糖皮质激素生物合成有关，MC3R 和 MC4R 参与调节能量代谢以维持能量稳态，MC5R 与外分泌腺的调节有关。

表 3-1-1　黑素皮质素受体的激动剂和拮抗剂

受体	激动剂	拮抗剂
MC1R	α-MSH=β-MSH=ACTH>γ-MSH	agouti
MC2R	ACTH	
MC3R	γ-MSH=α-MSH=β-MSH=ACTH	AgRP
MC4R	α-MSH=β-MSH=ACTH>γ-MSH	AgRP,agouti
MC5R	α-MSH>β-MSH=ACTH>γ-MSH	

MC3R 在下丘脑弓状核 POMC 神经元中表达，而 MC4R 在大脑多种部位表达，包括下丘脑 PVN、DMN 和 LHA，MC3R 和 MC4R 的活性受到内源激动剂 α-MSH 和拮抗剂 AgRP 的调控。在小鼠中，MC3R 和 MC4R 基因缺失都会导致肥胖，MC3R 基因敲除小鼠表现出轻度肥胖，而 MC4R 基因敲除小鼠则表现出重度肥胖。MC4R 缺失引起嗜食、能量利用率降低、脂肪增加、葡萄糖稳态紊乱和交感

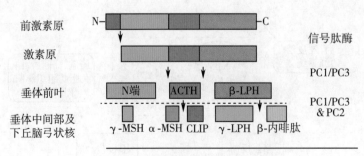

图 3-1-5　黑素皮质素受体激动剂的形成

ACTH,促肾上腺皮质激素；MSH,黑素细胞刺激素；CLIP,ACTH 样中间叶肽；LPH,促脂素。

神经抑制等现象。恢复 MC4R 在 PVN 中的表达可以降低小鼠的进食量,但无法恢复能量消耗的降低。这表明 PVN 中的 MC4R 神经元调节食物摄入,而其他区域的 MC4R 主要调节能量消耗。MC4R 功能缺失是最常见的单基因肥胖,并且可以共显性方式遗传,因此,MC4R 被认为是肥胖治疗的重要靶点。调节 MC4R 信号通路的分子机制研究也变得十分重要。MC3R 和 MC4R 的活性受到上游激动神经元(POMC 神经元)和抑制神经元(AgRP 神经元)的共同调控。通过 α-MSH 激活 MC4R 会增加小鼠的脂肪消耗,减缓体重增加;相反,AgRP 对 MC4R 的抑制会导致小鼠进食量增多、能量消耗减少。POMC 神经元和 AgRP 神经元表面表达瘦素受体,外周脂肪组织分泌的瘦素可以通过血脑屏障与下丘脑神经元表面的瘦素受体结合。瘦素可以激活 POMC 神经元中 POMC mRNA 的表达,同时抑制 AgRP 神经元中 AgRP mRNA 的表达(图 3-1-6),瘦素(ob/ob)或瘦素受体(db/db)缺失的小鼠表现出摄食过量、高血脂和能量消耗降低等症状,并出现重度肥胖。

(4)胃肠激素:AgRP 神经元表达胃饥饿素受体(ghrelin receptor,GHSR),GHSR 与 Gq/PLC/Ca²⁺ 和 Gs/cAMP/PKA 信号通路耦合,cAMP/PKA 信号通路的激活对于神经元激活和增加摄食至关重要。最近的研究表明,食物消化后,AgRP 神经元会被缩胆囊素(cholecystokinin,CCK)、5-HT 和 PYY 迅速抑制。虽然 CCK1 受体和 CCK2 受体都是刺激性 G 蛋白(Gq 或 Gs)偶联的,但 PYY 受体 2(neuropeptide Y receptor type 2,NPY2R)是抑制性 G 蛋白

(Gi)偶联并抑制 cAMP/PKA 通路。目前尚不清楚 CCK 受体是否在 AgRP 神经元中表达,但先前的研究表明 CCK 对 AgRP 神经元有间接调节作用。NPY2R 在 AgRP 神经元中高度表达,并且被认为可能通过抑制 cAMP/PKA 通路对 AgRP 神经元发挥抑制作用。

(5)胰岛素:胰岛素是糖脂代谢调控激素。胰岛素受体广泛表达于机体细胞,可增强合成代谢及生长发育、维持糖代谢稳态与能量平衡。胰岛素是人类发现的第一个能量调控因子,是最重要的降糖激素,与肥胖明显相关。

基底中部下丘脑(mediobasal hypothalamus,MBH)参与介导胰岛素对代谢的中枢调控。下丘脑 ARC 位于 MBH,含有两类胰岛素相关神经元——AgRP 神经元与 POMC 神经元。胰岛素可抑制 AgRP 神经元活性,降低肝糖生成;同时,胰岛素可激活 POMC 神经元,抑制食欲、降低摄食量、提高胰岛素敏感性、增强机体葡萄糖摄取和利用、促进糖原合成、提高基础代谢率、抑制激素敏感性脂肪酶活性和脂肪水解,促进甘油三酯(triglyceride,TG)合成。

许多抑制胰岛素和瘦素作用的分子信号通路存在重叠。胰岛素通过位于 ARC、PVH 和 DMN 中的胰岛素受体改变下丘脑中的神经肽表达。据报道,脑室内胰岛素可减少大鼠和小鼠的食物摄入。在整个中枢神经系统中,缺失胰岛素受体的小鼠表现出适度的迟发性肥胖(雌性更为突出),并且比野生型小鼠更容易受到饮食引起的肥胖的影响。此外,胰岛素可以通过抑制 AgRP 神经元减少肝糖输出。

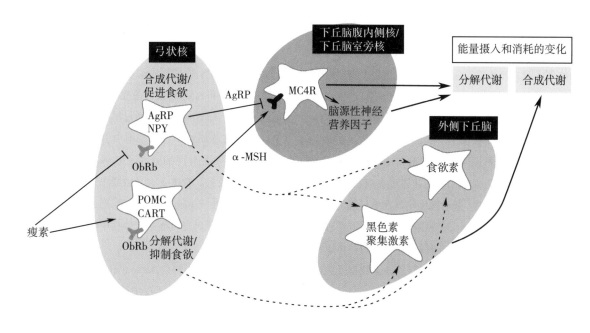

图 3-1-6　瘦素通过下丘脑对代谢的调控示意图

3. 下丘脑炎症　下丘脑炎症与肥胖有关。研究表明，啮齿动物长期高脂饮食(high-fat diet, HFD)会导致下丘脑炎症。既往研究已证实，下丘脑炎症会破坏下丘脑内分泌系统，影响下丘脑瘦素和胰岛素等激素的信号转导，导致中枢能量平衡功能障碍，最终促进肥胖发生。此外，下丘脑炎症还可能激活内源性大麻素系统以促进暴饮暴食。

下丘脑炎症以反应性神经胶质增生、小胶质细胞浸润和星形胶质细胞增殖为特征，并且已在啮齿类、灵长类动物模型及人类中证实。研究表明，下丘脑星形胶质细胞中

IKK/NF-κB 信号通路的激活是下丘脑炎症和 HFD 诱导的食欲过盛以及易感性发展的关键。此外，下丘脑小胶质细胞被确定为膳食饱和脂肪酸的传感器，其含量决定了炎症反应的强度，并介导神经元应激。在饱腹感信号神经元的调节中，下丘脑小胶质细胞在饱腹感信号神经元调节中起到重要作用，以维持食物摄入量。

执笔：蔡美丽　杨柳
指导：张超

第二节　胃肠道及肠道菌群

一、胃肠道屏障与肥胖症

(一)胃肠道屏障概述

胃肠道是我们消化食物和吸收营养的主要场所，作为一个连通的管道，它们有相似的结构。组织上，胃肠道可以分为黏膜层、黏膜下层、肌层和浆膜层。胃肠道屏障的屏障功能依赖于多种黏膜成分，包括黏液层、上皮细胞、细胞间连接、免疫活性物质及肠道菌群。

正常情况下，上皮层是一个高度动态的结构，大约 4~7 天就会完全自我更新，以替换旧的和受损的细胞，从而保持肠道屏障的完整性。这些上皮细胞紧密连接结合，以防止病原体易位进入循环。闭合蛋白 claudin、连蛋白 occludin、连接黏附分子 JAM 和紧密连接蛋白 ZO1/2/3 等共同构成肠壁的物理屏障。而肠壁的免疫屏障则主要由上皮层内的杯状细胞分泌黏液、帕内特细胞(又称潘氏细胞)产生和分泌抗菌肽、肠上皮细胞表达促炎性细胞因子[如单核细胞趋化蛋白 -1(MCP-1)、TNF-α、IL-18 和 IL-6]来维护。在共生肠道菌群存在的情况下，调节性 T 细胞(Treg 细胞)和巨噬细胞分泌抗炎细胞因子，如 IL-10，防止过度炎症状态，从而发挥免疫调节机制的作用。肠道微生物群在维持肠道屏障稳态方面亦发挥着关键作用。在健康的肠道中，有多种微生物群，厚壁菌门与拟杆菌门比例很高。厚壁菌门可以提供丁酸盐，有助于维持肠道屏障。当肠道微生物群受到破坏时，肠道屏障就会受损。

(二)肠屏障与炎症

肠屏障功能降低与多种胃肠道和全身性疾病相关。许多研究认为肠道的炎症变化先于肝脏和脂肪组织炎症，这会驱动 MetS 和 2 型糖尿病(T2DM)等代谢性疾病的病理变化，肠道免疫稳态失衡是这些全身性疾病发病机制的重要初始步骤。临床上发现在 T2DM 患者确诊为糖尿病之前，就出现了肠道屏障功能的下降。此外研究发现，与正常个体相比，肥胖症患者的肠道紧密连接蛋白减少，脂多糖结合蛋白和连蛋白水平升高，表明肥胖症患者的肠道屏障功能障碍；并且在离体实验中，上皮细胞暴露于膳食脂质会导致肥胖症患者肠道进一步损伤。膳食脂质可激活 Toll 样受体(TLR)，增加胰岛素敏感性和白色脂肪组织炎症。

血液中内毒素脂多糖(lipopolysaccharide, LPS)水平持续升高(代谢性内毒素血症)引起的低度全身性炎症被认为是肥胖症和 T2DM 的一个病因。有研究发现在肠道损伤的情况下，LPS 通过胞质磷脂酶 A2 激活前脂肪细胞中的 JAK/STAT 和 AMPK 信号通路，促进前脂肪细胞的增殖和脂肪生成。LPS 被发现可通过单核细胞和巨噬细胞上的 CD14 受体在脂肪组织巨噬细胞中引发炎症。活化的巨噬细胞通过释放促炎性细胞因子 IL-6、TNF-α 和 MCP-1，促进脂肪组织炎症。TNF-α 又导致紧密连接功能障碍和肠道通透性增加，进一步破坏肠道屏障，形成恶性循环。因此胃肠道屏障功能障碍也可能是肥胖症中脂肪组织炎症的潜在驱动因素。

肠道碱性磷酸酶(intestinal alkaline phosphatase, IAP)主要由十二指肠中的肠上皮细胞表达，并且在胃肠道的顶端腔中发现，其被认为对肠道屏障起着重要的保护作用。IAP 能使 LPS 和其他病原体衍生分子去磷酸化，从而防止

细菌易位、肠道通透性改变和免疫系统激活。LPS暴露会导致IAP的表达和活性增加。有研究发现,与非糖尿病患者相比,糖尿病患者粪便中的IAP活性较低,并且发现IAP活性较高的肥胖症患者并发糖尿病的可能性较小。还有研究发现,当膳食纤维减少或无法获得时,某些肠道微生物(如阿克曼氏菌)会消耗肠道黏液层中构成黏蛋白的聚糖,从而损害肠道屏障功能。

(三)肠道菌群与肥胖症

微生物群是肠道免疫的重要调节剂。HFD诱导微生物群组成的变化,这在肥胖症表型中起关键作用。HFD诱导的微生物群可以通过增加能量来促进MetS,包括热量提取和肠道脂质吸收,或通过诱导肠上皮屏障破坏和内毒素血症,导致脂肪组织炎症。HFD相关微生物群还可通过调节免疫反应来影响MetS。因此肠道菌群对于饮食诱导的肥胖具有十分重要的作用。

膳食脂质是HFD炎症效应的主要驱动因素,包括屏障渗漏、内毒素血症和1型炎症。相较于体重正常人群,肥胖症患者更有可能食用高脂、高糖且纤维含量低的饮食,而这种饮食模式能直接影响肠道菌群。在DIO小鼠模型中,60%HFD和低膳食纤维饮食与肠道微生物群多样性的长期破坏有关,低纤维饮食会导致微生物群多样性和丰度的大量损失,这种损失在每一代都被放大,并且仅补充高纤维饮食不足以使微生物多样性正常化。许多研究也发现HFD和细菌易位有关,表现为其标志物LPS和LPS结合蛋白的升高,与对照组小鼠相比,HFD小鼠的肠道菌群中乳酸菌、双歧杆菌和拟杆菌的含量显著降低。有研究发现,猪黏蛋白聚糖(pig mucopolysaccharide proteoglycan,PMG)有助于抗生素治疗后微生物群的恢复,抑制艰难梭菌的丰度,延缓饮食引起的肥胖症的发生,并增加常驻嗜黏蛋白阿克曼菌(Akkermansia muciniphila,Akk菌)的相对丰度。

肠道微生物群多样性下降也与炎症增加、胰岛素抵抗(insulin resistance,IR)和丁酸盐产生较低有关。有研究发现用富含不溶性纤维的眼虫藻和蔬菜共同喂养肥胖小鼠,减少了脂肪细胞面积、抑制脂肪酸合成相关基因的表达、降低血清炎症因子水平,可能与肠道菌群的组成调整,产短链脂肪酸(short-chain fatty acid,SCFA)的有益细菌的增加、导致炎症的细菌减少有关。

共生菌群可以通过调节肠道T细胞稳态来预防MetS。最近,有研究发现膳食中的糖可以通过消耗维持组织稳态的肠道微生物间接增加肠道的炎症状态。通过保存共生Th17细胞,消除HFD中的糖来保护小鼠免受疾病侵害。CD36是脂质吸收和脂肪代谢的关键调节因子,CD36缺乏与对肥胖症和MetS的抵抗力有关。肠道微生物群可通过增强上皮细胞CD36促进宿主脂质吸收。同样,肠道菌群通过减少肠上皮CD36能够抑制脂质吸收并预防DIO。

肠道菌群还可以影响摄食行为。动物实验表明,微生物短链脂肪酸代谢的破坏可促进IR和高胰岛素血症。对小鼠的研究表明,通过改变肠道微生物群增加醋酸盐的产生会导致副交感神经系统的激活,从而促进葡萄糖刺激的胰岛素分泌增加和生长激素释放激素分泌增加,从而导致食欲过盛。

一项基于105项研究、共纳入6 826例超重或肥胖症受试者的荟萃分析称,益生菌治疗平均3~12周改善了超重但不是肥胖症的受试者0.94kg体重,还发现T2DM患者的空腹血糖和糖化血红蛋白(glycosylated hemoglobin,HbA1c)水平有小幅度改善,脂肪肝患者的肝酶水平也有小幅改善。因此补充益生菌对肥胖症可能是有益的,但其机制尚不完全清楚。

目前,许多研究都是对肠道菌群改变的横断面研究。证明肠道微生物组在肥胖症中的因果作用的金标准是粪菌移植(FMT)。最近对10项前瞻性随机对照研究的荟萃分析发现,FMT与大多数中心性肥胖指标(包括热量摄入、HOMA-IR、总胆固醇、HDL、LDL、甘油三酯)呈显著负相关。然而体重、BMI、腰围和全身脂肪含量在FMT后没有明显改善,且合并效应量显示FMT后空腹血糖显著增加。因此,肠道微生物群干预作为治疗肥胖症的突破手段还需要更多高质量的研究来证实。

(四)胃屏障与肥胖症

在1983年幽门螺杆菌被发现前,胃环境一直被认为是没有细菌定植的。因为胃内具有极低的pH、胃液蛋白质的水解活性、胆汁酸回流到胃以及由唾液硝酸盐合成的一氧化氮(nitric oxide,NO)的抗菌特性,都造成了不利微生物生长的环境。随后,陆续研究发现,胃微生物群同样具有高度多样性和复杂性,如胃内细菌与真菌的内共生关系,胃溃疡和胃炎患者胃部真菌定植比健康人群更为常见。胃微生物群的组成受幽门螺杆菌感染、健康状况、饮食习惯、药物使用、年龄、手术干预和炎症等多种因素影响。

HFD不仅影响肠道微生物群,还影响胃微生物群,并且胃肠道微生物群的改变与代谢性疾病的发生和发展有关。2017年有研究证实了胃微生物菌群失调在胃癌发生及发展中的作用。接着2018年通过16S rRNA测序发现HFD喂养的小鼠胃中厚壁菌门与拟杆菌门增加,并且这种微生物群落的组成重塑被认为是由肥胖驱动的生态失调。HFD喂养的小鼠胃微生物群的组成变化早于肠道微生物群,即胃菌群对HFD更加敏感,这可能与胃菌群结构相对简单有关。胃和肠道中的微生物群结构在短期HFD和长期HFD之间存在明显差异,其中代表性细菌是益生菌A.muciniphila,它在短期HFD后在胃中减少,在长期HFD后进一步减少。研究发现,HFD诱导的肥胖上调胃中淋巴趋化因子的表达,并加速猪嗜血杆菌感染诱导的胃淋巴滤泡的形成。

胃肠道微生物与肥胖症及HFD导致的相关恶性肿瘤之间有密切的关系。HFD促进胃黏膜化生、癌前病变和干性基因的失调表达。HFD中的膳食脂质,特别是亚油酸,可能导致小鼠胃壁细胞的损伤与化生。与结直肠相比,膳食脂肪对胃的影响更大。HFD激活LepR信号转导,加速胃黏膜的发病及异位三叶因子3(trefoil tactor family 3,TFF3)的表达。

胃微生物群与肥胖症的相关研究仍然是较少的。但不可否认的是,胃与肥胖的关系是非常密切的,不仅在于HFD及肥胖对胃黏膜的损伤及胃菌群的组成重塑,还有更多胃黏膜或胃菌群的变化对肥胖炎症的作用,这仍有待科研工作者深入探索。

二、脑-肠轴与进食欲望

在过去十年中,脑-肠轴备受人们关注,越来越多的人认为,脑-肠轴是控制摄食行为的关键因素,对肥胖和代谢性疾病的发展具有重要意义。治疗肥胖症的主要困难之一是在体重大幅减轻后,胃肠激素的失调和新陈代谢的代偿性降低会导致饥饿感和觅食行为增加,这些变化是导致肥胖症的非侵入性和生活方式干预失败的因素。减重手术被认为是诱导持续减重的唯一有效治疗方法,能够抑制食欲、减少患者对高热量脂肪和甜食的偏好,以及改变来自肠道的激素信号。很早就有科学家发现,某些营养素与胃黏膜相互作用会引起更多与饱食信号不同的食欲信号。与水相比,葡萄糖或脂质溶液更能激活大脑奖赏系统,这种机制对于动物的食物选择和生存至关重要。这个从肠道到改变大脑行为的信号转导途径中,迷走神经及其感觉和运动纤维是脑-肠交流的关键参与者之一。迷走神经携带进食信号,阻断它可能会降低食欲并治疗肥胖症。研究发现,胃表面直接刺激传入末梢会降低饱腹感,可以减少胃轻瘫患者餐后恶心的现象并控制肥胖症患者的体重增加。

在各种营养物质等因素刺激下,胃肠内分泌细胞会分泌多种胃肠激素,如GLP-1、CKK、PYY和5-HT等,这些被认为是厌食信号,而生长素释放肽和胰岛素则是食欲信号。普遍观点认为,这些激素大多数能够通过血流和迷走神经

感觉神经元改变大脑功能和食物摄入。除了经典的肠道激素,胆汁酸也通过广泛分布的经典胆汁酸受体法尼酯X受体(farnesoid X receptor,FXR)和G蛋白偶联胆汁酸受体5(Takeda G protein-coupled receptor 5,TGR5)在包括大脑在内的许多其他器官中发挥作用。除了胆汁酸受体相互作用本身,胆汁酸还刺激肠细胞分泌FGF15/19,这反过来又可能在大脑中发挥作用,抑制食物摄入和体重,并改善葡萄糖稳态。其中,一种机制可能是肠道FXR的激活诱导肠道微生物群产生次级胆汁酸石胆酸以激活TGR5/GLP-1信号转导,从而改善肝葡萄糖和胰岛素敏感性并增加脂肪组织褐变,并且口服广谱抗生素能够抑制微生物石胆酸的产生和完全逆转胰岛素敏感性改善的效果。在一项单盲、随机的对照试验中发现,20例肥胖症患者口服抗生素1周就可导致微生物多样性降低(主要影响厚壁菌门),并伴随次级胆汁酸和胰岛素敏感性下降。而胆汁酸谱和肠道微生物群的特定变化似乎可以通过背侧迷走神经复合体来影响葡萄糖稳态。

目前,有观点认为,食物成瘾在肥胖症的病理生理学机制中起到重要的作用,并且与脑-肠-微生物组(brain-gut-microbiome,BGM)轴关系密切。BGM轴是指由代谢、内分泌、神经和免疫系统介导的双向信号转导。来自大脑的信号通过自主神经系统和HPA轴影响许多胃肠道的组成和功能,包括胃肠蠕动和食糜转运、消化液和黏液的分泌、免疫激活、肠道通透性与肠道屏障功能、相对肠道微生物丰度,以及某些致病性肠道微生物的基因表达模式。肠道腔内的环境变化会影响肠道菌群的组成和功能。肠道菌群也可以通过数百种代谢产物与大脑交流,通过肠道内特化的细胞,如肠内分泌细胞、肠嗜铬细胞以及初级或次级传入神经末梢。除了神经信号,还有通过与肠道免疫细胞相互作用导致局部或全身免疫激活,或者肠道微生物群代谢物在血液中达到足够浓度通过血脑屏障直接与大脑发生联系。而SCFA作为膳食纤维微生物发酵的主要副产物,是BGM信号转导的关键介质。肠道菌群与SCFA已在前文讨论,在此不再赘述。

三、胃肠道与糖、脂代谢紊乱

糖尿病/糖耐量异常以及高脂血症是临床上常见的肥胖合并症。胃肠道功能紊乱与糖、脂代谢失代偿息息相关。

T2DM也是由遗传因素及环境因素共同作用而引起的多基因遗传性疾病。近年的研究表明,T2DM患者的肠道菌群结构及功能与健康人不同,肠道菌群可能通过干预宿主营养及能量的吸收利用、影响体重和胆汁酸代谢、促进脂

肪的合成及储存、影响肠道通透性、引起慢性低度炎症反应等机制参与 T2DM 的发生发展。

粪菌移植试验中,将瘦供者的肠道微生物群注入 MetS 男性患者,发现 6 周后受试者的胰岛素敏感性得到改善,并且产生丁酸盐的微生物群浓度增加。此外,在小鼠模型研究中比较无菌小鼠和常规小鼠发现,由肠道菌群改变产生的醋酸盐水平升高会导致葡萄糖刺激的胰岛素分泌、生长素释放肽分泌增加、食欲过盛和肥胖。

胃肠道与糖代谢关系也是双向的。高血糖会引起广泛微血管病变,其机制包括微血管基底膜增厚,血液流变学改变,高灌注、高滤过,血液黏稠度增高,凝血机制异常,微循环障碍,糖化终产物聚集,组织缺氧等。肠道作为吸收营养物质的重要场所,拥有巨大的表面积和丰富的毛细血管网,高血糖导致的广泛微血管病变会影响肠道上皮供血供氧,从而影响肠屏障的完整性。

此外,血糖升高使神经细胞内的山梨醇出现堆积,循环系统受累使神经细胞得不到充足的血氧供应,将直接造成神经细胞营养不良和功能障碍,从而引发末梢神经炎、自主神经紊乱等神经系统疾病。高血糖引起的神经病变以外周神经病变最为常见,其中又以自主神经病变出现较早,可影响胃肠等器官系统的功能,导致胃排空延迟、腹泻、便秘等。

高血糖状态亦使血浆渗透压升高,抑制白细胞的趋化活性、黏附能力和吞噬能力以及细胞内杀伤作用,致使机体免疫力下降。有研究在动物水平上确定了高血糖是肠道屏障功能障碍和肠道感染易感性的直接和特定原因,并且高糖介导的上皮细胞代谢功能重编程导致转录改变、肠道屏障消除、肠道微生态破坏和宿主对肠道感染的防御能力受损。

食物中的脂质经由胆汁酸盐和脂肪酶消化,主要在小肠中完成吸收。吸收的外源性脂质需要与载脂蛋白结合才能在血液中运输至组织细胞中代谢。目前,已报道的载脂蛋白有 20 余种,主要在肝脏和小肠黏膜细胞中合成。因此肠道对脂质的消化、吸收和运输都十分关键。

肠道菌群对调控脂质代谢也有许多贡献。越来越多的研究发现肠道菌群能够发挥调节血脂水平的作用:①肠道内的部分正常菌群可以产生胆固醇氧化酶,参与胆固醇的降解;②肠道内的双歧杆菌、乳酸菌等正常菌群能产生结合胆汁酸水解酶,将结合胆汁酸水解成游离胆汁酸,从而影响肠肝循环,促使血液中的胆固醇在肝脏中转化成胆汁酸,实现降胆固醇的作用;③肠道菌群分解碳水化合物获得养分的同时产生的 SCFA,可以抑制肝脏脂肪合成酶的活性及调节胆固醇在血浆与肝脏中的重分布,从而发挥调脂作用;④肠道微生物代谢产生的三甲胺 N-氧化物(trimethylamine N-oxide,TMAO)可降低胆汁酸合成中的关键酶细胞色素 P450 家族成员 7A1(cytochrome P450 7A1,CYP7A1)的表达,减少胆汁酸池,抑制胆固醇转运。

肠道菌群介导的脂质代谢调节有以下途径:①肠道菌群通过免疫反应和迷走神经调节脑-肠轴,影响调节食欲的下丘脑神经元;②肠道菌群产生的代谢物可以激活肠内分泌细胞释放肠道激素,并可以与肠神经系统相互作用,影响摄食和饱腹感;③肠道菌群还可以改变肠道上皮和肠道完整性,调节肝脏中的胆固醇代谢,促进肌肉中的脂质氧化,调节脂肪组织中的脂质储存,从而调节脂质代谢平衡。

执笔:魏露 朱翠玲 张玄娥

指导:卜乐

第三节 骨 骼 组 织

一、骨组织的基本生理特点

骨骼由骨组织、骨膜和骨髓构成,是一种代谢活跃的器官,在体内具有非常重要的作用,如为软组织的机械运动提供结构支持;支持和保护软组织;储存体内的钙和磷酸盐等。

骨组织由多种细胞和细胞外基质构成。细胞外基质发生矿物质的沉积(也称矿化或钙化)后又被称为骨基质,通常由大量的骨胶纤维(主要由 I 型胶原蛋白组成)和少量的无定形基质(和骨胶纤维合称有机质)以及骨盐(又称无机质)组成。骨组织的细胞成分包括骨祖细胞、成骨细胞、骨细胞、骨被覆细胞和破骨细胞五种。从功能上看,前四种细胞本质上是骨形成细胞的不同分化和功能状态。从分布上来看,骨祖细胞、成骨细胞、骨被覆细胞和破骨细胞均位于骨组织的表面，而骨细胞则包埋于骨基质内。

骨骼在成年人体内并非一成不变，相反，它始终处于一个不断重塑的状态，具体表现为去除旧骨，再形成新的骨基质替换旧骨，然后发生矿化形成新骨。这一过程主要由成骨细胞和破骨细胞参与，是防止骨骼中细微损伤不断累积的重要途径。

破骨细胞是来源于单核巨噬细胞谱系的单核前体细胞的大型多核细胞，可以溶解和吸收骨基质，是目前已知的唯一的骨吸收细胞。在其发挥功能时，可以在骨基质表面形成一个封闭的溶骨微环境，向其中释放多种酸性物质使骨盐溶解，并释放多种蛋白酶降解其中的 I 型胶原蛋白和其他基质蛋白，达到骨溶解的作用。

成骨细胞是一种骨形成细胞，可以通过多种途径参与成骨过程，并与脂肪细胞具有相同的祖细胞——间充质干细胞（mesenchymal stem cell，MSC）。一般而言，间充质干细胞向成骨细胞分化由 Runx 相关转录因子 2（runt-related transcription factor 2，Runx2）和 Osterix（OSX）介导，向脂肪细胞分化则由过氧化物酶体增殖物激活受体 γ（PPARγ）介导。成骨细胞可以通过合成和分泌 I 型胶原蛋白来组成骨基质，并且参与其矿化过程。其分泌的骨钙素则是组成骨基质的最丰富的非胶原蛋白，可以与羟磷灰石结晶结合并作为骨基质的组成成分储存在骨基质中。少量的骨钙素会进入血液循环，因此，在临床上可以检测其血清水平来反映成骨细胞的活性。成骨细胞还可以分泌护骨素，通过诱捕破骨细胞激活的因子抑制其分化或成熟，进而抑制骨吸收作用。另外，骨泌素也是成骨细胞的分泌物之一，同样具有促长骨生长的作用。

骨组织的功能并不仅仅局限于骨骼本身，它还可以通过自分泌和旁分泌的方式参与机体稳态的调节。以成骨细胞为例，其分泌的骨钙素具有促进胰岛 β 细胞分泌胰岛素、提高胰岛素敏感性、加速葡萄糖的代谢以及减少内脏脂肪堆积的作用。护骨素可以参与机体糖代谢稳态的维持。骨泌素可以参与肌细胞葡萄糖的转运以及肝细胞糖原的合成。骨桥素具有抗血管钙化的作用。骨唾液酸蛋白在牙本质和牙骨质矿化的起始阶段也具有重要的作用。近年来，越来越多研究发现，骨组织和脂肪组织间也具有密切的关联。我们会在后续章节进一步讨论。

二、肥胖与骨骼的临床关系

肥胖与骨骼具有十分复杂的相互作用，充分了解两者在临床上的关系，对研究肥胖症的发生机制以及肥胖症临床干预靶点具有十分重要的意义。

长期以来，研究者们多认为肥胖对骨骼健康具有保护作用，因为在众多临床研究和荟萃分析研究中都发现 BMI 和骨密度（bone mineral density，BMD）表现出了正相关。一般认为，这种正相关与高 BMI 给骨骼带来的机械负荷增加促进骨形成有关。另外，因为脂肪组织具有分泌雌激素的功能，在绝经后女性中，肥胖也会为她们因雌激素撤退导致的骨量迅速丢失提供一定的保护作用。但随着研究的深入，这一观点开始受到了质疑。有研究指出，躯干脂肪和 BMD 呈负相关；肥胖症人群的腰椎 BMD 也明显低于年龄预期。具有中心性肥胖的绝经前女性表现出更低的骨量和骨硬度，并且骨形成显著降低。在发生各种低创伤性骨折的绝经后女性中，肥胖症的患病率也有惊人的升高。对于此类现象，常见的解释是内脏脂肪会分泌多种炎症细胞因子作用于骨骼引起骨吸收增加，进而降低骨骼的质量，最终引起骨折。

骨骼对肥胖症的发生同样具有非常重要的影响，但是因为其作用并不直观，临床上有许多医生多会忽视这一关系的存在。研究发现，骨组织中的成骨细胞可以分泌骨钙素参与体内葡萄糖稳态和能量稳态的调节，在横断面和前瞻性临床研究中，发现循环骨钙素水平与 MetS、全身性肥胖和中心性肥胖的风险呈负相关。而遗传性骨钙素缺失的患者也会出现葡萄糖耐受不良、脂肪量增加、IR 以及脂肪组织中脂联素基因的表达降低的表现。成骨细胞分泌的另一种物质——脂质运载蛋白 2（lipocalin 2，LCN2），具有抑制食欲、参与能量代谢的作用，临床研究也发现血清 LCN2 水平与 BMI、体重、腰围和臀围呈正相关，并且可以用于预测肥胖症患者减重手术的治疗效果。骨细胞分泌的骨形态发生蛋白 -7（bone morphogenetic protein-7，BMP-7）和骨硬化蛋白（sclerostin，SOST）在能量代谢和白色脂肪棕色化中也具有重要作用。其中，SOST 在临床上也被发现与 T2DM 患者的 BMI 和脂肪含量呈正相关。除此以外，成骨细胞分泌的护骨因子（osteoprotegerin，OPG）、骨细胞产生的成纤维细胞生长因子 23（FGF23），也均在临床上发现和 IR 或脂肪含量、血脂异常之间存在相关性。由此可见，骨骼也可能通过各种内分泌、旁分泌或者其他途径影响肥胖症的发生。

鉴于肥胖和骨骼存在的上述复杂而又矛盾的相互关系，在临床上治疗肥胖症时，有必要同时对骨骼给予一定的关注。

三、脂肪组织与骨代谢的"对话"

随着人们对骨骼分泌功能认识的加深，骨骼和脂肪组织之间的"交流"也成为众多科学家研究中的重要命题。

(一) 骨钙素与脂肪组织

骨钙素（osteocalcin，OCN）是由成骨细胞和成牙本质细胞产生的一种非胶原蛋白，一般存在于骨基质和血液中。骨钙素脱羧后会形成未羧化骨钙素（undercarboxylated osteocalcin，ucOCN），是其在循环中的活性形式，具有内分泌调节功能。在白色脂肪组织中，骨钙素可以通过减少炎症、增加胰岛素信号转导和 Slc2a4/GLUT4 的表达来改善IR。ucOCN 也可以通过促进脂肪组织的脂联素编码基因 ADIPOQ 的表达，诱导脂联素分泌，进而增强胰岛素的敏感性并改善 IR。当完全敲除 OCN 时，小鼠表现为胰岛素分泌和敏感性下降、胰岛 β 细胞增殖减少、能量消耗减少以及脂肪含量增加的性状。而当外源性补充 ucOCN 时，则有助于改善小鼠的糖耐量以及胰岛素的敏感性。

(二) 脂质运载蛋白 2 与脂肪组织

因为最早在白色脂肪组织中发现高表达，脂质运载蛋白 2（lipocalin 2，LCN2）一直被认为是一种脂肪因子。但是实际上，骨骼中 LCN2 的表达水平比白色脂肪组织中的表达水平高 10 倍。当对小鼠成骨细胞靶向敲除 LCN2（LCN2ob$^{-/-}$ 小鼠）后，其血清的 LCN2 水平下降高达 67%。因此也有研究者认为 LCN2 更应该被称作为骨因子。在功能上，LCN2 对脂肪组织的棕色化以及肥胖症的发生均具有重要的调节作用，其可以通过控制 p38 MAPK-PGC-1α-UCP1 通路的非肾上腺素能的激活来调节棕色脂肪组织的激活；并且可以穿过血脑屏障，作用于下丘脑室旁核和腹侧神经元中的 MC4R，引起食欲下降，进而降低体重和脂肪量。在 LCN2ob$^{-/-}$ 小鼠中发现，这些小鼠出现了糖耐量及胰岛素敏感性的下降，体重、脂肪含量以及食物摄入的增加。而在全身 LCN2 基因敲除小鼠中，小鼠的脂肪组织棕色化和脂肪酸氧化均受到了促进。相应地，当外源性使用 LCN2 时，高脂诱导肥胖小鼠摄食量、体重升高量以及体脂肪含量也都发生了下降。

(三) 骨硬化蛋白（SOST）与脂肪组织

SOST 是一种主要由嵌入骨基质的骨细胞产生的糖蛋白，是骨量增加的抑制因子，同时也是脂肪组织代谢的影响因素。SOST 可以通过抑制前脂肪细胞中的 Wnt 信号转导作用影响脂肪合成、分解；也可以通过间接调节骨形态发生蛋白（BMP）信号转导影响脂肪细胞代谢。在 SOST$^{-/-}$ 小鼠模型中，除了骨量显著增加以外，小鼠还表现出皮下内脏脂肪减少、脂肪细胞显著增大的情况，并且其白色脂肪组织中的脂质从头合成速率下降和脂肪酸氧化增加。骨髓中的脂肪细胞也同样受到 SOST 的调节，在一项研究中，重组硬化素的使用可以诱导骨髓基质细胞向脂肪细胞谱系分化并刺激骨髓脂肪生成祖细胞中的脂质累积，而在使用 SOST 中和抗体后，小鼠则表现出骨髓脂肪的减少。

(四) 胰岛素样生长因子 -1 与脂肪组织

胰岛素样生长因子 -1（insulin-like growth factor-1，IGF-1）是我们熟知的参与调节糖脂代谢和骨骼生长发育等过程的一种多肽类物质。在白色脂肪组织中的脂肪细胞、前体脂肪细胞、成纤维细胞和各种炎症免疫细胞表面均有 IGF-1 受体，这是 IGF-1 作用于脂肪组织的重要基础。虽然 IGF-1 主要由肝脏合成释放，但是在骨骼中，软骨细胞和成骨细胞同样可以产生 IGF-1，并通过旁分泌、自分泌方式发挥作用。研究也发现，IGF-1 可以通过生长激素（growth hormone，GH）-IGF-1 轴参与前脂肪细胞的增殖、分化和衰老以及脂肪组织的脂肪分解代谢过程。临床上，低水平的 IGF-1 也与肥胖症及其相关疾病的发生发展密切相关，如 T2DM、非酒精性脂肪肝和动脉粥样硬化。

(五) 骨形态发生蛋白（BMP）与脂肪组织

BMP 属于转化生长因子超家族，具有促进骨发育和器官形成的作用。近年来，研究发现 BMP 可以参与全身细胞形态发生和细胞分化活动，包括脂肪组织的发育和脂肪形成分化。

在骨骼中，BMP-2 表达于初始软骨形成区域的周边和骨膜，可以增强人间充质干细胞 PPARγ（可以促进脂肪生成并抑制成骨细胞生成）的活化进而促进脂肪细胞生成。BMP-2 和胰岛素样生长因子共同使用时，还能够诱导肌腱干细胞进行成脂分化。BMP-4 主要表达于软骨膜，体外研究发现，BMP-4 可以通过锌指蛋白（zinc finger protein，ZNF）423 转录因子诱导脂肪生成。当用 BMP-4 处理棕色前脂肪细胞时，会引起其线粒体基因表达减少，耗氧量和基础脂肪分解减少，从而导致产生更大的脂滴。在临床研究中也发现，血清 BMP-4 水平与糖尿病、肥胖症和胰岛素敏感性之间存在高度相关性。BMP-7 是与棕色脂肪组织（BAT）生成最密切相关的 BMP，动物研究中发现，BMP-7 治疗 4 周的瘦 C57BL6/J 小鼠表现为 BAT 体积增大，这一作用可能是 BMP-7 通过 SMAD 信号转导控制 Zfp423 和 Ebf2 实现的。其他种类的 BMP 也被发现和肥胖症有关，如：BMP-9 在 MetS 患者的循环水平显著下降，并且和腰臀比、TG 以及 IR 水平呈负相关；BMP-6 治疗 ob/ob 小鼠能够提高胰岛素水平，降低血清葡萄糖和脂质等，这里不再详细描述。

(六) 叉头框蛋白 O1 与脂肪组织

叉头框蛋白 O1（forkhead box protein O1，FOXO1）属于叉头转录因子家族的一员，其家族在各种干细胞及其定位系统中发挥重要作用。FOXO1 的表达在脂肪组织、肝脏和骨骼中最高，并对间充质干细胞的成骨分化具有双向调节作用。因为脂肪细胞和成骨细胞是由相同的干细胞朝不同方向分化而来的，所以 FOXO1 也是脂肪组织和骨组织之间另一种意义上的"交流"方式。

在促进成骨功能上，FOXO1 可以通过与 Runx2 或其基因启动子的相互作用来增加 Runx2 将多能间充质干细胞向成骨细胞谱系诱导的作用；同时还能通过抑制 PPARγ（可以促进脂肪生成并抑制成骨细胞生成）的表达和转录活性达到促进成骨的作用；另外，FOXO1 还可以通过与 ALP 基因启动子发生相互作用来促进成骨细胞分化。在动物实验中发现，在胚胎发育过程中的骨骼形成活跃时期下调 FOXO1 的表达会抑制成骨标志物的表达，减少骨的钙化并损害骨骼形成；相反，过表达 FOXO1 则会显著增加成骨标志物的表达。在抑制成骨的功能上，FOXO1 可能是通过抑制 Wnt/β-catenin 通路来实现的，这一点目前在骨肉瘤细胞中已经得到了验证。在其他研究中，过表达 FOXO1 会减少 MC3T3-E1 细胞（一种小鼠胚胎成骨细胞前体细胞）数量和增殖细胞核抗原（proliferating cell nuclear antigen，PCNA）阳性细胞的数量，这表明 FOXO1 抑制了前成骨细胞的增殖。而在同时对成骨细胞和脂肪细胞的双潜能祖细胞中条件性敲除 FOXO1、FOXO3 和 FOXO4 时，小鼠显示出成骨细胞数量和骨量增加。

（七）Wnt 信号通路在间充质干细胞向成脂和成骨分化中的调控作用

研究表明，肥胖可以调节成骨细胞的分化成熟，通过改变不同类型的骨生长因子、促炎性细胞因子等因子的表达，诱导成骨细胞分化、成熟、存活的各类转录因子激活。一方面，肥胖可以造成脂肪细胞分化增加、体内脂质堆积，成骨细胞分化减少，从而导致骨形成减少和骨质疏松的发生；另一方面，骨质疏松症患者在骨量减少、成骨细胞分化降低的同时，其骨髓脂肪组织增加，进而导致肥胖症的发生。二者互相调控互相影响，关系密切。

脂肪细胞与成骨细胞起源于一个共同的祖细胞，即骨髓间充质干细胞，其具有向成骨细胞、软骨细胞、脂肪细胞等多方向分化的能力，其中 Wnt 信号通路在调控间充质干细胞的分化方向中起重要作用。骨髓间充质干细胞向成骨细胞分化是个复杂的过程。Wnt 信号通路控制骨髓间充质干细胞的分化方向和早期的分化潜能。Wnt 经典信号途径对于骨髓间充质干细胞的成骨作用取决于其分化阶段，一旦骨髓间充质干细胞分化为成骨细胞系时，经典的 Wnt 信号途径促进骨髓间充质干细胞分化为成骨细胞并抑制其分化为成熟的成骨细胞。在成骨分化过程中 Wnt11、FZD6、sFRP2、sFRP3 和 Ror2 等上调，Wnt9a 和 FZD7 等下调。同时 Wnt 信号通路调控骨髓间充质干细胞向脂肪细胞分化。经典的 Wnt 信号通路通过抑制成脂分化的关键因子 PPARγ 和 CCAAT 增强子结合蛋白 α（CCAAT/enhancer-binding protein α，CEBPα）从而抑制其向脂肪细胞分化。在成脂分化过程中，Wnt10b、Wnt1、FZD1、FZD7、β-catenin 下调，而 DKK1、sFRP4、sFRP5、Wnt5b 上调。Wnt 信号通路对骨髓间充质干细胞向脂肪细胞方向分化的调节也刺激了其向成骨细胞的分化。

（八）胰岛素抵抗与骨代谢

胰岛素抵抗（insulin resistance，IR）是指患者机体对胰岛素作用不敏感，从而使分泌的胰岛素无法调节机体的血糖水平使其达到正常的一种病理状态，是肥胖症的重要影响因素之一。IR 使机体脂肪分解抑制作用减少，甘油三酯在体内累积增加，高糖环境使血清生长因子增加，血脂升高，胰岛素样生长因子、游离脂肪酸（FFA）、低密度脂蛋白增加，发生动脉粥样硬化的风险大大增加。

同时，胰岛素信号对骨组织也有着重要作用。胰岛素信号可以调节成骨细胞骨形成及破骨细胞骨吸收。成骨细胞与破骨细胞共同维持了骨的基本生理结构和功能，形成骨重建。有实验证明，成骨细胞的增殖、生长、分化都需要表面的胰岛素受体作用。同时，成骨细胞也是胰岛素作用的重要靶细胞。动物实验发现，减少小鼠成骨细胞上的胰岛素受体数量，可使成骨细胞数目和骨胶原合成减少，从而导致骨质减少约 30%。流行病学调查也证明了这一点，1 型糖尿病（diabetes mellitus type 1，T1DM）患者相对无糖尿病患者是低骨密度的。

胰岛素受体不仅存在于成骨细胞表面，也存在于破骨细胞表面，且在破骨细胞中分布更多。胰岛素作用于破骨细胞表面的胰岛素受体，可以抑制破骨细胞活性，从而减少骨吸收。研究发现，糖尿病患者和糖尿病动物模型均存在骨愈合延迟现象，而早期治疗中应用胰岛素则可以缓解这一情况。

那么 IR 对骨代谢是否有影响？这一点存在诸多争议。已有研究表明，在大鼠成骨细胞的胰岛素信号转导功能获得和丧失模型中，HFD 导致骨 IR，从而降低骨转换率和骨钙素活性，导致大鼠的骨量增加和葡萄糖耐量异常。尽管骨转换减少增加了骨密度，但同时可能导致了一些骨微结构的缺陷，从而出现骨脆化。ZOCH 等人的研究发现，骨骼对葡萄糖摄取似乎直接受胰岛素的调控。在 IR 受损的肥胖小鼠模型中，氟代脱氧葡萄糖摄取减少。这些发现认为骨骼在碳水化合物代谢方面存在代谢惰性,并表明骨骼的代谢需求是整个身体葡萄糖利用与处理的重要组成部分。除了胰岛素对骨骼细胞有直接作用外,胰岛素还可能与骨骼中的其他合成代谢因子发挥协同作用,可能抑制骨吸收、甲状旁腺激素或胰岛素样生长因子的生成等。

除此以外,一些观察性研究认为,IR增加骨量可能与T2DM降低骨转换有关。在国家女性健康研究中,利用IR的稳态模型估算出更高的IR与更大的体积骨密度有关。总的来说,这些发现表明,IR的女性骨骼体积更小,这会抵消IR在骨密度和骨微结构中的积极作用。

IR与骨的关系是复杂的,至今仍未被完全阐明。由于人群的异质性和糖尿病患者服药的情况各不相同,导致出现了很多互相矛盾的研究结果。因此还需要更多的临床和基础研究来明确IR对骨的影响,从而为肥胖症患者的骨质疏松防治提供更多的新思路。

四、骨组织肥胖的临床干预靶点

(一)维生素D骨组织靶点与肥胖的关系

随着人口老龄化的发生,骨质疏松和肥胖症作为两种常见的慢性内分泌疾病,严重影响了患者的健康和生活质量。其中维生素D缺乏是骨质疏松的重要危险因素之一,尤其对老年患者来说,85%以上的老年骨质疏松患者伴有维生素D缺乏。同时维生素D能够抑制脂肪累积、增加胰岛素敏感性,还可以调控骨组织中的骨钙素和骨桥蛋白等间接影响肥胖症的发生发展。补充维生素D可以起到预防和治疗骨质疏松和肥胖症的作用。

1. 维生素D与骨质疏松 维生素D是一种微量元素,可代谢为人体生理过程中重要的多功能类固醇激素。维生素D的主要生物学作用中最常见的作用是对钙磷代谢的影响,通过增加肠道对钙磷的吸收和肾脏对钙磷的重吸收导致血液中钙含量增加,并降低甲状旁腺中的甲状旁腺激素合成,促进骨形成降低骨吸收,从而发挥治疗骨质疏松的作用。此外,血钙水平对于神经传导、神经肌肉连接和激素分泌也有着重要意义。当维生素D水平下降,体内血钙水平下降,相应地会导致骨密度降低,加重骨质疏松,并且还可能通过肌张力下降导致骨质疏松骨折风险升高,因此临床上应用维生素D对骨质疏松的预防和治疗具有重要作用。

2. 维生素D与肥胖 既往研究表明,肥胖症患者体内代谢水平异常的发生风险远高于低体重者,其中T2DM合并肥胖患者被认为更容易发生维生素D缺乏,补充维生素D还可以预防和治疗肥胖症的发生发展。维生素D通过作用于脂肪组织,可以抑制脂肪累积,增加胰岛素敏感性,同时还可作用于胰腺组织,促进胰岛素的产生和分泌,促进肌肉对葡萄糖的摄取和利用,从而预防和治疗肥胖症和糖尿病等疾病的发生发展。

3. 维生素D与骨质疏松和肥胖的关系 骨质疏松与肥胖是密切相关的疾病。传统研究认为肥胖是骨质疏松的保护因素,但近年来,越来越多研究显示,肥胖与骨质疏松的发生有关,脂肪组织含量与骨密度呈负相关。肥胖与骨质疏松和骨折发生风险相关。其中脂肪细胞分泌的雌激素合成酶、脂联素和多种促炎性细胞因子对骨重建具有重要作用。除此以外维生素D被认为在二者中均存在作用,将两种疾病互相关联。维生素D是一种脂溶性维生素,可以被脂肪细胞贮存和释放,而肥胖症患者的脂肪组织增加,维生素D的分布容积增大,增加的脂肪组织对维生素D的潴留作用加强,从而导致释放入循环的维生素D减少,血清维生素D水平降低,因此可能导致继发性甲状腺功能亢进,骨吸收加剧,使骨质疏松更严重。因此临床上补充维生素D既可以防治肥胖症的发生发展,又可以缓解肥胖症患者循环中维生素D减少的情况,从而达到防治骨质疏松的目的。

(二)骨硬化蛋白(SOST)抑制剂在改善IR、治疗肥胖症中的应用前景

SOST是一种可以抑制骨量增加,同时影响脂肪组织代谢的糖蛋白,目前已尝试开发抑制SOST的药物用于临床改善IR或者治疗肥胖,同时发现其对骨质疏松也有一定的治疗作用。罗莫珠单抗是目前FDA批准的第一个SOST抑制剂,常用于治疗绝经后女性的骨质疏松症,但是与阿仑膦酸钠相比,罗莫珠单抗会导致心血管疾病风险增加30%。另有研究发现,SOST抑制剂可能会增加有心血管疾病史患者的心脏病发作、中风和心血管死亡的风险。而肥胖症和糖尿病患者往往都处于心血管疾病的高风险状态,这无疑限制了SOST抑制剂的利用。目前,研究者们也在开发新型的SOST抑制剂或相关方法来治疗肥胖症和糖尿病,包括联合心血管疾病药物用药,对抑制剂进行药物修饰,开发针对SOST特定结构的抗体等。相信在未来,SOST抑制剂将能在改善IR、治疗肥胖症和骨质疏松等慢性代谢性疾病中发挥一定的作用。

(三)抗骨质疏松药物在应用时对IR、脂代谢或肥胖的影响

双膦酸盐类药物是抑制骨吸收、治疗骨质疏松的常用药物。多项临床试验表明,接受阿仑膦酸钠(双膦酸盐类药物之一)的患者糖尿病的发生率会下降。而在细胞实验中,

研究者进一步发现了阿仑膦酸钠有助于防止脂肪组织功能障碍和 IR 相关事件的发生，包括防止脂肪细胞的过度增大，减少 3T3-L1 脂肪细胞的氧化应激，以及防止巨噬细胞被激活为促炎 M1 型细胞等。

RANKL 单抗（如地舒单抗）是另一种抑制骨吸收的抗骨质疏松药物，其可以显著改善肌肉的胰岛素敏感性和葡萄糖摄取，并降低肌肉中抗肌生成和炎症基因的表达，如肌肉生长抑制素和蛋白酪氨酸磷酸酶受体 -γ。在女性中，与未接受治疗的对照组相比，地舒单抗治疗 3 年以上的患者四肢肌肉质量和握力都得到了提高，而双膦酸盐治疗组则没有。

特立帕肽是一种以促进骨形成为机制的药物，其与肥胖症的相关研究尚少。现有的研究认为，特立帕肽的使用在临床上可能会导致 IR、高脂血症、高血糖甚至心血管并发症的发生，因此在临床使用时需要适当权衡。

执笔：崔冉　曾将萍　孙思琪
指导：盛辉

第四节　内分泌系统

肥胖是能量代谢——摄入和消耗不平衡的"果"。机体通过多种方式维持自身能量平衡，内分泌系统是重要的调控方式之一，激素是内分泌系统调节肥胖及能量平衡的关键媒介。在各种下丘脑 - 垂体 - 靶腺轴中，靶腺激素具有调节糖脂代谢、体重、体脂含量和分布等作用，随着分子生物学的技术提高、理论深入和循证医学证据大量涌现，还发现一些下丘脑激素、垂体激素具有独立于其靶腺之外的直接调节能量平衡的作用。近年来，除了在脂肪组织发现影响肥胖症的新激素（脂肪因子）外，在胃、肠道、肝脏、骨骼肌和心肌等组织器官也陆续发现具有代谢调控作用的新激素或新因子。因此深入探讨内分泌系统与肥胖症的关系，将为开发药物靶点、建立临床干预策略提供极大帮助。

一、肥胖与下丘脑

下丘脑炎症导致肥胖。有学者在 2005 年通过小鼠模型做出关于食源性肥胖的研究，在涉及食源性肥胖发病机制的 HFD 喂养中，消除神经炎症可以阻止肥胖和下丘脑的瘦素抵抗。瘦素具有抑制摄食、调节代谢、影响激素分泌和免疫及血管增生等生物学作用，而这些作用的发挥必须与特殊的受体相结合，才能达到控制食欲、增加能量消耗、抑制自身脂肪合成和促进自身脂肪分解的效果。一项动物实验结果表明，在 HFD 小鼠模型的肥胖发病机制研究中，消除神经炎症可以阻止肥胖和下丘脑的瘦素抵抗。值得注意的是，下丘脑炎症不同于肥胖之后的外周炎症，下丘脑炎症发生于肥胖之前，可能是导致肥胖症的"因"。

在体内能量平衡的状态下，体重不会有太大的变化，一旦能量平衡遭到破坏，就会导致肥胖症。在大脑中，能量平衡主要依赖瘦素，而瘦素抵抗是大部分肥胖人群的一个特征。在 HFD 喂养的小鼠中，下丘脑炎症可以导致肥胖从而破坏机体的平衡。下丘脑神经肽促食欲素 A（orexin A，OXA）和促食欲素 B（orexin B，OXB）参与能量平衡和代谢稳态，促食欲素的表达部位是下丘脑外侧，通过作用于 G 蛋白偶联促食欲素受体 1（orexin receptor 1，OX1R）和促食欲素受体 2（orexin receptor 2，OX2R）发挥作用。促食欲素神经元不仅接收来自皮质边缘区的多种传入信号，参与情绪的正性和负性调节过程，还接收来自下丘脑区域的参与防御反应、自主神经和生理调节的信号。此外，促食欲素神经元的激活还受到瘦素、胃饥饿素、循环的非必需氨基酸和血糖水平下降等因素的调控。关于促食欲素在中枢和外周发挥控制能量平衡的功能仍不清楚，但促食欲素或 OXR 会受各种营养状态的调节，如禁食、甜味剂诱导的过度摄食，并和遗传性肥胖相关。

下丘脑性肥胖是颅咽管瘤患者术后最严重的后遗症之一，主要表现为食欲旺盛、嗜睡、能量消耗和自主神经失调。下丘脑性肥胖不仅降低了患者的生活质量，还提高了发生高血压、T2DM 等代谢性疾病的概率，导致发病率和病死率升高，尤其是心血管疾病。有研究表明，下丘脑损伤性肥胖症人群发生心血管疾病的病死率是正常人群的 3~19 倍，虽然部分颅咽管瘤患者可能会在手术前发生下丘脑性肥胖，但大部分患者的体重增加主要发生在术后的前 6~12 个月，体重增幅可高达 55%，且在长期随访中观察到体重增加保持平稳状态。下丘脑性肥胖主要由于调节饥饿、饱感及能量平衡的下丘脑 VMN、ARC 及 DMN 损伤所致，其中外周饱感和饥饿信号，如胰岛素、胃饥饿素和瘦素，在下丘脑 VMN、ARC 及 DMN 调节能量平衡中起着重要作用，它们的损伤阻碍了外周激素信号的整合，从而导致过多的热量摄入和较少的热量消耗，最终出现渐进性的体重增加。

二、肥胖与下丘脑 - 垂体 - 甲状腺轴

下丘脑 - 垂体 - 甲状腺轴（hypothalamus-pituitary-thyroid axis，HPT 轴）与肥胖之间的关系十分复杂。一方面，甲状腺激素（thyroid hormone，TH）和促甲状腺激素（TSH）可以独立调节脂肪组织的含量和功能；另一方面，脂肪组织也可以通过产生脂肪因子影响 HPT 轴的活动。TH 可调节机体多种器官和组织的功能——心、肝、脑、胰腺、骨骼肌和脂肪组织，它们控制能量平衡、食欲、基础代谢率（basal metabolic rate，BMR）、产热、FFA 氧化、糖脂代谢。TH 对脂肪组织产生影响的直接证据是人脂肪细胞中甲状腺激素受体（thyroid hormone receptor，TR）的表达。TH 包含三碘甲状腺原氨酸（triiodothyronine，T_3）和甲状腺素（thyronine，T_4），其中 T_3 是其活性形式，T_4 是其前体。最近一项研究表明，由 T_3 脱碘而来的二碘甲状腺原氨酸（diiodothyronine，T_2）对能量代谢和脂类代谢有积极的作用，主要通过增加线粒体的消耗速度和基础代谢率来预防 HFD 诱导的肥胖。而肥胖症常伴有甲状腺功能减退，这一现象与患者的肥胖表型有关，尤其常见于肥胖症伴高脂血症患者。

甲状腺癌是内分泌系统最常见的恶性肿瘤，近年来研究发现，肥胖可能是甲状腺癌发生、发展的一个危险因素。乳头状甲状腺癌（papillary thyroid cancer，PTC）是甲状腺癌中最常见的病理类型，在所有甲状腺癌中所占的比例高达 85%~90%。一份来自美国癌症协会的研究结果证实，肥胖对 PTC 的发生具有重要的促进作用，该研究回顾性分析了 1995—2015 年美国 457 331 例受试者，根据 BMI 进行分组 [正常对照组（18.5~24.9kg/m²）、超重组（25.0~29.9kg/m²）及肥胖组（>30.0kg/m²）]，与正常对照组相比，超重组和肥胖组发生 PTC 的风险比分别是 1.26（95%*CI*，1.05~1.52）和 1.30（95%*CI*，1.05~1.62）；研究还表明，1995—2015 年超重和肥胖平均每年导致 5.9% 和 4.5% 的 PTC 发生，不仅如此，超重和肥胖患者 PTC 发病率从之前的 11.4% 上升至 16.2%，其中肿瘤直径大于 4cm 者的发病率由之前的 51.4% 上升至 63.2%。由此可见，肥胖与 PTC 密切相关。

TSH 的主要作用部位是甲状腺，TSH 通过与促甲状腺激素受体（thyrotropin receptor，TSHR）结合而发挥作用，

BMI 增加可导致血清 TSH 水平增高。多项体外实验表明，TSHR 在小鼠和大鼠前脂肪细胞中表达，且随着前脂肪细胞的分化而表达量增加。一方面，TSH 能够显著促进白色脂肪细胞中 TG 的合成并抑制脂肪分解；另一方面，TSH 能够抑制白色脂肪棕色化并促进肥胖症的发生。既往研究表明，人体 WAT 和 BAT 细胞中存在 TSHR。Lu 等检测了 120 例不同 BMI 患者皮下脂肪组织中 TSHR 蛋白的表达，结果表明，TSHR 蛋白的表达随着 BMI 的增加而呈现增加趋势。

在甲状腺功能亢进患者中，过量的 TH 和 TSHR 被促甲状腺激素受体刺激性抗体（thyroid stimulating hormone receptor-stimulating antibody，TSAb）刺激促进脂肪和 BAT 的生成，导致能量随着热量和患者的减肥而消散。TSAb 在毒性弥漫性甲状腺肿 [toxic diffuse goiter，又称格雷夫斯病（Graves 病）] 患者和经治疗甲状腺功能正常的患者中持续升高则有利于 WAT 的脂肪生成，导致体重增加。

TSH 由两个亚基组成：一个共同的 α 亚基和一个特异的 β 亚基。近年来，*TSHβ* 亚基基因在人体内脏和皮下脂肪组织中的表达已有报道，一方面，*TSHβ* 基因表达与线粒体功能及脂肪酸动员相关基因表达呈现正相关性，提示 TSHβ 参与能量消耗；另一方面，脂肪组织中 TSHβ 蛋白水平仅在内脏脂滴与线粒体呼吸量呈正相关。然而，目前尚未发现 TSH 蛋白和 *TSHβ* 基因表达之间的关联。此外，在队列研究中发现脂肪组织 TSHβ mRNA 与血清总胆固醇（total cholesterol，TC）和低密度脂蛋白胆固醇（low density lipoprotein cholesterol，LDL-C）水平显著相关，表明 TSHβ 与人体脂肪组织中的胆固醇代谢有关。内脏和皮下脂肪组织中的 TSHβ 与胆固醇生物合成关键酶 3- 羟基 -3- 甲基戊二酰辅酶 A 还原酶（3-hydroxy-3-methylglutaryl coenzyme A reductase，HMGCR）的 mRNA 呈现正相关性。目前，尚未发现 TC、LDL-C 与脂肪组织中 TSHR 表达之间的相关性。给予重组人 TSH 刺激可导致完全分化的脂肪细胞 HMGCR mRNA 水平升高，但对前脂肪细胞没有影响。重组人 TSH 处理人成熟脂肪细胞可增加线粒体呼吸能力和 ATP 产量，并导致成脂相关基因表达增加，但对 TSHR 低表达的人的前脂肪细胞无影响。Moreno-Navarrete 等人发现，脂肪组织中的 TH 和 TSHβ mRNA 之间呈现负相关性，提示当地人的 TSH 产生可能与 TH 有关，此外，研究还表明 TSHβ 的主要来源是间质血管细胞。以上研究结果均无法完全解释 TSHβ 在脂肪组织中的具体作用，但 TSHβ 作为一种旁分泌因子可能参与了脂肪代谢和能量平衡。因此，TSHβ 与脂肪细胞功能之间的联系，还需要进一步研究。

三、肥胖与下丘脑-垂体-肾上腺(HPA)轴

HPA轴是一个直接作用和反馈互动的复杂集合,包括下丘脑、垂体以及肾上腺,这三者之间的互动构成了HPA轴。内源性糖皮质激素(人类主要为皮质醇)由肾上腺皮质分泌,体内糖皮质激素的分泌主要受HPA轴调控,从下丘脑开始经级联放大过程合成和释放糖皮质激素。既往研究表明,皮质醇增加与肥胖症密切相关。正常情况下,ACTH反馈系统控制血浆皮质醇的水平,皮质醇生成增加则机体对皮质醇代谢清除率也会随之增加;反之,机体对皮质醇代谢清除率会随着皮质醇产生的减少而下降。但有研究显示,肥胖症女性皮质醇的代谢清除率增加,而皮质醇的产生并没有增加,血浆皮质醇的浓度低于正常,提示在肥胖症女性中的皮质醇-ACTH反馈系统已经存在明显缺陷。

多项研究发现,长期接触高浓度的糖皮质激素,无论其来源如何均会诱发中心性肥胖。皮质醇水平的升高可以调节脂肪组织的功能、促进内脏脂肪优先扩张、损伤BAT功能以及促进BAT发生WAT化转变,脂肪组织的变化会刺激MetS的发展,包括中心性肥胖、高血压、血脂异常和IR。

皮质醇增多症(hypercortisolism)/库欣综合征(Cushing syndrome,CS)是皮质醇水平异常升高导致的一种临床疾病,表现为"满月脸,水牛背",呈现面圆、背厚、躯干部发胖而四肢消瘦的特殊体型,患者表现出明显的中心性肥胖特征。除此之外,CS还常伴有糖尿病和糖耐量减低、高血压、骨质疏松及性腺功能紊乱等临床表现,按病因可分为ACTH依赖型和非依赖型两种。有研究发现,长期应用大剂量糖皮质激素或长期酗酒也可引起类似CS的临床表现。

在肥胖症患者中,由于营养过剩、选择性IR、糖异生、肝脏葡萄糖生成和新生脂肪生成增强等原因导致T2DM的发生,而长期使用糖皮质激素合成类似物,如地塞米松和氢化可的松,可加重T2DM。在细胞水平上,糖皮质激素的作用由糖皮质激素受体(glucocorticoid receptor,GR)介导,GR被认为是高血糖、IR、糖异生和肝脂肪变性的关键转录检查点,这是通过直接和间接机制介导的;而在动物水平上,肝脏中GR基因的失活可显著改善肥胖小鼠的高血糖和肝脂肪变性。

四、肥胖与下丘脑-垂体-性腺轴

下丘脑-垂体-性腺轴(hypothalamic-pituitary-gonadal axis,HPG轴)是下丘脑、垂体和性腺三者之间通过促性腺激素释放激素、促性腺激素和性腺激素参与反馈和负反馈,主要负责调控生殖、内分泌代谢等多种生理活动的内分泌系统。

睾酮水平与男性脂肪含量之间呈现负相关性,但在女性体内恰好相反,如围绝经期女性体内睾酮水平增加与肥胖相关。多囊卵巢综合征(polycystic ovarian syndrome,PCOS)患者通常不仅伴有高雄激素血症,同时也与中心性肥胖相关。有学者认为,当雄激素水平达到男性参考范围时,会降低男性和女性的脂肪含量;相比之下,当雄激素水平低于男性参考范围,而又高于女性参考范围时,则可能引起脂肪堆积。

性激素结合球蛋白(sex hormone-binding globulin,SHBG)是进行性激素转运的一种蛋白,与睾酮和双氢睾酮(dihydrotestosterone,DHT)之间均具有较高的亲和力,而与雌激素之间的亲和力相对较低。SHBG表达水平的变化会影响性激素向靶组织的运输。有研究表明,中心性肥胖女性的SHBG表达水平相较于同性别和同年龄的外周性肥胖女性更低,而SHBG表达水平的降低会促进与其结合的类固醇激素代谢清除,特别是睾酮和DHT等,同时也会引起激素合成代偿性增加。

另有研究发现,30%~50%肥胖症男性患者伴有性功能减退以及MetS风险增加,临床表现为性欲减退、性满意度下降及勃起功能障碍等。肥胖症男性患者亦可以通过其他代谢异常来影响雄激素的分泌,如血清总睾酮水平降低,游离睾酮、SHBG也明显降低。由于HPG轴的负反馈机制,睾酮转化的雌二醇升高,对下丘脑和垂体产生负反馈,黄体生成素(luteinizing hormone,LH)的分泌和释放受到抑制,也是造成性腺功能减退的另一重要原因。此外,肥胖症相关激素也可以对睾丸产生直接作用,如瘦素,肥胖症患者往往伴有瘦素抵抗,瘦素抵抗可通过减弱LH对睾丸间质细胞的刺激作用来减少睾丸类固醇的生成。炎症因子对HPG轴的作用可以通过直接或间接抑制睾丸功能来减少睾酮生成,但这种病理生理过程在一定程度上是可逆的。研究表明,通过生活方式或药物治疗减轻体重后,发现雌激素水平下降而睾酮水平升高。因此,对于肥胖症伴性腺功能减退的男性患者而言,药物或其他方式的减重和生活方式的干预是他们的首选治疗方案。

卵巢是分泌雌激素的主要器官,此外,睾丸、胎盘和肾上腺同样能够分泌少量雌激素,卵巢分泌的雌激素主要是雌二醇。内膜细胞在LH的作用下,使胆固醇转变成雄烯二酮(androstenedione,AD);颗粒细胞在卵泡刺激素(FSH)的作用下,在发育过程中产生芳香化酶,从而使AD转变成雌激素分泌到卵泡液和血液中。雌激素最终在肝内被灭活

成为活性较小的雌酮和雌三醇,并与葡萄糖醛酸或硫酸结合增加水溶性后,随尿液排出。

雌激素对代谢的作用比较广泛,不仅可以促进 SHBG、血管紧张素原、凝血因子、C 反应蛋白(C-reactive protein,CRP)等的合成,还可以刺激肝脏胆固醇代谢酶的合成、提高血载脂蛋白 A1 的含量、降低 LDL-C 的浓度、升高 HDL-C 的浓度,以及具有抗血小板和抗氧化作用。因此,女性绝经后期雌激素水平下降后动脉粥样硬化斑块会明显加速,进而增加了心肌梗死或脑血栓的风险。

女性雌激素水平下降与中心性肥胖、IR 及相关疾病的发生、发展密切相关,雌激素通过特异性受体参与糖、脂代谢,影响脂肪的分布及胰岛素的敏感性,而绝经后女性雌激素水平下降导致肥胖症及相关疾病发病率增加,严重影响女性健康。既往研究发现:①相同 BMI 条件下,女性脂肪主要分布在臀部和大腿,而男性脂肪主要分布在内脏;②绝经后女性或卵巢切除后女性不仅使肥胖的发生率增加,而且体内脂肪重新分布,皮下脂肪减少、内脏脂肪增加,导致女性肥胖、高血压、糖尿病、高血脂等心血管风险增加。一项动物实验结果表明,行卵巢切除术的大鼠易发生肥胖症且白色脂肪增加,但在补充雌激素后其肥胖状况及腹内脂肪均得到显著改善,这些现象提示雌激素参与了体内脂肪代谢,雌激素水平下降与中心性肥胖的发生相关。另一项研究表明,雌激素对脂肪量和中心性肥胖的影响还可能具有种族特异性。

近年来,研究发现 FSH 除了具有调控雌激素水平的作用外,还具有调节脂代谢、能量代谢的非经典作用。绝经后女性 FSH 水平显著升高,血清 FSH 水平与 TC 水平呈显著正相关。既往研究表明,一方面,FSH 通过与肝脏卵泡刺激素受体(follicle-stimulating hormone receptor,FSHR)结合来激活 Gi2α/β-arrestin-2/AKT 信号途径抑制 FOXO1 与 SREBP2 启动子的结合,使其无法抑制 SREBP2 转录活性,进而促进肝脏胆固醇合成;另一方面,通过利用 FSH 中和抗体能够拮抗 FSH 与脂肪细胞 FSHR 的结合来促进白色脂肪棕色化,增加脂肪细胞内线粒体含量,激活脂肪产热功能促进能量代谢。因此,对激素功能的深入研究有助于进一步明确激素与肥胖症之间的相互关系。

五、肥胖与甲状旁腺

人体的骨代谢受甲状旁腺激素(parathyroid hormone,PTH)、维生素 D、降钙素等多种激素的共同调节。血清 PTH 水平的升高可以促进钙进入脂肪细胞,而细胞内钙含量的增加促进脂肪细胞内的脂肪形成,从而诱导肥胖症的

发生。研究表明,BMI 与血清 PTH 水平之间呈现正相关性,肥胖的程度可伴随血清 PTH 水平显著升高和血清维生素 D_3 水平明显下降。此外,PTH 可参与体脂形成和分解的生理过程,PTH 可在酶的介导下促进脂肪分解。细胞内钙也参与了肥胖症、高血压和 IR 等代谢异常相关疾病的发生、发展。肥胖症患者的血钙水平明显升高,而 PTH 是调节血钙的重要因素。此外,多项研究发现,肥胖症成人和儿童在减重之后会伴随出现维生素 D 水平升高以及 PTH 水平下降,提示 PTH 水平的变化还可能是体重变化导致的结果。

六、肥胖与胰腺

急性胰腺炎(acute pancreatitis,AP)是消化系统常见的急危重症,且发病率日益升高,病死率可高达 30%~50%。AP 发病人群中肥胖症患者所占比例显著增加,具有胰腺坏死率高、重症化趋势明显等特点,不仅治疗难度大,且预后较正常体重患者差。二者互为因果,恶性循环。

肥胖可通过以下几种机制诱发 AP。

(一)胆石症

肥胖症人群中胆石症(cholelithiasis)较为普遍,长期 HFD 可增加胆固醇结晶的数量和大小、减少循环中的胆汁酸甚至引发胆汁淤积,而肥胖症人群在超声检查时不易发现结石,且敏感度降低,从而早期诊断较正常体重人群难度增大。高甘油三酯血症在肥胖症人群中相当普遍,过多的甘油三酯可导致胰腺微循环障碍,从而引起胰腺缺血损伤。甘油三酯具有脂解产生不饱和脂肪酸的作用,而不饱和脂肪酸的脂毒性可导致多器官功能障碍,加重 AP 的病情。肥胖症患者往往伴有 T2DM 和 / 或 IR,此类患者长期 HFD 又可诱发高甘油三酯血症和胆石症,而糖尿病患者使用肠促胰素控制血糖较为普遍,肠促胰素可造成胰岛 β 细胞肥大,导致胰管阻塞而诱发 AP。

(二)局部胰腺坏死与系统器官功能不全

肥胖症患者的内脏脂肪、胰腺周围脂肪含量严重超标会直接影响 AP 的发展,主要体现在局部胰腺坏死与系统器官功能不全两方面。在坏死性胰腺炎中,约 95% 的患者会出现脂肪和胰腺坏死,随着 BMI 的增加胰腺内脂肪含量同样增加,脂肪细胞均匀分布在腺泡细胞的基底外侧附近,而脂肪细胞内含丰富的甘油三酯,一旦发生 AP,胰腺被消化酶破坏水解,释放大量甘油三酯,最终诱发坏死性胰腺炎。此外,当胰腺周围坏死范围广泛时,仅胰周坏死就能导致重症,引起多器官功能衰竭或死亡。肥胖通过脂质介质、炎症因子、脂肪因子和损伤相关分子模式等几方面加重 AP 的

进展。脂质介质主要是指不饱和脂肪酸（unsaturated fatty acid，UFA），在 AP 患者血清和坏死的脂肪组织中 UFA 水平显著增高，其可与钙结合从而导致脂肪组织皂化、坏死及低钙血症，还可以促进肿瘤坏死因子（tumor necrosis factor，TNF）、CXC 趋化因子受体 1/2（chemokine C-X-C-motif receptor 1/2，CXCR1/2）等炎症因子的释放，抑制线粒体复合物Ⅰ和Ⅴ、降低细胞 ATP 水平、引起胰腺坏死甚至导致急性呼吸窘迫综合征。研究发现，活化的 CRP、IL-6、IL-1β、IL-8 等，包括抵抗素和脂联素，都可以诱发胰腺组织坏死。

（三）胰岛素抵抗

胰岛素是最重要的合成代谢激素，它的合成、分泌、输送等作用在机体不同组织、器官中被精细地调节。胰岛素在胰岛 β 细胞中受胰岛素基因调节合成，其外周作用始于体循环的血管内，激素可以舒张血管内皮细胞并促进血液流动，确保其和能源物质被更高效地输送到外周组织。胰岛素对外周组织实质性的作用是多种多样的，其中最重要的是对葡萄糖代谢的调节。

目前，胰岛素升高与肥胖之间呈现正相关性已经被广泛接受，循环胰岛素浓度的变化与肥胖症的产生密切相关，过度摄入的能量物质在体内转化成脂肪组织作为后备能源储存起来，在这个过程中胰岛素起到决定性的作用。Gardner 等人为了确定健康低脂（healthy low fat，HLF）饮食与健康低碳水化合物（healthy low carbohydrate，HLC）饮食对体重变化的影响以及胰岛素分泌是否与饮食对体重减轻的影响有关，对年龄在 18~50 岁且 BMI 介于 28~40kg/m² 的 609 例无糖尿病成年人进行了随机临床试验，研究结果显示，在随访 12 个月后，HLF 组体重平均减少 5.3kg；HLC 组体重平均减少 6.0kg，组间平均差异为 0.7kg［95%*CI*，–0.2~1.6kg］，统计学无显著性差异（$P > 0.05$）。以上结果提示，人为控制胰岛素水平在正常范围内、改变饮食的营养成分并不能对体重的变化产生显著的影响，胰岛素循环浓度的变化对于体重改变或者肥胖进程具有决定性作用。

近年来，除外周系统中的肝脏、肌肉、脂肪组织受胰岛素调控影响葡萄糖及脂质稳态外，研究发现大脑也是重要的胰岛素敏感器官，大脑中的胰岛素能够改变进食行为及全身能量代谢，而肥胖也是导致大脑胰岛素抵抗的重要因素。研究发现，大脑胰岛素敏感性与总脂肪含量及内脏脂肪含量呈现显著负相关性，生活方式干预引起的体重下降可能与大脑胰岛素敏感性增强有密切联系，并且大脑胰岛素敏感性还参与影响了体脂分布。因此，胰岛素无论是在外周系统还是中枢系统，都对肥胖有重要影响。

七、肥胖与胃肠道内分泌激素

在胃肠道上皮和腺体内分布着多种内分泌细胞，这些细胞能够在消化管腔内的不同刺激或其他因子的作用下，分泌释放多种激素，通过血液影响远端靶细胞或以邻近扩散的方式作用于附近的靶细胞或靶组织。

1. **肠促胰素**　目前，两种得到广泛研究的肠促胰素包括 GLP-1 和抑胃肽（gastric inhibitory polypeptide，GIP），分别由肠道 L 细胞和 K 细胞合成、分泌，且都能被二肽基肽酶 -4（dipeptidyl-peptidase-4，DPP-4）水解失活，它们通过作用于胰岛 β 细胞上的不同 G 蛋白偶联受体发挥促胰岛素分泌的作用。GLP-1 主要由肠道 L 细胞合成、分泌，这种肠道内分泌细胞主要分布在小肠和大肠，除此之外，中枢神经系统（主要为脑干）也能够合成 GLP-1 并转运至全脑发挥维持代谢、保护血管和神经的作用，而 IL-6 可以诱导胰岛 α 细胞表达 GLP-1。GIP 主要由肠道 K 细胞合成、分泌，与 GLP-1 类似，有研究发现，大鼠中枢神经系统可以检测到 GIP 的表达，其中包括海马区、丘脑、小脑、脑干和皮质，人类下丘脑同样可以检测到 GIP 表达。研究还发现，葡萄糖等碳水化合物、TG、部分氨基酸和蛋白质都能促进肠促胰素水平增加，且 GIP 和 GLP-1 都能被 DPP-4 水解失活。

肠促胰素不仅能够调节葡萄糖水平，还能影响脂代谢、胃肠道功能、食欲和体重。GLP-1 无论是在外周还是中枢神经系统都能抑制食欲、增加饱腹感并减少食物摄入，该现象已经在动物模型以及包括消瘦个体和肥胖症个体在内的多个人群中得到证实，而下丘脑和脑干对 GLP-1 的响应是其影响进食的主要作用区域。有研究表明，GLP-1 能够直接刺激抑制进食的 POMC/CART 神经元并抑制促进进食的 NPY/AgRP 神经元，此外，GLP-1 还会影响奖赏相关脑区。然而，目前关于 GIP 与肥胖之间的关系仍存在争议。有研究表明，GIP 治疗不会影响食欲、饥饿感、饱腹感和进食；也有研究表明，健康参与者在接受 GIP 治疗后饥饿感增加。近期一项研究发现，伴随肥胖过程出现的瘦素抵抗、胃饥饿素分泌受损和高胰岛素血症都会引起 GLP-1 信号的功能异常；而与 GLP-1 相反，饥饿和口服葡萄糖都会引起肥胖个体体内出现更为明显的 GIP 浓度升高，这种关联性在临床研究和动物研究中都存在。以上结果提示，肥胖过程中 GIP 水平的增加可能是对 GLP-1 分泌能力下降和效应损伤的一种代偿机制。

2. **缩胆囊素**（cholecystokinin，CCK）　是一种肽类激素，由胃肠内分泌细胞合成、分泌，可以促进脂肪与蛋白质的消化。CCK 的生理作用包括增强饱腹感、降低血糖、延缓胃排空,还可以改善 IR、修复破损的胰岛细胞功能、刺激胰岛素的分泌、促进胰腺生长。

CCK 通过缩胆囊素受体(cholecystokinin receptor, CCKR)发挥作用。CCKR 分为两型,即 CCK-AR 和 CCK-BR,CCK-AR 主要表达于胃肠道,脑组织有少量表达,主要作用包括介导胆囊收缩和胰酶、胰岛素及胰碳酸氢盐的释放,还可以增强幽门括约肌紧张度,从而延缓胃排空。CCK-BR 主要表达于中枢神经系统,胰腺、胃与子宫也有少量表达,其中,位于伏隔核的 CCK-BR 可促进 γ- 氨基丁酸的释放;而位于新纹状体、基底节及黑质中的 CCK-BR 可调节天冬氨酸的释放,并且对多巴胺的释放具有双重调节作用。

CCK 的分泌与胰岛素的分泌具有协同作用。血糖水平随着 CCK 浓度的增加而间接下降,但在正常情况下 CCK 浓度不足以刺激胰岛达到降血糖的目的。研究发现,肥胖小鼠模型口服葡萄糖后 CCK 浓度有所上升的同时胰岛素水平也有所升高;但相较于正常小鼠 CCK 浓度增幅而言,其增加水平要小很多,表明肥胖症会导致机体对 CCK 的敏感性降低。

HFD 诱导模型中的显著特征是外源性给予 CCK 引起的摄食能力降低,但反应幅度存在性别上的差异,其他常见特征包括内源性大麻素的改变、肠道微生物群的改变、肠道通透性的增加和炎症水平的升高。其中,肠道菌群的改变,可能是通过代谢途径和炎症反应来改变肥胖症患者的 CCK 系统并影响 CCK 的释放和作用,如微生物群产生的丙酸盐可能会调节 CCK 的产生和敏感性。有研究表明,在人类和啮齿动物中,高果糖饮食会快速导致肠道微生物群组成的变化,而微生物群的组成会控制胃肠道内分泌细胞数量和 CCK 基因表达。

动物肥胖模型显示,CCK 和 CCK-AR 激动剂类似物也会增加 GLP-1 受体激动剂、胰岛淀粉素、瘦素或胰岛淀粉素联合瘦素的表达水平来达到厌食和减肥作用。而 GLP-1 和 CCK 对胰岛 β 细胞都起到积极的作用,因为它们可以刺激胰岛素分泌,并可能促进胰岛 β 细胞增殖或抑制细胞凋亡。在肥胖症患者体内,胰岛 α 细胞产生的 GLP-1 通过直接靶向胰岛 β 细胞从而快速刺激 CCK 的产生和分泌;而胰岛 β 细胞 CCK 通过自分泌 / 旁分泌信号介导生存,还可以进一步刺激胰岛 α 细胞产生 GLP-1 以形成正反馈回路。有研究表明,CCK 和 GLP-1 联合应用于肥胖小鼠模型可以降低血糖并改善葡萄糖耐量从而表现出显著的抗糖尿病作用,因此研究 GLP-1 和 CCK 如何作用于胰岛细胞而发挥作用可能为治疗提供新靶点。

3. 胃饥饿素(ghrelin) 是由胃肠道内分泌细胞合成、分泌的一种由 28 个氨基酸组成的肽类激素,具有促进进食的作用。胃饥饿素最早被发现具有生长激素释放肽的作用,随后发现这种激素还具有多效性,在食欲和体重、葡萄糖代谢、生殖、记忆、学习以及奖赏相关通路等方面都发挥调节作用。胃饥饿素不仅可以通过靶向中枢神经系统的特定神经环路增加食欲,还可以通过进食非依赖性方式诱导体重增加导致肥胖,而且胃饥饿素刺激生长激素分泌和进食的作用在人类和啮齿动物中都存在。除此之外,胃饥饿素还能够调节葡萄糖稳态,神经元敲除胃饥饿素受体(ghrelin receptor,GHSR)能够提高胰岛素敏感性。

胃饥饿素主要以酰化和去酰化两种形式存在,血浆中两种形式的比例为 1∶10,而在胃中其比例为 2∶1。胃饥饿素的酰基化对于其与受体的结合至关重要,只有酰基化的胃饥饿素能够发挥内分泌功能;而去酰化的胃饥饿素也能够发挥影响代谢的作用,部分研究表明,去酰化的胃饥饿素通过结合 GHSR 或其他未知受体影响进食、肥胖和葡萄糖代谢,但目前尚无明确结论。胃饥饿素除了发挥经典的饥饿素作用,还能够为中枢神经系统传递胃肠道脂质供应情况的信息。

目前,针对胃饥饿素开展的多项临床研究结果表明,对健康参与者或有不同疾病的患者进行胃饥饿素治疗能够显著增加生长激素水平、刺激食欲、促进进食、增加体重、升高血糖并降低胰岛素敏感性,这些效应在不同参与者群体中几乎表现一致。同时,胃饥饿素治疗还会增加健康和肥胖症受试者的呼吸商,增强肥胖症受试者的食物奖赏行为。

GHSR 通过多种 G 蛋白依赖性和非依赖性途径传递信号,一旦发生激活,这些途径会启动多个细胞内信号级联反应介导包括食欲、进食、脂肪堆积和维持能量平衡在内的多种生理效应,因此 GHSR 有望成为肥胖症治疗的靶点。但胃饥饿素受体还参与诱导成瘾、促进生长激素分泌及胃排空等过程,因此,靶向激活或阻断 GHSR 实现特定的生理学功能可能会引起其他副作用,这限制了其临床应用。

胃旁路术是目前用于临床治疗肥胖症最有效的术式,能够显著降低体重。术后胃肠道激素水平的变化已有多项相关研究,其中关于胃饥饿素的研究最为广泛。一方面,有研究报道相比肥胖症和健康对照者,手术患者的胃饥饿素水平显著下降,这种激素水平下降在术后 24 小时就已经出现并且能够在术后持续 5 年;另一方面,低水平的胃饥饿素决定了手术患者饱腹感增加并且进食减少,有助于解释手术为患者带来的长期效应。但也有一些研究并未观察到术后胃饥饿素水平的变化,甚至有报道胃饥饿素水平在术后出现升高。胃旁路术与胃饥饿素水平变化之间存在争议的原因可能在于手术技术的差别,比如袖带胃的大小。

八、肥胖与垂体生长激素轴

生长激素(growth hormone,GH)是由垂体中生长激素细胞释放,通过复杂的中枢神经系统和外周输入调节的一种肽激素,对哺乳动物一生的代谢调控有着十分深远的影响,具有促进蛋白质合成、促进骨骼和肌肉生长、减少脂肪沉积等功能,并参与哺乳动物免疫、生殖和泌乳等生理功能及代谢调节。目前,GH在临床上被广泛应用于促进生长和合成代谢,机体内许多重要的脏器均是GH的靶器官。脉冲式释放的GH刺激肝脏产生IGF-1并释放入血液循环,在对各个靶器官发挥调控作用的同时,还对垂体GH的释放起到负反馈的调节作用,形成进化上极其保守的GH/IGF-1轴,可以通过感受外界环境的变化及时进行代谢动态微调,对机体正常生长发育和新陈代谢至关重要。

GH能够促进脂解、抑制脂肪生成。此外,GH和IGF-1在前脂肪细胞的增殖、分化和衰老中起重要作用,参与众多疾病如代谢紊乱以及肿瘤的发生发展。对WAT而言,GH可以调控脂肪细胞因子的分泌,反之,脂肪细胞因子的水平及肥胖也可以影响GH的分泌。有研究表明,给予外源性GH刺激的小鼠会出现体内短暂性的GH作用增强,表现为体重减轻、各个部位脂肪垫的重量下降、高水平的IGF-1及高胰岛素血症;而GH刺激的缺失则导致小鼠产生肥胖和低水平的IGF-1,但却有着较高的胰岛素敏感性。以上结果表明,GH/IGF-1轴在肥胖症的发生发展中起到重要的调控作用。

生长激素受体(growth hormone receptor,GHR)广泛表达于机体各个组织和器官,将信息传递给各个细胞。研究发现,GH通过与跨膜GHR相结合来激活胞质JAK,进而激活其三条主要的信号通路,包括STAT、PI3K和ERK,从而在靶组织中发挥促进生长和代谢的作用。

GHR$^{-/-}$小鼠具有显著的低血糖和较高的胰岛素敏感性,并且较为长寿。迄今为止,通过建立组织特异性敲除*GHR*基因的小鼠模型发现,胰岛β细胞组织特异性敲除*GHR*基因可以影响高脂条件下的胰岛素分泌;肝脏组织特异性敲除*GHR*基因可以自发形成严重脂肪肝;肌肉组织特异性敲除*GHR*基因可以增强IR;脂肪组织特异性敲除*GHR*基因可以通过促进脂质合成和脂肪细胞分化而加速HFD诱导的肥胖,还可以通过抑制脂肪酸摄取保护肝脏在HFD下免受异位脂肪沉积影响。

虽然对于肥胖和GH分泌的研究已持续多年,但潜在机制尚不清楚。胰岛素和GH之间的均衡分泌对于调节底物代谢、能量代谢和身体成分至关重要,在肥胖症中经常观察到高胰岛素和低GH水平,体重增加后GH分泌减少或体重减轻后GH分泌恢复,这有助于减少能量消耗和进一步的脂肪累积。有研究发现,用二氮嗪治疗的DIO小鼠恢复胰岛素-GH平衡可能有助于随后对底物和能量代谢产生有益的影响,包括改善身体成分、胰岛素敏感性和代谢灵敏性。以上结果提示,抑制胰岛素分泌可作为未来肥胖症的潜在疗法。此外,高脂状态可通过内质网应激影响垂体GH细胞的生长激素合成。

九、肥胖与脂肪因子

脂肪因子作为一种在脂肪组织中发现并影响肥胖症的新激素,能够通过自分泌、旁分泌及内分泌的方式介导一系列的信号转导通路,并广泛参与机体复杂的代谢平衡和网络调节。脂肪因子的失衡将导致IR等一系列生物学反应,从而导致肥胖症等代谢性疾病的发生。目前,研究较深入的脂肪因子包括:脂联素(adiponectin,APN)、瘦素、抵抗素、内脂素、网膜素、趋化素、视黄醇结合蛋白(retinol binding protein,RBP)及鸢尾素,了解脂肪因子的功能、熟悉其与肥胖症之间的关系、掌握目前治疗措施,以便今后在解决肥胖症问题时,可以将脂肪因子靶点治疗作为一种新思路。

(一)脂联素

脂联素(adiponectin,APN)在WAT中合成,并在脂肪细胞分化过程中产生。单体APN长244个氨基酸,由人类染色体3q27上的*ADIPOQ*基因编码,全长APN包含三种主要异构体循环:低分子量(LMW)-APN、中分子量(medium molecular weight,MMW)-APN、高分子量(HMW)-APN,其中HMW-APN被认为是最具生物活性的异构体。在肥胖症患者体内,内脏脂肪可能通过脂肪因子的异常生成影响健康状况。有研究发现,血浆总APN和HMW寡聚体的浓度在肥胖症进展过程中会降低,但体重减轻后增加,同时其浓度还与BMI、葡萄糖、胰岛素、TG、IR程度以及内脏脂肪含量呈现负相关性。大量研究表明,HMW寡聚体与几种肥胖症相关代谢异常之间存在强烈的相关性,而MMW和LMW寡聚体的作用尚未得到充分研究。在肥胖症和T2DM状态下,APN及其受体表达水平的下降会降低APN的敏感性导致IR的发生,进而加重高胰岛素血症。APN作为多种肥胖症相关疾病的调节剂,具有抑制炎症、抗动脉粥样硬化、降低血脂等功能。既往研究表明,APN表达水平与肥胖症之间呈现负相关性,提高循环APN水平有望成为预防肥胖症发生、发展的重要手段。

(二）瘦素

瘦素是肥胖基因的编码产物,由脂肪细胞分泌,具有广泛的生理学功能。瘦素可通过作用于中枢神经系统与外周组织等途径在糖脂代谢调控、能量代谢、生殖发育及免疫调节等过程中发挥重要作用。脂肪细胞是机体循环瘦素的主要来源,而瘦素有两种循环形式,一种是生物活性的游离形式,另一种是与血浆蛋白结合的非活性形式。瘦素合成量的多少取决于脂肪细胞体积大小,反映了机体脂肪的储备量。除此之外,瘦素水平也会随着营养状态的变化而变化,禁食会降低循环中的瘦素水平;而进食或肥胖会增加循环中的瘦素水平。当然,瘦素的表达和分泌还受其他多种因素的调节,如炎症细胞因子、糖皮质激素等。

瘦素具有广泛的生理学功能,可通过作用于中枢神经系统与外周组织等途径在摄食、能量代谢、糖脂代谢、神经内分泌及免疫调节等过程中发挥重要作用。具体表现为:①摄食调节,瘦素可降低 NPY/AgRP 促食欲神经元的神经肽基因表达,同时促进 POMC/CART 抑制食欲神经元的神经肽基因表达,通过不同机制调节控制食欲的两大类神经元激活及其神经肽释放;②饱食感调节,瘦素抑制 AgRP 神经元和脑干 PBN 内 GABA 释放,从而增强饮食诱发的饱足感,除此之外,瘦素还可以不依赖下丘脑直接作用于孤束核神经元,并与肠促胰素、CCK 协同作用促进机体产生饱腹感;③享乐性进食调节,瘦素能影响大脑食物奖赏机制,其中部分是通过腹侧被盖区多巴胺能神经元实现的;④能量代谢调节,瘦素能够作用于下丘脑中调节 BAT 产热的交感神经元,通过交感神经系统激活 BAT 产热达到调节能量消耗和体重;⑤ WAT 也受交感神经支配,包括前脑、中脑和后脑的瘦素反应区域(包括下丘脑),交感神经系统通过释放去甲肾上腺素激活 β 受体,进而刺激脂肪分解。

瘦素合成、信号和敏感性受损都会导致能量平衡和体脂成分的紊乱。高瘦素血症是肥胖症的一个特征表现,表明机体对瘦素产生抵抗,但也说明循环系统中高浓度的瘦素对于维持激素敏感性和能量稳态是必要的。然而,到目前为止瘦素抵抗的确切机制仍不清楚。

瘦素和瘦素增敏剂联合治疗可以改善瘦素抵抗。迄今为止,已经开展了多项临床试验用于研究肥胖症治疗的瘦素相关药物。早在 1999 年,Heymsfield 等人开展了第一项利用重组人甲硫氨酰瘦蛋白(metreleptin,美曲普汀)治疗单纯性肥胖的临床研究,结果发现,随着药物使用剂量增加,肥胖组在 24 周左右时间内平均体重变化范围在 0.7~7.1kg。另一项临床研究中,利用聚乙二醇修饰的重组人瘦素联合适度饮食干预治疗男性肥胖症患者,治疗组和安慰剂组在为期 12 周的研究中均未出现明显的体重差异,而重组人瘦素联合严格能量限制饮食会带来额外的减重效果。重组人瘦素治疗 T2DM 合并高瘦素血症的肥胖症患者并不会改变体重和炎症标志物的水平,但能够显著降低 HbA1c 的水平;同时,总瘦素水平、瘦素结合蛋白和抗瘦素抗体水平均出现升高,却限制了游离瘦素的水平。此外,既往临床研究发现,重组人瘦素治疗联合热量限制或减重手术均能够降低肥胖症患者体重反弹的发生风险,研究还发现,运动可增加骨骼肌瘦素敏感性。

虽然基于瘦素开发的治疗方法对部分存在遗传易感性的肥胖症患者(肥胖基因突变)有较好的治疗效果,但对于常见的多基因单纯性肥胖症治疗效果甚微,不仅如此,瘦素抵抗及血液中高浓度的瘦素都会显著影响瘦素相关药物的效果。

(三)抵抗素

抵抗素(resistin)是一种具有拮抗胰岛素和升高血糖作用的激素。在小鼠体内,抵抗素主要由脂肪细胞表达、分泌,而人抵抗素主要表达在巨噬细胞、单核细胞和中性粒细胞等免疫细胞中。最初的观点认为,抵抗素在人体中可能与肥胖症、IR 及糖尿病密切相关,但后来研究发现,抵抗素在人体中并非主要由脂肪组织分泌,其主要作用是参与免疫调节。随着对抵抗素研究的不断深入,发现其具有调节脂代谢的生物学功能,并与肥胖症的发生有关。抵抗素在人体中发挥其生物学作用的机制目前尚未完全明确,但普遍观点认为,其通过内分泌、旁分泌和自分泌机制发挥不同的生物学效应。近年来研究发现,抵抗素的主要生理功能可能是参与调节人体代谢、炎症和免疫等多方面的生物学调节,因此,其在糖尿病、慢性肾脏病、心血管疾病及骨关节炎等多种疾病发生、发展中的作用已逐渐成为研究热点。

多项研究表明,抵抗素与肥胖症之间有较强的关联性,肥胖症血清抵抗素水平明显增高。既往研究发现,在针对非 IR 的肥胖受试者中,高血清抵抗素水平与肥胖症之间呈现直接相关性。此外,CT 成像结果发现,抵抗素水平与内脏、皮下、腹部和胸部脂肪的定量有关。值得注意的是,中心性肥胖似乎是脂肪组织中导致血清抵抗素水平升高的首要区域。而且,男性中抵抗素与肥胖症之间的关联性较女性更强,也有研究得到相反结论。饮食和体育锻炼可降低抵抗素水平,但通常伴随着 BMI 和脂肪含量的降低。研究发现,减重手术后的肥胖症患者血清抵抗素水平下降,提示了抵抗素水平与肥胖症密切相关。

(四)内脂素

内脂素(visfatin)是一种具有胰岛素模拟活性的脂肪细胞因子,主要由巨噬细胞产生,发挥着降低血糖、改善胰岛素敏感性的作用。研究表明,内脂素水平不仅与肥胖症程度呈现正相关性,而且与身体成分参数(BMI、腰臀比等)同样呈现出显著正相关性。同时,内脂素作为烟酰胺磷酸核糖转移酶(nicotinamide phosphoribosyl transferase,NAMPT)成员之一,其水平变化在维持体内代谢稳态方面发挥重要作用。目前,临床上将内脂素作为代谢紊乱中脂质谱控制的生物标志物,其血浆水平还可用于追踪肥胖症及代谢性疾病的治疗进展。

(五)网膜素

网膜素(omentin)是一种新型特异性脂肪因子,属于内脏脂肪组织的特异性分泌蛋白,由网膜脂肪组织中的基质血管细胞分泌。网膜素-1(omentin-1)是人体血液循环中的主要形式,发挥着抑制炎症反应、保护心血管受损、抗动脉粥样硬化等作用。有研究表明,血清网膜素-1水平与肥胖症患者的BMI、腰围、总脂肪组织百分比和内脏脂肪组织百分比均呈现负相关性,不仅如此,相关性同样出现在T2DM和MetS患者研究中。尽管人为干预体内网膜素-1水平改善肥胖状态仍处于动物实验阶段,但网膜素-1为早期诊断、新生物标志物的鉴定以及药物干预肥胖及相关并发症提供了新靶点、新视角。

(六)趋化素

趋化素(chemerin)是由 RARRES2 基因编码的一种激素,能够通过自分泌、旁分泌和内分泌的方式发挥作用。该激素在WAT、肝脏和肺都存在高表达,其受体趋化因子样受体1(chemokine-like receptor 1,CMKLR1)主要表达在脂肪细胞和免疫细胞中。趋化素通过与CMKLR1结合影响脂肪组织中脂肪生成、血管生成和炎症水平。除影响脂代谢,趋化素还会引起糖代谢紊乱。有研究表明,趋化素基因表达和循环系统中的活性趋化素水平与BMI、腰臀比、腰围以及内脏脂肪含量存在正相关关系。肥胖症个体来源的脂肪组织比正常体重对照者释放更多的趋化素,并且分泌量与BMI、腰臀比和脂肪细胞体积有关。肥胖症患者通过饮食干预或减重手术进行减重后,血清趋化素水平也随之降低,通过运动减重能够更为显著地降低趋化素水平,提示趋化素可能是指示肥胖症患者胰岛素敏感性变化的一个强预测因子。

(七)视黄醇结合蛋白

视黄醇结合蛋白(retinol binding protein,RBP)是机体内视黄醇的运载蛋白,由肝脏合成,发挥着完成肝脏内视黄醇转移、协助视黄醇代谢及储存等作用。作为一类疏水性转运蛋白,视黄醇结合蛋白4(retinol binding protein 4,RBP4)是目前已证实唯一能够在血液中转运视黄醇的蛋白,RBP4在肥胖症、MetS及糖尿病血管病变等病理改变过程中发挥着重要作用。既往研究表明,抑制RBP4水平可用于治疗IR型肥胖,但大部分RBP4拮抗剂的安全性及有效性仍需进一步经过临床验证。

(八)鸢尾素

鸢尾素(irisin)作为一种运动诱导性趋化因子,主要由肌肉和脂肪组织释放,不仅参与了脂肪组织褐变、激活产热,而且其在抑制脂肪堆积、促进脂肪组织抗炎细胞因子分泌、改善肥胖及其代谢状态等方面也发挥着关键作用。既往研究表明,血清鸢尾素水平与肥胖参数(体重、BMI、腰围和脂肪量以及胰岛素抵抗指数等)呈现正相关性。因此,基于鸢尾素促进脂肪组织褐变并激活产热的作用,可为肥胖症及其并发症提供新的治疗靶点。

随着对脂肪因子的深入研究,发现脂肪因子与肥胖症及其并发症之间关系十分密切,但具体的病理生理机制仍有待进一步深入研究。此外,肥胖症及其并发症的相关治疗仍有待提升,以脂肪因子为靶点的药物有望成为管理控制肥胖症及其并发症的新思路。

执笔:黄玥晔　芦鹏　贾许扬　高晶扬

指导:高聆

第五节　代　谢　系　统

一、糖代谢与肥胖

(一)超重/肥胖强烈促进 T2DM 的发生发展

许多前瞻性队列研究结果表明,超重/肥胖可明显增加人群 T2DM 的发病风险。丹麦一项纳入 4 729 例样本的前瞻性队列研究发现,肥胖可引起 T2DM 风险比(hazard ratio,HR)升高 5 倍以上[HR=5.81(95%CI,5.16~6.55)],远大于遗传风险[HR=2.00(95%CI,1.76~2.27)]和不良生活方式［HR=1.18（95%CI,1.06~1.30）］的影响。我国一项纳入 25 025 例样本的前瞻性队列研究也表明，与体重正常者相比，男性超重和肥胖组糖尿病发病 HR 分别是 2.50（2.04~3.07）和 4.59（3.28~6.44）；女性超重和肥胖组糖尿病发病的 HR 分别是 2.54（2.10~3.09）和 4.51（3.44~5.91）。

相比欧美国家高发的外周性肥胖，中心性肥胖在我国肥胖症人群中的比例更高，且其与 T2DM 的关系更加密切。男性腰围 90~94cm、95~99cm 和 ≥100cm 组的糖尿病发病的 HR 分别为 2.13（1.68~2.70）、2.71（2.01~3.65）和 3.33（2.41~4.59）；女性腰围 80~84cm、85~89cm 和 ≥90cm 组糖尿病发病的 HR 分别为 1.77（1.38~2.26）、2.60（2.04~3.31）和 3.36（2.66~4.25）。另一项纳入 482 589 例中国人的前瞻性队列研究也有相似的结果，对于男性，腰围每增加一个标准差，T2DM 发病的 HR 为 2.13（2.07~2.19），女性为 1.91（1.87~1.95）。自 1980 年以来，在中国，整体肥胖的增加约占糖尿病负担增加的 50%。

"糖胖病（diabesity）"专指在超重 / 肥胖背景下发生 T2DM 的疾病状态。近数十年来，糖胖病患者群体持续增长，已成为我国 T2DM 人群中的主力军。我国的 3B 研究纳入了 730 所医院的 25 817 例 T2DM 患者，数据显示，其中 17% 的患者合并肥胖，43% 的患者合并超重。糖胖病患者比单纯的 T2DM 患者更难达到血糖、血压、血脂的治疗目标，也有着更高的心血管事件发生风险和死亡风险；这说明超重 / 肥胖不仅能促进 T2DM 的发生，更能加快 T2DM 进展，促进血管并发症的发生，使患者预后恶化。中国疾病预防控制中心（Centers for Disease Control and Prevention, CDC）分析了 33 省市 1990—2016 年糖尿病人群的数据发现，肥胖是影响我国糖尿病失能调整生命年（disability adjusted life year, DALY）和死亡的主要原因。高 BMI 对 DALY 的影响占比最大，达到 40%，而吸烟仅为 7.4%。对于糖尿病死亡风险，吸烟的影响占比达到 8.2%，而 BMI 的影响占比达到 29%。

（二）T2DM 的肥胖悖论

肥胖主要通过增加糖尿病患者的心脑血管事件发生风险影响患者的寿命。一项荟萃分析显示，BMI 每增加 5kg/m²，T2DM 患者的心血管事件发生风险就增加 12%。反之，减重可以使患者的死亡风险降低。与 BMI 为 41.4kg/m²（第 4 分位均数）的患者相比，BMI 为 24.3kg/m²（第 1 分位均数）、28.6kg/m²（第 2 分位均数）、33kg/m²（第 3 分位均数）的 T2DM 患者分别获得 3.9、2.9 和 2.0 的额外寿命年。

但是，BMI 并非越低越好。ORIGIN 等临床研究均发现，BMI 与 T2DM 患者死亡风险之间呈现 U 形曲线，当体重低于某一阈值，反而会增加患者的死亡风险。对于欧美人群，超重和轻度肥胖（BMI 25~35kg/m²）的 T2DM 人群似乎有着最好的预后。亦有研究表明，中心性肥胖与临床预后和死亡的关系更为密切；腰围、腰臀比和死亡之间并没有所谓的"肥胖悖论"。研究结果提示，高 BMI 保护作用仅限于肌肉质量正常或升高的患者；单纯以 BMI 作为肥胖的评价指标不够客观，量化脂肪分布，制定减少体脂含量和内脏脂肪的目标更有意义。在没有更明确证据前，对于中国 T2DM 人群，BMI 降至 22.5~24.9kg/m² 似乎是最佳范围，其全因死亡和心血管相关死亡风险最低。

（三）肥胖促进 T2DM 发生发展的病理机制

1. "鸡与蛋"之谜——是先有胰岛素抵抗还是先有胰岛素水平升高？

长期以来，IR 被认为是肥胖促进 T2DM 发生的重要机制，但 IR 和胰岛素水平升高哪个先发生——这一"先有鸡还是先有蛋"的问题一直争论不休。既往大多数学者认为，肥胖症患者的肌肉、肝脏先产生 IR，引起血糖水平升高，进而促进胰岛素水平增加，出现高胰岛素血症；久而久之，进入失代偿阶段，患者就会出现糖耐量减低和显性糖尿病。

而后，越来越多的学者提出了相反的观点，即肥胖症人群是先发生胰岛 β 细胞功能障碍和高胰岛素血症，高水平的胰岛素引起靶器官耐受，进而引起了 IR。Stephan van Vliet 等人通过葡萄糖钳夹试验，巧妙地对比了 16 例胰岛素敏感性一致的肥胖症患者和非肥胖症个体，结果发现，在胰岛素敏感性同等的条件下，肥胖症患者的基础和餐后胰岛素分泌率比非肥胖症个体高 50% 以上。说明了肥胖症人群中胰岛素分泌增加是脂肪增加的结果，而不是针对 IR 的补偿性反应。

2. 双循环假说 胰岛素分泌增加先于 IR 这一理论的关键问题在于，驱动高胰岛素血症发生的主要因素在之前并不完全明确。2008 年，Roy Taylor 提出了 T2DM 发病经典的双循环假说，确立了脂肪溢出在胰岛 β 细胞功能障碍和高胰岛素血症发生中的关键驱动作用。

该假说认为，在超重 / 肥胖人群中，能量正平衡（营养过剩）首先引起肝脏脂肪堆积；紧接着，过多的 TG 和极低密度脂蛋白胆固醇（very low density lipoprotein cholesterol, VLDL-C）从肝脏溢出，在胰腺等部位沉积；逐渐地，胰岛 β 细胞发生功能障碍，早期相胰岛素分泌减少，餐后血糖升高，基础胰岛素水平继发升高以降低餐后血糖；之后，高水平循环胰岛素进一步促进脂质合成，更多脂肪向肝外输出。机体随之进入肥胖→脂肪异位→高胰岛素→脂肪合成→肥胖的恶性循环，直至胰岛 β 细胞衰竭，胰岛素分泌下降。此过程中,肝脏脂肪堆积与输出、胰腺脂肪沉积和胰岛 β 细胞功能障碍各形成一个循环。

近年来,动物实验和人体研究的证据使双循环假说得到了进一步支持。动物实验发现,胰腺过度沉积的脂肪酸会导致一种亲环蛋白 D(cyclophilin D,CypD)介导的"质子泄漏"现象,质子泄漏能够促进具有正常葡萄糖水平的糖尿病前肥胖小鼠胰岛 β 细胞功能障碍并产生过量胰岛素,这与双循环理论不谋而合。着眼于人类,这项研究将人类胰岛 β 细胞分离,并暴露于肥胖者体内所存在的脂肪酸环境中,这会导致胰岛 β 细胞过度分泌胰岛素,而且高血糖对于这一过程不是必需的,这也间接说明了脂肪酸诱导的高胰岛素血症早于 IR 的出现。一项临床研究通过测定肥胖非糖尿病人群的 FFA 和胰岛素水平,也发现在血糖没有升高的情况下,肥胖症患者 FFA 明显升高,并明显增加了空腹胰岛素分泌。

对于脂肪溢出和高水平胰岛素在 T2DM 发生中的关键始动作用,耶鲁大学 Gerald I.Shulman 在 *Nature* 发表长篇综述进行了系统阐述。营养过剩会使脂肪分解增加,进而促进肝脏糖原异生和脂肪异位沉积,引起胰岛细胞损伤和功能障碍。而在脂肪分解作用增强后,胰岛素又会代偿性升高来抑制脂肪分解,以使机体继续将葡萄糖作为主要能量来源,从而进入了恶性循环,直至胰岛 β 细胞衰竭。而且,导致空腹和餐后高血糖的根本原因正是过度脂肪分解后上调的肝糖原异生;1,2-DAG-nPKC 活性上调是这一过程中重要的分子机制。

事实上,抑制脂肪分解正是胰岛素最敏感的代谢作用。实验表明,当刺激葡萄糖在肝脏和肌肉摄取时,需要比正常高 6 倍的胰岛素浓度,而抑制脂肪分解只需要比正常高 2 倍的胰岛素浓度。因此,即便患者没有明显的高胰岛素血症,空腹胰岛素水平接近正常上限或轻微升高时,均足以实质上抑制脂肪分解并促进脂肪生成,形成肥胖 - 脂肪异位 - 胰岛损伤 - 高胰岛素 - 脂肪合成之间相互促进的恶性循环。这种胰岛素先发挥抑制脂肪分解的作用再促进葡萄糖氧化分解的现象也支持目前的假说,即在 IR 出现之前,为了抑制脂肪分解,胰岛素水平就已经升高了;也说明了脂肪和高胰岛素在糖尿病发生发展中的重要始动作用。

3. 新的生存环境中个体化、多阶段的糖胖病发病理论 至此,脂肪溢出引起胰岛 β 细胞功能障碍和高胰岛素血症,继而引起 IR 的发病模型得到了较为完整的证据支持。2020 年,Nathalie Esser 等人在 *Diabetologia* 发表综述,通过分析现有的动物实验与临床研究,系统阐述了传统模型与新模型之间的区别。在新的模型中,胰岛 β 细胞功能

障碍首先发生,进而刺激原始胰岛 β 细胞分泌高水平胰岛素;而肌肉、脂肪、肝脏等组织被迫下调其对胰岛素的敏感性,以避免低血糖;得到了学界广泛支持。

在此基础上,James D. Johnson 紧接着提出了个体化、多阶段的 T2DM 发病理论。其认为,在不同个体中有着不同的遗传基础和相应的发病机制。对于胰岛细胞功能障碍遗传风险高的人群,可能在环境的二次打击后先出现高胰岛素血症,继而诱导肥胖和 IR 的发生。而在肥胖易感的人群,在环境的二次打击后先出现肥胖和脂肪溢出,进而引起高胰岛素血症和 IR。

总之,先有 IR 还是先有胰岛素水平升高,这一"鸡与蛋"的辩论可能无法短期终止。但在争论中,模型不断更新和完善,使我们对于肥胖促进 T2DM 发生的机制有了更全面、更科学的认识。肥胖、脂肪溢出、胰岛 β 细胞功能障碍、高胰岛素血症、IR 和 T2DM 之间是互相交错、因果互动的作用过程,一旦启动即会进入相互促进的恶性循环,如不加干预,肥胖和糖脂代谢紊乱则会愈演愈烈。

(四)减重减脂与缓解 T2DM

1. 减重是缓解 T2DM 的重要治疗措施 既往认为糖尿病是终身进展的慢性疾病,需要终身服药或胰岛素治疗。近年来,明确的临床研究证据显示,对短病程、合并肥胖症的 T2DM 患者采用低热量饮食或进行手术减轻体重,可显著促进 T2DM 缓解。

T2DM 缓解是指患者在无降血糖药治疗的情况下,血糖仍可处于达标或正常状态。2021 年美国糖尿病学会(American Diabetes Association,ADA)定义的标准为:停用降血糖药至少 3 个月后,HbA1c<6.5%。需要强调的是,缓解≠治愈,T2DM 缓解后仍有可能复发,患者仍需保持良好的生活方式,仍需规律随访复查。

DiRECT 研究通过给予低热量饮食[日摄入 825~853kcal(1kcal=4.19kJ),持续 12~20 周],在干预 1 年时实现了 46% 的缓解率,2 年时的疾病缓解率仍显著高于常规治疗组(36% vs 3%,*OR* 25.82)。在减重 15kg 以上的人群,T2DM 缓解率达到 86%。低热量饮食数月后,患者早期相胰岛素分泌恢复;12 个月后,胰岛 β 细胞功能也开始恢复。这些结果再次证明了双循环假说的正确性。热量限制可以从源头打破脂肪溢出与胰岛 β 细胞功能减退的恶性循环,减少脂肪沉积,恢复胰岛 β 细胞功能。

"治糖先治胖"这一理念的合理性和有效性也在研究中得到充分支持。2019 年,Lingvay 等 4 位糖尿病专家在 *The Lancet* 发文提出,将体重减轻 ≥15% 作为大部分 T2DM 患者的初始主要治疗目标,可诱导大部分患者的疾

病缓解,并显著改善其代谢状况。

欧洲糖尿病研究协会(European Association for the Study of Diabetes,EASD)、美国糖尿病学会、Joslin 糖尿病中心等知名糖尿病组织随即对此观点给予了积极回应。虽然各位专家对于"15%"这一减重目标并不完全认同,因为 5%~7% 的适度减肥即可带来获益,15% 减重目标对于某些患者来说可能无法实现;但"治糖先治胖"这一观点得到了各学会的一致支持。

2. 减少内脏脂肪是 T2DM 缓解的重要机制 需要强调的是,体重的下降只是表面因素,减少肝胰脂肪的合成和输出才是 T2DM 缓解的重要机制。基于 DiRECT 研究的二次分析发现,T2DM 缓解与肝胰脂肪减少、VLDL-C 和 TG 水平的下降密切相关。基于人类和动物的大量研究也显示,相比皮下脂肪,内脏脂肪细胞显示出更高的基础脂肪分解率,对脂肪动员激素高度敏感,对抑制脂肪分解的胰岛素反应较差,促使 FFA 充满门脉循环,转运至肝脏和胰腺中蓄积,导致 IR 和胰岛 β 细胞功能障碍。而在内脏脂肪减少后,可通过改善胰岛 β 细胞去分化、改善 IR 等机制促进胰岛素分泌和增强靶器官敏感性。

这与 Roy Taylor 的"脂肪阈值"理论不谋而合。即无论胖瘦或 BMI 如何,只要内脏脂肪含量超过自身阈值,就会发生 T2DM。这在"瘦糖尿病"人群的低热量饮食干预临床研究中得到支持。ReTune 研究发现(未发表),BMI<27kg/m² 的 T2DM 患者,其外表较瘦的同时,"内在仍然很胖",肝脏脂肪含量也达到非糖尿病人群的 2.5 倍。而在低热量饮食干预 8 周后,伴随着肝脏和胰腺脂肪沉积逐渐减少,有 70%(14/20)的"瘦糖尿病"患者实现了 T2DM 缓解。所以,减重只是表面,减少肝脏和胰腺等内脏脂肪才是缓解糖尿病的关键因素。使用磁共振等技术监测肝脏脂肪和胰腺脂肪,应成为 T2DM 患者管理的常规手段,以便评估疗效和指导治疗。这对我国 T2DM 患者更为重要,因为中国人的体重指数普遍低于西方人群。

3. 缓解 T2DM 的基本条件 《缓解 2 型糖尿病中国专家共识》建议采用"ABCD"方法评估 T2DM 缓解的条件。

A(antibody,抗体):指谷氨酸脱羧酶抗体(glutamic acid decarboxylase antibody,GADA)和其他胰岛素抗体阴性,无免疫性胰岛素破坏的因素。

B(BMI):BMI ≥ 24kg/m² 或男性腰围 ≥ 90cm、女性腰围 ≥ 85cm。

C 包含胰岛功能评估 C1 和并发症评估 C2 两方面:空腹 C 肽 ≥ 1.1μg/L、餐后 2 小时 C 肽 ≥ 2.5μg/L 时,尚有一

定的胰岛功能,有缓解的基础。而并发症如心血管疾病、慢性肾脏病、视网膜病变,则会限制患者进行运动、营养、手术等治疗。

D(duration,病程):病程 ≤ 5 年的患者缓解概率更高。

此外,要排除皮质醇增多症、生长激素瘤、胰高血糖瘤等疾病继发的糖尿病患者,排除自身免疫性糖尿病患者,排除病程较长、胰岛功能较差的糖尿病患者。

二、脂代谢与肥胖

(一)肥胖及脂代谢紊乱的流行病学

随着经济的飞速发展和现代生活方式的变化,脂代谢紊乱在人群中也呈上升趋势,2018 年全国调查结果显示,≥ 18 岁成人血脂异常总患病率为 35.6%,与 2015 年全国调查的血脂异常患病率相比依然有所上升。与此对应的非酒精性脂肪性肝病(non-alcoholic fatty liver disease,NAFLD)的患病率逐年升高并呈年轻化趋势,已成为影响全球健康的公共问题,肥胖和脂代谢紊乱是 T2DM 和心血管事件发生发展的重要影响因素。因此,关注血脂异常可以预防糖脂代谢紊乱和心血管事件的发生,达到提前干预的目的。

(二)脂代谢异常的代谢发生机制

1. 胰岛素抵抗 IR 或高胰岛素血症是肥胖症最常见的代谢异常,也是导致血脂异常的主要原因。由 IR 和肥胖共同作用所致的血脂异常被称作"代谢性血脂异常"。血脂异常是肥胖、T2DM、心血管病和某些癌症的重要影响因素。

IR 和代谢性血脂异常与脂肪组织的病变有关,脂肪组织病变的特征是脂肪组织的结构和功能发生异常变化,脂肪细胞密集增生、肥大,并伴随巨噬细胞的浸润,从而导致脂肪细胞内质网应激和线粒体功能障碍。此外,病变的脂肪细胞处于 IR 状态,会引起脂肪分解增加,并释放 FFA 进入循环,导致循环中的 FFA 浓度升高,大量 FFA 向肝脏、胰岛 β 细胞和肌肉等非脂肪组织的细胞中转移并沉积,进而引起全身的脂毒性作用。

IR 是 NAFLD 发生发展的重要环节,IR 状态下,肝脏摄取的 FFA 增加,肝脏处理主要代谢能量底物、碳水化合物和脂肪酸的能力超负荷,从而导致脂类异常蓄积。当脂肪酸来源过多或去路不足时,就可能产生脂毒性引发内质网应激、氧化应激并激活炎症小体,使肝细胞损伤或死亡并释放 IL-1β、IL-6、IL-18、TNF-α 和转化生长因子 -β(TGF-β)等细胞因子或趋化因子,导致炎症、肝脏星状细胞活化以及细胞外基质的逐渐累积,进而产生肝纤维化。此外,肝脏

FFA 的异位沉积还可以通过增加脂肪酸氧化以及生成自由基来加剧 IR，引起肝脏脂质累积和 IR 之间的恶性循环。因此，IR 与 NAFLD 存在非常紧密的联系。

2. 脂肪因子与脂代谢异常

（1）促炎脂肪因子：肥胖基因只在脂肪组织中表达，其产物瘦素的发现及其在食物摄入和能量消耗调节中的作用，突破性地表明脂肪组织是一种活跃的内分泌器官。在瘦素缺乏（ob/ob）小鼠中观察到瘦素与 IR 相关，通过外源性给予瘦素可以改善 IR。瘦素和胰岛素对脂质代谢的影响相似。众所周知，瘦素参与了减少胰岛素分泌的负反馈通路，但它也能刺激葡萄糖的周转，从而提高胰岛素敏感性。瘦素被认为是一种促炎脂肪因子，因为它可以刺激脂肪组织巨噬细胞分泌 TNF-α、IL-6 和 IL-12，并加剧脂肪组织的低度炎症。尽管瘦素具有促炎作用，但目前它已用于治疗广义上脂肪代谢障碍的患者。

抵抗素是一种主要由巨噬细胞和单核细胞分泌的脂肪因子，是血脂代谢异常的直接分子中介，它的作用机制包括活化微粒体甘油三酯转移蛋白（microsomal triglyceride transfer protein，MTP）、刺激 ApoB-100 合成以及提高前蛋白转化酶枯草溶菌素 9（proprotein convertase subtilisin/kexin type 9，PCSK9）的水平，从而导致 VLDL-C 生成增多，并下调肝脏 LDL-C 受体表达。但抵抗素在 IR 发展中的作用尚不完全清楚，关于抵抗素与 IR 的大量研究结果并不统一。一些研究显示，肥胖的非糖尿病患者的血清抵抗素水平较高，通过生活方式或减重手术减重后抵抗素水平下降。然而也有研究表明，减重手术后即使体重大幅减轻，抵抗素水平依然不变。亦有临床研究发现，抵抗素浓度与稳态模型评估胰岛素抵抗指数（HOMA-IR）或肥胖之间并无相关性，此外，他汀药物的降脂治疗也对抵抗素的浓度没有任何影响。抵抗素和 IR 之间的一些联系，似乎可归因于其他已知的影响胰岛素敏感性的因素，即肥胖和炎症。抵抗素与炎症的发生发展密切相关，炎症刺激可以显著诱导人单核细胞表达和分泌抵抗素，也可以增加循环中抵抗素的水平，而抵抗素反过来又能够促进促炎性细胞因子的产生。

TNF-α 是一种多效细胞因子，通过多种途径参与调控肥胖诱导的 IR 和血脂代谢异常。TNF-α 可由脂肪组织分泌，促进脂肪细胞内脂肪分解，使 FFA 水平升高。TNF-α 可以通过自身放大炎症信号，它诱导脂肪组织巨噬细胞合成其他促炎性细胞因子（如 IL-6、IL-1 等），从而加速炎症过程。TNF-α 激活 NF-κB 转录因子是诱导胰岛 β 细胞炎症反应并导致胰岛素分泌减少的机制之一，TNF-α 与其他炎症细胞因子协同作用，诱导激活 NF-κB 通路并促进脂肪组织的氧化应激。将 TNF-α、IL-6 和炎症反应与 IR 相联系的主要机制是胰岛素依赖性组织中葡萄糖转运体 4（GLUT4）表达的减少。

（2）抗炎脂肪因子：脂联素（APN）是一种由脂肪细胞分泌的抗炎脂肪因子，在炎症及免疫反应中起负性调节作用，在脂肪组织中具有强大的抗炎作用。APN 是通过 AMPK 和 PPARα 来调节肝脏脂质代谢的转录因子，主要作用是增加肌肉中 FFA 的氧化和葡萄糖摄取，以及抑制肝脏葡萄糖生成，从而增强胰岛素敏感性。脂代谢异常时，TNF-α、IL-6 和活性氧使脂肪细胞中 ADIPOQ 基因的表达下调，导致循环中 APN 水平降低。APN 也可以直接影响胰岛 β 细胞功能，发挥抗凋亡作用。多项研究结果表明，APN 与血浆中载脂蛋白 A Ⅰ（apolipoprotein A Ⅰ，ApoA Ⅰ）分解代谢下降和 HDL-C 浓度升高有关。研究表明，APN 可以降低血浆中 TG 浓度，其作用机制是通过增加骨骼肌中脂蛋白脂肪酶（lipoprotein lipase，LPL）基因表达来增加 LPL 活性。

3. miRNA 与脂代谢异常　微 RNA（microRNA，miRNA）是一类由内源基因编码的长度约为 22 个核苷酸的非编码单链 RNA 分子，它们在动植物中参与转录后基因表达调控。miRNA 作为疾病的生物标志物，在脂质代谢调节中也发挥重要作用。其中，miR-33a 和 miR-33b 尤为重要，它们参与了胆固醇和脂肪酸代谢以及胰岛素信号转导的调节，可以作为血脂代谢异常的标志。由于编码转录因子 SREBP1 和 SREBP2 的基因内含子中分别存在 miR-33a 和 miR-33b，因此，SREBPs 的诱导也会诱导 miRNA 的表达。因此，miR-33a 上调会增加胆固醇的合成和摄取［通过 SREBP1 介导的 HMGCR 和低密度脂蛋白受体（low density lipoprotein receptor，LDLR）基因的激活］，并减少胆固醇流出（通过靶向 ABCA1 和 ABCG1 基因）和胆固醇消除（通过靶向 CYP7A1 基因）。同样，miR-33b 的激活可以通过靶向控制脂肪酸合成和氧化的基因增加细胞脂质，也可以通过抑制 IRS-2 基因表达来减少胰岛素信号转导。对于 miR-33a 和 miR-33b 已有深入的功能机制研究，而对于其循环水平的临床研究发现，高胆固醇血症儿童血浆 miR-33a 和 miR-33b 水平升高，并建议将其作为儿童胆固醇稳态紊乱的早期生物标志物。此外，在心血管疾病高危的 T2DM 患者中，循环 miR-33a 和 miR-33b 水平均与血清 TC 和 LDL-C 水平呈正相关，循环 miR-33a 和 miR-33b 或可作为心血管疾病潜在的生物标志物。

循环中的 miRNA 与 HDL-C 和 LDL-C 颗粒结合可以受到保护，而不被 RNA 酶降解，并且与 HDL-C 和 LDL-C 颗粒结合的 miRNA 反过来可以控制其功能。研究发现，健康受试者 HDL-C 的 miRNA 谱与高胆固醇血症和急性冠状动脉综合征患者不同,并由此提出健康和疾病状态下各具独特的 HDL-C 相关 miRNA 谱假说,随后的研究显示 HDL-C 中最丰富的 miRNA miR-223 可以介导 HDL-C 的抗炎功能。值得注意的是,LDL-C 颗粒也携带一定数量的 miR-223,但与 LDL-C 中最丰富的 miR-155 相比,其在 LDL-C 代谢中的作用尚不清楚,而 miR-155 具有促动脉粥样硬化的作用。循环中 miR-223 和 miR-155 的水平与冠状动脉粥样硬化的严重程度相关。进一步改进 HDL-C 和 LDL-C 颗粒中 miRNAs 的检测方法,将有助于脂蛋白相关 miRNAs 成为血脂异常的早期和敏感的生物标志物。

(三)代谢健康和代谢异常型肥胖——血脂异常的作用

根据代谢状态和脂肪分布我们可以将人群分为代谢健康体重正常、代谢健康型肥胖、代谢异常但体重正常以及代谢异常型肥胖。代谢健康型肥胖者是指虽然达到肥胖标准,但胰岛功能或糖耐量正常,不伴有糖尿病、高脂血症、IR 等肥胖并发症的人群。相对地,机体存在代谢紊乱而体重处于正常范围内的人群,被称作代谢异常但体重正常者。

血脂水平是区分代谢健康型肥胖和代谢不健康型肥胖最常用的评估指标。代谢健康型肥胖症患者尽管肥胖,但血脂水平仍在正常范围内,与代谢健康体重正常者相似。相反,代谢异常型肥胖症患者和代谢异常但体重正常者的血脂水平通常异常升高,可能导致动脉粥样硬化。研究显示,与不伴血脂异常的肥胖症女性相比,血脂异常的肥胖症女性心血管疾病的风险增加,而无血脂异常的肥胖症女性和正常体重女性之间的心血管疾病风险没有差异。在另一项丹麦的饮食、癌症和健康的前瞻性研究中发现,肥胖的高胆固醇血症患者发生急性心血管事件的风险高于不伴高胆固醇血症的肥胖或正常体重的患者。

代谢健康型肥胖的特征是内脏和/或异位脂肪沉积较少,脂肪细胞功能障碍的程度较轻。与代谢健康型肥胖相比,代谢异常型肥胖的脂肪组织炎症程度更高,脂质沉积以内脏脂肪为主。此外,代谢健康型肥胖的瘦素和脂联素水平也相对较低。

(四)肥胖驱动的脂肪肝发病机制

NAFLD 是以肝细胞脂肪变性、肝脏脂肪沉积为主要特征,并除外酒精、药物性肝损伤、病毒性肝炎等明确的肝损伤因素所导致的肝脏疾病。NAFLD 包括从非酒精性脂肪肝到非酒精性脂肪性肝炎(non-alcoholic steatohepatitis, NASH)的一系列肝脏异常疾病,严重者可进展为肝硬化和肝细胞癌。约 25% 的 NAFLD 患者会进展为更严重的 NASH,发生伴有炎症和肝细胞损伤的脂肪变性以及肝细胞周围纤维化。目前,虽然根据影像学和临床特征(如存在代谢性合并症和异常的实验室检查结果)可以推测个体是否患有 NASH,但只有通过肝脏活检才能明确诊断,活检可以显示肝细胞脂肪变性、气球样变、小叶炎症和细胞纤维化,随着疾病进展可能发生肝硬化。

NAFLD 与肥胖、IR 和 T2DM 等代谢性疾病密切相关,治疗 NAFLD 及其相关代谢性疾病具有重要意义。然而,NAFLD 的确切病因和发病机制仍尚未明确。Day 等人提出的"二次打击"理论是 NAFLD 的经典发病机制。第一次打击是 IR 和循环中过多的 FFA,导致单纯肝脂肪变性,IR 可以促进单纯性脂肪肝向 NASH 发展。第二次打击是在第一次打击的基础之上,发生氧化应激、脂质过氧化、线粒体功能障碍、炎症介质和自由基的大量产生,从而导致肝脏炎症。随着更多机制被发现,NAFLD 的发展已被证明是多因素共同作用的过程,包括 IR、氧化应激、遗传决定因素、营养和生活方式、内质网应激、炎症和肠道微生物群的变化等。

肥胖不仅在脂肪变性的始动环节中发挥作用,还会继续促进其发展为 NASH。在肥胖症或缺乏脂肪组织的情况下,脂肪组织储存多余能量的能力减弱,肝细胞可以发挥类似脂肪细胞的功能,储存以 TG 为主的多余脂质,进而发生肝细胞脂肪变性。由于皮下脂肪组织的脂肪分解加速和脂肪酸吸收减少,导致循环中的 FFA 供应过剩,导致肝脏、骨骼肌的异位脂肪堆积,继而产生多器官 IR。

(五)肥胖伴脂代谢异常的治疗

根据欧洲高血压学会和欧洲肥胖症研究协会发布的治疗肥胖症患者血脂异常的指南,建议将改变生活方式来减轻体重作为调节脂质谱的主要策略。虽然,肥胖症患者通常 TG 升高,HDL-C 水平较低,但血脂异常治疗的首要目标是降低 LDL-C 水平。《欧洲血脂异常管理指南》指出,将 MetS 患者视为高危人群,并推荐 LDL-C 升高的患者进行降脂治疗,这也适用于代谢健康型肥胖症患者。

传统治疗策略是控制脂代谢指标,使之维持在正常水平,而当代研究揭示了一系列新的肥胖和血脂异常的调节机制,从而为预防肥胖症及相关并发症提供了新的可能。代谢异常型肥胖和代谢健康型肥胖表型的识别可能是这一方向发展的第一步。保持健康的体重取决于个人易感性和生活习惯之间的微妙平衡。多项前瞻性研究均观察到,在随访期间代谢异常型肥胖向代谢健康型肥胖表型发生转变,这些研究表明,代谢异常型肥胖是一种短暂状态,而不是一种低风险的永久表型。因此,应该通过饮食干预和生活方式的整体改变等来维持代谢健康型肥胖表型,并努力向代谢健康正常体重转变。

三、嘌呤代谢与肥胖

(一)嘌呤代谢与高尿酸血症

嘌呤是细胞脱氧核糖核酸(deoxyribonucleic acid,DNA)的重要组成部分,人体中嘌呤 80% 来源于内源性合成,20% 来源于食物摄取。饮食来源的嘌呤被机体吸收利用有限,在机体中发挥生理作用的嘌呤主要由人体细胞自行合成。尿酸(uric acid,UA)是嘌呤代谢的产物,其代谢主要在肝脏、小肠及肾脏中进行。

1. 尿酸的生成　腺嘌呤核苷酸(adenosine monophosphate,AMP)和鸟嘌呤核苷酸(guanine monophosphate,GMP)在人体内众多酶的催化下形成黄嘌呤,黄嘌呤在黄嘌呤氧化酶(xanthine oxidase,XO)作用下形成终产物尿酸。

2. 尿酸的排泄　肾脏重吸收及排泄的尿酸占 2/3,另外 1/3 由胆道、胃及小肠排出体外。尿酸在肾脏的转运和排泄分为 4 个阶段:①几乎所有的尿酸均通过肾小球滤过;②近端肾小管 S1 段将 98% 的尿酸重吸收;③在近端肾小管 S2 段,有 50% 的尿酸分泌;④近端肾小管 S3 段,尿酸分泌后再重吸收。尿酸在肾脏的重吸收和分泌主要通过近端小管的转运蛋白(如转运蛋白 URAT1/SLC22A12、GLUT9/SLC2A9 等)起作用,其功能异常可导致尿酸盐转运障碍、血尿酸(serum uric acid,SUA)异常。尿酸在肠道主要靠肠道细菌降解尿酸盐为可溶性物质进而排泄和重吸收。肠道的转运蛋白 ATP 结合盒转运蛋白 G2(ATP binding cassette transporter G2,ABCG2)与尿酸肠道排泄调节密切相关。

(二)尿酸的进化论学说

自然界中,人类和灵长类动物体内尿酸浓度是其他哺乳动物的 3~10 倍,因为其他哺乳动物体内存在尿酸氧化酶,可催化尿酸生成更易溶于水的尿囊素,通过肾脏排泄。灵长类动物在漫长的进化过程中,尿酸氧化酶基因约在 1 000 万~2 200 万年前失活,导致尿酸成为嘌呤代谢的终产物在体内集聚。人体内适度尿酸的存留有利于人类进化生存,是人类从爬行类动物到直立行走、维持血压稳定必不可少的成分之一。尿酸可帮助古灵长类在低盐环境中维持直立血压,促进其直立行走能力的进化。同时,有研究表明,在果糖存在的情况下,尿酸可以促进机体脂肪的累积。尿酸酶的失活促进古灵长类从果实中摄取的果糖在肝脏中转化成脂肪并储存下来,有助于其度过地球寒冷的食物匮乏期。

美国遗传学家 James Neel 在 1962 年提出的"节俭基因"假说认为,肥胖是相关基因对饥饿环境的适应性进化。一项 2014 年关于重建古代蛋白质的研究发现猿类尿酸酶基因从有到无的进化,提出尿酸酶的突变基因可能作为一种节俭基因,在物质匮乏期有利于我们祖先体内果糖向脂肪的转化,使猿类和人类更加善于储存脂肪,具有生存优势。

(三)肥胖与高尿酸血症的关系

高尿酸血症(hyperuricemia,HUA)是一种与肥胖相关的常见代谢性疾病。肥胖、高嘌呤饮食、饮酒等生活方式为 HUA 的独立危险因素。肥胖及 HUA 近年来均呈明显上升及年轻化趋势。高尿酸不仅是痛风发作的基础,也会反过来加重肥胖。除生活方式外,性别、年龄、遗传因素也是 HUA 的重要影响因素。伴随年龄增加,尿酸清除率下降,尿酸排泄减少,HUA 发病率明显升高。性别是影响 HUA 的重要因素。一项对 4 002 例北京社区人群的队列研究发现,男性 HUA 患病率随年龄增长而降低,女性呈升高趋势,更年期后女性 HUA 患病率与男性接近,甚至超过男性。女性 SUA 水平变化可能与雌激素作用相关。雌激素可增加尿酸清除率,促进尿酸排泄,降低 SUA 水平。同时,女性痛风发作频率较男性低,可能也与雌激素直接抑制白细胞对尿酸盐晶体的吞噬作用有关。

肥胖促进一系列代谢紊乱,可加剧与肥胖相关的 HUA 产生。荟萃分析显示,BMI 每增加 5kg/m², 痛风风险增加 55%。同时 SUA 增高与肥胖症的发生密切联系,即使 SUA 处于正常范围内的高限也显著增加了肥胖症及 MetS 的患病风险。

体内多余脂肪的异位沉积,尤其腹腔内脏器脂质沉积是中心性肥胖的重要病因。中心性肥胖作为 IR 的标志,是 HUA 重要危险因素之一。腰围与 SUA 水平关系密切,腰围越大,SUA 水平升高越明显。内脏脂肪和皮下脂肪与 SUA 升高的程度及机制有所不同。内脏脂肪引起 SUA 升高与尿酸生成增加有关,而皮下脂肪对尿酸的影响更多与尿酸排泄减少有关。

(四)肥胖与高尿酸血症相互作用可能机制

1. 细胞及分子生物学机制

(1)UA 的生理及病理作用:UA 在机体内具有氧化 - 抗氧化双重活性。UA 是人体血液内最强效的抗氧化剂,超过一半的血浆抗氧化能力来自 UA。一方面,在细胞外亲水条件下,UA 清除活性自由基,抑制脂质过氧化,保护红细胞膜免受脂质过氧化反应及过氧化氢诱导的氧化损伤。另一方面,在细胞内亲脂环境中,UA 不能打破脂质膜而失去抗氧化作用。在疏水环境下 UA 将活性自由基清除为 O^{2-} 时,会产生其他活性自由基,反而增加氧化应激,造成细胞氧化损伤。活性氧(reactive oxygen species,ROS)产生增加与心血管系统疾病和慢性炎症疾病的发生密切相关。

UA 也是免疫系统内源性炎症信号。研究发现,抗原提呈细胞可感知受损或衰老细胞释放的尿酸盐晶体,触发损伤相关分子模式的免疫炎症反应。因此,UA 在触发机体炎症相关效应途径中起到重要作用。

(2)UA 对脂肪细胞的作用:UA 可影响脂肪组织脂肪因子的分泌。众所周知,脂肪组织可分泌多种脂肪因子和细胞因子,参与细胞功能调节。而 APN 是脂肪细胞分泌的一类重要的多肽类激素,是一种脂肪细胞特异性胰岛素增敏剂,它同时具有抗动脉粥样硬化的作用。肥胖症患者 APN 水平较健康人群低,其 IR 程度和动脉粥样硬化风险高于正常体重健康人群。临床研究显示,UA 与 APN 水平呈明显负相关。体外研究发现,UA 可减少小鼠 3T3-L1 脂肪细胞和人原代脂肪细胞分泌 APN 并下调其 mRNA 表达;同时,PPARγ 激动剂罗格列酮可阻断 UA 对脂肪细胞 APN 分泌的影响,恢复 APN mRNA 表达及分泌水平,这一作用不受抗氧化剂影响,说明 UA 抑制脂肪细胞分泌 APN 是由 PPARγ 通路介导的。

UA 可以直接作用于脂肪细胞诱发脂肪细胞炎症。脂肪细胞存在尿酸盐阴离子转运体 1(urate anion transporter 1,URAT1)的表达。UA 通过 URAT1 转运进入脂肪细胞,导致脂肪细胞功能障碍。目前认为,脂肪组织中氧化应激是肥胖相关炎症和 MetS 的主要致病因素。UA 通过刺激 NADPH 氧化酶导致细胞内氧化应激程度增加。超氧自由基清除剂或 NADPH 氧化酶抑制剂可完全阻止脂肪细胞中 UA 诱导的单核细胞趋化蛋白 -1(monocyte chemotactic protein-1,MCP-1)mRNA 表达的增加。MCP-1 在脂肪细胞的炎症反应中发挥着重要作用。黄嘌呤氧化酶抑制剂别嘌呤醇降低肥胖小鼠 UA 水平,减少 MCP-1 的产生,减少脂肪组织巨噬细胞浸润,改善脂肪组织炎症前内分泌失衡状态。

(3)脂肪细胞对 UA 的作用:研究发现,肥胖小鼠脂肪组织黄嘌呤氧化还原酶(xanthine oxidoreductase,XOR)活性增加,嘌呤分解代谢加强,UA 生成增加,其机制可能与肥胖状态下脂肪组织缺氧,以及脂肪组织分解代谢加强,产生 AMP 增多有关。AMP 作为嘌呤代谢的原料,其增多导致脂肪组织 UA 合成增加。

脂肪细胞分泌的脂肪因子在能量代谢、HUA 发生中具有重要作用。瘦素是肥胖基因编码、脂肪细胞分泌的一种多肽类激素。它可以抑制食欲、减少能量摄入,增加能量消耗,促进脂肪组织分解。研究表明,机体血清瘦素水平与 SUA 水平呈正相关。肥胖基因突变导致瘦素生成减少,或由于 LepR 基因突变导致瘦素抵抗在临床中可表现为肥胖症和 HUA。瘦素水平下降可导致"脂肪组织 - 胰岛轴"调节失衡,促进 IR 和高胰岛素血症发生。

2. 病理与生理机制

(1)肥胖引起 SUA 升高的机制

1)肝脏合成 UA 增加:肥胖症患者的内脏脂肪脂解作用增加,产生大量 FFA,通过门静脉被肝脏摄取,在酰基辅酶 A 合成酶作用下,导致肝脏脂肪酸合成增加。由氧化型辅酶 II - 还原型辅酶 II(NADP-NADPH)介导的 5- 磷酸核糖向磷酸核糖基焦磷酸(phosphoribosyl pyrophosphate,PRPP)合成途径活跃,导致 TG 合成及 UA 产生增多。

2)肾脏 UA 排泄减少:肥胖症患者在 IR 状态下,肾脏近曲小管细胞表面 Na^+-H^+ 泵活性增加,导致尿液中 Na^+ 重吸收和 H^+ 排泄增强,出现水钠潴留和尿液酸化。尿液酸化可通过 UA- 阴离子交换体,将更多的有机酸阴离子转运回肾小管上皮细胞,提高 UA 的重吸收、减少排泄。同时,肥胖症患者肾素 - 血管紧张素 - 醛固酮系统(renin-angiotensin-aldosterone system,RAAS)激活,肾血流量下降,肾脏缺血缺氧产生乳酸,乳酸竞争性抑制 UA 在肾小管分泌,导致 SUA 水平升高。此外,肥胖症患者可能合并肥胖相关性肾病,肾血管内皮功能障碍、肾小球动脉硬化,肾血流量减少,导致 UA 排泄障碍,加重 HUA。

3)脂肪因子的内分泌作用:脂肪细胞分泌脂肪因子,如 APN、瘦素、内脂素等,在肥胖症与 HUA 发生中起到重要作用。肥胖症患者 APN 水平降低,抑制内皮细胞 NO 生成,导致内皮细胞功能障碍,加重 IR,引起 UA 水平升高。瘦素兴奋交感神经,导致肾血管收缩,减少肾血流量,降低 UA 清除率。同时,高瘦素血症促进高胰岛素血症和 IR 的发生。高胰岛素血症进一步促进肾小管对钠和 UA 的重吸收,引起 SUA 升高。内脂素通过模拟胰岛素和内脏脂肪堆积两方面增加 SUA 水平。此外,脂肪细胞慢性低度炎症状态,分泌大量细胞因子、炎症因子和血管活性因子等,加速炎症细胞和血管细胞凋亡和坏死,UA 合成原料增加,SUA 水平升高。

4)XOR 的作用:XOR 是 UA 生成过程中的关键酶,对维持 SUA 平衡有重要作用。肥胖(特别是中心性肥胖)可能通过诱导慢性炎症或者缺氧诱导因子引起 XOR 活性增加,并伴随无氧酵解增强、ATP 分解增加,UA 生产增多。此外,XOR 可能通过调节脂质代谢转录调控因子参与肥胖症的发生发展。脂肪细胞分化早期 XOR mRNA 表达升高,并通过控制 PPARγ 的活化来调节脂肪分化。XOR 是 PPARγ 的上游调节因子,外源性 UA 处理的脂肪细胞会抑制 XOR 的表达,降低 PPARγ 的抗炎活性,促进 MCP-1 产生,这一作用可被 PPARγ 激动剂罗格列酮阻断。综上,XOR 通过调控 PPARγ 活性,调节脂肪分化,参与肥胖症的发生、发展过程。

(2)SUA 导致肥胖的机制:高果糖摄入可致 SUA 升高,其机制与果糖代谢所致磷酸化产物累积及肝脏 ATP 持续消耗、活化嘌呤代谢途径、产生大量 UA 有关。果糖是葡萄糖的同分异构体,但其与葡萄糖的代谢通路完全不同。果糖 50%~75% 在肝脏代谢,果糖经果糖激酶(ketohexokinase,KHK)磷酸化为果糖 -1- 磷酸,随后被醛缩酶 B 裂解,产生磷酸二羟丙酮(dihydroxyacetone phosphate,DHAP)和甘油醛。果糖通过传统的糖酵解途径进入三羧酸循环,或者用于脂肪酸合成、生成 FFA 和 TG。葡萄糖的磷酸化受到严格调控,故三磷酸腺苷(ATP)的水平从未被耗尽。与葡萄糖不同的是,果糖的磷酸化过程中没有负反馈,消耗大量 ATP,最终导致 ATP 耗竭,产生大量 AMP。细胞内磷酸减少激活腺苷酸脱氨酶(adenosine monophosphate dehydrogenase,AMPD),AMP 经脱氨酶形成肌苷酸(inosincacid,inosinemonphosphate,IMP),后经黄嘌呤氧化酶作用,最终分解为 UA。此外,果糖还可以参与氨基酸前体途径,如甘氨酸,增加 UA 合成。

UA 在果糖诱导的脂肪堆积中起到重要作用。一方面,果糖代谢过程中激活 AMPD,AMPD 可拮抗 AMP 活化蛋白激酶(AMPK),后者介导肝脏细胞内脂肪氧化和 ATP 生成。另一方面,果糖代谢中 UA 增多,UA 可负向调节 AMPK,抑制 AMPK 活性及脂质氧化。AMPK 在细胞能量代谢中起到“能量调节器”样作用,维持能量的供求平衡,是调节细胞能量代谢状态的蛋白激酶级联反应的中枢部分。UA 通过抑制 AMPK 间接影响细胞能量代谢,从而在宏观层面介导脂质聚集和肥胖症发生。

四、蛋白质代谢与肥胖

(一)蛋白质定义

蛋白质在一切生物体中普遍存在,是由天然氨基酸通过肽键连接而成的生物大分子,种类繁多,具有一定的相对分子质量、复杂的分子结构和特定的生物功能,表达生物遗传性状。蛋白质是生命的基础,它不仅是构成人体组织的基本材料,而且是机体合成多种具有特殊生理功能物质的原料,同时也是一种产能营养素。

机体中的每一个细胞和所有重要组成部分都有蛋白质参与。蛋白质占人体重量约 16%~20%,种类在 5 万种以上,主要由氨基酸组成,自然界氨基酸种类很多,但组成人体蛋白质的仅 20 种。氨基酸通过在肽链中不同的排列顺序,脱水缩合形成肽链,肽链按照一定的规律交织、盘曲形成具有特定空间结构的蛋白质,蛋白质的这种序列异构现象构成了机体蛋白质生物多样性和物种特异性的结构基础。被食入的蛋白质在体内经过消化分解成氨基酸,吸收后在体内又重新按一定比例组合成人体蛋白质,同时新的蛋白质又在不断代谢与分解,所以机体蛋白质代谢时刻处于动态平衡中,与生命、各种形式生命活动密切相关。

(二)肥胖症患者蛋白质代谢变化及代谢因素影响

肥胖伴随着身体脂肪的增加,从而导致能量消耗、食物摄入和食欲的改变。肥胖还与不同程度的代谢障碍有关,尤其是在碳水化合物和脂质方面,同时涉及蛋白质合成和蛋白质分解过程的蛋白质周转率也产生重大影响。研究发现,肥胖症患者的蛋白质周转率明显高于非肥胖症患者,并且与蛋白质合成相比,蛋白质周转率升高与蛋白质分解更为相关。肥胖症患者蛋白质代谢特点主要为血浆氨基酸浓度升高,尤其是支链氨基酸水平上升。因此,肥胖症患者蛋白质代谢与肌肉水平密切相关。

1. 骨骼肌蛋白变化 骨骼肌是全身蛋白质的主要成分之一,由多种不同的肌纤维混合而成。目前,根据肌球蛋白的类型及氧化磷酸化的程度等方面将其分为 I 型和 II 型纤维,其中 I 型纤维受小运动神经元支配,具有收缩时间长、作用持久且抗疲劳能力强的特点,这与其内含有较多高活性的线粒体有关;而 II 型纤维受大运动神经元支配,它收缩速度快、力量大且作用短暂,尤其是快速纤维(IIB 型)能迅速转向糖酵解过程,这与其肌球蛋白 ATP 酶及乳酸脱氢酶的活性较高且储钙的肌浆网较发达密不可分。

骨骼肌可以促进脂肪酸氧化,肌肉氧化脂肪酸的能力减弱会导致骨骼肌内脂质的累积,同时脂肪渗透还与肌肉纤维类型改变、肌肉质量减少和肌肉力量受损有关,还会对骨骼肌水平和全身水平的蛋白质代谢产生不利影响,后期肥胖症患者活动能力和生活质量受到影响,很大程度是由于骨骼肌质和量的损害。除了发挥活动作用外,骨骼肌还通过使用和储存大量营养物质来维持机体健康。骨骼肌是膳食衍生葡萄糖和脂质摄取的重要器官,并利用体循环中的膳食衍生氨基酸构建新的功能性蛋白。在骨骼肌中,与蛋白质分解相比,蛋白质合成对血浆氨基酸利用率的变化更敏感。此外,作为身体最大的氨基酸库,骨骼肌在夜间或长期禁食时可为其他组织提供糖异生前体。因此,刺激肌肉蛋白质合成速率是维持机体健康和功能的重要生理过程。

与正常人相比,在肥胖症人群中,骨骼肌通常含有更多的ⅡB型纤维,而白肌纤维(又称慢缩肌纤维)百分比较低,骨骼肌葡萄糖转运明显减少,与健康体重的对照组相比,肥胖症患者的混合肌肉、肌原纤维、肌浆和线粒体蛋白亚组的基础肌肉蛋白合成率都会发生改变。一般来说,肥胖症受试者的瘦体重大于相同年龄、身高和性别的非肥胖症患者。较高的瘦体重可能与骨骼肌有关。但在一些肥胖症患者中,肌肉质量可能比预期的要低得多,并且随着体重的增加,肌肉质量的增加速度更慢,这与蛋白质的合成率相关,可能与肥胖症患者人群异质性和增龄有关,有待进一步深入探索。

在肌纤维蛋白质合成和分解的动态平衡中,骨骼肌的正常生理功能得以发挥,伴随着肥胖症的发生与机体的衰老,促肌纤维蛋白合成的激素分泌减少而促其分解的激素分泌增加,导致骨骼肌质量下降。骨骼肌作用的减退会导致肌力下降,进一步引起骨质的流失,最终带来多种代谢问题。

2. 胰岛素影响蛋白质代谢 肥胖症患者中代谢水平与肌肉蛋白变化也互为因果。增肌和高蛋白饮食,主要是通过刺激蛋白质合成速率来增强肌肉蛋白质重塑的一线治疗策略。然而,与正常体重的成年人相比,肥胖症患者的肌肉似乎对有针对性的运动方案和蛋白质摄取的合成代谢作用具有抵抗力。这表明,肥胖带来的代谢改变导致人体骨骼肌组织的合成代谢刺激受损,是肥胖症患者肌肉健康不良的原因之一。

胰岛素是蛋白质代谢的重要调节激素,主要可以促进蛋白质合成和抑制蛋白质分解:①促进氨基酸进入细胞的转运过程,为合成蛋白质提供原料;②促进糖的氧化,使ATP的生成增加,为合成蛋白质提供能量;③促进核糖核酸的合成,为合成蛋白质提供更多的模板;④促进蛋白质合成中的转录,增强核蛋白体翻译过程;⑤抑制葡萄糖的异生和糖原分解,从而抑制蛋白质分解代谢;⑥稳定溶酶体,避免溶酶体中组织蛋白酶类的释放,从而减少组织蛋白的分解。但在肥胖症患者中其相应作用会发生改变。研究者发现,在接受低剂量胰岛素的肥胖症受试者中,胰岛素对蛋白质分解和亮氨酸氧化的调节受损,但在接受高剂量胰岛素的受试者中则未发现,并且肥胖症受试者血浆胰岛素水平较高时,蛋白质分解受到抑制。同时,研究者也发现肥胖症患者伴随高氨基酸血症和正常胰岛素时,全身蛋白质合成被激活,这表明在肥胖期间,单独补充氨基酸也可以促进全身蛋白质合成。同时,与正常体重人群相比,在肥胖症患者中联合输注胰岛素和氨基酸不能抑制蛋白质分解。因此,肥胖症患者和正常体重人群在血浆胰岛素对蛋白质代谢作用方面存在显著差异。

3. 脂肪分布及脂肪酸影响蛋白质代谢 人体内三大营养物质(糖类、脂肪、蛋白质)可以相互转化,例如生酮氨基酸可以转变为脂肪,而脂肪组成中的甘油也可以转变为丙酮酸和酮酸,经过转氨基的作用转变成非必需氨基酸,所以脂肪在蛋白质代谢中也起着重要作用。近年研究发现,肌肉蛋白质合成与脂肪量呈负相关,蛋白质代谢的改变也取决于多余脂肪的位置。有研究报道,胰岛素输注对全身蛋白质分解的抑制作用在中心性肥胖中受损,但在臀部型肥胖中没有改变。同时,研究者还指出,蛋白质代谢与内脏脂肪含量之间存在相关性,在肥胖女性胰岛素输注过程中,内脏脂肪组织与非氧化亮氨酸处理率之间存在负相关,这是全身蛋白质合成的一个指标。而过多的内脏脂肪组织与脂肪酸的运输增加有关。虽然既往研究发现,短期升高的血浆FFA通过改变参与蛋白质翻译合成激活因子来损害肌肉蛋白质的合成,但也有证据表明其对蛋白质降解也有调控作用。当用阿昔莫司等药物抑制FFA的运输时,蛋白质分解代谢被显著激活,这表明FFA抑制了蛋白质的分解。而内脏脂肪释放的FFA也可能导致肌肉蛋白质合成减少,并通过葡萄糖-脂肪酸循环中葡萄糖和FFA摄取之间的底物竞争,导致肌肉脂肪沉积,以及脂肪酸衍生物(甘油二酯、神经酰胺)相互作用,导致骨骼肌中的IR。

4. 炎症影响蛋白质代谢 肥胖还与慢性低度炎症有关。慢性炎症是IR的诱因,它们都与肥胖症相关的蛋白质代谢损伤有关。在饮食诱导的肥胖大鼠模型中,在没有与肥胖相关的代谢改变(IR或炎症)时,过量的能量摄入对骨骼肌和肝脏蛋白质合成速率并没有影响。促炎因子(如IL-6和TNF-α)与骨骼肌退化之间的联系也已在动物研究中得到证实。全身炎症和IR可能在中心性肥胖合并肌少症中也发挥重要的作用,由脂肪细胞合成和分泌的促炎因子可能促进骨骼肌蛋白降解并破坏肌肉力量的产生和抗疲劳性。此外,与中心性肥胖相关的促炎因子促进IR,可导致骨骼肌蛋白质代谢的恶化,从而导致肌少症的发生。临床研究表明,高水平的促炎因子不仅与脂肪量增加有关,而且与肌肉量减少有关。研究者还发现血清中较高的促炎因子浓度与老年人肌肉力量的丧失有关,在男性和女性中都发现了这些关联,并且即使对混杂因素进行调整后,这种关联仍然存在。因此,在肥胖症中,我们可以推测炎症标志物的升高可能直接参与蛋白质代谢的变化,或者通过参与IR,导致胰岛素对蛋白质代谢的合成代谢作用受损,从而导致肌肉质量和肌肉功能的丧失。

(三)不同肥胖症人群蛋白质代谢特点及治疗

1. **老年肥胖** 老年肥胖症的患病率正在增加,肥胖对老年人非致命性身体残疾起了重要作用。研究发现,随着年龄增加,机体蛋白质代谢也发生改变。在衰老过程中,全身以及肌肉中特定蛋白质的合成在整体上低于年轻受试者。在老年人中,由于肌肉质量减少和肌原纤维蛋白周转率降低,肌肉蛋白对全身蛋白质代谢的贡献显著减少,而非肌肉蛋白,特别是蛋白质周转速度更快的内脏组织蛋白的贡献比例更大。而减重会为老年肥胖症患者带来代谢和功能益处,然而,老年患者减重的一个潜在隐患是骨骼肌质量的损失,从长远来看,这种肌肉流失可能会加速肌少症的发展。而肌肉质量和力量的减少也会损害老年患者身体功能,并增加跌倒和身体残疾的风险,影响患者日常活动。因此,虽然老年肥胖症患者可能会从减重中受益,但在临床管理中应防止肌少症的发生。

除了提倡适当运动,膳食蛋白的补充对老年肥胖症患者的减重也至关重要。有研究基于三个月的低热量饮食和阻力训练期间的肌肉质量情况提出,老年肥胖症患者每日蛋白质的需要量要大大高于0.83g/kg,而且可能超过1.2g/kg。Rand等人分析了174例年轻男性、47例年轻女性、7例老年男性和7例老年女性,发现老年人的每日蛋白质需要量为1.03g/kg,而年轻人为0.82g/kg。此外,最近的两项研究也建议老年人摄入更多的蛋白质,为1.0~1.2g/kg。近期,关于肥胖症老年患者治疗的相关指南建议,在低热量饮食期间,可以在进餐时选择1.5g/kg的高质量蛋白质,以防止肌肉质量的重大损失。因此,根据目前多项研究分析表明,老年人的每日蛋白质摄入量为1.0g/kg可能是最好的,而减重期间老年肥胖症患者每日1.2~1.5g/kg的蛋白质摄入量可能受益最大,这一建议与住院患者保持一致。

2. **女性肥胖** 男性和女性在身体成分及激素水平上存在明显差异,所以女性肌肉含量低于男性,先前推断女性的肌肉蛋白质合成率普遍较低带来这一结果。然而,多项研究表明,与男性相比,女性吸收后肌肉蛋白质合成率相似,甚至更高。既往研究证明,摄入25g乳清蛋白后,蛋白质消化和吸收动力学没有性别差异,在餐后5小时内,55%的蛋白质衍生氨基酸出现在循环中,然而,餐后肌原纤维蛋白合成反应在中年女性中比男性大得多,所以建议与男性相比,女性通常需要较少的饮食蛋白质来诱导类似的肌原纤维蛋白合成反应。而男性和女性肥胖发病时间上也存在差异。一项纳入六个横断面的研究发现,在T2DM患者中,男、女超重人群的比例随着患者年龄增加相应增加,60岁左右进入平台期,后出现下降趋势。此外,就肥胖而言,年轻的男性患者肥胖比例较高,随着年龄增长出现下降,而女性这一比例随着年龄有上升趋势,两者有明显差异。这也与绝经后女性的活动能力通常比年轻时低,导致肌肉蛋白合成及分解变化有关。所以适量补充蛋白质以及运动,对于女性尤其是围绝经期女性肌肉蛋白合成非常重要。

3. **儿童肥胖** 《中国居民营养与慢性病状况报告(2020年)》显示,我国儿童青少年肥胖症患病率存在着上升的趋势。我国6~17岁儿童青少年超重、肥胖率加起来近20%,这说明肥胖症低龄化趋势越来越严峻。肥胖会影响儿童的生长发育,对多个器官和系统造成危害,尤其影响骨骼、肌肉系统特定蛋白质的代谢合成,容易造成关节、骨骼、肌肉损害。Deforche等人评估了正常体重青少年和肥胖症患者的静态和爆发性肌肉力量,发现尽管肥胖症受试者在静态运动中的表现比正常体重受试者更好,但正常体重青少年在爆发测试中表现得更好,这可能是由于肌肉相关蛋白合成较高,并且肥胖症受试者非脂肪组织产生力量的效率低于正常体重受试者。目前相关研究较少,期待后续进一步探索。

膳食蛋白与儿童肥胖状况之间的关联也是密切相关的。不良的饮食习惯可能影响儿童未来体质的改变,包括器官功能破坏、脂肪细胞数量或大小增加、脂肪组织功能改变以及中枢神经系统功能障碍导致食欲调节障碍。由法国罗兰·卡切拉教授确定的"早期蛋白质假说"表明,婴儿早期高蛋白质摄入会增加肥胖的风险,因为蛋白质与IGF-1和胰岛素分泌有关,所以有学者认为,婴儿时期高蛋白质摄入可能会通过改变IGF-1浓度而导致后来的肥胖。在青少年肥胖症患者中,高蛋白饮食会增加进餐引起的产热和饱腹感,而对调节食欲激素和能量摄入没有影响。另一项研究让21例有严重肥胖的儿童和青少年保持正常的蛋白质摄入量,并维持一年的热量摄入为1 200~1 800kcal/d,虽然饮食依从性有限,但患者平均减轻4.7kg。因此,青春期膳食高蛋白饮食干预需要谨慎,可能对后续肥胖症发生发展产生不利影响。

4. **减重术后肥胖症患者的蛋白质代谢特征** 既然蛋白质是肥胖症患者健康的关键,那么肥胖症的治疗干预措施,如减重手术会影响蛋白质的消化和新陈代谢吗?Roux-en-Y胃旁路术(Roux-en-Y gastric bypass,RYGB)虽然作为金标准手术,但也具有蛋白质限制性和吸收不良的后果,因其术后胃囊变小,蛋白质摄入量减少,同时胃酶分泌减少,所以导致RYGB中蛋白质摄取和胰酶作用存在潜在延迟。袖状胃切除术(sleeve gastrectomy,SG)是目前最常用的手术术式,但其对蛋白质摄入和胰酶可能也产生相同的影响。

基于此,建议减重术后患者每日最佳摄入蛋白质至少 60g,或者每日摄入蛋白质 1.5g/kg 作为补充摄入量。最近的一项研究使用氮平衡方法确定了病态肥胖患者在手术前、术后 3 个月和 12 个月的蛋白质需求,计算出的蛋白质需求值在 3 个月和 12 个月时高于预期,这解释了需要进一步加强术后蛋白质摄入量的必要性。

术后蛋白质摄入量减少会导致非脂肪重量减少,从而增加肌肉减少性肥胖的风险。最近两项实施 RYGB 或 SG 肥胖症患者的前瞻性研究证实,在术后 3 个月和 18 个月,高蛋白摄入与更多的体重减轻有关。一项针对 60 例未进行手术的女性与 RYGB 后 2 年的女性进行的一项横断面研究表明,较低的蛋白质摄入量会增加体重反弹的风险,并且与餐后的饱腹感降低相关。有趣的是,在一项对 100 例 RYGB 或 SG 术后患者的回顾性研究发现,反映肌肉力量的术后握力受到蛋白质摄入的显著影响。此外,研究发现所有手术类型的蛋白质摄入量在术后均减少,但这种减少在手术类型之间没有显著差异。同样,另外一项研究发现,在一项为期 6 个月的前瞻性研究中,纳入 43 例接受 SG 或 RYGB 手术的患者,两组术后蛋白质摄入量均有所下降,但蛋白质摄入量、其能量占总能量和身体成分的比例在两组之间没有显著变化。因此,研究发现在减重手术后的初始阶段,蛋白质摄入量会减少,目前在不同手术类型中没有显著差异,故提醒患者术后需要补充蛋白质,同时进行阻力训练,增强肌肉功能并防止无脂肪重量损失。

(四) 评估蛋白质代谢紊乱的方法

1. 人体测量参数 包括 BMI、骨密度水平及体脂分布的评估。BMI 是评估蛋白质代谢障碍的第一步,但因其无法区分肌肉和脂肪组织,故需要体脂仪器来进一步判断脂肪分布情况。同时还需要双能 X 射线吸收法(DEXA)进行骨密度测定和肌肉含量测定。

2. 循环内脏蛋白

(1) 白蛋白:在循环中的半衰期约为 20 天,血清浓度小于 3.5g/dl 即可表明与肌肉萎缩相关的蛋白质代谢受损;而低于 3.2g/dl 的浓度表明蛋白质代谢紊乱加重。但血清白蛋白水平并不是评估营养干预后蛋白质合成的良好指标,在持续激素刺激下,血白蛋白对营养支持几乎没有反应。此外,严重的肾病、蛋白缺失性肠病或严重的肝功能不全可能影响白蛋白测量的准确率。因此,当我们使用白蛋白作为蛋白质代谢的指标时,患者应排除这些并发病的存在。

(2) 前白蛋白:参与甲状腺激素的运输,并作为视黄醇的载体。前白蛋白的血液半衰期只有 24~36 小时,因此它对蛋白质代谢的变化反应迅速。持续测量一周以上的前白蛋白水平有助于测量蛋白质分解和合成水平。然而,对于并发肾功能衰竭和急性代谢应激如急性感染时,前白蛋白的作用也是不可靠的。

(3) 转铁蛋白:是一种 β- 球蛋白,作用是运输血液中的铁。血浆转铁蛋白的半衰期约为 8 天。它的半衰期在理论上比白蛋白更有优势,可以作为监测特定治疗效果的标志。然而,转铁蛋白的血液浓度受血铁供应的影响很大。因此在测定蛋白代谢和合成水平时也需要考虑这方面因素。

(4) 视黄醇结合蛋白:是一种视黄醇载体,它与前白蛋白以 1:1 的比例结合。半衰期大约为 12 小时。因此,与前白蛋白一样,视黄醇结合蛋白也可被用来监测蛋白质代谢的快速变化。然而,视黄醇结合蛋白很难测量,所以与前白蛋白相比,评估效率并不高。

(5) 氮平衡:指人体从食物或肠外营养液中摄入氮与排泄氮之间的动态平衡状态。氮平衡为被用于合成的蛋白质与在同一时间段内被分解的蛋白质之间的差异,这对于判断游离氨基酸的作用(是用于蛋白质合成还是应激条件下被分解以支持身体的新陈代谢)具有重要作用。氮平衡 (g/d) = 氮摄入量 - [尿氮排泄量 + 皮肤和粪便损失氮量(约 2~4g)]。氮摄入量 = 蛋白摄入量 /6.25,尿氮排泄量 = 尿素氮 (g/d)/2.14。如果氮平衡为 ±1g/d,则氮平衡处于平衡状态。当氮平衡大于 1g/d 说明机体处于正氮平衡,表示蛋白质合成增加。氮平衡小于 1g/d 说明机体处于负氮平衡,表明蛋白质降解增加。因此,氮平衡小于 1g/d 代表蛋白质紊乱的指数。

3. 肌肉蛋白降解水平 甲基组氨酸:组氨酸甲基化是肌动蛋白和肌球蛋白产生的蛋白质降解标志。监测 3- 甲基组氨酸是一种简单快速的估算肌原纤维蛋白分解代谢率的方法。3- 甲基组氨酸的存在表明在单一时间段内存在蛋白水解。

4. 免疫能力检测 血淋巴细胞计数:蛋白质代谢的功能生物标志物。事实上,血淋巴细胞计数是细胞增殖、蛋白质合成和能量供应的间接指标。循环中的淋巴细胞数目减少意味着细胞能量和蛋白质的减少,因此可用于确认蛋白质代谢和整体代谢障碍评估。

五、矿物质及维生素代谢

大量研究发现,肥胖症人群中普遍存在着多种维生素与矿物质的缺乏,如钙、镁、铁、锌、铬、维生素 D、维生素 C 摄入不足等,但这些微量营养素与肥胖的因果关系尚不明确。由于肥胖症患者往往伴随高血压、冠心病、糖尿病、高脂血症等并发症,尤其要注意膳食中维生素 B 和维生素 C

的正常供给。

肥胖和膳食减重会引起骨量丢失。大多数研究认为，低钙与肥胖有关，低钙能够增加脂肪储存和降低脂肪分解，反之补钙则能够帮助减重。既往研究证实，维生素 D 缺乏与肥胖密切相关，补充维生素 D 能够抑制前脂肪分化过程影响脂肪形成，从而预防肥胖症的发生。

(一)肥胖症患者维生素和矿物质的营养状况

1. 肥胖症患者普遍存在多种维生素和矿物质缺乏 肥胖症患者由于膳食不均衡往往会存在不同的特定维生素和矿物质缺乏。一项随访了 32 例肥胖症受试者的研究中，以低热量的配方饮食维持 12 周，配方饮食中含所有维生素、矿物质，含量达到健康成人的推荐营养素摄入量。

(1)维生素 D：作为一种人体必需的脂溶性维生素，其主要来源是紫外线在皮肤中催化 7-脱氢胆固醇转化为维生素 D_3，维生素 D_3 缓慢释放到血液中，与维生素 D 结合蛋白结合。膳食维生素的天然来源很少，主要为油性鱼类和营养强化食物，占体内维生素来源的 20%~30%。维生素 D 本身没有生物活性，需经过肝肾代谢转化为活性形式，并储存在脂肪组织、骨骼肌和肝脏中，脑、肺、脾、骨组织和皮肤中也少量存在。目前，临床上最常用的测定维生素 D 状态的方法是总 25-羟维生素 D(25-hydroxyvitamin D, 25-OH-VD)，它包含 25-羟维生素 D_3 和 25-羟维生素 D_2。总 25-OH-VD 也是维生素 D 的循环形式，约 85% 与维生素 D 结合蛋白(vitamin D-binding protein, VDBP)结合，约 15% 与白蛋白结合。

一项荟萃分析显示肥胖症患者患维生素 D 缺乏的风险比正常人群高 35%，比超重人群高 24%。而补充维生素 D 能够抑制前脂肪分化过程影响脂肪形成，预防肥胖症的发生。由于肥胖时组织细胞体积增加，可能对维生素 D 起稀释作用，使其浓度减少。维生素 D 的降低可能反映了体积稀释效应，而体内的维生素 D 储备可能仍保持充足状态。最近的一项研究发现，相较于体重较小者，肥胖症患者的皮下脂肪组织 25-OH-VD 含量明显降低。因此，尽管血清维生素 D 含量较低，但肥胖症成人的骨转化率并不高，骨密度也不低。

(2)维生素 A：维生素 A 也可影响肥胖及肥胖相关代谢性疾病的发生发展，包括 IR、T2DM、肝脂肪变性和脂肪性肝炎及心血管疾病。既往研究发现，能量过剩的肥胖症儿童通常维生素 A 水平较高，可能是因为其存在维生素 A 的代谢紊乱。由于对于肥胖症患者血清维生素 A 的研究较少，且研究结果并不一致，还需要更大样本进一步研究。

(3)维生素 B_1：参与丙酮酸的氧化脱羧，是碳水化合物

代谢所必需的基础物质；能够维持机体正常神经功能，轻度维生素 B_1 缺乏可引起不舒适感、易怒和意识错乱等非特异性症状，严重缺乏则会导致神经和心脏疾病。肥胖症人群中维生素 B_1 缺乏率较高，有研究发现，15.5%~29% 的寻求减重手术的肥胖症患者术前发现存在维生素 B_1 缺乏，且出现了模糊的体征和症状，如胃肠道症状、情绪或睡眠障碍、感觉异常或心力衰竭等。据推测，肥胖症人群缺乏维生素 B_1 的主要病因是精制谷物摄入量高，而全谷物、豆类和其他天然含有维生素 B_1 的食物摄入不足。精制谷物中不仅缺乏维生素 B_1，高精制谷物的高碳水化合物膳食的新陈代谢还需要相对大量的维生素 B_1 参与，这也加速了其消耗。虽然，在肥胖症受试者中没有测试增加碳水化合物摄入量对维生素 B_1 需求量的影响，但可以合理地假设他们的维生素 B_1 需求量也会增加。事实上，考虑到肥胖症人群更高的绝对能量和碳水化合物摄入量，维生素 B_1 需求量可能会显著增加。

(4)镁(Mg)：是人体不可缺少的矿物质之一。成年人体内镁含量约为 20~38g，其中骨骼占 60%~65%，肌肉占 27%，肝、心、胰等占 6%~7%，它主要分布在细胞内。镁是数百种酶促反应的辅助因子，既作为结构或催化成分作用于酶，又作用于底物，是许多参与碳水化合物和能量代谢的酶的限速因素。镁离子在大分子合成的中间代谢中必不可少，肌肉收缩和放松、正常的神经功能和神经递质的释放也都依赖于镁的参与。

肥胖、MetS 和 T2DM 密切相关，低度慢性炎症是它们的共同病理生理机制之一。镁离子缺乏在肥胖症患者中很常见，同时在糖尿病或 MetS 患者中也十分常见。既往研究显示，镁离子缺乏会增加患 T2DM 的风险。此外，镁离子消耗可以直接地或通过改变肠道微生物群间接促进慢性炎症。美国国家健康和营养检查调查(National Health and Nutrition Examination Survey, NHANES)研究显示，BMI 在肥胖范围内的受试者比正常人群更普遍存在 Mg^{2+} 缺乏。此外，有研究显示，补充 Mg^{2+} 可抑制脂肪组织的累积。

(5)锌(Zn)：是维持机体正常生长、认知行为、创伤愈合、味觉和免疫调节及 200 余种金属酶发挥功能所必需的一种微量元素。1961 年，Prasad 等针对伊朗地区儿童的食欲减退、生长发育迟缓、性发育不良以及营养性锌缺乏开展的流行病学分析结果，首次揭示了锌对人体营养的重要作用。锌在体内的主要存在方式是作为酶的成分之一，分布于人体大部分组织、器官和体液中，在骨骼肌、皮肤、肝脏、脑等组织器官中含量高，血液和毛发中含量很少。锌约 60% 存在于肌肉，30% 存在于骨骼，后者不易被动用。

最近，一项荟萃研究显示，儿童和成人肥胖症患者的

血清锌水平显著降低。锌缺乏是肥胖和糖尿病的危险因素。锌转运蛋白 SLC30A8/ZnT8 可能会增加对 T2DM 的易感性，这表明精确控制锌稳态对于维持健康和预防包括生活方式相关疾病在内的各种疾病至关重要。锌转运蛋白 ZIP13 在调节米色脂肪细胞生物发生中的作用，同样也表明锌稳态调节可能是肥胖症和 MetS 的一个新的治疗靶点。

（6）硒（Se）：是人体必需的微量元素，主要通过硒蛋白发挥生理功能，具有抗氧化、提高免疫力和改善甲状腺功能等作用。1979 年我国发表的克山病防治研究成果中首次发现，克山病地区的人群均处于低硒状态，补硒能有效预防克山病，揭示了硒缺乏是克山病发病的主要因素。硒在体内的吸收、转运、排出、贮存和分布也会受外界因素的影响，主要影响因素包括膳食中硒的化学形式和含量，性别、年龄、健康状况，食物中是否存在如硫、重金属、维生素等化合物。可被人体摄入的硒有多种形式，动物性食物以硒半胱氨酸和硒蛋氨酸形式为主；植物性食物以硒蛋氨酸为主；而硒酸盐和亚硒酸盐为常用的补硒形式。人体内的硒遍布各组织器官和体液中，肾中硒浓度最高，肝脏次之，心肌和其他肌肉相似，血液中略低。

硒稳态与碳水化合物和脂质代谢密切相关，但其在肥胖症发展和脂肪细胞代谢中的作用尚不清楚，有关研究显示，硒可以调节前脂肪细胞增殖和脂肪形成分化，还可以干扰胰岛素信号转导，并调节脂肪分解。尽管人群研究数据不一致，但硒和硒蛋白似乎在脂肪组织生理学中发挥着重要作用。

2. 减重手术患者的维生素和矿物质补充

（1）减重手术方式与维生素矿物质缺乏：目前，减重手术方式主要包括 SG、RYGB、腹腔镜可调节性胃束带术（laparoscopic adjustable gastric banding，LAGB）和空肠回肠旁路术（jejunoileal bypass，JIB）等。减重手术的食物限制性和 / 或吸收不良都可能导致或加重肥胖症患者的矿物质和维生素缺乏。

减重术后营养相关并发症及不良反应常与手术方式的选择相关。其中，SG 不改变肠道结构，术后营养不良的发生风险相对较低，其常见的微量营养素缺乏包括营养性缺铁、营养性缺锌、营养性缺镁、钙与维生素 D 缺乏、维生素 B₁₂ 及叶酸不足等。既往研究发现，RYGB 有发生倾倒综合征和脂肪泻的风险，因此，术后应适当限制脂肪和精制碳水化合物的摄入，避免摄入单糖，增加纤维和复合糖的摄入。RYGB 和 SG 术后 3~6 个月内，每日营养补充全部以可常规经口进食的形式给予，维生素 B₁₂ 可肌内注射给药来维持正常水平。在 Gehrer 等术后随访 36 个月的临床研究结果显示，RYGB 组维生素 B 与维生素 D 显著缺乏，部分存在甲状旁腺激素水平升高，而 SG 组主要表现为叶酸水平降低。此外，既往有研究对接受 SG 患者术前、术后 2 年和术后 5 年的营养素缺乏状况进行了随访评估。研究结果发现，基线时肥胖症患者血清 25-OH-VD（73%）、叶酸（16.5%）、钴胺（6.9%）、吡哆辛（12%）、维生素 B₁（3.4%）和铜（0.5%）浓度低于正常值，23% 的患者贫血；在 SG 后 2 年时，49% 的受试者至少存在一次微量营养素缺乏。维生素 D 缺乏症持续 2 年和 5 年的患者比例高于 30%；叶酸、维生素 B₁₂、维生素 B₆ 和维生素 B₁ 缺乏的频率在 2 年后显著下降，5 年后恢复正常；铜缺乏症在 1~2 年之间增加，在 SG 后 5 年持续存在；术后口服维生素补充剂的依从性逐渐下降（术后 1 年为 94.8%，术后 2 年为 81%，术后 5 年为 53%）。

由此可见，维生素 D 缺乏症是 SG 术后最常见的长期营养缺乏症，此外，尽管补充了微量营养素，大约一半的患者在中长期仍表现出部分微量营养素缺乏。由于接受减重手术的患者会发生骨质流失，确保肥胖症患者术后体内充足的维生素 D 可能有助于减少骨质流失。肥胖症患者需要更高剂量的维生素 D 来达到与正常体重者相同的血清 25-羟维生素 D。SG 和 RYGB 术后，锌吸收和锌状态降低。研究显示，在严重肥胖症绝经前女性接受减重手术后，SG 和 RYGB 的锌吸收率分别在术后 24 个月下降了 71.9% 和 52.0%，术后 24 个月平均可交换锌池显著降低。

（2）维生素矿物质的营养状况监测与补充：维生素和矿物质缺乏与贫血、共济失调、脱发和韦尼克脑病等临床表现和疾病有关，为避免术后出现维生素和矿物质缺乏，应定期监测维生素 B₁、叶酸、维生素 B₁₂、维生素 D 和血清铁的水平，进行适当膳食指导及营养素补充。RYGB 术后还应检测血清铜和锌水平。胆胰分流伴或不伴十二指肠转流术后应监测脂溶性维生素水平。

在减重手术后，微量营养素监测与补充建议主要包括以下几点：应对所有减重手术后患者进行维生素 D 和骨密度筛查，并推荐预防性口服维生素 D₃ 3 000U/d；钙摄入量要求为 1 200~1 500mg/d。减重手术后需常规补充维生素 B₁₂ 350~1 000μg/d。对已存在维生素 B₁₂ 缺乏的患者，每日需补充 1 000μg 直到指标正常，并以推荐剂量维持。减重手术后可按需补充维生素 B₁，对于已存在维生素 B₁ 缺乏者，口服补充剂量为 200mg/d 直至症状消失；若采用静脉或皮下途径补充，剂量为 200~500mg/d，补充至症状消失，继后口服 100mg/d 维持。减重手术后应常规监测铁代谢指标，一旦发生缺铁性贫血应即时补充铁剂与维生素 C。铁剂包括硫酸亚铁、富马酸铁和葡萄糖酸铁，口服推荐剂量为

150~200mg/d。

（二）肥胖症患者有关的维生素与矿物质干预研究及展望

1. 维生素 D　目前，关于维生素 D 补充治疗肥胖症相关疾病的研究结果仍有争议。有研究报告，在限制热量期间，补充钙可使脂肪多减少 2kg 左右，但也有部分干预研究的结果模棱两可（±0.7kg）。一项双盲、随机对照研究发现，关于维生素 D 补充剂对维生素 D 状态低且 T2DM 发生风险增加的个体，虽然在葡萄糖代谢指标（包括胰岛 β 细胞功能和胰岛素敏感性）方面未观察到组间显著差异，但维生素 D 干预组的 LDL-C 显著降低。一项随机临床研究纳入了 200 余例肥胖症患者参与维生素 D 治疗，研究结果发现，维生素 D 治疗仅影响肥胖且代谢不健康表型的成年人的肥胖相关血浆代谢物，并非所有肥胖症患者都可以从相同的维生素 D 治疗策略中受益。

2. 维生素 E　是一种脂溶性膳食抗氧化剂，在与多种基因表达相关的能量代谢中起重要作用，维生素 E 具有抗炎和抗氧化特性。炎症细胞因子如 TNF-α、IL-1β 和 IL-6 会降低胰岛素敏感性并导致肥胖。维生素 E 可通过其抗氧化作用减少促炎性细胞因子并清除自由基。

APN 是一种在脂肪细胞中合成的激素，它通过调节食欲来影响身体成分和能量消耗，其能够增加骨骼肌细胞中的脂肪酸氧化，抑制肝脏中葡萄糖的产生，并增强胰岛素敏感性。有证据表明，α- 生育酚通过激活 PPARγ（脂联素表达的主要调节剂）来增强脂联素表达。因此，维生素 E 可能通过增加脂联素的表达来控制能量平衡和体重。此外，大量证据表明，维生素 E 还具有降低胆固醇的作用，负责胆固醇生物合成的肝酶 HMG-CoA 还原酶被生育三烯酚抑制。因此，维生素 E 可能通过多种途径减轻肥胖，且可以减少和改善脂肪肝，间接对肥胖的干预带来良性效果。

3. 锌　有研究表明，补充锌可以恢复因肥胖而改变的载体蛋白的表达，使矿物质发挥作用。因此，补充锌可能有助于控制与肥胖症相关的代谢紊乱，如 IR 等。既往动物实验发现，采用锌补充剂（6mg/kg）干预 HFD 喂养的大鼠，锌补充剂治疗组大鼠的体重、腹部脂肪垫、血浆胰岛素、瘦素和 TG 水平均显著降低，结果表明，锌补充剂治疗对肥胖症有积极治疗作用。同样，临床试验荟萃分析显示，锌补充剂可改善肥胖症个体的 IR。综上，锌补充剂可能是肥胖症及相关代谢紊乱的有效治疗策略。

执笔：张玄娥　尤慧　沈秀华　王筱笛
指导：孙建琴

第六节　免疫及炎症系统

体内的炎症系统和免疫状态近年在内分泌代谢病的调控中越来越引起重视，众多证据显示肥胖症患者存在着慢性低度炎症状态，且与并发症的发生和肥胖危害程度密切相关，从根本上改变了传统对肥胖和 MetS 病因及病情进展的认识。肥胖引起的炎症性质不同于其他炎症模式，因为它涉及影响代谢稳态固有免疫系统的激活，在某些情况下持续终生，炎症状态在脂肪扩张早期和肥胖进展过程中被激活，导致免疫系统长期处于促炎表型。此外，炎症系统可影响全身多个器官和组织，包括脂肪、胰腺、肝脏、骨骼肌、心脏和大脑。因此，了解肥胖诱导的炎症特征更有助于理解其影响代谢的潜在机制和方式，并寻找治疗的靶点。

一、代谢炎症发生的原因

慢性低度炎症或称代谢性炎症发生原因尚未完全阐明，但主要与以下因素有关。

（一）脂肪组织或脂肪调节炎症因子的产生和释放

脂肪组织，特别是脂肪细胞，会分泌大量不同性质的生物活性分子，统称为脂肪因子。许多脂肪因子具有免疫调节作用，瘦素和 APN 就是其中最典型的脂肪因子。

瘦素是第一个被发现的脂肪因子，它在不同层面调节免疫功能，如刺激单核细胞增殖及分化为巨噬细胞、调节自然杀伤淋巴细胞的激活或诱导促炎性细胞因子如 TNF-α、IL-6 或 IL-12 的产生。在动物模型中，瘦素或其作用的缺失与免疫功能缺陷有关。例如，瘦素敲除的 ob/ob 小鼠出现淋巴器官萎缩、胸腺比例降低、淋巴细胞和自然杀伤细胞数量减少、细胞毒活性降低和促炎性细胞因子表达降低。进一步研究发现，ob/ob 小鼠及 LepR 敲除的 db/db 小鼠在抵抗感染方面的效率较低。同样，LepR 敲除的 Zucker 大鼠表现出淋巴细胞减少和较低的吞噬能力。瘦素是体内能量储存状态的传感器,当存储能量扩大时,瘦素作用于中枢神经系统,刺激饱腹感和能量消耗。所以,循环瘦素水平与身体脂肪量同时增加。在肥胖状态下,人类对瘦素作用的反应降低,这导致瘦素抵抗和代偿性高瘦素血症,可能对免疫细胞的激活产生影响。

APN 与瘦素不同,其浓度与体重成反比。APN 是一种抗炎和胰岛素增敏激素,可以抑制巨噬细胞的吞噬活性及 TNF-α 的产生、单核细胞前体的分化、内皮黏附分子的合成和泡沫细胞的形成。此外,它还刺激抗炎因子的释放,如 IL-10 和 TGF-β。因此,这两种主要脂肪因子水平的变化可能会导致全身炎症的发生和维持以及肥胖中存在的 IR。

(二)脂肪酸诱导炎症反应的发生

脂肪酸的化学性质与引发炎症反应有关。对体重不一致双胞胎的研究表明,与瘦的双胞胎相比,肥胖的双胞胎表现出 IR 的迹象并刺激脂肪组织中的炎症和免疫反应发生。这些变化与脂肪组织中脂肪酸组成的成分差异有关,主要导致肥胖症的硬脂酸(18:0)、亚油酸(18:2n-6)和 α-亚麻酸(18:3n-3)的比例降低,而棕榈油酸(16:1n-7)和花生四烯酸(20:4n-6)的比例升高。饱和脂肪酸(saturated fatty acid,SFA)可能是刺激脂肪细胞产生 TNF-α 和 IL-6 的主要因子。此外,来自脂肪细胞的 SFA 和来自巨噬细胞的细胞因子存在着正反馈循环:SFA 可增加巨噬细胞产生 TNF-α,反之,免疫细胞诱导脂肪细胞中的脂解作用,进一步加速肥胖症患者脂肪组织的炎症变化。

脂肪酸首先调节脂肪因子的产生和/或分泌。有研究发现,APN 水平与不同的脂肪酸水平密切相关,其与 SFA、棕榈油酸(16:1n-7)或 γ-亚麻酸(18:3n-6)脂肪酸呈现负相关性;而与油酸及 n-6 和 n-3 的多不饱和脂肪酸(polyunsaturated fatty acid,PUFA)呈正相关。一方面,非酯化脂肪酸(nonesterified fatty acid,NEFA)通过激活细胞受体直接诱导炎症通路,它们是转录因子 PPARγ 的天然配体,这些转录因子调节细胞代谢和脂肪细胞分化,还可以抑制 NF-κB 的活性,NF-κB 是炎症反应起始中的关键转录因子。此外,PPARγ 也参与了上述脂肪组织巨噬细胞的从 M2 或抗炎到 M1 或促炎表型的转换。另一方面,脂肪酸还可通过与 TLR 结合通过固有免疫激活诱导巨噬细胞中炎症标志物的合成并加重 IR。

(三)营养过剩导致的细胞应激

内质网(endoplasmic reticulum,ER)应激在肥胖症患者脂肪细胞功能障碍中也发挥着重要作用。ER 是蛋白质合成和甘油三酯(triglyceride,TG)液滴形成的主要位置。在各种细胞应激条件下,ER 功能逐渐受损,激发"未折叠蛋白反应(unfolded protein response,UPR)"的安全机制。UPR 由 ER 上的三个主要跨膜传感器驱动,即 PKR-like 真核起始因子 2α 激酶(PKR-like eukaryotic initiation factor 2α kinase,PERK)、肌醇需要酶 1(inositol-requiring enzyme 1,IRE-1)和转录激活因子 6(activating transcription factor 6,ATF6)。

UPR 和炎症信号通路之间存在许多联系。首先,靶向 UPR 的化学试剂,如衣霉素和毒胡萝卜素,诱导炎症激酶及一系列炎症基因的产生,包括 IL-6、趋化因子 CXCL8、趋化因子 CC 配体 2(chemokine C-C motif ligand 2,CCL-2)和 TNF-α;其次,ER 应激会促使氧化应激或细胞凋亡的发生,这些过程本身会导致炎症。针对机制的研究表明,IRE-1 通过其激酶结构域和与 TNF 受体相关因子 2(TNF receptor related factors 2,TRAF-2)的相互作用,可以激活 c-Jun N 端蛋白激酶(c-Jun N-terminal protein kinase,JNK)和 IKK 导致炎症细胞因子的表达增加。此外,PERK 激活还可以导致增强的 NF-κB 信号转导,而 PERK 介导的蛋白质翻译抑制导致 IκB-α(IKK 和 NF-κB 信号转导的负调节剂)的翻译减少,并增强 NF-κB 的激活及其促炎靶基因 TNF-α 和 IL-6 的表达。

(四)机械应力作用

脂肪细胞上的机械应力是炎症的另一个潜在机制。脂肪细胞与其细胞外基质(extracellular matrix,ECM)相互作用以控制肥胖带来的分化和扩张。在 ECM 固定的环境中,脂肪细胞扩张会在这些细胞上引起各种机械应力。既往研究发现,敲除脂肪细胞胶原蛋白基因或降解胶原蛋白的胶原酶,如基质金属蛋白酶 14(matrix metalloproteinase 14,MMP14),会显著影响脂质的合成、储存及能量代谢。

(五)脂肪组织及细胞缺氧

脂肪组织扩张造成相对氧灌注不足或耗氧量增加,导致细胞缺氧。激活细胞缺氧反应的关键因素是缺氧诱导因子 1(hypoxia-inducible factor 1,HIF-1),它是一种在常氧条件下高度不稳定的转录因子,但在缺氧时会变得稳定。一旦稳定,HIF-1 会调节大量基因的表达,这些基因涉及不同的功能,包括血管生成、炎症和能量代谢。缺氧迫使细胞从有氧糖酵解转变为无氧糖酵解,以便从葡萄糖中获取能量,导致脂肪细胞乳酸的产生和释放增加。既往研究表明,乳酸可刺激巨噬细胞中的炎症通路,还可增强前脂肪细胞中脂多糖诱导的炎症反应。脂肪细胞并不是脂肪组织内对缺氧有反应的唯一细胞,固有巨噬细胞更易在缺氧区域积聚,它们通过产生促炎性细胞因子对缺氧作出反应。肥胖啮齿动物或人体脂肪组织的免疫染色显示缺氧区域与巨噬细胞浸润的区域相关。

（六）肠道来源的脂多糖

既往研究发现,肥胖会导致肠道通透性增加,从而导致肠道来源革兰氏阳性菌的脂多糖水平升高。这种源自肠道的脂多糖可能通过激发脂肪细胞中的 Toll 样受体 4（TLR4）等模式识别受体（pattern recognition receptor, PRR）来启动炎症级联反应。肠源性脂多糖是一种血液循环因子,可能是炎症激发过程的放大器,而不是组织特异性触发机制。Daniel Winer、Tony Lam 和 Col 团队描述了肠道免疫系统的变化,这些变化可能会影响全身免疫和葡萄糖代谢,是导致肥胖症和糖尿病的病理机制。伴随饮食或肥胖而升高的不同类型脂质也可能导致炎症,如 FFA 通过促进胎球蛋白间接结合 TLR4 和 TLR2 来促进炎症,进而导致 NF-κB 和 JNK1 的激活。一旦被激活,这些途径可以增加脂肪细胞或肝细胞中趋化因子的合成和分泌,如 MCP-1,导致促炎性巨噬细胞浸润。

（七）大脑功能

除了外周器官的代谢功能障碍外,肥胖及肥胖相关炎症也与大脑功能的改变有关,特别是在调节能量稳态和全身代谢的区域。下丘脑控制神经内分泌回路,包括调节进食行为和能量消耗的黑素皮质素系统。有研究发现,高脂肪/高热量饮食在下丘脑中诱导炎症过程,而这种中枢炎症反应往往先有外周组织炎症反应。

二、机体免疫系统与肥胖症的相互作用

（一）免疫组织及免疫细胞与肥胖的相互作用

免疫细胞是脂肪组织中不可分割的组成部分,与脂肪组织大部分功能密切相关。免疫细胞是炎症细胞因子和其他促炎产物的重要来源,它们不仅影响周围组织,而且通过体循环也影响整个机体。生理状态下,免疫细胞主要由 M2 巨噬细胞、辅助性 T 细胞 2（helper T cell 2, Th2）和 Treg 细胞组成,即与脂肪组织中较少数量的免疫细胞及其抗炎特性有关,进而维持脂肪组织的稳态;而肥胖状态下的脂肪组织主要由经典激活的 M1 巨噬细胞、辅助性 T 细胞 1（helper T cell 1, Th1）和细胞毒性 T 淋巴细胞（cytotoxic T lymphocyte, CTL）及自然杀伤细胞（natural killer cell, NK cell）组成,即获得较高比例的具有促炎状态的免疫细胞,进而导致脂肪组织炎症及代谢功能紊乱。此外,其他免疫细胞如嗜碱性粒细胞、中性粒细胞、B 淋巴细胞和树突状细胞也在脂肪组织中存在,其数量和功能在肥胖症脂肪组织中也会发生变化。因此,脂肪组织免疫细胞的表型和功能变

化与肥胖高度相关,其在肥胖症相关代谢紊乱性疾病中发挥着重要作用。

1. 肥胖症中巨噬细胞的影响　巨噬细胞是哺乳动物脂肪组织中数量最多的免疫细胞和炎症细胞群。在稳定状态下,它们通常占白细胞的 5%~10%;在肥胖症中,巨噬细胞积聚在脂肪组织中,可占所有白细胞的 50%。既往研究表明,瘦型受试者与肥胖症患者的脂肪组织巨噬细胞（adipose tissue macrophage, ATM）有很大的异质性,瘦型受试者 ATM 偏向于 M2 表型,表达半乳糖 C 型凝集素（CD301）、甘露糖受体（CD206）、精氨酸酶 -1（arginase-1, ARG-1）和 TGF-β。而在肥胖状态下,M2 表型 ATM 表达 PPARγ 并驱动 ATM 向抗炎 M1 表型转化,这些 M1 表型 ATM 产生炎症细胞因子,如 TNF-α、IL-6 和 IL-1 以及 NO,可促进脂肪组织慢性低度无菌性炎症,导致肥胖症患者 IR 和代谢功能障碍的发生。同时,还有一部分 ATM 在肥胖信号（包括高糖、胰岛素和饱和脂肪酸）诱导下,向 ATM“代谢活化”表型（metabolically activated ATM, MA-ATM）极化,表达典型的 M1 或 M2 表型巨噬细胞中不存在的标记物,包括脂肪分化相关蛋白（perilipin-2, PLIN-2）（参与脂质储存）、CD36（参与脂质摄取）和 ATP 结合盒转运蛋白 A1（ATP binding cassette transporter A1, ABCA1）（参与脂质输出）。尽管 MA-ATM 可以分泌炎症细胞因子并促进脂肪组织炎症,但也有研究表明,它们在清除肥大或坏死/凋亡脂肪细胞释放的脂质方面发挥重要作用。在肥胖症患者中,MA-ATM 围绕着死亡的脂肪细胞形成树冠状结构并扩张成泡沫细胞,打开溶酶体和自噬途径后吸收和降解外周积聚的脂质。此外,MA-ATM 也可以通过 PPARγ、自噬和脂质氧化的活化增加而减少炎症。因此,ATM 在肥胖中的表型和作用比以往认为的更为复杂:在营养状态改变时,ATM 不仅参与了脂肪组织的炎症,也参与了脂肪组织中脂质处理的调节。

2. 粒细胞（嗜酸性粒细胞和中性粒细胞）在肥胖症中的改变　嗜酸性粒细胞常驻于脂肪组织,在葡萄糖稳态和脂肪免疫细胞蓄积调节中发挥重要作用。在稳态下,嗜酸性粒细胞分泌 IL-4 和 IL-13,维持 M2 表型 ATM 的激活,有助于脂肪组织发挥抗炎、胰岛素处理的功能。然而,在肥胖症患者脂肪组织中,嗜酸性粒细胞数量减少,表现出促炎性免疫细胞浸润增加、IFN-γ 表达增加和 IL-4/IL-13 表达降低,进而导致葡萄糖处理受损。此外,嗜酸性粒细胞还可以调节血管周围内脏脂肪组织（perivascular visceral adipose tissue, PVAT）的功能,而 PVAT 通过产生脂肪因子和血管内分泌因子（如 APN）对局部血管具有抗收缩作用。有研

发现,肥胖症患者中嗜酸性粒细胞数量减少,PVAT 产生炎症并分泌血管收缩因子(如 TNF-α)并促进肥胖症患者的外周阻力增加和高血压。因此,嗜酸性粒细胞在脂肪组织中具有生理稳态作用。

中性粒细胞在瘦型受试者脂肪组织中很少见,但可以随着体重增加而浸润脂肪组织。在肥胖状态下,中性粒细胞早期即可迁移至脂肪组织中,产生 TNF-α 和 MCP-1 并促进单核细胞的募集,导致肥胖的慢性炎症状态,这种早期炎症信号对于脂肪组织对肥胖的反应非常重要。此外,中性粒细胞也产生弹性蛋白丝氨酸蛋白酶,先前已证实该酶可裂解胰岛素受体底物 -1(insulin receptor substrate-1,IRS-1),IRS-1 的缺失已被证明可抑制脂肪细胞的胰岛素依赖性葡萄糖摄取,肥胖时募集到脂肪组织的中性粒细胞可能会裂解 IRS-1 并抑制脂肪细胞葡萄糖摄取,损害葡萄糖处理能力。因此,肥胖状态下,中性粒细胞具有早期累积、促进巨噬细胞聚集、介导慢性炎症和损害机体的葡萄糖处理等能力。

3. 肥胖症中淋巴细胞的作用　淋巴细胞代表参与先天性免疫和获得性免疫的异质性细胞群。脂肪组织淋巴细胞来源于血液淋巴细胞,后者响应应激脂肪细胞的细胞因子产生而募集到脂肪组织,并根据脂肪组织需求和实际环境进一步成熟。研究表明,脂肪组织存在包括 Th 淋巴细胞、CTL、B 淋巴细胞、自然杀伤 T(natural killer T,NKT)细胞、γδT 细胞、黏膜相关恒定 T(mucosal-associated invariant T,MAIT)细胞和 NK 细胞在内的整个淋巴细胞亚型谱。

(1)Th 淋巴细胞:辅助性 T 淋巴细胞群由几个特定的 T 细胞亚群组成,包括 Th1、Th2、Th17 和 Treg 淋巴细胞,它们在特定的组织细胞因子产生下相互发育,Th 各亚群都在脂肪组织存在。一方面,Th1 和 Th17 淋巴细胞代表肥胖脂肪组织中普遍存在的促炎表型,受 IFN-γ、IL-12 和 IL-6 刺激,是 INF-γ 和 IL-2 的重要来源,与 M1 巨噬细胞表型相关,刺激脂肪组织产生炎症。另一方面,Th2 和 Treg 淋巴细胞具有抗炎性,受 IL-2 和 IL-4 刺激,产生 IL-4、IL-5、IL-10 和 IL-13 等抗炎细胞因子,与 M2 巨噬细胞表型相关,维持瘦型受试者的脂肪组织稳态。此外,它们还可以刺激 B 淋巴细胞产生 IgE 以及嗜酸性粒细胞活化。Th2 和 Treg 亚群均常见于瘦型受试者的脂肪组织,但在肥胖症的发生过程中,其数量随着 Th1 和 Th17 亚群的增加而减少,损害胰岛素敏感性并增加空腹血糖,破坏机体的代谢稳态。

(2)CTL:参与获得性免疫的细胞,能够通过穿孔素和颗粒酶的产生诱导感染、损伤或肿瘤细胞的凋亡。CTL 表达 CD8 抗原,并被主要组织相容性复合体 I(major

histocompatibility complex I,MHC I)呈递的抗原激活。其活化可通过细胞因子生成(尤其是 IL-12 和 IL-18)、增强,也可通过 T 细胞受体非依赖性机制触发。与 Th1 淋巴细胞相似,肥胖症患者脂肪组织中的 CTL 数量增加并参与巨噬细胞聚集。此外,CTL 群也由 CTL-1 和 -2 两个亚群组成,CTL-2 亚群产生抗炎的细胞因子 IL-4 和 IL-5,而 CTL-1 亚群则以产生促炎的 IFN-γ 细胞因子为特征。

(3)B 淋巴细胞:存在于所有已知的脂肪组织储库中,但尚未得到充分表征。研究证明,B 淋巴细胞在脂肪组织稳态中既发挥有益又发挥有害的作用。一方面,脂肪组织中存在调节性 B 细胞(Breg 细胞)亚群,其组成性产生 IL-10,而 Breg 细胞在脂肪组织稳态的调节中发挥着与 Treg 细胞相似的作用,即抑制肥胖状态下炎性巨噬细胞和 CD8$^+$ T 细胞的浸润、增加胰岛素敏感性和改善机体代谢。另一方面,B 淋巴细胞也被报道在肥胖中具有致病性,在肥胖状态下,B 淋巴细胞在肥胖症患者的脂肪组织中蓄积并变得更具有炎性,产生趋化因子而促进中性粒细胞、T 细胞和单核细胞的募集。此外,炎性 B 淋巴细胞还可产生抗体,形成免疫复合物并刺激巨噬细胞向 M1 表型转换。因此,B 淋巴细胞与 ATM 一样,可能在脂肪组织中同时发挥有益和有害的作用。

(4)NKT 细胞:是位于先天性和获得性免疫之间的淋巴细胞,能够产生促炎和抗炎细胞因子。它包括三个亚群:不变的 NKT 细胞(iNKT, I 型)、多样化的 NKT 细胞(dNKT, II 型)和 NKT 样细胞,其中 iNKT 细胞通常存在于所有脂肪组织中,可以被专业和非专业抗原呈递细胞激活。研究发现,三种 NKT 淋巴细胞亚型中,iNKT 细胞通常被认为能促进脂肪组织稳态并抑制瘦脂肪组织的炎症,因为它们能够通过 T 细胞受体触发抗炎症细胞因子分泌;而 dNKT 细胞能够识别某些类型的脂质分子,并通过控制内脏脂肪组织体积和 IR 来加剧肥胖。

(5)γδT 细胞:是一种特定的 T 细胞亚群,在胸腺中发育并表达,是由一条 γ 链和一条 δ 链组成的独特受体。它们的激活主要由先天信号引发,随后触发细胞因子的产生和细胞溶解反应。活化的 γδT 细胞通过 CD137 参与增强 NK 细胞的细胞毒性,刺激单核细胞和巨噬细胞并促进 DC 成熟,进一步导致 Th 淋巴细胞和 CTL 活化,并最终导致炎症和 IR 的发生。此外,脂肪组织源性 γδT 细胞还可以通过分泌 IL-17A 和 TNF-α 来诱导血小板源性生长因子受体 -α(platelet derived growth factor receptor-α,PDGFR-α)阴性的脂肪基质细胞产生 IL-33,促进脂肪组织中 2 型天然淋巴细胞(group 2 innate lymphoid cell,ILC2)和 Treg 细胞的累积,调节脂肪组织稳态。由于脂肪 ILC2 和 Treg 细胞的存活均依赖于 IL-33,并且脂肪 γδT 细胞可诱导脂肪基质细胞中 IL-33 的表达,提示 γδT 细胞作为多种 IL-33 调节的脂肪免疫群体(包括 Treg 细胞和 ILC2)的上游调节因子。

(6)MAIT 细胞:在人外周血中大量存在,占外周血中 T 细胞的 10%,并且通常比 iNKT 细胞和 γδT 细胞出现的频率更高。然而,MAIT 细胞在小鼠脂肪组织中的作用知之甚少。有研究发现,肥胖症患者中脂肪 MAIT 细胞频率降低,脂肪 MAIT 细胞产生的 IL-10 和 IFN-γ 也减少,但 IL-17 产生增加。目前尚不清楚在肥胖症患者的 MAIT 细胞中观察到变化的驱动因素,但可能包括来自饮食的代谢产物改变、炎症细胞因子增加和由于环境中脂质增加导致的细胞内代谢改变。

(7)NK 细胞:作为经典的细胞毒性免疫细胞,NK 细胞能够对肿瘤细胞、病毒感染细胞和应激细胞进行有效的细胞毒性作用。在生理条件下,脂肪组织 NK 细胞维持一定数量,脂肪细胞表现出 NK 细胞激活性受体 -1(NK cell activation receptor-1,NKAR-1)配体的低表达。在肥胖状态下,脂肪组织 NK 细胞数目增加的同时,脂肪细胞显示 NKAR-1 配体的表达增加,这会激活 NK 细胞产生 IFN-γ 并驱动 M1 巨噬细胞分化,进而维持脂肪组织的代谢稳态。近期一项研究表明,NK 细胞除了数量增加外,其功能也发生了变化。较高的 BMI 伴随着外周 NK 细胞的活化增加,表现为 CD69 分子表达增加和颗粒酶 B 水平增加,然而,这些活化的 NK 细胞脱粒和产生细胞因子和趋化因子的能力降低,提示在肥胖状态下,NK 细胞反应异常,促炎功能增强,而清除靶细胞的能力减弱。因此,肥胖的人更容易患上癌症、传染病或代谢紊乱性疾病。

4. 树突状细胞(dendritic cell,DC) 是调节淋巴细胞介导的免疫反应的抗原呈递细胞。DC 分为两种亚型:CD11c 阳性常规 DC(cDC)(由 MHC Ⅱ 的高表达鉴定,因此具有很强的捕获和呈递抗原的能力)和 CD123 阳性浆细胞样 DC(pDC)(在抗病毒反应方面有重要作用)。在生理条件下,脂肪组织中几乎所有的 DC 都以 cDC 的形式存在,能够促进抗炎表型并延缓肥胖引起的慢性炎症和 IR 的发作。在肥胖状态下,脂肪组织中的 cDC 数量增加,诱导 Th1 激活和 Th17 细胞反应,同时,发挥抗炎作用的信号通路被阻断而促进脂肪组织炎症。此外,循环 pDC 被募集到脂肪组织中,导致代谢紊乱的发生。

5. 最新发现固有淋巴细胞在肥胖症的改变 固有淋巴细胞(innate lymphoid cell,ILC)是新发现的免疫细胞类型,它们反映了 T 细胞的表型和功能,但不表达特定的抗原

受体。ILC 包括三组:ILC1、ILC2 和 ILC3,它们反映了经典 CD4+ 辅助 T 细胞亚群(例如 Th1、Th2 和 Th17 细胞)的细胞因子谱。

(1)ILC1:与 NK 细胞相比,ILC1 缺乏细胞表面标志物,如 CD56、CD16 和 CD94。此外,ILC1 不表达穿孔素和颗粒酶 B 等细胞毒性分子。有研究发现,ILC1 可以通过剂量依赖的方式在离体状态下杀死巨噬细胞,并且较 M1 型巨噬细胞更有效地杀死 M2 巨噬细胞。因此,巨噬细胞的数量,尤其是 M2 型巨噬细胞的数量,被细胞毒性 ILC1 控制。在肥胖状态下,脂肪组织 ILC1 的细胞毒性功能丧失,从而导致促炎 M1 型巨噬细胞的累积和代谢紊乱。同时,ILC1 产生的高 IFN-γ 水平会驱动促炎性 M1 型巨噬细胞极化并最终导致肥胖症相关疾病。

(2)ILC2:是在 ILC 中最重要的常驻细胞群,在脂肪组织的代谢稳态和功能障碍中发挥作用。ILC2 通过分泌抗炎型细胞因子介导下游脂肪组织驻留调节细胞(例如嗜酸性粒细胞、iNKT 和 M2 型巨噬细胞)的激活和功能维持,在维持脂肪组织的稳定状态中发挥关键作用。ILC2 在其细胞表面表达 IL-33 受体,对 IL-33 产生反应,产生大量的调节性细胞因子,包括 IL-4、IL-5、IL-9、IL-13 和 IL-33,并发挥维持脂肪组织稳态的关键作用。虽然 IL-33 在生理状态下维持 ILC2 功能稳定,但在肥胖期间其表现出复杂的功能,可导致脂肪组织中 ILC2 的比例降低。而 ILC2 的缺乏导致 IL-5 的产生不足,导致嗜酸性粒细胞数量减少和 IL-4 分泌减少。除了 ILC2 数量减少外,ILC2 功能也发生了急剧变化。升高的 TNF-α 水平介导 ILC2 表面上程序性死亡受体 1(programmed death-1,PD-1)表达的上调,同时,表达程序性死亡受体 - 配体 1(programmed cell death-ligand 1,PD-L1)的 M1 型巨噬细胞数量也增加,并通过 PD-1/PD-L1 通路抑制 ILC2 分泌 IL-5 和 IL-13,最终导致脂肪组织炎症及代谢紊乱的发生。

(3)ILC3:ILC3 在肥胖中的作用尚不清楚。ILC3 产生的细胞因子包括淋巴毒素 /IL-23/IL-22 途径可能促进肥胖症的发生。

免疫细胞是脂肪组织的重要组成部分。它们通过自身的活动(吞噬、细胞直接接触等)和细胞因子的产生,直接或间接地影响脂肪细胞,进而影响脂肪组织的代谢和内分泌功能,甚至影响整个机体的稳态。瘦型和肥胖型受试者的脂肪组织免疫细胞包括多种免疫细胞(尽管比例不同),它们之间相互交流、相互影响和相互补充。有研究发现,肥胖受试者脂肪组织中大部分免疫细胞数量增加导致表型向促炎状态转变,而这些变化会对脂肪细胞功能、胰岛素敏感性

和脂质代谢产生负面影响,并为糖尿病、动脉粥样硬化和随后的心血管并发症的发生奠定基础。

单细胞 RNA 测序等前沿研究方法使我们能够将脂肪组织免疫细胞特性提升到一个新的水平,从而为脂肪组织及其稳态功能提供一个新颖的视角。旨在探索减少免疫细胞的数量、支持抗炎的细胞亚型或将免疫细胞表型调整到典型的抗炎表型等的治疗策略,是治疗肥胖相关疾病的一种新方法,前景可期。

(二)免疫及炎症细胞对肥胖的影响机制

1. 固有免疫细胞对肥胖症的调节作用存在异质性 巨噬细胞是脂肪组织中最重要的免疫细胞类型,主要分为单核来源的巨噬细胞和组织巨噬细胞。脂肪组织中巨噬细胞数量增加及其产生的细胞因子增加均能加重肥胖。单核来源巨噬细胞通过 2 型 CC 趋化因子受体(chemokine receptor-2,CCR-2)被募集到脂肪组织中,并产生 TNF 等细胞因子,这些细胞因子可进一步导致全身炎症、异位脂质储存和 IR,进而加重肥胖症。Ccr2$^{-/-}$ 小鼠在饮食诱导的肥胖过程中抑制巨噬细胞浸润到脂肪组织中,改善了脂肪组织炎症和 IR。

与依赖 CCR2 的单核来源巨噬细胞不同,脂肪巨噬细胞能够响应饮食刺激,直接调节脂肪细胞能量储存,进而控制肥胖症。集落刺激因子 -1 受体(colony stimulating factor 1 receptor,CSF-1R)缺陷小鼠模型缺乏组织巨噬细胞,其脂肪细胞的体积显著减小,提示脂肪巨噬细胞的缺乏能够抑制小鼠脂肪细胞中脂质的储存。饮食能够直接调节脂肪巨噬细胞中血小板衍生生长因子 CC(platelet-derived growth factor CC,PDGFcc)的产生,作用于皮下和内脏白色脂肪细胞,干扰负性脂肪生成调节因子的表达,以控制新生和成年小鼠的脂质储存。虽然 PDGFcc 阻断或缺乏不影响食物的摄入和吸收,但会导致机体水平的能量消耗增加,包括 BAT 的产热增加。而单核来源巨噬细胞不产生 PDGFcc,脂肪组织巨噬细胞通过产生 PDGFcc 将能量摄入与脂肪细胞中的脂肪储存结合起来,通过直接调节能量储存控制肥胖,因此,未来 PDGFcc 可作为肥胖免疫干预靶点之一。

WAT 转录和代谢变化显示脂肪组织巨噬细胞可以保护 WAT 免受肥胖期间发生的过度病理重塑。脂肪组织巨噬细胞不仅能够控制血管完整性、脂肪细胞功能、脂质和代谢紊乱,还能控制 WAT 中的细胞外基质累积和由此产生的纤维化,这些作用提示脂肪组织巨噬细胞在肥胖症进程中发挥保护作用。

2. 适应性免疫细胞影响肥胖症的发生、发展 除巨噬细胞外,适应性免疫细胞也在肥胖症调控中发挥作用。其中 CD4$^+$ T 细胞在葡萄糖稳态调控中发挥重要作用,能够增加内脏脂肪组织中 Th2 细胞来改善葡萄糖耐量和空腹胰岛素水平。而 CD8$^+$ T 细胞通过将巨噬细胞募集到脂肪组织中来促进肥胖症。Treg 细胞则发挥抑制肥胖的作用,人肝脏和血液循环中 Th17 细胞与 Treg 细胞的比例增加能够将部分单纯性肝脂肪变性的患者与脂肪性肝炎的患者区分开来。小鼠模型中抑制肝内 Th17 细胞则能缓解肥胖小鼠模型中的 IR 和肝脏小叶炎症。

免疫检查点蛋白 PD-L1 具有减少脂肪组织炎症和限制饮食引起肥胖的作用。与野生型小鼠相比,PDL1$^{-/-}$ 小鼠的葡萄糖耐量降低,而 IR 增加。在树突状细胞上表达的 PD-L1 是 Th1 细胞促进脂肪组织炎症的重要检查点,使用单克隆抗体阻断该检查点或用基因敲除手段消除该检查点效应时,Th 炎症增加,进一步导致体重增加和 IR 增加。比较来自瘦型个体和肥胖症个体的脂肪组织免疫细胞中编码 PD-L1 的基因 CD274 的 mRNA 表达水平,发现 CD274 在肥胖症患者的脂肪组织免疫细胞中上调。树突状细胞和 T 细胞之间的 PD-L1/PD1 信号转导通过抑制 T 细胞极化来减少脂肪组织炎症和肥胖。

3. 肠道免疫系统对肥胖症的影响 肠道免疫系统通过影响肠道通透性、免疫细胞驻留和肠道激素等来调节全身 IR。肠道免疫系统中趋化因子信号、嗜酸性粒细胞、免疫球蛋白 A(immunoglobulin A,IgA)、Th17 细胞及其细胞因子与肥胖症和 / 或葡萄糖稳态失调有关。

肠道炎症水平升高影响肠道通透性。TNF 和 IFN-γ 等细胞因子释放增加及 IL-10、IL-17 和 IL-22 释放减少,可导致肠道上皮紧密连接蛋白、黏蛋白和抗微生物蛋白的表达减少。这种屏障功能障碍使得细菌产物水平增加,促进重要代谢组织中的炎症,从而导致 IR。NAFLD 进展为 NASH 的部分原因是细菌产物(如未甲基化的 CpG DNA)进入肝脏,最终激活肝内库普弗细胞和 CD8$^+$ T 细胞,导致炎症、肝细胞损伤和死亡,与肝脏异生增加相关的 IR 和纤维化。肠道免疫细胞通过调节胃肠激素的生物利用度促进肥胖症进展。GLP-1 是一种由肠道 L 细胞产生的肠促胰素,可增强胰岛素分泌,降低血糖水平。在生理条件下,肠上皮内淋巴细胞表达的 GLP-1 可以减少促炎性细胞因子的产生。长期的 TNF 刺激能够阻碍 L 细胞产生 GLP-1,炎症水平升高的情况下,活化的肠上皮内淋巴细胞可上调 DPP-4 的表达,而 DPP-4 能够降解 GLP-1,从而降低 GLP-1 生物活性引起血糖升高。

肠道免疫细胞可以迁移到发炎的代谢部位引起肥胖症。肠道免疫细胞包括一类重要的终末分化的 IgA$^+$ 抗体分泌细胞(antibody secreting cell,ASC),可以进入全身循环并迁移到炎症部位,通过分泌 IL-10 来抑制免疫。缺乏这些细胞可能导致肠道炎症和肠道通透性增加。在饮食引起的肥胖症中这类肠道免疫细胞显著减少,进而加重 IR。

三、肥胖症的抗炎及免疫治疗

(一)抗炎治疗

抑制肥胖引起的炎症是否会对机体代谢产生有益影响? 有研究发现,在肥胖的 T2DM 患者中阻断 TNF-α 会降低血浆炎症标志物水平,但不会改变全身胰岛素敏感性。然而,用 TNF-α 抗体治疗伴 IR 的类风湿关节炎患者确实改善了 IR。使用 TNF-α 拮抗剂依那西普治疗肥胖的 T2DM 患者会导致血糖降低和高分子量脂联素水平升高。重组 IL-1 受体拮抗剂也有积极的代谢结果,如改善血糖和增加胰岛素分泌,上述直接证据都显示抗炎治疗可以改善胰岛素敏感性,从而遏制肥胖症的发生发展。

JNK 抑制剂或干扰 RNA 方法可显著改善代谢,包括增加葡萄糖耐量和恢复胰岛素敏感性,但 JNK 靶向治疗在临床上仍待完善,阻止这些上游激酶的激活可能比单个经典炎症因子更有效。水杨酸盐抗炎治疗也提供了更多的证据支持,即用双水杨酸酯或阿司匹林治疗 T2DM 患者可降低全身炎症、改善血糖、降低血脂水平并增加循环脂联素,也为代谢病治疗提供了理论依据。基于细胞的免疫疗法也是治疗代谢异常和肥胖症的一种选择,通过抑制免疫细胞来实现。如前所述,消除或抑制肥胖小鼠模型中的各种细胞类型,例如 CD11c⁺ 免疫细胞、各种 T 细胞群甚至肥大细胞,可产生有益的代谢作用。但需要注意了解引起这些免疫效应物激活的代谢信号并特异性地阻止它们的作用,而不是干扰整个免疫细胞群。

此外,改善代谢细胞中的内质网应激可阻断炎症信号的诱导并恢复胰岛素敏感性。事实上,在肥胖小鼠的代谢组织中用两种不同的内质网应激抑制分子伴侣可增加葡萄糖耐量,改善胰岛素敏感性,同时伴随 JNK 活性的降低。其中一种分子也已在肥胖人群中进行了测试,并且在一项小型临床试验中证明有望增加胰岛素敏感性。因此,内质网应激的改善可能是治疗干预的方向之一。

激活某些细胞的天然或内源性抗炎分子也可能是治疗肥胖的有效手段,如脂肪组织中的 PPARγ 信号的激活,PPARγ 是一种控制脂肪生成和脂肪细胞特异性功能的转录因子,噻唑烷二酮类(thiazolidinedione,TZD)化合物是 PPARγ 的强效激动剂,已经在临床上用作胰岛素增敏剂,TZD 不仅激活 PPARγ 并恢复脂肪细胞的脂肪生成功能,而且还具有抗炎特性,但因心力衰竭或骨质疏松风险限制了其临床应用,目前正在开发选择性的 PPARγ 激动剂。脂联素也是靶向 PPARγ 的一种脂肪因子,可作为内源性抗炎分子,因为脂联素可以上调巨噬细胞和白细胞中 IL-10 的表达,从而产生有效的抗炎活性。

(二)免疫治疗导致的肥胖和肥胖症患者接受免疫治疗的悖论

1. 免疫抑制剂与肥胖 基于肥胖症患者免疫系统紊乱,是否可以通过抑制免疫反应治疗疾病呢? 目前临床的免疫抑制剂治疗肥胖症尚存在争议。免疫抑制剂是对机体的免疫反应具有抑制作用的药物,能抑制固有免疫细胞的增殖和功能,还能降低抗体免疫反应。免疫抑制剂主要用于器官移植抗排斥反应、自身免疫病和变态反应性疾病的治疗。化学类免疫抑制剂主要包括:①激素类(糖皮质激素和糖皮质激素),如可的松、泼尼松和甲泼尼龙等均具有抗炎作用,能够降低主要组织相容性复合物(MHC)的表达来阻断机体对异体来源物质的排异;②微生物酵解产物,如环孢素(cyclosporin)类、他克莫司(tacrolimus,FK506)等,可直接或间接抑制 IL-2 对 T 细胞的活化;③抗代谢物,如硫唑嘌呤(azathioprine,AZA)和 6- 巯基嘌呤,可插入分化细胞的 DNA 从而抑制淋巴细胞增殖;④有机合成的烷化剂类,如环磷酰胺等,可抑制 T、B 淋巴细胞增殖;⑤生物制剂多克隆和单克隆抗淋巴细胞抗体,如抗淋巴细胞球蛋白(antilymphocyte globulin,ALG)和抗胸腺细胞球蛋白(antithymocyte globulin,ATG)等,这些抗体可辅助补体依赖的细胞毒作用清除 T 细胞或胸腺细胞。

根据药理机制不同,不同免疫抑制剂对机体代谢的影响不同。细胞因子风暴是指当机体感染病原微生物后引起体液中 IL-6、IL-1β、TNF-α、IFN-γ 等免疫细胞因子迅速大量产生的现象,该现象是引起急性呼吸窘迫综合征和多脏器衰竭的重要原因。以 2003 年暴发的严重急性呼吸综合征(severe acute respiratory syndrome,SARS)和 2019 年的新型冠状病毒感染(corona virus disease 2019,COVID-19)为例,临床发现细胞因子风暴是疾病重症和危重症的节点。为治疗 SARS 和 COVID-19,临床诊疗指南指出,糖皮质激素(glucocorticoid,GC)作为免疫抑制剂能够抗炎和降低细胞因子风暴效应而应用于危重症患者。但长期服用 GC 的人群会出现类似库欣综合征(CS)的中心性肥胖,这主要是因为激素能够促进脂肪合成,使脂肪重新分布;增强糖的分解,使血糖升高引起胰岛素的升高,进而导致脂肪合成形成肥胖;激素促进食欲导致摄入总热量超标;另外,应用激素后引起患者水钠潴留,患者发生水肿。约 60% 的肾脏、肝脏、心脏和骨髓移植在环孢素治疗后存在高脂血症的现象。有研究表明,环孢素能够直接调控 LDL-C 的合成和分解代谢以及 LDL-C 受体的表达;同时还发现,环孢素可降低胆汁酸盐的合成速率。但基础研究发现,HFD 诱导的肥胖模型小鼠注射环孢素能够减轻小鼠体重以及抑制脂肪肝的发生。因此,在不同病理状态下免疫抑制剂环孢素对肥胖和代谢的作用方式和机制不同,其中的差异有待探究。综上,针对肥胖症患者使用免疫抑制剂治疗疾病的剂量和作用效果评价尚有争议,需要结合临床判断。

2. 肥胖症患者的免疫治疗　肿瘤免疫治疗是应用免疫学原理激发和增强机体抗肿瘤的免疫应答,协同机体免疫系统杀伤和抑制肿瘤。免疫治疗分为主动免疫疗法和被动免疫疗法两大类,前者激活机体自身抗肿瘤免疫应答;后者向机体输入具有抗肿瘤活性的因子或细胞。①主动免疫疗法与肥胖:细胞因子具有直接或间接杀伤肿瘤的能力,例如重组 IL-2 已应用于治疗淋巴瘤、黑色素瘤和肾细胞瘤;重组干扰素可治疗多种白血病、黑色素瘤和肾细胞瘤。②肿瘤的被动免疫疗法:人源化抗体已广泛应用于临床肿瘤治疗,例如,抗表皮生长因子受体(epidermal growth factor receptor,EGFR)和血管内皮生长因子(vascular endothelial growth factor,VEGF)抗体抑制肿瘤生长;抗细胞毒性 T 淋巴细胞抗原 4(cytotoxic T lymphocyte-associated protein 4,CTLA-4)和 PD-L1 抗体增强免疫效应细胞杀伤功能等。

基于 IL-2 对 T 细胞活化的作用,低剂量的 IL-2 已初步用于 T1DM 的治疗中。除此之外,在动物实验中也发现 IL-2 防止饮食诱导的肥胖症和 T2DM,机制上,IL-2 通过抑制葡萄糖诱导的胰岛素分泌,提高胰岛素敏感性,提高能量利用率。综上所述,细胞因子通过调节免疫系统反应不仅可以用于抗肿瘤,也可以用于肥胖症及肥胖症相关疾病的治疗。针对肿瘤被动疗法,临床实践发现,PD-1 能在对患者施用免疫治疗强效抗癌药时,相较于其他患者,体重超标患者的效果反而更好。基础研究发现,肥胖会加剧免疫细胞耗竭,增加 T 细胞表面 PD-1 表达,加快肿瘤进展,但针对肥胖小鼠进行 PD-1 抑制剂治疗时,相较正常体型,肥胖小鼠的肿瘤被明显抑制。

虽然,肥胖症对肿瘤的免疫疗法具有一定获益,但是更值得重视的是,肥胖是导致免疫系统功能紊乱和肿瘤发生的重要因素,因此,控制体重、合理减重依旧是维持机体健康态的首要任务。

执笔:尹嘉晶　李媛　于春晓　郭宏琳
指导:高聆

参考文献

[1] LARABEE C M, NEELY O C, DOMINGOS A I. Obesity: A neuroimmunometabolic perspective. Nat Rev Endocrinol, 2020, 16 (1): 30-43.

[2] RUPP A C, ALLISON M B, JONES J C, et al. Specific subpopulations of hypothalamic leptin receptor-expressing neurons mediate the effects of early developmental leptin receptor deletion on energy balance. Mol Metab, 2018, 14: 130-138.

[3] SONNENBURG E D, SMITS S A, TIKHONOV M, et al. Diet-induced extinctions in the gut microbiota compound over generations. Nature, 2016, 529 (7585): 212-215.

[4] GUPTA A, OSADCHIY V, MAYER E A. Brain-gut-microbiome interactions in obesity and food addiction. Nat Rev Gastroenterol Hepatol, 2020, 17 (11): 655-672.

[5] THAISS C A, LEVY M, GROSHEVA I, et al. Hyperglycemia drives intestinal barrier dysfunction and risk for enteric infection. Science, 2018, 359 (6382): 1376-1383.

[6] KREUTZER C, PETERS S, SCHULTE D M, et al. Hypothalamic inflammation in human obesity is mediated by environmental and genetic factors. Diabetes, 2017, 66 (9): 2407-2415.

[7] CHEN Y, LIN Y C, KUO T W, et al. Sensory detection of food rapidly modulates arcuate feeding circuits. Cell, 2015, 160 (5): 829-841.

[8] PERNA S, ILYAS Z, GIACOSA A, et al. Is probiotic supplementation useful for the management of body weight and other anthropometric measures in adults affected by overweight and obesity with metabolic related diseases？ A systematic review and meta-analysis. Nutrients, 2021, 13 (2): 666.

[9] PAYNE S C, FURNESS J B, STEBBING M J. Bioelectric neuromodulation for gastrointestinal disorders: Effectiveness and mechanisms. Nat Rev Gastroenterol Hepatol, 2019, 16 (2): 89-105.

[10] DOUGLASS J D, DORFMAN M D, FASNACHT R, et al. Astrocyte IKKβ/NF-κB signaling is required for diet-induced obesity and hypothalamic inflammation. Mol Metab, 2017, 6 (4): 366-373.

[11] 姬秋和, 陈莉明, 郗光霞, 等. 2 型糖尿病患者体重管理专家共识. 国际内分泌代谢杂志, 2022, 42 (1): 78-86.

[12] AL-MRABEH A, ZHYZHNEUSKAYA S V, PETERS C, et al. Hepatic lipoprotein export and remission of human type 2 diabetes after weight loss. Cell Metab, 2020, 31 (2): 233-249.

[13] OSADCHIY V, MARTIN C R, MAYER E A. The gut-brain axis and the microbiome: Mechanisms and clinical implications. Clin Gastroenterol Hepatol, 2019, 17 (2): 322-332.

第二篇

肥胖症的临床实践及进展

第四章　肥胖症的病因与分类

1997 年,世界卫生组织宣布将肥胖列为全球公共健康问题之一,从此,肥胖症作为一种疾病出现在大众视野。目前的指南、共识大多根据肥胖症患者的人体测量学指标、病因、表型及其并发症等进行分类分型。可根据体重指数(body mass index,BMI)将肥胖症患者进行严重程度的分级,这种基于体重指数的传统分类目前仍然是金标准,但其并不能有效评估临床肥胖症的特征及代谢特点,不能有效区分肥胖症的脂肪分布差异所引起的不同代谢紊乱,也不能有效指导不同病因所致肥胖症的治疗策略。因此,为了更好实现个体化的肥胖症诊治,近年来,基础与临床研究开始注重于肥胖症的病因学和结局,临床上按不同分类标准将肥胖症进行了分类,从而更好地指导治疗决策。

肥胖可根据病因分为单纯性肥胖和获得性肥胖,或原发性肥胖和继发性肥胖,依照脂肪在身体不同部位的分布,肥胖又可分为中心性肥胖和外周性肥胖。中心性肥胖又称腹型肥胖、中央性肥胖、向心性肥胖或内脏型肥胖,脂肪主要沉积在腹部的皮下及腹腔内。另外,根据肥胖是否伴有代谢紊乱,可分为代谢异常性肥胖与代谢正常性肥胖。此外,近年来不少学者提出,根据肥胖伴发的疾病分为代谢健康型肥胖和代谢不健康型肥胖,或根据肥胖合并症多少进行分型,或结合中医学特征、人工智能对肥胖进行分型。本章将从各种角度及层面剖析肥胖症的多种病因及分类。

第一节　原发性肥胖与继发性肥胖

按病因的不同,肥胖可分为原发性肥胖和继发性肥胖两大类。原发性肥胖又称单纯性肥胖,指单纯由多基因遗传因素及生活行为因素所造成的肥胖,大多数肥胖患者为此类型。原发性肥胖与遗传、饮食和运动习惯等因素有关,而继发性肥胖,指由于其他明确诊断的疾病(如下丘脑和垂体病变及炎症、肿瘤及创伤、库欣综合征、甲状腺功能减退症、性腺功能减退症、多囊卵巢综合征等)或医源性原因(在治疗疾病过程中使用药物和治疗手段)以及伴有继发性肥胖的综合征,如普拉德 - 威利综合征(Prader-Willi syndrome,PWS)、巴尔得 - 别德尔综合征(Bardet-Biedl syndrome,BBS)等所致的肥胖,约占肥胖的 1%。按发病年龄分,继发性肥胖可进一步分为成人继发性肥胖和儿童继发性肥胖。

一、原发性肥胖

原发性肥胖又称单纯性肥胖,主要区别于由某些先天遗传性或代谢性疾病及神经和内分泌疾病所引起的继发性病理性肥胖,该类肥胖主要是由于生活行为和外界因素所造成的肥胖,但也无法完全排除认识不足或无法判定的先天遗传原因及基因易感性导致或加重的肥胖类型。作为一种疾病,特别是慢性病,原发性肥胖的诊断仍然需要从病史、症状、体征、实验室检查等几个方面进行综合诊断。原发性肥胖以全身脂肪组织过度增生为突出表现。因此,对脂肪组织的测量,成为诊断原发性肥胖的一个重要依据,其中原发性肥胖又可分为体质性肥胖与获得性肥胖两大类。

在临床上,绝大多数肥胖属于原发性肥胖,继发性肥胖仅占总肥胖人群的 1%,相较于继发性肥胖,原发性肥胖的病因包括种族特征、遗传构成、生活习惯、环境因素等,更为复杂。成人阶段的体重增加多与环境因素和生活习惯改变有关,包括过度摄入热量和饮食结构不均衡,运动减少及各种原因导致的胰岛素抵抗以及炎症因素也是肥胖症发生的主要原因之一。

近年来,菌群与免疫等因素在肥胖症发生中的作用也越来越得到重视。此外,遗传因素在中国人肥胖症中的遗传构成及种族特征尚不明确,需要更精细的大规模极端肥胖表型队列结合动物模型挖掘。因此,除常规干预手段外,针对原发性肥胖患者的病因学分类和个体化治疗也值得关注。

二、继发性肥胖

参见第九章内容。

执笔:王兴纯　孙航

指导:陈海冰

第二节　外周性肥胖与中心性肥胖

脂肪分布与内分泌和代谢相关性较强,因此,临床上根据脂肪积聚部位的不同将肥胖分为外周性肥胖及中心性肥胖。

外周性肥胖患者脂肪主要积聚在四肢及皮下,下半身脂肪较多,也称为"梨形肥胖",绝经前女性多见,此类肥胖一般代谢相对健康。

中心性肥胖又称腹型肥胖,患者脂肪聚集以躯干部和腹内为主,内脏脂肪增加,腰部变粗,四肢相对较细,也称"苹果形肥胖",男性和绝经后女性多见,其中沉积在腹腔内的脂肪又称内脏脂肪,主要堆积在肝脏、胰腺、胃肠道等器官周围和内部,内脏脂肪堆积所致的腹型肥胖是代谢异常及胰岛素抵抗最重要的病理生理特征,此类肥胖更易患代谢性疾病。腹型肥胖是许多癌症、心脑血管疾病、糖尿病等慢性病的独立危险因素。局部脂肪含量增多比总脂肪含量升高对心血管疾病及代谢性疾病的预测更具指示意义,而伴有炎症的肥胖(如内脏型肥胖)对健康的影响更大。

临床上全身性肥胖/中心性肥胖的诊断常依据腰围、腰臀比,以及一些更为精确的检测项目,如生物电阻抗法(bioelectric impedance analysis,BIA)、双能 X 射线吸收法(DEXA)、定量 CT(quantitative computed tomography,QCT)。各国和不同学会的腹型诊断标准尚未统一,但根据性别年龄有所划分,除了腰围还有一些比较精确的检测项目来进行中心性肥胖的诊断,例如 DEXA 对全身脂肪分布的测定,QCT 对腹部脂肪的定量及磁共振波谱(MRS)和超声检查对脂肪肝的诊断和定量分析,都有助于肥胖的诊断,并可以区分腹型肥胖是皮下脂肪增多还是内脏脂肪增多。临床上比较简便可行的判断腹型肥胖常用方法为测量腰围、腰臀比(waist-to-hip ratio,WHR)以及腰围身高比(waist-to-height ratio,WHtR)。各种监测方法各有优劣,可为不同患者不同时机选择不同的评估手段。

腰围测量因其较为简便快捷,成本低廉,无放射性及创伤性,获得较为直接和方便,从有效性和实用性考虑,是判断腹型肥胖的一项简单测量指标,因此多年以来,腰围测定依然是最为常用也是最公认的测量手段。腰围作为腹型肥胖的不同诊断标准如下:美国男性腰围>102cm,女性腰围>88cm;欧洲男性腰围>94cm,女性腰围>80cm;日本男性腰围>85cm,女性腰围>80cm;华人及东南亚男性腰围 ≥90cm,女性腰围 ≥80cm。目前中国较为一致的判断腹型肥胖的腰围切点是男性 ≥90cm,女性 ≥85cm,此标准被纳入 2007 年《中国成人血脂异常防治指南》中代谢综合征的诊断标准。2013 年,国家卫生和计划生育委员会将其纳入《中华人民共和国卫生行业标准——成人体重判定》(标准号 WS/T 428—2013)。此外,上述标准还被《中国 2 型糖尿病防治指南》(2013 年、2017 年、2020 年版)采用。WHR 亦可用于诊断腹型肥胖,1998 年世界卫生组织(WHO)即以 WHR 为腹型肥胖的指标,2004 年美国国家糖尿病、消化和肾脏疾病研究所推荐男性 WHR>1.0,女性 WHR>0.9 定义为腹型肥胖。WHtR 也可反映腹型肥胖,大量研究显示 WHtR 为中国人群最佳的腹型肥胖指标,但目前尚无统一标准及异常界值点,有研究将 WHR>0.5 作为代谢异常的筛选标准。近年,美国心脏协会根据 BMI 将腰围分层来判定心血管疾病及动脉硬化的危险因素也具有临床价值。腰围、WHR 以及 WHtR 这些体表测量指标虽简单易行,但不能定量明确腹部脂肪的含量或分布,BIA、超声检查、DEXA、CT、MRI 等均可对脂肪含量进行定量测量,其中 CT 和 MRI 是目前判断内脏脂肪分布的金标准,亚洲地区人群的内脏脂肪面积(visceral fat area,VFA)≥100cm^{2}可作为内脏脂肪型肥胖的诊断。此外,近年上海交通大学医学院附属第六人民医院对1 140例社区人群采用MRI精确测定腹内脂肪含量,发现中国人群VFA≥80cm^{2}可作为中心

性肥胖的诊断标准。

执笔:王兴纯 孙航

指导:卜乐

第三节 代谢异常性肥胖与代谢正常性肥胖

基于代谢表型肥胖可分为代谢异常性肥胖、代谢正常性肥胖、体重正常的代谢性肥胖及肌少症性肥胖。

一、代谢异常性肥胖

代谢异常性肥胖(metabolically unhealthy obesity/metabolically abnormal obesity,MUO/MAO)常伴有代谢综合征、2型糖尿病、心脑血管疾病,并可出现舒张期或收缩期高血压和腰臀围增加。MUO/MAO患者与代谢正常性肥胖患者在餐后血糖、高密度脂蛋白胆固醇、甘油三酯、胰岛素和脂联素水平上有显著差异。既往大多数研究中,在超重和肥胖人群中,冠状动脉粥样硬化性心血管疾病及缺血性卒中的发生风险主要以腰围(waist circumference,WC)作为标识。而近年来,随着研究不断深入,发现了其他异质性表达的促炎性细胞因子,包括在内脏脂肪组织(visceral adipose tissue,VAT)中表达的IL-6、IL-8、单核细胞趋化蛋白-1(MCP-1),以及在皮下脂肪组织(subcutaneous adipose tissue,SAT)中表达的瘦素(Lep)和γ干扰素诱导蛋白-10(interferon γ-inducible protein-10,IP-10)。核苷酸结合寡聚结构域、富含亮氨酸重复序列和含pyrin结构域3(NOD-,LRR-and pyrin domain-containing 3,*NLRP3*)基因和IL-1β在MUO/MAO亚组中的促炎巨噬细胞浸润的VAT中表达上调。研究表明,高碳水化合物的消耗和环境因素与肥胖调节基因型的相互作用是增加肥胖症风险的主要原因。因此,表观遗传机制增加了基因组的变化数量,这可能与不同表型的肥胖有关。其中MUO/MAO的一个临床亚型是高甘油三酯血症-高腰围(hypertriglyceridemic-waist,HTWC)表型,由腰围增加和空腹甘油三酯水平增加以及一系列与代谢综合征相关的因素进行分类。在HTWC表型的肉碱棕榈酰基转移酶1A(carnitine palmitoyltransferase 1A,*CPT1A*)和ATP结合盒转运蛋白G1(ATP binding cassette transporter G1,*ABCG1*)基因中发现了一种被称为DNA甲基化的表观遗传机制,可能通过向DNA中添加甲基来修改基因功能,这个过程在全表观基因组分析中与HTWC密切相关。

总之,脂肪组织蓄积超过机体储存能力,通过炎症反应和脂肪因子谱的改变导致代谢异常,即发生MUO/MAO。炎症反应和脂肪因子谱的改变在肥胖症发展为不同亚型的过程中起到了重要的作用。

二、代谢正常性肥胖

近年来研究显示,有些肥胖症患者虽然BMI达到肥胖症标准,却并未伴随高血压、高血糖或糖尿病、血脂异常或胰岛素抵抗等代谢异常,即诊断为"代谢正常性肥胖(metabolically healthy obesity,MHO)"。MHO占肥胖症患者的6%~40%。虽然目前有关MHO概念的认识已十分广泛,然而在很多专家学者中仍然存在争议,无论对成人还是儿童的研究中,目前关于MHO尚无统一的界定标准,并且因定义与病理不一致,关于MHO的表型尚未形成明确的共识。

目前认为,MHO个体中,胰岛素水平和稳态模型评估胰岛素抵抗指数(HOMA-IR)、定量胰岛素敏感性检查指数(quantitative insulin sensitivity check index,QUICKI)和McAuley指数、高敏C反应蛋白(high-sensitivity C-reactive protein,hs-CRP)和IL-6与健康人群相似。然而,更高或更低的HOMA-IR、QUICKI或McAuley指数结果并不特定于任何特定类型的肥胖表型。此外,MHO个体表现出其他生物标志物的增加,如瘦素等有利因子的升高,可能也是其代谢正常的有益因素。

具体来说,MHO的界定标准主要包括两类:①是否存在胰岛素抵抗;②有无经典的心血管风险因素。以胰岛素抵抗作为定义,立足于发病机制,主要用于临床和流行病学研究,而心血管风险因素定义简单实用,更方便临床的判

断。胰岛素抵抗的界定一般采用 HOMA-IR,但其切点各不相同,尚无统一标准。目前有关心血管风险因素界定主要基于代谢综合征的组分。但是,与体重正常的健康人群相比,MHO 人群患代谢综合征的风险更高。随着时间推移,MHO 易发展为 MUO/MAO。MHO 尤其与亚临床心血管功能障碍、整体纵向收缩压应变降低、非同步化和早期舒张功能障碍相关。MHO 个体亚临床冠状动脉粥样硬化的患病率高于代谢健康的正常体重个体。

炎症状态在 MHO 中降低可能与肉豆蔻酸、棕榈酸、硬脂酸、油酸和亚油酸的脂肪酸分布有关。MHO 与低水平的促炎蛋白和高水平的抗炎分子有关,如胎球蛋白 -A(fetuin-A,也称 α2-HS 糖蛋白,α2-HS-glycoprotein,AHSG)、富含组氨酸糖蛋白(histidine-rich glycoprotein,HRG)和视黄醇结合蛋白 4(retinol-binding protein 4,RBP4)的高表达,以及组胺释放肽(histamine-releasing peptide,HRP)、hs-CRP、补体因子 C4A(complement C4-A)和间 -α- 胰蛋白酶抑制剂重链 H4(inter-alpha-trypsin inhibitor heavy chain H4,ITIH4)的下调。以上分子蛋白相互作用,形成一种促炎 / 抗炎的效果。与 MUO 相比,MHO 的 C 反应蛋白、TNF-α、IL-6、IL-1β 和趋化素等促炎性细胞因子水平较低,促炎性巨噬细胞数量较少,而具有防止恶性肿瘤、抗感染和抗代谢性疾病作用的细胞毒性 T 细胞和自然杀伤细胞在 MHO 个体中水平较高。此外,MHO 有着较高水平的脂联素和较低水平的瘦素、抵抗素和 RBP4,这种脂肪因子谱通过增加胰岛素敏感性,抑制炎症反应,从而降低代谢异常的发生。

目前认为,MHO 是一个存在的现实,但其占比和安全性都被高估了,某些研究中定义的 MHO 的标准和界限值使得其中部分比例人群不应该被当作真正的 MHO,因为他们可能是处于心脏代谢风险发生更严重改变的过渡阶段,MHO 仅为前 MUO/MAO 状态,机体未呈现出相应代谢紊乱是由于处于代偿状态,过多的脂肪沉积是带来代谢风险的源头。而不同的个体、不同的基因,对于脂肪负荷的代偿能力不同,因而对于不同个体,发生代谢紊乱的体重指数或体脂含量切点差异很大,如任由其体重及脂肪持续增加,会加速向 MUO 的发生发展。因此专家建议,监测腰围随时间的变化可能有助于识别这些个体从所谓的 MHO 表型演变为更危险的肥胖形式。代谢正常性肥胖是否是肥胖症慢性病程疾病演变谱中的一个中间阶段,仍需大型且长期的临床研究及相应的基础研究来验证其危险性。

三、体重正常的代谢性肥胖

体重正常的代谢性肥胖(metabolically obesity, normal weight, MONW)又称代谢异常无肥胖(metabolically abnormal individuals with no obesity, MANO),为体重正常血脂异常或前肥胖个体。和其他亚型一样,MONW 有多种定义,结论尚未统一。BMI 正常且没有肥胖迹象的代谢异常个体也被称为前肥胖个体。即使 MONW 的内脏脂肪含量和体脂异常(男性超过 23%,女性超过 30%)比例不高,但是因其腰围升高也易发展成糖尿病前期和血脂异常。美国 24% 正常体重(BMI<25kg/m²)的成年人伴代谢异常,处于慢性病高危状态,是 2 型糖尿病和心血管疾病的好发人群。此类人群运动量少,BMI 在 20~27kg/m²,体脂含量较高。

MONW 患者的同一家族的一些成员可能患有高血压和代谢综合征或心血管疾病,少数可能是糖尿病。值得注意的是,发展为糖尿病的风险可能并不依赖于中心性肥胖,它取决于一些代谢综合征的综合组分。在肥胖症个体中,脂肪是促炎性细胞因子的重要来源,肥胖症患者脂肪组织分泌的 hs-CRP、TNF-α、IL-1α、IL-1β、IL-6 和 IL-8 循环浓度升高。成人 hs-CRP 与代谢综合征、中心性肥胖和心血管风险增加等多种因素密切相关;然而,它可能并不特定于任何肥胖表型。具有"类脂营养不良"的 MONW 亚型的胰岛素抵抗单基因形式表型与 11 种遗传变异有关。它可以导致高血压、冠状动脉疾病和糖尿病。

四、肌少症性肥胖

肌少症性肥胖(sarcopenic obesity, SO)定义为瘦体重的减少,与年龄增长、社会经济地位低、吸烟、体力活动减少、动脉粥样硬化和肺部疾病等预测因素有关。这些因素与体脂累积、骨骼肌质量和肌力下降有关。墨西哥(10.2%)、南非(10.3%)和西班牙(11%)等国家的 65 岁以上的成年人中肌少症性肥胖的患病率更高。骨骼肌指数(skeletal muscle index, SMI)下降五分位数是常见的诊断,握力测量(男性<30kg,女性<20kg)可用于肌少症性肥胖的诊断。

炎症标志物如 hs-CRP,在男性肌少症性肥胖患者中增加。此外,血清中 MCP-1 的增加标志着促炎状态。某些基因位点与肌少症性肥胖相关,如 PTPRD、CDK14 和 IMMP2L 基因。同样,与其他类型的肥胖相比,单核苷酸多态性(SNP)如 TP53 多态性,可以预测肌少症的风险(表 4-3-1)。-308G/A TNF-α 多态性与肌少症性肥胖之间的关联也被证实。

表 4-3-1　基于代谢分类肥胖亚型及其标志物

肥胖亚型	相关或表达的分子等	相关基因
MHO	循环中的补体 C3、hs-CRP、TNF-α、IL-6 和纤溶酶原激活物抑制剂 1 水平降低,脂联素 1 水平升高	
MUO/MAO	尿酸和内脏脂肪含量升高	*T45T* 脂联素基因型与代谢紊乱增加相关
MONW	体脂率、尿酸和谷丙转氨酶增加,骨骼肌指数和人体含水量减少, hs-CRP、尿酸、胱抑素 C 和白细胞升高 甘油三酯 - 葡萄糖(triglyceride glucose,TyG)指数增加	两种不同单倍型的常见 *FTO* 基因变异:*TCGA* 和 *CTAT1*
SO	血清 hs-CRP 升高	*PTPRD CDK14*,和 *IMMP2L*

执笔:王兴纯　孙航

指导:陈海冰

第四节　肥胖的传统分类及认识进展

第 10 版国际疾病分类(the International Statistical Classification of Diseases and Related Health Problems 10th Revision, ICD-10)对于肥胖的分类较简单,包括摄入过多热量导致的肥胖、药物导致的肥胖、极度肥胖伴随肺泡换气不足、其他肥胖和未指定类型的肥胖。基于这种分类不能反映疾病的病理、病因和治疗策略,2020 年提出了全新的疾病编码体系,肥胖被定义为"以脂肪增多为基础的慢性疾病"(adiposity-based chronic disease,ABCD)。

一、肥胖的 ABCD 分类

美国临床内分泌医师协会(American Association of Clinical Endocrinologists,AACE)/ 美国内分泌学会(American College of Endocrinology,ACE)联合建议使用新的肥胖诊断体系 ABCD 分型,其中 A 组编码代表肥胖的病因,B 组编码代表是 BMI,C 组编码代表和肥胖相关的并发症,D 组编码袋并发症的严重程度。肥胖 ABCD 诊断体系最大的改进是在诊断中引入了肥胖的病因和并发症,有利于医护人员针对病因治疗,也可以更好地对肥胖相关并发症做出全面评估,从而使得患者可以得到更好的治疗。另外,这个诊断体系可以改变人们关于"肥胖是因为吃太多导致的"刻板印象,鼓励肥胖症患者及时寻求医疗帮助。然而,这一体系也并非完美无

缺,例如,有些患者 BMI 正常(如体重正常的代谢性肥胖),但是因为体内脂肪分布异常也可出现系列肥胖并发症,如高血压、糖尿病等,但是这些患者无法被列入诊断体系。

ABCD 编码系统中 AB 能更准确反映由于脂肪组织的含量、分布及功能异常的差异所导致的疾病自然史的差异,更好地定义了肥胖症需要治疗的病理生理基础。ICD-11 则为每种并发症制定了单独的代码,并且考虑到并发症的严重程度,将减重和所要达到的目标相关联,明确了肥胖症治疗的靶点和意义。A 组编码主要关注肥胖症的病理生理学机制,包括无明显原因的肥胖症、单基因或综合征引起的肥胖症以及其他原因引起或加重肥胖,如内分泌疾病、药物及其他障碍。同时 A 组编码还纳入病因的补充,列出了能够让肥胖症恶化的因素,包括社会和环境相关因素,焦虑症、抑郁症、暴食症、夜食症等精神疾病以及其他合并症。B 组编码主要关注 BMI。C 组编码主要关注肥胖相关并发症,包括无并发症、与脂肪含量异常相关的并发症、与脂肪分布和功能异常相关的并发症、伴随性激素和生殖异常的并发症以及其他并发症。D 组编码定义了并发症的严重程度,包括轻中度和重度。这一编码体系(图 4-4-1)反映了疾病背后的机制,涵盖了病理生理学、BMI 分类、并发症和严重程度四个方面,有利于肥胖症的个体化治疗。

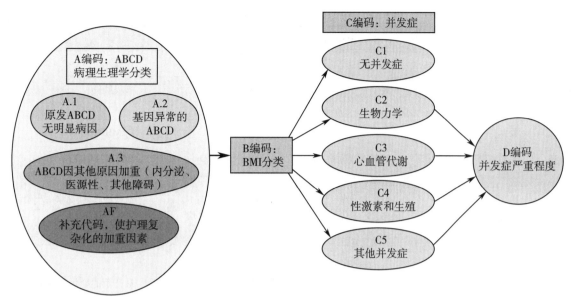

图 4-4-1　ABCD 编码体系结构

二、基于临床的肥胖症分类及人工智能辅助肥胖症的代谢分型

传统的肥胖症分类仅限于体重指数（BMI）和健康状态评估，而肥胖症的发病和治疗存在个体异质性，肥胖症的代谢性诊断理念更好地实现肥胖症的个体化诊疗，有助于早期判断代谢紊乱和肥胖相关并发症，及时进行干预和治疗。

近年来，随着人工智能（artificial intelligence, AI）和大数据的发展，不少学者提出基于人工智能的肥胖症新分型。美国梅奥诊所的临床专家基于患者的饱腹感、胃容量、胃排空速度、心理因素，将肥胖症分为四种表型（表 4-4-1）：饥饿的大脑、饥饿的肠道、情绪性饥饿、能量消耗减慢。该分类方法能将 66% 的肥胖症患者分到某一表型，其余的 25% 的肥胖症患者介于多种表型之间，9% 的患者不属于任一表型。根据这种肥胖表型指导治疗，可显著增加患者减重效果。

表 4-4-1　肥胖表型（phenotype）的分类体系

表型	描述
饥饿的大脑（hungry brain）	一般不会觉得饥饿，但只要进食就停不下来
饥饿的肠道（hungry gut）	吃得一般饱，但进食完 1~2 小时又开始觉得饥饿；肠道未将饱腹的信息传递给大脑
情绪性饥饿（emotional hungry）	将进食作为一种奖励，也称"食物上瘾"
能量消耗减慢（slow burn）	患者代谢异常，不能有效消耗热量

但这一分类体系有待完善，多数肥胖症患者为混合型肥胖，即一个患者出现多个表型特征，而有的患者不属于任何一种表型。

国内一项由上海市第十人民医院领衔的多中心研究，根据目前国际上基础研究和临床研究的特点和发展趋势，提出了基于代谢的肥胖症分类并通过结合人工智能，利用计算机技术及大数据分析，进一步提出了基于代谢的更为精细的肥胖症亚型分类，建立了肥胖症的新代谢分型，将肥胖症分为代谢正常性肥胖（metabolically healthy obese, MHO）、高代谢型肥胖 - 高尿酸亚型（hypermetabolic obesity-hyperuricemia, HMO-U）、高代谢型肥胖 - 高胰岛素亚型（hypermetabolic obesity-hyperinsulinemia, HMO-I）、低代谢型肥胖（hypometabolic obesity, LMO），这 4 种肥胖症亚型临床特点和并发症发病风险各异（表 4-4-2），并具有良好的可重复性和稳定性。①代谢正常性肥胖（MHO）：特征为血糖正常、胰岛素分泌轻微代偿和尿酸轻度升高。此型肥胖患者表现出相对健康的代谢和激素水平。②高代谢型肥胖 - 高尿酸亚型（HMO-U）：即血糖轻度增加，胰岛素代偿性分泌和尿酸高度增加。③高代谢型肥胖 - 高胰岛素亚型（HMO-I）：即血糖轻度增加，胰岛素分泌过度代偿和尿酸增加；此型肥胖男性患者多，且发病年龄较低；伴黑棘皮病比例高。肝脏和外周胰岛素敏感性最差，胰岛素分泌过度代偿，从而平衡了糖脂代谢。并且女性患者多囊卵巢综合征（polycystic ovary syndrome, PCOS）发病率较高。④低代谢型肥胖（LMO）：高血糖伴胰岛素分泌失代偿；此型中心性肥胖严重，躯干脂肪沉积比例高；此型也表现出严重

表 4-4-2　肥胖症的 AI 辅助肥胖症的代谢分型特点

项目	MHO	HMO-U	HMO-I	LMO
性别	均等	均等	男性居多	均等
发病年龄 & 病程	一般	一般	最为年轻	病程最长
黑棘皮病	最少	稍多	最多	与 MHO 相似
脂肪分布	肥胖症患者中 BMI 相对较低	BMI 较 MHO 高	BMI 较 MHO 高	BMI 较 MHO 高 最为严重的中心性肥胖
糖代谢	正常血糖 胰岛素轻度代偿	血糖轻度升高 胰岛素轻度代偿	血糖轻度升高 胰岛素过度代偿	血糖最高,胰岛素失代偿,糖尿病发生率极高
胰岛素抵抗	轻度胰岛素抵抗	中度胰岛素抵抗	最为严重的肝脏及外周胰岛素抵抗	严重的肝脏胰岛素抵抗
脂代谢异常	较正常体重严重	较 MHO 严重	较 MHO 严重	最严重的脂代谢异常,颈部血管斑块发生率极高
尿酸	相对正常体重轻度升高	最高	中度升高	与 MHO 相似
肝功能	轻度受损	较 MHO 严重	严重受损,肝纤维化最重	较 MHO 严重
蛋白尿	肥胖症患者中相对较轻	中度受损	相对较轻	最为严重
PCOS	肥胖症患者中相对较少	女性高雄激素血症明显增加,PCOS 发病率明显上升	多囊卵巢,PCOS 发病率最高	与 MHO 相似
男性低雄激素血症	肥胖症患者中相对较少	相对 MHO 较多	相对 MHO 较多	相对 MHO 较多
潜在的治疗建议	减重 对症治疗	减重 重点在于降尿酸治疗,但不可过度降尿酸,以防减弱尿酸的抗氧化作用 必要时予以激素调节治疗及保肾治疗	减重 重点在于缓解高胰岛素血症 必要时予以激素调节治疗及保肝治疗 不可过度降尿酸	减重 重点在于血糖管理及胰岛 β 细胞功能恢复 必要时予以降血脂治疗,保肾治疗,以及激素调节治疗

的胰岛素抵抗,但胰岛素分泌不足,导致葡萄糖代谢能力显著降低,血糖升高;并且表现出血脂异常,颈动脉斑块和内膜中层厚度(intima-media thickness,IMT)增加的发生率最高。

关于四组亚型并发症的结果分析显示,MHO 患者相对健康,与 MHO 患者相比,HMO-U 及 HMO-I 患者发生糖脂代谢异常的风险略有增加,但高尿酸血症和多囊卵巢综合征的风险显著增加。LMO 患者的糖脂代谢能力最差,其发生糖尿病和代谢综合征的风险最高。除此之外,仍有很多基于人工智能的肥胖症亚型正在探索。

与传统肥胖症分类相比,通过计算机科学技术实现肥胖症的人工智能精确分类,可建立更多的肥胖症亚型,准确实现个体化诊疗。

综上,基于不同的角度对肥胖症进行了诸多分类,究其根本,是为了更好地帮助临床医生识别患者肥胖的病因、并发症和判断其预后及预测相关疾病风险,更好地给予患者精准、全面且个体化的治疗决策。

执笔:王兴纯　孙航

指导:卜乐

参考文献

[1] 中华医学会内分泌学分会, 中华中医药学会糖尿病分会, 中国医师协会外科医师分会肥胖和糖尿病外科医师委员会, 等. 基于临床的肥胖症多学科诊疗共识 (2021 年版). 中华肥胖与代谢病电子杂志, 2021, 7 (4): 211-226.

[2] 王兴纯, 黄玥晔, 孙航, 等. 基于代谢分类的不同肥胖表型的临床特点分析. 中华内分泌代谢杂志, 2015, 31 (8): 678-683.

[3] DE LORENZO A, SOLDATI L, SARLO F, et al. New obesity classification criteria as a tool for bariatric surgery indication. World J Gastroenterol, 2016, 22 (2): 681-703.

[4] PARTO P, LAVIE C J. Obesity and cardiovascular diseases. Curr Probl Cardiol, 2017, 42 (11): 376-394.

[5] MAYORAL L P, ANDRADE G M, MAYORAL E P, et al. Obesity subtypes, related biomarkers & heterogeneity. Indian J Med Res, 2020, 151 (1): 11-21.

[6] VECCHIE A, DALLEGRI F, CARBONE F, et al. Obesity phenotypes and their paradoxical association with cardiovascular diseases. Eur J Intern Med, 2018, 48: 6-17.

[7] BJORNTORP P. Obesity. Lancet, 1997, 350 (9075): 423-426.

[8] PRIMAVESI J, FERNANDEZ MENENDEZ A, HANS D, et al. The effect of obesity class on the energetics and mechanics of walking. Nutrients, 2021, 13 (12): 4546.

[9] ERGUN U. The classification of obesity disease in logistic regression and neural network methods. J Med Syst, 2009, 33 (1): 67-72.

[10] MECHANICK J I, HURLEY D L, GARVEY W T. Adiposity-based chronic disease as a new diagnostic term: The American Association of Clinical Endocrinologists and American College of Endocrinology position statement. Endocr Pract, 2017, 23 (3): 372-378.

[11] GARVEY W T, GARBER A J, MECHANICK J I, et al. American Association of Clinical Endocrinologists and American College of Endocrinology position statement on the 2014 advanced framework for a new diagnosis of obesity as a chronic disease. Endocr Pract, 2014, 20 (9): 977-989.

[12] FRUHBECK G, BUSETTO L, DICKER D, et al. The ABCD of obesity: An EASO position statement on a diagnostic term with clinical and scientific implications. Obes Facts, 2019, 12 (2): 131-136.

[13] LIN Z, QU S. Legend of weight loss: A crosstalk between the bariatric surgery and the brain. Obes Surg, 2020, 30 (5): 1988-2002.

第五章 　　　肥胖症的诊断及诊断标准

第一节　肥胖症的专科检查

对肥胖症患者进行临床评估应获得与患者肥胖相关的综合病史、体格检查、身体成分分析、相关辅助检查、生活习惯评估、心理状态评估等。肥胖症的评估有多种测量手段，其中主要涉及人体测量学方法、双能 X 射线吸收法、生物电阻抗法、人体成分的密度测量法、基于成像的仪器检查方法，以及肥胖相关并发症的专科检查。

一、人体测量学方法

人体测量是对肌肉、骨骼和脂肪组织进行的一系列定量测量，可用于评估人体成分，属于对人体物理属性的测量。人体测量学的核心要素为身高、体重、体重指数（BMI）、体围（腰围、臀围、颈围等）和皮褶厚度。人体测量学方法简单，易于掌握，但是对肌肉特别发达或水肿的人不适用。

（一）体重指数（身高、体重、BMI）

1. 身高体重的测量方法

（1）身高测量方法：被测者脱鞋帽，衣着轻便，双脚并拢，以正立姿态背靠量尺站在身高计底板上；躯干自然挺直，枕骨、两肩胛骨、骶骨部及足跟四部分均紧贴量尺，以 cm 为单位，记录到小数点后一位；每人测量三次，取三次测量平均值。

（2）体重测量方法：被测者排空大小便，衣着轻便，脱袜赤足踏上体重计，静止站立，体重均匀分布于两脚，每人测量三次，取三次测量平均值。

2. 影响测量的因素

（1）应使用同一体重计：不同的体重计可产生很大的误差，所以体重计应该固定，测定前须先对体重计进行校准。

（2）测定时间点应该固定：每次测量体重的时间点应该一致，通常会选择晨起空腹，排空大小便后进行。

（3）受测者的衣着应该固定：只要条件允许，最好仅着内衣裤测定体重。

（4）测量时姿势应该正确：一般而言，受测者应稳立于体重计中央，待体重计指针停止摆动后再读数。

另外，当出现水肿、腹水等会造成体重升高的假象，或者利尿剂的使用会造成体重丧失的假象。

优点：依据 BMI 分级标准进行判定，检测简便易行、重复性好，患者易于监测。尤其是大规模的预防性健康检查，通过测量身高、体重，即可做出正确的判断，对早期预防肥胖症具有实际应用意义。

缺点：不能很好地反映人体体脂含量，无法区分肌型肥胖或脂型肥胖。BMI 无法反映腰围的情况，对腹型肥胖的诊断有所欠缺，单用 BMI 描述人体的肥胖程度在临床上处理个体化问题时可能会造成偏差和误导，还应考虑性别和运动情况等影响因素，或者与其他测量指标相结合可能是好的选择。

3. 基于体重的评估　BMI 是肥胖症测定的最常用指标和公认标准，其他基于体重的评估方法还包括身高推算法、标准体重百分率。

（1）BMI 评估：$BMI(kg/m^2) = 体重(kg)/身高^2(m^2)$。目前对于肥胖症的诊断标准在不同地区、种族和学会之间有所不同。根据世界卫生组织（WHO）通用诊断标准，成年人 BMI $18.5 \sim 24.9kg/m^2$ 为正常体重，BMI $25.0 \sim 29.9kg/m^2$ 为超重，BMI $\geqslant 30.0kg/m^2$ 为肥胖。肥胖进一步分为一级肥胖（BMI $30.0 \sim 34.9kg/m^2$）、二级肥胖（BMI $35.0 \sim 39.9kg/m^2$）和三级肥胖（BMI $\geqslant 40.0kg/m^2$）。

考虑到亚洲人群与欧美人群的差异，如体脂率较其他种族高，在相同的 BMI 情况下有更高的心脑血管疾病风险等，WHO 针对亚洲人（主要包括东亚、东南亚和南亚的人群）的 BMI 分级标准更低，将 BMI $23.0 \sim 24.9kg/m^2$ 定义为超重，$\geqslant 25.0kg/m^2$ 为肥胖。中国人的标准则根据《中国成人肥胖症防治专家共识》，BMI $18.5 \sim 23.9kg/m^2$ 为正常，$24.0 \sim 27.9kg/m^2$ 为超重，$\geqslant 28.0kg/m^2$ 为肥胖。在儿科人群中目前标准尚未建立完善，常用的是与同性别和同年龄的儿童进行比较，BMI 第 5~85 百分位数为正常，高于第 85 百分位数即为超重或肥胖。

虽然 BMI 测定简单，适用性广，但也存在一定的不足。首先，BMI 仅描述的是总体肥胖情况，并不能区分脂肪分布的位置，而脂肪分布在腹部和大腿对心血管结局的影响是完全不一样的。此外，BMI 除了包含脂肪外，还有肌肉、骨骼及其他成分，因无法区分这些组织，特别是对于肌肉发达的个体，BMI 不再适宜用于诊断肥胖症。而且随着年龄的变化，肌肉会逐渐减少，而脂肪会增加，所以以 BMI 会低估老年人的肥胖症患病率。因此，我们仍需要更多的方法来更加准确地评估肥胖症。

(2) 身高推算法：根据身高计算出标准体重。标准体重 (kg)= 身高 (cm)−105；理想体重 (kg)=［身高 (cm)−100］× 0.9(男性)［或 0.8(女性)］。如果实际体重超过标准体重的 20%，可定义为肥胖。该方法简单易行，但准确率较差，特别是对于身高极端的个体。

(3) 肥胖度：肥胖度 (%)=(实际体重 − 标准体重)(kg)/ 标准体重 (kg)×100%，其中标准体重根据身高推算法进行估算，诊断标准各国比较统一，肥胖度在 10%~19.9% 为超重、≥20% 为肥胖。

(4) 标准体重百分率：常用于儿童及特殊人群的肥胖症判断。标准体重百分率 (%)= 被检者实际体重 (kg)/ 标准体重 (kg)×100%，其中标准体重根据身高推算法进行估算。若标准体重百分率 ≥120% 为轻度肥胖，≥125% 为中度肥胖，≥150% 为重度肥胖。

(二) 体围

颈围 (neck circumference，NC)、腰围 (waist circumference，WC)、腰臀比 (waist-to-hip ratio，WHR) 和腰围身高比 (waist-to-height ratio，WHtR)

1. 体围的测量方法 (单位：cm)

(1) 颈围测量：被测者站立，平视前方，平静呼吸，软尺上缘紧贴喉结下缘 (环甲膜上缘水平)。

(2) 腰围测量：被测者双脚分开，与肩同宽，体重均匀分配，测量位置在水平位髂前上嵴和第 12 肋下缘连线的中点，将测量尺紧贴软组织测量。

(3) 臀围测量：被测者两腿并拢直立，两臂自然下垂，皮尺水平放在前面的耻骨联合和背后臀大肌最凸处。

2. 体围的临床意义

(1) 颈围：有研究认为颈围与 BMI、腰围呈正相关，预测超重或中心性肥胖的颈围最佳切点男性分别为 ≥38cm 或 ≥37cm，而女性均为 ≥35cm。因此颈围的变化直接反映了某段时间的脂肪沉积及体重变化，颈围的增长提示代谢紊乱，皮下脂肪沉积。颈围还反映了血脂异常状况，而血脂异常正是代谢综合征一个显著的特点。另外颈围增长还提示存在其他的代谢综合征 (MetS) 相关危险因素，如高血压、胰岛素抵抗、阻塞型睡眠呼吸暂停低通气综合征 (obstructive sleep apnea-hypopnea syndrome，OSAHS) 等。

(2) 腰围：腰围是定义代谢综合征的关键标准之一，被广泛使用，并被认为是比 BMI 更便捷、更有效、与健康风险更紧密相关的测量指标。中心性肥胖可以用腰围判定，男性腰围 ≥90cm、女性腰围 ≥85cm 为成人中心性肥胖。

(3) 腰臀比：男性 ≥0.9、女性 ≥0.85 为肥胖。腰臀比能更好地反映腹腔内脂肪量及其与皮下脂肪的比例，是更好地描述脂肪分布类型是否异常的体围指标，对表示上、下身之脂肪分布情况，腹内脂肪分布均有意义。腰臀比可用于预测代谢变化、提高准确率。比皮褶厚度测定要可靠一些。但对女性而言，用腰臀比来衡量肥胖可能就不如男性准确。

(4) 腰围身高比：≥0.5 为肥胖。优点：与腰围高度相关，保留了腰围的基本特征，计算简单，男女标准统一，能较好地反映中心性肥胖。缺点：该指标目前采用不多，临床需要进一步考察验证。

(5) 体型指数：2012 年美国纽约市立大学研究人员基于腰围，提出体型指数 (a body shape index，ABSI)：$ABSI=WC/(BMI^{2/3} \times height^{1/2})$，身高 (height) 以 m 为单位，体重以 kg 为单位。ABSI 与内脏脂肪面积显著正相关，ABSI 联合 BMI 能更好地预测心血管事件在内的肥胖风险。ABSI 的平均值为 1，若大于 1，说明致死率风险比平均值大，也就是说 ABSI 等于 2 时，致死率风险比平均值增高 2 倍；若小于 1，说明致死率风险比平均值小。

腰围、臀围、腰臀比的测定方法也非常简易，适用性广。然而，腰围反映的是腹部皮下脂肪和腹部内脏脂肪的总和，不能对两者进行区分。因此，我们仍需要更加精确的方法来评估腹型肥胖。

二、身体成分的评估

(一) 体脂含量评估

由于肥胖的定义特指脂肪过度堆积，所以体脂 (body fat，BF) 含量增加是肥胖的主要表型。体脂含量是指体内脂肪占总体重的百分比，体脂含量存在年龄和性别差异，我们目前仍缺少成人和儿童体脂含量的公认参考标准，一般来说正常成年男性的体脂含量为 10%~20%，女性为 15%~25%，体脂含量男性 >25%、女性 >30% 为肥胖的判定标准。目前测定体脂含量的方法有：双能 X 射线吸收法、生物电阻抗法、皮褶厚度法、水下称重法。在目前临床工作或大规模人群研究中,准确评估体脂含量依然是困难和昂贵的。

1. **双能X射线吸收法(DEXA)** 可较为准确地评估脂肪、肌肉、骨骼的含量及分布,是目前人体成分研究的金标准。DEXA利用装置获得高能和低能2种不同能量的弱X射线,这2种不同能量的X射线以指数方式衰减,衰竭程度与X射线所通过的组织密度有关。由于骨骼、肌肉及脂肪存在明显的密度差,扫描中同步探测器可以分别记录3种不同组织的衰减信号,通过软件处理计算就可以得到骨骼、肌肉及脂肪的含量。因此,DEXA常用于肥胖、肌少症、骨质疏松的评估。在肥胖的评估中,DEXA不仅能对肥胖症患者体内总体脂含量进行定量诊断,同时可以对上肢、下肢和躯干等部位的脂肪异常分布进行客观评价,但无法准确区分皮下脂肪和内脏脂肪。DEXA检测准确率高,速度快,辐射暴露低,不需要复杂的技术和准备,因此在临床上适用性广。

2. **生物电阻抗法(BIA)** 人体分为脂肪组织与非脂肪组织,非脂肪组织含有大量水分,是电的良好导体,而脂肪是无水物质,是电的不良导体。BIA通过导入人体一定频率的电流,测量人体的电阻值,再经方程计算,间接反映人体水分、体脂肪、肌肉量和内脏脂肪面积等。相较于BMI,体成分分析中涉及脂肪、蛋白质、矿物质和体内水分能更准确地对体重进行说明。BIA操作简单、便宜,但存在一定的误差,可作为初步筛查应用。

3. **皮褶厚度法** 测量不同位置的皮褶厚度(如上臂肱三头肌肌腹、背部肩胛下和腹部脐右侧1cm的皮肤皱褶),并通过不同的方程计算,可用于评估皮下脂肪含量。这些皮褶的总和被认为是皮下脂肪总量的指标。皮褶厚度法虽然测量简单、便宜,但准确率一般,例如记录皮褶时不同测量者之间的结果差异很大,在某些肥胖症的受试者中皮褶厚度可能太大而无法测量。

4. **水下称重法** 该方法利用阿基米德原理,通过体重与淹没在水中的体积计算人体密度,进而通过Brozek公式得到体脂含量。该方法准确率高,但操作难度高,不能广泛应用于临床。

(二)内脏脂肪面积测定

内脏脂肪面积作为腹型肥胖诊断的金标准,可以准确直观地反映内脏脂肪积聚,常用的检测方法有腹部定量CT、磁共振成像、生物电阻抗法,并且可同时测量皮下脂肪面积,较为精确地反映脂肪的分布。中国参考WHO标准将内脏脂肪面积≥80cm²诊断为中心性肥胖。

1. **腹部定量CT(QCT)** QCT检查通过来自不同角度的X射线投影获得身体不同组织高分辨率三维体积图像。利用肌肉和脂肪组织对X射线的衰减差异分离不同组织。通过相应的软件处理,可以直接测量皮下脂肪、腹内脂肪及肝脏脂肪的含量。QCT具有较好的分辨率及较高的准确率,但由于价格昂贵限制了临床推广。

2. **磁共振成像(MRI)** MRI在无创性定量脂肪组织方面有巨大优势,特别是磁共振波谱(magnetic resonance spectroscopy,MRS)是无创性肝脏脂肪定量最为准确的方法。MRI利用人体细胞中元素(最常用的是水和脂肪中的氢)的不同磁性来测定脂肪含量。由于MRI不存在电离辐射,它甚至可以用于新生儿和婴儿的三维成像。但由于价格昂贵限制了临床推广。

3. **生物电阻抗法(BIA)** DUALSCAN通过生物阻抗技术,识别脂肪组织,分别计算内脏脂肪面积和皮下脂肪面积。该测量方法与CT有很好的一致性,且安全无辐射,5分钟即可完成检查,可以在短期内反复检查,价格相对较低,因此在临床上适用性较广。

以内脏脂肪测量装置HDS-2000为例,临床用于患者的腹部脂肪测定,主要评价中心性肥胖,根据《超重或肥胖人群体重管理流程的专家共识(2021年)》,建议将人体成分检测结果提示内脏脂肪面积>100cm²定义为中心性肥胖。

BIA根据人体脂肪组织和非脂肪组织电阻抗的差异性,通过电阻值来显示人体内各成分含量以及分布特点,结合人体体重、年龄、性别等基本参数可以建立阻抗与相应人体成分的经验公式,同时可通过已知人体成分含量推算各人体成分的含量。一般来说正常成年男性体内脂肪含量占体重的10%~20%,女性为15%~25%;当男性>25%,女性>30%,可考虑为肥胖。但生物电阻抗法测量的准确度不高,测定值仅作为参考。

影响检查结果的因素:①检查前(9小时内)进食者(如未空腹,又想追踪患者每次测量值变化,建议每次测量在同一时段内,比如每次测量都在早餐后或午餐后);②检查前有便意或尿意者(检查前请排便、排尿);③因肾病综合征、肝硬化、心功能不全等疾病导致腹水或胸腔积液过度积聚者或身体有过度水肿者;④感冒、骨质增生、人工透析者;⑤以健美或体育作为职业者或与此相似者;⑥刚运动后或极度紧张状态者;⑦检查当天服用过硫酸钡对比剂或发泡剂者;⑧体内植入金属医疗器械者。

三、其他肥胖相关并发症的专科检查

肥胖尤其是中心性肥胖,是导致糖尿病、心血管疾病的

重要危险因素之一，且与肿瘤、卒中、冠心病等疾病密切相关。肥胖危害性较大，可影响患者的生活、工作质量，严重时可缩短预期寿命。因此，在治疗肥胖症的同时，更应重视肥胖并发症的危害，尤其要对患者是否存在胰岛素抵抗、2型糖尿病、高血压、冠心病、脑血管和血栓性疾病、阻塞型睡眠呼吸暂停低通气综合征及生殖系统疾病等相关并发症进行评估和干预。

以是否伴发并发症（合并症）对肥胖的严重程度进行评估有利于临床诊疗，但仍有一定的局限性，如不同的肥胖相关合并症对肥胖的影响和结局不尽相同，如肥胖伴糖尿病或非酒精性脂肪性肝病是2种不同的病因和结局。因此，基于肥胖合并症的评估需要进一步完善，将不同并发症结局的作用大小纳入分析。

（一）肝脏瞬时弹性成像

肝脏瞬时弹性成像（transient hepatic elastography）可以量化诊断非酒精性脂肪性肝病（NAFLD）患者肝脏的弹性和硬度情况，肝脂肪变性由受控衰减参数（controlled attenuation parameter，CAP）决定，肝纤维化程度由肝硬度值（liver stiffness measurement，LSM）评估。仪器通过探头振动轴发出低频率低振幅弹性波，弹性波进入体内在组织中传播，与此同时，探头上的超声换能器进行连续的超声采集以跟踪弹性波的传播并测量其速度，而弹性波的传播速度与脂肪变性程度密切相关。通过测量弹性波的传播速度，可评估肝脏脂肪变的程度，由此实现了肝脏脂肪变性的无创定量诊断。

（二）动脉硬化检测

踝肱指数（ankle brachial index，ABI）可以诊断下肢闭塞性动脉硬化、评价全身心血管系统的风险，主要评价动脉粥样硬化造成的血管内径的闭塞状态。ABI检查是动脉粥样硬化的无创性筛查，最初用于评价下肢外周动脉病变，对反映外周动脉急性炎症的存在及严重程度具有重要作用。血管壁病变是在各种心血管事件基础上发展而来的，与动脉粥样硬化具有十分重要的关系。ABI为踝部收缩压与肱动脉收缩压的比值，正常值为 $0.9 < ABI < 1.3$。

趾肱指数（toe brachial index，TBI）是糖尿病足的评价指标。$TBI \geq 0.6$ 为正常，$TBI < 0.6$ 为异常。

（三）眼底照相

眼底是全身唯一能用肉眼直接、集中观察到动脉、静脉和毛细血管的部位，这些血管可以反映人体全身血液循环的动态以及健康状况，许多全身疾病都可以从眼底上反映出来，比如眼底出血是严重的糖尿病并发症，高血压、冠心病及肾病等也都会在眼底留下"蛛丝马迹"。糖尿病视网膜病变（diabetic retinopathy，DR）简称"糖网"，是一种由糖尿病引发的视网膜血管微循环障碍的疾病，是糖尿病的严重并发症之一。肥胖伴有糖尿病或者糖耐量异常患者，均应筛查糖尿病视网膜病变。肥胖症患者除了出现眼底血管病变外，也可以出现视乳头病变和水肿，有时会伴有相应的中枢病变，需要排除继发性肥胖。免散瞳眼底照相是目前常规的健康体检项目，是早期发现眼底疾病的一种有效措施，可指导临床诊治眼底疾病以及评估患者全身代谢健康状态。

（四）简易呼吸睡眠监测

肥胖是导致呼吸系统疾病最常见的危险因素，呼吸系统疾病作为肥胖并发症之一，与脂肪的累积息息相关。肥胖症和代谢紊乱可导致肺功能异常，如肥胖低通气综合征和阻塞型睡眠呼吸暂停低通气综合征的共同一个特点是肥胖，因此，有必要对患者进行睡眠筛查。睡眠监测的"金标准"是多导睡眠监测（polysomnography，PSG），主要数据包括鼾声、口鼻气流、压力、脉搏、血氧饱和度、睡眠障碍风险程度以及其他睡眠相关指数。

（五）神经传导速度测定

目前，国内外相关研究均表明糖尿病周围神经病变（diabetic peripheral neuropathy，DPN）的发病率越来越高，严重影响糖尿病患者的预后。腓肠神经传导速度检测装置通过测量腓肠神经传导速度和感觉神经动作电位（sensory nerve action potential，SNAP）的振幅，越来越多地被用作糖尿病患者DPN的诊断手段。肥胖症患者的神经传导速度测定有助于临床早期诊断糖尿病及其周围神经病变，对预防糖尿病的发生有积极的作用。

（六）骨密度

目前肥胖症与骨质疏松均是世界范围内日益严重的公共卫生问题。有研究表明，体重指数、全身肌肉组织量、全身脂肪量、臀部/大腿脂肪比可能为骨密度保护因素，年龄、腹部脂肪比为骨密度危险因素，脂肪肝对骨密度的影响可能是体重指数、肌肉组织量、脂肪量交互作用的结果。骨密度降低与肥胖症紧密相关，二者发病过程中的相互加重、促进作用应当引起足够的重视并应进行综合防治。

执笔：林紫薇 苏莉莉

指导：程晓芸

第二节 肥胖症的实验室检查

实验室检查是肥胖症患者基线评估的一个重要组成部分,而且实验室检查必须建立在临床评估的基础上。它是一种客观的测量方式,实验室检查结果可以完善病史采集以及临床评估的结果。

一、三大常规(血液、尿液、粪便)

(一)血常规及其他血液检查

肥胖症患者常常同时合并多种代谢紊乱,即代谢综合征(metabolic syndrome,MetS)。研究表明,MetS 患者的白细胞计数(white blood cell count,WBC)、红细胞计数(red blood cell count,RBC)、血红蛋白(hemoglobin,Hb)、红细胞体积分布宽度(red cell volume distribution width,RDW)、淋巴细胞绝对值、嗜中性粒细胞绝对值均显著高于非 MetS 患者,且 WBC、Hb、淋巴细胞绝对值、嗜中性粒细胞绝对值还会随着代谢异常组分的增加而增加。另外,在超重及肥胖人群中,WBC 被认为是该人群存在代谢异常的独立危险因素。

其他血液检查主要包括凝血功能筛查以及传染病(乙型肝炎、丙型肝炎、艾滋病、梅毒)筛查。超重及肥胖者往往存在凝血功能亢进、抗凝血及纤溶功能减退,这种变化可能是肥胖症人群心血管疾病(cardiovascular disease,CVD)风险增加的原因之一。而对于肥胖症的孕期女性而言,其在孕 36~40 周时的 D- 二聚体浓度要显著高于同期的非肥胖症女性,而产后 6~12 周时则相反。

(二)尿常规及其他尿液检查

超重或肥胖会通过胰岛素抵抗(IR)、高血压、高尿酸血症和高胆固醇血症等一系列的代谢异常来增加患慢性肾脏病(chronic kidney disease,CKD)的风险。内脏脂肪会向循环系统中释放出未酯化的脂肪酸,并且沉积于肾脏。这些组分会在近端小管的系膜细胞、足细胞和上皮细胞中累积,并促进局部炎症和促纤维化生长因子的表达。因此,肥胖症患者的尿常规可能会出现尿肌酐(urine creatinine,UCr)、尿蛋白或者尿微量白蛋白(microalbumin,MCA)等的异常,反映早期肾脏功能损害。

其他尿液检查则主要包括 24 小时尿生化检查。其中,24 小时尿蛋白量可以反映肥胖症患者肾脏功能损伤的轻重程度,24 小时尿钠、钾、氯测定可以反映患者是否存在电解质紊乱或者肾上腺皮质增生等,尿 24 小时儿茶酚胺测定则可以反映患者是否存在肾上腺髓质增生或肾上腺、异位嗜铬细胞瘤等。

(三)粪常规及其他粪便检查

粪常规主要包括粪便性状,粪便红细胞、白细胞以及寄生虫卵和粪隐血等的检验。

其他粪便检查则主要包括粪便肠道菌群的检验。目前,个体微生物的组成已经越来越被认为是肥胖症风险的一个重要因素。微生物群可以通过直接影响能量和营养的供应来影响个体的代谢表型。有研究认为肥胖症个体的粪便共生细菌群落的多样性不如瘦型个体。研究人员利用 16S rRNA 数据荟萃分析来研究肠道微生物群与肥胖症之间的关联为何在人群中存在着异质性,结果发现,更低度的 α 多样性与更高的 BMI 这一关联倾向于出现在社会经济地位较高的人群或者非西班牙裔白种人中,而更高丰度的普氏菌属与更高的 BMI 这一关联则更倾向于出现在黑种人和西班牙裔群体中。因此,肥胖症患者的肠道微生物菌群表型可能会随着种族以及与种族相关的因素如饮食习惯或者生活方式等的不同而不同。

二、肝肾功能

(一)肝功能

肝功能的检查主要包括肝酶(谷丙转氨酶、谷草转氨酶、谷氨酰转移酶、碱性磷酸酶等)、胆红素(总胆红素、结合胆红素、非结合胆红素等)、蛋白(总蛋白、白蛋白、球蛋白、白蛋白/球蛋白比值等)。研究表明,超重或肥胖患者的谷丙转氨酶、谷草转氨酶、白蛋白、谷氨酰转移酶等均显著高于正常人群,且会随着 BMI 的增加而增加。而肥胖及糖代谢能力的受损会导致甘油三酯在肝脏中的聚集,从而引起代谢相关脂肪性肝病(metabolic associated fatty liver disease,MAFLD)。代谢正常性肥胖的 MAFLD 患者,其碱性磷酸酶、谷氨酰转移酶和白蛋白水平要显著低于代谢异常性肥胖的 MAFLD 患者,而且碱性磷酸酶可以作为代谢异常性肥胖的预测因子。

(二) 肾功能

如前所述,肥胖是 CKD 发生发展的重要风险因子之一。肥胖对肾脏的影响已在临床和组织学上得到广泛描述,其损伤范围广泛,包括蛋白尿、肥胖相关肾小球病、足细胞损伤和肾小球超滤等。研究表明,不同的肾脏改变,包括微量和大量白蛋白尿、肾病范围内的蛋白尿、肾小球肿大伴或不伴局灶性节段性肾小球硬化、糖尿病肾病、尿石症、肾癌在肥胖症患者中更为常见。其中,与肥胖相关的因素如高蛋白和盐摄入、高血压、高胰岛素血症、高脂血症、钠重吸收增加和几种脂肪组织衍生物质(如脂肪因子或纤溶酶原激活剂)的合成等,均可以促进肾功能损害的发展。因此,肥胖症患者须常规进行肾功能的检查(血肌酐、尿素氮、胱抑素 C、β_2- 微球蛋白、血尿酸等),尽早干预,避免肾脏功能的进一步受损,保护肾脏功能。

三、营养学相关指标

营养学相关指标主要包括维生素、微量元素、贫血指标(血红蛋白、网织红细胞、铁全套、叶酸等)。有研究显示,肥胖症患者的血清钒、铁、钴、硒和锶的含量显著低于正常人群,而血清铬、锰、铜和砷的含量则显著高于正常人群;且无论性别如何,肥胖组的血清钒及钴含量都显著低于正常人群,而肥胖组的血清锰及铜含量都显著高于正常人群;另外,肥胖症患者血清钒、铁、钴、硒和锶与 BMI、腰围、臀围、体脂含量百分比及其他代谢相关指标如空腹血糖、甘油三酯等多呈负相关,而血清铬、锰和铜与上述指标则多呈正相关。超重或肥胖的儿童及成年人发生 25- 羟维生素 D 缺乏的风险是正常人群的 4 倍,因此,维生素 D 的缺乏和超重之间存在着独立关联。此外,有分析表明,肥胖症患者在接受腹腔镜下袖状胃切除术(laparoscopic sleeve gastrectomy,LSG)之后,与基线期相比,其血清中的维生素 D 显著升高,而叶酸缺乏的风险却显著上升。其他营养素如钙、铁、铁蛋白、维生素 B_{12}、全转钴胺素以及血红蛋白等则无显著性改变。因此,肥胖症患者 LSG 术后需要定期监测血清营养指标变化并在必要时添加补充剂,以预防术后营养不良。

四、炎症因子

从局部而言,过度肥胖与脂肪组织功能改变、脂肪细胞死亡和慢性低度炎症有关。大多数的肥胖症患者都携带炎性脂肪组织,这种炎性脂肪组织类似于慢性损伤的组织,其周围存在着免疫细胞浸润和重塑的情况。从全身而言,MetS(包括血脂异常和胰岛素抵抗)则发生在脂肪炎症的环境中,并与局部机制协同作用,从而一直保持体内处于

炎症性的微环境。目前,MetS 已被广泛认为是一种慢性炎症性疾病。特别是,为了应对体重增加,免疫细胞会浸润在脂肪组织中,在脂肪组织中诱导慢性炎症,并通过生成的异常脂肪因子影响肝脏等远程器官的功能。相当多的证据已经确定了代谢重编程在免疫细胞的激活和分化中的作用。因此,肥胖症患者需进行炎症因子如 C 反应蛋白、TNF-α、IL-6、IL-8、IL-10 等的筛查,以确定体内的炎症状态。

五、内分泌代谢功能相关指标

(一) 糖代谢

糖代谢异常和慢性低度炎症是代谢性疾病的关键特征。肥胖代谢综合征发生 2 型糖尿病的风险明显高于代谢正常性肥胖,且代谢异常的组分越多,发生 2 型糖尿病的风险也越高。

目前,启动肥胖症患者的血糖调节紊乱机制并不十分清楚。有研究发现,在高脂饮食小鼠模型中,结肠巨噬细胞亚群在葡萄糖稳态中有着重要作用。在高脂饮食喂养过程中,促炎 / 单核细胞起源的结肠巨噬细胞的增多和葡萄糖不耐受同时存在。通过直肠内的氯膦酸盐脂质体,消耗掉结肠特异性巨噬细胞后,可改善葡萄糖耐量、胰岛素敏感性和胰岛素分泌能力。

高脂饮食引起的结肠巨噬细胞活化的特征:干扰素应答和线粒体代谢的变化,以上变化可以融合在哺乳动物雷帕霉素靶蛋白(mTOR)中,作为一种共同血糖调节因子。抑制结肠特异性的 mTOR 可以减少促炎巨噬细胞并改善胰岛素分泌能力,这一过程类似于结肠特异性巨噬细胞耗竭,但不影响胰岛素敏感性。

肥胖症患者需常规测定空腹血糖、胰岛素、C 肽、糖化血红蛋白等,必要时可行糖耐量试验,以了解患者是否存在糖代谢异常和高胰岛素血症,尤其对于黑棘皮病患者,需行糖耐量试验及胰岛素 C 肽释放试验判断其胰岛素分泌特征及胰岛素抵抗状态。

(二) 脂代谢

肥胖症患者大多存在脂代谢的异常。脂代谢检查项目主要包括血脂四项(甘油三酯、总胆固醇、低密度脂蛋白胆固醇、高密度脂蛋白胆固醇),游离脂肪酸,脂蛋白 A,脂蛋白 B,载脂蛋白 E 等。肥胖症患者的甘油三酯、游离脂肪酸、低密度脂蛋白胆固醇等常常高于正常人群,高密度脂蛋白胆固醇则低于正常人群,总胆固醇则正常或者略高。有研究表明,肥胖症患者的脂联素水平与其 BMI、甘油三酯水平、总胆固醇 / 高密度脂蛋白胆固醇比值、低密度脂蛋白胆固醇 / 高密度脂蛋白胆固醇比值等成反比,而与其高密度脂蛋

白胆固醇水平成正比。脂蛋白 A 是目前公认的 CVD 风险增高的独立影响因子,极度增高的脂蛋白 A 和极度增高的 BMI 会使得个体罹患钙化性主动脉瓣疾病的风险增加 3.5 倍。而载脂蛋白 E 的基因多态性则与肥胖症的产生及不同的临床转归息息相关,载脂蛋白 E 正是肥胖症和载脂蛋白 E 基因多态性之间产生关联的桥梁。传统观点认为载脂蛋白 E 可以通过增加白色脂肪组织中的脂质促进肥胖,而新近在脑中发现的载脂蛋白 E3 被发现与脂肪积聚和肥胖相关,在肝中发现的载脂蛋白 E3 则功能相反。

(三) 骨代谢

肥胖可以负面影响骨骼肌蛋白的代谢,也可以损伤骨骼肌的维持和再生。研究表明,当 BMI 超过 $30kg/m^2$ 时,个体肌肉蛋白的合成速率就会下降,而这可能正是肥胖症个体肌肉量丢失的机制之一。此现象在临床上很常见,被称为“肌少症性肥胖”。骨骼肌细胞融合受损可能是肥胖损害骨骼肌的维持和再生的原因。肌少症性中心性肥胖症患者的骨骼肌量 / 内脏脂肪面积比值与 MAFLD 的患病风险呈现负相关,即低骨骼肌量 / 内脏脂肪面积比值可以用作是除了传统的脂肪测定方法之外的、评估 MAFLD 风险的补充指标。此外研究表明,肥胖症患者的骨代谢标志物如血清钙、骨钙素水平低于正常人群,而 I 型胶原交联 C 末端肽水平则高于正常人群。

(四) 心脏代谢

肥胖已经公认为与 CVD 的发生发展密切相关,主要包括心脏动脉疾病和非缺血性心肌病。有研究对肥胖症人群测定了 13 种与心力衰竭相关的心肌标志物,包括 N 端 B 型利钠肽前体(N-terminal pro-B-type natriuretic peptide,NT-pro BNP)、中区 A 型利钠肽前体(mid-regional pro-A-type natriuretic peptide,MR-pro ANP)、心肌肌钙蛋白 T、C 反应蛋白、降钙素原、乳糖凝集素 -3、C 末端前内皮素 -1、中区促肾上腺髓质、纤溶酶原激活物抑制剂 -1 和肽素、肾素、醛固酮、胱抑素 C 等。结果显示,除了肾素,其余指标均与 BMI 存在相关性。其中,NT-proBNP、MR-proANP、C 末端前内皮素 -1 和醛固酮与 BMI 呈负相关,而其余指标则与 BMI 呈正相关,且 NT-pro BNP、MR-pro ANP 和心肌肌钙蛋白 T 与突发性心力衰竭的发生风险有关,NT-pro BNP 和心肌肌钙蛋白 T 的组合可以明显提高对肥胖或者超重人群发生心力衰竭的风险预测能力。

六、激素类

(一) 性激素

欧洲内分泌学会不推荐对女性肥胖症患者常规进行性

腺功能障碍检测,但推荐对月经失调和慢性无排卵 / 不孕的女性肥胖症患者进行性腺功能评估。其中,若是为了评估月经不规则,则建议检测卵泡刺激激素、黄体生成素、总睾酮、性激素结合球蛋白、雄烯二酮、雌二醇和催乳素。若是月经不规则但某种程度上可预测,那么则建议在卵泡形成的早期进行以上检测;若是为了评估排卵功能,那么可以检测卵泡刺激激素、黄体生成素、雌二醇、黄体酮和催乳素来评估性腺功能;而基于临床特征,当怀疑女性肥胖症患者同时患有多囊卵巢综合征时,则需要检测其是否存在雄激素过多,同时检测总睾酮、游离睾酮、雄烯二酮和性激素结合球蛋白。另外,最好还要同时检测卵巢形态和血糖。

同样,对于男性肥胖症患者,也不建议常规进行性腺功能减退的相关生化检测;但推荐临床医师先查找此类患者是否存在性腺功能减退的关键临床症状或体征。而当男性肥胖症患者存在性腺功能减退的临床症状时,则推荐检测总睾酮或者游离睾酮、性激素结合球蛋白、卵泡刺激激素、黄体生成素,并且检测睾酮时要使用特定年龄下的参考范围。

(二) 甲状腺激素

甲状腺功能减退的症状包括疲劳、抑郁、痉挛、月经紊乱、体重增加等,这些症状通常是非特异性的,且经常与肥胖症所产生的相关症状相混淆。通过血液检查可以很简单地诊断出甲状腺功能减退。尽管某些人群被认为是高风险,但并不推荐对普通人群常规筛查甲状腺功能减退,而肥胖却不属于此类范畴。已有研究结果显示,肥胖症人群的亚临床甲状腺功能减退的患病率要高于普通人群。通常,检测肥胖症患者的甲状腺功能是为了鉴别其肥胖的原因或者减重失败的原因。甲状腺激素在能量代谢中有重要作用,甲状腺功能减退可以通过增加脂肪量(由于静息能量消耗及体力活动量减少)和体液潴留(葡糖氨基葡聚糖累积)导致体重增加。当肥胖症患者伴有甲状腺功能减退时,其 CVD 和代谢综合征的发生风险也会增加,因为甲状腺功能减退会导致血脂水平异常,可能会增加血管风险。另外,不经治疗的甲状腺功能减退也会导致减重反复失败。因此,所有的肥胖症患者都推荐常规检测甲状腺功能,并且基于促甲状腺激素水平来检测甲状腺功能减退。如果促甲状腺激素水平上升,那么就应该检测游离甲状腺素(free thyroxine,FT$_4$)和抗甲状腺过氧化物酶抗体,但不推荐常规检测游离三碘甲状腺原氨酸(free triiodothyronine,FT$_3$)。且对肥胖症患者推荐应用与非肥胖症患者相同的正常激素参考值范围。

(三) 促肾上腺皮质激素 (皮质醇)

欧洲内分泌学会不推荐对肥胖症人群常规进行皮质醇

增多症的筛查；但根据临床表现，怀疑肥胖症患者存在皮质醇增多症时，则推荐进行相关生化检验。对于那些考虑接受减重手术的肥胖症患者，则也需要常规筛查皮质醇增多症。肥胖症病人的皮质醇增多症检测结果的正常参考值范围应与正常人群保持一致。如果患者正在接受类固醇治疗，则不推荐进行皮质醇增多症的检测；考虑检测皮质醇增多症时，推荐使用 1mg 过夜地塞米松抑制试验作为首选的筛查项目；如果 1mg 过夜地塞米松抑制试验结果为阳性，那么则推荐进行第二项生化检验：可以是 24 小时尿皮质醇，也可以是深夜唾液皮质醇。而对于所有已经确诊皮质醇增多症的患者，都需要测定促肾上腺皮质激素，然后再进行进一步的影像学检查，明确皮质醇增多症的病因 / 来源。

（四）肾素 - 血管紧张素 - 醛固酮

肥胖症患者最常见的并发症之一就是高血压，而高血压又是卒中、心肌梗死、心力衰竭和慢性肾脏病的主要危险因素。流行病学研究显示 65%~75% 的原发性高血压是因为超重或者肥胖导致的。合并肥胖的实验动物和人通常会有轻度的肾素 - 血管紧张素 - 醛固酮系统中大部分组分水平的增高，其中也包括血管紧张素 II 和醛固酮。肥胖症患者肾素 - 血管紧张素 - 醛固酮的激活与钠潴留和血压升高无关，尽管这两者在通常情况下是可以抑制肾素、血管紧张素、醛固酮的形成和分泌的。目前的理论认为肥胖症患者血管紧张素 II 的轻度升高是因为交感神经系统激活所导致的肾脏肾素功能增加、肾脏压迫以及其他一些因素如脂肪因子的影响等。而血浆醛固酮水平的升高则可能部分是因为血管紧张素 II 刺激了肾上腺醛固酮的分泌；另外，脂肪细胞起源的因子如瘦素等也可以刺激肾上腺产生醛固酮。

当肥胖症患者同时怀疑合并高血压时，可行肾素 - 血管紧张素 - 醛固酮的检测，区分高血压的类型及病因（肾上腺腺瘤、原发性高血压、肾上腺皮质球状带增生）。研究表明，肥胖的原发性醛固酮增多症患者更易合并糖脂代谢紊乱、睡眠呼吸暂停综合征及脂肪肝，且醛固酮水平与肥胖程度显著相关。

（五）生长激素

生长激素的缺乏会导致机体轻度的脂肪组织量上升和肌肉量减少，在接受生长激素替代治疗之后，这些微小的改变会被逆转，但肥胖本身并不能归因于生长激素的缺乏，生长激素的缺乏也并不是肥胖的主要原因。生长激素的分泌具有强烈的 24 小时波动性，因此基础的生长激素测定对评估生长激素轴并没有用处。这就需要进行刺激测试，即，使用可以引起生长激素释放的因子，如促生长激素释放激素、精氨酸或者胰岛素诱导的低血糖症等。因此，欧洲内分泌学会不推荐肥胖症人群常规检测胰岛素样生长因子 1/ 生长激素；只有在怀疑肥胖合并垂体功能减退的患者中才推荐行胰岛素样生长因子 1/ 生长激素检测；而如果决定检测胰岛素样生长因子 1/ 生长激素，则至少应该进行此两项的动态监测。

七、肿瘤标志物

肥胖目前的定义就是指 BMI 的升高，通常是脂肪组织过多的结果。脂肪组织是一个动态的内分泌器官，可以影响体内的能量稳态。脂肪组织过多通常会导致代谢性疾病、类固醇类激素分泌的改变以及慢性亚临床性的炎症。这些病理生理性的改变通常与肿瘤的发生发展有关。已经有研究表明，肥胖可以增加包括乳腺癌、结肠癌、前列腺癌、胃贲门癌、胆囊癌、子宫内膜癌、甲状腺癌等在内多种肿瘤的患病风险。因此，可对高风险的患者进行肿瘤标志物的检测，实现早发现、早干预、早治疗。

执笔：黄秀　温馨　马慧慧　葛佳莹

指导：曲伸

第三节　肥胖症的影像学及功能学检查

一、人体脂肪组织评估方法

脂肪组织主要由大量群集的脂肪细胞构成，聚集成团的脂肪组织由薄层的疏松结缔组织分隔成脂肪小叶，广泛分布于人体皮下及内脏器官周围。脂肪组织不仅参与机体的构建和能量的储存，也是重要的内分泌器官，脂肪细胞分泌脂肪酸及细胞因子和转录因子等物质，参与多种重要的病理生理过程：可以与人体的肝脏、大脑等进行"对话"，参与机体糖脂代谢,影响胰岛素敏感性、血压水平、血管内皮功能、纤溶活动及炎症反应等。脂肪组织分为白色脂肪组织(WAT)和棕色脂肪组织(BAT)两大类;按局部解剖部位分为:①总脂肪组织(total adipose tissue,TAT),是脂肪组织的总和,不包括骨髓和头部、手和脚的脂肪组织;②皮下脂肪组织(subcutaneous adipose tissue,SAT),为真皮和筋膜与肌肉之间的脂肪组织;③内部脂肪组织(internal adipose tissue,IAT),为 TAT 减去 SAT 的结果,包括内脏脂肪组织(visceral adipose tissue,VAT)和非内脏脂肪组织(non-visceral adipose tissue)以及脂肪组织异位和 BAT 等。

肥胖症及其相关疾病,包括 2 型糖尿病、胰岛素抵抗和心血管疾病,已经成为当今最大的健康问题之一。体脂肪分布包括内脏脂肪是代谢综合征发生、进展和死亡风险的重要诊断和预后指标。人体脂肪含量和分布的测定方法很多,大致可以分为直接测定法和间接测定法两种,常用间接测定法,包括排水法、水下称重法、皮褶厚度法、围度测量法、身体钾含量测定、体重指数(BMI)、皮肤人体测量学、生物电阻抗法和皮下脂肪含量等。这些方法简便易行,但是不能提供或仅提供有限的脂肪组织分布信息,无法评估局部体脂分布和特征,并不适用于所有种族或不同体型;这些方法也不能测定内脏脂肪和异位脂肪水平,而这两个部位脂肪分布与肥胖及其相关疾病有关。影像学技术包括双能X射线吸收法(DEXA)、计算机断层扫描(CT)、磁共振成像(MRI)、磁共振波谱(MRS)、放射性核素显像等,可以克服上述间接测定法的部分缺点,在体脂肪分布评估中发挥重要的作用。

(一) DEXA 检测体脂成分的临床应用

目前采用多重探测器及双能 X 射线扇形束,DEXA 发展为基于脂肪质量(fat mass,FM)、非骨瘦质量(lean mass,LM)和骨矿物质含量(bone mineral content,BMC)的 3 室模型进行体成分分子水平的评估技术,并缩短了扫描时间和改善了图像质量及等效精度。1981 年首先报道应用 DEXA进行身体组成成分的测定,1990 年首次应用该技术来测定肢体瘦组织含量。该技术可以评估全身和局部脂肪质量、非骨瘦质量、骨矿物质含量,并可在相同的扫描模式下测定全身骨密度(bone mineral density,BMD)。

DEXA 适应证及临床应用:内脏脂肪沉积和心血管疾病、胰岛素抵抗、2 型糖尿病、代谢综合征及全因死亡率等相关,而臀部和下肢脂肪(下半身脂肪)对机体起保护性作用。因此,DEXA 测量所得到的脂肪分布参数如 VAT、SAT 及其比值、腹部 - 臀部脂肪比(android fat to gynoid fat mass ratio,AGMR)、躯干 / 腿脂肪质量、内脏 / 臀部脂肪质量(VAT/gynoid fat mass)等具有重要的临床意义。其中 AGMR 和腹部脂肪质量与血脂异常及胰岛素抵抗相关。躯干 / 腿脂肪质量可以用来评估脂肪营养不良和脂肪萎缩的风险。DEXA 评估 VAT 与其他代谢生物标志物及 CT 结果相似,与全身 CT 测量脂肪量的一致性高,相关系数为 0.99。

(二) 正电子发射计算机体层显像(PET/CT)脂肪组织代谢显像

正电子发射体层成像(PET)是一种核医学成像技术,通过探测器接收标记示踪剂的正电子核素在体内发生湮灭时发出的方向相反、能量相等的 γ 光子,再经计算机重建成像,从而得到体内示踪剂分布图像,得到的图像通常与 CT 相结合,即所谓的融合成像(PET/CT)。PET/CT 融合图像弥补了 CT 定性困难和 PET 图像分辨率低的不足,实现了功能像在解剖结构上的定位,提高了诊断效率和准确率。PET/CT 脂肪组织代谢显像常用的显像剂是 ^{18}F- 氟代脱氧葡萄糖(^{18}F-fluorodeoxyglucose,^{18}F-FDG)和 ^{18}F- 氟 -6-硫十七烷酸(^{18}F-fluoro-6-thia-14-fluoro-heptadecanoic acid,^{18}F-FTHA)。^{18}F-FDG PET 显像结果提示,胰岛素依赖性的腹腔内脂肪组织对葡萄糖摄取率高于皮下脂肪组织,中心性肥胖症患者皮下和腹腔内脂肪摄取葡萄糖减少,这可能是由于腹腔内脂肪组织富含间质血管细胞,其中包括炎症细胞,导致葡萄糖摄取差异。虽然减重可以增加胰岛素敏感性,但是腹部脂肪组织对 FDG 的摄取并没有增加。FDG PET 还可以测量脂肪组织的血流量,随肌肉运动增加,其相邻脂肪组织血液流动也相应增加。脂肪酸 PET 显像发现腹腔内脂肪组织摄取游离脂肪酸比皮下脂肪组织高,体重增加后腹腔内游离脂肪酸摄取没有发生相应改变,而大腿部皮下脂肪组织对脂肪酸的摄取却减少,这些结果提示人体内不同脂肪库在利用葡萄糖和脂肪酸为代谢底物时可能存在异质性。因此,脂肪组织血流、葡萄糖和脂肪酸 PET/CT显像在了解肥胖症相关代谢性疾病的发生发展和指导糖尿病药物治疗方面可能会提供重要信息。

二、内脏脂肪组织检测

(一) PET 肝脏代谢显像

PET/CT 能对肝脏脂肪组织进行血流灌注显像,代谢显像主要是肝脏的葡萄糖(FDG PET)和 ^{18}F-FTHA 代谢显像。^{11}C 棕榈酸酯(palmitate)PET 动态和静态显像用于评估腹部和大腿部位脂肪组织对游离脂肪酸摄取率,研究发现该方法高估游离脂肪酸在腹部脂肪储存量,但是对大腿脂肪研究结果与脂肪组织活检结果一致,这对阐明人体体脂分布差异的机制有重要意义。其他脂肪代谢 PET 显像，如 ^{11}C- 乙酸盐（^{11}C-acetate，^{11}C-AC）、^{18}F- 氟代乙酸盐（^{18}F-fluoroacetic acid，^{18}F-FAC）和 2-^{18}F- 氟代丙酸（2-^{18}F-fluoropropionic acid，^{18}F-FPA）等，在肿瘤诊断中可弥补葡萄糖代谢的不足，但是目前在肝脂肪酸代谢中的临床应用尚未见报道。PET 显像发现肝脏中游离脂肪酸可以降低其对胰岛素依赖性葡萄糖的摄取，胰岛素依赖性游离脂肪酸的摄取与较高的体脂百分比和较少的身体活动有关。FDG PET 显像结果表明，虽然老年女性的阻力训练不影响肝脏或内脏脂肪对葡萄糖的摄取，但是能够减少内源性葡萄糖的产生。PET 显像结果也表明，NAFLD 可能与活动量减少引起的代谢障碍有关。

随着体内 MRS 和脂肪特异性 MRI 序列技术不断更新，肝脏脂肪组织含量测定对于了解肥胖在胰岛素抵抗和 2 型糖尿病发生发展中的作用具有重要意义。脂肪酸 PET/CT 代谢显像在早期定量评估肝脏异位脂肪、NAFLD 以及了解体脂分布方面有较好的潜力。多模态影像有望评估 NAFLD 患者的肝脏脂肪浸润、炎症和纤维化以及临床治疗反应。

（二）骨骼肌脂肪

肌肉间质内脂肪组织（extramyocellular lipid，EMCL）或肌肉内脂肪组织（intramyocellular lipid，IMCL）与肌周脂肪组织通常被称为肌间脂肪组织（intermuscular adipose tissue，IMAT）。肌肉内脂肪组织升高与胰岛素抵抗和心血管风险有关。骨髓脂肪浸润与骨健康的关系近来越来越引起人们的注意。因此，骨骼肌和骨髓脂肪评估具有重要意义。

DEXA、CT 和 MRI 是常用的评价肌肉脂肪的方法。DEXA 具有简便、可重复和准确率高的优点，是最常用的方法之一；其可评估肌肉和脂肪质量，但不能提供肌肉和脂肪组织的空间分布，CT、MRI 可以解决这一问题，以 MRI 检查更为准确。CT 检查价廉简便、速度快；不仅可以用来确定肌肉密度，还可以用来分割肌肉和脂肪组织，能够评估肌肉内脂肪组织含量。MRI 检测肌肉和骨髓无辐射，适合不同的患者群体以及儿科人群。MRS 是评估骨髓脂肪的重要方法，MRS 和放射性脂肪酸显像有望用于肌肉和骨髓中脂肪酸组成分析。

临床大部分采用螺旋 CT 扫描或靶扫描部位的多层面扫描进行肌肉研究，常用测量部位为大腿、股骨近端和躯干部位的骨骼肌，采集和重建参数在不同的研究中差异较大。目前专用外周 CT 扫描仪已用于上下肢肌肉和其脂肪组织成像。与 MRI 相比，CT 扫描骨骼肌脂肪的空间分辨率高，MRI 和 CT 的层厚和平面像素大小分别为 3mm 和 0.5mm，1mm 和 300μm。MRI 检测使纵向和介入性研究成为可能。

评估肌肉脂肪含量通常是 1.5T MRI，也有 3T、4T 和 7T 的报道。测量部位通常是小腿下部的肌肉、比目鱼肌、胫骨肌，偶尔还有腓肠肌，也有报道 ^{1}H-MRS 测量大腿、手臂、腰大肌和椎旁肌 IMCL。

Karampinos 等使用基于化学移位编码的水 - 脂肪 MRI 评估 2 型糖尿病和年龄匹配的健康对照组中骨骼肌脂肪组织的空间分布。与对照组相比，经 IMAT 体积校正的糖尿病患者肌肉内脂肪容积明显增大。与 T_1 加权成像相比，水 - 脂肪成像更有优势，可以把 IMAT 分为两个独立的区域，即肌肉内脂肪和肌肉间脂肪，分析骨骼脂肪组织的空间分布信息，这些信息是 T_1 测量不能获得的。基于 EMCL 比 IMCL 具有较高的表观扩散系数，扩散加权成像用来区分 IMCL 和 EMCL，目前仅限于体外和动物研究。Gallagher 等使用 MRI 测量全身 IMAT，多回波成像也被用来测量肌肉脂肪含量。IMCL 水平随着肌肉纤维类型的不同而发生变化，在氧化肌（如比目鱼肌）中含量最高，在糖酵解肌（如胫骨肌肉）中的水平低。

三、棕色脂肪组织临床检测

棕色脂肪组织（BAT）在肥胖症和代谢性疾病中有重要作用。BAT 的分布及活性与年龄、BMI 和外界温度相关，婴幼儿 BAT 主要分布在颈后部、锁骨上区、肩胛间、腋窝、心包、肾上腺及主动脉旁区，成年后逐渐消退。成人在冷刺激或其他激动剂等诱导下，在白色脂肪组织（WAT）和肌肉中出现形态类似 BAT 的组织，称为白色脂肪棕色化，也叫米色脂肪。成人 BAT 主要是米色脂肪，分布在颈部、锁骨上区、腋窝、纵隔、脊柱旁和上腹部等处。利用有效手段激活成人体内 BAT，并对其在体内的分布和活性进行评估是当前的热点研究。

无创性影像技术，包括放射性核素显像、MRI、超声成像、光学成像等对 BAT 活性的定位监测具有重要意义。放射性核素显像检测 BAT 主要包括 ^{18}F-FDG PET/CT，^{99m}Tc-甲氧基异丁基异腈（methoxyisobutylisonitrile，MIBI）和 ^{123}I-间 碘 苄 胍（metaiodobenzylguanidine，MIBG）SPECT/CT 也在 BAT 检测中发挥重要作用。目前 ^{18}F-FDG PET/CT 是检测 BAT 的"金标准"。

（一）BAT 激活方法

BAT 激活方法主要有冷刺激和拟交感神经活性激活。目前最常用的方法是冷刺激，一般在 16~17℃接受冷刺激 2 小时。拟交感神经药物 - 肾上腺素受体激动剂能够激活 BAT，肾上腺素受体拮抗剂能够抑制其代谢活性。选择性 $β_3$ 受体激动剂米拉贝隆能明显激活 BAT。近期研究发现,在没有合并肥胖症的 2 型糖尿病的南亚和欧洲男性患者中,胰高血糖素样肽 -1 受体激动剂能够增加 BAT 对 ^{18}F-FDG 的摄取,有望用于激活 BAT。T_3 通过解偶联 BAT 线粒体中 ATP 合成的电子传递激活产热,对产热相关的 BAT 线粒体自噬、活性和转化率有直接影响。因此甲状腺激素或类似物可能成为激活 BAT 的一种有效方法,并有可能是治疗肥胖症和代谢性疾病的潜在策略。

(二)临床应用

^{18}F-FDG PET/CT 是目前非侵入性检测 BAT 活性的主要手段和“金标准”。^{18}F-FDG 摄取高低存在个体差异。BAT 在冬季比夏季、女性比男性、正常 BMI 比肥胖中更常见。^{18}F-FDG PET/CT 主要用来研究 BAT 与各种疾病包括糖尿病、肥胖症、艾滋病、脂肪营养不良和骨质疏松等的关系。激活的 BAT 有助于葡萄糖的摄取和甘油三酯清除,诱导和激活 BAT 是治疗肥胖症的有效方法,但也存在争论,因为其对总能量消耗的贡献尚不清楚。BAT 在低 BMI、肥胖症和代谢性疾病个体中减少,在肥胖症患者中的活性降低,与 BMI 和体脂百分比呈显著负相关。在啮齿动物中,主动脉周围脂肪组织中存在 BAT 并与心血管保护有关。通过测量 BAT 中特定的代谢因子,有望为预防和治疗人类肥胖症开辟新的途径。

BAT 可能是 2 型糖尿病患者重要的潜在药理靶点,口服降血糖药物后对 BAT 结构和 / 或功能的影响可以为该领域的治疗提供进展。对接受 24 周吡格列酮治疗的 6 例患者进行 ^{18}F-FDG PET/CT 显像,发现冷刺激诱导的 BAT 葡萄糖摄取及体积未见明显变化。其他降血糖药是否影响 BAT 尚不清楚,有待于进一步研究。在啮齿动物中,睡眠调节与 BAT 适当的产热活动密切相关,对 118 名健康成年人 ^{18}F-FDG PET BAT 显像发现,其睡眠时间和质量与 BAT 体积或活动并没有直接的关系。

BAT 具有异质性的特点,目前至少有两种已知的谱系不同的棕色脂肪细胞,即“经典”和“可诱导”棕色脂肪细胞,这两种棕色脂肪细胞的共同点是大致呈多边形、中央核,含有多房脂滴,线粒体和解偶联蛋白 1 含量高。与 WAT 一样,BAT 也有不同类型和比例的脂肪细胞。两种细胞有不同的基因表达谱。^{18}F-FDG PET/CT 对 BAT 活性检测原理是相同的,故不能鉴别其谱系。由于 PET 的空间分辨率低于 CT,PET 和 CT 图像配准不当以及部分容积效应可导致对 BAT 体积的高估。又由于信号与噪声的限制,是否能可靠、灵敏地检测脂肪库中小部分 BAT 有待观察,这也是未来研究方向之一。

执笔:贾成友　林紫薇

指导:赵炳辉　马超

第四节　肥胖症的基因及分子生物学诊断

肥胖症是遗传因素与众多环境因素(如暴饮暴食和 / 或减少体力活动)相互作用的结果。通过队列研究、以肥胖先证者及双亲为核心的家系研究,以及应用更快、更精确的基因筛查工具,肥胖症分子机制的研究在过去几年中取得了巨大进展。特别是伴随全外显子组测序(whole exome sequencing,WES)或全基因组测序(whole genome sequencing,WGS)技术的普及,越来越多的肥胖症相关的新综合征或由单基因功能改变(即单基因肥胖)引起的新肥胖症类型被不断发现。有许多来自近亲婚配家庭的患者,以常染色体隐性方式遗传,表现出严重肥胖特征,且排除了已知肥胖症基因突变,提示存在新的肥胖致病基因。高密度单核苷酸多态性(SNP)微阵列的开发及其在自体基因图谱中的应用为鉴定此类谱系中的肥胖基因提供了一种有效的方法。比较基因组杂交(comparative genomic hybridization,CGH)阵列可用于识别常规核型分析无法识别的细微染色体重排(小于 5Mb)。上述患有严重肥胖、发育迟缓和结构 / 畸形特征的患者,通常在其家庭中单独受累(双亲正常),这意味着可能发生新发突变或染色体重排,因此适合于微阵列分析或全基因组分析。

肥胖症的临床表现取决于致病基因:单基因肥胖症表现出内分泌失调相关的罕见、严重、早发肥胖症。此类肥胖症受遗传学的影响很大,受环境因素的影响很小。从最早发现的肥胖基因突变导致的 ob/ob 小鼠广泛应用于科研,到目前为止,已发现 100 多种综合征与肥胖相关寡基因突变相关,如黑素皮质素 -4 受体(*MC4R*)等,其特征是肥胖的严重程度可变,部分取决于环境因素和缺乏特定表型。这种类型的肥胖症占成人和儿童肥胖症的 2%~3%；很显然，这一比例被明显低估了。

如前所述，这种形式的肥胖主要是由于参与食物摄入调节的瘦素 / 黑素皮质素轴的基因突变 (*Lep* 和 *LepR*、*POMC*、*PC1*) 或与这些途径相关的特定基因突变。此外，在过去几年中还发现了多个新的突变综合征性肥胖，此类患者除肥胖外，还表现出其他特征，如智力落后、畸形特征和器官特异性发育异常等。普拉德 - 威利综合征 (PWS) 和巴尔得 - 别德尔综合征 (BBS) 是最常与肥胖相关的两种综合征。这些罕见的肥胖症与多基因肥胖症不同，后者是最常见的临床表现，每个易感基因对体重仅产生轻微影响。这些基因的累积贡献将被"肥胖"生活方式 (如过度喂养、久坐、压力过大等) 放大。单个多基因变异筛选的意义有限，但罕见的肥胖致病基因鉴定在临床上很重要，因为它不仅有助于了解肥胖症的病理生理学，还可以辅助临床诊疗。*PLOS Genetics* 等杂志近期发表的系列研究陆续发现了一些防止体重增加的基因，这些与肥胖症直接相关的基因的发现，有望为预防和治疗肥胖症及肥胖症相关疾病提供出路。

对重度肥胖的儿童和成人的评估应针对潜在内分泌和神经系统疾病进行筛查，确定遗传疾病，以便进行遗传咨询，选择合适的治疗方案。如果肥胖与智力缺陷和 / 或行为困难有关，遗传测试应至少包括高分辨率核型、15 号染色体的甲基化分析 (针对 PWS)、*FMR1* 基因分析 (针对脆性 X 染色体综合征) 以及染色体微阵列分析 (chromosomal microarray analysis，CMA) 和比较基因组杂交 (CGH) 阵列研究。若发现 15q11-q13 甲基化异常，则需要进行基因分析，以确定解释 PWS 的潜在基因机制 (缺失、二倍体或印迹中心异常)。需要指出，在分析单基因异常 (*SIM1*、*MAGEL2*、*NTRK2*、*MYT1L*、*RAI1*) 时，需要考虑基因型与临床表型的一致性。如果肥胖与视网膜营养不良相关，应关注纤毛异常疾病，尤其是 BBS。对于与内分泌异常相关的严重早发性肥胖，提示单基因肥胖，有必要对候选基因 (*Lep*、*LepR*、*POMC*、*PCSK1*) 进行直接测序以确认诊断，可能检测到导致"瘦素 - 黑素皮质素轴"的纯合或复合杂合突变；此外还需要通过分离分析对家庭成员进行测试，以评估发病风险。在早发、严重和孤立性肥胖的情况下，通过直接测序 *MC4R* 基因 (1 个外显子) 来检测 *MC4R* 突变。

整体而言，目前肥胖症遗传诊断方法与技术已经成熟，但是在重度肥胖、早发性肥胖、家族性肥胖的临床诊断中应用很少，尚需要不断普及推广提升肥胖症的诊断、治疗水平。

执笔：倪梦杉　陈延茹　沈重嵘　林惠彬

指导：王计秋

参考文献

[1] 中华人民共和国国家卫生和计划生育委员会. 中华人民共和国卫生行业标准——成人体重判定 (WS/T 428—2013). 北京：中国标准出版社, 2013.

[2] 中华医学会糖尿病学分会. 中国 2 型糖尿病防治指南 (2020 年版). 中华糖尿病杂志, 2021, 13 (4): 315-409.

[3] BAO Y, LU J, WANG C, et al. Optimal waist circumference cutoffs for abdominal obesity in Chinese [J]. Atherosclerosis, 2008, 201 (2): 378-384.

[4] STRENG K W, VOORS A A, HILLEGE H L, et al. Waist-to-hip ratio and mortality in heart failure. Eur J Heart Fail, 2018, 20 (9): 1269-1277.

[5] MARRA M, SAMMARCO R, DE LORENZO A, et al. Assessment of body composition in health and disease using bioelectrical impedance analysis (BIA) and dual energy X-ray absorptiometry (DXA): A critical overview. Contrast Media Mol Imaging, 2019, 2019: 3548284.

[6] MANDLEBE B, ORUNDAMI O I, LYNCH L A, et al. Maternal thrombin generation and D-dimer levels in obesity and pregnancy: Results from the maternal thrombin generation in obesity and pregnancy (MaTOPs) study. Blood Coagul Fibrinolysis, 2021, 32 (6): 394-400.

[7] MACKOWIAK-LEWANDOWICZ K, OSTALSKA-NOWICKA D, ZAORSKA K, et al. Chronic kidney disease predictors in obese adolescents. Pediatr Nephrol, 2022, 37 (10): 2479-2488.

[8] LOUREIRO L M, CORDEIRO A, BARBOZA L, et al. Evaluation of liver metabolism biomarkers in metabolic associated fatty liver disease according to obesity phenotype. J Am Nutr Assoc, 2023, 42 (2): 140-147.

[9] ROHM T V, KELLER L, BOSCH A J T, et al. Targeting colonic macrophages improves glycemic control in high-fat diet-induced obesity. Commun Biol, 2022, 5 (1): 370.

[10] SUTHAHAR N, MEEMS L M G, GROOTHOF D, et al. Relationship between body mass index, cardiovascular biomarkers and incident heart failure. Eur J Heart Fail, 2021, 23 (3): 396-402.

[11] CHEN K Y, CYPESS A M, LAUGHLIN M R, et al. Brown adipose reporting criteria in imaging studies (BARCIST 1. 0): Recommendations for standardized FDG-PET/CT experiments

in humans. Cell Metab, 2016, 24 (2): 210-222.

[12] DE-LIMA-JUNIOR J C, RODOVALHO S, VAN DE SANDE-LEE S, et al. Effect of pioglitazone treatment on brown adipose tissue volume and activity and hypothalamic gliosis in patients with type 2 diabetes mellitus: A proof-of-concept study. Acta Diabetol, 2019, 56 (12): 1333-1339.

[13] FRAUM T J, CRANDALL J P, LUDWIG D R, et al. Repeatability of quantitative brown adipose tissue imaging metrics on positron emission tomography with (18) F-fluorodeoxyglucose in humans. Cell Metab, 2019, 30 (1): 212-224.

[14] FRUHBECK G, BUSETTO L, DICKER D, et al. The ABCD of obesity: An EASO position statement on a diagnostic term with clinical and scientific implications. Obes Facts, 2019, 12 (2): 131-136.

[15] HOLLSTEIN T, PIAGGI P. Metabolic factors determining the susceptibility to weight gain: Current evidence. Curr Obes Rep, 2020, 9 (2): 121-135.

[16] OLIVEROS E, SOMERS V K, SOCHOR O, et al. The concept of normal weight obesity. Prog Cardiovasc Dis, 2014, 56 (4): 426-433.

[17] PASQUALI R, CASANUEVA F, HALUZIK M, et al. European Society of Endocrinology clinical practice guideline: Endocrine work-up in obesity. Eur J Endocrinol, 2020, 182 (1): G1-G32.

[18] SAARMA M, GOLDMAN A. Obesity: Receptors identified for a weight regulator. Nature, 2017, 550 (7675): 195-197.

[19] YOKOTA F, OTAKE Y, TAKAO M, et al. Automated muscle segmentation from CT images of the hip and thigh using a hierarchical multi-atlas method. Int J Comput Assist Radiol Surg, 2018, 13 (7): 977-986.

第六章　肥胖的相关疾病及并发症评估

第一节　肥胖的并发症及鉴别

2016年美国临床内分泌医师协会(AACE)发布的《肥胖患者综合医疗管理临床实践指南》明确指出,由肥胖引起或加重的主要并发症包括:糖尿病前期/2型糖尿病(T2DM)、代谢综合征、血脂异常、高血压、心血管疾病、非酒精性脂肪肝/非酒精性脂肪性肝炎(NASH)、多囊卵巢综合征(PCOS)、女性不孕、男性性腺功能减退、阻塞型睡眠呼吸暂停(obstructive sleep apnea)、哮喘/反应性气道疾病、骨关节炎、压力性尿失禁、胃食管反流病(gastroesophageal reflux disease,GERD)、抑郁症等。

一、肥胖与糖尿病

肥胖症是糖耐量减低及T2DM独立危险因素。据报道,我国成人超重和肥胖的患病率从2000年的37.4%和8.6%分别增长至2014年的41.2%和12.9%。我国超重和肥胖人口中,T2DM的患病率分别为12.8%和18.5%。其中,中心性肥胖患者占比高达45.4%。肥胖症与T2DM共享多种发病途径,除了某些遗传背景的交叉,还涉及促炎因子(肿瘤坏死因子和IL-6)、胰岛素抵抗、线粒体功能障碍和内质网应激等,这些潜在机制相互作用,共同促进T2DM发生。越来越多的证据也表明,科学的减重方式可改善糖代谢,降低糖尿病风险。

(一)胰岛素抵抗

胰岛素抵抗是T2DM主要特征之一。肥胖症与胰岛素抵抗的关联主要涉及以下三个机制:①炎症,脂肪因子/细胞因子包括肿瘤坏死因子(TNF)、抵抗素和视黄醇结合蛋白4等生成增加,均可通过多种途径促进胰岛素抵抗的发生,例如,TNF-α可通过激活转录因子NF-κB,促进多种炎症介质如IL-6和TNF-α的转录;抑制NF-κB激酶β亚基抑制因子(inhibitor κB kinase β,IKK β);或直接抑制胰岛素受体底物-1(insulin receptor substrate-1,IRS-1)丝氨酸残基磷酸化而诱导炎症相关的胰岛素抵抗;②异位脂肪沉积,如

脂肪沉积在肝脏和骨骼肌等部位,可引起相应部位的胰岛素代谢异常;③线粒体功能障碍,可表现为线粒体质量和/或功能的损害,从而降低胰岛素敏感性,同时损害胰岛β细胞功能。此外,肥胖症还与中枢胰岛素抵抗有关,后者影响食欲和全身能量代谢。

(二)胰岛β细胞功能失调

肥胖所致的系统性胰岛素抵抗早期,机体往往可通过代偿性增加胰岛β细胞胰岛素分泌来维持正常的血糖水平。研究也表明,血糖正常的肥胖症个体其胰岛β细胞的数量增多、功能增强。因此,胰岛β细胞功能进行性失代偿也被认为是肥胖诱导糖尿病的机制之一。该过程的病理生理机制目前尚不明确,有研究认为可能涉及遗传或表观遗传因素。例如,β-arrestin-1是一种维持肥胖-胰岛素抵抗小鼠的胰岛β细胞增殖和功能至关重要的细胞内蛋白。研究发现,小鼠β-arrestin-1缺陷可通过下调*Pdx1*表达水平影响胰岛β细胞增殖和葡萄糖稳态。而PDX1缺乏被证实是肥胖-糖尿病小鼠的胰岛功能无法代偿超负荷饮食的重要原因。简单来说,正常情况下,胰岛β细胞的代偿性增殖能有效延缓甚至阻止因某些原因导致胰岛素抵抗的患者进展为T2DM。而肥胖本身一方面促发全身胰岛素抵抗,另一方面损害胰岛β细胞针对胰岛素抵抗的代偿能力,胰岛素分泌相对不足又进一步加重血糖、游离脂肪酸和其他营养物的代谢障碍从而恶化营养过剩问题,最终导致T2DM发生。

与非肥胖T2DM患者相比,肥胖相关的T2DM主要表现为:①胰岛素抵抗更加严重;②血糖控制更加困难;③减重及维持体重难度更大;④肥胖症和糖尿病存在的其他代谢异常协同作用进一步增加T2DM的慢性并发症的发生风险,如慢性肾脏病、心脑血管疾病、胃食管反流病及慢性肝病等,极大降低患者的生活质量。

除T2DM外,肥胖症也与某些继发性糖尿病有关。研

究指出,肥胖可增加急性胰腺炎的发病率,且可加重急性胰腺炎的病情及其严重程度。肥胖诱导急性胰腺炎的机制可能包括:①脂肪过度沉积在胰周和腹膜后间隙,使腹压增高,加重胰腺出血及坏死;②脂肪分解释放出大量游离脂肪酸,直接或间接损伤胰腺微循环;③肥胖常伴发多种代谢改变,如脂质代谢紊乱及胰岛素抵抗,增加对致炎因素的敏感性;④过多脂肪堆积分泌多种脂肪细胞因子,如瘦素及肿瘤坏死因子等,与急性胰腺炎的严重程度密切相关。与非肥胖的急性胰腺炎患者相比,肥胖合并急性胰腺炎患者往往具备以下临床特点:①发热、腹痛、恶心呕吐等急性胰腺炎病情较重;②更易发生血糖、血脂水平及胰岛素抵抗增加等代谢改变;③过多的脂肪组织将释放瘦素及TNF等与急性胰腺炎密切相关的细胞因子,大大增加发生炎症反应的概率;④住院治疗时间较长,发生重症急性胰腺炎和局部并发症的风险和病死率明显增加。

二、肥胖与血脂异常

肥胖症与总胆固醇(TC)、低密度脂蛋白胆固醇(LDL-C)和甘油三酯(TG)水平升高,高密度脂蛋白胆固醇(HDL-C)水平降低有关。胰岛素抵抗是肥胖相关血脂异常发生发展的主要驱动力。胰岛素对脂质代谢有以下作用:①通过抑制激素敏感性脂肪酶(hormone-sensitive lipase,HSL)而抑制脂肪分解,从而控制血游离脂肪酸的水平;②促进肝脏3-羟基-3-甲基戊二酰辅酶A还原酶去磷酸化,激活该酶并促进胆固醇合成;③促进载脂蛋白B-100降解,抑制肝脏极低密度脂蛋白(very low density lipoprotein,VLDL)的生成及分泌;④刺激富含TG的脂蛋白降解。因此,在胰岛素抵抗状态下,富含TG的脂蛋白清除延迟,游离脂肪酸和VLDL生成增加等,最终导致高脂血症。

脂肪因子在肥胖症相关脂质代谢异常中也发挥一定作用。比如,瘦素水平与脂肪含量成正比,而瘦素水平也与脂质和脂蛋白水平呈正相关。肥胖症患者还常伴随脂联素水平的下降。既往研究证实,脂联素与血浆载脂蛋白AI分解减少和HDL-C浓度升高有关。脂联素还可通过上调骨骼肌脂蛋白脂肪酶(LPL)的基因表达而增强其活性,从而降低血浆TG浓度。此外,参与肥胖症相关脂代谢异常的脂肪因子还包括抵抗素、TNF-α、脂肪因子Sfrp5等。

另外有研究表明,肥胖症人群维生素D缺乏的发病率明显升高。多数研究发现,维生素D缺乏与TC、LDL-C、HDL-C和TG水平升高有关。维生素D可能通过甲状旁腺激素(PTH)和血钙水平的变化影响脂质代谢。众所周知,甲状旁腺功能亢进症是导致脂质代谢异常的不利因素

之一,而血钙升高则会增加肠道脂肪排泄,同样可影响血浆脂质谱。

三、肥胖与高血压

美国一项研究表明,肥胖症成人患高血压的风险可增加3.5倍,同时,约有60%的高血压可能归因于肥胖。中国一项纳入24万成人横断面调查资料显示,超重患者发生高血压的风险是正常体重者的3~4倍;肥胖症患者中90%以上发生高血压及糖脂代谢紊乱或并发其他危险因素;中心性肥胖患者发生高血压的风险是腰围正常者的4倍以上。最近一项中国成人超重和肥胖与高血压发病的8年随访研究显示,低体重组、正常体重组、超重组及肥胖组的年龄标化高血压累积发病率分别为21.6%、30.6%、42.4%和50.8%,且高血压发病率随着BMI的升高而升高。

此外,根据一项针对超过57 000例分别来自德国、奥地利和瑞士的超重/肥胖儿童的研究估计,20%~40%的超重/肥胖儿童存在原发性高血压。同样,另一项针对63 025例超重/肥胖儿童和青少年的数据也指出,原发性高血压是儿童超重/肥胖的主要并发症之一。肥胖相关高血压的发生机制较为复杂,除了遗传和环境因素外,目前认为主要与交感神经系统、肾脏和肾上腺功能、内皮、脂肪因子和胰岛素抵抗有关。

(一)遗传与环境

机体脂肪分布在一定程度上受遗传因素决定,其中某些遗传因素也是肥胖症个体倾向于发生高血压的原因。例如,加拿大一项针对120个早发性高血压家系的研究,利用全基因组扫描技术明确了1号染色体上一组重叠的数量特征基因位点,可同时控制BMI、舒张压、空腹胰岛素和瘦素等表型。某些环境因素也是肥胖症和高血压共病的原因之一,如吸烟、饮酒和不良的饮食生活习惯等。

(二)交感神经系统

多项研究证实,肥胖症患者的交感神经系统兴奋性增高,神经传导活动增强,循环去甲肾上腺素水平和心率升高,而肥胖相关高血压的发生与这种交感神经系统激活的程度密切相关。此外,神经显微影像学研究发现内脏脂肪更丰富的个体其交感神经系统激活程度更高,交感神经活性与腰围或腰臀比呈显著正相关。多项研究支持这种观点,认为中心性肥胖是肥胖相关高血压重要的决定因素之一。

动脉压力感受器是抑制交感神经过度兴奋的主要调节者,其对维持心血管稳态具有重要意义。研究发现,在肥胖相关高血压患者中,动脉压力感受器对交感神经兴奋的抑

制作用显著受损。随着肥胖的加重，以及肥胖相关的呼吸改变、慢性间歇性缺氧和阻塞型睡眠呼吸暂停等病变的出现，心肺感受器和化学感受器也可能出现相应的反射功能受损，从而导致肾上腺素能神经系统亢进。

（三）肾脏与肾上腺

研究表明，肥胖症患者肾脏交感神经兴奋性增高，肾素-血管紧张素-醛固酮系统（renin-angiotensin-aldosterone system，RAAS）激活，在某些脂肪因子等的共同促进下，盐皮质激素水平增加，导致肾小管钠排泄障碍和重吸收增加，引起水钠潴留。同时，内脏脂肪沉积压迫肾小管和血管，引起肾单位损伤及肾小球硬化。这些作用相互影响，共同导致血压的升高。实际上，在肥胖合并高血压患者中观察到，血管紧张素Ⅱ受体阻滞剂能够通过显著降低交感神经系统活性而达到有效降压。交感神经系统和 RAAS 的活性下降也是减重手术能有效改善患者术后血压的机制之一。此外，还有一些证据表明，下丘脑-垂体轴参与交感神经系统的激活、皮质醇参与 RAAS 的激活等过程均可能在肥胖相关高血压的发病过程中发挥一定作用。

（四）血管内皮与氧化应激

不管是在中枢还是在外周水平，一氧化氮（NO）、活性氧（ROS）、内皮素（endothelin，ET）等调节血管紧张性的重要元素，是肾上腺素能神经影响血管功能的关键所在。证据表明，当交感神经末梢神经元重摄取去甲肾上腺素受损，外周 α-肾上腺素能受体下调时，可直接影响血管壁儿茶酚胺、血管紧张素Ⅱ、胰岛素、瘦素和内皮衍生物等物质的相互作用。肥胖相关高血压也常伴随一氧化氮合酶-1（nitric oxide synthase-1，NOS-1）活性降低、NO 可利用率下降，这与血管内皮氧化应激增加有关。此外，肥胖导致的线粒体氧化功能缺陷、高血浆脂肪酸浓度暴露及超氧化物生成增多等，均可使氧耗与 ATP 生成过程解偶联，从而显著损害心肌能量代谢。

（五）脂肪因子

脂肪组织产生的两种重要产物——瘦素和脂联素，可通过调节动脉张力影响血压。研究发现，高瘦素水平是高血压发病的独立预测因子。瘦素通过调节肾脏交感神经兴奋性和棕色脂肪组织产热作用等途径，影响血压和能量代谢。脂联素被证实可通过内皮依赖性机制抑制动脉血压升高，而肥胖症患者往往出现脂联素水平下降。

（六）胰岛素抵抗

基础和临床研究表明，肥胖伴随的慢性高胰岛素血症和炎症，可通过激活交感神经兴奋性，加重氧化应激和血管功能障碍，促进外周血管阻力增加。高胰岛素血症还可促

进肾小管钠和尿酸重吸收。血尿酸水平升高同样可促进高血压的发生发展。一项长达 21.5 年的随访研究表明，血尿酸是高血压的独立预测指标。尿酸水平升高也是青少年肥胖合并原发性高血压的典型特征，可用于鉴别白大褂高血压和继发性高血压。此外，胰岛素还有抗利尿、刺激血管平滑肌生长、增强内源性血管紧张素敏感性和损害内皮依赖性血管舒张因子等作用，这些均可促进动脉血压的升高。

与非肥胖的高血压患者相比，肥胖相关高血压患者往往具有以下特征：①体型肥胖；②常伴发多种代谢性疾病，如 T2DM、胰岛素抵抗、血脂异常、脂肪肝及代谢综合征等，增加患者的经济负担；③心血管事件发生风险显著增加，如冠心病、动脉粥样硬化、心力衰竭及心肌梗死等，增加了致死率和致残率；④肥胖相关高血压患者的血压控制更加困难。对于减重手术前服用 2 种以上抗高血压药者，减重术后高血压很难缓解。

四、肥胖与心脑血管疾病

研究表明，肥胖是动脉粥样硬化、冠状动脉粥样硬化性心脏病、心肌病、心力衰竭等心血管疾病（CVD）的危险因素。中心性肥胖是 CVD 的主要危险因素，即使是体重正常的个体，高腰围也提示较高的 CVD 风险，并且是 CVD 相关死亡风险的独立预测指标。美国弗雷明汉心脏研究对 5 209 例受试者进行了 26 年的随访观察，发现冠心病发病率随肥胖指标的增加而增加，且在年轻人中危险性更大。最近一项大样本的前瞻性研究中对 36 509 例接受冠状动脉钙化检测的受试者进行了为期 11.4 年随访，发现与 BMI 正常组相比，超重及肥胖人群具有显著更高的冠状动脉钙化风险。此外，肥胖症患者发生冠心病等心血管疾病风险及全因死亡率显著增加。同样，即使是"代谢正常性肥胖（MHO）"个体，持续的肥胖仍然促进心力衰竭的发生。还有研究指出，不管是否合并糖尿病，随着 BMI 的增加，心肌微循环灌注功能均发生减退。Baena-Díez 等在低危地中海人群中开展的前瞻性队列研究中，对 35 275 例患者进行了 10 年随访，发现肥胖组和非肥胖组心力衰竭发生率分别为 4.7% 和 1.6%。对于 BMI ≥ 30kg/m² 者，BMI 每增加 1 个单位，心力衰竭风险增加 2.45 倍。目前越来越多的证据还显示，过度肥胖显著增加心律失常风险，如心房颤动（简称房颤）及恶性心律失常所致的心脏性猝死。中国的一项横断面研究证实，BMI 与房颤的发生风险呈明显正相关。此外，肥胖症也是脑梗死的独立危险因素。Strazzullo 等开展的一项包括 25 项研究 2 274 961 例受试者的荟萃分析表明，超重、肥胖人群发生缺血性脑卒中的风险分别是正常

BMI 人群的 1.22 倍和 1.64 倍。

肥胖通过直接影响心肌和心脑血管系统以及间接通过其他肥胖相关的共病，共同影响心脏功能。第一，肥胖可通过多种机制促进动脉粥样硬化，主要包括胰岛素抵抗、炎症和内皮功能障碍等，这是冠状动脉粥样硬化性心脏病的基础。此外，冠状动脉微血管是调节冠状动脉血流的关键因素。肥胖相关的内皮功能障碍和小血管重塑所致的冠状动脉微血管异常也是冠状动脉粥样硬化性心脏病的进展因素之一。冠状动脉粥样硬化性心脏病可引起心脏收缩功能障碍，并最终导致射血分数降低的心力衰竭。第二，肥胖可直接导致心肌脂肪积聚、心肌细胞肥大、心肌纤维化，从而导致左心室舒张功能不全，促进射血分数保留的心力衰竭发展。一项研究发现，心包异位脂肪库与全因心血管疾病、冠状动脉粥样硬化性心血管疾病和心力衰竭的风险增高相关。在 Rancho Bernardo 的研究中，心包脂肪每增加 1 个标准差(standard deviation, SD)，全因死亡风险增加 34%。心外膜脂肪异位脂肪库指心肌外壁和心包内脏层之间的内脏脂肪。这种脂肪组织通常来源于胚胎棕色脂肪组织，并可通过旁分泌信号或通过脉管壁向脉管系统释放细胞因子和趋化因子。研究表明，心外膜脂肪组织厚度与血压、胰岛素抵抗和血脂异常均显著相关。研究还发现，心外膜脂肪厚度与女性睡眠呼吸暂停的严重程度相关，且这种相关性独立于 BMI 存在，而睡眠呼吸暂停已知与较高的 CVD 风险相关。此外，肥胖对左心室构造和功能的影响还可能与以下几种因素有关：①全身内脏脂肪分布及其分泌的脂肪因子、炎症因子等；②胰岛素抵抗和高胰岛素血症所致的促生长作用；③肥胖相关高血压加重心肌重塑；④肥胖相关阻塞型睡眠呼吸暂停所致夜间高血压、肾上腺素能刺激和慢性低氧血症等，这些因素均促进或加重左心室重构和功能障碍。

与非肥胖冠心病患者相比，肥胖冠心病患者往往具有以下临床特征：①因肥胖症及冠心病发病率均呈年轻化趋势，故肥胖冠心病患者发病年龄更早；②多支血管病变多、病变弥漫、急性冠脉综合征发病率高；③肥胖常伴发高血压、糖尿病、胰岛素抵抗、血脂异常及代谢综合征等，进一步加速动脉粥样硬化的发展，增加冠心病及随后发生心肌梗死、卒中和猝死的风险；④血清炎症指标如超敏 CRP、TNF-α、IL-6 及脂肪细胞因子瘦素和抵抗素等水平升高；⑤肥胖冠心病患者冠状动脉粥样硬化的狭窄程度更重、范围更大、数量更多；⑥肥胖冠心病患者具有病死率降低及预后好的特点，存在"肥胖悖论"，但需进一步研究证实。

与非肥胖心力衰竭患者相比，肥胖心力衰竭患者往往具有以下临床特征：①体型肥胖，运动耐力减弱，运动时双室充盈压力升高，肺血管扩张储备降低；②左心室重构及右心室扩张更严重，血容量及心外膜心脏容积更大，但 NT-pro BNP 水平更低；③易并发其他心血管危险因素，如高血压、糖尿病及脂肪肝等，经济负担较重；④肥胖心力衰竭患者比正常体重或低体重心力衰竭患者病死率低，预后好，同样存在"肥胖悖论"。

除外原发疾病特点，与非肥胖房颤患者相比，肥胖所致的房颤患者常具有以下特点：①体型肥胖；②可促进阵发性房颤进展为持续性房颤，加重房颤的症状和负荷；③可能增加房颤射频消融术后并发症及复发风险，但目前存在争议；④常伴发多种合并症，如高血压、糖尿病及血脂异常等，进一步增加房颤的发生风险及临床治疗负担。

与非肥胖脑梗死患者相比，肥胖相关脑梗死患者常具有以下临床特征：①体型肥胖，尤其中心性肥胖更明显；②发生胰岛素抵抗、高血压、高血脂、高血糖及心血管疾病等合并症的比例更高，风险更大；③脂肪细胞因子(如瘦素、抵抗素等)及炎症因子(如 IL-6、TNF-α 等)的水平更高；④肥胖症患者脑梗死发生风险增加，但病死率降低，该现象尚需更多的基础及临床研究证实。

五、肥胖与代谢综合征

代谢综合征包括腰围增加、高甘油三酯血症、低 HDL-C 水平、高血压以及糖耐量异常等。机体处于正能量平衡时，可将多余的能量储存在胰岛素敏感的皮下脂肪组织中，从而维持机体代谢平衡。然而，一旦这类皮下脂肪组织缺乏、出现功能障碍或胰岛素抵抗，将无法进一步满足对能量过剩的代偿，使过多的 TG 出现异位沉积，如沉积在肝脏、心脏、骨骼肌和内脏脂肪组织等部位。这种能量分配"缺陷"对代谢产生的影响包括中心性肥胖、胰岛素抵抗、血脂异常、炎症和动脉粥样硬化性血栓形成，这些均为代谢综合征的特征范畴。

肥胖症还与尿酸代谢紊乱有关，也是痛风日益流行的重要驱动因素。研究指出，与非肥胖人群相比，肥胖人群发生痛风的相对风险升高约 2.84 倍。一半至七成以上的痛风及高尿酸血症患者体重超过正常范围。JAMA 子刊研究发现：在保持体重(BMI<25kg/m²)的同时，加上不饮酒或终止高血压膳食疗法(the dietary approaches to stop hypertension, DASH)，分别能预防 43% 与 33% 的痛风风险；如果能做到上述三点，则能预防 69% 的病例。但是在 BMI≥30kg/m² 男性中，哪怕做到上述三点，痛风风险也没有降低。充分说明了保持正常体重是其他因素发挥对痛风

的干预作用的前提。

与非肥胖痛风患者相比，肥胖合并痛风患者具有的临床特征包括：①痛风发病年龄更早；②痛风发作时血尿酸水平更高；③更易伴发高血压、高血脂、空腹血糖受损、脂肪肝及代谢综合征等代谢改变；④男性肥胖痛风患者的受累关节更多。

六、肥胖与女性多囊卵巢综合征、不孕不育

多囊卵巢综合征（PCOS）是一类以卵巢排卵障碍为主的疾病，主要表现为月经不规则、高雄激素临床表现（多毛、痤疮等）和/或生化表现、卵巢呈多囊样形态。鉴于 PCOS 的临床表型异质性较大，PCOS 患者的临床分型可分为代谢表型和生殖表型。代谢表型根据 PCOS 患者是否伴有肥胖或胰岛素抵抗进行分类；生殖表型则是根据美国国立卫生研究院（National Institutes of Health，NIH）共识小组的建议，将 PCOS 分为以下四种生殖表型：①表型 A，高雄激素血症 + 排卵功能障碍 + 多囊卵巢形态；②表型 B，高雄激素血症 + 排卵功能障碍；③表型 C，高雄激素血症 + 多囊卵巢形态；④表型 D，排卵功能障碍 + 多囊卵巢形态。其中，表型 A 和表型 B 又称为"经典"PCOS 表型，这两类表型的患者出现月经紊乱、高胰岛素血症、肥胖以及代谢综合征风险明显升高。

肥胖症与 PCOS 的发生发展密切相关。据报道，50% 的 PCOS 患者伴有超重或肥胖，而与年龄和体重指数（BMI）匹配的对照组相比，PCOS 患者的内脏脂肪含量明显增加。现认为，肥胖尤其是内脏脂肪含量的增加触发机体炎症反应，促进胰岛素抵抗，机体产生代偿性的高胰岛素血症，一方面可降低肝脏性激素结合球蛋白和胰岛素样生长因子结合蛋白的分泌，增加血液循环中睾酮，另一方面可增加卵巢卵泡膜细胞对黄体生成素（LH）的刺激敏感性，刺激卵巢和肾上腺分泌雄激素，进一步抑制卵巢排卵。此外，雄激素可通过抑制脂肪分解和促进脂肪生成进一步促进内脏脂肪聚集和胰岛素抵抗。

PCOS 除了影响女性的月经和排卵功能外，还可显著增加糖尿病、心血管疾病以及代谢综合征的患病风险。此外，肥胖可进一步加剧 PCOS 患者的生殖异常与不良代谢的影响。与非肥胖 PCOS 患者相比，肥胖 PCOS 患者发生月经不调、高雄激素血症、不孕、流产、妊娠高血压、妊娠糖尿病以及早产的风险显著增加。肥胖 PCOS 患者的代谢综合征发生率为 33.4%~46.0%。糖耐量异常和 2 型糖尿病占肥胖 PCOS 女性的 31.1% 和 7.5%，但仅占正常体重 PCOS

女性的 10.3% 和 1.5%。此外，肥胖还可以增加 PCOS 患者高脂血症的发生率以及动脉粥样硬化的风险。

目前 PCOS 的治疗方案是根据患者的自身需求而拟定，主要包括恢复月经、降低雄激素、促排卵、改善胰岛素抵抗等方面，其中生活方式和体重管理被推荐作为 PCOS 基础治疗。2018 年 PCOS 国际循证医学管理指南建议，若超重或肥胖的 PCOS 女性能减少基础体重的 5% 以上，则可极大改善 PCOS 的生殖及代谢表型。因此，除传统的促排卵治疗方案和辅助生殖技术外，二甲双胍、吡格列酮这类胰岛素增敏剂已广泛用于临床治疗 PCOS。近年来，既减重又改善胰岛素抵抗的新型降血糖药胰高血糖素样肽 -1（GLP-1）受体激动剂、钠 - 葡萄糖耦联转运体 2（sodium-glucose linked transporter 2，SGLT2）抑制剂也被探索性地用于治疗超重或肥胖的 PCOS 患者，并获得了良好的临床疗效。此外，在国内 BMI ≥ 27.5kg/m² 的肥胖症合并 PCOS 患者若一般保守治疗方案治疗效果欠佳，可选择减重手术治疗帮助控制体重。但需注意的是，选择接受减重手术治疗的肥胖 PCOS 患者建议在术后一年再备孕，并术后定期随访，积极接受营养师指导补充微量元素等营养物质。

七、肥胖与男性性腺功能减退

男性性腺功能减退是一种以雄激素缺乏为主要特征的综合征，可分为原发性和继发性。原发性性腺功能减退是由于睾丸病变导致睾酮分泌减少；而继发性性腺功能减退则是由于下丘脑促性腺激素释放减少或异常，从而导致睾酮继发性分泌减少。

目前，肥胖是公认的导致男性性腺功能减退的主要原因之一。有数据显示，男性肥胖群体中约 35.6% 可出现性腺功能减退。肥胖男性的循环睾酮水平通常下降（总睾酮水平常低于 10.5nmol/L，而健康男性的平均值为 20nmol/L）。多项研究发现，BMI 和游离睾酮水平呈负相关。肥胖可引起下丘脑 - 垂体 - 睾丸轴（hypothalamic-pituitary-testicular axis，HPT 轴）功能障碍，从而导致男性性腺功能减退，可能与雌二醇、瘦素的复杂作用有关。在肥胖男性中常观察到雌二醇水平升高，这可能归因于肥胖症患者脂肪组织增多，脂肪组织中芳香酶的表达增加，后者促进睾酮转化为雌二醇。外周雌二醇水平升高可负反馈抑制下丘脑分泌促性腺激素释放激素（GnRH），进而抑制 HPT 轴最终引起睾酮分泌减少。使用芳香酶抑制剂则可观察到肥胖男性的雌二醇水平降低，促性腺激素和总睾酮水平增加。瘦素是另一种可刺激下丘脑分泌和释放 GnRH，从而调节 HPT 轴的激素。尽管肥胖症患者因脂肪组织过度扩张而伴随高循环瘦素水

平，但同时也合并一定程度的瘦素抵抗，主要表现为瘦素经血脑屏障进入中枢神经系统的运转饱和以及瘦素受体的下调和抑制。此外，当瘦素以高水平存在时，也可直接作用于睾丸间质细胞，抑制类固醇生成。肥胖所致性腺功能减退带来的直接后果就是男性精子数量和质量的下降，进而造成不良的生育结局。

八、肥胖与阻塞型睡眠呼吸暂停综合征

阻塞型睡眠呼吸暂停综合征（obstructive sleep apnea syndrome，OSAS）是指睡眠时由于上气道塌陷而导致反复出现慢性间歇性缺氧、睡眠片断化和认知退化。临床数据表明，大约超过半数 OSAS 患者合并肥胖症。同时约 40% 的中度肥胖人群合并 OSAS，而在重度肥胖患者中，OSAS 的发生率达到 40%~90%。肥胖可通过增加上气道腔和肌肉中的脂肪沉积导致上气道塌陷，从而导致 OSAS 的易感性。此外，肥胖相关的氧化应激、全身及气道炎症、胰岛素抵抗、瘦素抵抗等均可促进 OSAHS 进展。

与非肥胖 OSAS 患者相比，肥胖 OSAS 患者的主要临床表现为：① BMI、腰围和颈围显著增加；②睡眠呼吸暂停低通气指数（apnea-hypopnea index，AHI）和觉醒指数更高，平均血氧饱和度更低；③典型症状如睡眠打鼾伴鼾声间歇及呼吸暂停、睡眠质量下降，日间嗜睡及注意力不集中等更加严重，造成车祸风险增加；④临床干预更加困难；⑤常伴有多种代谢性疾病，发生心血管疾病、脑卒中风险增加，经济及社会负担更重。但是临床实践中少部分患者不出现 OSAS 典型表现，或本人对打鼾无觉知，同住人报告患者在睡眠期间存在习惯性打鼾和呼吸中断，因此问诊时需注意细节和各类非典型症状。

九、肥胖与哮喘/反应性气道疾病

数据显示，肥胖症患者的哮喘发病率较普通人群显著升高，肥胖症患者中同时合并重度哮喘的患者比例更是高达约 69.3%。一项纳入 30 多万成年人的荟萃分析也表明，肥胖与哮喘之间存在显著的剂量-效应关系：与正常体重组相比，超重与肥胖人群哮喘的发病率分别增加 1.5 倍和 1.9 倍。2014 年，全球哮喘防治倡议（Global Initiative for Asthma，GINA）将肥胖型哮喘列为一个独特的哮喘表型。

肥胖相关的哮喘通常有以下临床特点：①成年人多见，常表现为非嗜酸性细胞增多型、非过敏性哮喘；②根据临床症状和 β_2 受体激动剂的使用情况评估，肥胖相关的哮喘较难控制；③合并患有胃食管反流和阻塞型睡眠呼吸暂停的概率较高，这些肥胖合并症的存在是哮喘难以控制的原因之一；④哮喘症状加重和恶化时，对激素的敏感性较弱；⑤在肺功能测试中，往往表现为补呼气量（expiratory reserve volume，ERV）减少。

肥胖诱发或加重哮喘的机制复杂。首先，躯干肥胖可阻碍横膈的正常活动，增加呼吸负担，使患者产生呼吸困难的感觉。其次，肥胖相关的免疫和代谢紊乱也在哮喘发生中发挥重要作用，如肥胖带来的全身及脂肪组织的炎症反应、瘦素和脂联素等脂肪因子的升高均与气道高反应性之间存在关联机制。此外，肥胖相关的肠道菌群失调也被证实可促进哮喘发生。健康的肠道菌群可促进短链脂肪酸和胆汁酸的生成，两者具有肠外抗炎的作用，包括气道上皮细胞和气道平滑肌细胞。而肥胖症导致肠道菌群失调，从而减少了其抗炎物质生成，降低了肠道菌群发挥正常的肠外抗炎作用。

与非肥胖型哮喘相比，肥胖型哮喘的特殊之处在于：①症状不易控制；②对标准控制药物如吸入糖皮质激素和/或长效 β 受体激动剂的联合治疗无效或治疗中易复发，甚至重症时需加用口服激素或全身应用糖皮质激素；③病情恶化的风险增加，住院率及入住重症监护室（intensive care unit，ICU）的比率较高；④医疗负担较重，生活质量较差。肥胖型哮喘目前有两个表型，即早发性哮喘和迟发性哮喘。基于哮喘发病年龄，Holguin 等将 >1 000 例"重症哮喘研究计划"项目的参与者分为早发性发病组和迟发性发病组。与瘦型参与者相比，早发性发病组肥胖症患者入住 ICU 的风险增加 6 倍，而迟发性发病组肥胖症患者则仅增加 1.3 倍，提示早发性肥胖哮喘患者较迟发性患者病情更加难以控制，病情恶化风险更大。

十、肥胖与胃食管反流病

胃食管反流病（gastroesophageal reflux disease，GERD）是指因食管下括约肌（low esophageal sphincter，LES）压力降低、LES 短暂松弛、食管裂孔疝皮瓣破裂等原因，胃内容物异常反流，导致食管炎、食管上皮化生甚至癌前病变（如巴雷特食管）。GERD 的典型症状包括胃灼热、反酸、嗳气、吞咽困难等。临床发现，严重肥胖的患者合并 GERD 的概率可高达 73%。腹内压、腹-胸压梯度增高、食管裂孔疝患病率增高、雌激素水平上升、胆汁和胰酶分泌过多等均可能是肥胖相关 GERD 的原因。

十一、肥胖与压力性尿失禁和肥胖相关肾病

肥胖症已被证实与压力性尿失禁（stress urinary incontinence，SUI)的发生独立相关。研究发现，体重与SUI的发生风险之间存在显著的剂量反应效应，BMI每增加5kg/m²，SUI风险可增加20%~70%。肥胖相关的SUI主要是由于肥胖引起腹内压(intra-abdominal pressure，IAP)增高，从而导致盆底压力增大所致。此外，肥胖与周围神经病变有关，研究证实肥胖症患者的正中神经、腓神经、腓肠神经和胫神经的神经传导参数往往出现改变。一项队列研究发现，肥胖症患者的多神经病变患病率显著升高，当肥胖症合并糖代谢异常时，这一患病率甚至接近35%。肥胖症患者合并腰椎间盘突出症风险也较非肥胖人群更高。这些神经病变及压迫都与SUI的发生存在关联。

此外，1974年Weisinger等首先发现严重肥胖患者常伴有大量蛋白尿，病理活检提示肾脏损伤的存在。随后Cohen报道了极度肥胖患者尸检时肾脏病理可见肾小球肥大。肥胖相关肾病(obesity-related glomerulopathy，ORG)的概念被提出后，ORG的检出率也越来越高。尽管ORG的发病机制尚不明确，相关研究发现，ORG可能与肾脏血流动力学改变、胰岛素抵抗、炎症反应、RAAS过度激活、脂肪细胞因子表达失衡及遗传因素等有关。ORG患者主要的临床特征包括：①蛋白尿是ORG最典型的临床表现，发生率几乎100%，但起病隐匿，病程通常为1.5~20.0年；早期仅出现微量白蛋白尿，随着肾脏损害的进行性加重，逐渐进展到显性蛋白尿，一般表现为少至中量蛋白尿，以中分子量蛋白尿为主，但很少达到肾病综合征范围的蛋白尿。②患者可出现亚肾病或肾病范围蛋白尿，但通常缺乏水肿、低蛋白血症和严重高脂血症。③肥胖症患者常伴有高血压、高血糖、高血脂，且TG增高较TC增高更明显。

十二、肥胖与骨关节炎

研究证实，肥胖症与骨关节炎(osteoarthritis，OA)患病率存在显著关联。体重的持续增加可导致膝关节炎风险明显升高，且髋关节置换需求也随之增加。BMI也被证实是膝关节疼痛的独立预测因子，而减重可明显降低膝关节炎的发生风险。既往大规模的人群研究发现，BMI下降超过2kg/m²即可使膝关节炎的发生率降低50%以上。另有数据显示，肥胖伴膝关节OA患者通过减重手术使体重减轻20%后可显著改善膝关节疼痛和活动功能，减轻全身炎症反应，从而改善软骨结构。

OA的发病可能是遗传、代谢、骨骼肌群、机械外力等共同作用的结果。肥胖超重时，显著增加关节负荷，尤其是承重关节，从而导致关节损害和退行性改变。此外，脂肪含量增加可能是软骨损害的危险因素之一，后者是骨关节炎

的早期特征。研究发现，全身脂肪重量增加1kg时，软骨损害的风险就会随之增加。当软骨分解的速度超过生成速度时，逐步可进展为骨关节炎。此外，肥胖合并的诸多代谢紊乱可能也是肥胖症患者发生OA的风险高于非肥胖症患者的原因。例如，研究发现代谢综合征可增加膝关节骨关节炎的风险，但对于髋关节骨关节炎的风险却没有显著升高，这表明关节压力负荷增加可能并非肥胖相关OA的唯一原因。

与非肥胖的骨关节炎患者相比，肥胖的骨关节炎患者可表现为：①受累关节疼痛、功能障碍及局部炎症反应更加明显；②因肥胖常伴发全身性代谢异常，如糖尿病、高血压及高血脂等，因此肥胖的骨关节炎患者将来发生心血管事件的概率增加；③肥胖症患者过度的机械负荷及持续炎症反应促进关节软骨、软骨下骨病变及软骨丢失，加速骨关节炎的进展；④受累关节液中脂肪因子如脂联素、抵抗素、瘦素及内脏脂肪因子等明显增多；⑤肥胖的膝关节OA患者进行全膝关节置换术的围手术期和术后并发症发生率显著增加，包括伤口愈合失败、再手术率增加、假体翻修或取出。

十三、肥胖与抑郁症

肥胖症与抑郁症存在双向关联，尤其是易伴随代谢异常的中心性肥胖。研究发现，与非肥胖者相比，代谢正常性肥胖症患者发展为抑郁症的风险轻微增加。然而，当肥胖症患者出现代谢异常如高血压、血脂异常、胰岛素抵抗等时，这种风险则显著增加。

肥胖症并发抑郁的潜在机制复杂，可能与遗传、心理和行为等多方面因素有关。①遗传：肥胖症和抑郁症之间的表型关系基于部分重叠的遗传基础。例如，神经元生长调节因子-1(NEGR1)、Ras-2激酶抑制剂(KSR2)等基因，被证实与抑郁症和早发肥胖均有关。②下丘脑-垂体-肾上腺轴(HPA轴)激活：肥胖症患者伴随长期的HPA轴过度激活。而研究发现，50%~80%的活动性库欣综合征患者伴随重度抑郁症。③免疫-炎症反应：由免疫细胞介导的慢性低度炎症是肥胖症特征。此外，大量的临床研究显示，抑郁症发生与免疫炎症的诱导有关。针对重度抑郁症的全基因组关联研究(GWAS)结果也明确了其与某些细胞因子和免疫反应的关联基因。④神经内分泌调节因子：瘦素-黑素皮质素通路是维持能量代谢稳态的关键神经内分泌调节途径。肥胖症与瘦素抵抗有关，而动物行为实验证实瘦素具有抗抑郁样作用。此外，肥胖伴随的胰岛素抵抗，可导致大脑局部代谢改变与记忆和执行功能的损伤，以及海马和内侧前额叶皮质的神经元损伤。⑤肠道微生物：肥胖症的肠

道微生物主要特征是拟杆菌门 / 厚壁菌门的比例失调,可导致肠道局部炎症和对微生物的通透性增加,从而引起全身炎症(代谢性内毒素血症)的发生发展。这种炎症反应可能引发中枢与抑郁相关的病理过程,影响情绪状态。

十四、肥胖与其他相关组织及器官疾病

除上述肥胖症最常见的并发症之外,还存在许多与肥胖相关的组织及器官疾病。

1. 感染性疾病 随着肥胖症的全球性流行,肥胖相关感染性疾病的发生风险也迅速增加。研究表明,肥胖症人群在住院期间发生社区获得性肺炎、胆道感染、幽门螺杆菌感染、皮肤感染等风险明显增加。此外,在 ICU 患者中,肥胖症患者也较正常体重患者更易发生感染,导致败血症、呼吸机相关肺炎、中心静脉导管相关感染甚至死亡等的风险增加。肥胖症女性产后感染发生率显著增加,包括剖宫产切口感染、生殖道感染、尿路感染、败血症及子宫内膜炎等,其子女因感染就诊的概率也显著增加。与非肥胖的感染人群相比,肥胖伴感染患者主要临床特征有:①感染的临床表现更重,入住 ICU 概率更大且住院时间更长,医疗费用负担重;②更易发生多种代谢合并症,如糖尿病、高血压、血脂异常、骨关节炎及心脑血管疾病等,进一步加重感染治疗的难度;③抗生素治疗失败的概率更高;④发病年龄逐步趋于年轻化等;⑤在原有疾病的基础上进一步加重感染的严重程度及治疗难度,预后较差。

2. 营养缺乏性疾病 由于肥胖症患者进食偏好热量高的糖类和脂肪,不喜蛋白质、维生素及矿物质含量高的食物,因此某些营养元素缺乏的发生率也随之增加。国外相关文献显示,肥胖症人群发生缺铁性贫血(iron deficiency anemia, IDA)的概率高于体重正常人群。希腊一项纳入 2 492 例 9~13 岁小学生的大型健康生长研究显示,与正常体重同龄人相比,肥胖症儿童和青少年铁缺乏及 IDA 患病率显著增加。与非肥胖 IDA 患者相比,肥胖 IDA 患者具有以下临床特征:①体型肥胖,常伴发多种代谢相关疾病,如 T2DM、高血压、血脂异常、OSAHS 及心脑血管疾病等,经济负担更重,治疗难度更大;②临床表现如面色苍白、头晕乏力、睡眠障碍、记忆力减退等也常出现在肥胖人群,因此,肥胖伴 IDA 者这些临床表现更加明显;③肥胖妊娠女性产后发生 IDA 的风险增加,且发生早产、胎儿生长受限及胎儿窘迫的概率更大;④重度肥胖伴 IDA 患者在减重术后 IDA 更严重。

3. 肿瘤 肥胖导致的代谢内环境改变是导致肿瘤高发的重要因素。*The British Medical Journal* 的研究提示 11 种肿瘤和肥胖症的发生密切相关,包括食管肿瘤、结肠癌、直肠癌、胆管癌、胰腺癌、子宫内膜癌、多发性骨髓瘤、乳腺癌、胆囊癌、胃癌、卵巢癌。以男性为例,BMI 每增加 5kg/m^2,男性就会增加 56% 的胆道肿瘤风险;对于女性来说,BMI 每增加 5kg/m^2,其绝经期前乳腺癌的发病率就会增加 11%,而其腰臀比增加 0.1,子宫内膜癌的风险就会增加 21%。

4. 肺血栓栓塞症 肥胖症作为心血管疾病的重要危险因素,其与肺血栓栓塞症(pulmonary thromboembolism, PTE)之间的关联也越来越受重视。PTE 是呼吸系统的急危重症疾病,病死率高,与深静脉血栓形成(deep venous thrombosis, DVT)同属一个动态发展变化的整体,二者统称为静脉血栓栓塞(venous thromboembolism, VTE)。研究证实,肥胖是 VTE 或 PTE 的独立危险因素。Stein 等的研究表明肥胖症患者发生 VTE 或 PTE 的相对风险分别是非肥胖者的 2.5 倍和 2.21 倍,尤其是女性肥胖症患者。美国一项大型流行病学调查研究显示,美国住院患者中,肥胖及非肥胖患者 PTE 发病率分别为 1.1% 和 0.6%,且前者 PTE 发生风险是后者的 2.03 倍。11~20 岁肥胖症患者发生 PTE 相对风险最高。肥胖症及其相关代谢性疾病,如胰岛素抵抗、高血压、高血糖、血脂异常、高尿酸血症及代谢综合征等与慢性炎症和血液高凝状态密切相关,可通过增加凝血因子水平、减少纤溶系统、促进内皮功能障碍和血小板聚集,增加凝血级联反应的激活风险,进而增加 VTE 或 PTE 的发生风险。

执笔:朱冰　朱翠玲　张曼娜

指导:曲伸　陈海冰

第二节　肥胖相关性器官功能障碍

一、心脏

近年社会环境的剧烈变化和经济的快速发展也带来了全球肥胖的患病率上升。考虑到肥胖对心血管血流动力学、心血管结构和功能的不利影响，几乎所有心血管疾病（CVD）都在肥胖背景下发病率增加，包括高血压、冠心病（coronary artery heart disease，CHD）、心力衰竭（heart failure，HF）和心房颤动（atrial fibrillation，AF）。肥胖是心血管病的独立危险因素，肥胖人群中冠心病和心力衰竭的发病率均增加。

（一）肥胖相关心肌病

Smith 和 Willius 在 1933 年首次认识到肥胖和心肌病之间可能存在联系。2007 年 Chiew Wong 首次提出肥胖性心肌病（obesity cardiomyopathy，OC）（现称为肥胖相关心肌病，obesity-related cardiomyopathy）的概念，指出 OC 是肥胖症患者出现心肌结构和功能病变，这种心肌病变独立于高血压、阻塞型睡眠呼吸暂停和冠状动脉疾病。

Miguel M Fernandes-Silva 等指出，肥胖症患者心室僵硬度和动脉硬化程度更高。肥胖症患者亚临床心肌功能异常（即心肌劳损异常）的患病率为 37%~54%，无症状肥胖合并糖尿病患者的亚临床心肌功能异常与不良心血管疾病的进展相关。肥胖症患者左心室舒张功能异常多见，其中，根据诊断标准不同左心室舒张功能不全的患病率为 23%~75%。此外，肥胖症患者也可见亚临床右心室功能障碍，最终导致右心室功能衰竭的发生。利用心脏大血管磁共振成像（cardiovascular magnetic resonance imaging，CMRI）评估健康对照组和肥胖组右心室整体收缩功能和应变参数，结果显示肥胖组右心室应变受损，整体纵向峰值应变（peak strain，PS）、收缩期纵向峰值应变率（peak systolic strain rate，PSSR）、舒张期纵向峰值应变率（peak diastolic strain rate，PDSR）均较低。

（二）肥胖相关心力衰竭

肥胖持续时间及其严重程度（BMI>40kg/m²）已被确定为易发生心功能障碍和心力衰竭的主要因素。Hubert 等通过长达 26 年的流行病学随访指出，肥胖是心力衰竭的主要

危险因素。评估肥胖和心力衰竭风险最大的流行病学调查来自弗雷明汉心脏研究（Framingham Heart Study），研究者在 5 881 例参与者的队列中发现，即使在调整了人口统计数据和已知的风险因素如糖尿病、高血压和胆固醇后，BMI 每增加 1kg/m²，女性发生心力衰竭的风险增加 7%，男性增加 5%。一项研究肥胖症和心力衰竭发生率之间关系的荟萃分析指出，腰围每增加 10cm，心力衰竭的发生率增加，BMI 超重的患者心力衰竭的发病率更高，但是射血分数保留型心力衰竭（heart failure with preserved ejection fraction，HFpEF）更容易受到肥胖的影响。此外，肥胖可能促进 HFpEF 以及射血分数降低型心力衰竭（heart failure with reduced ejection fraction，HFrEF）的进展。Kenchaiah 的研究指出较高的 BMI 仅能用于预测 HFpEF。

（三）肥胖相关心律失常与心源性猝死

肥胖症患者容易发生心律失常，包括心房颤动、心房扑动、传导阻滞，严重者出现室性心律失常和心源性猝死（sudden cardiac death，SCD）。

超重和肥胖是诱导心房颤动的第二大可归因风险，仅次于高血压，可能会加剧全球心房颤动的负担。BMI 每增加 5kg/m²，发生心房颤动的风险增加 19%~29%，射频消融术后心房颤动风险增加 13%。短期内体重增加到 BMI>25kg/m² 时，心房颤动发生风险大大增加，5 年内体重降到 BMI<30kg/m² 的肥胖症个体与 BMI 保持在 30kg/m² 的患者相比，心房颤动发生的风险有所降低。一项荟萃分析显示，体重每增加 5%，心房颤动发生率升高 13%，但是通过非手术方式减重 5% 与心房颤动发生率变化无显著关系。体重减少和超重者的有效风险因素管理可减少心房颤动发作的频率和持续时间，增加消融术后无心律失常生存期。

肥胖状态是心房颤动进展的危险因素，肥胖与 2 年内心房颤动进展之间存在显著的分级风险关系，BMI 的动态变化可能是心房颤动进展的影响因素。然而，也有学者指出心外膜脂肪、内脏脂肪与心房颤动的进展及复发相关。Olga Shaihov-Teper 等发现心外膜脂肪组织（epicardial adipose tissue，EAT）衍生的细胞外囊泡（EV）传递促炎、促

纤维化和促心律失常分子,从而诱发心房心肌病和心房颤动。Marinela Couselo-Seijas 等认为由衰老、肥胖或心血管疾病引起的心外膜或心肌内脂质沉积相较于一般肥胖更能预测心房颤动风险。

此外,肥胖症患者容易发生室性心律失常和 SCD。弗雷明汉心脏研究发现,肥胖是 SCD 的一个强有力预测因子。肥胖和 SCD 发生之间并不完全由冠心病和心肌梗死的额外风险介导,因为肥胖症患者经常会出现心脏电生理异常,如频发室性期前收缩、QT 时间延长等。已有许多研究指出,肥胖与 SCD 的联系可能与超重和肥胖患者的心室复极延迟有关。校正 QT 间期(QTc)和 QT 或 QTc 离散度是评价心室复极延迟的最常用的心电图指标。超重和肥胖受试者的 QTc 和 QT 或 QTc 离散度明显长于 / 大于正常体重对照组。研究进一步表明,肥胖或超重与显著的 QTc 延长及 QT 离散度相关,这在肥胖儿童早期就已发现,而心室复极变化可导致肥胖个体 SCD。由于肥胖症患者通常还存在高血压、糖尿病和心力衰竭等其他可能导致心律失常和 SCD 的危险因素,所以目前尚不完全清楚肥胖症患者所观察到的患者心脏传导和复极变化异常是肥胖本身的直接结果,还是这些共病的结果。然而,不可否认的是,SCD 的风险独立于这些额外的风险因素而增加。

(四)肥胖相关心血管病的病理生理改变

肥胖相关心血管病的病理生理机制包含血流动力学负荷和心肌重构、代谢紊乱(包括脂毒性损伤、瘦素不敏感和高瘦素血症、脂联素水平降低、胰岛素抵抗和高胰岛素血症、过氧化物酶体增殖物激活受体过表达)、慢性炎症状态、肾素 - 血管紧张素 - 醛固酮和交感神经系统的激活、心肌重塑、小血管疾病(包括微血管病变和内皮功能障碍)等,其中代谢紊乱是肥胖相关心肌病发展过程中最重要的机制。

肥胖相关心血管病的心脏结构、心脏功能、电生理改变:一般来说,肥胖产生各种血流动力学改变和心脏形态的改变,易导致心室功能障碍和心力衰竭。一旦发生心功能失代偿,这些变化会更容易被识别。但临床上明显的心力衰竭发生前会有多年的亚临床心室功能下降,因此早期诊断和对肥胖的干预,具有改善预后的重要临床意义。

1. **心脏结构、功能改变和心脏异位脂肪沉积** 肥胖可以使左心室向心性重塑、左心室肥厚、左心房增大、右心室肥厚。与正常体重的受试者相比,肥胖症受试者左心室质量更高,舒张末期容积指数更高,相对室壁厚度(衡量向心性肥厚的指标)更高。肥胖症患者有着更多的心包脂肪、心外膜下脂肪、冠脉周围脂肪和心肌内脂肪沉积。

2. **血流动力学紊乱** 肥胖可以增加血容量、心脏每搏输出量、动脉压、左心室壁应力、左心室壁后负荷和肺动脉高压。

3. **心律失常与心源性猝死** 肥胖会影响心血管血流动力学和心脏结构功能,增加心房颤动等房性心律失常的发病率,这与肥胖症患者的结构与解剖重构有关。同时,因为心外膜脂肪沉积、心肌内脂质沉积等因素导致肥胖症患者发生心室复极延迟,心室内电活动不同步,引起室性心律失常甚至发生 SCD。

(五)肥胖相关心血管疾病的诊断

1. **临床表现** 早期可无明显特异性症状,随着病情进展,心功能障碍发展至失代偿期,可出现呼吸困难、踝关节肿胀、疲劳等症状,体格检查对 HFpEF 诊断通常不敏感,但可能提供重要的线索。绝大多数 HFpEF 患者(80%~90%)有高血压史,75% 的 HFpEF 患者 BMI 较高。应仔细评估循环充血的证据,特别注意评估颈静脉扩张、舒张期奔马律和周围水肿。慢性 HFpEF 一般不会出现肺啰音,除非患者在评估时已进入急性失代偿阶段。此时临床体征可见双肺湿啰音、颈静脉压升高、肺裂纹和周围水肿等。如果患者发生心律失常会出现心悸、胸闷、头晕甚至晕厥、猝死。

2. **心电图** 心电图上常见的表现包括额平面 QRS 轴左偏或低电压、肺型 P 波和 P 波电轴右偏。心律失常可见心房颤动、心房扑动或传导阻滞,也可见长 QT 综合征、频发室性期前收缩、室性心动过速甚至心源性猝死。

3. **血流动力学检查** 目前常用的是心导管术,心导管测定左心室压力最大下降速度和左心室心肌容松弛时间常数是评价左心室舒张功能的金标准。但因操作需要一定的技术和设备,且为有创检查,目前临床难以普及。

4. **心脏超声检查** 经胸心脏超声检查是评估心脏结构、心脏收缩和舒张功能最常用的无创检查之一。同时心外膜脂肪厚度也可以通过超声心动图测量。此外心脏超声的斑点示踪技术可以更好地评估心脏舒张功能。如果经胸心脏超声成像不清楚,也可以选用经食管心脏超声,此项检查是有创检查。

5. **影像学表现** 胸部 X 线表现包括心脏肿大和肺血管充血的证据。心包脂肪、心外膜脂肪和冠脉周围脂肪总量需要 CT 和 MRI 进行全体积成像后计算。心脏 MRI 检查及磁共振波谱(MRS)技术在 OC 及 HF 的诊断中,具有明显的优势。MRI 测定左心室功能及关于心脏结构的所有参数、内脏脂肪组织(VAT)、皮下脂肪组织(SAT)、心外膜和心包脂肪。MRS 是 MR 定量评估组织内甘油三酯含量的金标准,它能够安全、无创地评估活体组织内的脂质沉积情况,在脂肪定量应用中最常用的是氢谱。^{1}H-MRS 成像主要采集水峰、脂肪酸亚甲基质子峰,通过计算特定化学位移点上水峰和脂质峰下面积的相对比值来进行脂质含量的量化。用 1.5T ^{1}H-MRS 可以测定心肌内甘油三酯含量。因此,可根据临床需求选择相应检查,也可做综合评估。

6. **实验室诊断** 低氧血症通常伴有呼吸性酸中毒,但在充血性状态改善的相当大程度上通常是可逆的。NT-pro BNP 和 hs-CRP 水平被认为是 HF 的生物标志物,可以对患者进行鉴别。但与 HFrEF 的患者相比,HFpEF 患者血液中的 NT-pro BNP 值较低。

(六) 肥胖悖论的问题

在大多数心血管疾病中,肥胖悖论已被证实,即超重(BMI 25.0~29.9kg/m^2)和一级肥胖(BMI 30.0~34.9kg/m^2)患者比低体重(BMI<18.5kg/m^2)和正常体重(BMI 18.5~24.9kg/m^2)者有更好的预后。这种表型与预后的矛盾在超重和一级肥胖人群中非常明显,而在更严重或病态肥胖人群(肥胖二~三级或更高级别)中不太明显。

在许多独立的临床试验和大型荟萃分析中,观察到心房颤动患者中也存在肥胖悖论。例如,在长期随访中,超重和肥胖(与正常 BMI 的患者相比)与全因死亡风险显著降低相关。在一项来自 ORBITE-AF 注册(心房颤动知情治疗结果注册)的研究中,Pandey 等人表明,与 BMI 正常的房颤患者相比,一级肥胖患者的全因死亡风险降低了 35%。但是最近的证据表明,减重计划以及增加体育运动和促进心肺耐力(cardiorespiratory fitness,CRF)水平的项目可减少有心房颤动病史患者的复发率,而 CRF 的更高水平似乎与初级预防心房颤动有关。

在肥胖症患者中存在肥胖悖论现象的机制尚不清楚,目前仍不能确定这是一种真实的生物学现象还是与残留的混杂因素有关。首先,在大多数观察队列中,正常 BMI 患者的年龄显著大于 BMI 较高的患者,年龄的混杂效应可能无法通过统计学校正来完全解释。然而年龄是心房颤动患者全因死亡率的主要预测因素之一。其次,不同 BMI 类别患者可能会接受不同的治疗。例如对于心房颤动管理,与正常体重患者相比,超重和肥胖患者更多地使用心律控制干预措施、β 受体阻滞剂和抗凝剂。最后,"正常 BMI"可能本质上不是生理性的,可能与基础疾病或促炎状态有关。因此,正常 BMI 患者可能具有较低的代谢储备,以平衡心房颤动增加的分解代谢压力。此外,有研究者发现,与心力衰竭相似,心房颤动的肥胖悖论可能很大程度上与 CRF 的差异相关。值得注意的是,肥胖悖论在非致死性临床结局(如心房颤动患者的卒中和心力衰竭发生率)中并未得到一致的观察结果,未来的研究仍需要确定这一现象的临床意义。目前来自减重干预研究的证据认为,肥胖悖论不应作为反对积极改变生活方式等危险因素的理由,包括对心房颤动患者的体重管理。因此,肥胖悖论并不是积极控制体重的对立面。众多研究显示,不论何种方式的减重,都能在心血管结局中获益。因此建议体脂过多但无代谢异常的肥胖症患者仍应被视为"高危"人群,建议改变生活方式以改善 CRF,并将预防空腹血糖受损、糖尿病和其他心血管疾病危险因素的发展作为一级预防。

(七) 肥胖相关心血管疾病的治疗

1. **减重治疗** 即使存在肥胖悖论,在治疗中考虑减重干预仍是合理的。

(1)生活方式调整方案:包括有氧抗阻力运动训练、增加身体活动和改善饮食质量等治疗方法有可能改善肥胖和心力衰竭患者的心肺健康,尤其是射血分数保留的心力衰竭患者。

(2)药物减重治疗:并不是所有能够减轻体重的药物都能同时使患者心血管受益。虽然目前有很多药物用于减重,但只有奥利司他(脂肪酶抑制剂)在治疗伴有心力衰竭的肥胖症患者中有着有限的疗效和安全性。最初用于治疗 T2DM 的新型降糖疗法在临床应用中被发现对于肥胖相关的心脏病有良好治疗效果,可治疗肥胖症和改善心力衰竭。胰高血糖素样肽 -1(GLP-1)受体激动剂(如利拉鲁肽)和钠 - 葡萄糖耦联转运体 2 抑制剂(SGLT2i)已被证明可以有效减轻体重、减少心力衰竭住院和心血管死亡风险。GLP-1 和葡萄糖依赖性促胰岛素肽(GIP)双激动剂在减轻体重方面效果更好。

(3)外科手术:即减重手术,又称代谢手术或代谢减重手术,是目前最有效的减重及改善代谢紊乱的治疗手段。指南推荐二级及以上肥胖(BMI ≥ 35.0kg/m^2)或 BMI 30.0~34.9kg/m^2 但同时伴有糖尿病、睡眠呼吸暂停和高血压等共病肥胖症患者进行减重手术。减重手术已被证明可以改善心血管危险因素,如持续减重、逆转糖尿病、改善脂质谱和炎症以及减少睡眠呼吸暂停患者呼吸暂停的频率。对心脏结构和心功能的改善方面,有研究显示胃旁路术可以大幅降低 BMI,同时改善心脏收缩功能和舒张功能。

2. **针对心律失常的治疗** 对于肥胖相关室性心律失常与 SCD 的预防及治疗,鉴于肥胖导致心律失常和 SCD 的复杂病理生理学基础,人们已经探索了各种治疗方法。显然,预防肥胖症的发展及其有害后果是关键,包括减重、优化生活方式、调整饮食结构、预防合并症和其他心血管危险因素。

药物治疗:二甲双胍在动物模型中已被证实可改善钙

调节失调和复极异常。然而，这些方法是否也可降低心律失常风险仍有待研究。SGLT2i 在减重的同时也能带来预防和治疗心房颤动的额外效果。另有研究显示 SGLT2i 可以通过改善心室复极异常，减少室性心律失常发生的风险。此外，针对心脏结构和电重构的一般干预措施也可能有用，如利尿剂和醛固酮激动剂。

其他潜在的新型治疗方法包括靶向线粒体的药物、预防细胞内钠和钙失调、调节 AMP 活化蛋白激酶（AMPK）活性的药物，也被证明具有抗心律失常的作用。其他潜在的策略包括靶向自噬、脂联素、炎症因子（NF-κB）、细胞因子、TGF-β、PPARγ 以及基于表观遗传的抑制 DNA 甲基转移酶和组蛋白去乙酰化酶的药物疗法。然而，它们的抗心律失常作用仍有待探索。

3. 针对心力衰竭的治疗

（1）运动康复治疗：能降低心力衰竭患者的心血管全因死亡率和住院率，可以改善心力衰竭患者的生活质量。

（2）药物治疗：以控制高血压和过度交感神经系统（SNS）及肾素 - 血管紧张素 - 醛固酮系统（RAAS）激活为目标的神经激素治疗在针对 HFrEF 患者时可以选用。GLP-1 受体激动剂、SGLT2i 及利钠肽降解酶抑制剂等药物，在 HFpEF 治疗时显示出较好的效果。无论基线 BMI 如何，SGLT2i 都能降低 HF 风险，但在那些肥胖程度较高的人群中可能效果更好。SGLT2i 在糖尿病患者和非糖尿病患者中预防和治疗心力衰竭的效果有目共睹。此外，在肥胖相关糖尿病前期的动物模型中，利钠肽降解酶 / 肾上腺素抑制剂和血管紧张素Ⅱ受体阻滞剂的联合应用比缬沙坦单药治疗能更有效地抑制肥胖引起的心脏舒张功能障碍和动脉硬化。

（3）手术治疗：虽然减重手术对心力衰竭患者的安全性和有效性尚未确定，但仍有一些研究显示减重手术可降低心力衰竭患者的病死率与再入院率。

二、肾脏

肥胖症在全世界的发病率和流行率逐年增加，肥胖与肾脏疾病密切相关。肥胖相关肾病（obesity-related glomerulopathy，ORG）是由于患者肥胖继而引发各种代谢紊乱，导致肾脏发生损害的疾病，其定义是指肥胖症患者（BMI＞30.0kg/m²）伴有大量蛋白尿和肾脏损伤，伴或不伴有经典的局灶性节段性肾小球硬化。肥胖相关肾病在临床上尚无统一的诊断标准，其诊断要求患者首先要符合肥胖的标准，即 BMI 超过 30.0kg/m²，其次才是肾小球疾病的临床表现和辅助检查表现，同时还要排除其他类型的肾小

球疾病。典型的临床表现有病理性肥胖、显著蛋白尿不伴有水肿、血白蛋白水平正常。病理检查表现为肾小球肥大或局灶性节段性肾小球硬化伴肾小球体积增大。此外，肥胖可显著促进高血压性肾硬化、局灶性节段性肾小球硬化，是肾癌、肾结石（尤其是尿酸和草酸钙结石）、慢性肾脏病（CKD）的危险因素，并可以影响肾脏移植效果。肥胖所致高甘油三酯和高胆固醇血症易在大多数肾脏细胞中形成脂质沉积，包括肾小管上皮细胞、足细胞和系膜细胞，导致上述细胞凋亡、炎症发生和肾脏的功能改变。

（一）肥胖相关肾病的病理生理学改变

肥胖与肾脏的血流动力学、组织病理学以及代谢和生化指标改变有关。肥胖相关肾病中肾脏的典型组织病理学改变是肾间质（包括肾血管、淋巴、泌尿系统和神经结构）脂肪含量的异常增加。目前的研究表明，脂肪组织不仅是一个脂肪库，更是多种"脂肪因子"动态作用的组织，如瘦素、脂联素、TNF-α、单核细胞趋化蛋白 -1、TGF-β 和血管紧张素Ⅱ。肥胖还可以引发胰岛素抵抗、糖耐量异常、高脂血症、动脉粥样硬化和高血压等一系列病变，这些均可增加 CKD 的患病风险。

1. **血流动力学**　肥胖导致近端肾小管和髓袢对钠的重吸收增加，引起交感神经系统和肾素 - 血管紧张素 - 醛固酮系统的激活而导致肾脏血管明显收缩。此外，肥胖症患者的内皮素 -1 生成增加，进一步导致血压升高和肾功能不全。

2. **脂肪压迫**　脂肪组织累积压迫肾脏，进而增加肾内压。过多的腹膜后脂肪组织累及肾脏，并穿透肾门直至髓质，导致肾髓质受压，肾间质液体的静水压力增加。过多的内脏脂肪也会增加腹内压，导致肾脏进一步受压，而肾脏的物理压迫导致肾髓质细胞外基质形成增加。由于肾脏被一个顺应性较低的囊所包裹，因此细胞外基质的积聚可进一步加剧肾内压迫并增加间质液体的静水压。肾内压力的增加反过来会压迫髓袢细段和管周毛细血管（直管）。这种压迫最初会导致肾小管流速降低，髓袢细段中钠的重吸收增加。由于钠的重吸收增加导致远端小管内钠浓度降低，钠浓度的降低引起致密斑反馈介导的入球小动脉扩张、肾血流量和肾小球滤过率增加，并且刺激球旁细胞的肾素分泌。

3. **脂毒性**　肥胖相关肾病的另一个重要因素是"脂毒性"，是指非脂肪组织（如骨骼肌、胰岛、心肌和肾脏）中脂肪酸代谢加剧引起的疾病。在"营养过剩"的状态下，脂肪酸对组织的供应超过了代谢需要，导致其氧化代偿性增加。脂肪酸代谢的增加导致一些对细胞有害物质的产生和

释放,如甘油三酯,这些物质可诱导非脂肪组织的凋亡和纤维化。

4. 炎症 肥胖与炎症有关。肥胖状态下炎症细胞因子(如 TNF-α、IL-6 和 C 反应蛋白)的产生增加。由于这些因子是由脂肪细胞产生的,因此也被称为"脂肪因子"。炎症本身是肾功能损害的危险因素。肾纤维化(间质和肾小球)与炎症密切相关,这一过程可能与"脂肪因子"有关。

5. 肾小球病变 肥胖是肾小球疾病患者(如 IgA 肾病)疾病进展的重要危险因素。局灶性节段性肾小球硬化症(focal segmental glomerulosclerosis,FSGS)与肥胖相关。与肥胖相关的 FSGS 通常表现为肾病综合征和进行性肾功能丧失。形态学表现包括肾小球肿大和轻度足细胞融合。高脂血症作用于肾小球系膜细胞表面的低密度脂蛋白受体,增加巨噬细胞趋化因子的释放和细胞外基质的产生。释放的活性氧氧化低密度脂蛋白,形成氧化低密度脂蛋白,其被巨噬细胞和系膜细胞吞噬后,转化为泡沫细胞,参与肾小球硬化的发生。

(二)肥胖代谢产物对肾脏的影响

肥胖所致高甘油三酯和高胆固醇血症易在大多数肾脏细胞中形成脂质沉积,包括肾小管上皮细胞、足细胞和系膜细胞。CD36 和可溶性脂质载体(SLC27A1-6)是主要的细胞内脂质转运体。几乎所有类型的肾细胞都有 CD36 的表达。CD36 基因敲除小鼠在高脂血症和高甘油三酯血症时,发生脂肪肾和慢性肾脏病的可能性较低。脂肪酸与 CD36 的结合诱导了 CD36 的上调并且促进 CD36 从细胞质转移到胞膜,从而导致肾细胞对脂质过度摄取。脂肪酸还可通过产生活性氧和血栓反应蛋白 -1、CD36 导致足细胞和肾小管上皮细胞的凋亡。

1. 胆固醇 胆固醇在足细胞中的主要作用是调节滤过屏障中裂孔隔膜的定位和功能。肾脏中胆固醇过度累积的主要因素是足细胞中胆固醇的排出障碍。例如在 C 型尼曼 - 匹克病(Niemann-Pick disease,NPD)小鼠中,通过环糊精耗竭胆固醇可恢复足细胞功能并防止足细胞凋亡。LDL-C 通过 LDL-C 受体被足细胞吸收,细胞内高水平的 LDL-C 以及 TG 和游离脂肪酸(FFA)可能导致氧化和内质网(ER)应激,从而影响肾脏细胞的功能。

2. FFA FFA 的积聚是通过 CD36 的摄取介导的,尤其与脂肪酸 β 氧化减少有关。大部分 FFA 聚集在脂滴或线粒体基质中,导致活性氧和脂质过氧化物形成。此外,糖尿病前期和糖尿病患者的 LDL-C 受体功能受到抑制,其原因可能是诱导了硬脂酰辅酶 A 去饱和酶 1 的表达,并抑制了 ATP 结合盒转运蛋白 G1(ABCG1)的表达。慢性高钙血

症导致脂肪生成,并干扰 FFA 进入线粒体三羧酸循环,从而抑制脂肪分解。

3. 葡萄糖 高血糖水平导致肾脏脂质累积增加。在 T2DM 患者中,肾旁和肾周脂肪组织厚度是肾小球滤过率(glomerular filtration rate,GFR)降低和肾动脉阻力增加的独立危险因素。

(三)肥胖相关肾病的影像学检查

1. 超声 尽管超声已在多项研究中被使用,但由于脂肪会干扰声波,降低图像质量,因此检测脂肪在超声应用及所成图像质量方面有所局限。因此,对肥胖患者的深层器官进行评估非常具有挑战性,尚不适合用于评估肾脏脂肪含量。

2. CT CT 使用电离辐射创建腹部横截面图像,并以高灵敏度和特异度对腹部皮下和可见脂肪层提供可重复的客观成像。然而,它产生的辐射剂量限制了其作为筛查方式的普及。由于毛细血管、集合管、血管和脂肪密度相似,通常在矢状 / 冠状面上没有对比,无法区分,因此很难准确描述肾内脂肪含量。如果添加对比剂,将对相位对比技术有巨大的助益。在肾造影阶段,增强组织(肾单位、血管、收集系统)都可以从非增强组织(如脂肪和间质)中去除。此外,可使用 CT 手动测量肾周脂肪厚度、肾周脂肪面积和肾窦脂肪面积。

3. MRI 测量肾脏等致密器官中脂肪的最佳方式是 MRI。MRI 和质子核磁共振(proton magnetic resonance,PMR)已被用于评估各种研究中的肾脏脂肪含量。若患者的 GFR 低于 $30ml/(min\cdot1.73m^2)$,则需慎用对比剂。

(四)治疗

ORG 的确切发病机制仍待进一步探究,因此现阶段还未有 ORG 的针对性治疗手段。目前临床上主要采取以降低尿蛋白、延缓终末期肾病进展为目标的对症治疗方法。如减轻体重、抑制 RAAS 的激活可显著降低 ORG 患者的尿蛋白水平。通过改善肥胖症患者的脂质代谢状态,控制心血管事件相关危险因素也有助于缓解肾脏疾病的进展。

1. 生活方式干预 饮食上应以限制热量摄入的低热量饮食为主。《中国超重 / 肥胖医学营养治疗指南(2021)》指出,低热量饮食能够有效降低体重、改善代谢、减少心血管疾病危险因素等。许多临床试验证实,肥胖症患者通过低热量饮食减轻体重,尿蛋白含量也显著减少。体重下降幅度越大,尿蛋白减少的幅度越大。荟萃分析显示,肥胖症患者减重后其肾功能与尿蛋白的改善独立于血压的作用,体重的下降阻止了肾功能的进一步恶化,但仍需长期的观察随访研究来证实这一观点。在限制热量摄入的前提下,

肥胖症人群控制盐的摄入量有助于降低血压。尤其对于已经出现尿蛋白或肾功能异常的人群,应采取低盐饮食,进一步限制盐的摄入。

此外,运动有助于改善肥胖症患者的血压、血脂水平。适当的运动干预具有减轻体重、改善代谢等多方面的积极作用。采用饮食干预结合运动的方式,能够更加有效降低BMI和尿蛋白水平。

2. 药物治疗

(1) 肾素-血管紧张素-醛固酮系统(RAAS)抑制剂:RAAS抑制剂是目前治疗蛋白尿的有效措施之一。RAAS抑制剂包括血管紧张素转化酶抑制剂(angiotensin converting enzyme inhibitor,ACEI)、血管紧张素Ⅱ受体阻滞剂(angiotensin Ⅱ receptor blocker,ARB),是治疗CKD伴蛋白尿的一线用药。众多证据表明,RAAS抑制剂可大幅度降低伴ORG的肥胖症患者尿蛋白水平。在不同BMI人群中,雷米普利均能一定程度地阻止肾功能进一步恶化,且在肥胖症患者中的疗效优于非肥胖症患者,且肾脏终末事件发生率降幅更显著。这提示相较非肥胖症人群,RAAS抑制剂对于肥胖症人群的肾脏保护作用可能更加敏感。

此外,越来越多的证据表明盐皮质激素受体拮抗剂(mineralcorticoid receptor antagonist,MRA)在肥胖和代谢综合征中起关键作用,可以改善肥胖症和代谢综合征带来的不良影响。传统甾体类MRA(螺内酯、依普利酮)因低选择性、低亲和力及组织分布带来的不良反应,限制了其临床应用。新型非甾体高选择性MRA非奈利酮(finerenone)可显著减少心肾终点事件的发生,有望成为治疗CKD以及肥胖相关肾病的新手段。

(2) 钠-葡萄糖耦联转运体2抑制剂(SGLT2i):SGLT2i作为一类降血糖药,一方面可以减少近端小管中葡萄糖的重吸收,增加葡萄糖从尿中排出,达到降低血糖的作用,另一方面还能降低近端小管对钠离子的重吸收,以改善肾小球高滤过状态,并且可以减缓肾脏疾病的进展。目前已有越来越多的证据表明,SGLT2i对肾脏和心血管系统具有多效性保护作用。

SGLT2i可以降低体重和BMI,也可降低胰岛素与胰高血糖素的比值,导致脂肪分解与脂肪生成和糖酵解与糖异生的比值发生改变,从而改善脂肪肾。虽然目前还没有相关研究表明SGLT2i可以影响脂肪肾,但它已经是公认的保肾药物。此外,对非酒精性脂肪性肝病患者的研究表明,由于共有的相关病理生理机制,SGLT2i可能对脂肪肾患者有很好的预后。

(3) 胰高血糖素样肽-1受体激动剂(GLP-1RA):GLP-1RA广泛用于治疗T2DM和减轻体重。超声检查发现,使用GLP-1RA(即艾塞那肽和利拉鲁肽)3个月的患者体内脂肪组织再分布和体重下降。此外,GLP-1RA平衡脂质分解和脂质合成途径,并通过Sirt1/AMPK/PGC1α途径改善线粒体功能,降低了包括TG、FFA和胆固醇在内的肾脏脂质累积。GLP-1RA提高胰岛素敏感性和减轻体重的作用也有助于缓解肥胖相关肾病。目前尚无关于GLP-1RA对人体肾脏脂肪组织的影响的研究。然而,对使用GLP-1RA治疗非酒精性脂肪性肝病的研究表明,GLP-1RA对肝脏脂肪变性和炎症具有明显效果,可以显著逆转纤维化。在T2DM患者中,GLP-1RA可以改善心血管和肾脏预后,尽管从保护肾功能的角度来看,对肾脏的保护不如SGLT2i。

(4) PPARα激动剂:PPARα参与肾小管上皮细胞和足细胞的脂肪分解和β氧化。非诺贝特显著改善小鼠肾脏氧化应激、肾功能和蛋白尿,但尚无临床研究显示PPARα激动剂可以改善肾脏脂质沉积。大量实验数据表明,非诺贝特对肾脏有保护作用。

(5) 他汀类药物:他汀类药物是通过抑制体内胆固醇3-羟基-3-甲基戊二酰辅酶A还原酶(HMGCR)合成,降低血清胆固醇和TG水平的竞争性抑制剂。在小部分临床研究中发现,慢性肾脏病患者使用他汀类药物可以改善蛋白尿。

(6) 其他药物和潜在靶点:有研究显示,中枢性减重药5-羟色胺受体2C激动剂氯卡色林,降低了高心血管风险肥胖症患者肾损害的发生率,但这种作用是患者体重减轻后原有的基础疾病改善所致,还是减重药物的直接影响,仍需要进一步的研究探索。

尽管脂肪生成、信号转导和脂质代谢的几乎所有成分都有可能成为脂肪肾和慢性肾脏病的治疗靶点,但法尼酯X受体(FXR)激活剂、介导脂质生物合成和纤维化的抗氧化剂和固醇调控元件结合蛋白1(sterol regulatory element binding protein1,SREBP1)的调节因子可能成为未来主要的治疗靶标。实验研究表明,FXR激动剂可能保护肥胖引起的肾脏损伤,靶向SREBP1可能是减缓肾脏疾病进展的一个重要治疗策略。

(五) 总结

ORG的发生率逐渐升高。肥胖可导致多种肾脏疾病的发展,包括慢性肾脏病、肾小球疾病和肾结石。ORG的病理生理学改变包括肾脏系统的组织结构和血流动力学改变。ORG通常起病隐匿,以微量蛋白尿或者临床显性蛋白尿为首要表现,常伴/不伴有肾脏功能损伤,少数合并镜下血尿或出现肾病综合征。这类患者一般同时伴有高血压、胰岛素抵抗、高脂血症、高尿酸血症等代谢异常,其中相当一部分可出现肾小球肥大。现阶段还未有 ORG 的针对性治疗手段,减轻体重是最重要最有效的方法。未来关于 ORG 的病理生理学、临床变化和治疗策略等方向仍需要不断探索加以明确。

三、胰腺

(一)简介

早在 1926 年,Schaefer 就首次报道了胰腺重量与人体的脂肪含量之间存在相关性。其后,尸体解剖的结果发现,肥胖症人体的胰腺重量比瘦人体的胰腺重量高出 17%。20 世纪 80 年代,Stamm 发现如果胰腺脂肪增加 25% 会显著增加 T2DM 和动脉粥样硬化的发生概率。目前人们普遍接受用"非酒精性脂肪性胰病(non-alcoholic fatty pancreas disease,NAFPD)"描述这一现象。具体而言,NAFPD 是指在无显著饮酒情况下发生的与肥胖相关的胰腺脂肪沉积,其发病机制尚不十分明确。NAFPD 不仅与非酒精性脂肪性肝病(NAFLD)、T2DM、胰腺炎、胰腺肿瘤、胰十二指肠术后胰漏等密切相关,且能够促进胰腺癌细胞扩散,促使胰腺癌患者早期死亡。

由于既往 NAFPD 相关文献报道较少,且在临床中未引起足够重视,导致其临床诊疗与处理存在明显差异。本节将对 NAFPD 的研究现状与诊疗进展做一简要介绍。

(二)流行病学

目前,由于缺乏明确的诊断标准和严格定义,NAFPD 尚缺乏完整的流行病学数据。NAFPD 通常在由于其他原因进行的腹部影像学检查中偶然被发现。有报道称,在亚洲人群中,NAFPD 的患病率可能为 16%~35%。美国成人 NAFPD 的患病率为 16%~35%(平均 27%)。通过筛查 230 例不同年龄组的西方成年人,研究人员发现,其中大约有 28% 的人患有 NAFPD,且主要分布于 41~70 岁的人群。如伴发代谢综合征则可能导致 NAFPD 的发生率增加 37%。腹部影像学检查发现,50%~80% 的非酒精性脂肪性肝炎(NASH)患者同时患有 NAFPD,提示 NAFLD 可能是 NAFPD 的一个发病危险因素。

(三)非酒精性脂肪性胰病的病理学改变

目前,人们用两种理论解释脂肪在胰腺组织中累积的机制。

1."脂肪替代"理论 特征是胰腺腺泡细胞的死亡,死亡的腺泡细胞被脂肪细胞所替代。引起胰腺细胞死亡的主要因素包括遗传因素、过量饮酒、病毒感染、铁超载(如血色素沉着症)、使用皮质类固醇药物治疗或慢性阻塞性胰腺炎等引起的胰管阻塞等。

2."脂肪浸润"理论 特征是在胰腺组织中有脂肪细胞浸润,大多因肥胖所致。当体重增加时,机体内过多的脂质超过了脂肪组织的储存能力,就会沉积在胰腺等非脂组织中。与肝组织不同,胰腺组织中的脂肪沉积不是发生在细胞内的脂肪细胞,而是浸润在小叶内的腺泡细胞和胰岛细胞之间。胰腺中的异位脂肪沉积似乎与皮下脂肪沉积呈负相关,即在皮下脂肪较多的个体表现出较低水平的胰腺脂肪沉积,反之亦然。沉积在胰腺中的脂肪组织通过释放脂肪因子促进胰腺细胞的肥大和增生,进而导致胰岛素抵抗、胰岛 β 细胞功能障碍、T2DM 等临床病理改变。

与同一谱系的对照小鼠相比,患有瘦素缺乏症的肥胖小鼠的胰腺重量升高。此外,肥胖小鼠还表现出胰腺小叶内脂肪含量以及 TNF-α、IL-1β 等促炎性细胞因子水平显著升高。暴露于高脂饮食的小鼠更易发展为 NAFPD、胰腺炎症、胰腺纤维化和胰岛素抵抗。有研究发现,15 周高脂饮食喂养的小鼠胰腺中的脂肪累积是肝脏的 5 倍,提示胰腺似乎比肝脏更容易受到脂肪沉积的影响。

现有临床研究表明,人类衰老和激素的变化可能是导致 NAFPD 发生和发展的重要因素。据报道,胰腺脂肪含量随着年龄的增长而增加,并在 50 岁前达到稳定水平。人们利用 MRI 观察到胰腺脂质含量约为 59.2%,且可能因性别和内脏脂肪组织的不同而有所不同。男性胰腺脂肪含量高于女性,且在 40~49 岁男性人群中 NAFPD 的发生率最高。NAFLD 在绝经期前女性中的发生率非常低。此外,人类胰腺脂肪含量与胰岛素抵抗、代谢综合征和肝脂肪含量的增加有关。综上所述,有关衰老和激素的变化与 NAFPD 发生发展的相关性还需要进一步研究和验证。

(四)与非酒精性脂肪性胰病相关的临床疾病

NAFPD 的发生往往与代谢综合征、T2DM、心血管系统疾病、急性和慢性胰腺炎、胰腺纤维化和胰腺癌等疾病状态有关,但其因果关系目前仍不清楚。

1. NAFPD 与 2 型糖尿病 动物研究表明,胰腺脂肪浸润可引起胰岛 β 细胞功能障碍。用高脂高糖饲料喂养可诱导巴马小型猪和 C57BL/6 小鼠胰腺细胞的脂肪变性,显著增加细胞氧化应激和凋亡。有研究者通过比较男性健康人群和男性 T2DM 患者的胰腺脂肪含量与细胞功能发现,与对照组相比,T2DM 患者的胰腺脂肪含量显著增多,分别为 20.4% 和 9.7%(P=0.032)。此外,胰腺脂肪与胰岛素抵抗、葡萄糖刺激的一相胰岛素分泌、胰岛 β 细胞葡萄糖敏感性等胰岛 β 细胞功能参数呈负相关。在被诊断为 NAFLD 的肥胖症儿童人群中,胰岛素抵抗水平和 NAFPD 发生之间呈正相关。NAFPD 患者影响 T2DM 发生发展的主要发病机制有待进一步研究。研究发现,与非 NAFPD 人群相比,NAFPD 患者的 T2DM 患病率显著增加(分别为 5.2% 和 12.6%)。在回归分析中,NAFPD 的存在与中心性肥胖、NAFLD、糖尿病相关。

2. NAFPD 与代谢综合征　目前,代谢综合征被认为是人类重要的健康问题。除了与糖尿病、心脑血管意外的发病率有关之外,代谢综合征还可引起 NAFLD。虽然代谢综合征对胰腺的影响尚未明确,越来越多的证据描述了代谢综合征与 NAFPD 之间的关系。有研究发现,患有代谢综合征的大型动物模型会出现胰腺细胞的脂肪变性和氧化应激显著增加。另有研究表明,代谢综合征与 NAFPD 的发生发展显著相关。最近的一项研究表明,在体重正常的 T2DM 患者中,NAFPD 是颈动脉粥样硬化发生的危险因素。但是,临床上需要深入阐明 NAFPD 是代谢综合征和肥胖症的结果,还是代谢综合征发展的促进因素。

3. NAFPD 与急慢性胰腺炎　多数急性胰腺炎的发病继发于代谢综合征或肥胖等相关诱发因素,如胆结石、恶性肿瘤、高脂血症和用于治疗代谢综合征的药物。为此,人们提出一个新概念——非酒精性脂肪性胰腺炎(non-alcoholic steatopancreatitis,NASP)。虽然 NASP 尚未作为独立的临床诊断,已有证据支持其临床意义。由于脂肪细胞可分泌 IL-6、IL-1β 和 TNF-α 等促炎性细胞因子增强炎症反应,因此,NAFPD 使胰腺易患炎症。脂肪在胰腺中的浸润程度与胰腺炎的严重程度之间存在显著相关性。在急性胰腺炎患者中,NAFPD 是导致胰腺炎严重程度的危险因素。有研究表明,通过使用脂肪酶抑制剂(奥利司他)减少胰腺脂肪浸润,有望减轻 NAFPD 状态下急性胰腺炎发作的严重程度。

4. NAFPD 与胰腺癌　肥胖在胰腺癌发展中发挥着重要作用。研究发现,BMI>35kg/m² 的人群罹患胰腺癌的风险增加 45%,且女性的腰围与胰腺癌呈正相关。然而,其机制尚未完全阐明。在肥胖状态下,胰岛素抵抗、氧化应激和脂肪细胞分泌的脂肪因子可能是导致胰腺癌的原因。胰腺癌/上皮内瘤变与胰腺脂肪累积呈显著正相关。有学者推测,NAFPD 中脂肪细胞浸润数量的增加可能启动类似于脂肪肝引起肝癌的过程,即肥胖相关的慢性炎症可能会引起反复发作的胰腺炎症,进而启动炎症向癌症的转化过程,最终导致胰腺癌。

5. NAFPD 与外分泌功能障碍　NAFPD 对于胰腺外分泌功能的影响目前仅有一些个别病例的报告,认为 NAFPD 会抑制胰腺外分泌功能,但尚缺乏大型的前瞻性研究予以验证。

(五)非酒精性脂肪性胰病的诊断

迄今为止,NAFPD 尚缺乏公认的临床诊断标准。组织病理学和影像学技术已经开始逐步应用于相关的临床研究。

1. 病理诊断　通过组织活检对胰腺脂肪含量进行评估是 NAFPD 诊断的金标准。脂肪在胰腺内的分布并不均一,以胰腺头部和颈部沉积最为常见。

2. 影像学诊断　不同影像学技术对于 NAFPD 的诊断准确率各有不同。

(1)超声检查:目前常用两种超声检查技术,即经腹部超声检查(transabdominal ultrasonography)和超声内镜检查(endoscopic ultrasonography,EUS),后者可通过细针穿刺获得组织活检标本。与 EUS 相比,经腹部超声检查简单易行,医疗花费低,无侵入性操作的风险;但不足之处是在肥胖症个体中,胰腺观察相对困难。

(2)CT:有报道称,CT 平扫在评估胰腺脂肪含量方面的价值高于增强 CT,原因在于,由于对比剂的摄取效率不同,很容易将处于局灶性浸润脂肪之间的正常胰腺组织误认为恶性肿瘤。Saisho 等人报道了 CT 平扫对 NAFPD 的定量诊断结果与组织学诊断的结果具有较好的一致性。

(3)磁共振成像(MRI):由于其高灵敏度、安全性和低风险,MRI 是首选的 NAFPD 诊断方法。有研究表明,其诊断准确率与组织学评估几乎相同,因此 MRI 是诊断脂肪样变的首选成像方式。

(4)磁共振质子密度脂肪分数(magnetic resonance imaging proton density fat fraction,MRI-PDFF):由于 PDFF 的评估通过纠正 T_1 和 T_2 期偏差等混杂因素,显著提高了脂肪定量的准确率,因此,MRI-PDFF 是目前最实用的组织脂肪定量的方法。由于缺乏有效的临床应用指南,该技术只在小规模人群中应用。

(5)超声弹性成像(ultrasonic elastography):超声弹性成像主要用于评估器官的硬度。人们已经将该技术用于预测慢性胰腺炎患者的外分泌不足。最近,日本超声医学会发布了专门针对胰腺的超声弹性成像临床实践指南,但缺乏在 NAFPD 条件下应用的经验。除了操作者经验、胰腺在腹膜后的位置等因素外,主动脉搏动和腹部肠道气体过多都可能影响诊断的准确率,因此需要进一步的前瞻性比较研究来明确其准确率和有效性。

(六)非酒精性脂肪性胰病的治疗

人们认为 NAFPD 与 NAFLD 相似,其病理变化也是可逆的,但是需要深入研究 NAFPD 的临床意义,以制定其诊断治疗的临床指南。有研究发现,减重手术获得减重效果后,胰腺脂肪体积和脂肪酸摄取均显著降低。西药中的西格列汀联合替米沙坦、曲格列酮;中药的小檗碱和肉桂酸都在动物模型中证明可有效减少脂肪在胰腺内的沉积。

四、肝脏

肥胖者体内脂肪组织含量过多,而内脏脂肪组织对全身能量代谢稳态具有重要调节功能和作用。肝脏作为全身代谢的主要参与者,与脂肪组织紧密相连,可通过控制代谢产物作用于脂肪组织来影响脂质的储存和代谢,而脂肪组织则可通过代谢产物和脂肪因子的分泌影响肝脏代谢。在代谢综合征中,内脏脂肪组织常导致肝脏疾病的发生,如非酒精性脂肪性肝病(NAFLD)、非酒精性脂肪性肝炎(NASH)和肝纤维化(hepatic fibrosis)等。

(一)定义

NAFLD 的真实内涵是指因营养过剩及其相关代谢紊乱(超重、肥胖、胰岛素抵抗、糖耐量减低/T2DM、血脂紊乱、动脉粥样硬化、高血压等)诱导的慢性肝脏损害,被认为是代谢综合征(MetS)在肝脏的表现。NAFLD 定义为肝细胞脂肪变性 ≥5% 伴有相关代谢危险因素(表现为肥胖、T2DM 等),并除外过量饮酒史(男性饮酒折合乙醇量小于 30g/d,女性小于 20g/d)和其他导致脂肪性肝病的特定原因。因此,在将肝组织学或影像学弥漫性脂肪变性归结于 NAFLD 之前,需要排除其他病因引起的肝脂肪变。目前 NAFLD 已成为全球最常见的慢性肝病,普通成人全球患病率约为 25%,随着肥胖和 MetS 的流行,NAFLD 逐渐成为肝脏相关死亡、终末期肝病、原发性肝癌以及肝移植的重要原因,严重危害人们身体健康。

NAFLD 为排除性诊断,不能反映疾病的代谢驱动因素,2023 年 6 月 24 日,美国肝病学会(AASLD)与欧洲肝病学会联合发布了"脂肪性肝病新命名的多学会的德尔菲共识"。该共识建议将 NAFLD 更名为"代谢相关脂肪性肝病(metabolic associated fatty liver disease,MAFLD)"。MAFLD 定义是一个积极的肯定诊断,强调了代谢功能障碍对疾病的重要影响,但是新定义不仅是名字上的改变,患者需要重新分类,并对在研的药物研发产生影响。

(二)肝组织病理

NAFLD 作为一个涵盖广泛的临床病理学术语,组织学包含以下系列特征。①单纯性脂肪肝(simple steatosis of liver):表现为肝细胞脂肪大泡性(为主)脂肪变性,不伴或有轻微炎症;②非酒精性脂肪性肝炎(NASH):肝细胞脂肪变性伴随小叶内炎症以及气球样变性;③NASH 相关肝硬化:肝小叶结构毁损,广泛纤维化和假小叶形成,大体为小结节性肝硬化。

目前评估 NAFLD 的组织病理学两大半定量评分系统:美国 NASH 临床研究协作网推荐的 NAFLD 活动度评分(NAFLD activity score,NAS)和欧洲脂肪肝协作组提出的 SAF 评分系统(脂肪变性程度、炎症程度和纤维化程度各自计分)。NAS 多用于临床研究,SAF 评分系统多用于临床诊断和评估。

(三)流行病学

NAFLD 是慢性肝病的最常见病因,普通成人全球 NAFLD 的患病率介于 6.3%~45%(中位数 25.2%),中东和南美洲患病率最高,非洲最低,包括中国在内的多数亚洲国家 NAFLD 患病率处于中上水平(>25%)。中国成人腹部超声检查诊断的 NAFLD 患病率 10 年间从 15% 增加到 31% 以上,50~55 岁男性患病率高于女性,其后女性的患病率增长迅速甚至高于男性。NAFLD 在 T2DM 人群中发病率显著增加,达 47.3%~63.7%,肥胖的 T2DM 患者中则高达 80%。来自上海市闵行区 60 岁以上人群的流行病学调查分析,NAFLD 的患病率为 30.3%,其中 T2DM 人群中 NAFLD 患者显著高于普通人群(50.0% vs 30.3%)。即使 BMI 正常人群(白种人 <25kg/m², 黄种人 <23kg/m²)亦会发生 NAFLD,称为"非肥胖"或"瘦型"NAFLD,该人群通常伴随中心性肥胖或其他代谢危险因素。

虽然不足 10% 的 NAFLD 患者在确诊后 10~20 年才发生肝硬化和肝细胞癌(hepatocellular carcinoma,HCC)等并发症,但是由于日趋增多的高发流行,其绝对人数相当可观。此外,NAFLD 与其他伴随肝病(酒精性肝病、病毒或自身免疫性肝炎)常协同加重肝损伤,造成巨大的社会经济负担。

(四)自然转归

NAFLD 为高度异质性疾病,疾病发生发展、临床结局等受到合并症、遗传易感性以及环境因素的多因素共同影响(图 6-2-1)。大多数 NAFLD 患者预后良好,小部分患者则可能发生为进展期纤维化、终末期肝病和肝细胞癌等不良结局,因此,需要个体化识别 NAFLD 进展危险因素并评估疾病严重程度。

与 NAFLD 相比,NASH 患者纤维化进展速度更快,平均 7.1 年纤维化进展一个等级,NAFLD 患者则平均 14.3 年纤维化进展一个等级。虽然 NAFLD 表现为双向可逆的自然病程,但是进展期及以上纤维化(F_{3-4})是肝脏不良结局和全因死亡的主要预测因素。一项包含 4 428 例 NAFLD 的荟萃分析发现 4 期纤维化(肝硬化)比无纤维化患者有更高的全因死亡率(*RR* 为 3.42)和肝脏相关死亡率(*RR* 为

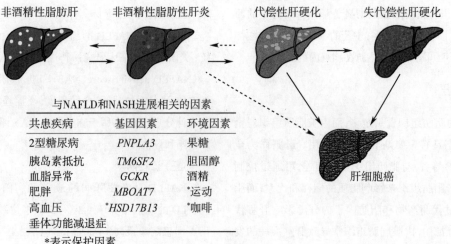

非酒精性脂肪肝　非酒精性脂肪性肝炎　代偿性肝硬化　失代偿性肝硬化

与NAFLD和NASH进展相关的因素

共患疾病	基因因素	环境因素
2型糖尿病	PNPLA3	果糖
胰岛素抵抗	TM6SF2	胆固醇
血脂异常	GCKR	酒精
肥胖	MBOAT7	*运动
高血压	*HSD17B13	*咖啡
垂体功能减退症		

*表示保护因素

肝细胞癌

图 6-2-1　NAFLD 疾病谱及影响因素

11.13)。肝硬化也是 NASH 发生 HCC 最强的危险因素，NASH 肝硬化患者 HCC 的年发病率为 10.6/1 000 人。虽然约 20% 的 NAFLD 相关肝癌可发生在无肝硬化背景的肝脏中，无肝硬化患者发生 HCC 的整体风险处于较低水平（年发病率为 0.08/1 000 人）。

NAFLD 患者全因死亡率显著增加，死因主要是心血管疾病，其次是肝外恶性肿瘤（如结直肠癌、乳腺癌等）。荟萃分析表明，NAFLD 患者发生 T2DM 风险增加约 2.22 倍，心血管疾病风险增加约 2.0 倍，慢性肾脏病风险增加约 1.5 倍。NAFLD 患者发生肿瘤（尤其是肝脏、胃肠道以及子宫肿瘤）的风险是正常人群的 1.9 倍。此外，NAFLD 出现显著纤维化（F_{2-4}）感染新型冠状病毒（SARS-CoV-2）后重症风险增加，且感染 SARS-CoV-2 后发生重症的风险独立于与 NAFLD 共存的代谢合并症（肥胖症、T2DM 等）。

（五）筛查、诊断和评估

NAFLD 是否进行筛查以及筛查人群和筛查内容，目前各指南推荐意见并不一致。欧洲肝病学会（European Association for the Study of the Liver，EASL）、亚太肝病研究学会（Asian Pacific Association for the Study of the Liver，APASL）推荐对高危人群（肥胖症、T2DM、MetS）进行筛查。中华医学会肝病学分会推荐健康体检肝功能酶学血清谷丙转氨酶和谷草转氨酶增高者筛查 NAFLD；肥胖症、高甘油三酯血症、T2DM 和 MetS 患者也应进行肝功能酶学和超声检查筛查 NAFLD。

病理学和影像学检查发现显著脂肪变是诊断脂肪肝的重要特征，临床腹部超声检查最常用于 NAFLD 诊断，然而，超声检查对轻度脂肪肝（肝细胞脂肪变<30%）的诊断敏感性低。受控衰减参数（controlled attenuation parameter，

CAP）能够检出 5% 以上的肝脏脂肪变，准确区分轻度与中 - 重度脂肪变，当 BMI>30kg/m^2、皮肤至肝包膜距离大于 25mm 以及 CAP 的四分位间距（IQR）≥40dB/m 时，CAP 诊断脂肪肝的准确率下降。MRI-PDFF 能够检测出 5% 以上的脂肪变，准确率高，可以检测肝脂肪变动态变化，但由于检测费时、花费高、难以推广，目前主要用于药物临床试验。

NAFLD 一旦诊断，建议进行疾病严重程度分层，包括有无 NASH，是否存在进展期纤维化（F_{3-4}），以及是否存在心血管危险因素及合并症评估。

1. NASH 评估　NASH 是 NAFLD 进展为肝硬化及 HCC 的关键限速步骤，在 NAFLD 患者中识别 10%~30% 的 NASH 更具有临床意义，然而现有影像学和实验室检查等无创方法不能准确诊断 NASH。需要注意的是，血清谷丙转氨酶正常并不一定意味着无肝脏炎症损伤，谷丙转氨酶增高未必是 NASH，肝活检仍是诊断 NASH 的"金标准"。目前推荐合并 MetS、T2DM、血清谷丙转氨酶和 / 或 CK-18 持续升高的 NAFLD 患者是 NASH 的高危人群，建议肝活检明确诊断。

2. 肝纤维化评估　肝纤维化是肝脏相关不良结局最重要的预测因子，对 NAFLD 患者肝纤维化的精准评估具有重要的临床意义。鉴于肝活检的有创性，目前已开发并验证数个 NAFLD 纤维化无创诊断系统。血清学无创诊断标志物 NAFLD 纤维化评分（NAFLD fibrosis scores，NFS）和纤维化 -4 指数（fibrosis-4 score，FIB-4）包含常规检验数据和临床参数，在排除进展期肝纤维化方面有较高阴性预测价值，适用于社区以及初级卫生保健机构进行初筛。由于 NFS 和 FIB-4 均含有年龄参数，因此年龄 ≥65 岁患者建

议使用老年人特异性临界值(cut-off 值)。此外,NFS 公式中包含了参数糖耐量异常 /T2DM,因此大部分 NAFLD 合并糖代谢异常人群(85%~90%)将被列入中 / 高风险,阴性预测诊断效率较低。

直接反映纤维化发生的标志物主要包括增强肝纤维化(enhanced liver fibrosis,ELF)和 N 末端Ⅲ型胶原前肽(N-terminal type Ⅲ collagen propeptide,Pro-C3)。ELF 诊断效能在多项临床研究中得到验证,英国推荐 ELF 大于 10.51 考虑进展期纤维化,ELF 尚未得到 FDA 的批准,中国目前缺少关于 ELF 的大样本验证。Pro-C3 是另一个评估肝纤维化的血清生物标志物,在Ⅲ型胶原形成细胞外基质过程中裂解,早期新药临床研究用于评估肝纤维化的终点指标。由于Ⅲ型胶原不仅存在于肝脏,也存在于其他器官,因此,ELF 或 Pro-C3 的诊断准确率受其他纤维化疾病(如肺纤维化及肾纤维化)的影响。

影像学通过测量肝脏硬度评估肝纤维化程度,主要有基于超声的弹性成像技术包括 Fibroscan 超声瞬时弹性成像(vibration-controlled transient elastography,VCTE)、点剪切波弹性成像(point-shear wave elastography,P-SWE)、二维剪切波弹性成像(two-dimensional shear wave elastography,

2D-SWE)和基于磁共振的弹性成像(magnetic resonance elastography,MRE)。Fibroscan 临床应用最广泛,测定的肝脏硬度值(liver stiffness measurement,LSM)cut-off 值 6.5~7.9kPa 以下排除进展期纤维化(F_{3-4})的灵敏度在 90% 以上,LSM 在 12~15kPa 以上则高度怀疑肝硬化。由于肥胖会影响 Fibroscan 检测成功率,因此对于肥胖症患者建议更换为 XL 探头。此外,LSM 判断肝纤维化的阈值需要与肝病病因结合:重度脂肪肝(CAP 显著增高)、明显的肝脏炎症(血清谷丙转氨酶升高)、肝脏淤血或淤胆都会高估 LSM 判断纤维化的程度。MRE 对肝纤维化程度具有最高的准确率,可作为 NASH 早期临床试验的纳入标准或肝活检替代终点指标,但同样由于检测时间长、费用高,临床推广受到限制。

肝纤维化筛查评估路径见图 6-2-2。第一步以血清无创诊断标志物 NFS/FIB-4 进行初筛,排除进展期肝纤维化低风险人群,中 / 高风险人群建议进行进一步评估(VCTE、SWE、MRE),当无创诊断方法高度疑似存在进展期肝纤维化时需要进行肝活检验证。由于 NAFLD 合并 T2DM 高发流行(40%~70%),且该人群更易于发生进展期纤维化(10%~20%),因此 T2DM 合并 NAFLD 患者建议常规进行 NASH 以及肝纤维化筛查。

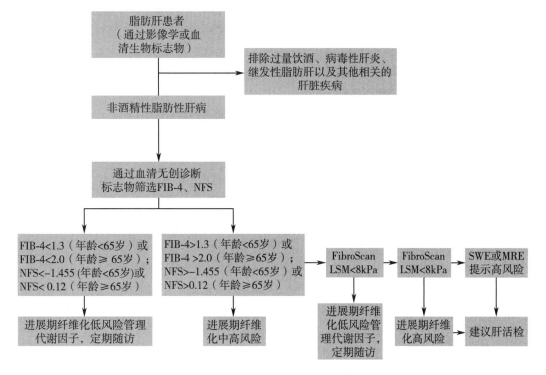

图 6-2-2　NAFLD 纤维化筛查评估路径

(六)治疗

治疗 NAFLD 的首要目标为减重和改善胰岛素抵抗,预防和治疗 MetS、T2DM 及其相关并发症,从而减轻疾病

负担,改善患者的生活质量并延长寿命;次要目标为减少肝脏脂肪沉积,避免因"附加打击"而导致 NASH 和急慢性肝功能衰竭;对于 NASH 和脂肪性肝纤维化患者还需要控制

肝病进展,减少肝硬化、HCC及并发症的发生。

1. 改善生活方式和减重 减少体重和腰围是预防和治疗NAFLD及其并发症最为重要的方式。减重5%~7%可以减少肝脂肪变和炎症损伤,减重10%以上可有效逆转纤维化,遗憾的是只有不到10%的肥胖症患者1年内能够减重10%以上。研究显示,减重手术减重15%~25%不但可以缓解NASH炎症损伤和纤维化,还能减少发生NAFLD相关心血管事件以及恶性肿瘤的风险。

2. 现有药物 目前尚无FDA或欧洲药品管理局(European Medicines Agency,EMA)批准用于治疗NASH的药物。现有其他适应证药物完成的NASH Ⅱb期临床试验的结果表明,熊去氧胆酸、ω-3多不饱和脂肪酸和二甲双胍未显示组织学获益,维生素E和胰岛素增敏剂吡格列酮在特定NASH人群中可推荐使用。吡格列酮或维生素E治疗NASH(pioglitazone or vitamin E for nonalcoholic steatohepatitis,PIVENS)研究表明,维生素E(α-生育酚)能够改善非糖尿病非肝硬化NASH患者肝脏组织学损伤。近期一项随机对照试验(randomized controlled trial,RCT)研究表明,维生素E和吡格列酮联合治疗可改善T2DM合并NAFLD患者组织学终点(NAS评分减少2分同时不加重纤维化)。维生素E使用中需警惕出血风险,以及其高剂量和心血管事件之间的关系。吡格列酮可以改善NASH患者血液生化学和肝脏组织学,但易增加体重(2.4~4.8kg)和导致骨量丢失,因此,在中国患者中长期应用的疗效和安全性尚待明确,建议仅用于治疗合并T2DM的NASH患者。

GLP-1RA和SGLT2i类降血糖药具有心血管和肾脏保护作用,目前有数个GLP-1RA和SGLT2i类药物正在进行Ⅱ期或Ⅲ期以NASH组织学为终点的临床试验研究。近来一项Ⅱ期RCT临床研究表明,司美格鲁肽[0.4mg/(次·d)]明显改善NASH组织学终点(NASH缓解同时不加重纤维化,59% vs 17%),虽然该项研究不能明确其改善NASH的疗效是否独立于减重,但是上述结果是目前报道中NASH缓解率最高的一项。

3. 在研药物 NASH药物临床试验的硬终点需要减少肝脏相关事件或降低病死率,然而NASH病程进展缓慢,甚至需要数十年的时间,因此在研的试验均采用肝脏组织学替代终点。FDA要求的终点指标包括以下两个方面:NASH缓解(脂肪变0~3分,小叶内炎症0~1分,气球样变0分)不加重纤维化,或者纤维化程度缓解1级及以上NASH不加重,EMA则要求同时达到上述两个终点。

REGENERATE研究比较高/低剂量奥贝胆酸(obeticholic acid,OCA)治疗NASH的疗效和安全性,是目前为止首个达到NASH研究终点的Ⅲ期临床试验(减少纤维化1级,不加重NASH)。由于OCA有两个比较明显的副作用,即瘙痒(高剂量组发生率达51%)和LDL升高,因此FDA推荐需要更多的有效性和安全性数据来证实,建议推迟批准OCA治疗NASH适应证。目前有多项Ⅱb及Ⅲ期NASH在研临床试验项目,未来NASH的治疗将需要对大多数患者进行两种以上药物联合治疗,包括所谓的"骨干疗法"和针对个体量身定制的额外药物。一些联合药物治疗研究正在进行中,ATLAS研究联合cilofexor(FXR激动剂)和firsocostat(乙酰辅酶A羧化酶抑制剂)初步结果显示,联合治疗改善纤维化比单药的疗效更佳。

（七）问题与展望

开发NAFLD有效的治疗干预措施仍然存在问题。首先,NASH/纤维化的诊断仍依赖于肝活检,目前尚不存在能够对NAFLD整个疾病谱进行精准诊断和分期的生物标志物,希望能够结合准确的诊断和预后标志物,精准识别高风险人群。其次,NAFLD存在显著个体异质性,目前对各种表型了解亦不够深入,如能对每个患者进行精准表型分析,将有助于更准确地选择治疗方案、判断治疗反应以及评估预后。最后,无论在诊断预测和药物治疗方面已经或将取得的进展如何,健康生活方式和减重对于NAFLD的预防和治疗仍然至关重要,肥胖是NAFLD及其相关的代谢紊乱最主要的驱动因素。

五、胃肠道

（一）肥胖与胃肠道疾病

肥胖症是多种胃肠道疾病的危险因素,包括非肿瘤性疾病,如胃食管反流病、糜烂性食管炎、巴雷特食管、糜烂性胃炎、息肉和肿瘤性疾病;以及肿瘤性疾病,如食管腺癌、胃癌、结直肠癌等。

1. 非肿瘤性 肥胖增加的非肿瘤性胃肠道疾病几乎无处不在,主要发生在食管、胃和肠道。

(1)食管:肥胖特别是腹型肥胖(即中心性肥胖),会产生高腹内压并松弛食管下括约肌。此外,高胆汁酸、胰酶、胃酸刺激黏膜敏感性增加以及激素水平的改变等多种因素共同导致胃食管反流及其并发症的发生,包括食管下段括约肌腹内侧部分长度缩短和食管蠕动功能障碍。

1)胃食管反流病(GERD):GERD是一种以胃灼热和胃反流为特征的慢性疾病,当胃酸或胆汁从胃反流到食管并引起食管黏膜炎症时发生。其症状主要分为三类:典型症状(烧心、反酸和反胃)、非典型症状(胸痛、上腹部疼痛和恶心)及消化道外症状(如咳嗽、咽喉部不适、哮喘等)。在过去20年中,随着肥胖症患病率的增加,GERD的患病率显著增加。多项荟萃分析显示体重与GERD呈正相关,并且中心性肥胖是GERD结局的独立危险因素,包括食管炎症、巴雷特(Barrett)化生和食管腺癌,这些是由反流依赖性和反流非依赖性机制介导的。减重后胃食管反流症状的改善也进一步反映了肥胖和胃食管反流之间的紧密联系。此外,女性肥胖症患者BMI与GERD的关联性比男性患者更强,这种差异被归因于女性体内雌激素水平的升高,然而雌激素在男性中心性肥胖与GERD高患病率之间所起的作用尚不清楚。

2)巴雷特食管(Barrett食管):Barrett化生是指食管下段的复层鳞状上皮被单层柱状上皮覆盖的病理学现象。Barrett食管通常被认为是慢性GERD发展而来,且与食管癌的发生密切相关。多项研究表明,肥胖、腹围和代谢综合征与Barrett食管之间存在关联。在校正BMI或GERD后,中心性肥胖与Barrett食管之间关联性更强,这表明中心性肥胖是一个独立的危险因素。Barrett食管发生的潜在机制可能与高瘦素水平、低脂联素水平和介导慢性炎症的细胞因子增加有关。

(2)胃:胃生理学及其神经激素调节在肥胖症患者中发生改变,然而目前尚不清楚胃功能异常是肥胖症的因还是果。肥胖还与胃部可能出现的症状有关,例如上腹痛、恶心、呕吐、干呕和胃炎等。肥胖性胃损伤这一概念近年来也被提出,且这一被忽视的肥胖相关疾病也越来越受到重视。研究者们发现在高脂饮食中,胃是消化道中具有差异调节基因数最多的组织,高脂饮食甚至可能进一步诱导壁细胞损伤,导致癌前化生。此外,肥胖症患者慢性胃部感染、胃炎、消化性溃疡和胃腺癌的患病率较高。

1)胃溃疡:一般是慢性、周期性、节律性发作的上腹部疼痛。患者还会出现反酸、烧心、嗳气、进食后饱胀不适、恶心呕吐等症状。肥胖与消化性溃疡之间的关系目前存在争议,但最近的几项研究已将肥胖与消化性溃疡的易感性联系起来。肥胖症尤其中心性肥胖,是胃溃疡的独立危险因素。一项纳入了226 953例受试者的大型回顾性队列研究发现,不同BMI切点的人群中胃溃疡发病率具有显著的统计学差异,且BMI>25kg/m^{2}是胃溃疡的独立危险因素。而另一项前瞻性队列研究提示,与正常BMI人群相比,BMI≥30.0kg/m^{2}的肥胖症患者,其胃溃疡发病风险增加83%;与腰臀比(WHR)0.85~0.89的男性相比,WHR≥1.00的男性,其胃溃疡发病风险亦上升88%。多项研究表明,肥胖是胃溃疡而不是十二指肠溃疡的独立危险因素。中心性肥胖和全身性肥胖与消化性溃疡的风险增加有关,尤其是

胃溃疡和幽门螺杆菌阴性的溃疡。然而肥胖与消化性溃疡之间联系的潜在机制目前仍不清楚。

2)胃炎:肥胖是糜烂性胃炎的危险因素,糜烂性胃炎可能与所在部位胃酸过多有关。研究发现,随着脂联素水平的降低,糜烂性胃炎的发病率逐渐增加,这表明脂联素可能通过其抗炎作用保护胃免受过多胃酸的影响。

近年来多项研究对低胃蛋白酶原(pepsinogen,PG)Ⅰ/Ⅱ和BMI之间的关系得出了相互矛盾的结论。因此,BMI与萎缩性胃炎之间的关联目前仍不清楚。

组织学胃炎定义为胃黏膜炎症的存在,肥胖与组织学胃炎之间存在关联。重度肥胖患者中胃窦黏膜高度异常,其中胃窦部慢性活动性浅表性胃炎、慢性非活动性浅表性胃炎和萎缩性胃炎伴肠化生发生率分别高达53.0%、8.6%和6.5%。重度肥胖患者组织学胃炎患病率显著高于年龄和性别匹配且BMI正常的对照受试者,这种差异与幽门螺杆菌(helicobacter pylori,H.pylori)感染无关。

(3)肠道:炎症性肠病(inflammatory bowel disease,IBD)是一种特殊的慢性肠道炎症性疾病,主要包括克罗恩病(Crohn's disease,CD)和溃疡性结肠炎(ulcerative colitis,UC),它们分别是小肠和结肠的自身免疫性疾病。表现主要有腹痛、腹泻、稀水便或黏液脓血便,由多种原因相互作用导致,包括环境、遗传、感染和免疫因素。肥胖和IBD一些病理生理特征有相似之处,包括脂肪组织失调、免疫反应不充分、生态失调和炎症反应,因此近年来发现两者具有密切的联系。在一项病例对照研究中,BMI与克罗恩病之间存在U型关联,体重过轻或超重的患者更有可能患克罗恩病。在儿童IBD患者中肥胖的患病率并无明显变化,但患有IBD的肥胖儿童比正常体重儿童的疾病更严重。皮质类固醇可能是解释肥胖与IBD之间关系的一个混杂因素,因为类固醇治疗可能易致肥胖症。

2. 肿瘤性

(1)食管腺癌:早期症状往往并不是很明显,可能会出现胸骨后的不适,进食后食管内轻度的哽噎感,以及食管腔内疼痛、异物感、烧灼感等。典型的食管癌的症状是进行性的吞咽困难。肥胖是食管腺癌而不是鳞状细胞癌发展的危险因素。由于Barrett食管、糜烂性食管炎和GERD患病率的增加,导致食管腺癌的发病率也逐渐上升,这些都与肥胖有一定关系。在Barrett食管患者中,肥胖与腺癌的进展直接相关,高水平的瘦素和低水平的脂联素被认为是腺癌进展的标志。食管腺癌发生的风险也随着中心脂肪的增加而增高。肥胖症、代谢综合征和食管腺癌的分子机制已被广泛研究,其中包括增加的胰岛素和胰岛素样生长因子

(IGF)。有研究表明，IGF-1 和 IGF-2 诱导血管生成和细胞增殖增加，细胞凋亡减少和细胞因子升高，继发于肥胖介导的血管内皮生长因子（VEGF）诱发的慢性炎症、脂联素降低和瘦素水平的增高。瘦素一方面通过激活表皮生长因子受体（EGFR）刺激细胞增殖，另一方面还抑制食管细胞凋亡。肥胖症患者食管腺癌的组织病理学研究表明，食管肿瘤中瘦素和脂联素受体的表达均上调。

（2）胃癌：胃癌的症状主要是上腹部的闷痛、隐痛，有一部分人会向后背部放射，同时有腹胀、反酸、嗳气以及食欲下降、食量减少等临床表现。肥胖是一种促炎和促癌状态，被认为是胃癌的一个重要、潜在可改变的危险因素。一些荟萃分析报道了肥胖与胃癌和贲门癌的关联。与 BMI ＜25kg/m² 的受试者相比，25kg/m² ≤ BMI ＜30kg/m² 和 BMI ≥ 30kg/m² 的人群肠化生发病风险分别增加 72% 和 141%。2021 年发表的一项全球生活方式与胃肠道肿瘤发病风险的大型流调研究提示，BMI 与胃癌患病率呈正相关。此外，一项纳入 10 项回顾性研究、3 097 794 例受试者（包含 9 492 例胃癌患者）的荟萃分析发现，较正常 BMI 人群，肥胖症患者的胃癌患病风险增加了 36%。另一项纳入 10 项前瞻性研究和 12 项病例对照研究的荟萃分析亦证实。BMI 每增加 2.5kg/m²，胃癌发病风险增加 11%；超重和肥胖患者的胃癌发病风险分别上升 71% 和 134%。但是尚不清楚这种关联是否与混杂因素有关，例如肥胖与幽门螺杆菌感染的关系，肥胖可能加速幽门螺杆菌介导的胃癌发生，这可能也是多项研究结论相互矛盾的原因。胃癌风险的观察性研究也可能受到混杂因素的阻碍，因为难以确定胃食管交界处肿瘤是食管起源还是胃起源。

（3）结直肠癌（colorectal carcinoma，CRC）：CRC 在全球最常见的癌症死亡原因中位列第四，大多数 CRC 是腺癌。主要临床表现为大便习惯的改变、腹部疼痛、便血、腹部包块甚至贫血。CRC 风险与高 BMI 相关，BMI 每增加 1kg/m²，患 CRC 的风险增加 3%。男性的相关性强于女性，结肠癌与 BMI 的相关性强于直肠癌。内脏脂肪可能比皮下脂肪更"危险"，并且比 BMI 更好地预测 CRC 风险的增加。很少有研究探讨肥胖与 CRC 病理分期之间的关系。一项研究发现，仅在男性患者或非直肠肿瘤患者中，肥胖与更晚期、淋巴结阳性和淋巴结受累程度相关。超重患者的临床预后可能更差，肿瘤复发率和病死率更高，对化疗的敏感性更差。对于行肿瘤切除术的 CRC 患者，内脏脂肪量也可能与较差的治疗效果有关，并可预测生存期的长短。

（二）肥胖驱动肿瘤可能的机制

肥胖如何促进胃肠道不同组织的致癌作用仍不清楚，但几乎可以肯定它是一个多因素过程。这些潜在机制又分为间接机制和直接机制，其中促癌细胞信号转导是过度肥胖的直接后果。直接机制之间可能又表现出复杂的相互关系，如慢性炎症和胰岛素抵抗作为代谢综合征的一部分，与促炎信号及靶细胞胰岛素抵抗有因果关系等。此外，人们对肠道微生物群在控制体重方面的作用表现出了极大的兴趣，腔内微生物群可以被认为是一种通过调节体重间接起作用的病原学因素。不仅如此，腔内微生物可能在 CRC 发生过程中有直接的促癌作用。以下我们详细阐述肥胖驱动胃肠道肿瘤的最新机制。

1. 胰岛素和 IGF 信号通路　胰岛素抵抗导致 IGF 直接发出有丝分裂和抗凋亡信号，这一假设得到了临床观察、临床生物标志物和细胞机制研究的支持，但到目前为止，很少有体内数据证实胰岛素和 IGF 信号通路在人体中的相关性。

胰岛素、IGF-1 和 IGF-2 激活胰岛素、IGF-1 和 IGF-2 受体，触发细胞内级联反应，刺激 CRC 细胞增殖，促进肿瘤生长和转移。这些受体的下游靶点包括介导细胞有丝分裂信号的胞外信号调节激酶（ERK）和磷脂酰肌醇 3 激酶（PI3K）通路，哺乳动物雷帕霉素靶蛋白（mTOR）及其下游效应物 S6 激酶 1 是研究者们极为感兴趣的关键下游效应物，它们在细胞营养感知中都起着关键作用。

胰岛素和 IGF 信号通路也可能在食管癌的发生中起作用。编码 IGF-1 受体和 IGF-2 受体的基因由于遗传多态性，会增加肿瘤组织中这些受体的表达，与食管腺癌的发生风险增加相关。此外，IGF-1 基因多态性也被证明与 Barrett 食管的发生风险相关。胰岛素抵抗可能导致胃肠道黏膜细胞能量底物（葡萄糖、甘油三酯和游离脂肪酸）吸收的增加，直接促进肿瘤生长和 / 或增加氧化应激和 DNA 突变。

2. 慢性炎症　肥胖被认为是一种慢性低度炎症状态，增加了促炎标志物和细胞因子水平，如 CRP 和 IL-6。大量的促炎性细胞因子、趋化因子和其他急性期蛋白，如激活纤溶酶原抑制剂 1 和纤维蛋白原，从脂肪组织中释放出来，脂肪组织不仅包括脂肪细胞，而且包括巨噬细胞在内的各种免疫细胞。由脂肪组织合成和释放的"经典"细胞因子和生长因子，如 IL-6、TNF 和巨噬细胞移动抑制因子（macrophage migration inhibitory factor，MIF），被认为在胃肠道中具有直接的促癌特性。然而，尚不清楚增加的促肿瘤因子是否以内分泌方式直接作用于胃肠道黏膜细胞和 / 或持续的全身炎症状态是否可以诱导局部组织炎症并随后产生相同的促肿瘤因子，然后以旁分泌的方式起作用。代谢综合征中的慢性炎症和胰岛素抵抗之间存在密切的因果关系,NF-κB 依赖性抑制胰岛素受体下游的信号转导。炎症因子(特别是 CRP)也被证明是胃肠道癌症风险的生物标志物。

3. 脂肪因子 脂肪组织是一种活跃的内分泌器官,产生一系列的激素,统称为脂肪因子。瘦素和脂联素是目前研究最深入的两个脂肪因子。

(1)瘦素:肥胖症患者的血清瘦素水平升高,且与多种胃肠道肿瘤相关。瘦素受体在 CRC 中过表达。瘦素在肠上皮细胞中具促有丝分裂活性,减少 CRC 细胞系的凋亡,并且还被证明可以促进偶氮甲烷诱导的小鼠结直肠肿瘤的生长。瘦素还与食管癌发生有关,已经报道了瘦素在体外食管腺癌细胞中的促有丝分裂和抗凋亡作用。在一项前瞻性研究中,校正 GERD 症状后,血清瘦素最高的四分位数水平与最低四分位数水平相比,男性患 Barrett 食管的风险增加了 3 倍,而女性则没有。

(2)脂联素:脂联素能够增强胰岛素敏感性、抗炎、抗动脉硬化、抑制细胞增殖等。近年研究表明,脂联素可抑制多种消化系统肿瘤细胞生长,其在肿瘤发生和发展过程中发挥重要作用。

与正常对照组相比,食管癌患者脂联素水平降低。对食管癌伴肥胖患者的研究显示,血清脂联素受体 2(adiponectin receptor 2,AdipoR2)表达上调,且 AdipoR2 表达与肿瘤分期相关,提示脂联素信号途径可影响食管癌的生物学行为。在胃癌患者中血浆脂联素水平也同样降低,且其水平与肿瘤大小、侵袭能力及分期呈负相关。脂联素可通过作用于 AdipoR1 和 AdipoR2 诱导胃癌细胞凋亡,抑制细胞增殖,AdipoR1 表达水平与预后密切相关。脂联素水平与结直肠腺瘤的发生风险呈负相关,其可作为诊断结直肠腺瘤的有效生物标记物。低水平脂联素是 CRC 发生的危险因子,高水平脂联素可使 CRC 发生风险降低 60%。

4. 肠道微生物 肥胖症个体的肠道微生物群与正常体重个体不同,人们越来越认识到肠道生态学在促进肥胖中的作用。肥胖症患者中拟杆菌属物种相对丰度较低,筛查发现结直肠腺瘤患者与对照组相比,拟杆菌属的相对丰度显著降低。

此外,肠道细菌也可能与 CRC 的发生有关。在偶氮甲烷诱导大鼠肿瘤模型中,无菌大鼠比传统定植的同窝仔鼠诱导的肿瘤更小、更少。还有一些证据表明,CRC 患者的黏膜内和黏膜黏附细菌水平增加。因此,肥胖症患者肠道微生物群的改变可以直接驱动下消化道癌。

肥胖对于胃肠道疾病的研究目前还处在初级阶段,并

未引起大众的关注,但从现有的研究结果来看,肥胖,特别是中心性肥胖在胃肠道疾病发生发展中的作用是很重要的,也要引起人们的警觉。

六、骨骼

(一)肥胖与骨骼

由于代谢和炎症因素,肥胖可引起骨骼相关多种慢性疾病,包括骨关节炎和骨质疏松。其中肥胖与骨质疏松和骨关节炎之间的关系是研究的热点领域。

肥胖与骨骼代谢是相互关联的。首先,成骨细胞和脂肪细胞均来源于一种间充质干细胞,有同等向脂肪细胞和成骨细胞分化的倾向;其次,肥胖和骨质疏松、关节炎均与氧化应激反应和促炎性细胞因子增高有关。肥胖的特点是与全身慢性低度炎症相关的脂肪组织的增加,除了调节能量代谢,脂肪因子还是肥胖和骨骼肌肉疾病发展之间的共同纽带。

(二)肥胖相关骨病

1. 肥胖与骨质疏松 骨质疏松(osteoporosis,OP)是一种骨密度降低、骨量丢失和骨强度下降的全身性疾病。早期研究表明肥胖对骨骼有保护作用,肥胖或超重患者骨折风险较正常 BMI 患者略低,肥胖患者较高的骨密度归因于较高的机械负荷和激素活性的结合,但是越来越多研究表明,肥胖和超重不利于骨骼健康,可增加骨折风险。这可能是多种因素共同作用的结果,与炎症因子分泌、瘦素分泌的增多及脂联素分泌减少有关。

瘦素是脂肪组织分泌的细胞因子之一,通过中枢和外周两个方面调节骨代谢。①外周系统:瘦素直接作用于骨髓间充质干细胞,促进其向成骨细胞发育;同时瘦素作用于成骨细胞促进其增殖、矿化、抑制凋亡。因此,瘦素在外周对骨骼的直接作用可以增加骨密度。②中枢系统:瘦素结合下丘脑神经元上相应的受体,激活交感神经系统,释放肾上腺素及去甲肾上腺素,通过 NF-κB 受体活化因子(RANK)及其配体(RANKL)通路激活破骨细胞,降低骨密度。因此,瘦素在中枢系统可降低骨密度。由于在中枢和外周系统的作用截然相反,因此,瘦素与骨密度的关系尚无定论。

脂联素是另一种重要的脂肪因子。骨前体细胞、成骨细胞和破骨细胞都表达脂联素受体,关于脂联素对骨形成和转化的影响有相互矛盾的研究结果,一些在细胞内和体外小鼠模型中的研究提示脂联素具有促成骨作用,可增加成骨细胞分化和活性,同时降低破骨细胞生成水平。目前人群研究发现脂联素浓度和骨骼活性之间呈负相关关系。

肥胖症患者处于慢性炎症状态,分泌炎症细胞因子,如 IL-17、IL-1 和 TNF-α 等。IL-1 通过 RANK/RANKL/OPG 通路,介导破骨细胞生成并抑制其凋亡,导致骨吸收增加。TNF-α 是 T 细胞分泌的炎症介质,在关于绝经后 OP 的研究中发现,TNF-α 在骨髓中过表达,通过激活 NF-κB 和 PI3K/AKT 信号通路促进 RANKL 诱导的破骨细胞形成。

2. 肥胖与骨关节炎 骨关节炎(osteoarthritis,OA)是一种常见的关节疾病,大约每 8 个成年人中就有 1 人发生 OA,以局部炎症、软骨损伤、剧痛、关节运动障碍为特征。临床研究和动物实验表明,OA 与衰老、肥胖、性别及年龄有关。由于肥胖对骨关节的力学作用,超重或肥胖人群发生膝关节 OA 风险增加,因此肥胖是膝关节等负重关节 OA 的重要可控风险因素。也有研究发现,肥胖症患者非负重关节(如手部)发生 OA 的风险也增加。近年来,人们从事体力劳动逐渐减少,但 OA 发病率却较前明显增加,故 OA 是生物力学因素和代谢炎症共同作用的结果。

3. 肥胖与骨折 流行病学调查显示,OP 患者发生骨质疏松性骨折的风险高达 40%,骨质量由骨密度和骨强度组成,是骨折风险的主要决定因素。有研究表明,肥胖症患者的骨骼质量发生变化。目前证据表明肥胖症儿童的骨折风险较高,可能与骨矿化异常、平衡失控、摔倒时更严重的创伤有关。

(三)疾病的预防、治疗及综合管理

由于肥胖会导致诸多骨骼相关疾病,故控制体重是预防和治疗疾病的中心环节。肥胖症的发生、发展非常复杂,影响因素众多,单一手段难以奏效,管理的基石是针对饮食和运动的行为干预。肥胖症患者的膳食模式主要包括低热量饮食、生酮饮食。在饮食控制上可联用药物治疗,国内获得批准的减重药物奥利司他是胰脂肪酶抑制剂,在 1~4 年内平均减轻体重 3kg,但在肥胖症患者的减重治疗过程中,需要关注对骨代谢的影响,如快速减重导致的维生素缺乏和减重手术后的维生素 D 缺乏及 OP 都需要进行相应的预防和处理。

1. 减重与骨关节炎 肥胖症患者由于关节负荷增加造成行动不便或疼痛,通常习惯久坐或极少的体育锻炼的生活方式。这种生活方式降低了肌肉含量,减少能量消耗,导致脂肪含量增加,同时脂肪因子分泌增多加重 OA 症状。因此 OA 与肥胖容易形成恶性循环。一项针对超重和肥胖的膝关节 OA 患者进行饮食运动的综合管理的临床试验结果显示,18 个月以内体重平均减轻 5%,关节功能较前改善约 18%。

对于病态肥胖、饮食控制不佳或不能耐受运动的患者可考虑减重手术,减重术后 BMI 减少 6kg/m² 超过 3 个月,不仅可改善关节间隙宽度,还可能延缓结构改变的进展。

2. 减重手术、运动与骨质疏松 与减重对 OA 的确切效果不同,肥胖对 OP 的潜在作用和由此导致的骨折风险仍存在争议。在研究超重或者肥胖成年人因饮食引起的体重减轻与骨量改变的研究中,各项研究结果差别很大。也有观点认为肥胖和体重减轻都与皮质骨密度下降有关。控制饮食引起的体重减轻可能对骨骼健康不利,尤其在极低热量饮食或相对快速的体重减轻时易发生。

减重手术是目前治疗病态肥胖最有效的方法,严格的饮食摄入导致维生素 D 和钙在肠道吸收减少,以及激素水平发生改变,患者有发生 OP 的风险。预防和治疗术后可能出现的 OP,充足的钙摄入是重要的措施。总之,减重手术前需要临床综合评估,术后需长期监测骨的营养状况。

除了减重手术外,运动是显著改善骨量的另一有效方法。从预防角度分析,在青春期多进行剧烈运动有助于提高骨峰值、增加骨储备,提高年老后骨密度。此外,不同的运动方式对骨密度影响不同。有氧运动适合中老年人参加,最简单、最有效的有氧运动方式就是步行,但由于运动冲击力较低,实际防治效果较弱,必须长期坚持才有效。

(四)总结与展望

迄今为止,肥胖与骨骼之间的联系被广泛研究,但结果并不一致。肥胖通过多种机制影响骨骼健康,包括体重、脂肪分布、骨形成及骨吸收过程、促炎性细胞因子及骨髓微环境。脂肪组织通过分泌细胞因子与骨骼相互作用,调节骨骼代谢。BMI 作为目前肥胖测定的公认指标也存在一定的局限性,它不能区分肌肉含量和脂肪含量,不能提供体脂分布的指标。因此,根据 BMI 判断肥胖对骨量或者骨关节炎影响的准确率偏低,鉴于肥胖症发病居高不下,越来越多的人在积极减重,进一步探索肥胖与骨代谢性疾病的相关性,对于发现 OP、骨关节炎及骨折相关疾病的新的治疗靶点有一定的指导意义。

七、肌肉

(一)肌少症的定义

1989 年美国塔夫茨大学教授 Irwin Rosenberg 首次提出了"肌肉减少症"的概念,其与人口老龄化密切相关,简称肌少症。2010 年,欧洲肌少症工作组首次发表了肌少症共识,将肌少症定义为一种与增龄相关的肌肉质量减少、肌肉力量下降和 / 或躯体功能减退的老年综合征。此后,国际以及亚洲肌少症工作组也相继发布了新共识。

(二)肌少症性肥胖的定义和流行病学

1. 定义 随着年龄的增长,脂肪更多地沉积在骨骼肌

和肝脏中。此时,随年龄增长的骨骼肌质量和肌肉力量也逐渐衰减。肌少症性肥胖(sarcopenic obesity, SO)定义为肌少症和肥胖的共存。肌少症性肥胖目前尚无统一的定义,这是由于目前肥胖的诊断基本达成一致,而肌少症的诊断存在很大异质性。因此,缺乏对 SO 的标准化定义。

2. 流行病学　不同研究对肥胖和肌少症采用不同的诊断标准,因此根据不同性别、种族和年龄统计出来的 SO 患病率也各不相同。一项有 8 种 SO 不同定义的研究表明,老年人 SO 的患病率差异高达约 26 倍,表明 SO 的定义取决于不同阈值、参考人群和骨骼肌质量的测量技术。我国一项采用亚洲肌少症工作组(Asian Working Group for Sarcopenia, AWGS)诊断标准、使用生物电阻抗法(BIA)诊断肌少症的研究显示 SO 的患病率为 52.17%。综合来看,世界范围内 SO 的平均患病率为 5%~10%,老年人中 SO 的患病率为 4%~20%。

(三)肌少症性肥胖的临床表现

1. 肢体功能障碍　与单纯肌少症或肥胖比较,SO 与肢体功能障碍的关联更强。一项纳入 451 例老年男性和老年女性的队列研究显示,基于骨骼肌质量指数和体脂率所诊断的 SO 受试者在 8 年随访期间,其残疾风险是单纯肌少症或非 SO 受试者的 2~3 倍。

2. 慢性代谢性疾病风险　肌少症和肥胖症都与代谢紊乱相关,因此,SO 对代谢性疾病的影响可能比单独的肌少症或肥胖更大。一项纳入来自 NHANES Ⅲ 的 14 528 例成年人的横断面分析研究显示,SO 组相较于单纯性肥胖或肌少症组,胰岛素抵抗风险增加。

3. 死亡风险　一篇纳入 12 项前瞻性研究、35 287 例研究对象的荟萃分析表明,与健康对照组相比,SO 的全因死亡风险增加 24%,这表明 SO 可能与更高的死亡风险相关。

4. 其他影响　SO 与认知衰退的风险增加显著相关,一项研究表明与非肥胖的老年人群比较,70 岁以上单独肌少症、肥胖或 SO 的老年患者的认知功能均降低。

(四)肌少症性肥胖的诊断标准

1. 肌少症的诊断标准　AWGS 于 2014 年发表了第一个亚洲肌少症共识,将肌少症定义为:以老年人相对骨骼肌指数(四肢骨骼肌质量 / 身高的平方)低于健康中青年人群平均值的 2 个标准差以上为截点。AWGS 2019 更新了部分诊断和标准等,采用 DEXA 评估肌肉量,男性和女性的截点分别为 7.0kg/m^2 和 5.4kg/m^2;评估肌肉力量的握力截点男性为 28kg,女性为 18kg;评估肌肉功能的步速截点为 1m/s。若满足肌肉质量下降和肌肉力量降低或肌肉功能下降可诊断

肌少症,若三者皆满足,则诊断为严重肌少症。

2. 肥胖的诊断标准　在诊断 SO 时,肥胖的定义包括外周性肥胖和中心性肥胖。对于整体肥胖常采用 BMI 或 DEXA 测量的体脂率来诊断。对于中心性肥胖的诊断采用腰围或经 CT 扫描的内脏脂肪组织等指标。在目前的 SO 研究中,肥胖可定义为 BMI ≥ 30kg/m^2,体脂率升高(男性 ≥ 27% 或 28%,女性 ≥ 35%、38% 或 40%),腰围高于人群特异性的三分位数或采用 WHO 的腰围界值(女性 ≥ 88cm,男性 ≥ 102cm)。

SO 的诊断标准是肌少症和肥胖症的诊断标准相结合,其诊断标准随着肌少症和肥胖症诊断标准的变化而变化。对于老年人来说,应加强身体成分的分析进行有效的 SO 筛查,例如测量肌肉质量、力量和功能,未来还需要开展深入研究,尽快建立一个标准化的定义和诊断标准,为 SO 的早期诊断、预防和治疗提供策略。

(五)肌少症性肥胖的发病机制

SO 表现为肌肉组织蛋白质平衡失调、蛋白质合成功能降低、分解功能增加,发病机制复杂,主要包括与年龄相关的身体成分改变、慢性炎症、激素变化和生活方式的改变等。

1. 年龄相关的身体成分改变　随着年龄的增长,肌肉和脂肪组织进行重新分布,主要表现为总脂肪含量不断增加,内脏脂肪堆积,器官周围和器官内异位脂肪浸润,骨骼肌肌肉质量逐渐减少,体重主要以脂肪组织为主而非瘦组织。由于骨骼肌损失或线粒体功能降低导致氧化能力降低,也可能导致体内和骨骼肌内的脂肪堆积,骨骼肌中的脂肪组织不仅导致肌肉僵硬,还可降低肌肉质量。

2. 慢性炎症　SO 患者通常处于慢性炎症状态,胰岛素抵抗和胰岛功能下降均可导致肌少症的发生和进展。肥胖是导致全身慢性炎症的主要原因,特别是内脏脂肪,内脏脂肪分泌多种不同的促炎性细胞因子,如 C- 反应蛋白、IL-6、TNF-α 等,这些促炎性细胞因子与 SO 的发生有关。有研究表明,与单纯肌少症和肥胖相比,SO 患者体内与炎症相关的因子水平明显增高,全身慢性炎症被认为是 SO 发病最重要的因素。

3. 激素变化　SO 的发生和发展受激素水平变化的影响。骨骼肌减少和肌肉脂肪浸润都可引起胰岛素抵抗。而胰岛素抵抗可以促进肥胖症患者肌肉的分解代谢,是肌力下降的独立危险因素。此外,多项研究已经证实低维生素 D、低生长激素水平与 SO 患者肌肉力量和质量的降低相关。由此可见,SO 与激素水平变化密切相关。

4. 生活方式的改变　与 SO 发病相关的生活方式改变

主要包括饮食和缺乏运动。慢性营养不良可能通过诱导高血糖、低胰岛素水平和低蛋白质合成来促进 SO 的发展。低维生素 D 导致肌肉合成代谢减少，并与胰岛素分泌减少、肌原纤维降解有关。运动可以提高激素水平，提高肌肉氧化能力。低水平的体育活动促进肥胖症的发展，导致肌肉强度的降低。

(六) 肌少症性肥胖的预防和治疗

生活方式的干预措施是治疗 SO 的主要措施，包括饮食和运动干预，从而达到增加肌肉和减少脂肪的目的。药物比饮食和运动更能快速地改善骨骼肌质量，但由于药物有很多副作用，目前为止，还没有以 SO 为适应证的药物。

1. 饮食干预 对 SO 患者，主要的饮食策略包括热量限制、蛋白质及微量元素的补充。建议 SO 患者每天适度限制热量 200~750kcal，每周体重减轻 0.5~1.0kg 或半年内体重减轻 8%~10%，同时保证足够的蛋白质和微量元素的摄入。关于蛋白质的补充剂量，推荐的是 1.2~1.6g/(kg·d)。

2. 运动干预 肥胖的饮食干预必须营养合理，同时结合运动才能防止或减少肌肉的流失。合理的运动方式是预防和改善 SO 的有效方式之一。目前为止，尚无最佳的运动类型，现有的数据表明，抗阻运动或阻力运动联合有氧运动是较好的选择方式。有研究显示，每周至少参加 150 分钟的中 - 高强度的有氧活动结合两次非连续的阻力训练，可以提高老年人的力量、灵活性和平衡力。有氧运动可改善心肺功能，降低病死率，阻力训练可以增强老年人肌肉力量。

3. 其他医学干预 目前减重药物和减重手术虽然都具有良好的减重效果，但往往在减少脂肪的同时也会导致肌肉的丧失，目前仍没有好的解决手段，所以不建议老年患者进行过度的药物减重和积极的减重手术，目前有研究发现小分子药物可以在减少脂肪的同时，不减少肌肉质量或提高肌肉质量，我们正拭目以待。

八、大脑

(一) 肥胖与大脑功能障碍、过度饱食相辅相成

大脑对体重的调控是一个极其复杂的过程，除下丘脑外，多个神经系统共同参与，分工精细，责任明确，其中主要包括能量平衡的稳态调节系统、中枢奖励系统、注意力系统、情绪系统、记忆系统及认知系统。能量平衡的稳态调节系统包括下丘脑黑皮质素系统，其对食欲的调控作用受循环激素 (如胰岛素、瘦素、胃饥饿素、肠促胰素 -1 等) 及炎症介质的影响，并接收来自其他高级中枢的信号。中枢奖励系统位于中脑腹侧背盖区、黑质、伏隔核、纹状体、眶额

皮质及海马旁回，参与调控食物引起的奖励 (食物成瘾性)。认知系统位于扣带回、额下回、前辅助运动区、背外侧前额叶皮质，调控对食物的感受、动机、自制力。注意力系统位于顶叶、视觉皮质、部分额叶，调控对食物的注意力。情绪系统位于杏仁核，调控情绪影响食欲。记忆系统位于海马回和海马旁回，调控对食物的记忆。这些高级中枢系统与下丘脑相互"对话"，从而在超越生理性饥饿和饱腹感的层面对食欲进行调控，维持能量平衡。一旦中枢之间的调控通道出现异常，就会发生肥胖症。虽然食物或食物线索对大脑的刺激会使人倾向于过度饱食，但这些过程同时受到一系列高级神经系统的调节，而大脑功能障碍与过度饱食和肥胖相辅相成，形成恶性循环。

1. 大脑功能障碍导致肥胖症 除了下丘脑能量稳态调节，一些高级中枢系统，如奖励系统、认知系统、注意力系统、记忆系统、情绪系统等，会与下丘脑相互"对话"，从而在超越生理性饥饿和饱腹感的层面对食欲进行调控，维持能量平衡。一旦中枢之间的调控通道出现异常，就有可能出现过度饱食行为及肥胖。而这些大脑功能障碍，特别是高级中枢系统的异常，又与社会环境因素及个体生活方式有关，如社会经济负担、心理压力、睡眠不足以及其他流行的医学风险因素。

2. 肥胖导致大脑功能障碍 肥胖会增加多种疾病风险，包括 T2DM、心血管疾病、癌症和精神障碍等，进而增加过早残疾和死亡。肥胖与认知障碍也密切相关，并通过加重脑损伤和加速脑衰老来增加神经退行性疾病的风险。高热量的饮食会增加认知障碍的风险；脂肪过多会与多巴胺多态性状态相互作用，从而对认知产生负面影响；而继发于不健康饮食和肥胖的炎症、氧化应激、血管化、血脑屏障受损以及肠道菌群失调又会导致认知受损的进一步加重。

(1) 肥胖对儿童认知的影响：儿童的肥胖程度与认知功能下降之间存在一定的关联。研究表明，肥胖症儿童和青少年存在大脑执行功能区域缺陷的风险，包括在抑制性控制任务上表现较差和奖励系统敏感性降低。另一项研究显示，与年龄和性别匹配的对照组相比，肥胖症儿童和青少年在记忆能力、精神运动速度、处理速度、反应时间、复杂注意力、执行功能和认知灵活性这七个认知领域的表现都较差。

(2) 肥胖对成人认知的影响：肥胖症成人往往表现为记忆力、信息处理速度、感知力、组织力、解决问题能力等认知功能下降。研究显示，与较瘦的成人相比，BMI 较高的成人在完成"时间 - 地点 - 事件"记忆任务中表现更差，错误更多。重度肥胖症患者表现为感知能力和组织能力、解决问题和设置转换能力的减退，但语言流程能力增强，并且这

种改变在单纯性肥胖和肥胖合并代谢性疾病(如糖尿病、高血压、睡眠呼吸暂停综合征)的患者中无差异。长期随访显示,基线时的BMI与单词列表学习能力以及5年随访时的信息处理速度显著相关,较高的BMI预示着较低的认知。

(3)肥胖对中老年认知的影响:BMI与中老年人的痴呆发病存在显著的U型关联,中老年肥胖可能更易患认知能力下降和痴呆,但体重过轻也可能会加速痴呆的发生。与正常体重相比,肥胖的痴呆发病风险增加42%,阿尔茨海默病的风险增加80%,血管性痴呆的风险增加73%,并且在年轻起病的患者中风险相关性更强。

(二)肥胖相关性脑病的影像学表现

肥胖相关性脑病的影像学表现目前争议较大,不同研究提示不同脑区有不同表现,且存在性别差异。来自结构MRI的一项研究结果显示,与健康体重者相比,肥胖者表现出各脑区的脑灰质密度下降,包括小脑、运动皮质、额顶叶岛盖、壳核和双侧额中回,然而在枕叶皮质和额下回的多个区域发现了脑灰质体积的增加,但肥胖症患者纹状体区域的脑白质体积明显增加。另一项研究显示,男性的BMI与多个脑区的脑灰质,包括内侧颞叶、额叶和纹状体,呈显著的负相关,而在小脑、额下回、丘脑和尾状脑等区域则表现为相反的结果。在女性中,BMI与脑灰质之间无显著相关性。另一项MRI弥散成像分析发现,BMI与胼胝体区域的脑白质健康程度呈负相关,表现为与健康体重组相比,肥胖症患者的胼胝体各向异性分数(fractional anisotropy,FA,一个脑白质健康的指标)显著降低。这些脑区变化的可能与执行功能和记忆能力等相关,但仍需要进一步研究探索。

(三)肥胖相关性脑病的机制

与其他肥胖相关合并症一样,高胰岛素血症、胰岛素抵抗、脂肪功能障碍等也是肥胖相关性脑病发生的共环境。首先,大脑是一个对胰岛素非常敏感的器官,胰岛素可影响大脑皮质和皮质下区域的功能连接。肥胖症患者的大脑表现出胰岛素反应的减弱或缺乏,被称为脑胰岛素抵抗。动物研究显示,急性暴露于高脂饮食会导致进食后急性中枢胰岛素抵抗,小鼠出现与海马依赖的任务表现受损,如旋臂迷宫。其次,过多的脂肪以及脂肪功能障碍会与多巴胺多态性状态相互作用,从而对认知产生负面影响。同上,继发于不健康的饮食和肥胖的炎症、氧化应激、血管化、血脑屏障受损以及肠道菌群失调又会导致认知受损的进一步加重。

目前,肥胖相关性脑病是继发于肥胖症、肥胖症相关代谢性疾病还是三者互相独立,以及其与过度营养之间的关系,目前尚不清楚。在动物研究中,有多项研究支持过度

营养、肥胖和代谢性疾病对脑功能至少有部分独立的影响。研究显示,即使没有出现体重过度增加,喂养高脂饮食的小鼠也会表现出糖耐量减低、工作记忆障碍、焦虑和抑郁样行为增加。而在代谢功能不受损害的情况下,肥胖也会改变啮齿动物的大脑结构和功能,导致突触丧失、树突棘数量减少、小胶质细胞形态改变以及认知任务表现不佳。在糖尿病发病前,饮食诱导的肥胖主要通过增加小胶质细胞的突触剥离,进一步损害海马依赖的记忆和长时程增强作用。在人体的研究,由于无法独立操纵肥胖和代谢,因此目前这方面的证据仍然欠缺。

此外,不健康的饮食结构和肥胖则会影响肠道微生物群落的结构和功能,降低肠道微生物的多样性,而肠道微生物通过肠道和大脑之间的神经、免疫和激素通信系统,即所谓的"微生物-肠-脑轴",影响行为和神经生理学,如参与情绪障碍的发生。

(四)肥胖相关性脑病的治疗

由于肥胖与脑功能障碍相辅相成,因此减重措施需要打破肥胖与大脑功能障碍和过度饱食所形成的恶性循环。一方面,需要从改善认知功能角度进行体重管理,根据个体化认知特征制订策略;另一方面,合适的减重方式也会改善肥胖相关脑病。

1. 改善脑功能有利于体重管理 首先,脑胰岛素抵抗与减重效果密切相关。大脑对胰岛素敏感性很高,胰岛素可通过大脑(主要是下丘脑)影响摄食行为,还可经由大脑调节外周能量代谢。向大脑输注胰岛素可通过抑制内源性葡萄糖产生和刺激外周组织摄取葡萄糖,从而提高全身胰岛素敏感性。而脑胰岛素抵抗损害了中枢神经对外周能量代谢的调节,包括内脏脂肪组织和肝脏外周脂质代谢,不仅导致肥胖及脂肪分布不良,且会影响减重的短期和长期效果。脑胰岛素敏感性(特别是下丘脑胰岛素敏感性)高的患者,生活方式干预减重往往能达到更好的效果,总脂肪和内脏脂肪减少更为显著,且在长期随访中反弹更低。因此,在减重策略制订时,需要考虑脑胰岛素抵抗的改善。

其次,认知功能与减重效果密切相关。认知灵活性较差、冲动性较高的患者,减重效果往往更差;而针对抑制性控制的认知功能训练能显著改善摄食行为,增强减重效果。

2. 合适的减重方式能改善脑功能,从而得到更好的减重效果

(1)饮食、运动及心理干预:行为心理干预包括节食、运动和心理辅导,是目前最普遍且患者接受度最高的减重方法,然而实际效果往往不尽如人意。多项研究均显示无论在短期效果(体重减轻)还是在长期效果(减重维持)方面,

患者多表现为减重效果不佳或复发率高,究其原因,可能与其对脑功能的影响密不可分。研究显示,短时间的热量摄入限制,患者的认知和记忆功能确实能得到明显改善,伴随认知和记忆系统(如额下回和海马区)的脑灰质体积增加,提示行为干预对患者的脑功能有一定改善作用。然而,长期随访却发现脑功能改善仅仅存在于减重早期,在减重维持期间并未观察到。特别是对于冲动性较强而自制力较弱的患者,不仅干预的减重效果差、复发率高,且远期发生暴饮暴食症状和神经性贪食症的风险也显著增高。

究其原因,这些现象可能与行为心理干预所致的患者中枢奖励系统、注意力系统及认知系统(动机系统)对食物的反应性增强相关。功能性磁共振成像(functional magnetic resonance imaging,fMRI)研究发现短时间(数小时)的热量限制可导致受试者注意力、奖励和动机系统对食物线索的反应性明显增高;长时间(数周)的热量限制可导致受试者的注意力、奖励和记忆力系统对食物线索的显著激活。这就不难解释临床上减重越快、反弹越明显的治疗怪圈。因此,行为心理干预方式应充分考虑其对大脑活动的影响,避免事倍功半。一项长达 10 年的减重研究显示,给予长期常规糖尿病教育的患者表现为奖励系统对食物线索的反应性明显增强,而给予该研究特定的行为心理干预项目的患者中枢奖励系统则未被激活,其减重效果也更为明显。

(2)减重药物对中枢的影响:减重药物也是目前较为普遍接受的减重方法,尤其对于病态肥胖患者疗效仅次于减重手术。目前临床常见的减重药物有奥利司他、纳曲酮-安非他酮、苯丁胺-托吡酯和肠促胰素类药物,而这些减重药物大多为中枢性减重药物(奥利司他除外),直接或间接调控中枢。减重药物的中枢靶点主要为多巴胺、去甲肾上腺素或 5- 羟色胺受体,其激活可导致食欲减退、体重减轻,甚至能量消耗增加。虽然减重药物对中枢的影响促成了其优良的减重效果,但同时也是常见中枢性不良反应(如头痛、头晕、眩晕、恶心、呕吐、失眠等)特别是严重不良反应(如抑郁、自杀倾向等)发生的重要原因。由于减重药物强大的市场需求,以及现有药物的缺乏和不良反应的限制,推动了减重药物研发。

肠促胰素类药物,包括胰高血糖素样肽 -1(GLP-1)、葡萄糖依赖性促胰岛素肽(GIP)、胰岛淀粉素(amylin)、胰高血糖素(glucagon,GCG)、胃泌酸调节素(oxyntomodulin,OXM)等,是目前减重药物的主要研发方向。GLP-1 是进食后由回肠末端的 L 细胞分泌的肠道激素,其受体存在于外周组织器官,以及中枢神经系统的下丘脑、髓质和顶叶皮

质中。一方面,GLP-1 能作用于外周 GLP-1 受体,发挥抑制胃排空等作用,以减少能量摄入;另一方面,GLP-1 能够通过血脑屏障,激活下丘脑抑制食欲的神经元,以及抑制中枢奖励系统和注意力系统受食物线索的激活,达到中枢食欲抑制的作用。然而,恶心呕吐(可能包括中枢性和外周性原因)是这类药物常见的不良反应,部分患者可能因为严重的反应不耐受而停药。因此,目前肠促胰素研发的热门领域落在了基于 GLP-1 的肠促胰素多靶点激活组合(如 GLP-1+GIP,GLP-1+ 胰岛淀粉素,GLP-1+GIP+GCG等),通过组合来减轻其不良反应和增强其疗效。其他中枢类减重药物的研发集中在更高受体选择性的中枢食欲抑制剂,如选择性 5- 羟色胺激动剂、黑素皮质素 -4 受体激动剂、神经肽 Y 受体拮抗剂等,发挥更特异性抑制食欲的作用,避免严重不良反应。

(3)减重手术与中枢调控:减重手术是目前病态肥胖最有效的治疗方法,常用术式包括 Roux-en-Y 胃旁路术(RYGB)、垂直袖状胃切除术(vertical sleeve gastrectomy,VSG)和腹腔镜可调节性胃束带术(laparoscopic adjustable gastric banding,LAGB),其减重及代谢改善效果已在临床得到公认,并逐渐应用于肥胖相关并发症(如重度脂肪肝、高血压、PCOS 及 OSAHS)的治疗。据统计,减重手术患者术后 2 年、10 年、15 年和 20 年的体重平均下降分别为 23%、17%、16% 和 18%,还伴随身体构成、炎症指标、内分泌激素水平等的改善。同时,术后患者表现为饥饿感降低及热量摄入量减少,以及食物偏好从高能量食物向低能量食物的转变。起初认为减重手术是通过减少能量摄入而发挥主要作用,但越来越多的研究发现,减重手术对于"胃脑对话"及中枢炎症都有很好的改善作用。

研究显示,减重手术可以使大脑抑制性控制系统对食物线索的反应增强,奖励系统和注意力系统对食物线索的反应减弱,并且这种作用在对高能量饮食上更为明显。中枢的改变使肥胖症患者在术后对食物的喜好和色香味的感知发生改变,平衡点稳定,不易反弹。相比减重手术,非手术治疗方式对中枢促进减重的调控作用明显不足,甚至截然相反。研究显示,减重术后患者对高能量饮食表现为抑制性控制脑区活动性增加,而记忆力和注意力脑区的活性降低。反之,生活方式干预减重患者对食物的抑制性控制脑区活性降低,而记忆力和注意力脑区活性增强。在减重程度相同时,行为干预减重者比减重手术者,注意力系统(内侧前额叶皮质)对食物线索的反应更为明显。这就从中枢角度很好地解释了为什么行为心理干预常常效果不佳或复发率高,而减重手术却能取得显著而持久的减重效果。

综上所述，肥胖症与大脑功能障碍和过度饱食相辅相成，大脑功能障碍会导致肥胖症，肥胖症也会导致大脑功能障碍，造成认知功能受损。肥胖相关性脑病的发病机制目前尚不清楚，高胰岛素血症、胰岛素抵抗、脂肪功能障碍是肥胖相关性脑病发生的共环境。肥胖相关性脑病可能继发于肥胖及过度营养、肥胖相关代谢性疾病，也可能独立发生，同时"微生物 - 肠 - 脑轴"也可能参与其发生过程。基于肥胖症与大脑功能障碍相辅相成，减重措施需要打破其所形成的恶性循环。一方面，需要从改善认知功能角度进行体重管理，根据个体化认知特征制订策略；另一方面，减重方式的选择也需要考虑到对脑功能的影响，能够改善脑功能的减重方法才能获得更持久的减重疗效和更低的副作用。

执笔：臧淑妃　陈丹　何竞　康静蕊

指导：梁秀彬　高聆

参考文献

[1] BATSIS J A, VILLAREAL D T. Sarcopenic obesity in older adults: Aetiology, epidemiology and treatment strategies. Nat Rev Endocrinol, 2018, 14 (9): 513-537.

[2] BHASKARAN K, DOS-SANTOS-SILVA I, LEON D A, et al. Association of BMI with overall and cause-specific mortality: A population-based cohort study of 3. 6 million adults in the UK. Lancet Diabetes Endocrinol, 2018, 6 (12): 944-953.

[3] COLLABORATORS G B D O, AFSHIN A, FOROUZANFAR M H, et al. Health effects of overweight and obesity in 195 countries over 25 years. N Engl J Med, 2017, 377 (1): 13-27.

[4] COWIE M R, FISHER M. SGLT2 inhibitors: Mechanisms of cardiovascular benefit beyond glycaemic control. Nat Rev Cardiol, 2020, 17 (12): 761-772.

[5] DISEASES G B D, INJURIES C. Global burden of 369 diseases and injuries in 204 countries and territories, 1990-2019: A systematic analysis for the Global Burden of Disease Study 2019. Lancet, 2020, 396 (10258): 1204-1222.

[6] EMDIN C A, KHERA A V, NATARAJAN P, et al. Genetic association of waist-to-hip ratio with cardiometabolic traits, type 2 diabetes, and coronary heart disease. JAMA, 2017, 317 (6): 626-634.

[7] ESLAM M, NEWSOME P N, SARIN S K, et al. A new definition for metabolic dysfunction-associated fatty liver disease: An international expert consensus statement. J Hepatol, 2020, 73 (1): 202-209.

[8] FAN J G, KIM S U, WONG V W. New trends on obesity and NAFLD in Asia. J Hepatol, 2017, 67 (4): 862-873.

[9] FRIAS J P, NAUCK M A, VAN J, et al. Efficacy and safety of LY3298176, a novel dual GIP and GLP-1 receptor agonist, in patients with type 2 diabetes: A randomised, placebo-controlled and active comparator-controlled phase 2 trial. Lancet, 2018, 392 (10160): 2180-2193.

[10] INGE T H, COURCOULAS A P, JENKINS T M, et al. Weight loss and health status 3 years after bariatric surgery in adolescents. N Engl J Med, 2016, 374 (2): 113-123.

[11] JOHNSON STOKLOSSA C A, SHARMA A M, FORHAN M, et al. Prevalence of sarcopenic obesity in adults with class Ⅱ / Ⅲ obesity using different diagnostic criteria. J Nutr Metab, 2017, 2017: 7307618.

[12] KHERA R, MURAD M H, CHANDAR A K, et al. Association of pharmacological treatments for obesity with weight loss and adverse events: A systematic review and meta-analysis. JAMA, 2016, 315 (22): 2424-2434.

[13] KIVIMAKI M, STRANDBERG T, PENTTI J, et al. Body-mass index and risk of obesity-related complex multimorbidity: An observational multicohort study. Lancet Diabetes Endocrinol, 2022, 10 (4): 253-263.

[14] NEWSOME P N, BUCHHOLTZ K, CUSI K, et al. A placebo-controlled trial of subcutaneous semaglutid in nonalcoholic steatohepatitis. N Engl J Med, 2021, 384 (12): 1113-1124.

[15] NG A C T, DELGADO V, BORLAUG B A, et al. Diabesity: The combined burden of obesity and diabetes on heart disease and the role of imaging. Nat Rev Cardiol, 2021, 18 (4): 291-304.

[16] PATEL K, TRIVEDI R N, DURGAMPUDI C, et al. Lipolysis of visceral adipocyte triglyceride by pancreatic lipases converts mild acute pancreatitis to severe pancreatitis independent of necrosis and inflammation. Am J Pathol, 2015, 185 (3): 808-819.

[17] PEERY A F, CROCKETT S D, MURPHY C C, et al. Burden and cost of gastrointestinal, liver, and pancreatic diseases in the United States: Update 2018. Gastroenterology, 2019, 156 (1): 254-272.

[18] RUBINO F, PUHL R M, CUMMINGS D E, et al. Joint international consensus statement for ending stigma of obesity. Nat Med, 2020, 26 (4): 485-497.

[19] TARGHER G, MANTOVANI A, BYRNE C D, et al. Risk of severe illness from COVID-19 in patients with metabolic dysfunction-associated fatty liver disease and increased fibrosis scores. Gut, 2020, 69 (8): 1545-1547.

第一节　肥胖症的生活方式指导

生活方式改变是管理肥胖与改善肥胖相关代谢预后的最重要和最有效的策略,在预防和治疗肥胖症中居于一线地位,且应贯穿始终。肥胖症患者积极的生活方式改变以有效减重为首要目的。目前证实,健康饮食、规律运动、戒烟限酒、充足睡眠、心理行为等生活方式的调整能够有效减重,改善肥胖相关代谢异常,降低糖尿病、心血管疾病的发生率。

生活方式干预比减重药能更有效地降低体重和代谢异常的发生风险。因此,对多数肥胖症患者而言,通过饮食、运动、调整作息等生活方式的改变来保持合适的体重比使用减重药品更重要。这一点,需要医生、患者及家庭成员均予重视,共同参与。生活方式干预减重的总原则是达到能量负平衡,饮食和运动是重要的科学手段,作息、心理、行为认知调整有助于达到和维持减重目标。科学可行的减重目标是在 6~12 个月内将体重较基线减少 7%~10%。

一、饮食习惯

目前,生活方式的现代化快节奏是导致肥胖症发生的关键因素,其中饮食因素起了重要作用。快餐、外卖等饮食行为与肥胖症和代谢性疾病的发生密切相关。调整不健康的饮食习惯,是肥胖症患者减重的首要任务。目前证实,地中海饮食、终止高血压膳食疗法(the dietary approaches to stop hypertension,DASH)、日本冲绳饮食及我国传统江南饮食等有助于预防肥胖症和代谢性疾病的发生发展。

(一)地中海饮食

地中海饮食被广泛用于描述克里特岛、意大利南部和其他地中海国家及地区人民的传统饮食习惯,它并非固定的单一食谱,其特征可被形象地描绘为一个食物金字塔:富含植物性食物,包括足量的新鲜蔬菜、水果,配以面包,以及各种谷物、豆类、坚果;适量橄榄油(脂肪的主要来源),适量的乳制品(主要是奶酪和酸奶);少量至适量的鱼和家禽

(其中鱼类和海鲜每周至少两次),少量的红肉和少量随餐饮用的葡萄酒。

地中海饮食能够减轻体重,有助于保持心血管和大脑健康,降低心血管疾病、帕金森综合征、阿尔茨海默病及糖尿病的发生率,预防癌症,降低恶性肿瘤的病死率。在心血管疾病方面,地中海饮食被证实具有一级预防和二级预防作用,适合各类人群长期使用。

(二)DASH 模式

DASH 模式是由美国医生和营养师开发的一种用于高血压患者控制饮食的方案,目的是均衡地摄入各种营养素。它由新鲜蔬菜、水果、低脂乳制品、糙米、全谷物、鱼和瘦鸡肉组成,可显著降低收缩压。DASH 可有效控制血压并改善血脂、葡萄糖代谢和其他心血管风险因素,减少代谢综合征患者的代谢异常组分数量。

(三)冲绳饮食

日本冲绳是世界闻名的长寿岛,该地区人群肿瘤、心脏疾病、脑卒中及糖尿病的发病风险明显降低,曾拥有在日本乃至全世界最长的平均寿命。当地学者研究认为,这一现象与冲绳人低热量高营养、富含抗氧化成分的饮食结构密切相关。然而,第二次世界大战以来,随着饮食结构的西化,冲绳人能量摄入增多,他们的长寿优势已逐渐消失。

(四)江南饮食

江南饮食为宁光院士团队提出的概念,是指在长江中下游地区,以大量新鲜蔬果、鱼虾及豆制品蛋白质,菜籽油等植物油和糙米等非精细加工碳水化合物为主的饮食模式,烹饪方式偏好蒸煮,清淡少盐少油,小份多样。该饮食模式以米类为主食,新鲜蔬菜水果摄入量充足;动物性食物以猪肉和鱼虾类为主,鱼虾类摄入相对较高,猪肉摄入量低,利于体重管理和心血管代谢性疾病的防控,更适合中国居民,适合各类人群长期食用。

（五）饮食控制

1. **健康平衡膳食模式**（图7-1-1）肥胖管理的目标是通过有效减重，最终降低心血管疾病发生率和病死率。在各种预防策略中，合理的饮食发挥着至关重要的作用。我国最新发布的《中国居民膳食指南（2022）》（本节简称"指南"）提出，基于中国疾病预防控制中心膳食营养调查和慢性病调查发现，在浙江、上海、江苏为代表的江南地区和广州、福建等沿海地区，居民的膳食模式是我们中国比较健康的饮食模式代表，主要特点为清淡少盐、食物多样、蔬菜水果豆制品丰富、鱼虾水产多、奶类天天有，并且拥有较高的身体活动水平。这种模式可以有效避免营养素缺乏、肥胖症的发生及相关慢性病的发生，有助于提高预期寿命，降低慢性病发病率。

指南针对正常人群的膳食建议见本章第二节。

指南重要更新点之一是要求大家认识食物，选择新鲜的、营养素密度高的食物；学会阅读食品标签，合理选择预包装食品。这对于普通人群尤其是超重/肥胖等代谢性疾病人群具有重要意义。

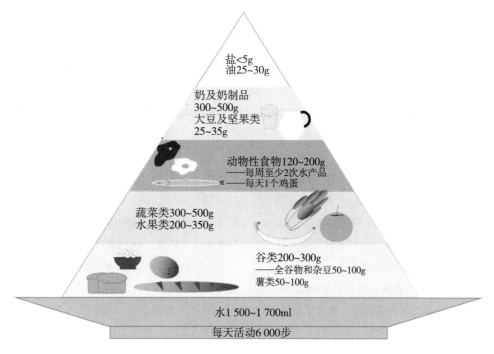

图7-1-1 中国居民平衡膳食宝塔

脂肪摄入的类型和总量很重要。血脂水平与动脉粥样硬化进展之间存在显著的相关性。由于生活方式的西化，我国人群饱和脂肪的消耗量逐渐增加。当采用多不饱和脂肪酸取代饱和脂肪酸时，心血管疾病的风险会降低。反式脂肪主要存在于面包、糖果和加工食品（如牛奶和肉类）中。反式脂肪会增加血液中总胆固醇水平并降低高密度脂蛋白胆固醇水平。研究显示，摄入超过总热量2%的反式脂肪会使心血管疾病的风险增加23%。因此，建议摄入不饱和脂肪酸，尽量减少反式脂肪的摄入。

碳水化合物在体内转化为葡萄糖并作为能量来源，但碳水化合物过量摄入后会转化为脂肪，进而增加血中甘油三酯水平并降低高密度脂蛋白胆固醇水平。文献报道，与西方人相比，中国人摄入更多的碳水化合物，这与代谢综合征的相关性更强。因此，肥胖症患者应减少碳水化合物的摄入。

中国人的盐摄入量是世界卫生组织推荐的2~3倍。高钠摄入量是影响我国人口死亡和失能调整生命年（disability adjusted life year，DALY）的主要饮食风险因素。过量摄入钠会增加体液含量进而升高血压。低钠饮食可降低血压。虽然维生素摄入被认为可通过抗氧化作用而延缓血管衰老，但尚无研究证实维生素摄入对心血管疾病具有预防作用。膳食纤维不会被机体消化和吸收，但是可以在结肠发酵产生短链脂肪酸，因此可以改善高脂血症和预防便秘。然而，过多的纤维摄入会干扰营养吸收。

2. **特殊膳食模式** 对肥胖症和代谢性疾病患者，生活方式干预的总原则是能量负平衡，饮食和运动是重要手段。他们在遵循膳食指南推荐的平衡饮食基础上，需要控制摄入的总热量。肥胖症患者在一定时期或短期内采取特殊膳食模式，有助于减重。这些膳食模式针对三大营养素比例和总热量做出调整，主要包括低热量饮食、低碳饮食、生酮饮食；饮食方式和时间的调整包括轻断食、限时进食、辟谷等方法。肥胖症患者应根据性别、年龄、体重指数（BMI）和体力活动水平等，在医生和临床营养师的指导下，选择适合自己且能长期坚持的膳食模式。

二、生活习惯

（一）运动

运动与饮食控制一样，对减重至关重要。运动具有增加肌肉力量、降低心血管疾病风险、增加预期寿命的作用。中等强度运动的总量与心血管疾病发病率、病死率之间存在负相关；随着运动量的增加，该影响更加明显。

对于健康人群，建议每周至少 150 分钟的中等强度运动（快走、骑自行车至少 8km/h、主动瑜伽、低强度游泳等）或超过 75 分钟的高强度运动（慢跑、跑步、骑自行车至少 15km/h、网球、高强度游泳等）以预防心血管疾病。体育活动与代谢综合征患病率之间存在负相关关系。锻炼和增加体力活动不仅可以减重、减少腰围、降低血压和体脂率，还可以改善胰岛素抵抗和血脂水平。对于肥胖症的一级预防，每周进行 150~250 分钟的中等强度运动，相当于每周有 1 200~2 000kcal 的能量消耗，可以防止体重增加。为达到临床显著减重和防止减重后体重反弹，推荐体育锻炼量分别为每周 225~420 分钟和 200~300 分钟。

有氧运动和力量运动同样重要。有氧运动明显降低心血管疾病的发生风险，抗阻运动不仅可以改善身体功能，还可以降低血糖和血压。虽然单独的抗阻运动有助于减少身体脂肪，但对整体体重的减轻影响微乎其微。有学者建议，有氧运动和抗阻运动相结合在控制血糖方面比单独有氧运动或抗阻运动更有效。由于单独运动在减重方面效果较差，因此有必要与合适的热量限制饮食相结合。规律运动对减重后体重维持同样起着至关重要的作用。

现代社会久坐不动的生活方式很普遍。这种生活方式的能量消耗仅比休息时高 1.5 倍（运动时的能量消耗是休息时的 10~20 倍）。诸多研究表明，这种久坐不动的生活方式是导致代谢综合征、心血管疾病或糖尿病的主要原因。因此，在日常生活中增加体育活动量和减少久坐时间非常重要，建议每小时都起来活动一下。

（二）戒烟

《中国吸烟危害健康报告 2020》调查结果显示，中国 15 岁及以上人群吸烟率从 1984 年的 33.9% 下降至 2018 年的 26.6%。其中，男性吸烟率从 61% 降至 50.5%，女性由 7% 降至 2.1%。据此计算，中国 15 岁及以上的现在吸烟者（调查时正在吸烟的人）为 3.08 亿，其中男性为 2.96 亿，女

性为 1 180 万。而 2007—2017 年全球 15 岁以上人群吸烟率降至 19.2%。由此可见，我国人群吸烟率仍维持在较高水平，吸烟是我国面临的重要公共健康问题。

烟草中的各种有毒物质，如尼古丁、一氧化碳和氧化性气体，会导致脂蛋白代谢异常、内皮细胞功能紊乱和胰岛素抵抗，增加代谢性疾病的发生风险。尼古丁会刺激肾上腺素的释放，引起交感神经兴奋，升高血压、增加心率；诱导脂肪组织中的脂肪分解，增加血液中甘油三酯、低密度脂蛋白胆固醇（LDL-C）水平，降低高密度脂蛋白胆固醇（HDL-C）水平。吸烟引起的胰岛素抵抗改变体内脂肪分布，加剧中心性肥胖。

因此，除了热量摄入过多和运动过少两大主要原因之外，吸烟也被确定为肥胖症的危险因素。英国的一项研究发现，目前吸烟者的肥胖风险较高，呈剂量依赖性，肥胖的风险随着吸烟量的增加而增加。戒烟近 30 年后，与现在吸烟者相比，曾经吸烟者患肥胖症的风险与从不吸烟者相同。此外，吸烟者往往伴随饮酒过多、运动偏少，这些不良的生活习惯进一步增加了肥胖及代谢异常的风险。一项对 13 个研究 56 691 例受试者的荟萃分析显示，吸烟使患代谢综合征的风险增加 1.26 倍。吸烟引起的代谢综合征的风险与吸烟量成正比。而戒烟可以降低发生代谢综合征、心血管疾病的风险，降低病死率。因此，对肥胖症患者应该倡导戒烟。

然而，在戒烟后的一段时间内，体重可能会增加，因此，戒烟后应更彻底地改变生活方式。要求避免二手烟或电子烟，因为它们同样会增加代谢异常和心血管疾病的发生风险。患者戒烟的意愿和动机对于成功戒烟非常重要。医生强烈和明确的建议可以提高患者戒烟的成功率，所以医生应该鼓励患者戒烟。

认知行为治疗有助于停止与吸烟相关的习惯性思维和行为，接受对戒烟的积极意念。认知行为治疗的具体方法包括：①列出并避免引发吸烟的情况，如吃饭、喝咖啡或饮酒时；②开始戒烟时告知身边的人；③采取一些行动延缓吸烟，如深呼吸、喝水、刷牙、散步等；④使用吸烟的替代品，如口香糖。

由于戒烟后体重通常会增加，因此需要通过规律运动和健康饮食习惯来维持适当的体重。戒烟后，中等强度的有氧运动（慢跑、骑自行车、跳舞、游泳、登山等）可以减轻压力，抑制吸烟的欲望，减少戒断症状，有助于将戒烟坚持下来。避免高糖高脂等高热量食物，养成每天吃蔬菜和水果的习惯有助于戒烟。美国心脏协会的指南建议采取以下步骤戒烟：①收集有关吸烟情况的信息；②评估戒断症状以及

戒烟的意志;③给出戒烟的建议;④解释戒烟的具体方法并予选择;⑤全面的随访。

(三)适量饮酒

世界卫生组织2018年全球酒精与健康报告指出,中国人均酒精消费量增加,戒酒率下降。中国人均酒精消费量在2005年、2010年和2016年分别为4.1L、7.1L和7.2L,增幅76%;终身戒酒率从2005年的50.9%下降到2016年的42.1%。近年来,中国饮酒人数一直呈上升趋势,目前已超过5亿人。在饮酒量方面,数据显示,我国饮酒人群平均单次饮酒量为2.7两(以38度酒为标准),折算成纯酒精为41.04g,是世界卫生组织"男性每天摄入酒精量不超过20g、女性不超过10g"的标准酒精摄入量两倍以上。

在与肥胖症及代谢性疾病相关的危险因素中,轻至中度饮酒被证明可以降低心血管疾病、糖尿病和病死率。然而,血压、血甘油三酯水平与饮酒量呈正相关的升高。饮酒量与肥胖风险之间存在J型关联:与不饮酒相比,轻度或中度饮酒与肥胖和代谢风险降低有关,而大量饮酒与肥胖和代谢风险增加有关。此外,血压和酒精摄入量之间存在线性相关,但有报道,每天少于3杯的饮酒可以降低血压。

血脂谱与酒精摄入量之间的关系也是非线性的,介于U型和J型之间。适度饮酒可以提高胰岛素敏感性,并降低糖尿病的患病风险。来自KNHNES研究对7 962例受试者的分析显示,每天饮酒少于15g可将男性代谢综合征的发生风险降低29%,女性降低20%。然而,每天饮酒30g及以上会使高血压(血压>140/90mmHg)和高甘油三酯血症(甘油三酯>150mg/dl)的发生风险增加20%~30%。最近一项荟萃分析显示,每天饮酒少于5g可使代谢综合征的发生风险降低14%,而每天饮酒超过35g会使代谢综合征的发生风险增加1.8倍。

总体而言,轻度至中度饮酒对代谢综合征及其各组分具有有益作用。因此,针对饮酒行为的相关指南是必要的。《中国居民膳食指南(2022)》指出,成年人如饮酒,一天的酒精量不超过15g。

(四)限食与限时饮食

近年,各种对进食时间和进食频率的研究也取得了一定的效果,但尚未得出科学的结论,各种方法的饮食模式均基于能量摄入减少的主要结局,期间的差异也主要体现在对内分泌分泌周期及代谢的影响,但人类的生活模式难以千篇一律,也无法如机器般精准,不同的进食模式难以达到同样的效果,但低能量的摄入却会得到相同的效果,因此,不必强求统一的进食模式,要根据不同的工作状态和生活习惯选择合适的进食模式,但膳食模式和营养密度以及进

食能量需要严格掌握,下章详细阐述。中国古代及传统医学早已有这方面的描述,如辟谷。辟谷作为一种传统养生方法,与现代推崇的限食疗法在方法、功用等方面有异曲同工之妙。柔性辟谷技术是在一段时间内不进食,仅用特殊益生元代餐来减轻或消除饥饿感的新方法。然而,作为一种修身养心之术,目前尚缺乏设计合理的临床研究以明确辟谷疗法对肥胖症和代谢性疾病的预防和治疗作用。

三、睡眠及作息

(一)睡眠与肥胖

无论是在儿童青少年还是在成人中,均发现睡眠时长和睡眠质量与体重之间存在相关性。睡眠时间短与体重增加独立相关,睡眠质量差亦被证实与超重/肥胖的发生有关,尤其是在较年轻的人群中。2016年,一项荟萃分析评估了睡眠质量与年轻受试者超重/肥胖的关系,并探讨睡眠质量对体重的影响是否独立于睡眠时长。结果显示,年轻受试者睡眠质量差与超重/肥胖之间存在联系。来自26 553例受试者的数据分析表明,睡眠不足(包括睡眠时间短和睡眠质量差)与超重/肥胖发生风险增加相关(OR:1.27;95%CI:1.05~1.53)。亚组分析表明,独立于睡眠时长,睡眠质量差的年轻受试者发生超重/肥胖的概率更高(OR:1.46;95%CI:1.24~1.72)。

基于睡眠与体重之间的关系,睡眠时间短会增加肥胖症发生风险,尤其是儿童肥胖症的风险。因此,鼓励建立和保持有足够睡眠时间的健康生活方式对预防和管理肥胖症很重要。然而,睡眠时长、特质和状态在幼儿和儿童中都有着极大的差异。因此针对睡眠问题,需要给予个体化的建议。

不同年龄段人群对睡眠的要求不同。尽管研究还不能精确给出不同年龄段的人需要多长的睡眠时间,然而,美国国家睡眠基金会的专家根据绝大多数人的睡眠需求,给出了一个睡眠时长的建议(2015年)。0~3个月推荐的睡眠时间为14~17小时,4~11个月推荐为12~15小时,1~2岁11~14小时,3~5岁10~13小时,6~13岁9~11小时,14~17岁8~10小时,18~25岁的青年7~9小时,26~64岁的成年人7~9小时,65岁以上的老年人7~8小时。

(二)作息节律与肥胖

昼夜节律的紊乱与内分泌代谢性疾病如肥胖症、糖尿病、高血压、高血脂,严重脑部疾病如阿尔茨海默病,乃至肿瘤的发生发展都有关联。夜班工作者的生物钟功能紊乱,往往伴随着代谢性疾病及心血管疾病的发生风险增加。

2018年,一项荟萃分析评估了轮班工作模式与特定

类型肥胖症发生风险之间的关系,共纳入28项研究。夜班工作发生肥胖/超重的总体风险比为1.23(95%*CI*:1.17~1.29)。与其他类型肥胖相比,轮班工人发生中心性肥胖的概率更高(*OR*:1.35)。长期夜班工人发生肥胖症的风险比轮班工人要高29%(*OR*:1.43 vs 1.14)。此研究证实了夜班工作增加超重/肥胖,尤其是中心性肥胖发生的风险,并提出了潜在的梯度关联;因此建议修改工作时间表,尤其是对长时间的长期夜间工作者。

四、行为认知

从童年开始持续较长时间的行为模式很可能会持续至成年。这些环境因素与遗传因素相互作用,形成一种生活方式。此外,来自非医学专业人士的建议而接触到的错误医学常识可能会导致不当的生活方式。因此,在预防和治疗肥胖症方面,能够持续管理患者的初级医疗保健者在认知行为治疗中的作用更加突出。医疗专业人员应与患者建立积极的关系,并保持知行合一(行为和态度保持一致)。此外,如果患者及其家庭一起参与制定决策,有助于引起持续且一致的生活方式改变。因为长久以来形成的错误生活方式不易纠正,临床医生需要询问患者是否可以遵循决策。如果看到积极的改变,临床医生应鼓励患者维持并巩固这些行为改变。然而,由于需要患者保持对正确生活方式和行为的判断,因此最重要的是帮助患者实现自我控制和自我监督。通过这些积极互动,患者最终必须为自己设定长期目标,并且基于改变行为后的信心,必能设定改进后的新目标。

执笔:陈国芳

指导:刘超

第二节　肥胖症的营养治疗

"民以食为天",吃不仅是维持生命最基本的行为,吃得科学、吃得合理可以保证营养良好、预防慢性病、活得健康长寿。世界范围内的大多数国家及地区均发布各自以食物为基础的膳食指南(food-based dietary guideline,FBDG),旨在将关于食物、膳食模式和健康间的大量循证依据转化为具体的、饮食文化可接受的、操作性强的建议。膳食指南也会影响消费者行为,为制定食品和卫生政策提供信息。合理、平衡的膳食能最大程度地满足人体正常生长发育、免疫力和生理功能需要,满足机体能量和营养素的供给,并降低慢性代谢性疾病的发生风险。

一、健康膳食总原则

(一)中国居民膳食指南

中国营养学会于2022年4月正式发布了《中国居民膳食指南(2022)》。我国于1989年首次发布了《中国居民膳食指南》,并于1997年、2007年、2016年进行了修订,因此2022年的修订是我国第五版的膳食指南。《中国居民膳食指南科学研究报告(2021)》提出的健康膳食原则为:营养均衡、长期获益、提高生命质量和健康状态。新版本的《中国居民膳食指南(2022)》在强调健康膳食模式的基础上,灵活选择多样食物,并限制高糖、含饱和脂肪、高钠、精加工的食物摄入,并提炼出平衡膳食八准则,即食物多样,合理搭配;吃动平衡,健康体重;多吃蔬果、奶类、全谷物、大豆;适量吃鱼、禽、蛋、瘦肉;少盐少油,控糖限酒;规律进餐,足量饮水;会烹会选,会看标签;公筷分餐,杜绝浪费。具体包括:

1. 坚持以谷类为主的均衡膳食模式。每日膳食应包括谷薯类和豆类、蔬菜水果、畜禽鱼蛋奶,平均每天摄入12种以上、每周摄入25种以上食物,合理搭配。谷类(小麦、稻米、玉米、高粱等及其制品)、薯类(包括马铃薯、红薯、紫薯等)和杂豆类(红小豆、绿豆、芸豆等)是碳水化合物和膳食能量的主要来源。全谷物保留了天然谷物的全部成分,是理想膳食模式的重要组成,也是膳食纤维和其他营养素的来源。

2. 鼓励蔬菜水果摄入。每餐均应有蔬菜(包括根茎类、叶菜类、花菜类、鲜豆类、茄果瓜菜类、葱蒜类、菌藻类等),保证每天摄入不少于300g的新鲜蔬菜,深色蔬菜应占1/2。每天应吃200~350g新鲜水果(包括浆果类、核果类、柑橘类、瓜果类等),果汁不能代替鲜果。

3. 鼓励摄入营养素密度较高的奶类和豆类(包括黄豆、黑豆、青豆及常见的制品如豆腐、豆浆、豆腐干及千张等)。同时,可适当摄入坚果(包括花生、葵花籽、核桃、杏仁、榛子等),每天 10g 左右,坚果富含必需脂肪酸和必需氨基酸。推荐大豆和坚果每天总摄入量为 25~35g。

4. 适量摄入鱼、禽、蛋类和瘦肉。建议每天畜禽肉的摄入量为 40~75g。猪肉含脂肪较高,应尽量选择瘦肉或禽肉。常见的水产品包括鱼、虾、蟹和贝类,此类食物富含优质蛋白质、脂类、维生素和矿物质,推荐每天摄入量为 40~75g,有条件可以优先选择。蛋类包括鸡蛋、鸭蛋、鹅蛋、鹌鹑蛋、鸽子蛋及其加工制品,蛋类的营养价值较高,推荐每天 1 个鸡蛋(约 50g),吃鸡蛋不能丢弃蛋黄,蛋黄含有丰富的营养成分,如胆碱、卵磷脂、胆固醇、维生素 A、叶黄素、锌、B 族维生素等。精加工肉制品会增加肥胖症和心血管疾病的发生风险,应减少摄入。

5. 尽量少用油盐。推荐成年人平均每天烹调油不超过 25~30g,食盐摄入量不超过 5g。按照膳食营养素参考摄入量的建议,1~3 岁人群膳食脂肪供能比应占膳食总能量 35%;4 岁以上人群占 20%~30%。烹调油(包括各种动植物油,如花生油、大豆油、菜籽油、葵花籽油、猪油、牛油、黄油等)也应多样化,以满足人体对各种脂肪酸的需要。同时尽量减少酒和添加糖的摄入。

6. 建议多饮水。来自食物中的水分和膳食汤水大约占 1/2,推荐一天中饮水和整体膳食(包括食物中的水,汤、粥、奶等)水摄入共计 2 700~3 000ml。但也有研究发现,每天喝 8 杯水对超重或肥胖青少年的体重无显著影响。

7. 了解各种食物营养特点,学会看懂营养标签,比较和选择食物,学习传统烹调技能,做到按需备餐、营养配餐,维护健康生活。

8. 学会正确烹饪食物。烹饪方法多用蒸、煮、炒,少用煎、炸,需控制烹调油用量。学会使用天然调味料,清淡饮食,享受食物自然美味。

(二)国际营养膳食指导原则

随着物质生活水平的变化,各国膳食指南也在不断地修订完善。美国最新发布的《美国居民膳食指南(2020—2025)》总结了五大要点,分别为:①在一生中遵循健康的饮食模式。选择适当热量水平的健康饮食模式,有助于达到和维持健康的体重,并降低患慢性疾病的风险。②关注食物种类、营养密度和数量。在热量限制范围内满足营养需求,在食物组中选择营养密度高的食物,并按推荐量摄入。③限制添加糖和饱和脂肪的摄入,减少盐摄入量。④选择更健康的食物和饮料。⑤在全国范围内,从家庭到学校、从工作到社区,每个人都可以选择适合自己的健康饮食模式。该指南同时强调了三个重要概念,包括:①膳食模式,指一个人长期以来构成完整饮食摄入量食物和饮料的组

合结构。②营养密度,指食物中以单位热量为基础所含的重要营养素、维生素、矿物质和蛋白质。高营养密度食物较常见的有蔬菜、水果、全谷物、海产品、鸡蛋、豆类、坚果、无脂和低脂乳制品、瘦肉。③膳食多样性,即在所有食物组和亚组中选择不同种类的食物和饮料,以满足推荐量,但不超过热量和其他膳食成分的限制。澳大利亚膳食指南推荐由食品模拟系统开发的基础饮食,并认为基础饮食是实现和保持健康体重的最佳饮食基础,可以为减重患者提供最低的能量摄入需求。加拿大膳食指南同样建议增加膳食多样性,鼓励增加蔬菜、水果、全谷物和动植物蛋白质摄入。

二、肥胖症膳食营养的总原则

医学营养治疗是肥胖症治疗的基石,肥胖症患者的膳食营养也应当遵循平衡膳食的总原则。从根本上说,减重不仅需要达到负能量平衡,而且达到这种负能量平衡的实践方法应可持续依从。然而,由于地域、种族、生活习惯、宗教信仰、食物偏好等差异,并不存在能针对所有减重患者的万能食谱。热量限制是减重的常见途径,但不同的饮食可能通过不同的附加机制来诱导减重,包括促进膳食依从性。与高热量膳食方案相比,低热量膳食诱导短期(<6 个月)体重减轻更明显,对于长期(>12 个月)体重减轻的效果较差。尽管部分膳食方案(如低碳水化合物膳食或低脂肪膳食)有短期优势,但不同宏量营养素组成的饮食在减重方面几乎没有显著的差异。

(一)中国肥胖症膳食营养指南

中国目前肥胖症及代谢性疾病的主要营养问题是膳食不均衡,主要危险因素有:高盐、蔬菜摄入不足,纤维素摄入较少,水产或海产类食品摄入少,饮酒,喜食高脂或油炸食品,外卖和加工类食品摄入过多。面对当前居民超重/肥胖问题不断凸显以及仍然严峻的慢性病防控形势,中国政府已将实施慢性病综合防控战略纳入《“健康中国 2030”规划纲要》,将合理膳食和重大慢性病防治纳入健康中国行动,从政府、社会、个人(家庭)三个层面协同推进。超重/肥胖的控制必须坚持预防为主,加强个体化的体重管理服务,着力推进以吃动平衡为核心的健康体重管理适宜技术,把健康体重贯穿在全生命周期。

国际及国内超重/肥胖营养治疗共识或指南均推荐“限能量”“平衡膳食”为首选,提供了营养素的参考范围,但在实际生活和减重管理过程中,还需要从技术和法规方面进行规范化指导,使医学减重更加科学、规范和易于实施。中国营养学会 2022 年发布了《限能量膳食营养干预规

范》,该团体标准适用于为控制体重的成年人提供餐食或减重指导的机构或单位,也适用于需要控制体重的成年人群日常膳食搭配。

1. 食物种类及选择 减重患者无论采取何种减重模式,应尽量保证每日食物摄入 12 种以上,每周 25 种以上,包括谷薯类、低脂肉类(鱼虾贝、禽类瘦肉、畜类瘦肉)、蛋类、奶类、豆制品类、蔬菜类、水果类、坚果类等多类食物,推荐的同类食物之间可以进行互换(表 7-2-1)。主食应粗细搭配,可适当应用低血糖生成指数(glycemic index,GI)的薯类如山药、芋头、紫薯等替代部分主食;蔬菜以叶菜及深绿色蔬菜为主,如油菜、西蓝花等,可适量提供菌藻类;肉类以鱼肉、虾肉、去皮的禽肉为主,适当增加富含 ω-3 多不饱和脂肪酸的深海鱼肉,推荐每周至少 2 次深海鱼肉的摄入;奶类以低脂或脱脂奶为宜;水果以低 GI 的为主(如苹果、桃、梨、柚子、李子、樱桃等);严格限制简单糖(单糖、双糖)食物或饮料的摄入。食物品种选择上提倡按时令及以当地常见食物为主。

烹调用油应选择植物油,优先选择富含单不饱和脂肪酸的橄榄油、茶籽油以及含多不饱和脂肪酸的大豆油、菜籽油、花生油等。尽量不食用动物油、椰子油、棕榈油。推荐交替使用不同种类的植物油,每天摄入的烹调用油量按不同模式的膳食脂肪搭配比例计算,原则上不超过 25ml。

表 7-2-1 建议的主要食物的种类数

食物类别	平均每天种类数 / 种	每周至少种类数 / 种
谷薯类	3	5
蔬菜类和水果类	4	10
低脂肉类(鱼虾贝、禽类瘦肉、畜类瘦肉)及蛋类	3	5
奶类、豆制品类及坚果类	2	5
合计	12	25

2. 评估随访 减重期间每 2 周进行体重评估,每月进行代谢指标评估及体成分测定,根据结果随时调整。至少坚持 3~6 个月,最终实现减重目标。每 2 周进行营养素摄入评估,必要时可补充营养补充剂或代餐等,防止并发症或营养不良的发生。

(二)国外肥胖症膳食营养指南

欧洲对于肥胖症患者制定了专门的营养与饮食行为指南,给出了很多具体而实际的建议,可操作性较强(表 7-2-2)。该指南指出,许多肥胖症患者感受不到饥饿和食物摄入后的饱腹感,往往因为"到饭点了"或想吃东西了而不断进

食,形成了一种情感补偿或条件反射。因此,首先也是最重要的一步是通过在家的实际练习来恢复对饥饿感和饱腹感的感知。在"正常"一餐后的 4~5 小时,饥饿感会逐渐出现,伴随着明显的胃肠蠕动。过长时间空腹可能会适得其反,反而导致热量摄入过量。其次,良好的进食环境也很重要,不要在进食时看电视、刷手机或平板电脑、听广播、走动、阅读杂志等其他事情。此外,进食时需要细嚼慢咽,在吃之前先闻闻食物的味道,仔细咀嚼,把食物放在嘴里,品尝食物的质地和味道,有助于确定饱腹感。这种感觉会在进餐后 20 分钟左右出现,有助于控制进食。此外,该指南提供了在正常大小餐盘上选择适当食物的简化方法,大约四分之一的区域是蛋白质来源(肉、家禽、鱼、奶酪、鸡蛋、扁豆等),其余部分是淀粉和其他非精制碳水化合物食物以及水果和蔬菜。

表 7-2-2 给予肥胖症患者的总体营养及行为建议

1. 降低食物的能量密度;多吃蔬菜,每天吃两份水果;减少高脂食物摄入,特别是饱和脂肪;减少精制碳水化合物、糖和含糖饮料摄入;减少食物分量,使用较小的盘子,每餐只吃一份

2. 避免吃零食且不吃饭(拿早餐举例:如果你早上不饿,你可以晚一点在你觉得饿的时候吃,但不要不吃)

3. 只有当你感到饥饿的时候才吃,当你感到饱的时候就停止吃;如果不饿就不要吃东西,如果在进餐前就觉得饱了,就不要进食

4. 细嚼慢咽,进餐 20 分钟左右会出现饱腹感

5. 细细感受地吃
   (1)花点时间放松一下,听你最喜欢的音乐,并做好吃饭前的准备
   (2)坐在桌边(不要站着或走动)吃东西,不做其他任何事情(看电视、看智能手机、吃饭、阅读等)
   (3)仔细体会你的饥饿感是如何在整个进餐过程中逐渐减少的
   (4)慢慢吃,注意食物的味道、质地和温度,享受它;每咬一口都要放下刀叉
   (5)吃东西的时候注意自己的情绪
   (6)当你觉得饱了就停止进食,进食的乐趣就会减少

6. 写膳食日记,这样你就能意识到自己的饮食行为(每餐吃了多少食物等),并找出不饿时吃东西的诱因(用智能手机或平板电脑看电视,路过面包店时感到无聊或沮丧等)

三、肥胖症的饮食文化及食疗

随着我国经济的发展和食物供应的丰富,居民对食物能量的基本需求满足后,膳食模式发生了很大变化,例如高蛋白、高脂肪食物的消费量明显增大,能量的总摄入大大超过能量消耗。而能量代谢与肥胖症的形成关系密切。不良饮食习惯是影响肥胖症发生的主要因素。主要表现为:①三餐不规律。不吃早餐,而午餐和晚餐摄入的食物较多,或者夜间加餐,使一日的食物总量增加,导致多余的能量在

体内转化为脂肪储存起来。②进食速度过快。当进食速度比较慢时，传入大脑摄食中枢的信号可使大脑做出相应的调节，较早出现饱腹感而减少进食。若经常性的暴饮暴食，进食速度过快，间接导致饮食过量，也是发生肥胖症的重要原因。③非正餐时间进食，如喜吃零食等，也会造成进食过量而导致肥胖症。

此外，随着我国经济的发展，人们生活水平的提高，食物供应的便利，食品加工业的发展，各种食物（包括谷类、蔬菜、动物源性食品）的摄入量逐渐增加，居民膳食结构也发生了相应的变化。中国居民的膳食模式已从传统的以粗粮和蔬菜为主的植物性膳食逐渐转变为西式膳食模式，其中，动物源性食品、精制谷物和深加工食品、含糖饮料和油炸食品等高糖高脂食品消费量逐渐增加，动物源性食品摄入偏多被认为是导致肥胖症的重要饮食因素。2015 年中国成人慢性病与营养监测数据显示，每标准人日蔬菜、水果、全谷物、奶类、大豆及坚果类的平均摄入量均低于当时中国居民膳食指南的建议摄入量。中国传统饮食模式与晚期肥胖的发生呈负相关，而现代饮食模式与晚期肥胖的发生呈正相关。由于文化因素的影响，一些有关饮食模式和肥胖症的研究结果可能不适用于中国青少年和儿童，但现有研究表明，中国膳食模式的整体转变使中国成年人、儿童和青少年发生肥胖症的风险显著增加。

四、常用减重膳食种类

膳食模式是指膳食中不同食物的数量、比例、种类的组合，以及习惯性的消费频率。纵览以往膳食减重的研究，具体膳食减重策略的侧重点各不相同，目前常见的膳食模式包括限能量平衡膳食、限能量高蛋白质膳食、限能量低脂膳食、低能量/极低能量膳食等（表 7-2-3）。患者对饮食的喜好会影响其对饮食模式的依从性及能量的控制情况，进而影响减重效果。因此，患者需根据自己的饮食喜好及疾病状况选择合适的膳食方案。

表 7-2-3　各膳食模式推荐的每日营养素摄入量

营养素		限能量平衡膳食	限能量高蛋白质膳食	限能量低脂膳食	低能量膳食	极低能量膳食
蛋白质	供能比/%	15~20	20~30	15~20	30~40	35~50
	摄入量/(g·kg^{-1})	≥1	≥1.5	≥1	≥1	≥50
脂肪供能比/%		20~30	20~30	10~20	10~20	10~20
碳水化合物供能比/%		50~65	40~60	60~75	40~60	20~55[*]
膳食纤维/g		25~30				
水/ml		≥2 000				
维生素和矿物质		应保证在一段时间内（2 周）每人每天维生素及矿物质的平均供给量符合我国卫生行业标准 WS/T 578.2、WS/T 578.3、WS/T 578.4、WS/T 578.5				

注：[*] 极低能量膳食碳水化合物摄入量不低于 50g/d。

（一）限能量平衡膳食

限能量平衡膳食（calorie-restricted diet, CRD）是在限制能量摄入的同时保证基本营养需求的膳食模式，其宏量营养素的供能比符合平衡膳食的要求。CRD 对于肥胖症有明确干预作用，其主要类型为：①在满足蛋白质、维生素、矿物质、膳食纤维等重要营养素的基础上，适量减少脂肪和碳水化合物的摄入，三大营养素供能比为碳水化合物 50%~65%、脂肪 20%~30%、蛋白质 15%~20%，将正常自由进食下的能量减少 30%~50%；②在目标摄入量基础上每日减去 500~750kcal；③每日供能 1 000~1 500kcal。其特点是适用于所有年龄段且不同程度的超重及肥胖人群。

CRD 由于其安全、平稳、健康，是最为推荐的减重膳食模式。经研究证实，该膳食模式能有效减轻体重，降低体脂，改善代谢，无健康风险，是一种能比较容易长期坚持达到减重目标的膳食结构。动物和人群研究表明，CRD 对许多健康领域都有积极影响，被认为是一种与改善心脏代谢状态相关的营养膳食模式。如 Yoshimura 等对肥胖成人进行 12 周 CRD 干预后，有效降低了体重、脂肪组织重量、内脏脂肪面积以及动脉粥样硬化的发生风险。此外，CRD 可改善机体炎症，降低炎症因子（TNF-α, IL-8, IL-12），放缓代谢速率、减轻氧化损伤，与一些衰老相关的生物标志物水平下降相关。

CRD 的缺点是比较容易出现维生素、矿物质缺乏的现象。通过 CRD 减重的肥胖症患者，体内铁的生理稳态会受到影响，若不注意饮食铁的补充，有铁缺乏风险。除铁之外，63% 和 61% 肥胖症患者在使用 CRD 模式减重时会出现钙摄入不足的风险。因此，在进行 CRD 干预减重时，需注意膳食平衡，以高质量的限能量食谱干预，在体重、营养代谢等方面会更具优势。随机对照试验结果显示,相比于低营养质量的能量限制饮食,高营养质量的能量限制饮食有更好的减肥效果,并可更好地改善心血管代谢健康指标,且这种益处在胰岛素敏感受试者中更为明显。《中国超重/肥胖医学营养治疗专家共识(2016年版)》也对CRD应用提出推荐意见,认为适当增加富含ω-3多不饱和脂肪酸的食物或补充鱼油制剂,增加蔬菜、水果、燕麦等富含膳食纤维的食物,适当补充维生素D制剂和钙,使用大豆蛋白部分替代酪蛋白等可进一步增强CRD的减重作用。

(二) 低能量/极低能量膳食

低能量膳食(low calorie diet,LCD)是在满足蛋白质、维生素、矿物质、膳食纤维和水这五大营养素的基础上,适量减少脂肪和碳水化合物的摄入,比正常自由进食能量减少50%的膳食模式,通常情况下,每日提供能量800~1 200kcal。极低能量膳食(very-low calorie diet,VLCD)是指每日摄入400~800kcal能量,且主要来自蛋白质,而脂肪和碳水化合物的摄入受到严格限制的膳食模式。适用于重度肥胖症患者术前快速减重治疗或逆转肥胖的初发2型糖尿病患者,不适用于儿童和老年人。

LCD被认为不仅对体重有益,且可以缓解2型糖尿病。有研究对肥胖症受试者采用LCD饮食干预后,其患者平均体重由98kg降至83.8kg,且长期维持。40%的研究参与者空腹血糖降至7mmol/L以下,视为对LCD有应答。另外一项极低能量替代餐减轻体重对缓解糖尿病的研究中也有同样发现,干预12个月后,干预组平均减重11.98kg,其中21%的人减掉了超过15%的体重。对照组体重减轻3.98kg,只有1%的人体重减轻超过15%。干预组61%的参与者糖尿病缓解,而对照组只有12%。除了糖尿病缓解,饮食干预组的许多人能够停止使用降血压和降胆固醇药物治疗,并报告生活质量得到改善。

LCD/VLCD的缺点在于会使机体长期处于饥饿状态,能量过低,在能量限制范围内达不到膳食营养素参考摄入量,会增加电解质失衡、维生素矿物质缺乏的风险。应用过程中,由于脂肪的摄入受到严格限制,缺乏脂肪刺激,胆囊收缩和胆汁排出会受影响,没排出来的胆汁在胆囊里浓缩容易形成结石,增加胆结石风险。过度饥饿会让人体利用脂肪供能,产生酮体,酮体会竞争性抑制尿酸排出,很容易引起痛风发作。因此,LCD/VLCD需在有经验的临床减重医师或临床营养师指导下实施,连续使用不宜超过1个月或2周,可与CRD、限能量高蛋白膳食或限能量低脂膳食交替使用。体重低于理想体重的10%时,不建议进一步减重。减重期间如出现代谢指标异常波动,请及时就医。

(三) 轻断食膳食

轻断食膳食也称间接式断食(intermittent fasting,IF),是按照一定规律在一定时期内禁食或给予有限能量摄入的膳食模式,目前常用的轻断食膳食方式包括:隔日进食法(每24小时轮流禁食),4∶3或5∶2(在连续日或非连续日每周禁食2~3天),在禁食期间,能量供给量为正常需求的0~25%,通常女性约为500kcal/d,男性约为600kcal/d。不适用于孕妇及儿童、哺乳期女性、肝肾功能不全及肿瘤患者等特殊人群。使用期间,肥胖症患者依从性较好,比较容易长期坚持。

在轻断食膳食的荟萃分析中发现,与常规饮食相比,轻断食膳食改善了人体测量结果(体重、腰围、脂肪质量等),平均大概能在3~5个月后让受试者减掉大约4.5kg,其对体重减轻的影响类似于CRD。但也有学者认为轻断食的减重效果仍待考量,可能与禁食日自发的身体活动减少有关。轻断食对机体代谢的积极影响已被大量文献证实。《中国超重/肥胖医学营养治疗专家共识(2016年版)》推荐意见指出轻断食膳食模式可通过代谢和炎症反应的改善,间接增加体重控制获益;增加糖尿病、心血管疾病以及其他慢性病的治疗获益。

轻断食膳食也是目前肿瘤预防和治疗的研究热点,轻断食膳食或可通过降低IGF-1、促进酮体生成和自噬来改善癌症;由于缺乏高质量临床试验,轻断食膳食对癌症发病率和预后的影响仍然未知,初步研究表明,在一些癌症患者中使用轻断食膳食模式是安全的,并有可能减少化疗相关的毒性和肿瘤生长。

轻断食膳食对于轻度的神经退行性疾病也有改善作用,相关机制研究证实,轻断食膳食通过影响控制寿命的新陈代谢和细胞信号途径维持神经系统的正常功能。并可引起肠道菌群改变,对肠道菌群的调控也是轻断食膳食促进患者减重及改善炎症的重要机制之一。此外,相比于其他膳食模式,轻断食膳食的依从性较高,对患者心理状态有正面影响,如提高自身成就感、自信心和心理能力,给受试者带来较为积极的心理体验。

实施轻断食膳食模式时,我们仍需注意在断食日血糖的控制,尤其对于糖尿病患者而言。据报道,断食日低血糖发生风险会增加,但会随药物调整而改善。轻断食膳食的实践过程中,宜因时、因地进行,例如,可以在工作比较忙或者节假日过后,采用轻断食膳食模式,其减重效率可能更高,也比较容易坚持。同时,注意食物多样化,合理的营养素供能比分配,限制高热量、高脂肪、高糖食品摄入并及时补充水分,保证维生素、矿物质的摄入。

(四) 地中海饮食

地中海饮食以植物性食物为主,包括全谷类、豆类、蔬菜、水果、坚果等;鱼、家禽、蛋、乳制品适量,红肉及其产品少量;食用油主要是橄榄油;适量饮用红葡萄酒。其营养特点是脂肪供能比25%~35%,其中不饱和脂肪酸摄入量高。适用人群为大部分减重人群,对于儿童、孕妇超重者需要额外补充某些营养素。尤其适用于超重伴高血压、高血脂、糖尿病等并发症人群。《中国超重/肥胖医学营养治疗指南(2021)》指出,与常规饮食相比,地中海饮食可有效降低超重/肥胖、糖尿病和代谢综合征患者及产后女性的体重。

地中海饮食结构没有对特定食物的限制,被评为最易遵循的饮食,除此之外,它还是最佳植物性饮食和最佳糖尿病患者饮食,并位列最佳心脏健康饮食第二。地中海饮食的减重效果已被报道,且认为CRD与地中海饮食的结合,可能使减重功效翻倍。人群干预研究发现相比无能量限制的地中海饮食干预,能量限制的地中海饮食+体育活动干预可显著改善受试者的体重、BMI、血糖及血脂等指标,干预组平均体重降低4.2kg。

地中海饮食具有促进代谢健康方面的作用。地中海饮食降低2型糖尿病风险的机制可能包括:抗氧化物抑制氧化应激反应,镁降低胰岛素抵抗风险,膳食纤维延缓胃排空、减缓消化和葡萄糖吸收、降低血清胰岛素水平。地中海饮食被认为能够促进机体向健康表型转变,改善代谢异常性肥胖、代谢正常性非肥胖和代谢异常性非肥胖受试者的代谢,降低代谢异常性肥胖受试者的肥胖症发生率。地中海饮食和低脂饮食被认为对心血管疾病的一级预防(在未患病前进行预防)有效。*The Lancet*有研究对此进行了比较,发现地中海饮食效果更佳。此外,众多研究证明地中海饮食模式与微生物群、较低的肠道炎症有关,可防治克罗恩病和结直肠癌,有助于开发影响微生物组成和宿主肠道炎症的饮食策略。

绿色地中海饮食(green Mediterranean diet,green MED)是最近几年出现的改良地中海饮食,其特点为在地中海饮食模式的基础上,进一步增加膳食多酚和减少红肉、加工肉的比例。2019年的一项以色列的临床研究就在地中海饮食的基础上,增加了一种名为Mankai的水生植物制品以增加不溶性纤维、铁、维生素和多酚的摄入。此后有不少研究关注到了green MED对于腰围、LDL-C血清水平、舒张压、超敏C反应蛋白和内脏脂肪组织的减少作用以及肠道微生物群的有益变化。2021年发表于*Gut*的一项临床试验研究,比较了green MED和正常MED与健康饮食指导对非酒精性脂肪性肝病(NAFLD)肝内脂肪的改善程度,结果显示增

加Mankai、绿茶等绿色植物为基础的蛋白质和多酚摄入,并进一步限制红肉/加工肉摄入的green MED,与其他健康营养策略相比,可以更好地改善NAFLD和减少肝内脂肪。2022年的研究则显示肠道微生物群在富含Mankai和绿茶的green MED对心脏代谢危险因素的有益影响中的中介作用。总之,与传统地中海饮食相比,green MED可能是一种更有效的内脏脂肪减脂策略,为治疗中心性肥胖提出了一种改进的饮食方案。

(五) 高蛋白饮食

高蛋白饮食(high protein diet,HPD)包括相对数量(蛋白质供能比)和绝对数量(蛋白质摄入量)的界定,多数高蛋白饮食指每日蛋白质摄入量超过每日总能量的20%或>1.5g/(kg·d),但一般不超过每日总能量的30%或>2.0g/(kg·d)的膳食模式。高蛋白饮食适用于单纯性肥胖以及合并高甘油三酯血症、高胆固醇症或因肥胖导致并发症需要短期内快速减重者,不适用于孕妇、儿童、青少年和老年人,以及肾功能异常者。

高蛋白饮食减重的主要机制包括:①增加膳食中蛋白质比例有助于提高膳食诱导热效应进而影响机体能量消耗。由于摄入的蛋白质不能被人体储存而需立即进行代谢和利用(包括肽合成、新蛋白质合成、尿素生成和糖异生),并消耗大量的ATP参与供能。②蛋白质与"饱腹感"和"食欲抑制"密切相关。有研究表明,高蛋白饮食组受试者因容易产生饱足及厌腻感而通常吃得较少,导致体重显著降低。高蛋白饮食可促进包括胰高血糖素样肽-1、缩胆囊素和酪酪肽在内的多种胃肠道激素分泌,并将神经刺激传递至中枢神经系统形成"饱腹感"。高蛋白饮食还可以抑制"促食欲激素",与碳水化合物、脂肪相比,蛋白质对"促食欲激素"——胃饥饿素有着更为显著和持久的抑制作用,可以维持和延长饱腹感,因此更有助于增强重度肥胖患者的减重依从性并维持减重效果。此外,高蛋白饮食对代谢综合征的影响也有大量研究证实。高蛋白饮食+运动干预被认为可显著改善脂肪量、血清脂质水平、胰岛素敏感性、葡萄糖耐受性及炎症。增加乳制品来源的蛋白质对维持骨量也有一定的积极作用。

然而,高蛋白饮食对体重管理的长期效果尚不明确。由于在现有试验干预措施、受试人群选择等方面存在差异,故无法就高蛋白饮食长期体重管理的有效性和安全性达成一致结论,因此有待更多系统的临床研究进一步验证。现阶段高蛋白饮食对于健康的不利影响主要为增加肾脏代谢负荷,饮食中蛋白质摄入过多会引起肾小球内高压,从而导致肾脏超滤、肾小球损伤和蛋白尿,长期高蛋白摄入可导致

慢性肾脏病。与植物蛋白相比,动物蛋白可引起肾脏损害的潜在介质包括膳食酸负荷、磷酸盐含量、肠道菌群紊乱以及由此引起的炎症,并与慢性肾脏病和终末期肾病的风险增加有关,因此在实行高蛋白饮食时,应加强包括肾功能在内的临床监测和营养咨询。

(六)低碳水化合物膳食

低碳水化合物膳食(low carbohydrate diet,LCD)通常指膳食中碳水化合物供能比 ≤40%,脂肪供能比 ≥30%,蛋白质摄入量相对增加,限制或不限制总能量摄入的一类膳食。极低碳水化合物膳食(very low carbohydrate diet,VLCD)以膳食中碳水化合物供能比 ≤20% 为目标。生酮饮食是 VLCD 的极特殊类型。LCD 适用于肥胖症、超重人群、心脏代谢性疾病风险人群如 2 型糖尿病和非酒精性脂肪肝患者,还被用于精神运动紊乱、肿瘤患者及运动人群;不适用于儿童、青少年及老年人,且不建议长期应用。

美国糖尿病学会 2012 年的诊疗标准中指出 LCD 能够有效降低体重,其原因在于,减少饮食中碳水化合物供给能够限制机体可利用的能量和葡萄糖,进而增加脂肪氧化利用满足能量需要,最终导致体重减轻。LCD 的长期安全性和有效性尚不明确,LCD 在减重阶段侧重强化总体脂肪的消耗,在体重维持阶段可选择性地消耗腹内脂肪组织。体重下降过程中,伴随着静息代谢率降低,能量消耗减少往往造成体重无法持续下降。目前有学者对此提出了新思路,认为减重前葡萄糖代谢会影响低碳水化合物肥胖症个体的长期减肥效果,空腹血糖和中位空腹胰岛素可能是低碳水化合物饮食对减重反应的强预测因子,或可用于个体化体重管理。在对空腹血糖和中位空腹胰岛素进行分类分析后发现,前驱糖尿病且高空腹胰岛素的受试者中,低脂饮食比低碳水化合物饮食多减掉 7.2kg;在前驱糖尿病且低空腹胰岛素受试者中,低碳水化合物饮食比低脂饮食多减掉 6.2kg。

目前认为,LCD 多用于短中期体重控制。LCD 涉及的潜在不良反应包括便秘、乏力、口臭、头痛、口渴、多尿和恶心等。降低碳水化合物摄入,不可避免会代偿性增加蛋白质和脂肪的摄入,蛋白质摄入比例过高,增加肾功能障碍和水电解质失衡的可能性,甚至引起一些胃肠道不良反应。酮血症或酮尿症也是 LCD 由于脂肪代谢异常常见的不良疾病之一。碳水化合物还是机体组织的重要组成部分,参与细胞的组成和多种活动,碳水化合物摄入不足,可使机体正常的生理功能发生障碍。且由于对食物的选择具有局限性,膳食纤维、钙、碘、镁、锌、铁的摄入量可能低于推荐摄入量。因此,对于实行 LCD 的患者而言,应定期检测血清微量营养素水平,适当补充膳食纤维与微量营养素。

(七)低脂饮食

低脂饮食(low fat diet,LFD)一般是指脂肪占膳食总热量 30% 以下,或全天脂肪摄入量<50g 的膳食模式。根据脂肪限量程度,低脂饮食可分为轻度、中度、重度限制脂肪饮食。轻度限制脂肪饮食指的是每日总脂肪摄入量<50g;中度限制脂肪饮食指的是每日总脂肪摄入量<40g;重度限制脂肪饮食指的是每日总脂肪摄入量<20g。低脂饮食适用于高脂血症及肥胖症患者。

脂肪是导致肥胖的直接物质基础,采用低脂饮食实现减重应用已久。一项临床试验发现,在膳食减重干预 1 年内,低脂饮食组受试者的相对体重比对照组低 1.6kg,并且脂肪摄入降低得越多其体重降低的幅度越大。另一项长达 2 年的干预研究中,811 例超重或肥胖志愿者被随机分配到 4 个由不同宏量营养素比例构成的减重膳食组,其中有 2 组的脂肪供能比均为 20%,但体重和体脂含量改变在脂肪比例不同的组间并无显著差异。综上所述,虽然作为传统的膳食减重策略,低脂饮食可以在短期内实现体重降低,其长期有效性还有待于更多研究予以阐明。

食物中的脂肪不但提供较高的热量,也同时增加了食物的风味,容易带来满足感和饱腹感。长期低脂饮食可能增加必需脂肪酸缺乏的风险。脂肪还有助于人体吸收脂溶性维生素,低脂饮食会影响脂溶性维生素 A、D、E、K 的吸收。低脂饮食可使男性的睾丸激素水平降低 10%~15%,而素食者睾丸激素水平更是降低了高达 26%。此外,低脂饮食可能会增加碳水化合物或蛋白质的比例,因此单纯降低总脂肪的摄入,并不能持续改善血糖和控制心血管疾病的危险因素。

(八)素食膳食

素食指食物中不包含肉类、家禽和鱼类的膳食模式。根据膳食限制的程度不同素食人群可进一步区分为严格素食、蛋奶素、奶素和蛋素。严格素食是完全不吃动物性食物及其产品的饮食方式;蛋奶素是在素食的基础上仍进食蛋奶类及其相关产品的饮食方式;奶素是在素食的基础上只吃奶制品不吃蛋;蛋素是在素食的基础上只吃蛋不吃奶制品。素食适用于糖尿病、肥胖症、冠心病人群;不适于儿童、青少年,以及营养需求增加的孕妇、乳母等。

素食膳食模式包含大量全谷类、豆类、蔬菜和膳食纤维的摄入,增加饱腹感的同时减少能量摄入。全谷类可以帮助减缓消化速度,减少葡萄糖的吸收和保持血浆胰岛素水平,并改善胰岛素敏感性。坚果和植物油中所含的不饱和脂肪可以增加胰岛素敏感性,改善低密度脂蛋白胆固醇与高密度脂蛋白胆固醇的比例。素食可降血脂、降血压、减少患冠心病、糖尿病、高血压和恶性肿瘤的风险。一项荟萃分析研究对 30 多万人随访 2~28 年的数据分析显示，素食（植物性膳食模式）吃得越多，2 型糖尿病风险越低，特别是水果、蔬菜、全谷、豆类和坚果等健康的植物性食物。也有一项前瞻性队列研究显示，素食人群和鱼食人群的缺血性心脏病风险比肉食人群低，但素食人群的脑卒中风险比肉食者高，具体是哪一个因素导致了素食人群的高脑卒中风险有待研究。

长期素食，易导致营养摄入不均，蛋白质是人体必需的营养物质之一，而大多数植物中蛋白质含量较低，不足以为人体提供足量蛋白质。长期素食很容易造成蛋白质摄入不足，很容易使人体碳水化合物、蛋白质、脂肪比例失衡，出现体力下降、抵抗力下降等多种问题。植物普遍含有铁量较低，植物中的铁为非血红素铁，较动物来源的血红素铁吸收率差，并且植物中含有的植酸也会抑制铁的吸收。未加工的植物中几乎不含维生素 B_{12}，因维生素 B_{12} 参与体内 DNA 合成与红细胞分裂以及神经髓鞘合成，长期缺乏维生素 B_{12} 会导致恶性贫血、神经损伤。且缺乏维生素 B_{12} 会导致血液中同型半胱氨酸水平偏高，而高同型半胱氨酸血症是动脉粥样硬化和冠状动脉粥样硬化性心脏病的独立危险因素。因此，素食者应在营养专业人员的指导下，采用平衡膳食的理论指导食物选择和搭配。

五、特殊减重膳食的时效性及局限性

（一）生酮饮食

生酮饮食（ketogenic-die，KD）是低碳水化合物饮食的特殊形式，模拟可诱导酮体生成等代谢改变的禁食状态。生酮饮食已被确立为一种成功的治疗顽固性癫痫的饮食方法，并且在过去十年中迅速引起了研究的关注，越来越多的证据表明 KD 对除癫痫以外的各种疾病具有治疗潜力，从肥胖症到恶性肿瘤。生酮饮食适用于成人重度肥胖（BMI ≥ 35kg/m²），且需在营养师或医师指导下短期进行，长期应用的安全性还未得到证实；不适用于儿童、青少年、老年人。

众多试验表明，生酮饮食对短期减肥的帮助效果至少与低脂肪、低热量的方法相当。有报道对 609 例超重志愿者随机进行低脂及生酮饮食干预，为期 12 个月，发现两组体重分别减少 5.3kg 和 6.0kg，生酮饮食组效果更佳。生酮饮食被认为可以快速有效地逆转肥胖综合征患者的多项代谢指标，如降低甘油三酯、增加高密度脂蛋白胆固醇、改善低密度脂蛋白表型。生酮饮食可诱导机体代谢（如增加脂肪酸、酮体水平和降低血糖浓度），通过降低血糖、糖化血红蛋白和血清胰岛素水平，改善胰岛素敏感性，增加饱腹感和减少炎症等途径改善代谢紊乱。

对于生酮饮食，有"长期使用会导致抑郁、愤怒等精神症状"的担忧，但这些状况在肥胖症患者和减重过程中都会存在，因果关系有待进一步证实。动物实验发现，孕期进行生酮饮食的小鼠后代表现出对焦虑和抑郁的敏感性降低以及身体活动水平升高。生酮饮食模式最被忽视的风险是缺乏摄入富含纤维的非精制膳食碳水，如全谷、水果和豆类等。因此在实施过程中，应该格外注意膳食纤维、维生素的补充。

（二）时间限制进食

时间限制进食（time-restricted feeding，TRF）是指限制每天进食时间，禁食在 3~21 小时，在白天或夜间禁食均可的一种饮食方式。常见的限制类型有 3 种：4 小时、6 小时、8 小时，与限能量饮食和高蛋白饮食相比，TRF 只限定进食时间，不限定进食种类和数量，实践更轻松，更易让人接受。目前，尚未证明 TRF 能长期有效减轻体重。新发布于《新英格兰医学杂志》的一篇 RCT 研究对 130 余例肥胖症患者进行为期 12 个月的限时或不限时热量限制干预实验。研究结果显示，限时或不限时能量限制饮食对于肥胖症患者均有减重、减脂效果，平均体重分别下降 8kg、6.3kg。研究充分论证了 TRF 的肥胖症治疗模式主要得益于能量限制，坚持 TRF 的同时限制热量摄入的减重策略才能对减轻肥胖症患者体重有长期影响。

TRF 的作用机制不同于其他的促长寿干预（热量限制、限制膳食蛋白质、抑制胰岛素样信号），也不依赖于肠道菌群，而是通过增强生物钟调控的夜间自噬作用来发挥其健康效益，与昼夜节律有关。同时，限时进食的时间段不同，对其机体的影响也不同。有研究指出早限时进食（进食期为 6:00—15:00）和中午限时进食（进食期为 11:00—20:00）都减少热量摄入，但仅早限时进食显著降低了胰岛素抵抗、空腹血糖、体重和体脂；中午限时进食还显著改善了炎症指标，增加了肠道菌群多样性。从生物学（生理适应少）、行为学（维持原有饮食习惯）、心理学（更易维持）和环境等方面来讲，TRF 可能比能量限制更易维持减重，但实现 TRF 对于饮食质量较差、需要在外就餐以及有进餐时间要求的个体是较困难的，可作为为健康和减重提供选择的策略。

（三）代餐食品

代餐食品是为满足成人控制体重期间一餐或两餐的营养需要，代替部分膳食，专门加工配制而成的一种控制能量食品。中国营养学会已发布首个《代餐食品》团体标准

(T/CNSS 002—2019)，对于代餐食品的原料、感观、营养成分、标签、名称等做出了具体的要求。代餐分全营养和非全营养两类。全营养代餐食品，是为了满足成年人控制体重期间一餐或两餐的营养需要，代替一餐或两餐，专门加工配制而成的一种控制能量的食品；非全营养代餐食品，是为了满足成年人控制体重期间一餐或两餐部分营养需要，代替一餐或两餐中部分膳食，专门加工配制而成的一种控制能量的食品。代餐食品适用于超重、肥胖患者，不适用于儿童和孕妇。

代餐食品可通过减少食物种类、控制食物分量，在控制低能量摄入的前提下，提供丰富的营养物质，帮助脂肪氧化分解或阻断脂肪和/或糖分的吸收，达到可持续性减重效果，改善肥胖相关疾病的危险因素，并能最小化瘦体重损失，从而保持力量和身体功能及长期维持体重。然而，由于代餐食品长期应用的有效性并不确定，许多指南并未提及或不建议将代餐食品用于超重和肥胖者的日常管理。

（四）江南饮食

江南饮食是指以浙江、上海、江苏等为代表的江南地区膳食，其特征是以米类为主食，新鲜蔬菜水果摄入量充足；动物性食物以猪肉和鱼虾类为主，鱼虾类摄入相对较高，猪肉摄入量低；烹饪清淡少油少盐，比较接近理想膳食模式，适用于所有人群。

流行病学和慢性病监测发现，具有这一膳食模式特点的人群，不仅预期寿命比较高，而且发生超重/肥胖、2型糖尿病、代谢综合征和脑卒中等疾病的风险均较低。我国学者在对"传统江南饮食"的临床干预研究中发现，在6个月25%能量限制的干预后，地中海饮食组减重5.72kg，传统江南饮食组减重5.05kg，对照饮食组减重5.38kg，同时腹部脂肪的减少在3种饮食模式之间也无差异。此外，患者空腹血糖、胰岛素、胰岛素敏感性指标、血脂等心血管代谢指标显著改善。

江南饮食也存在一些弊端。一是糖摄入高，江南地区喜爱甜食，除甜点、饮料外，清蒸、炒菜或煮汤喜欢加糖提鲜。二是油盐使用量仍超过了膳食指南的相关推荐摄入量。三是传统江南饮食中，碳水是以粗粮糙米为主，但近三四十年发生了很大变化，主食中粗粮、杂粮比例在逐年下降，精米白面所占的比例越来越高。

（五）正念饮食

关于正念饮食的概念目前没有统一的定义。大部分研究都认为正念饮食是基于正念的饮食疗法，指通过有意识地选择食物，对生理和心理的饥饿以及饱腹感的提示产生意识，以及对这些提示做出健康反应，即在进食时或食物相关环境中产生的对身体和情感的非判断性意识。正念饮食可适用于治疗暴饮暴食、情绪性进食和外因性进食等饮食行为。

20世纪90年代末，Kristeller等学者对患有暴食症的肥胖女性使用正念疗法，第一次进行了正念饮食的干预，并取得较好的临床效果。一项纳入10项减重计划的RCT研究进行荟萃分析，发现正念饮食的减重效果是显著的。但也有研究对正念饮食的减重效果持否定态度，发现正念饮食对自我报告的能量、饱和脂肪、添加糖、膳食纤维或水果/蔬菜摄入量并无明显影响；认为正念饮食也许并不是对所有人群都有明显益处，如果正念进食策略是通过减慢进食速度来发挥作用，可能只对一小部分进食快的人有效。

正念饮食有益于超重或肥胖人群的身心健康，并促进健康行为。但由于这是一个新兴的研究领域，目前仍缺乏对正念饮食统一的操作性定义，且正念饮食的作用机制尚未明了，还需进一步研究证实。此外，正念饮食测量工具大多采用问卷和量表等主观测量方法，缺乏相应客观指标，对于如何科学地实施正念饮食，融入健康生活方式，还需做更多的研究。

执笔：杨宁　任茜

指导：孙建琴　韩婷

第三节　肥胖症的运动治疗

超重和肥胖被认为是正向的能量平衡（即能量摄入超过能量消耗）造成身体脂肪累积的结果。除了遗传和病理原因导致的肥胖，绝大多数超重或肥胖和饮食过量、久坐不动的生活方式带来的能量消耗减少有关。除了饮食干预，增加体力活动消耗，尤其是有规律的运动对于预防和治疗肥胖症来说是必要的措施。

一、体力活动 / 运动对超重和肥胖的影响

(一) 体力活动 / 运动对超重和肥胖的改善

体力活动 / 运动在预防和治疗超重与肥胖方面具有重要作用。定期进行体力活动或运动可以减少超重和肥胖人群的疾病风险,防止体重过度增加,帮助超重和肥胖人群成功减重,同时有助于超重和肥胖人群减重后保持稳定的体重,并能带来愉悦的心情和内分泌的改变,具有其他治疗无法比拟的优势,它具有以下特点:

1. **改善健康风险** 大量研究证实积极的身体活动可以改善肥胖相关的并发症,降低死亡率和慢性疾病的发生风险。美国护士健康研究(Nursing Health Study,NHS)结果显示,不运动的肥胖女性全因死亡的相对风险为 2.42,运动的肥胖女性相对风险为 1.91。一项针对女性健康研究 11 年的随访结果发现,高 BMI 和缺乏体力活动都与冠心病风险升高相关,肥胖和不进行体力活动女性的相对风险为 2.53,肥胖并且有体力活动的女性相对风险则为 1.87。一项来自挪威的队列研究发现,在男性和女性肥胖者中,每周超过一次的 30 分钟以上的中等强度到高强度的体力活动使得心血管死亡率要低于没有定期进行体力活动者。对于超重人群而言,经过 8 个月的运动训练后血脂异常的比例由 40% 降到 28%,且高强度活动对于改善上述超重人群代谢综合征最为有效。

2. **防止体重过度增加** 目前的观点认为,成年人中体重增加 3% 或更多属于过度增重,一旦超过 5% 就会有健康风险。体重过度增加和身体活动减少有关,积极锻炼的儿童往往比缺乏锻炼的儿童要瘦一些。美国国家健康与营养调查(National Health and Nutrition Examination Survey,NHANES)结果显示体力活动与体重之间呈负相关,低体力活动与体重增加密切相关。美国癌症预防研究发现,那些每周慢跑 1~3 小时或每周步行 4 小时及以上的人,与不进行活动的受试者相比体重增加的概率要小。美国库珀有氧运动中心的一项为期 5 年的随访研究发现,体力活动水平的降低使得男性体重增加更为显著。《2008 美国国民体力活动指南》提出,每周需要 150 分钟的中等强度活动才能使多数美国人体重维持在一个稳定水平。

3. **改善体成分** 越来越多的证据表明,适量的体力活动不仅能够控制体重增加,在各个年龄段的男性或女性中,积极进行身体活动的人比缺乏身体活动的人拥有更理想的体成分。经常的适量运动能改善内脏脂肪的分布,对中心性肥胖和储存在肝脏和骨骼肌中的脂肪产生有利的影响。美国西雅图福瑞德·哈金森肿瘤研究中心的一项为期 12 个月的试验发现,每周 3~4 天的中等强度运动(主要是散步),每周运动 180 分钟左右使绝经后超重和肥胖女性体重、体脂百分比、腹内脂肪量和腹部皮下脂肪均得到改善。杜克大学跨界试验发现,在不改变热量摄取的情况下,每周消耗 23kcal/kg 的高强度运动(如每周慢跑 12 英里,1 英里 = 1.609km)使超重人群体重减少近 3%,腹部脂肪及皮下脂肪减少 7%。

4. **维持减重后体重不反弹** 许多相关研究表明减重后续的体力活动和维持减重效果有很强的关联。对于那些减肥的个体,规律运动比单纯采用节食法更容易维持减肥效果。美国营养与饮食协会认为体力活动是从一开始减重后防止体重反弹的重要因素。当只通过节食来减重时体重通常会反弹,但饮食结合运动似乎会产生更好的长期减肥效果。

(二) 运动改善肥胖症的机制

1. **运动增加能量消耗** 无论是运动期间还是运动结束后,机体的能量消耗都会增加。运动期间的能量消耗可以是安静状态下的几倍到几十倍,取决于运动强度和运动时间。运动结束后,机体的能量消耗不会立即下降到运动前的静息水平,静息代谢水平会提高,用于机体恢复,这种现象称为运动后过量氧耗(excess post-exercise oxygen consumption,EPOC)。EPOC 持续的时间取决于运动时的剧烈程度,长的可持续 24 小时左右。有研究发现,一次抗阻运动之后的 15 小时,静息代谢率增加了约 10%,大概 180kcal。另外,运动还可改善身体成分,尤其力量训练可增加肌肉含量,提高人体的基础代谢率,使人体在静息状态下消耗更多的能量。

2. **运动改善激素调节** 运动可以通过增加能量消耗减少体内脂肪的堆积,主要源于运动时机体对脂肪的动用。长时间中低强度运动时,尤其长时间低强度运动时,机体主要分解脂肪组织中的脂肪提供能量。高强度运动时虽然运动时间短,但机体动用脂肪的总量仍然不低。在相同时间内,完成高强度的有氧运动将会燃烧更多的脂肪。运动结束后脂肪的分解仍然会持续一段时间,取决于 EPOC 的时间长短。机体运动时,交感神经兴奋和血浆中抗胰岛素激素如儿茶酚胺、胰高血糖素、生长激素、糖皮质激素等浓度升高,使脂肪分解的限速酶激素敏感性和脂肪酶活性提高,加速脂肪的分解和利用;同时抑制了胰岛素分泌,使脂肪合成降低。运动对调节脂肪代谢的激素包括瘦素、脂联素、大麻素具有积极作用。

3. **其他** 研究发现,低氧或运动都有利于减重,机制是低氧暴露或者是运动训练均可激活细胞内能量感受器

AMP 活化蛋白激酶（AMPK），促进葡萄糖和脂肪酸氧化进程。而且研究表明，相比于单纯低氧暴露或运动训练，低氧加运动训练的双重刺激更有利于减控体重。在低氧环境下训练能激活低氧诱导因子（hypoxia-inducible factor，HIF）、过氧化物酶体增殖物激活受体（PPAR）及 AMPK 这三种糖脂代谢的关键调控因子，同时使骨骼肌线粒体呼吸链的效率提高，从而减重效果更好。

现在研究还发现，运动有助于将储能的白色脂肪细胞经米色脂肪转变为能产热的棕色脂肪细胞，有助于脂肪的分解。尤其在低温环境下运动，这种效果更明显。

二、运动处方

（一）运动处方的概念

1. **什么是运动** 日常生活中，人们经常将身体活动、体力活动和运动相互称呼，实际上它们之间有所区别。身体活动，即体力活动，是指任何可以引起骨骼肌收缩，并在静息能量消耗基础上引起能量消耗增加的活动，包括职业活动、交通出行活动、家务活动和休闲活动。身体活动不单单指"运动""体育活动"或"锻炼"，身体活动包括所有类型、各种强度、各种范畴的活动，人们一天当中出于不同目的的做的各种各样的活动都叫身体活动。

身体活动包括生活活动和运动。运动是身体活动的一种形式，是除生活活动以外，有目的、有计划、有组织、可重复、系统性的身体活动。运动主要包括体育锻炼和竞技运动。体育锻炼是促进或维持一种或多种体适能组成的身体活动，也称"体育活动""健身运动"，没有年龄或性别限制，具有娱乐和促进健康的目的。竞技运动是指以增强运动能力或提高运动成绩为目的，在一定规则范围内从事的身体活动，也称运动训练，职业或业余运动员所从事的专门性的训练活动或比赛就属于竞技运动。

2. **运动处方** 运动处方这一术语由美国生理学家在 20 世纪 50 年代提出。20 世纪 60 年代以来，随着康复医学的发展及冠心病等疾病康复训练的开展，运动处方开始受到重视。1969 年世界卫生组织（WHO）开始正式采用"运动处方"这一术语，进而在国际上得到广泛认可，并成为指导人们进行科学锻炼的有效手段。

运动处方是指针对不同年龄、功能状态、健康或疾病的个体，以处方的形式确定运动方案。具体来讲，运动处方就是根据锻炼或运动者身体检查的资料，按其健康状况、体力活动水平及运动目的，用处方的形式，制订适合的运动种类、运动强度、运动时间及运动频度，开展有计划的周期性锻炼的指导性方案。

运动处方是针对个人的身体状况而制订的一种锻炼方法，具有系统化、定量化和个体化的特点。通过科学地制订运动处方和有组织、有计划地实施，最终增进健康，防治疾病。

（二）运动处方的基本原则

1. **安全性原则** 运动处方的安全性是指运动时应保证在安全的范围内进行，避免因不恰当的运动安排或运动实施造成运动者的运动风险或事故（如心血管事件、急性损伤等）。在制订和实施运动处方时，应严格遵循各项规定和要求，确保运动者的人身安全。

在运动处方制订前，需要对个体做以下筛查：①运动对象的年龄、性别、疾病史、家族史、身体活动情况（是否有运动习惯、体力活动水平等）；②医学检查，包括心率、血压、心电图、心肺功能、血糖和血脂状况，是否有代谢性疾病、心血管疾病、肾脏疾病、呼吸系统疾病等；③运动风险评估，确定个体的医学禁忌证；④体格检查和运动功能测试，通过运动负荷试验了解运动对象的运动能力。

根据筛查结果制订相应的运动处方，处方中要明确提出运动中的注意事项和禁忌。运动方案执行过程中，要遵照运动处方的内容进行并实时监控，防止运动过程中发生意外。

2. **个体化原则** 运动处方的制订必须因人而异，根据每一位运动对象的具体情况制订出符合个人身体情况特点的运动处方。由于每个人的身体情况不同，切忌套用他人的运动处方，或者千篇一律。即使同一个人，处于不同的疾病状况时，运动处方也不同，不能僵化。

3. **全面性原则** 运动处方的内容要考虑既要有以心肺功能为主的有氧运动，还要有针对改善肌肉适能的抗阻训练。运动形式的多样化既能避免局部肌肉疲劳，全面提高和改善身体状况，又能提高运动的乐趣，防止运动的单一化带来的枯燥。

4. **综合性原则** 运动处方的制订需要综合多学科专业知识，由专业人士经过综合分析后予以制订。在运动处方执行过程中，康复治疗师、通过"运动处方制订"培训的医师或社会指导员或体育工作者需要具备运动指导方面的专业知识。

5. **可行性原则** 运动处方的制订要充分考虑实际条件，结合运动对象的年龄、身体情况等特点，同时结合运动环境的实际情况，具有可接受性、可操作性、可持续性、可评价性，切忌停留在理论层面，无法落地实施。

6. **循序渐进原则** 运动处方的制订和实施要遵循循序渐进的原则，不能一蹴而就。体现在运动量从小到大、运动强度由低到高、运动时间由短到长,根据运动对象的适应情况加以调整。运动处方执行一定阶段后要进行评估和反馈,由此进行内容的调整。

(三)运动处方的基本要素

药师开的药物处方需要有药物名称、药物剂量、服药的疗程和服药的注意事项。同样,运动处方也包括上述要素,只不过将药物换成了运动。完整的运动处方包括运动名称、运动目的、运动类型、运动部位、运动周期、运动频次、运动强度、运动时间、运动中的注意事项、运动评估等。

1. 运动目的 运动目的要根据个体不同的身体状况、疾病特点和个人意愿而确定,运动目的是建立在需要的基础上,起到增强体质、促进健康的作用或是用于疾病治疗。肥胖人群的运动目的就是通过运动提高能量消耗,以最大化促进体重和体成分的改变,同时通过运动维持减重后体重的稳定。

2. 运动类型(或运动种类、运动方式) 按照肌肉活动时能量代谢特点,运动可以分为无氧运动和有氧运动。无氧运动时肌肉以无氧代谢供能为主,肌肉强力收缩,持续时间短,运动强度大,对心肺功能的刺激较大。有氧运动一般持续时间较长,强度比无氧运动要低,对机体的刺激也相对较和缓。按照运动时肌肉活动特征,运动可以分为静力性运动和动力性运动。静力性运动多指维持固定姿势,肌肉以等长收缩为主,如瑜伽、射击等运动;动力性运动指身体多个部位有位移,肌肉有长度的变化,以等张收缩为主,如跑步、游泳等。从改善体适能的角度划分,运动可以分为心肺耐力、肌肉适能、柔韧性和神经肌肉练习。对于超重和肥胖人群而言,所选择的运动形式要考虑到运动对机体负重的要求,注意对下肢关节的保护。

3. 运动强度 是单位时间内的运动量,是肌肉单位时间内所做的功。运动强度是运动处方定量化与科学化的核心。运动强度是影响运动安全和效果的最重要因素,在一定范围内,运动必须达到足够的强度才能获得最好的锻炼效果。一般运动强度越大,运动效果就越好,但安全性问题也会随之而来。故要根据个体的健康状况和运动能力确定适宜的运动强度,保证该运动强度既能获得锻炼效果,对个人又是安全的。

判断运动强度最常用和最简易的指标是心率(脉搏)。心率(脉搏)的测定很方便,可以在桡动脉或颈总动脉处测得,一般以10秒为单位的心率×6=1分钟的心率(次/min)。对普通健康个体来说,最大心率的60%~85%是适宜有效的运动心率范围,最大心率=220-年龄。如45岁的健康个体,他的最大心率=220-45=175次/min,其适宜的运动心

率上限为175×85%≈149次/min,下限为175×60%≈106次/min,他运动时的心率在106~149次/min之间表明强度适宜,安全有效。在此心率范围内,运动强度越高,心率就会越快。将运动者循环系统处于最佳状态时对应的心率称为靶心率,此时对应的运动强度即为最适合该个体的运动强度。

运动强度还可以用主观用力程度分级(rating of perceived exertion,RPE)对人体的机能状态和所承受的负荷强度进行主观描述(表7-3-1)。在运动测试过程中,RPE可用于提示即刻的疲劳程度,多数健康个体达到主观疲劳极限的RPE为18~19,通常个体主观感觉在12~15之间说明运动强度合理。因此,RPE可在运动测试过程中监测整个过程,直到受试者达到最大用力程度。

表 7-3-1 主观用力程度分级

RPE	主观运动感觉	强度 /%	对应心率 /(次·min⁻¹)
6	安静	0.0	
7	非常轻松	7.1	70
8		14.3	80
9	很轻松	21.4	90
10		28.6	100
11	轻松	35.7	110
12		42.9	120
13	稍费力	50.0	130
14		57.2	140
15	费力	64.3	150
16	很费力	71.5	160
17		78.6	170
18	非常费力	85.8	180
19		90.0	190
20		100	200

将靶心率和RPE两种方法结合是确定合理负荷强度的最好方法,运动初期可以从较低的运动强度开始,直至逐渐接近该个体的靶心率。

4. 运动时间 指每次运动持续的时间,是组成运动量的重要因素。运动时间与运动强度有关,一般运动强度大时运动时间不会很长,反之,运动强度低时运动时间可以长些。初次运动者或体弱者运动时间不能长,待运动者对运动产生适应后可以适当延长运动时间。

5. 运动量 即运动负荷,是运动强度与运动时间的乘积,受运动密度、运动方式等的影响,是取得运动锻炼效果

的关键。运动量太小对机体的刺激不够,运动效果不佳;运动量太大,要考虑受试者是否能承受,避免产生运动风险。

6. 运动频次 通常指每周运动的次数。运动效应的获得需要经历从量变到质变的过程,运动频次适宜可以使机体产生的良好适应不断得到强化。运动频次太低,产生的良好适应容易消退,运动效果难以得到体现。因此,运动频次应结合每次运动的强度、持续的时间、个人的身体恢复情况,以及对运动的适应能力等因素综合来安排。

(四)运动处方制订的基本流程

1. 基本情况

(1)身体活动:主要了解受试者的性别、年龄、生活习惯等信息。通过问卷了解受试者的体力活动水平,也可以通过加速度计或计步器的使用来评价受试者的身体活动水平。

(2)健康状况:通过心率、血压、心电图、肺功能、血糖和血脂状况等指标结合其他医学检查,判断受试者是否有代谢性、心血管、肾脏、呼吸系统疾病,同时了解既往疾病史及家族史,明确适应证和禁忌证。对于当前没有运动习惯但有确诊的心血管、代谢性或肾脏疾病的受试者需要进一步做医学筛查,通过危险分层来决定运动处方的制订。

(3)体格检查:对受试者身高、体重、腰围、身体成分等进行检查,计算 BMI,评估受试者的超重和肥胖程度。

2. 运动风险评估 使用运动前筛查问卷(physical activity readiness questionaire,PAR-Q+)(表 7-3-2)进行运动风险评估。如果所有问题的回答都是"否",说明可以进行运动。如果回答表中问题有一个"是",应进行相应的专科检查,明确诊断。

表 7-3-2 运动前筛查问卷

请根据真实情况,选择"是"或"否"	是	否
1 是否曾听医生说你有心脏问题□,或高血压□,必须在医师指导下才能运动?	□	□
2 你在日常生活或进行运动时是否出现过胸痛?	□	□
3 在过去的 12 个月中,是否因头晕而失去平衡或失去知觉?如果你的头晕与过度通气(包括进行较大强度运动时)有关,请回答"否"。	□	□
4 是否确诊患有其他慢性疾病(除心脏病或高血压外)? 请填写疾病名称:_____	□	□
5 是否正在服用治疗慢性疾病的药物? 请填写药物名称及其治疗的疾病:_____	□	□
6 目前(或在过去的 12 个月内)是否存在运动时加重的骨、关节或软组织(肌肉、韧带或肌腱)问题? 如果过去有问题,但现在并不影响你开始进一步的运动,请回答"否"。 请填写存在的问题:_____	□	□
7 是否曾经听医生说过你只能在医务监督(有专业人士监督或仪器监督)下进行体力活动?	□	□

3. 运动功能测试 只有通过了运动风险评估的受试者才可以进行运动功能测试。运动功能测试指通过运动负荷试验了解运动对象的运动能力,包括心肺耐力、肌肉力量和耐力、柔韧性。运动功能测试既可以在运动方案实施前做,以此制订运动处方;也可以在运动处方执行一段时间或结束时做,以此评估受试者运动适应或运动功能的改善情况。运动功能测试时受试者要做 3~5 分钟的准备活动,熟悉了解测试仪器,全程要有专业人士进行操作和监控,切忌直接进行测试,给受试者带来风险。

(1)心肺耐力测试:心肺耐力测试也称心肺功能测试,或心血管功能测试,是对心脏、血管、肺以及有氧代谢等多方面能力的测试。以往主要是测试在安静状态下的心率、血压、心电图和肺活量等指标静态反映心肺功能。随着进一步研究发现,安静状态下的测试并不能反映心肺功能真正的工作情况,而在运动状态下的测试可以更深入了解心肺功能状况。

心肺耐力与全身大肌肉群参与的动力性中等到较大强度的长时间运动能力相关。考虑到超重和肥胖者体重过大,可以采用简便易行的心肺功能测试方法来实施。

1)哈佛台阶试验(简易法):受试者按照节拍器以每分钟上下台阶(台阶高度:成年男性为 30cm,女性为 25cm)30 次/min 的节奏,持续上下台阶 5 分钟。上下台阶时腿和躯干要伸直,如果不能坚持 5 分钟可中途停止试验,记录实际完成的时间。试验结束后记录运动后即刻 30 秒脉搏,按照公式进行计算:哈佛台阶试验指数 = [运动持续时间(秒) × 100]/(5.5 × 30 秒时的脉搏)。评价:50 以下为差,50~80 为中,80 以上为好。如果未能完成 5 分钟的测试,则按下面修正公式进行计算:修正哈佛台阶试验指数 = [(D × 100)/(2.5 × P)]+0.22 × (300–D)。D 为实际完成的时间,P 为脉搏数。

2）功率自行车测试：功率自行车测试是一项无负重测试，适合超重或肥胖人群。Astrand-Ryhming 功率自行车测试是一项持续 6 分钟的单级试验，蹬踏速率为 50r/min，目标是在运动第 5 分钟和第 6 分钟时测对应的心率，获得 125~170 次/min 的心率值。用两次的心率值通过 Astrand-Ryhming 列线图评价最大摄氧量（图 7-3-1）。

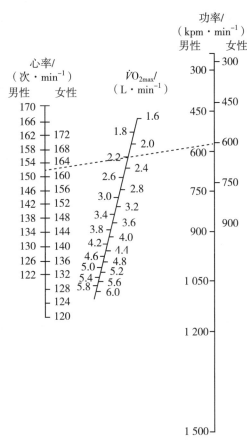

图 7-3-1　Astrand-Ryhming 列线图
1kpm=9.8066J。

对于无运动习惯者测试时的功率设定为 50W，有运动习惯者男性设定为 100W，女性设定为 75W。心血管系统已有慢性疾病明确诊断者，运动负荷从 0 开始（空载）。测试开始时要做 2~3 分钟的准备活动，负荷递增时每 2~3 分钟为一级，增加负荷前心率要达到稳定状态。测试过程中要随时监测记录受试对象的体征和症状。当不能继续运动方案、出现不利体征或症状，或受试者不愿意继续运动时要及时终止试验。

（2）肌肉力量和肌肉耐力：①肌肉力量，是肌肉克服内外阻力的能力，常指肌肉单次最大用力的能力，常用抗阻这一术语来表示。力量可以是静态的，也可以是动态的。静态时肌肉长度没有发生变化，主要针对相关肌群和关节角度；动态时肌肉长度发生变化，可以反映多肌肉群的力量情

况。静态测试指标有握力、背力和腿力，动态测试指标为肌肉少数几次重复用力（<3 次）以达到瞬间疲劳时所测得的肌力。此外，在较大范围内完成最大重复次数（即在特定阻力下重复 4、6 或 8 次）时的表现，也可用于测定肌肉力量。②肌肉耐力，指肌肉持续或对抗次最大强度负荷重复收缩的能力，通常用某个给定动作的重复次数来评定，或者多次（>12 次）重复用力以达到瞬间疲劳时测得的肌力。如果测量的是在一定阻力下总的肌肉重复次数，结果表示的就是绝对肌肉耐力。如果测得的是 1RM（RM 表示最大重复次数）的特定百分比的重复次数，结果表示的就是相对肌肉耐力。

简单的场地测试中可以用无间歇、连续完成的俯卧撑来评价上半身肌群的耐力，男性用标准的俯卧撑动作，女性用膝卧撑动作。无论男性还是女性必须双臂伸直撑起身体，背部挺直。回到向下的姿势时，腹部不能触及垫子。

（3）柔韧性测试：柔韧性指关节的活动幅度，反映关节的肌肉、肌腱和韧带等软组织的伸展能力。常用坐位体前屈来进行测试。受试者需要脱鞋，在测试时避免快速、突然的动作。应该尽可能保持正常呼吸，不要憋气，缓慢向前平行伸出双臂，指尖朝前，保持这个姿势约 2 秒，膝关节尽力伸展，不能下压。

4. **制订运动处方**　根据上述筛查和测试，评估受试者的肥胖程度、健康和疾病状况、运动风险和运动能力，制订运动处方。完整的运动处方应该包含有氧运动、抗阻运动和柔韧性练习，运动部位尽量涵盖全身，避免身体局部运动。运动处方的核心内容为运动形式、运动强度、运动时间、运动频次、阶段进度、注意事项。

完整的运动处方制订的基本流程见图 7-3-2。

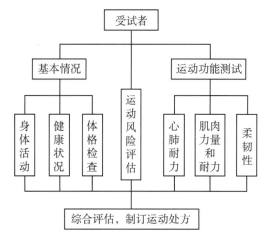

图 7-3-2　运动处方制订流程

5. **运动处方的实施**　运动处方在实施过程中要有适应阶段、提高阶段、稳定阶段的划分，逐次递进，循序渐进。每次运动之前要有充分的准备活动，时间至少 5~10 分钟，

以小强度的运动为主,包含动态拉伸的活动。运动结束时要有整理活动,包含静态拉伸的活动。

运动处方在实施过程中,要密切观察受试者的运动情况和运动表现,同时注意运动环境的变化,防止运动伤害事故的发生。

6. 运动效果的评价　可以从受试者的体质状况、身体成分、心肺耐力、肌肉力量和肌肉耐力、柔韧性等方面展开,与运动处方实施前的数据进行比较,以此调整运动处方的内容和实施的进度以及运动处方执行的效果。

7. 运动处方的禁忌证　要注意的是运动除了带来益处,也会带来肌肉骨骼损伤和心血管并发症。与心血管有关的不良事件包括心源性猝死和急性心肌梗死。一般来说,心血管系统正常的健康个体进行低或中等强度运动不会引起心血管事件的发生,但在进行较大强度运动时心血管事件的发生风险会快速上升,尤其是诊断或具有隐匿性心血管疾病、没有运动习惯或年龄较大者。当然,随着运动量有规律地增加,上述风险会随之下降。运动处方在实施时的禁忌证主要有:

(1)运动对象:①慢性疾病者,包括糖尿病合并动脉粥样硬化症患者、严重高血压病患者、严重甲状腺功能亢进或甲状腺功能减退患者;②安静状态心电图存在明显异常者,包括心律失常、T波低平或倒置;③血压升高明显超标,或血压下降者;④出现胸痛、胸闷、心慌、呼吸困难,即使心电图和血压无明显异常变化者;⑤空腹时间超过12小时以上者;⑥达到次极限心率,心电图未见明显异常者。

(2)运动实施:运动方案实施过程中必须由专人严密观察受试者的表现,发现异常情况应立即停止运动。运动过程中必须由专人负责心率和血压的测量。运动场地要有相应的急救设备。

三、减重运动处方的制订

减重运动处方制订前,首先需要明确肥胖症的类型。肥胖症可以分为单纯性肥胖(95%)和继发性肥胖。单纯性肥胖又称为原发性肥胖,主要是因不良的饮食习惯和体力活动过少引起的能量摄入、储存远远大于能量的消耗,导致脂肪在体内积聚而形成的肥胖。单纯性肥胖是减重运动疗法的适应证,可以实施减重运动疗法进行锻炼。可以通过以下方法判断肥胖症的分型:一般肥胖程度缓慢增加的为单纯性肥胖,若较短时间体脂迅速增加,则要考虑继发性肥胖,需建议专科医师诊断后再确定治疗方案,不推荐盲目运动减重,尤其对于某些儿童肥胖,如为遗传相关的肥胖,需要明确病因。单纯性肥胖只需调整饮食习惯和运动习惯,

而继发性肥胖要从医学角度重视原发疾病的治疗,判断是否存在因原发疾病引起的运动禁忌证,并在医生指导下进行运动,按时服药。

单纯性肥胖的运动疗法主要以中低强度、较长时间的有氧耐力运动,辅以力量性运动效果最好,可根据肥胖者的体质状况和个人兴趣爱好选择运动项目。

制订运动处方需遵循以下三点:①了解肥胖症患者的情况。在制订运动处方之前,应注意了解肥胖症患者的既往病史、运动史、兴趣爱好,并安排体检,测定患者的体脂状况,为运动处方的科学制订提供参考。②合理选择运动项目。了解患者的基本情况以后,根据患者的既往病史、运动史和兴趣爱好等,在尊重个人意愿的前提下,引导肥胖症患者选择适合自身实际的运动项目。在选择运动项目的过程中要注意以下几点:应尽量选择患者感兴趣的体育运动项目,以提高锻炼兴趣和积极性;应选择有氧运动,以更好地达到减脂效果。在体育运动中,只有将脂肪充分转化为能量,才能够达到减脂的效果。而有氧的条件能够确保脂肪酸彻底转化为二氧化碳和水,因此,相较于无氧运动而言,有氧运动减脂效果更理想;应适度安排一定的力量性运动,提高机体代谢率,以达到更好的减脂塑形效果。③科学确定运动时间。运动时间的科学安排非常重要。现有研究表明,人在参与有氧运动的过程中,通常在运动时间达到30分钟之后,才开始消耗脂肪。因此,在针对肥胖症患者制订运动处方时,每次运动的时间应在30分钟以上才能够达到减脂的效果,而运动时间在50~70分钟之间时,减脂效果最佳。在制订运动处方时,应结合不同肥胖症患者的实际情况,在50~70分钟之间合理确定每次运动的时间。例如:患者的运动基础较好、体质较强者,可以将每次运动的时间确定为70分钟左右;如果患者运动基础较差、体质较弱者,可以将每次运动的时间确定为50分钟左右。运动频率可根据个人体质情况选择每周3~5次。

(一)不同年龄段肥胖症运动处方的制订

1. 儿童及青少年运动处方的制订　儿童由于专注力和自控能力较差,所以不要长时间安排一种运动项目,可以多个运动项目进行组合增加运动的趣味性。在运动项目的选择上以游戏类项目为主,如障碍跑、跳房子、跳绳、踢毽子、骑脚踏车、骑滑板车、扔沙包、老鹰抓小鸡、体操、足球等中低强度的项目。运动时间为至少60min/d,每周至少3次。同时还应该遵循循序渐进的原则。

青少年因其处在生长发育阶段的特点,结合必要的抗阻力量训练是必要的。合理的抗阻力量训练对肌肉的刺激强度更大、增强骨密度促进骨骼的生长,健身效率更高,适

宜与有氧训练结合运用效果更佳。但由于青少年骨骼系统未发育成熟，在进行抗阻训练时会增加受伤的风险，并且考虑便于操作等因素，可采用当前比较流行的"自身重量练习法"，例如俯卧撑、仰卧起坐、引体向上、平板支撑、蹲跳、弓箭步等，简便易行，几乎不使用设备，运动负荷也容易被承受，更安全。建议每次每种练习 2~3 组，负荷自身重量，组间休息时间 1 分钟，每周 2~3 次。随着身体的适应性提高，可根据自身实际情况调整运动强度，注意训练过程中补充水分。有氧运动的项目可选择慢跑、健步走、体操、游泳、自行车、足球、篮球、排球、乒乓球、搏击、滑雪、滑冰等中低强度的项目。每次运动时间 50~70 分钟，每周 3~5 次。

2. 成年人运动处方的制订　单纯性肥胖的成年人可选择步行、慢跑、爬楼梯、游泳、爬山、跳绳、跳舞、太极拳、球类等中低强度的有氧耐力运动并可辅以大肌肉群的抗阻训练，但应该根据肥胖程度和体质来安排项目及运动强度，还要注意其兴趣爱好。肥胖度 =［实际体重（kg）－标准体重（kg）］/ 标准体重（kg）× 100%［注:(男) 标准体重 = 身高（cm）-105;(女) 标准体重 = 身高（cm）-100］。肥胖度在 10%~20% 是超重；20%~29% 是轻度肥胖；30%~50% 是中度肥胖；大于 50% 是重度肥胖。

对于中度以上的肥胖或体力较差者，开始时可选择步行、太极拳、体操等运动量小的项目，之后可逐渐加大运动量；在刚开始的时候进行一周的适应性训练，每次运动时间 30 分钟，每周 3 次。当身体适应目前的运动强度后可适当增加每次运动的时间（每次 50~70 分钟）及运动的频率（每周 5 次以上）。对于轻度肥胖可选择快步走、慢跑、跳绳、跳舞、打乒乓球、骑自行车等项目；体力较好的轻度肥胖者可选择游泳、跑步、武术、登山等项目结合抗阻训练，如引体向上、俯卧撑、平板支撑、卷腹、推举杠铃等项目。

为安全起见，建议肥胖症患者在健身训练过程中，遵循循序渐进原则和安全性原则，随着身体适应当前的运动强度后，逐步增加运动强度，根据实际需求和兴趣爱好选择适宜运动项目。在运动过程中出现身体的不适要立即停止运动，避免意外的发生。

3. 中老年人运动处方的制订　中老年肥胖症患者的身体功能发生减退，如运动系统减弱、骨质流失等。中老年肥胖症患者如果身体状况较好、没有明显的其他慢性病，可以选择全身性的运动项目来减肥；若身体状况较弱或有其他慢性病，则可选择局部身体运动，且运动量与运动强度以自身身体状况能承受为原则。

运动时尽量选择户外运动，多晒晒太阳，像走路、慢跑、有氧操、体育游戏等运动方式，既可以达到锻炼的目的，又

能相对地保障安全。运动刚开始时要缓慢进行，待身体适应后再逐渐加快，若感到不适要立即停下来进行调整。每次 30~50 分钟，每周 3~5 次。运动时可多增加一些力量训练如哑铃、杠铃、弹力带训练等。对于身体素质较低的中老年人，制订初始运动强度时，以 40%~60% 最大心率储备为宜，建议先从 40% 的最大心率的强度阈值进行运动，待适应后，再根据自身情况增加运动强度。根据美国运动医学学会的推荐，中老年人运动处方的强度阈值可设定为 60% 的最大心率（50% 摄氧量），适宜的心率为 110~130 次 /min，主观运动强度为"稍感费力"。

中老年人由于身体的代谢水平降低，持续运动过后疲劳恢复时间延长，因此运动频率应根据具体情况增加或减少，建议运动频率为每周 3~4 次。运动前应进行 5~10 分钟的热身运动，运动中一定要注意安全、防止跌倒，运动结束后进行 5~10 分钟的放松拉伸运动。

（二）肥胖伴不同合并症运动处方的制订

1. 肥胖伴 2 型糖尿病　适合的运动方式是中小强度的有氧运动和中小强度的力量训练相结合，每次 50~70 分钟，每周各 3~5 次。有氧运动可选择步行、慢跑、骑自行车、游泳、跳舞、间歇训练等。抗阻训练可选择俯卧撑、仰卧起坐、引体向上、平板支撑、弓箭步等。患有糖尿病的人群在运动前、中都要注意血糖水平，既要避免血糖过高，也要避免运动中出现低血糖甚至发生低血糖休克。运动前的血糖水平最好在 120~180mg/dl，长时间运动中可补充适量的碳水化合物，以避免低血糖。此外，运动中的水分补充也极为重要。

2. 肥胖伴高血压　运动强度宜小不宜大，减重运动以放松性质的练习为主，如高尔夫、乒乓球、快步走、慢跑、骑自行车、太极拳等。低强度的运动可有明显降低收缩压的效果。最好每天运动 30~60 分钟，每周 3~5 次。运动时间选择在下午或晚上。运动中要保持精神放松、心情愉悦、动作有节律，运动不宜过猛，避免使用爆发力，不要过度憋气，运动与休息要过渡进行，避免运动疲劳。运动中要注意补水，要多补充水分和无机盐。若运动减肥的同时在服用抗高血压药如利尿剂等，要注意补充钾盐。运动结束后要检查身体情况，看心率与疲劳感是否能在规定时间内恢复或消除，以确定是否需要调整运动项目与运动量。

3. 肥胖伴心血管疾病　对于患有冠心病、动脉粥样硬化等心血管疾病的肥胖症人群，最好选择间歇性运动，然后根据身体情况再逐渐增加运动的持续时间，控制情绪，每天适度运动 30 分钟左右，快走效果最好。在快走之前先进行 5 分钟的慢步走，然后进行 20~30 分钟的快步走，最后减慢

速度至慢步走 5~10 分钟,待呼吸和心率恢复。在保证摄入营养充足的情况下,尽量减少脂肪和胆固醇的摄入,这样不仅能减重,还能降脂、减轻动脉粥样硬化程度、保护血管的通畅和对心肌的供血等。

4. 肥胖伴骨质疏松　建议中低强度的有氧运动、抗阻运动与简单的柔韧性锻炼相结合,特别是抗阻运动都可以帮助增强肌肉骨骼系统,减少肌肉萎缩,改善骨矿物质密度。有氧运动项目选择如登楼梯、快步走、游泳、慢跑、跳节奏慢的舞蹈等,每次 30~60 分钟,每周 3~5 次。抗阻训练选择如举重、徒手或握轻哑铃进行力量锻炼,力量训练每次 3~4 组,或根据自身身体状况,选择每组进行 10~20 次练习。柔韧性运动如弯曲、伸展、转动关节等。

每次做完热身运动后,最好再做 10 分钟伸展运动。要避免弯腰和运动过度,以防脊柱和腰部受损。也要避免剧烈的拉伸和快速运动,运动时要控制速度和姿势。多种运动方式间可互相组合或错开进行,如有氧运动后可做几组柔韧性练习,但不宜再进行力量训练,以免造成劳累,出现意外。

5. 肥胖伴高尿酸血症或痛风　肥胖伴高尿酸血症的患者在运动方式上选择有氧运动,不做抗阻训练,因为抗阻训练属于无氧运动,无氧运动中乳酸生成会增加,而尿酸和乳酸在体内会竞争性地通过尿液排泄,尿酸经过尿液排出减少,因而血中的尿酸就会增加。无氧运动包括短跑、健身房的抗阻运动(如负重和哑铃等)。有氧运动包括慢跑、快走、游泳、太极拳、足球、篮球等。每次运动 50~70 分钟,每周 3~5 次。

肥胖伴痛风患者在运动方式上选择有氧运动且节奏可控,不做快速扭曲关节的动作,不做对关节产生纵向压力的动作。痛风处于急性期的患者不建议运动。节奏不可控的运动常见于一些对抗性运动,如足球、篮球、网球,在运动场上,运动节奏主要是由比赛双方的力量对比决定的,常常会频繁出现短时间内无氧运动增强的状况,因而不利于尿酸的排泄。快速扭曲关节的动作容易导致本身就不健康的关节面和关节软骨损伤;对关节产生纵向压力的运动,可以直接导致有尿酸盐沉积的关节软骨损伤更加严重。因此肥胖伴痛风患者适宜的运动建议选择低强度的有氧运动,如散步、太极拳、游泳、快步走、骑自行车、打乒乓等。每次运动 30~50 分钟,每周 3~5 次。运动负荷要由小到大,逐渐增加;动作由简单到复杂。运动中如有任何不适,都应暂停运动,休息后再考虑是否继续。但对关节有伤的肥胖症患者来说,选择游泳或水中有氧健身操等不负重的运动则更好。

高尿酸和痛风患者在运动过程中要注意补水,每隔 15~20 分钟补充 150~250ml,建议补充苏打水或柠檬泡水。偏碱性水有助于碱化尿液,使尿酸的溶解度增加,有助于体内尿酸的排出。

四、运动处方实施过程中注意事项

(一)个体化的运动处方

在运动处方的制订过程中要根据患者的基本情况、兴趣爱好及个性特征等,以人为本、因人而异,遵循循序渐进原则和安全性原则,遵循周期性训练原则,科学控制训练时间、频率及间歇时间,开发个体化运动处方。前期以低、中强度为主,运动时间不宜过长(30~40 分钟),运动频率以每周 3 次为宜,随着身体功能的逐步提高,逐渐增加运动强度、运动时间及频率。建议每 2~4 周对患者进行一次评估,根据患者的具体情况,适量调整运动处方。在运动过程中如出现身体不适应立即停下来进行调整。

(二)外界因素的考虑

在运动处方实施的过程中应考虑外界因素的安全性,如运动场地、天气、运动装备等。一个适宜的运动场地对于提高运动者的运动效率和预防运动损伤都有着至关重要的作用。运动场地应该是一个空气流通性强、运动功能性对口、环境好、安全和舒适的地方。减重运动更多选择在户外,这就涉及户外跑步场地的选择,一定要选择平坦、减震、防滑效果比较好的场地,例如塑胶跑道、平整的草地等。

在进行减重运动前我们要充分考虑各种安全因素,一定要选择一双舒适透气的运动鞋,不仅鞋码大小合适,而且鞋底一定要厚实、柔软,袜子尽量选择棉袜,避免因为鞋子的原因造成足部和腿部的肌肉紧张,影响运动。必要时可选择使用专业的护肘、护踝和护膝等装备。运动衣物的选择要根据季节、天气、温度做出不同的选择。

(三)饮食上的注意事项

在进行运动减重的过程中由于消耗大,饭量增大,或者运动后暴饮暴食,会导致运动效果不佳。所以在运动处方的实施过程中应该配以合理的营养补充。合理的营养膳食搭配是保证锻炼的基础,饮食一定要正常,可以减少淀粉类食物的摄入,主食以粗粮为主,保证蛋白质的供给,多吃新鲜蔬菜、水果,尽量避免高脂肪食物,食物清淡,减少盐和味精的摄入量,多喝水。每天的食物摄入量控制在 1 500kcal 之内。

(四)减重运动中的细节

运动具有一定的风险性,倘若运动方式或运动状态有问题,在运动过程中可能会发生眩晕、运动损伤、运动猝死等风险。因此,在进行减重运动前要制订一个安全可行的方案,运动前做好充分的准备活动,进入运动状态后进行身体机能监测保证运动的安全性、有效性,运动后进行恰当的整理活动。

1. **准备活动** 在减重运动处方实施的过程中,运动者需保证充足的睡眠时间,若出现身体疲劳、感冒发烧或其他身体不适时,应及时终止或调整运动强度。运动前做好充分的准备活动,可以减少肌肉黏滞和增加关节的活动度、预防运动损伤,同时能使人体的体温上升,提高物质代谢水平而增加神经肌肉的兴奋性,使机体逐步进入工作状态。准备活动的不充分是造成运动过程中运动损伤的重要原因。

一般性的准备活动为一些基础的四肢活动,如徒手操、踢腿、跑、弯腰等。准备活动持续时间的长短与运动量、运动内容和运动时间密切相关,如果是以减重为目的,准备活动的时间与量相对需要较大,时间需要长一些,一般在5~10分钟,否则身体会出现负荷量过重现象。准备活动量的大小还与季节温度有关,像冬季温度较低,准备活动时间与准备活动量可适当延长与增加。

2. **运动中** 在正式进入运动状态过程中的自我监督很重要,如出现呼吸困难、胸闷腹痛、眩晕、心率过快、血压过高、恶心、下肢部位的疼痛,运动性中暑等症状时,应立即停止运动,及时休息和补水调整。

特别是很多患有糖尿病、高血压、骨质疏松和心血管疾病等的特殊肥胖症人群,容易在运动中产生不适或者损伤,所以在运动减重过程中要选择中低强度的运动,最大耗氧量为40%~80%,运动时觉得累了便可停止,每次运动大

约30~60分钟,每周至少锻炼5次,才能保证运动减重的效果。对于过度肥胖者可选取更低的运动强度,最大耗氧量为40%~60%,若已经坚持运动减重很久的肥胖症患者可增加强度到60%~80%最大摄氧量。

运动强度的大小可根据减重者的状态与减重效果进行变化,循序渐进,运动量和运动强度逐渐增加,并增加适量的力量训练和伸展运动增加肌肉的重量和机体的柔软度。

在运动过程中注意及时补水,如果出汗过多会影响体内的血液循环,及时补充适量水有利于保持机体的水分平衡,每10~30分钟补水一次,每次补水200~250ml。

3. **运动结束后** 不应立即坐下休息,否则容易导致乳酸分泌过多,肌肉酸痛,增加肌肉的疲劳感,影响后续的运动训练。运动过后需要进行一些拉伸类的整理活动,一般5~10分钟,如肢体抖动放松法、牵拉放松法、按摩放松法等,这些运动可放松肌肉的紧张状态,使呼吸和心跳恢复到正常水平。运动过后不能马上洗澡,因为运动时的血液循环加快,心跳也随着血液循环的速度加快,流向肌肉的血液会增多,运动结束后,这种情况仍会持续一段时间。而运动后立即洗澡,会使血液循环和心跳进一步加快而导致其他器官的供血不足,容易出现头晕、恶心等,严重时可能突发心脏病,应过半小时后洗澡。运动过后也不宜立即进食,需运动后半小时以后进食,以免增加消化系统的负担,对胃肠健康产生不良影响。

执笔:左群 林小晶

指导:王茹

第四节 肥胖症的行为及心理治疗

肥胖症是一种慢性疾病,是遗传、环境、神经内分泌、心理社会和行为因素相互作用的结果。体重过重会增加健康问题的风险,而且其代价高昂,在经济层面上会增加医疗保健成本、降低工作效率,在社会心理层面上会增加抑郁症状、带来肥胖污名化。行为疗法如认知行为治疗有助于刺激控制、生活方式变化的自我监控、目标设定,以及重组消极和自我挫败的想法;心理治疗有助于解决因体重过重而引起的内心矛盾,如身体形象、进食态度和紊乱的饮食方式,以及处理肥胖症患者可能遇到的偏见和明显歧视。

一、肥胖的心理压力原因

压力应激会影响人体的新陈代谢,如遇到危险情况时,机体会快速分泌激素,将葡萄糖释放到血液中以帮助应对危急情况。现代生活中,大多数压力源自心理层面,如人际关系、工作压力、失眠或睡眠剥夺以及经济问题等。机体会因这些刺激产生反应,然而生成的能量却无处释放,最终通过多种途径以脂肪形式沉淀。压力的神经生物学与食欲和能量调节途径显著重叠。与反复和慢性压力对成瘾易感性

增加的影响类似,来自基于人群和临床研究的大量证据表明,高度无法控制的压力事件和慢性压力状态与肥胖、BMI和体重增加之间存在显著的正相关。

压力通过影响认知过程、行为习惯、机体生理变化和激素水平等方式直接或间接导致肥胖,而肥胖本身作为一个慢性压力模型(图7-4-1),也会进一步促进压力的生成,形成恶性循环。通过分析肥胖的心理压力原因,可以更好地帮助患者找到合适的治疗方式。

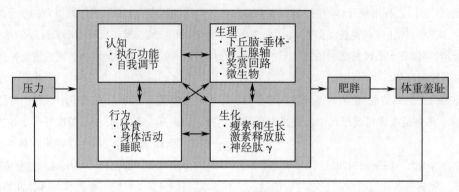

图 7-4-1 压力与肥胖

(一) 干扰认知过程

自我调节是个体认知发展从不平衡到平衡状态的一种动力机制,对于控制自身的行为活动极为重要,对于肥胖症的预防和控制行为都需要自我调节来制订,例如饮食和身体活动。有研究表明,在压力影响下,机体的执行功能会受到破坏,大脑中负责自我调节的脑区也会受到干扰。在一项延迟满足试验中,儿童受试者被告知可以选择立即获取一小盘糖果,或者在之后获得一大盘糖果,生活压力较大的儿童则更偏向于选择后者,随访证明这些孩子3年后的BMI指数增长也更高。

(二) 改变行为习惯

压力会促使部分有损健康行为的产生,同时自我调节能力的降低也会导致这些不良行为的加剧或失控。而这种行为的加剧或失控在进食行为、身体活动以及睡眠节律等方面的表现尤为明显。压力引起的进食行为非常普遍,美国心理协会的一项调查显示,面对压力时,39%的美国成年人选择暴饮暴食或者吃不健康的食物来应对压力。在生活中面对工作压力、困境或是难题时,人们的能量、饱和脂肪和糖分的摄入量会更多。这种饮食习惯的改变在动物身上也可见到,如暴露于多种压力因素中的老鼠会进食更多的猪油和蔗糖。压力引起的不正常饮食是致人肥胖的主要途径之一。

压力同时会破坏人们的常规活动模式,主要表现为日常身体活动减少和久坐行为增加。简单来讲,可以因压力而自觉减少锻炼,并花费更多时间久坐不动。长期维持久坐行为的人相比正常活动量的人患肥胖症的比例更高。压力的强度与运动频率呈负相关关系,在客观压力源(考试压力、工作压力)以及主观压力源中都是如此。

众所周知,压力也是产生睡眠障碍的重要原因之一。长时间维持较短的睡眠时间与体重增加、肥胖及肥胖标志物相关。睡眠不足也会减少产热,从而减少能量消耗;同时睡眠不足又会导致疲劳加剧,通过减少身体活动和增加久坐行为进一步降低能量消耗。睡眠不足还会促进机体产生饥饿感,增加机体对食物的需求,特别是高脂肪和碳水化合物的欲求,这可能与食欲调节激素水平的改变相关。此外,一些相关试验发现睡眠时间过长的人体重也会更高。睡眠节律的破坏会直接或间接影响体重水平。

(三) 改变机体生理环境

压力会导致机体神经内分泌的紊乱,影响多个生理系统的激活,其中主要是激活下丘脑 - 垂体 - 肾上腺轴(HPA轴)。当一个人感受到压力时,HPA轴会发生生理级联反应,促肾上腺皮质激素释放激素(corticotropin-releasing hormone,CRH)从下丘脑发送到垂体,垂体通过促肾上腺皮质激素向肾上腺发送信号。位于肾脏顶部的肾上腺会分泌激素皮质醇,皮质醇的增高会促进进食。此外,皮质醇还通过降低大脑对瘦素的敏感性来促进摄食,调节神经肽Y(NPY)刺激来强化奖赏系统,影响对食物的欲求。脂肪沉积也与皮质醇水平息息相关,这一现象在库欣综合征中十分明显,其主要症状就是中心性肥胖。皮质醇作为压力诱导的HPA轴应激产物,可以通过多种方式促进肥胖,主要的途径有通过其他激素和肽影响大脑及奖赏系统来刺激进食,以及直接促进脂肪的沉积导致肥胖。

除激活HPA轴外,压力也会直接影响奖赏系统。压力促使人们过度消费,加剧对食物的需求和摄入。高糖、高脂和高热量食物使人上瘾。在动物模型中,甜食(糖)导致的伏隔核中的耐受戒断的神经化学变化比可卡因更明显。压力可独立触发多巴胺的释放,编码愉悦情绪,增强进食渴望;糖皮质激素、去甲肾上腺素激活奖赏系统(如伏隔核和背侧纹状体)使其更敏感,促进进食;而高热量食物进食会进一步影响奖赏系统增加压力饮食周期。压力、奖赏、美食形成正反馈循环,从而促进机体肥胖。

(四)影响激素释放

少量证据证明压力也会影响部分激素的释放,如瘦素、生长激素释放激素等。在人体中瘦素具有抑制食欲的作用,而生长激素释放激素刺激产生食欲。一般来讲,瘦素不应该导致肥胖,每日瘦素水平较高的人在压力事件后进食较少。然而,实际上肥胖个体对瘦素耐受性更高,即机体瘦素含量更多,但受体更少。压力事件会反复促进瘦素增加,致使瘦素抵抗来导致肥胖。与瘦素相比,生长激素释放激素是一条更直接的途径,压力会使生长激素释放激素的释放增加,压力事件后,非情绪化进食者激素水平下降,情绪化进食者没有明显降低。

NPY会刺激饥饿感与脂肪生成,动物模型中压力会直接促进NPY分泌。有较高慢性压力水平的女性有更多的NPY,这反过来又放大了美食消耗与中心性肥胖之间的关系。总体而言,动物和人类研究表明NPY能够增强压力对肥胖的影响,但该领域需要更多的研究。NPY与慢性压力相结合,会导致更严重的肥胖。

二、行为干预

药物和外科干预已经被证明可以有效治疗肥胖症,但建议在尝试使用行为干预来改变体重失败后再考虑使用此类干预方式,特别是对于儿童和青少年来说,药物及手术伴随一定的健康风险。因此,即使在进行药物干预及手术治疗的同时,仍然建议通过行为干预措施持续改变或维持饮食结构和身体活动,以持续减轻体重或维持体重的减轻。

通过行为干预治疗,帮助患者学习如何改变饮食和锻炼习惯,针对导致肥胖症的不良习惯进行纠正。行为干预用于改善生活习惯,例如运动、饮食和其他可能影响肥胖症的行为活动,侧重于提高对问题行为触发因素的认识、识别体重问题带来的感受并重拾信心,围绕常见的体重相关行为增加计划,对可以改变的行为提供支持帮助,并为行为改变设定一系列现实的目标。已有足够的证据表明,对肥胖成人进行基于行为的减重干预可以显著改善其血糖水平及体重状况,并降低2型糖尿病的发病率。多项研究报告称,持续四个月以上的行为干预可以达到每周平均体重减轻0.45kg的效果。因此,有效的行为干预措施对于促进更健康的生活行为方式以及治疗肥胖症是非常必要的。

(一)自我监测

监测能量消耗和摄入是肥胖认知管理的中心法则。有效的自我监测与成功减重有直接的正相关关系。对进食行为和日常身体活动进行有意识的监测和记录会对自我意识和个人行为产生积极影响。此外,自我监测使得在做出决定之前能有更多时间自我反省,从而促进更健康的食物选择。自我监测需要使用的工具是食物日记和身体活动日记,分别用于记录每日进食摄入的热量、总脂肪量、营养成分、暴饮暴食事件和发生原因,以及每日运动的类型、持续时间以及运动强度,此外还需用体重秤等记录体重、体脂、BMI的变化。

尽管患者并不能总是准确记录他们的饮食和运动行为,但自我监测的主要目的是让患者更加了解他们的行为轨迹以及影响他们行为的因素,并让患者自己意识到这些因素对他们的体重管理是否有害,进而形成一种自我意识。自我监控记录还可以辅助提供信息,以发现干预过程中的一些意外事件。

(二)设定目标

为打算减重的患者设定切实可行的目标,如每周/每月的体重减轻量。设定合理且可实现的目标可以促进减重的长期成功。短期目标的设定可以有效地将患者的注意力集中在行为改变上,并有助于控制特定的饮食摄入和达成体重管理目标。

例如针对患者的运动行为,根据患者本身的健康情况和能力,应该从低强度的体力活动或锻炼开始,并逐渐增加到中等强度,目标是每周150~200分钟。运动依从性可以通过引导部分日常生活方式中的活动方式改变(例如用步行、远足、骑自行车替代一部分乘车出行,走楼梯替代电梯)、定期伸展运动、户内耐力及力量锻炼来提高,这对于日程安排繁忙的人来说较为有效。

(三)刺激控制

刺激控制是从操作条件反射研究中派生出来的一种行为治疗方法,通过系统地操纵起控制作用的环境刺激的方法来矫正人的不健康行为。刺激控制的重点是改变患者生活中激活饮食的环境以帮助避免暴饮暴食,这也是行为干预中的常见重要方法之一。具体包括适当购买食品,从购物篮/车中剔除高热量的加工食品,选择更多的水果和蔬菜,改变餐桌上的食物量或减小盘碗和容器的大小,用餐时专注于进食,避免被电视手机等电子产品或阅读材料分心,以及在日常生活中尽量减少与食物的接触。

(四)替代行为

这一项干预主要是针对暴饮暴食行为,包括识别暴饮暴食诱因,如强烈的进食冲动,并确定用以替代的健康行为。替代行为与问题行为的功能相同,医疗工作者应帮助患者学会识别不健康行为的诱因并制订消除此类行为的策略,并教导患者逐渐用健康的行为代替不健康的行为。

(五) 行为契约

行为契约用于强化减重管理中的成功结果或奖励良好行为。在进行任何行为矫正时,契约中的靶行为都必须规定在客观可操作的范围内而不要推论。靶行为可以包括非期待行为的减少,或期待行为的增加,亦可两者都有,且需要给出行为出现的时间范围。奖励可以包括小代币甚至经济奖励。在一项针对 57 例男性受试者的为期 16 周的随机对照试验中,奖励刺激下平均体重减轻 6kg,而对照组则减轻了 1.77kg。

(六) 营养教育

营养教育是所有成功的行为干预的重要组成部分。具体的膳食管理需要评估患者的自身情况以及理解和偏好,该评估应由专业营养师完成,与患者合作制订符合其经济、文化和偏好的实用计划。与没有结构化膳食计划相比,在与营养师协商后定制的个体化结构化膳食计划的减重效果更为明显。

(七) 增加身体活动

成功的行为干预离不开身体活动的增加。有规律的身体活动与许多和肥胖相关的医学合并症的减少有关,是维持减重效果的重要措施。身体活动旨在通过调节代谢功能,增加脂肪消耗和分解,增强肌细胞代谢能力来达成减重的目的。即使患者依旧保持肥胖,适当的身体活动有益于保持心肺健康,仍可以显著降低死亡风险。自我监测和增加身体活动始终与长期和短期内更好的减重结果相关,是行为干预的两个重要组成部分。

(八) 社会支持

从长远来看,社会支持会使患者的行为改变更具可持续性。具有较高社会支持水平的人往往会成功地实现和保持体重减轻,通过配偶和家庭成员来加强社会支持是实现这一目标的最佳方法之一。与不包括家庭成员的个体治疗计划相比,包括家庭成员在内的行为干预对患者的减重疗效更为明显。患者在家庭之外也可以选择参与以社区为基础的计划或参与外部社会活动(如大学或社区教育课程、健康俱乐部等),不需要以体重管理为导向。同伴支持可以在帮助患者自我接纳、发展人际关系、处理工作压力或家庭相关问题等方面起作用。

(九) 帮助解决问题

具体的解决问题策略可以帮助患者改变健康相关的习惯。强烈建议患者在做出与健康相关的决定之前权衡选择并进行记录。医生应为患者期望的目标创建和应用个体化计划,并根据制订好的计划衡量治疗是否成功。此外,还应教导患者学习分析并解决治疗中所遇到问题的策略。鼓励小组互助,促进患者协作解决问题的能力,从彼此的经验中学习,并可以从他们的同龄人那里参考合适的解决方案。

对于特定的饮食情况,如情绪化饮食和社交饮食,提供解决问题的策略也是必要的。情绪化饮食是人们根据自己的感受或情绪进食,包括悲伤、快乐、愤怒、无聊和压力应激,情绪化饮食会损害减重效果的维持。在户外和餐厅用餐也可能增加热量的摄入量,患者必须学习不在家里用餐时如何保持健康饮食的适应性策略。了解不健康饮食的负面影响可能有助于患者控制社交饮食,避免暴饮暴食,解决与外出就餐相关的一些困难,包括食物的分配、高热量食物吸引、食物制备方法以及光盘的强烈欲望。

(十) 针对不依从患者的策略

在针对肥胖症患者管理的实践过程中往往遇到各种困难,有效管理并降低不依从性对患者和治疗师都至关重要。以下几项策略旨在帮助医疗人员处理患者不依从性问题:①首先假设患者不依从是缺乏计划而不是缺乏动力的结果;②与患者一起分析出现的问题和困难,并尝试与患者一起制订解决方案;③帮助肥胖症患者认识到不依从的后果,并承诺与他们共同承担责任;④避免言语批评,维护患者的信心及自尊心。

(十一) 针对肥胖儿童及青少年的策略

针对儿童肥胖症患者,在行为干预时需要额外注意两点:①监护人参与。在儿童肥胖症的行为干预中,父母或其他监护人的参与至关重要。在初次面谈中,医生应评估父母对行为改变的配合程度(无意改变、考虑但未承诺改变、有意向改变、支持并维持行为改变)。只有愿意配合行为干预的父母才有可能帮助孩子完成行为干预治疗。②减少久坐不动的行为。除了成年人常见的身体不动行为外,需要鼓励儿童尽量减少不动的活动,主要以屏幕时间(电视、电脑、手机的长时间使用及电子游戏的长时间游玩)为主。

三、其他心理干预

超重和肥胖的心理干预旨在改变患者的不健康行为及心理障碍,帮助患者重拾自信,进行认知重组及压力管理,克服心理障碍以坚持整体的肥胖症管理治疗策略。肥胖症患者常常受到更多的社交和就业歧视,常表现为低自尊和低主观幸福感,并且常常在减重过程中表现出抑郁、焦虑、耻辱、社会孤立和自我效能降低等与个人体重控制目标相反的心理结果,进而导致干预无效。

(一)正念冥想疗法

现有的行为干预通常针对动机、目标设定和管理饮食与运动方面的失误,目的是改善健康行为。基于正念的冥想疗法提供了另一种以心理为导向的方法,可以解决超重或肥胖成年人体重控制治疗中的不良心理因素。正念冥想是通过有意识地、在当下时刻、不带评判地关注每一刻经验的展开而产生的觉知。常用的正念减压疗法包括8次每周2.5小时的课程和每天7小时的静默,主要技术包括身体扫描、坐式冥想、瑜伽练习三大类正式技术,维持不评判、耐心、初心、信任、无为、放下、接纳共7种态度,将思想专注于内部或外部实体,达到身心放松的心理状态。研究表明正念冥想训练对改善情绪调节、注意力调节、工作记忆、减轻个体压力等执行功能都有积极作用。鼓励在使用行为干预、运动膳食等减重方法的同时,结合正念冥想方法来控制暴饮暴食并提高对食物摄入模式的整体意识。

(二)松弛疗法

松弛疗法指按一定的练习程序,学习有意识地控制或调节自身的心理生理活动,以达到降低机体唤醒水平,调整因为应激而紊乱的机体功能。常用的包括以下几种方式。①呼吸训练:头脑保持清醒,不考虑任何问题,呼吸自然缓慢,调整呼吸频率来帮助其达到最佳的放松状态;②音乐训练:播放有放松意境的音乐,让患者跟随音乐并结合呼吸调节,全身心沉浸达到放松状态;③想象训练:遇到负面事件或处于负面情绪状态时,引导患者主动地想象最能使自己感到轻松愉快的生活情境,以自身经历过的愉快生活场景最佳,用以转换或对抗不良心理状态;④渐进式肌肉放松:通过有条不紊地拉紧和放松不同的肌肉群来进行,可以按顺序依次放松利手、前臂和肱二头肌,非利手、前臂和肱二头肌,前额,眼,颈和咽喉部,肩背部,胸,腹,臀部,大腿,小腿,足,每组之间留出大约4秒的时间,让自己有足够的时间完成整个放松过程。松弛疗法可有效减少情绪化进食事件,改善抑郁和焦虑症状,以及在出院后3个月的随访中提高对饮食控制的自我效能感。此外,松弛疗法对于失眠及睡眠障碍有着很好的帮助作用,可以缓解因睡眠压力所致的肥胖。

(三)人际心理疗法

人际心理疗法是一种简要的、专注于依附关系的短程心理治疗,以改善患者人际关系问题为重点。它并不针对个体的人格结构,而是帮助当事人了解何种情绪体验干扰了他的人际功能,鼓励其发展新的积极情绪,认清他在人际关系中的需要和以往的错误认知。人际交往困难会产生负面影响导致饮食失调。具体来说,患者难以应对人际压力时,这种人际困难会改变身体的负面情绪水平,引发一种"肥胖"的感觉,这种负面感觉可能会依靠无序的饮食如暴饮暴食来宣泄。此外,肥胖症患者常遭受的歧视以及自身的低自尊低评价,也会影响其社会人际交往,反过来加剧情绪及压力导致的饮食失调。治疗师需要在治疗中迅速与患者建立起治疗同盟,在热情、同情、情感调和的积极对抗中鼓励患者进行积极干预治疗,使患者可以从治疗师那里寻求到帮助。

(四)理性情绪行为疗法

理性情绪行为疗法专注于情绪管理和行为矫正,适合帮助患者适应减重后的生活方式,缓解其焦虑抑郁情绪,顺利推进减重管理。其理论和实践主要基于如下观点,即发生在我们身上的事件并不总是完全决定我们的感受,反而是我们对所发生事情看法的集合决定了我们的感受。部分人群很难适应减重管理后的生活方式,他们对自己的饮食限制感到沮丧或愤怒。特别是减重手术后的患者,很容易处在焦虑状态,因为需要手术干预会导致他们觉得自己很失败。同时由于肥胖症患者本身的低自尊心以及社会压力大,许多人对于减重治疗有着不切实际的预期,哪怕按照计划达到了减重目标,这种"适度"的体重减轻仍然让患者失望。这些抑郁、愤怒、焦虑和自卑感会导致不健康的行为,因此需要干预。

具体治疗过程被概念化为ABCDE模型。诱发性事件(A,activating events)是诸如饮食限制等后续不良情绪的起点事件,对A的看法和信念(B,believes)如"我无法忍受这种饮食"则会导致情绪和行为的后果(C,emotional and behavioral consequences),即焦虑、愤怒、抑郁等情绪及对规划行为的反抗。此时需要治疗师进行介入,与不合理的信念辩论(D,disputing irrational believes),帮助患者进行认知重组,重塑对自身和体重的看法,学会积极改变影响他们体重管理努力的内部因素,并改变他们对减重预期的看法。最后通过治疗达到新的情绪及行为的治疗效果(E,new emotive and behavioral effects)。

(五)催眠疗法

催眠疗法和正念冥想疗法一样,作为一种补充和替代疗法,可以改善减重效果、对身体形象的自我接受并限制对食物的渴望和情绪化进食,是一种有潜力的治疗措施。根据美国心理协会的说法,催眠是一个过程,在此过程中,催眠师引导受试者对主观体验的变化,感知、感觉、情绪、思想或行为的改变作出回应。患者可以自己练习催眠(自我催眠),或在治疗师帮助下进行催眠疗法(单独或与其他心理疗法相结合),通过音轨、视觉手段(即阅读催眠脚本的文本)或两者兼而有之进行催眠,在情绪上重构压力事件和感觉

以及认知 - 情感模式，并通过患者自身内部认知的改变来改善问题管理，从而促进行为的改变。

（六）家庭治疗

对于儿童肥胖症患者，环境因素至关重要，早期的生长环境因素可以影响体重相关遗传因素的表达，涵盖饮食、运动等方方面面，父母的体重是儿童超重的预测因素之一。鉴于父母在建立孩子的整个童年时期的饮食和身体活动模式方面发挥着重要作用，针对家庭生活方式的干预措施尤为重要，家庭治疗的重点是改变致肥胖的家庭环境，以解决儿童和青少年的体重管理问题，对于学龄儿童的家庭治疗则更易于实施。

家庭生活方式干预措施主要包括三个方面：饮食摄入、身体活动及行为策略。饮食上需要监督健康饮食、提供饮食指南或食物选择策略上的教育、演示以及讨论；身体活动上需要父母监督鼓励儿童增加运动，根据不同个体的具体情况进行相应强度和时间的指导干预；行为策略上的干预则包括自我监测、目标设定、刺激控制、替代行为、行为契约、父母技能培训等方面。无论是长期还是短期的家庭治疗，对于儿童及青少年超重与肥胖症患者的体重变化都有明显的临床意义。医疗工作者在与家庭沟通时也可以利用反思式倾听、共享决策等激励性技术来提高家庭行为改变的动机。

（七）团体治疗

针对条件合适的肥胖症患者可以开展团体治疗，团体治疗因其在提高社会支持、社会联系、人际反馈等方面都优于个体治疗，总体来讲针对肥胖症的团体治疗比个体治疗更具有疗效，并且与患者自身对于治疗方式的偏好无关。个体治疗与团体治疗通常结合使用来达到最佳疗效。肥胖症患者可以通过与团体成员的交流来摆脱孤独感，互相学习增加自我效能，提高自身控制力及身心健康水平。

需要注意，并不是所有患者都适合团体治疗，此类患者通常表现出低动机、低效能感的状态，即不相信自己有能力执行团体治疗中的行为，动机访谈在针对他们的个体治疗中可能更为有效。动机访谈是一种协作的、以患者为中心的心理咨询方式，通过关于改变的谈话（引导患者说明解释自身改变的原因、需求等）以及探索行为改变的矛盾心理，同时评估个体当前状态以及目标状态之间的差异，来增强患者达成改变的内在动力。

四、精神药物与肥胖

某些精神疾病以及相关的治疗药物会增加患者罹患肥胖症的风险。超重和肥胖在精神分裂症患者中特别普遍，同时肥胖也会导致不良的精神后果。因此针对精神疾病与肥胖的共病患者，需要同时控制两种病情，药物的选择就显得尤为重要。

（一）抗精神病药

体重增加是几乎所有抗精神病药的公认副作用。第二代抗精神病药氯氮平和奥氮平导致体重增加的风险最高，喹硫平、利培酮、帕利哌酮和伊潘立酮增加体重的风险次之，阿立哌唑、氨磺必利、齐拉西酮、阿塞那平和鲁拉西酮则对体重影响较小或很小。在第一代抗精神病药中，氯丙嗪和硫利达嗪比氟哌啶醇更可能引起体重的增加。具体的体重增加程度除与药物本身相关外，也与个体差异有关。针对抗精神病药所致的肥胖，合用二甲双胍可以减轻这种作用，但是最佳剂量尚不清晰。

（二）抗抑郁药

与抗精神病药相比，抗抑郁药的体重增加作用通常较为温和，且不同药物之间的差异较小。长期使用（>6 个月）或多种抗抑郁药的联合用药，例如三环类抗抑郁药阿米替林、四环类抗抑郁药米氮平和选择性 5- 羟色胺再摄取抑制剂帕罗西汀与体重增加有关，安非他酮则更可能导致体重减轻而不是增加。

（三）情绪稳定剂

大多数情绪稳定剂对双相患者体重增加的影响是十分明显的，但也低于抗精神病药。锂盐是最常用的情绪稳定剂，开始用药的前两年体重变化最为剧烈，最初用药时的体重增加往往预示着长期体重增加，这可能与食欲增加、甲状腺功能减退和肾病所致口渴增加相关。丙戊酸盐也可能导致体重增加，卡马西平增重的风险则相对较低，而较高剂量的拉莫三嗪和托吡酯则可能与体重减轻相关。拉莫三嗪一般被认为与体重增加无关，服用拉莫三嗪的患者体重增加更可能是身体其他疾病的原因。

五、总结

对超重或肥胖患者的最佳心理行为治疗方式是通过饮食和运动相结合的方式开始的。常用的认知行为干预策略中以自我监测和增加身体活动最为有效。针对预计或已经进行药物及手术干预的患者，也应继续进行认知行为干预并关注其心理健康，这对体重的继续减轻以及治疗后体重的维持都至关重要。针对本身患有严重精神疾病的肥胖症患者，在精神药物选择上应在保证疗效的基础上尽可能选择对体重影响较小的药物，同时用个人生活方式咨询、行为干预、心理教育等方法抵抗药物引起的体重增加，或可选用二甲双胍辅助。

执笔：王美娟　魏小怡

指导：申远

第五节 肥胖症的药物治疗

一、减重药物发展简史

肥胖症药物疗法的起源可追溯至 19 世纪 90 年代。当时人们将甲状腺激素用于治疗超重患者。由于甲状腺激素可增加基础代谢率，故短期内体重明显下降，但在甲状腺功能正常的超重或肥胖人群中也引起类似甲状腺功能亢进的症状，甚至引发猝死。因此，至 1950 年，甲状腺激素不再作为肥胖症的常规治疗药物。

1933 年，研究人员发现 2,4- 二硝基苯酚（DNP）可解除氧化磷酸化偶联，增加产热与脂肪代谢，产生减重效果。这使 DNP 成为当时美国畅销的减重药物。据估计，至 1934 年，至少有 10 万美国人服用过该药。但同时也出现了较多的不良反应，包括粒细胞缺乏症、致死性高热。1933—1936 年美国报道 8 例服用 DNP 后出现体温升高，达 38.9 ℃甚至 >43 ℃并死亡的案例。鉴于此，1938 年美国禁止 DNP 在人体的使用。

苯丙胺是另一种 1950 年前启用的减重药物。该药于 1887 年首次合成，作用于下丘脑，可促进去甲肾上腺素与多巴胺释放，减少食欲并增加静息能量消耗从而产生减重效果。该药是 1940—1950 年的一线减重药物。但其成瘾性令美国食品药品管理局（FDA）对该药的安全性提出质疑。因此，设法降低成瘾性并保留其控制食欲的效果成为研发新药的首要目标。

1950 年后，基于苯丙胺的化学结构，研究人员通过削弱其促进多巴胺神经递质的释放作用，保留促进去甲肾上腺素释放的效果，并调控其他影响食欲的神经递质，如 5-羟色胺（5-HT），以确保在保持良好食欲控制效果的同时降低成瘾性。代表性研发成果包括 1959 年研发成功的芬特明与 1960 年研制完成的芬氟拉明，以及随后问世的芬氟拉明同分异构体——右旋芬氟拉明。

在经历了 20 世纪 60 年代 FDA 的严格评估后，芬特明与芬氟拉明于 1973 年批准上市。鉴于它们是苯丙胺类似物，仍具有潜在的成瘾性，故 FDA 于 1977 年将这些药物的疗程限定在不超过数周。随后的研究揭示了联合使用这两种药物的减重潜力。在 1992 年的一项临床试验中，使用缓释芬氟拉明与芬特明合剂的治疗组患者 34 周时体重较基线平均下降 15.9%。这一结果又引发了人们对使用苯丙胺类药物减重的广泛关注。1996 年，右旋芬氟拉明获上市许可。1997 年，苯丙胺衍生物西布曲明上市。步入 21 世纪后，苯丙胺类减重药物仍在继续研发，并通过与其他药物组成合剂提高减重效果。2012 年，芬特明 / 缓释托吡酯合剂在经过多项临床试验后获批上市。

20 世纪 90 年代末，随着对肥胖症病理生理机制研究的不断深入，新的减重干预靶点接连出现，为后续多种非苯丙胺类减重药物的问世创造了有利条件，主要包括奥利司他、纳曲酮 / 安非他酮合剂、利拉鲁肽、氯卡色林、利莫那班等。有些药物沿用至今，成为经典的药物，但另一些药物，在上市后被发现可以使服用者暴露在额外风险中，故遭撤市。

二、减重药物的适应证与用药原则

减重药物的适用人群是仅采取生活方式干预无法达到持久且具有临床意义的减重效果者。美国内分泌学会指南建议对于体重指数（BMI）≥ 30kg/m² 或 BMI ≥ 27kg/m² 且伴有肥胖症相关并发症，如高血压、血脂异常、2 型糖尿病（T2DM）、阻塞型睡眠呼吸暂停低通气综合征（OSAHS）的患者可在生活方式干预的同时加用药物，以增强这些患者的依从性，改善其身体功能为更多的身体活动创造条件并减轻并发症。国内《基于临床的肥胖症多学科诊疗共识（2021 年版）》建议 BMI ≥ 28kg/m² 或 BMI 24.0~27.9kg/m² 伴高血糖、高血压、血脂异常、脂肪肝和 OSAHS 等并发症的人群通过生活方式干预无法达到减重目标时，可采用药物治疗。2024 年中华医学会内分泌学分会发布《肥胖患者的长期体重管理及药物临床应用指南（2024 版）》，该指南结合先进科学的长期体重管理理念，详细介绍了最新的减重药物临床应用，为我国肥胖症的体重管理提供了临床指导。

此外，美国内分泌学会指南还指出了一些减重药物使用的总体原则与注意事项，包括：①使用后的疗效监测，建议在用药开始后最初 3 个月内，至少每个月评估一次，此后至少每 3 个月评估一次；②药物更换，推荐如在用药 3 个月后患者体重下降≥5%且对患者安全则继续,如减重<5%或患者无法耐受则考虑更换药物或采用其他疗法;③剂量调整,建议根据有效性与耐受性逐渐增加至推荐剂量且不超过批准的剂量上限;④超重或肥胖的T2DM患者,建议在使用二甲双胍的同时,加用具有减重作用的降血糖药,如钠-葡萄糖耦联转运体2(SGLT2)抑制剂、胰高血糖素样肽-1受体激动剂(GLP-1RA)等;⑤对高血压控制不佳或有心脏病的患者,虽然多项涵盖被FDA批准的减重药物的荟萃分析提示它们可改善心血管疾病(CVD)风险相关指标如血压、甘油三酯、低密度脂蛋白胆固醇(LDL-C)、高密度脂蛋白胆固醇(HDL-C)等,但考虑到芬特明可升高心率,不建议在这类患者中使用,可选用奥利司他。

三、减重药物的分类及临床应用

(一)苯丙胺类药物及其衍生物

苯丙胺类药物及其衍生物与减重相关的主要作用靶点是中枢神经系统去甲肾上腺素能神经元胞膜上负责神经递质再摄取的转运体蛋白,通过两方面的机制促进去甲肾上腺素的释放:①逆转转运体蛋白的转运方向促进神经递质外流;②作用于细胞质内的囊泡单胺转运体使储存的神经递质释放,增加细胞质内神经递质的浓度。去甲肾上腺素释放的增加降低了食欲,产生减重作用。有些苯丙胺衍生物如西布曲明还可作用于5-HT神经元,令5-HT再摄取受抑制进而抑制食欲。该大类药物中具代表性的有芬氟拉明与右旋芬氟拉明、苯丙醇胺、西布曲明、芬特明。其中,仅有芬特明被沿用至今。芬特明的促去甲肾上腺素释放效果与苯丙胺相近,而促多巴胺释放的作用弱于苯丙胺,因此成瘾性较弱。芬氟拉明与右旋芬氟拉明分别于1973年和1996年上市,但由于这些药物可能增加肺动脉高压与心脏瓣膜病的发生风险,1997年遭FDA撤市。苯丙醇胺于1976年获批上市用于减重,但研究表明该药与出血性卒中风险增加相关,故2000年撤市。西布曲明分别于1997年和1999年在美国与欧洲上市,但SCOUT研究表明该药可增加心血管事件风险,故在2010年遭欧美监管部门撤市。

托吡酯是一种D-果糖衍生物,在被批准用于肥胖症治疗前主要用于抗癫痫和预防偏头痛。该药可增强γ-氨基丁酸(GABA)神经递质的活性、抑制兴奋性谷氨酸受体、阻断电压门控的钠离子通道并对碳酸酐酶同工酶II和IV有较弱的抑制作用,但它和减重相关的作用靶点与具体机制尚不明确。动物实验中,研究人员发现托吡酯可能通过改善中枢神经系统对瘦素与胰岛素的敏感性、调控与抑制食欲或增加能量消耗有关的激素如阿黑皮素原(POMC)、促甲状腺激素释放激素(TRH)的水平等多种机制促进减重。

由于芬特明与托吡酯均能降低体重,且托吡酯增强抑制性神经递质活性的药理作用可拮抗芬特明的拟交感作用,减轻某些不良反应,故二者被制成合剂投入临床应用。

芬特明于1959年研发完成。1973年FDA批准该药上市,目前是美国使用最广泛的减重药物,最常见的是18.75mg和37.5mg的片剂和胶囊。通常地,成人剂量是每天一粒胶囊或片剂(37.5mg),在早餐之前或之后的1~2小时内服用。对于某些患者,每天服用半片剂(18.75mg)可能就足够,而在其他情况下,建议每天服用两次,一次半片剂(18.75mg)。由于缺乏长期使用的安全性数据,故FDA限制该药仅能在短期内(<12周)使用。

前文中已介绍托吡酯促进减重的可能机制,且托吡酯增强抑制性神经递质活性的药理作用可拮抗芬特明的拟交感活性,减轻后者的某些副作用如升血压、加快心率。因此,研发出了芬特明/托吡酯缓释合剂,并于2012年被FDA批准用于肥胖症的长期治疗。目前上市制剂的规格有每片3.75mg/23mg、7.5mg/46mg、11.25mg/69mg与15mg/92mg。该药未在国内上市。关于该药的剂量调整,美国内分泌学会建议以3.75mg/23mg每日1次剂量起始并保持至少2周。此后若患者能耐受,则增加至推荐剂量7.5mg/46mg每日1次,仅建议以推荐剂量治疗12周后体重减轻仍<3%的患者继续增加剂量至11.25mg/69mg每日1次,最终达最大剂量15mg/92mg每日1次。若患者无法耐受需停药,须在3~5天内逐渐减少剂量以避免突然停药造成癫痫发作。

在一项荟萃分析中,相较于安慰剂,芬特明/托吡酯平均可降低体重7.73kg,且有更多的受试者能达到减重≥5%基线体重的疗效,比值比(OR)为3.18(95%CI:2.75~3.67)。同时,接受芬特明/托吡酯治疗的患者在腰围、血压、血糖、血脂等指标上较安慰剂组有更多改善。总之,芬特明/托吡酯缓释合剂确实具有减重与改善代谢的效果。

芬特明/托吡酯缓释合剂的副作用包括口干、感觉异常、便秘、味觉障碍、头痛、头晕、视物模糊、注意力下降等,其中味觉障碍、感觉异常较常见。对于该药的心血管安全性,在一项纳入50万受访者的回顾性研究中,与未使用过芬特明的人群匹配后的结果提示主要心血管不良事件(major adverse cardiovascular event,MACE)的发生风险在芬特明/托吡酯缓释合剂的使用者中与对照组无显著差异。焦虑或抑郁症患者须谨慎用药。为防止失眠,该药应于早晨服用。此外,由于在妊娠的前3个月内暴露于托吡酯下可增加胎儿出现唇裂和/或腭裂的风险,且托吡酯可能降低口服避孕药的效果,故对育龄期女性应嘱做好避孕措施。该药除怀孕与哺乳外的其他禁忌证包括：①未控制的高血压；②甲状腺功能亢进；③14 日内曾服用单胺氧化酶抑制剂；④青光眼。

(二) 特异性胃肠道脂肪酶抑制剂

特异性胃肠道脂肪酶抑制剂的作用靶点是消化道中的胃与胰脂肪酶，代表药物为奥利司他。服药后，奥利司他在胃肠道管腔面与胃和胰脂肪酶活性中心的丝氨酸残基间形成共价键抑制这些酶的活性，阻碍了相关酶类将膳食中多以甘油三酯形式存在的脂质水解为可吸收的游离脂肪酸与甘油一酯，未被消化的甘油三酯经粪便排泄。总之，奥利司他通过抑制胃肠道脂肪酶活性，减少膳食中脂质吸收，可削减机体热量摄入，产生减重效果。

奥利司他作为特异性胃肠道脂肪酶抑制剂，1999 年经 FDA 批准用于长期减重，2001 年在国内批准上市，为目前国内仅有的合法减重药物。奥利司他的使用剂量是 120mg，每餐时服用，但在其他国家也有 60mg 的奥利司他作为非处方药销售，均为胶囊制剂。在 XENDOS 研究中，治疗组用药 1 年后平均减重达 10.6kg，显著高于对照组的 6.2kg，4 年随访结束时平均减重为 5.8kg，显著高于对照组的 3.0kg，且多种 CVD 风险因素较对照组获得更显著的改善。对于该研究中基线存在糖耐量减低（impaired glucose tolerance，IGT）的受试者，使用奥利司他可显著降低 T2DM 发病风险达 45%。上述结果提示奥利司他在减重的同时可改善超重或肥胖症患者的糖脂代谢。

奥利司他几乎不被吸收入血。它的代谢过程在肠壁中进行，发挥药理作用后约 97% 以上经粪便排出体外，因此该药几乎无全身性副作用。其不良反应主要集中在消化道，包括大便紧急感、脂肪泻、胃肠排气增多等。此外，根据 XENDOS 研究，该药对除维生素 D 外的其他脂溶性维生素的吸收可能存在影响，因此长期服用该药时建议补充复合维生素。至于该药的心血管安全性，在一项双盲随机对照临床试验中，Swinburn 等指出虽然奥利司他组受试者的 10 年预期 CVD 风险与对照组无显著差异，但治疗组患者的体重、腰围、LDL-C、HbA1c、收缩压等多个 CVD 风险因素显著下降。结合前述不良反应，患有胃肠道疾病或接受过胃肠道手术的患者应慎用。奥利司他的禁忌证包括：①孕妇及哺乳期女性；②胆汁淤积症；③服用环孢素；④慢性吸收不良综合征。

(三) 纳曲酮 / 安非他酮合剂

纳曲酮是一种去甲羟吗啡酮衍生物，其主要作用靶点为脑部阿片受体。纳曲酮在拮抗该受体的同时也减轻了 β- 内啡肽对 POMC 神经元的抑制，从而有助于维持 POMC 神经元的活性。安非他酮则是一种氨基酮类药物，它主要作用于中枢神经细胞膜上的多巴胺与去甲肾上腺素转运体蛋白，并抑制神经元对这两种递质的再摄取，增强 POMC 神经元的活动。Greenway 等发现在实验动物中仅给单药与联合给药均能增加 POMC 神经元的动作电位幅度，对于肥胖小鼠，仅在联合给药时，进食量显著下降，给单药时无显著效果。对于联合用药控制食欲效果更佳的原因，研究者认为可能是由于纳曲酮抑制了弓状核中 POMC 神经元受安非他酮影响后活性增强使 β- 内啡肽生成增加并作用于阿片受体造成的负反馈抑制效应，令 POMC 神经元的活性得以维持在较高的水平并促进抑制食欲的 α- 促黑素表达增加，进而减少进食量。在人类肥胖症受试者中，纳曲酮 / 安非他酮合剂相较于单药在减重效果上的优势也被同一团队开展的 RCT 所证实。因此，纳曲酮与安非他酮被研制为合剂用于减重治疗。

纳曲酮 / 安非他酮合剂分别于 2014 年与 2015 年被 FDA 和欧洲药品管理局（EMA）批准用于长期减重治疗，但国内未批准上市。目前上市制剂的规格为每片 8mg/90mg。关于纳曲酮 / 安非他酮合剂的起始治疗，美国内分泌学会建议逐步增加剂量，具体是于开始治疗的第 1 周每日早晨服用 1 片，第 2 周每日晚餐前加用第 2 片，若能耐受则第 3 周每日早晨加用第 3 片，最后第 4 周晚餐前增加第 4 片，达到每日 2 次、每次 2 片，即为被批准使用的每日最大剂量 32mg/360mg。若患者在用药 12 周后体重下降未达 5%，则停用。

该药的减重效果已得到多项 RCT 的报道。在 COR-I 研究中，分别以 32mg/360mg 与 16mg/360mg 剂量治疗的 2 组受试者在 56 周后体重减轻分别达 6.1% 与 5.0%，均显著高于对照组，且甘油三酯、HDL、胰岛素抵抗、生活质量的改善显著优于对照组。此外，纳曲酮 / 安非他酮合剂也可被用于 T2DM 患者。在 COR-Diabetes 研究中，治疗组服用 32mg/360mg 纳曲酮 / 安非他酮，56 周后平均减重达 5%，显著高于对照组的 1.8%，且治疗组的 HbA1c 下降与达标情况、HDL-C 及甘油三酯的改善均优于对照组。

该药常见的不良反应包括恶心、呕吐、便秘、腹泻、头痛、头晕、耳鸣等，其中恶心是最容易在增加剂量时出现的不良反应，也是在临床试验中较容易造成患者停药的副作用，在同时服用二甲双胍的患者中发生较多。同时，在 COR-Diabetes 研究中，治疗组中的少量患者（≤1%）在随访时血压达高血压 2 级水平。至于纳曲酮 / 安非他酮合剂的心血管安全性，在一项荟萃分析中，Sposito 等未发现服用该药与 MACE 和全因死亡风险间存在显著关联。该药在患有严重抑郁症的人群中须慎用，使用该药的患者均须监测抑郁症状及自杀意念。该药的禁忌证包括：①控制不佳的高血压；②酒精或毒品戒断；③神经性贪食症或神经性厌食症；④正使用苯二氮䓬类、巴比妥类或抗癫痫药物；⑤用药最初14日内曾服用单胺氧化酶抑制剂。

(四) 胰高血糖素样肽-1受体激动剂

GLP-1RA代表药物有利拉鲁肽、度拉糖肽、司美格鲁肽等，与减重相关的主要作用靶点为分布于中枢与外周的胰高血糖素样肽-1受体(GLP-1R)，药物作用于相应部位的GLP-1R后，可产生包括降低食欲、延缓胃排空、调节奖赏系统控制进食行为等有助于减重的效应。其中，Jelsing等指出利拉鲁肽延缓胃排空的效应持续时间可能较短，在每日以利拉鲁肽处理大鼠的实验条件下，用药第14天时延缓胃排空的效果已显著减弱，这可能与胃肠道迷走神经传入细胞上GLP-1R的失敏相关。因此，利拉鲁肽等GLP-1RA对中枢的作用可能对其远期减重疗效产生更多影响。

利拉鲁肽等GLP-1RA作用于中枢后可产生包括降低食欲、调节奖赏系统控制进食行为在内的多种益于减重的效应。Secher在动物实验中发现利拉鲁肽在小鼠弓状核中的靶细胞主要为能产生可卡因苯丙胺调节转录肽(cocaine amphetamine-regulated transcript，CART)的POMC神经元，可使抑制食欲的CART表达上调，同时还可使弓状核中促进食欲的神经肽Y(NPY)表达下调。此外，配套的电生理实验提示利拉鲁肽在直接激活POMC/CART神经元活性的同时经由活化GABA能神经元间接抑制了可表达NPY的神经元活动，进而抑制食欲。

此外，López-Ferreras等报道了GLP-1RA对脑部奖赏系统及进食行为的调节作用。研究人员在将GLP-1RA直接注入大鼠外侧丘脑后发现雄性大鼠获取蔗糖奖赏的行为及取得奖赏的量显著下降，而将外侧丘脑中的GLP-1R阻断可在数小时内强化雄性大鼠的觅食行为，长期削减GLP-1R的表达则在强化觅食行为的同时增加雄性大鼠的进食量并令其体重在数周后显著增加。这一结果揭示了GLP-1RA对奖赏系统及进食行为的影响。

利拉鲁肽是一种被批准用于减重的GLP-1RA，如前文所述，该药可通过多种机制产生减重效果，同时还可抑制胰高血糖素分泌、刺激胰岛素分泌降低血糖。因此，2010年FDA批准该药用于T2DM治疗，剂量为0.6~1.8mg每日1次皮下注射，后于2014年批准将该药用于长期减重治疗，剂量为每日3.0mg皮下注射，但国内仅批准该药用于T2DM。利拉鲁肽在使用时需从0.6mg每日1次皮下注射的低剂量开始，根据患者耐受情况，每周将每日注射量上调0.6mg，逐步增加至3.0mg每日1次。

利拉鲁肽的疗效已得到临床试验的证实。在SCALE Obesity and Prediabetes研究中，利拉鲁肽3.0mg每日1次治疗组在试验结束时平均减重8.0%，显著高于对照组的2.6%，且治疗组的HbA1c及空腹血糖的下降幅度显著大于对照组，进展为T2DM的受试人数显著低于对照组。在SCALE Diabetes研究中，接受不同剂量利拉鲁肽治疗的2组患者在56周后的减重幅度均显著大于对照组，分别达4.7%(1.8mg每日1次)与6.0%(3.0mg每日1次)，对照组仅为2.0%，且治疗组受试者的血糖改善与HbA1c达标率均显著优于对照组，治疗组的血压、血脂也有所改善。除利拉鲁肽外，其他GLP-1RA如司美格鲁肽周制剂、度拉糖肽周制剂在临床试验中也体现了良好的减重、控制血糖的效果。在STEP2研究中，2.4mg每周1次司美格鲁肽治疗组68周时平均减重幅度达9.6%，显著高于对照组的3.4%，HbA1c平均下降1.6%，显著高于对照组的0.4%。在REWIND研究中，5年后度拉糖肽治疗组平均减重2kg，HbA1c显著低于对照组0.61%。它们均可作为肥胖的T2DM患者或合并糖代谢异常的肥胖症患者的治疗选择，司美格鲁肽的治疗剂量为2.4mg每周1次，度拉糖肽的治疗剂量为1.5mg每周1次。

在临床试验中，利拉鲁肽的常见不良反应主要集中在胃肠道，包括恶心、呕吐、腹泻、消化不良、食欲下降，较严重的不良反应包括诱发急性胰腺炎、胆石症。对于利拉鲁肽的心血管安全性，在LEADER研究中，利拉鲁肽可显著降低心血管复合结局发生风险，HR为0.87(95%CI：0.78~0.97，P=0.01)，提示该药具有一定的心血管保护作用。此外，在接受利拉鲁肽处理的实验动物中，有诱发甲状腺髓样癌的报道。因此，具有甲状腺髓样癌或多发性内分泌肿瘤2型的个人或家族史是利拉鲁肽的禁忌证，该药禁止在孕妇中使用。

(五) 选择性5-HT受体激动剂

这一类药物可选择性激动中枢神经系统5-HT受体产生抑制食欲的作用，代表药物为氯卡色林。由于不能激动位于心脏瓣膜的5-HT 2B受体，因此降低了心脏瓣膜疾病的风险。FDA于2012年批准上市。在CAMELLIA-TIMI 61研究中，研究人员发现接受随机化分组后180~900天，治疗组发生肿瘤的RR值始终高于1.0，故治疗组受试者患肿瘤的远期风险增加。在权衡肿瘤风险和减重获益后，FDA于2020年勒令该药撤市。

(六) 大麻素受体抑制剂

大麻素受体抑制剂可作用于中枢神经系统中的大麻素1型受体，抑制食欲并减少甜食与高脂食物的摄入，产生减重效果，代表药物为利莫那班。在RIO-Europe研究中，接受利莫那班治疗的受试者用药 1 年后的平均减重幅度显著大于对照组。EMA 于 2006 年批准该药上市。但在一项荟萃分析中，研究人员发现使用该药与心境障碍、焦虑的发生风险增加具有显著关联。FDA 进行评估后发现该药可能增加自杀风险，OR 为 1.9（95%CI：1.1~3.1）。鉴于前述风险，FDA 并未批准该药上市，EMA 于 2008 年勒令该药撤市。

总之，在经过多种药物的撤市后，目前市场上经 FDA 批准可用于减重的药物为以下几种：奥利司他、芬特明 / 托吡酯合剂、纳曲酮 / 安非他酮合剂、利拉鲁肽、度拉糖肽及司美格鲁肽，其中在国内被批准上市的减重药物有奥利司他、利拉鲁肽及司美格鲁肽（2024 年 6 月获批）。

四、具有减重作用的降血糖药

（一）二甲双胍

二甲双胍是 T2DM 治疗的一线用药，其主要药理作用包括：①抑制线粒体中呼吸链复合物 1 使胞内腺苷一磷酸（AMP）堆积，致 AMPK 激活并抑制肝脏糖异生、促进骨骼肌组织摄取葡萄糖，使血糖下降；②促进胃肠道 GLP-1 分泌，改变肠道菌群构成并改善其代谢功能；③缓解肥胖症与糖尿病状态下的系统性炎症，调节免疫细胞的功能，改善胰岛素抵抗。该药于 1994 年上市。规格为每片 0.25g、0.5g 或 0.85g 的片剂，每日剂量 0.5~1.5g，分 2~3 次口服，最大剂量一般不超过每日 2g，可根据血糖控制情况调整用药。该药能产生一定的减重效果，在 DPPOS 研究中，接受二甲双胍治疗的受试者在 2 年的双盲阶段结束时体重平均下降 2.1%，显著多于对照组，而在之后 7~8 年的开放标签阶段结束时，总体上治疗组受试者较基线平均减重 2.0%，其中依从性高的受试者平均减重可达 3.5%。总之，该药可在控制血糖的同时降低体重，是肥胖或超重的 T2DM 患者较为适用的药物选择。

该药的常见不良反应主要是胃肠道症状，如恶心、呕吐、腹泻、腹痛和食欲不振，多发生于治疗起始时，大多数可自行缓解。长期使用可能致维生素 B_{12} 缺乏，需定期监测并及时补充。对于该药的心血管安全性，在 UKPDS 研究中，接受二甲双胍治疗的受试者 10 年后全因死亡风险和心肌梗死发生风险均显著低于常规治疗组，提示该药对 T2DM 患者的心血管结局有一定改善作用。禁忌证包括：①肾小球滤过率<45ml/min、肝功能不全、缺氧、高热；②T2DM 合并严重代谢紊乱、严重感染、外伤、大手术，或为孕妇和哺乳期女性等；③对药物成分过敏；④酗酒、急性酒精中毒；⑤慢性胃肠病、慢性营养不良者不宜使用。造影检查如使用碘化对比剂时，应暂时停用二甲双胍。肾小

球滤过率>60ml/min 者检查时停用即可，肾小球滤过率在 45~60ml/min 的患者，在检查前 48 小时须停用。所有患者在检查结束后至少 48 小时且复查肾功能无恶化后可继续用药。

（二）钠 - 葡萄糖耦联转运体 2 抑制剂

钠 - 葡萄糖耦联转运体 2（SGLT2）抑制剂可抑制近段肾小管管腔侧胞膜上的 SGLT2，减少葡萄糖重吸收，促进尿葡萄糖排泄，产生降糖作用。随着尿糖排泄增加，机体内的能量被排出体外，水钠负荷减轻，使该类药物具有一定减重效果和心血管保护作用。2013—2014 年，卡格列净、恩格列净、达格列净先后在美国上市，2017 年以后在国内上市。卡格列净为 100mg 片剂，恩格列净为 10mg 或 25mg 片剂，达格列净为 5mg 或 10mg 片剂。治疗剂量分别为：卡格列净 100mg 或 300mg 每日 1 次，恩格列净 10mg 或 25mg 每日 1 次，达格列净 5mg 或 10mg 每日 1 次。其中卡格列净需在第一次正餐前口服，其他两种药物餐前或餐后服用均可。

在一项荟萃分析中，SGLT2 抑制剂在 T2DM 患者中相较于安慰剂可显著降低全因死亡率，OR 为 0.85（95%CI：0.79~0.92）；显著降低心血管死亡风险，OR 为 0.84（95%CI：0.76~0.92）；显著减少心力衰竭入院风险，OR 为 0.70（95%CI：0.63~0.77），并较安慰剂平均多减轻体重达 1.92kg，平均多降低 HbA1c 0.6%。这些结果表明 SGLT2 抑制剂在发挥减重降糖效果的同时能带来显著的心血管获益。

SGLT2 抑制剂还可与其他药物如 GLP-1RA、芬特明联合使用促进减重效果。在 DURATION-8 研究中，接受达格列净＋艾塞那肽周制剂联合治疗的受试者在 28 周、52 周、104 周随访时血糖控制均显著优于 2 个单药治疗组，第 28 周时平均减重达 3.5kg，显著优于单药治疗组的 1.5kg 与 2.0kg。对于不患有 T2DM 的超重或肥胖症人群，有 RCT 研究提示 26 周时卡格列净＋芬特明联合用药使体重减轻达 7.5%，多于单药治疗组，且联合治疗组中减重≥5% 的受试者占比达 66.7%，高于单药治疗组。

总之，SGLT2 抑制剂较适用于患 CVD 或伴 CVD 风险因素的超重或肥胖的 T2DM 患者，可与其他药物联合使用。生殖泌尿道感染为 SGLT2 抑制剂的常见不良反应，抗感染治疗有效。SGLT2 抑制剂可能引起酮症酸中毒，需严密监测，明确诊断为酮症酸中毒者须立即停药。该类药物的禁忌证为：①1 型糖尿病；②肾小球滤过率<45ml/min。

在 2022 年发布的一项荟萃分析中，Shi 等纳入了涵盖前述经典减重药物与具有减重作用的降血糖药的 RCT 研究以比较各药物的减重效果与副作用。结果提示相较于仅生活方式干预，使用各大类药物自基线的减重幅度从大到

小依次为芬特明 / 托吡酯、GLP-1RA、纳曲酮 / 安非他酮、奥利司他、二甲双胍、SGLT2 抑制剂；芬特明 / 托吡酯是其中最可能令使用者减重 ≥5% 的药物，OR 为 8.02（95%CI：5.24~12.27）。将 GLP-1RA 进一步分为司美格鲁肽、利拉鲁肽与艾塞那肽后，司美格鲁肽是上述所有药物中减重幅度最大的，用药者最有可能达到减重 ≥5%，OR 为 9.82（95%CI：7.09~13.61）。在因副作用造成停药的风险方面，纳曲酮 / 安非他酮、芬特明 / 托吡酯是最严重的，其次是奥利司他与 GLP-1RA。纳曲酮 / 安非他酮、GLP-1RA、二甲双胍与奥利司他是造成胃肠道反应较多的药物。

五、减重药物使用中需要解决的问题

(一) 终止用药

在接受减重治疗的早期数月内患者所取得的减重效果对其远期的减重疗效具有一定的预测作用，这一现象在生活方式干预和减重药物治疗时均存在。有研究报道在接受奥利司他治疗 3 个月后减重 ≥5% 的受试者，大多数可在 1 年后保持先前疗效，有些受试者的体重能继续下降并获得减重 ≥10% 的效果。在使用利拉鲁肽 3.0mg 每日 1 次减重的患者在用药后 16 周若减重 ≥4% 则在 56 周后能获得更好的减重效果与更多的代谢指标及生活质量的改善。

此外，减重药物治疗早期的减重情况除了与远期的减重疗效相关，还与肥胖相关代谢指标的改善存在关联。因此，若用药早期患者减重效果不佳，建议及时停药并选择其他药物或疗法。至于达到减重目标后，减重药物还需要持续使用多长时间，或者是否可以长期使用尚无定论。由于目前的减重药物 RCT 研究并未涉及减重达标后的药物调整，且随访时间大多为 1~2 年，因此这些药物在减重达标后的使用时间与剂量调整、长期使用的安全性与有效性有待未来的研究加以明确。

(二) 复胖

复胖是指接受减重治疗后，体重下降至最低点后出现体重增加的现象，目前对其诊断阈值尚无标准化定义。复胖在生活方式、药物或减重手术干预后均可出现。一项荟萃分析纳入了 29 项使用低热量饮食减重的研究，干预时间为 8~30 周不等，结束干预时男性受试者平均减重 6.2~44.2kg，女性受试者平均减重 3.5~37.9kg，但是受试者在 2 年后累计复胖了 50% 以上的初始减重，5 年后累计复胖了 75% 以上的初始减重。接受袖状胃或胃转流手术后 3 年的平均减重幅度分别为 18.8% 与 25.5%，但 King 等报道胃转流术后减重至最低体重后 1 年的复胖幅度为最大减重的 9.5%，而 5 年后的复胖幅度可达最大减重的 26.8%。

复胖的可能机制主要涉及：①代谢适应效应，即静息能量消耗在体重减轻后出现下降，该效应可长时间持续，即使在出现复胖后亦继续存在；②大脑奖励机制对高热量食物的应答增强，且在饱腹时这一应答作用仍处于激活状态；③减重后脂肪组织发生的变化，包括脂肪细胞数量和形态的改变、脂解作用减少、脂肪因子表达的调整、组织内炎症反应的持续等；④体重减轻后胃肠道激素分泌的改变，控制食欲的激素如 YY 肽、缩胆囊素等释放减少，促进食欲的激素如食欲刺激素、抑胃肽、胰多肽等释放增加。

有文献报道使用减重药物后可维持减重疗效。在 Sjöström 等开展的一项 RCT 中，对于第 1 年使用奥利司他治疗的受试者，第 2 年继续服用奥利司他的个体复胖幅度显著小于第 2 年改用安慰剂的个体，提示如能长期服用减重药物可控制复胖的幅度。

此外，有其他研究报道了减重药物用于其他减重疗法后对先前减重效果的维持作用。在一项为期 1 年的 RCT 中，195 例肥胖症受试者在接受了 8 周的低热量饮食减重后，分别以高强度运动治疗、利拉鲁肽 3.0mg 每日 1 次、运动 + 利拉鲁肽进行干预，结果发现 3 种治疗策略相较于安慰剂均能维持先前的减重效果，且运动 + 利拉鲁肽联合治疗对体脂率的改善效果显著优于其他治疗组。也有报道对减重手术后出现复胖的患者使用利拉鲁肽 3.0mg 每日 1 次治疗可减少复胖幅度。

总之，复胖在减重治疗中常见，也是亟待解决的难题。无论采取哪种减重措施，均不能完全避免复胖的发生。复胖的机制复杂，有待进一步的研究加以明确，同时需要开展高质量的临床研究为复胖的预防与复胖发生后的处理提供有效的措施。

六、肥胖药物治疗新进展

最近对肥胖症的病理生理学基础机制的深入研究发现了一些有希望的药物靶点和新的治疗策略，以应对全球肥胖症流行及其共病。目前用于肥胖症管理的药物在数量和有效性 / 安全性方面相当有限，因此，迫切需要安全有效的新型药物。目前正在研究的药物可调节广泛系统和组织的靶点，包括中枢神经系统、胃肠激素、脂肪组织、肾脏、肝脏和骨骼肌。除了药物疗法外，其他潜在的减重策略也在探索中，包括新型药物输送系统、疫苗、肠道微生物组的调节和基因治疗。

(一) 中枢神经系统——分泌神经肽和拮抗剂

近几十年来，肥胖领域的广泛研究揭示了中枢神经系统在食欲、饱腹感和能量消耗调节中的基本作用。由于大多数数据来自啮齿动物的研究,因此需要对人类的潜在机制进行更详细的研究。基因、生活方式和环境因素的复杂相互作用可能会影响代谢、认知和情绪、大脑以及参与能量平衡的中枢神经系统通路,并为肥胖干预提供思路。源自外周(如脂肪组织或胃肠道)的多肽类激素和信号在循环中释放,并通过被动或主动转运进入中枢神经系统发挥作用。此外,各种饱食因子通过与迷走神经传入纤维的相互作用被整合到中枢神经系统(CNS)通路中,迷走神经传入纤维连接到更高的大脑中心。

1. 特索芬辛(三重单胺再摄取抑制剂) 也称 NS-2330,是一种新型强效的去甲肾上腺素、血清素和多巴胺突触前摄取抑制剂。特索芬辛最初被测试用于治疗神经退行性疾病,即阿尔茨海默病和帕金森病,在这些疾病中可以观察到食欲抑制和随后的体重减轻。特别是,在 4 项随机、双盲临床试验中,比较了特索芬辛与安慰剂对上述亚群的影响,观察到使用特索芬辛治疗的肥胖症患者体重显著下降约 4%。

在一项包括 203 例肥胖症患者的 II 期临床试验中,在 24 周的研究期间,每天一次口服 0.25mg、0.5mg 和 1.0mg 的特索芬辛,体重分别减轻 4.5kg、9.1kg 和 10.6kg。特索芬辛对 HbA1c、胰岛素、甘油三酯和胆固醇水平有改善。在最高剂量的药物下,血压和心率升高;而 0.5mg 剂量与血压升高无关。特索芬辛诱导的交感神经活性的潜在增加可能与观察到的血压增高和心率加快有关。

在另一项 II 期临床研究中,对 32 例随机接受每日 1.0mg 特索芬辛或安慰剂的男性进行了研究,考察了特索芬辛对食欲感觉和能量稳态的影响,同时采取限制饮食手段。特索芬辛在两周内使受试者体重减轻了 1.8kg。根据研究结果,特索芬辛治疗主要通过增加饱腹感、减少食物摄入以及适度增加代谢率和能量消耗来促进体重下降。

一项研究探索了不同剂量的特索芬辛(0.25mg、0.5mg 和 1mg)对饱腹感和体重的影响。饱腹感呈剂量依赖性反应,尤其是在研究的前 12 周,这与 6 个月期间观察到的总体重减轻有关。特索芬辛的促饱作用随时间的延长而减弱;然而,在研究期间,受试者体重下降特性仍在继续。也有人认为,特索芬辛的减重作用可能是通过积极调节中枢多巴胺能活性(增加前脑多巴胺水平)诱导的。

在一项为期 24 周的随机、双盲、安慰剂对照的 III 期临床试验(Viking 研究)中,372 例遵循相同饮食和运动模式的受试者被随机分为 3 组,口服特索芬辛(0.25mg 或 0.50mg)或安慰剂。该研究的主要结果显示大多数受试者体重较基线减轻了 10% 以上且耐受性良好。此外,特索芬辛及其与美托洛尔合用的临床试验被用于下丘脑损伤诱发

肥胖或 Prader-Willi 综合征患者。

2. 催产素 是下丘脑室旁核和视上核产生的一种 9-氨基酸神经肽。催产素与其受体结合,该受体是 G 蛋白偶联受体家族的一员。催产素参与控制多个生理过程,包括能量平衡、饮食行为和新陈代谢。催产素血浆水平与肥胖症和其他相关疾病呈负相关。此外,催产素信号及其受体的缺陷与能量平衡受损和肥胖有关。催产素是食物摄入(尤其是碳水化合物消耗)和能量消耗的有效调节因子,还可以改善葡萄糖稳态、体重控制和代谢稳态。催产素潜在的厌食特性和代谢效应增强了人们对催产素在肥胖症和糖尿病中可能应用的兴趣。也有人担心,外周给药的催产素(即静脉注射途径)是否足以穿过人体的血脑屏障,从而介导其中枢效应。

多项人体研究显示,催产素在食欲、饱腹感、食物摄入量和参与者之间的葡萄糖稳态方面的结果参差不齐,因此需要进一步阐明不同给药途径相关的潜在机制以及催产素的剂量依赖性效应。还应考虑性别、昼夜节律控制和生理状态的影响,以及慢性催产素治疗的安全性、有效性和耐受性。目前,正在进行的临床试验将观察长期服用催产素对健康成人、肥胖儿童和青少年以及贪食症和 Prader-Willi 综合征患者的影响。

3. 神经肽 Y(NPY)拮抗剂 已成为一种潜在的肥胖症治疗药物。NPY 是一种有效的促食欲神经肽,可激活下丘脑中的 NPY 受体 Y1 和 Y5(NPY5R),促进食物摄入,减少能量消耗。

一项多中心、随机、双盲、安慰剂对照试验探索了口服高选择性 NPY5R 拮抗剂(MK-0557)在 52 周内对 1 661 例超重或肥胖成年人的影响,剂量为 1mg。与安慰剂相比,MK-0557 可使体重适度减轻(3.4kg vs 1.8kg)。

Velneperit(S-2367)是另一种每日口服一次的 NPY5R 拮抗剂。在一项 IIa 期临床试验中,342 例肥胖症患者,每天 velneperit 给药一次,剂量为 400mg 或 1 600mg。未报告严重不良事件,药物耐受性良好,并观察到剂量依赖性疗效。最高剂量的 velneperit 使该组受试者的平均体重减轻了 5.3kg(或基线体重的 5.6%),而安慰剂组的平均体重减轻了 2.5kg(或基线体重的 2.7%)。一项双盲、多中心、随机、平行的 IIb 期临床试验评估了 velneperit(400mg)作为单一疗法或与奥利司他(120mg)联合治疗 486 例肥胖症患者的疗效和安全性,这些肥胖症患者与低热量饮食相结合,但未能达到预期结果。

4. 哌甲酯(多巴胺转运和再摄取抑制剂) 是一种中枢神经系统兴奋剂,FDA 批准用于治疗注意缺陷 / 多动障

碍或嗜睡症。哌甲酯通过抑制多巴胺转运体阻断突触前神经元对多巴胺的再摄取,增加多巴胺的突触浓度。哌甲酯的一些常见不良反应是食欲下降和体重减轻。在这种情况下,有人提出哌甲酯可能是伴有注意缺陷/高活动障碍的超重或肥胖症患者的有利选择。在不同的研究人群中,还探讨了哌甲酯对体重的影响。5例早期因黑素皮质素-4受体(MC4R)或LepR基因突变而有严重单基因肥胖症的儿童患者接受哌甲酯治疗1年,哌甲酯增强了饱腹感,降低了食欲,导致该人群的体重减轻,具有临床意义。此外,哌甲酯在治疗至少6个月后改善了12例下丘脑肥胖儿童的体重控制。在9例其他健康的肥胖成年人中,研究了哌甲酯对体重的影响。最低有效剂量与高适口食物的能量摄入减少相关(与安慰剂相比,热量摄入减少34%),表明对食欲调节有积极影响。

5. 生长分化因子-15(growth differentiation factor-15,GDF-15) 是一种循环蛋白,最初被认为是巨噬细胞抑制性细胞因子1(macrophage inhibitory cytokine-1,MIC-1),是TGF-β超家族的成员。GDF-15通过与胶质细胞源性神经营养因子家族α样受体(glial-derived neurotrophic factor receptor alpha-like,GFRAL)相互作用,介导其厌食和代谢效应。广泛地组织合成和分泌GDF-15。动物研究表明,GDF-15与食物摄入量、脂肪量和体重的减少有关;使能源消耗增加、炎症细胞因子水平降低、葡萄糖耐量增加。GDF-15的过表达对肥胖症、肝脂肪变性和糖耐量减低有有益的影响。

与这些临床前发现相反,人体研究显示了不确定的结果。肥胖和糖尿病患者以及神经性厌食症或癌症引起的恶病质患者的GDF-15水平升高。此外,一项针对饮食诱导肥胖小鼠的研究表明,GDF-15与脂肪消耗减少有关,但在垂直袖状胃切除术后的减重效果中似乎并没有发挥重要作用。相反,对病态肥胖患者进行的减重研究结果提示,循环GDF-15水平与Roux-en-Y胃旁路术(RYGB)引起的体重减轻和胰岛素敏感性变化相关。为了阐明GDF-15系统作为肥胖症治疗靶点的潜在作用,需要开发更复杂的工具(分析和探针)来进一步阐明GDF-15分子途径。

(二)内源性大麻素系统制剂

1. 大麻素-1受体拮抗剂 大麻素神经递质系统调节中枢食欲控制,影响NPY和下丘脑黑素皮质素喂养网络。在发现了两种大麻素受体(cannabinoid receptor)[大麻素-1和-2受体(CB1R和CB2R)]后,大麻素类药物的作用机制取得了显著进展。这两种受体都是G蛋白偶联受体家族(GPR)A类的成员。

第一个获批的CB1R拮抗剂是利莫那班(SR141716),显示出显著的减重效果,也与代谢危险因素的改善有关,即血脂异常和血糖升高。然而,由于精神不良事件的发生率增加,包括自杀意念和严重的情绪相关障碍,该药物后来被停用。

与利莫那班类似,另一种名为AM251的CB1R拮抗剂已被证明可以减少食物摄入,降低体重,并改善其他代谢综合征相关疾病。AM251还可以穿过血脑屏障,具有潜在的中枢调节作用。

另一种药物AM4113是一种选择性CB1R拮抗剂,在结构上与利莫那班和AM251相关,可能在中枢和外周发挥作用。动物研究表明,AM4113可能通过阻断内源性大麻素的张力抑制食欲,从而减弱食物强化行为,减少食物摄入和体重增加。AM4113可能比利莫那班更有效;然而,它与利莫那班和AM251观察到的中枢不良事件的关联程度较小。

与利莫那班相比,AM6545(一种外周CB1R中性拮抗剂)已显示出显著降低的中枢神经系统穿透力。动物研究发现,AM6545可减少食物摄入,诱导体重减轻,改善激素和代谢参数,无不良行为反应、神经精神副作用或大麻素戒断综合征症状。

JD5037是另一种具有高结合亲和力及降低脑外显率的外周CB1R拮抗剂。研究表明,JD5037可有效降低食欲、食物摄入、肥胖和体重。JD5037还可以改善葡萄糖不耐受、胰岛素敏感性和血脂。此外,与JD5037相关的体重控制益处可能是由于体内对内源性瘦素的反应增强,而内源性瘦素可能维持这些效应。

2. 靶向内源性大麻素系统G蛋白偶联受体的药物

(1)G蛋白偶联受体55:内源性大麻素系统的额外G蛋白偶联受体(GPR)已成为新的大麻素靶点。GPR55广泛表达于中枢神经系统(如壳核、海马、纹状体)和周围组织(如胃肠道、胰腺、脂肪、免疫和内皮细胞)。

GRP55参与多种生理途径,包括能量消耗和运动活动,表明GPR55可能参与与体重控制和能量稳态相关的过程。在GPR55缺失小鼠中进行的一项研究显示,自发体力活动和能量消耗减少,导致体重增加和胰岛素敏感性降低,并有肥胖和代谢紊乱的趋势。同样,另一项针对GPR55基因敲除小鼠的研究报告称,肥胖和骨骼肌、肝脏与脂肪组织的胰岛素抵抗增加,可能与蛋白激酶B活性降低有关。该研究还发现GPR55消融与甘油三酯累积和脂肪生成有关。此外,已发现GPR55选择性激动剂Abn-CBD和O-1602可增加胰岛受葡萄糖刺激时的胰岛素分泌,至少部分通过GPR55介导,这意味着在治疗T2DM方面具有治疗潜力。

长期服用 Abn-CBD 可增强肠促胰岛素受体基因敲除和链脲佐菌素诱导的糖尿病小鼠的胰岛素敏感性并改善血糖和血脂控制。

一项研究检测了中枢和外周 O-1602 给药对 GPR55 缺陷小鼠的影响，发现 O-1602 独立于 GPR55 调节喂养行为和肥胖，而中枢给药后的结果更为明显。一项研究发现，*GPR55* 基因敲除小鼠在能量摄入、体重增加或成分方面与野生型小鼠没有显著差异。然而，在一组日本女性中，*GPR55* 基因的功能障碍性改变与神经性厌食症的发病率增加相关，这表明 GPR55 可能在调节喂养行为中发挥作用。值得注意的是，通过其 O-1602 激动剂激活 GPR55 与潜在的促动脉粥样硬化和促炎症作用相关。还需要进一步的研究来阐明 GPR55 激动剂或拮抗剂在肥胖症或 T2DM 治疗中的有益程度。

(2)G 蛋白偶联受体 18：最近，在丘脑下部 POMC 和 NPY 神经元中发现了 GPR18 的表达。GPR18 被认为是一种潜在的大麻素受体，由 Abn-CBD、anandamide、脂质 N-花生四烯酸甘氨酸和 O-1602 激活。O-1918 是一种与大麻二酚有关的合成化合物，是 GPR18 的偏向性激动剂和拮抗剂。值得注意的是，O-1918 也可能作为 GPR55 的假定拮抗剂。GPR18 激活似乎可以通过丝裂原激活的蛋白激酶途径诱导促炎性巨噬细胞凋亡，从而改善糖耐量，降低体重，减轻与肥胖发展相关的炎症过程。

(3)G 蛋白偶联受体 119：GPR119 也被认为是大麻素受体，在人类的肠内分泌细胞和胰岛 β 细胞中高度表达。脂肪酸酰胺和磷脂是两类潜在的内源性配体，油酰乙醇酰胺被认为是最有效的 GPR119 激动剂。GPR119 激活可增强胰岛 β 细胞的葡萄糖依赖性胰岛素分泌，并刺激肠 L 细胞的 GLP-1 再释放。这两种机制都可能有助于改善血糖控制。GPR119 激动剂的潜在肠促胰岛素作用也在 T2DM 患者的随机、双盲、安慰剂对照研究中得到说明。GPR119 激动剂具有低吞噬作用和厌食特性，与食物摄入减少、白色脂肪组织（WAT）沉积减少和体重下降有关。此外，GPR119 诱导的 GLP-1 释放可能会产生减重作用，需要进一步研究。在实验研究中，GPR119 激动剂也使糖尿病或肥胖小鼠的脂质分布和肝脂肪变性有所改善。

综上所述，内源性大麻素系统是一个重要而有前途的研究领域。然而，还需要进一步的研究来阐明潜在的病理生理机制，并探索这些药物在治疗肥胖症和相关代谢紊乱方面的潜力。

(三)胃肠激素

以胃肠激素受体为靶点的治疗策略已被探索用于治疗肥胖症和 T2DM 患者的潜力，而肠肽的半衰期短、药代动力学特性差和胃肠道不良反应一直是肠激素类药物应用的重要限制因素。目前正在研究几种模拟减重手术引起的肠道激素改变的药物，作为治疗肥胖症的新工具。这种方法的目标是设计单分子肽多角体，它可以模拟与减重手术相关的肠道激素状况，并克服与热量限制相关的反适应。在这种情况下，许多临床前和临床试验揭示了双重或三重肠道激素受体激动剂在减轻体重和改善血糖方面的协同效应。

1. 单激动剂

(1)GLP-1 受体激动剂：在前一章节已经详细描述，这里不再赘述。

(2)酪酪肽类似物：酪酪肽（PYY）在营养摄入后由远端胃肠道的 L 细胞分泌。其生物活性形式为 PYY3-36，这是一种 34 个氨基酸的肽，由 DPP-4 从 PYY1-36 切割 2 个氨基酸残基产生。PYY3-36 通过激活下丘脑弓状核 NPY/AgRP 神经元中的 Y_2 受体并影响奖赏相关脑网络，发挥厌食作用。PYY 抑制食欲，减少能量摄入，减少胃排空，增强胰岛素分泌。PYY3-36 已通过鼻腔给药在人类身上作为一种抗肥胖药物进行试验，但与胃肠道副作用（恶心和呕吐）有关，可能与鼻腔给药方法导致 PYY3-36 超生理水平有关。为了克服这些安全限制，正在开发每周注射的长效 PYY 类似物，以减轻恶心和呕吐。NNC0165-1273 是一种对 Y_2 受体高度选择性的合成 PYY3-36 类似物。NNC0165-1273 已被证明可抑制小鼠的 NPY/AgRP 神经元，导致食欲抑制和体重减轻。

(3)胰岛淀粉素类似物：由于胰岛淀粉素能够影响喂养的稳态和奖励相关方面，因此基于胰岛淀粉素的药物治疗已成为肥胖症管理的一种有希望的策略。在肥胖症的非糖尿病患者中，皮下注射普拉姆林肽可减少热量摄入，并在 6 周内减少进食。下一代胰岛淀粉素靶向药物包括达瓦林肽、聚乙二醇化或糖基化胰岛淀粉素及口服胰岛淀粉素激动剂等。关于皮下注射达瓦林肽与安慰剂对肥胖症患者影响的 II 期临床试验已经完成。

AM833（NNC0174-0833 或 cagrilintide）是一种长效胰岛淀粉素类似物，每周皮下注射一次，已在肥胖症个体中进行了 I 期临床试验，包括单独使用及与每周使用的司美格鲁肽联合使用。AM833 和司美格鲁肽为期 20 周的 I 期临床试验初步结果表明，接受最高剂量组合的受试者体重减轻约 17%。最近，I b 期临床试验证明，AM833 和司美格鲁肽联合治疗安全且耐受性良好。AM833 的 II 期单药治疗试验的最新发现也很有希望。注射 AM833 的受试者在第 26 周体重减轻 10.8%，达到主要终点，而安慰剂组体重减轻

3.0%。总的来说，AM833 是一种很有前途的减重药物，与司美格鲁肽联合使用时，疗效会增强。

（4）FGF-21 类似物：LY2405319 是天然成纤维细胞生长因子 -21（fibroblast growth factor-21，FGF-21）的药代动力学改进版本，是第一个在人类临床试验中测试的 FGF-21 类似物。在一项针对肥胖症和 T2DM 患者的 I 期临床试验中，患者被随机分为每天递增剂量的 LY2405319 皮下注射组或安慰剂组，为期 28 天。这项研究表明，LY2405319 能够降低体重、空腹胰岛素、甘油三酯、总胆固醇和低密度脂蛋白胆固醇，并增加血清脂联素和高密度脂蛋白胆固醇，支持 FGF-21 对人体代谢有益的观点。几种扩展方法改善了 FGF-21 的药代动力学特性，包括聚乙二醇化和与血清白蛋白或抗体的融合。

2. 双激动剂

（1）胃泌酸调节素（oxyntomodulin，OXM）：为代表 GLP-1 和胰高血糖素受体的天然双重激动剂。营养摄入后，胃肠道 L 细胞与 GLP-1 共分泌。其厌食性下丘脑效应由 GLP-1 和胰高血糖素受体介导。OXM 减少食物摄入，增加运动相关能量消耗，延迟胃排空，促进葡萄糖依赖性胰岛素释放。鉴于其对能量平衡的双重影响，它是抗肥胖干预的最佳候选者。然而，天然 OXM 的半衰期短和肾清除快，阻碍了其作为长期减重治疗选择的发展。OXM 类似物目前正在动物研究和早期临床试验中测试。

（2）格列生素：格列生素的 69 个氨基酸序列包含 OXM 的序列。格列生素由 L 细胞分泌，迄今为止尚未发现介导其生物学效应的特异性受体。在接受减重手术的重度肥胖症成年人中，术后 3 个月餐后格列生素水平增加，至少维持 1 年，并且与增强饱腹感和减重相关。

（3）合成 GLP-1/ 胰高血糖素双激动剂：GLP-1 和胰高血糖素可协同减少食物摄入并增加能量消耗。GLP-1 可平衡胰高血糖素引起的高血糖。Cotadutide（MEDI0382）是一种平衡的 GLP-1/ 胰高血糖素双激动剂，在 II 期安慰剂对照临床试验中，对肥胖 T2DM 患者的应用显示其通过增强餐后胰岛素分泌和延迟胃排空来改善血糖和减轻体重。另一种 GLP-1/ 胰高血糖素双激动剂 SAR425899 在 I 期临床试验中显示，在治疗 4 周后，可诱导肥胖 T2DM 患者体重大幅下降，从而改善胰岛素敏感性和胰岛 β 细胞功能。该化合物的完整试验包括对肥胖症患者有能量消耗影响的 I 期临床试验和对 T2DM 患者有降糖和减重影响的 II 期临床试验。

（4）合成 GLP-1/GIP 双激动剂：最有前景的双促泌药物是替西帕肽（LY3298176）和 NNC0090-2746。与激动GLP-1 受体相比，替西帕肽能更有效地激动 GIP 受体；但

对 NNC0090-2746 而言，激动这两种受体的能力均衡。与GLP-1 受体激动剂度拉糖肽相比，替西帕肽能更有效地改善 T2DM 患者血糖水平并减轻体重，但同时也更易引发胃肠道不良反应。在超重 / 肥胖及患有肥胖相关并发症的非糖尿病人群中，替西帕肽也证实了其安全性及有效性。NNC0090-2746 在 T2DM 及肥胖症患者中亦表现出对 HbA1c 及体重的明显改善。

（5）其他双联制剂：鲑降钙素是一种胰岛淀粉素模拟物，不仅能激活胰岛淀粉素，还能激活经典的降钙素受体。鉴于这些受体的结构关系，已经生产了几种双胰岛淀粉素和降钙素受体激动剂，并对其减重效果进行了研究。此外，胰岛淀粉素 /GLP-1 联合药物疗法在肥胖动物模型中显示出促进和维持长期减重的潜力。在饮食诱导的肥胖大鼠中，长期每日服用胰岛淀粉素类似物（鲑降钙素）和利拉鲁肽，与慢性单一疗法相比，可减少能量摄入，显著减轻体重。基于这些有希望的临床前数据，多肽药物开发方面的创新研究已制造出作用于不同受体的药物，如胰岛淀粉素和 GLP-1 肽杂交，可能为肥胖症和代谢紊乱提供更有效的治疗策略。

3. 三重激动剂　GLP-1/GIP/ 胰高血糖素三角作用旨在通过将胰高血糖素作用的益处添加到 GLP-1/GIP 的双激动剂效应中来增强减重效果。这些互补性质已结合在单分子三角体 MAR423 中，在临床前研究中显示了有希望的结果。令人鼓舞的临床前数据为正在进行的 I 期临床试验铺平了道路。HM15211 是另一种在脂肪性肝炎动物模型中显示出良好临床前数据的三重激动剂，目前正在进行 I 期临床试验。

4. GLP-1/OXM/PYY 三重组合　根据减重手术后，尤其是 RYGB 后，GLP-1、OXM 和 PYY 的餐后释放显著增强的观察结果，应用皮下输液泵输送 GLP-1、OXM 和 PYY3-36 的组合，剂量旨在复制减重手术后获得的餐后升高水平。当肥胖和糖尿病前期或 T2DM 患者每天皮下注射这种组合达 12 小时，持续 28 天时，与 RYGB 相比，它导致葡萄糖耐量和血糖变异性得到更大改善，同时对体重产生有益影响。这项研究表明，使用 GLP-1、胰高血糖素和 Y_2 受体的三重组合可能在代谢上甚至优于 RYGB，并保证在未来的临床研究中进一步验证，其主要目的是克服皮下融合的障碍，简化给药途径以优化依从性。

5. 其他肠肽相关方法　胃源性 ghrelin 是一种促食欲激素。其生物学功能由 ghrelin-O- 酰基转移酶的翻译后酰化决定。一项 II 期临床试验评估了生长素 -O- 酰基转移酶抑制剂 GLWL-01 对合并 Prader-Willi 综合征的肥胖症患者

的贪食症的影响。此外,另一项研究旨在调查 GLWL-01 对减重手术后体重下降不理想的个体能量摄入的影响。

（四）外周靶器官（肾脏、肌肉、肝脏）

1. 钠 - 葡萄糖耦联转运体 1 和 2 的双重抑制剂 在本节"四、具有减重作用的降血糖药"中已经详细描述,这里不再赘述。

2. 激活素受体ⅡB 抑制剂 比马单抗(BYM338)是一种全人类单克隆抗体,已被检测为散发性包涵体肌炎的一种新的潜在治疗方法,这是 50 岁以上人群中最常见的炎症性肌病。比马单抗阻断Ⅱ型激活素受体(ActRⅡ),阻碍内源性 TGF-β 配体(如激活素和肌抑制素)的结合,这些配体对骨骼肌生长起负调节作用,导致被称为恶病质的肌肉萎缩。ActRⅡB 抑制剂可通过增强线粒体功能和解偶联呼吸激活功能性棕色脂肪生成和产热。在临床前研究中,ActRⅡB 信号的药理学破坏导致骨骼肌生长,改善胰岛素敏感性,降低脂肪含量,预防肥胖。在为期 10 周的研究期间,单次静脉注射比马单抗可增加胰岛素抵抗患者的瘦体重,减少总体脂肪重量(7.9%),并改善胰岛素敏感性。同样,在最近公布的Ⅱ期随机临床试验中,暴露于比马单抗 48 周后,肥胖和 T2DM 患者的瘦肉量显著增加,同时降低全身脂肪,改善血糖控制。通过比马单抗抑制 ActRⅡ 可能显示出一种有希望的治疗肥胖症和伴随代谢紊乱的策略。肌肉痉挛和轻度腹泻是使用比马单抗的患者最常见副作用。需要进一步研究和观察,以确认针对该途径的潜在药物的有效性和安全性。

3. 肝脏特异性线粒体解偶联 线粒体解偶联剂通过使质子穿梭于线粒体内膜而降低线粒体的生物能量效率,从而将营养物氧化与三磷酸腺苷的产生解偶联,并将质子梯度作为热量耗散。基于线粒体解偶联剂增强能量消耗和减少氧化应激的能力,探索线粒体解偶联剂治疗代谢性疾病的潜力成为研究的热点,包括 T2DM、胰岛素抵抗和与代谢综合征相关的脂肪肝。在临床前模型中,线粒体原核载体 DNP 对与代谢综合征、胰岛素抵抗和肥胖相关的脂肪肝疾病具有有益作用,但与全身毒性有关。为了克服这些弊端,已经开发出 DNP(DNP 甲醚)的控释口服衍生物或控释线粒体原核载体,其产生轻微的肝线粒体解偶联。动物研究表明,这种肝靶向线粒体解偶联剂可以安全地逆转全身胰岛素抵抗、高甘油三酯血症和 NASH 而无毒性,但这些药物的组织和细胞特异性作用需要进一步验证。

4. 时辰疗法 基于昼夜节律紊乱(chronodisruption)与代谢性疾病之间正在出现的关联,有人认为,针对不同睡眠 / 觉醒和禁食 / 喂养周期的高动态信号网络,重置中枢和外周昼夜节律时钟(时辰疗法)可能是治疗肥胖症和代谢性疾病的一种有价值的工具。有研究认为,生活方式干预如定期光照、最佳睡眠调节、规定用餐时间和体力活动,以及药理学方法如褪黑素激动剂(阿戈美拉汀和拉美尔顿),可改善褪黑素昼夜节律,对体重和心脏代谢风险因素产生有利影响。然而,目前缺乏针对肥胖症的时间生物学治疗的可靠临床和实验证据。

5. β₃ 受体激动剂 事实证明,棕色脂肪组织(BAT)在啮齿动物身上表现出的产热抗肥胖特性在人类身上是很困难的,最有效的方法是开发 β₃ 受体激动剂(β₃-AR)。然而,从动物研究到人类的转化却令人失望,这可能是由于 β₃-AR 在啮齿动物和人类中的功效 / 选择性不同,生物利用度差,以及成年人类与啮齿动物相比 BAT 的数量相对较少。最近,随着啮齿动物研究的数据表明,米拉贝隆(一种被批准用于治疗膀胱过度活动症的 β₃-AR)增强了 BAT 活性,人们对治疗肥胖症和代谢性疾病的 β₃-AR 的兴趣重新燃起。在Ⅱ期临床试验中,12 名可检测到 BAT 的健康男性受试者单次口服 200mg 米拉贝隆刺激 BAT,显示 BAT 中葡萄糖摄取增加并导致静息代谢率增加。值得注意的是,由于 β₁-AR 交叉反应,本概念验证试验中使用的更有效剂量的米拉贝隆(4 倍膀胱过度活动症的批准剂量)导致受试者心率和收缩压显著增加。然而,到目前为止,后续的人体试验尚未导致体重减轻。一项针对 14 名年轻健康女性的研究表明,尽管 BAT 的代谢活性和静息代谢率有所增加,但每天服用 100mg 米拉贝隆 4 周后,体重未能下降。另一项针对 13 例患有肥胖症和胰岛素抵抗的成年人的研究表明,每天服用 50mg 米拉贝隆,持续 12 周,也未能减轻体重,并且没有显示 BAT 活动或能量消耗的任何变化。总的来说,这些结果表明 β₃-AR 可能在改善葡萄糖稳态和胰岛素敏感性方面发挥作用,但诱导人类减重的能力仍不确定。

6. 脂肪因子 遗传、行为和生活方式因素可导致循环脂肪因子谱的改变,与能量摄入和消耗失调、脂肪分布改变和不良代谢后遗症相关。因此,脂肪因子已被确定为治疗肥胖症和代谢性疾病的有希望的靶分子。许多脂肪因子已被确定为抗肥胖治疗的可能候选物(类似物或抑制剂),包括瘦素、脂联素、DPP- Ⅳ、FGF-21、TNF-α、IL-1β、BMP-7、内脂素和血管紧张素。然而,从识别新的脂肪因子靶点到候选药物临床应用的途径是一个复杂的过程,在这些靶点方面几乎没有进展。脂肪因子疗法在临床实践中的转化障碍包括对最有希望的靶点的模糊性,对大多数脂肪因子功能和作用机制的有限认知,以及一些分子的不良安全性。

瘦素是研究最广泛的脂肪因子。在人类中,瘦素基因极为罕见的突变会导致先天性瘦素缺乏,其特征是早期发展为继发于贪食症的肥胖。这些患者服用重组瘦素可降低食欲并导致体重显著减轻。同样,在正常体重受试者的生理学研究中,服用瘦素能够减少食欲及食物摄入和体重。然而,瘦素并没有被证明是治疗常见肥胖症的有效方法。首次对肥胖成年人进行每日皮下注射重组瘦素的多中心随机对照试验,未发现显著的体重减轻。随后的试验同样显示,尽管瘦素剂量、给药时间或减重手术后服用时间有所改变,但对减重没有显著影响。

普通肥胖与高水平的瘦素循环有关,目前有个假说是,普通肥胖症患者瘦素治疗失败可能是由于中枢瘦素抵抗或耐受所致。普兰林肽(pramlintide)已被用于增强瘦素疗效的策略中。在一项对超重或肥胖成年人进行的为期24周的随机概念验证研究中,普兰林肽和美曲普汀(metreleptin)的联合治疗比单独使用美曲普汀的减重效果显著。然而,由于包括抗体生成在内的不良反应的发生,这种对综合神经激素策略的进一步研究已经停止。

一项调查旨在确定患有普通肥胖和瘦素水平相对较低的个体,他们可能对瘦素治疗更敏感。对于研究瘦素对体重减轻影响的汇总研究进行的二次分析表明,肥胖和低循环瘦素水平患者的亚组在体重减轻方面对美曲普汀的反应良好。然而,这种方法受到瘦素测量的组间变异性的限制。另一项关于瘦素摄入对瘦素受试者能量摄入和体重影响的研究表明,预处理瘦素水平不能预测瘦素摄入后观察到的体重减轻。目前正在研究的其他可能解决瘦素治疗当前局限性的方法,包括:①开发新的激动剂或配方,改善血脑屏障的转运;②识别针对瘦素受体下游通路的新分子;③瘦素信号相关负反馈通路的抑制;④使用化学伴侣增强体内瘦素的稳定性。

执笔:潘云晖 蔡晓凌

指导:纪立农 包玉倩

第六节　肥胖症的内分泌激素改变和代谢调节

一、肥胖的内分泌激素改变

激素在影响肥胖症发生发展中的突出特点是某些激素水平"高"或"低",都可以通过影响不同组织、不同细胞分子信号途径,诱发代谢紊乱重塑体型(肥胖)。既然诸多激素水平异常引发的能量稳态失衡是肥胖的一个"因",临床可以采取相应的调控措施,如降低某种激素水平或补充激素等,纠正激素水平异常,使其回归正常。激素通过与其受体结合,影响细胞内分子通路实现其作用,因此干预激素受体,使配体即激素无法作用于靶标,或者阻断、减弱激素作用途径中的某个环节,成为临床治疗疾病的手段之一。此外,应重视靶腺激素水平与疾病的关系,如下丘脑激素和垂体激素对代谢的作用,虽然其直接作用缓慢,疾病变化隐匿,易被误诊、漏诊,但因其作用广泛、危害大,故正逐渐受到更多的重视。目前,无论药物开发还是临床治疗依然缺乏针对下丘脑激素和垂体激素异常所引发肥胖的特征性、精准性的治疗手段。

(一)胰岛素

胰岛素(insulin)由胰岛 β 细胞分泌,作用于多种组织,刺激碳水化合物、脂质和蛋白质的合成和储存。多项研究表明,高胰岛素血症与肥胖症的关系密切。使用基因工程直接减少小鼠胰岛素分泌对胰岛 β 细胞质量、葡萄糖稳态、胰岛素敏感性、肥胖和寿命均有影响;并且,雄性小鼠的研究结果提供了高胰岛素血症先于肥胖的证据。此外,多项研究也表明,胰岛素分泌也可以间接靶向调节体重,使肥胖症个体体重和脂肪量发生改变。

临床上能够安全诱导基础胰岛素分泌适度减少的药物有限。生长抑素类似物奥曲肽或抑制膜去极化的非选择性钾通道开放剂二氮嗪可以抑制胰岛素的高分泌,具有明显的抗肥胖作用,且不会对葡萄糖稳态产生有害影响,但它们都可能直接影响其他与体重调节有关的组织器官,包括白色脂肪组织和下丘脑,这些靶外效应使得减重作用无法实现。

除了药物治疗外,饮食干预措施也可用于降低胰岛素水平,包括低碳水化合物饮食、间歇禁食和限时饮食,甚至是简单的热量限制。在一项为期2年的饮食随机试验中,低碳水化合物饮食组受试者体重减轻幅度最大,其次是地中海饮食组和低脂饮食组。综上,已知有许多可能的饮食方法可以降低胰岛素,并可能对肥胖和胰岛素敏感性产生积极影响。

(二) 胰高血糖素

胰高血糖素(glucagon)在能量平衡的多种机制中发挥作用,近年已成为管理肥胖症和代谢紊乱的靶标,通过抑制食欲、刺激脂肪氧化、调节脂质代谢、激活能量消耗和产热来减轻体重。胰高血糖素通过与胰高血糖素受体(glucagon receptor,GCGR)的结合和激活发挥作用,主要存在于肝脏和肾脏。胰高血糖素和胰岛素分泌平衡与中心性肥胖显著相关。

近年,胰高血糖素对能量平衡的多效性作用使其成为治疗糖尿病和肥胖症的潜在分子,GCGR 和 GLP-1 双激动剂在啮齿动物和食蟹猴中表现出较好的代谢调节作用。在糖尿病患者的 II 期临床试验中发现协同激动剂 MEDI0382 和 SAR425899 可降低血糖和体重。

双激动剂在临床前和临床研究中的成功,推动了靶向GLP-1/ 胰高血糖素 /GIP 受体三激动剂的发展。三激动剂在三个靶受体中的每一个中都表现出很高的协同活性,其效力分别高于天然配体。低剂量的三激动剂可显著降低体重并改善糖耐量,具有高效、无性别差异的特点,期望可以为减重药物带来突破。

(三) 胃饥饿素

胃饥饿素(ghrelin)由胃底氧化腺中的封闭型肠内分泌细胞以及一些小肠内分泌细胞、胰岛细胞和不同脑区的神经元产生。胃饥饿素可能通过加速胃排空、抑制胰岛素分泌或刺激胰高血糖素或其他反调节激素的分泌来影响血糖控制,另外通过减少产热调节能量消耗。胃饥饿素通过对下丘脑食欲调节通路的作用,促进食欲,在外周增加脂肪组织的积累,并对肝脏和胰腺具有致糖尿病作用。餐前胃饥饿素水平与饥饿感和进餐量相关,但它在饥饿中是否具有因果作用尚不清楚。

胃饥饿素是肥胖症的潜在靶点。已证明当肥胖症患者减重时,胃饥饿素水平会增加,肥胖小鼠在减重时对胃饥饿素的敏感性增加,因此阻断胃饥饿素可能会阻止减重后的体重反弹。同时 GHS-R 拮抗剂会导致瘦和肥胖小鼠的能量摄入减少,而重复给药会减少肥胖小鼠的体重增加。然而,由于其在人体中的功能可能不同,因此仍有必要对人体进行类似的研究。

(四) 肠促胰素

肠促胰素(incretin)经由肠道释放,在刺激胰腺分泌胰岛素和胰高血糖素方面起着至关重要的作用,目前有两种已知的肠促胰素研究较广泛:由上肠 K 细胞产生的葡萄糖依赖性促胰岛素多肽(GIP)和由下肠 L 细胞产生的胰高血糖素样肽 -1(GLP-1)。GLP-1 的分泌是对碳水化合物、脂质和蛋白质消化产物的反应。它可能在健康人体中起到内分泌饱腹信号的作用。肠道和大脑 GLP-1 也可能对摄食行为有其他影响,但这些在人类中尚未明确。肠道 GLP-1 通过刺激胰岛素分泌、抑制胰高血糖素分泌、减缓胃排空,以及可能的其他作用,降低与膳食相关的血糖升高,减轻体重。GLP-1 分泌或信号转导缺陷可能导致肥胖症患者暴饮暴食。

GLP-1 受体和 GIP 受体的激活影响多个组织;因此,肠促胰素不仅负责调节血糖水平,还影响脂质代谢、胃肠道、食欲和体重。GLP-1 负责减少食物摄入和抑制食欲,增加饱腹感,减少胃排空,它影响脂肪细胞、骨代谢和心血管系统。与 GLP-1 相比,GIP 处理的器官和功能更少;然而,研究表明,它也可能通过促进皮下脂肪组织中的脂肪储存以及通过促进骨形成和限制骨吸收促进骨代谢来影响脂肪组织。

已证明基于肠促胰素的降血糖药,特别是 GLP-1 受体激动剂(GLP-1RA),是有效的。GLP-1RA 具有改善血糖控制、降低低血糖风险和减轻体重的潜力,使其成为患者的有用选择,已被纳入 T2DM 治疗指南。GLP-1RA 也进入了肥胖症的治疗领域,效果可期。

(五) 成纤维生长因子 -21

成纤维细胞生长因子 -21(FGF-21)是人成纤维细胞生长因子超家族的非典型成员,对代谢稳态发挥调节作用,因其对肥胖症及其相关代谢并发症的多种有益作用而引起了人们的广泛关注,被用作诊断生物标志物以及与肥胖和压力相关的代谢性疾病的治疗。

天然 FGF-21 蛋白的药代动力学特性较差,半衰期短且其体积小,易发生体内蛋白水解降解和体外聚集。FGF-21 类似物在肥胖和 T2DM 的大小型动物模型中的治疗效果与天然 FGF-21 蛋白相似。第一代 FGF-21 类似物已经进入临床阶段,两个 I 期临床试验报告显示,肥胖症和 T2DM 患者的血脂异常和空腹高胰岛素血症显著改善,体重轻微减轻。FGF-21 经蛋白质工程处理获得的变体 FGF-21ss,热稳定性高,有利于药物的制作、存储以及运输,同时其降血糖活性功能有较大提高,可有效减少给药次数,极大改善糖尿病患者的治疗方案。此外,利用腺相关病毒载体及其介导产生治疗性蛋白质的能力而开发的一种基于 FGF-21 基因转移到肝脏、脂肪组织或骨骼肌的肥胖症和 T2DM 患者基因治疗策略,可能克服 FGF-21 类分子的药代动力学限制。

（六）生长分化因子 -15

生长分化因子 -15（GDF-15）是一种循环蛋白，参与多种生物过程，包括能量平衡、体重调节。以 GDF-15 为靶点治疗能量摄入障碍（包括肥胖症和厌食症）是一个有待深入研究的领域，但由于缺乏可识别的受体、信号机制和靶组织而受到限制。

GFRAL 是 GDF-15 的受体，激活 GFRAL 受体以减少食物摄入和体重有望成为一种减重策略。最直接的方法是使用天然 GDF-15，对肥胖的非人灵长类动物每天服用天然 GDF-15 可有效降低体重并改善代谢参数。然而，在小鼠和非人灵长类动物中，天然 GDF-15 的循环半衰期约为 3 小时，限制了可用于治疗的给药策略。与人血清白蛋白（human serum albumin，HSA）或免疫球蛋白 G（immunoglobulin G，IgG）部分融合可以增强 GDF-15 的药代动力学特性，且不会阻碍 GDF-15 介导的厌食症和体重减轻。单次给予 HSA-GDF-15 融合物足以减少肥胖非人灵长类动物的食物摄入，并在 4 周内保持体重减轻。二甲双胍可刺激 GDF-15 的释放，提高 GDF-15 的循环水平，这是其对能量平衡和体重有益的必要条件，也是其作为化学预防剂作用的主要因素。

（七）催乳素

催乳素（prolactin，PRL）通过其与膜受体的结合在人体内发挥各种生理作用。越来越多的证据表明，催乳素除了具有哺乳和生殖的作用外，还通过作用于胰腺和脂肪组织这两个关键器官，对能量平衡有至关重要的影响。催乳素受体缺陷小鼠的临床证据显示催乳素信号参与调节脂肪生成，影响能量平衡和代谢适应，尤其是在发育过程中。另有研究发现催乳素信号参与棕色脂肪组织的分化和功能，为激素调节能量平衡开辟了新的途径。

（八）黑素细胞刺激素

黑素细胞刺激素（MSH）作为一种神经肽，可以介导黑素皮质素 -4 受体（MC4R）嵌入瘦素 - 黑素皮质素通路，并在下丘脑体重调节中发挥重要作用。因此，MC4R 是治疗肥胖症的潜在药物靶点。之前开发 MC4R 激动剂的尝试由于无效或严重的不良事件而失败。近年来，新一代的 MC4R 配体已被证实具有临床价值，新一代的 MC4R 配体可通过诱导 MC4R 的偏倚信号而起效，从而减少饥饿感，并导致 POMC 或瘦素受体缺乏患者的体重大幅下降。这一新的潜在药物治疗方案可能对瘦素 - 黑素皮质素通路有缺陷的肥胖症患者有益。

（九）缩胆囊素

缩胆囊素（CCK）是人类最为成熟的胃肠内分泌饱和信号。消化道中的碳水化合物、脂质和蛋白质可以刺激 CCK 的分泌。它是一种饱腹信号，可能通过其对胃排空的影响，以及直接通过控制肝脏葡萄糖的生成，进而有助于控制与膳食相关的血糖水平。CCK 信号的病理改变能导致某些患者的暴饮暴食、肥胖症和 T2DM，以及 Roux-en-Y 胃旁路术（RYGB）后的早期饱腹感。静脉注射生理剂量的 CCK 可以减少男性和女性的膳食量，而不会产生不良的身体或主观影响。CCK 可能会是肥胖症药物治疗的候选药物，尤其是与其他内分泌疗法相结合时。

（十）酪酪肽

肥胖与酪酪肽（PYY）分泌之间的关系尚不清楚。虽然有几项研究发现肥胖症患者的空腹总 PYY 水平下降，但其他类似的研究没有发现。据报道，体重减轻会增加肥胖儿童的空腹总 PYY，但会降低肥胖成年人的空腹总 PYY，尽管在这两项研究中，体重和 PYY 的变化都很小。在之前研究中发现肥胖症患者的餐后 PYY 分泌减少，但在其他之前研究中发现 PYY 分泌没有减少。迄今为止，只有一项研究比较了 PYY 对肥胖和健康体重受试者的饮食抑制作用，结果未发现任何差异。

（十一）糖蛋白非转移性黑色素瘤蛋白 B

哺乳动物的代谢受不同器官之间复杂的相互作用调节。当脂肪酸在肝脏受到抑制时，白色脂肪组织（WAT）中的脂肪酸合成增加。在这里，我们确定糖蛋白非转移性黑色素瘤蛋白 B（glycoprotein nonmetastatic melanoma protein B，GPNMB）是一种参与脂肪生成的肝 WAT 串扰因子。GPNMB 刺激 WAT 中的脂肪生成，加剧饮食诱导的肥胖和胰岛素抵抗。在人类中，GPNMB 与体重指数密切相关，是肥胖的重要危险因素。通过中和抗体或肝脏特异性敲除抑制 GPNMB 可以改善代谢参数，包括使体重增加减少和胰岛素敏感性增加，可能是通过促进 WAT 的形成来达到的。这些结果表明，GPNMB 是一种调节 WAT 中脂肪生成的肝分泌因子，GPNMB 抑制可能为肥胖症和糖尿病提供一种治疗策略。

（十二）胰岛素样生长因子 -1

胰岛素样生长因子 -1（insulin like growth factor-1，IGF-1）缺乏症与代谢综合征相关。体外和体内的多项研究证明了 IGF-1 缺乏与脂质代谢失调、心血管疾病和糖尿病患者代谢谱改变有关。根据现有数据和文献，一些学者依据它对碳水化合物和脂质代谢的影响，提出将 IGF-1 作为代谢综合征病理生理学中的关键激素。胰岛素样生长因子结合蛋白 1（insulin-like growth factor-binding protein-1，IGFBP-1）和 IGFBP-2 都与人类的胰岛素敏感性密切相关，临床前数据表明其分别直接参与胰岛素信号转导和肥胖的分子调节，需要进一步研究来评估这些发现的临床转化。

(十三) 糖皮质激素

糖皮质激素（glucocorticoid）相关性肥胖在临床中较为常见，通常多由糖皮质激素分泌失调或应用糖皮质激素治疗时的副作用导致，临床多表现为中心性肥胖。糖皮质激素可以通过多个代谢过程影响体重，例如血清皮质醇水平升高可以影响脂肪组织的功能。糖皮质激素具有组织特异性，高水平的糖皮质激素优先促使内脏脂肪增加，并影响棕色脂肪的功能，促使棕色脂肪向白色脂肪的表型转换等。另外，糖皮质激素还可以通过促进蛋白分解、降低基础代谢率、降低胰岛素及瘦素敏感性等影响体重变化。

对于糖皮质激素相关性肥胖，目前缺乏针对性的靶向药物。糖皮质激素敏感性受遗传性及获得性因素影响，个体间存在差异，未来靶向药物的研究方向可能为选择性的糖皮质激素受体调节剂，包括选择性糖皮质激素受体激动剂或抑制剂等。为了平衡糖皮质激素治疗的疗效和毒性，脂质体目前正在被研究作为靶向药物传递系统，以增强糖皮质激素的生物分布和靶点累积。

(十四) 瘦素

瘦素（leptin）于 1994 年被发现，作为一种多效激素调节许多生理过程。缺乏瘦素会导致严重的代谢紊乱，包括贪食症、脂肪代谢障碍。补充瘦素对纠正先天性瘦素缺乏症患者的代谢紊乱有一定疗效，但由于肥胖类型以多基因肥胖（多个先天基因变异，与后天生活方式共同作用导致肥胖）更常见，补充瘦素对于此类肥胖降低体重的作用并不显著。因此，瘦素作为一种独立疗法治疗肥胖症可能效果甚微，但其与普兰林肽联合使用的治疗效果优于单独使用两种药物的治疗效果，更显著降低超重者的体重。此外，瘦素与外啡肽 -4、FGF-21 或 GLP-1/ 胰高血糖素联合应用可以提高人体对瘦素的反应性，这也在临床前研究中得到证实。Setmelanotide 是一种寡肽类黑素皮质素 -4 受体（MC4R）激动剂，用于罕见遗传性肥胖症，包括瘦素受体（LepR）缺陷型和阿黑皮素原（POMC）缺陷型肥胖症。FDA 此前授予其突破性疗法认定，临床研究数据显示，该药物临床疗效显著，且药物耐受性良好，没有严重的不良事件报告。美国和欧盟监管机构已批准每周一次、每次 2.4mg 用于肥胖或超重和至少一种体重相关的并发症患者。

(十五) 脂联素

脂联素（adiponectin）主要由白色脂肪分泌。基础研究表明，脂联素具有胰岛素增敏、抗动脉粥样硬化和抗炎作用，在某些情况下还能降低体重。因此，人类脂联素替代疗法可能为肥胖症的治疗提供了潜在的靶点。曲格列酮是一种口服抗高血糖药物，可能增加脂肪细胞中脂联素的产生。从中草药根茎中分离出的植物素黄芪苷Ⅱ和异黄芪苷Ⅰ可以缓解高血糖，改善糖耐量和胰岛素敏感性，这可能是由于其促脂联素分泌的作用。研究表明，补充 L- 半胱氨酸可增加脂肪中的脂联素分泌，补充锰元素可增加脂肪细胞和Zucker 2 型糖尿病大鼠的脂联素分泌。另有研究表明，接受 PPARα/γ 激动剂治疗的健康、非糖尿病志愿者，脂联素水平增加。此外，有报道称，替莫卡普利可降低血糖水平，而这一作用可能部分是由于原发性高血压患者脂联素水平的升高。因此，针对脂联素合成的药物将有助于治疗肥胖症、糖尿病和心血管疾病。除了药物治疗外，较为剧烈的有氧运动会导致中心性肥胖患者的脂联素水平显著增加。总的来说，提高机体循环中的脂联素水平将成为有前景的改善肥胖相关疾病的治疗策略。

(十六) 抵抗素

抵抗素（resistin）是一种来源于脂肪的富含半胱氨酸的肽类激素，在人体中由 RETN 基因编码。抵抗素可能是肥胖症和胰岛素抵抗之间的重要链接。动物实验表明，抵抗素与胰岛素作用相反，小鼠体内循环中高水平的抵抗素会导致肥胖加重，并对葡萄糖稳态产生影响。肥胖小鼠体内抵抗素升高，而抵抗素水平升高可能与高血糖及胰岛素抵抗相关。一些啮齿动物模型的研究表明抵抗素参与代谢综合征的发生发展过程。在抵抗素敲除饮食诱导的肥胖小鼠中，肝脂肪变性、血清胆固醇和极低密度脂蛋白水平降低。因此，降低机体循环中抵抗素水平可能成为治疗肥胖症、糖尿病和胰岛素抵抗的新思路。研究发现，胰岛素增敏剂罗格列酮治疗的肥胖小鼠体内抵抗素水平下降，这一发现为肥胖症、糖尿病和噻唑烷二酮类降血糖药提供了一种潜在的中介作用。

(十七) 趋化素

趋化素（chemerin）早期作为一种慢性炎症反应因子被发现，因为未成熟的树突状细胞及巨噬细胞对其具有趋化作用，所以被命名为趋化素。趋化素与脂肪生成、葡萄糖稳态、食物摄入和体重有关。在大脑中，下丘脑整合包括脂肪因子在内的外周传入信号来调节食欲和能量稳态。趋化素通过作用于下丘脑干细胞来增加季节性动物的食物摄入量。在外周组织中，趋化素的增加促使细胞扩张，脂肪组织中的炎症和血管生成等共同导致肥胖。趋化素能够促使肥胖个体脂肪组织中大量白细胞趋化，故被认为是肥胖和炎症之间的潜在桥梁。肥胖症患者的脂肪组织中趋化素mRNA 表达明显增加，循环中趋化素水平也相应增加，肥胖相关的炎症介质 TNF-α 可介导趋化素的调节。在瘦素和瘦素受体缺乏的肥胖小鼠模型脂肪组织中，TNF-α mRNA 表达增加，血清总趋化素的水平也增高，且与昼夜节律有关。血趋化素表达水平随脂肪组织的减少而下降，减重手术后体重减轻也可导致网膜和皮下脂肪组织趋化素表达显著降低。除了显著的体重减轻之外，趋化素表达降低可能有助于改善胰岛素敏感性和改善亚临床炎症。

（十八）视黄醇结合蛋白 4

视黄醇结合蛋白 4（retinol binding protein 4，RBP4）是主要在肝脏分泌的视黄醇的主要转运蛋白，在脂肪组织中也有少量分泌；RBP4 作为新的脂肪细胞因子，在肥胖症、胰岛素抵抗与心血管疾病中都起到重要的作用。人体脂肪前细胞向脂肪细胞转变时 RBP4 水平明显增高，表明 RBP4 水平会随着脂肪组织的沉积而增高。肥胖的非糖尿病和糖尿病患者的血清 RBP4 水平升高，且与 BMI 呈正相关。一些 RBP4 基因变异也被确定与肥胖水平和脂肪组织内脏累积的易感性有关。此外，糖尿病风险 RBP4 单倍型携带者的内脏 RBP4 mRNA 表达较高。除了 BMI 和全身脂肪含量的增加外，循环中 RBP4 水平的增加也与内脏脂肪组织含量的增加有关。与皮下脂肪相比，RBP4 优先在内脏脂肪中表达。较高的腰围和腰臀比与较高的 RBP4 水平和全身炎症标志物相关。

RBP4 表达方式因性别而异，男性的血清铁蛋白水平高于女性，并且与人类血清 RBP4 浓度呈正相关，铁耗竭导致循环 RBP4 水平降低和胰岛素敏感性增加。成年健康女性中 RBP4 水平则与促性腺激素水平呈正相关。通过控制饮食、运动或减重手术，体重会显著下降，也会导致循环和 / 或脂肪组织 RBP4 水平的下降。因此 RBP4 可以作为诊断肥胖症和相关疾病预后的生物标志物，以及治疗肥胖的潜在治疗靶点。

（十九）内脂素

内脂素（visfatin）是一种具有烟酰胺磷酸核糖转移酶（nicotinamide phosphoribosyl transferase，NAMPT）活性的脂肪细胞因子，主要由内脏脂肪细胞分泌，参与免疫、应激和炎症等相关生理病理过程。内脂素随着脂肪细胞分化而合成增加，能够刺激甘油三酯的合成和葡萄糖的转运。肥胖症患者血清内脂素水平较高，内脂素参与肥胖症的发病过程，尤其是与内脏脂肪的异常堆积有关。研究发现高脂饮食能诱导肥胖大鼠内脂素的分泌水平增加，导致肥胖症和胰岛素抵抗的发生。值得关注的是，内脂素对葡萄糖和脂质的代谢有多种影响，不仅与糖尿病、肥胖症关系密切，还参与了多种代谢性疾病的发生和发展，因而被认为是治疗

代谢性相关疾病的新靶点。

（二十）网膜素

网膜素（omentin）是特异性表达于网膜脂肪组织的细胞因子，优先由内脏脂肪组织中的巨噬细胞产生并释放到外周血中。由于网膜素在内脏中的表达是皮下脂肪组织中的 20 倍，故其浓度被认为是潜在的测量内脏脂肪含量的重要指标。网膜素也是反映体重和胰岛素抵抗的营养标志物，它在肥胖症患者中外周血水平下降，在体重减轻后显著增加。减重、富含橄榄油的饮食、有氧训练以及阿托伐他汀和降血糖药（二甲双胍、吡格列酮和艾塞那肽）治疗是增加网膜素水平的有效手段。

（二十一）甲状腺激素

尽管给肥胖症患者服用甲状腺药物的做法在半个多世纪以来已有报道，但由于其对心血管、骨骼系统严重的副作用目前还未应用于临床。使用甲状腺激素（thyroid hormone，TH）来降低胆固醇和减重具有局限性。甲状腺激素类似物的问世大大改善了这种情况，它们有效性强、副作用低，极大改善了目前面临的肥胖等医疗问题。

长期以来，科学家们一直对甲状腺激素衍生物具有可以将甲状腺激素有益作用与有害作用分开的能力感兴趣。在近 20 年中，由于对甲状腺激素受体（thyroid hormone receptor，THR）结构和功能以及甲状腺激素类似物的深入了解，促进了具有受体亚型选择活性作用的甲状腺类似物的产生。对 THR 基因敲除小鼠表型的研究证实，THRα 能够调节心率，THRβ 在调节血清胆固醇水平和反馈抑制甲状腺激素产生方面发挥重要作用。这些研究表明，选择性激活 THRβ 对降低血清胆固醇有益，同时避免了对心脏的有害影响，具有潜在的肥胖治疗作用和代谢获益。

二、肥胖的代谢调节

肥胖症作为一种慢性系统性代谢性疾病，其发病机制和后果均涉及全身多个器官组织，而机体多种物质代谢过程以及代谢性疾病也与肥胖密切相关。减重的目的是改善代谢和提高器官与组织功能，减重治疗是许多肥胖相关的器官功能障碍的基础，如脂肪肝、脂肪肾、脂肪心和脂肪胰的治疗，OSAHS 和 PCOS 的治疗，减重均可起到良好的辅助作用，此外，维生素代谢、骨代谢和肥胖之间也存在密切联系。尽管从预防和治疗角度，针对其他代谢性疾病的干预措施对于肥胖症直接作用的依据还不充分，但是了解其他代谢性疾病治疗对肥胖的潜在影响对于全面认识肥胖症的干预仍然具有积极的意义。本节着重就目前具备一定研究基础的骨质疏松、维生素代谢病以及代谢相关脂肪性肝

病治疗对肥胖的影响作一介绍。

(一)骨代谢和肥胖

1. 骨质疏松与肥胖存在共同的遗传背景 骨质疏松症和肥胖症的遗传易感性存在重叠。目前报道的骨质疏松症和肥胖症的全基因组关联分析单核苷酸多态性基因中，共有12个基因位点一致，如 DNM3、CDKAL1 和 MPP7 等。提示骨质疏松症和肥胖症之间具有部分共同遗传背景。

2. 脂肪细胞和成骨细胞有共同的细胞来源 脂肪细胞和成骨细胞均起源于骨髓间充质干细胞，PPARγ调节这一过程。活化的 PPARγ 促进间充质干细胞优先向脂肪细胞分化。肥胖可造成脂肪细胞分化增加，向成骨细胞分化减少，导致骨形成减少。骨质疏松症患者骨髓脂肪组织增加，进而导致肥胖症的发生。骨形态发生蛋白（BMP）信号通路可以通过促进成脂分化的关键转录因子 PPARγ 和 C/EBPα 的表达，增加脂肪生成。而 Wnt 信号通路的经典途径和非经典途径均可以通过抑制成脂分化的关键转录因子 PPARγ 和 C/EBPα 的表达，从而抑制脂肪生成。

3. 骨骼分泌骨源性因子调节糖脂代谢、能量平衡 骨骼主要有三种细胞类型——成骨细胞、破骨细胞和骨细胞，它们的动态变化维持骨骼形态，并分泌骨源性因子，具有全身活性，从而发挥内分泌器官的作用。

(1) 骨钙素（osteocalcin，OCN）：又称骨 γ- 羧谷氨酸蛋白（bone-gamma-carboxyglutamate protein，BGLAP 或 BGP），是成熟成骨细胞合成分泌的骨基质中最丰富的非胶原蛋白。血浆中骨钙素成分包括 GlaOCN 和 ucOCN，其中 ucOCN 是循环中 OCN 的活性形式。除了被认为是成骨细胞成熟的重要生物标志物外，骨钙素还可以作为一种内分泌激素参与葡萄糖和能量代谢的调节。循环 ucOCN 通过增加胰岛 β 细胞的胰岛素分泌以及增强外周组织的胰岛素敏感性调节全身能量代谢。在人类中有大量的观察性研究支持骨钙素在体内调节糖代谢和糖尿病风险的病理生理作用。人血清 OCN 水平与代谢综合征、非酒精性脂肪肝患者的空腹血糖、糖化血红蛋白、空腹胰岛素、BMI 和血脂呈负相关。在绝经后女性中，较低 OCN 水平和胰岛素抵抗风险呈正相关，在未患糖尿病的超重或肥胖绝经后女性中，ucOCN 与空腹血糖和胰岛素抵抗呈负相关。

(2) 中性粒细胞明胶酶相关脂质运载蛋白（neutropil gelatinase-associated lipocalin，NGAL）：又名脂质运载蛋白 2（lipocalin 2，LCN2），是脂质运载蛋白家族的一员，最初是从中性粒细胞颗粒中纯化而来，并发现在白色脂肪组织中高表达，在脂肪细胞和肝细胞中诱导胰岛素抵抗，被认为是一种脂肪因子。最近发现，生理条件下野生型小鼠骨骼中 LCN2 的表达比白色脂肪组织高约 10 倍，且成骨细胞靶向敲除 Lcn2 的小鼠（$Lcn2_{osb}^{-/-}$）血清 LCN2 降低 67%。此外，在成骨细胞中特异性敲除 Lcn2（$Lcn2_{osb}^{-/-}$）的小鼠表现出食物摄入增加，体重、脂肪质量增加，糖耐量及胰岛素敏感性下降，血清胰岛素水平降低，但在脂肪细胞特异性 Lcn2 敲除小鼠中未观察到上述现象。LCN2 能够穿过血脑屏障，与下丘脑室旁核和腹侧神经元中的黑素皮质素 -4 受体（MC4R）结合，导致食欲下降，从而降低体重和脂肪量，改善胰岛素敏感性。全身 Lcn2 敲除小鼠模型的研究还发现 LCN2 可改善能量代谢，抑制肝糖异生，促进脂肪组织棕色化和脂肪酸氧化。细胞培养实验发现，LCN2 可直接刺激胰岛 β 细胞增殖和胰岛素分泌，影响体重和胰岛素敏感性，LCN2 的缺失会导致严重的代谢异常。

(3) 骨硬化蛋白（sclerostin，SOST）：是骨细胞分泌的 Wnt-β-catenin 信号通路的天然拮抗剂。除在骨骼发挥旁分泌作用外，SOST 也可以发挥内分泌功能。重组 SOST 可诱导骨髓基质细胞向脂肪细胞系分化，并刺激骨髓脂肪祖细胞中的脂质蓄积。用 SOST 单克隆抗体治疗的肥胖大鼠 26 周后表现出显著的剂量依赖性的脂肪组织减少。LRP5 功能突变的增加导致高骨量的个体出现上肢 / 下肢体脂比减少，胰岛素敏感性增加，这与不表达 SOST 的小鼠的代谢表型一致。说明 SOST 和 Wnt 信号具有调节脂肪组织代谢的作用。

目前关于 SOST 对人类糖脂代谢调节作用的研究结果并不一致。临床研究表明，血清 SOST 水平与脂肪量和代谢紊乱发生率呈正相关。在肥胖儿童和青少年中，SOST 可能与降低胰岛素抵抗有关。

(4) 护骨因子（OPG）：属于肿瘤坏死因子受体超家族，是一种主要由成骨细胞和骨细胞产生的分泌性糖蛋白。OPG 可以通过影响破骨细胞的活性来抑制 ucOCN 的表达。在 OPG 不足的小鼠中血清非羧基化骨钙素水平升高，葡萄糖敏感性增加。而缺乏破骨细胞的小鼠血清中活性骨钙素水平较低，且葡萄糖耐量受损。胰岛素可以减少 OPG 的合成，从而增加 Tcirg1 的表达，Tcirg1 是一种参与骨吸收的基因，然后反过来影响 ucOCN 的产生和对葡萄糖稳态的调节。喂食高脂饲料的胰岛素抵抗小鼠 OPG 水平升高，血清中非羧化骨钙素水平下降。综上所述，OPG 可通过降低破骨细胞活性和骨细胞中 ucOCN 的表达间接影响葡萄糖和能量代谢，而胰岛素信号转导反过来降低 OPG 的表达，从而改善受损的骨吸收和能量代谢。

迄今为止,常用抗骨质疏松治疗除活性维生素D(维生素D对肥胖的影响见下文)之外未见直接影响肥胖症预防或治疗的报道,但是上述骨源性因子对糖脂代谢的潜在作用有可能成为肥胖症干预的靶点。

(二)维生素对肥胖的影响

1. 维生素D对肥胖的影响 肥胖人群较易出现维生素D不足或缺乏,BMI及体脂含量是循环维生素D水平的重要决定因子。大量研究已证实,循环25-OH-VD水平与体脂含量呈负相关。尽管维生素D缺乏与肥胖孰因孰果尚有争议,然而,已有大量研究提示补充维生素D对肥胖人群有治疗作用。

(1)补充维生素D对体重及体成分的影响:在减重过程中补充维生素D(2 000IU/d)有利于减轻体重及体脂含量,降低体脂百分比。然而,单纯补充维生素D的研究结果大都未发现维生素D对肥胖人群的减重作用。一项在老年女性中开展的为期3年的安慰剂对照研究结果表明,维生素D补充治疗不能降低体脂含量。而另一个纳入12项随机对照研究的荟萃分析结果亦表明,单纯补充维生素D而不进行热量限制时,肥胖人群BMI、脂肪含量、脂肪含量百分比及瘦体重(lean body mass,LBM)较安慰剂对照组均无明显改变。上述表明,不能通过单纯补充维生素D减重。

(2)补充维生素D对肥胖人群25-OH-VD浓度的影响:由于被隔离在脂肪组织和/或容量稀释作用,肥胖人群对维生素D补充治疗的反应性降低。补充相同剂量维生素D,肥胖人群血清25-OH-VD浓度比体重正常人群低20%~30%。例如,给予中等剂量维生素D(600~3 500IU/d)时,每100IU维生素D可使体重正常人群循环25-OH-VD增加1~3ng/ml,而肥胖人群仅增加0.5~1.2ng/ml。故全球多个指南建议,肥胖人群的维生素D补充剂量应高于体重正常人群。例如,为使血清25-OH-VD水平达标(≥30ng/ml),美国内分泌学会推荐肥胖合并维生素D缺乏人群每日至少应补充维生素D 6 000~10 000IU,而体重正常人群则补充6 000IU。

非手术减重治疗可导致循环25-OH-VD一过性升高。然而由于摄入减少等原因,单纯减重不足以纠正维生素D缺乏,患者仍需补充维生素D。手术减重的患者循环25-OH-VD浓度可能急剧下降,其原因之一是减重手术后维生素D吸收障碍。故肥胖人群在经历手术或非手术减重治疗时,均应继续补充维生素D。

(3)补充维生素D对肥胖人群炎症状态的影响:一项为期12个月的研究显示,相较于安慰剂对照组,给予超重及肥胖人群维生素D每周20 000IU或每周40 000IU补充

治疗可使CRP显著降低。另一项研究亦发现补充维生素D后超重人群TNF-α水平较安慰剂组显著降低,且该差异独立于性别、体脂含量及减重情况。然而,亦有研究发现超重及肥胖人群补充维生素D后CRP、IL-2、IL-6等炎症因子水平较安慰剂组无差异。有研究表明基线25-OH-VD水平对维生素D补充前后CRP的影响更大——若基线25-OH-VD正常,补充维生素D可升高CRP水平;若基线25-OH-VD不足,则补充维生素D可降低CRP水平。因此,维生素D对肥胖人群低水平炎症状态的影响尚待明确。

2. 维生素A对肥胖的影响 维生素A是人体必需微量营养素,其对脂肪组织的生理作用尤为重要。研究发现,与体重正常人群相比,肥胖人群由于维生素A摄入不足和/或在脂肪组织中储存较多等原因较易出现维生素A缺乏。

维生素A通过抑制脂肪组织PPARγ和类视黄醇X受体(retinoid X receptor,RXR)的激活,抑制脂肪细胞分化,具有潜在的抗肥胖作用。研究表明,维生素A缺乏可能增加肥胖人群脂质沉积风险。对WNIN/Ob肥胖大鼠的研究结果表明,长期、大剂量(非毒性剂量)维生素A补充可以显著降低肥胖大鼠体重、Lee's指数(反映大鼠肥胖程度)及腹膜后白色脂肪含量。然而补充维生素A对肥胖人群体脂含量及体重的影响目前仍缺乏深入研究。

维生素A对机体免疫应答至关重要。动物研究表明,维生素A可抑制TNF-α、IFN-γ、NF-κB等表达,并下调瘦素等脂肪因子水平。然而,补充维生素A对肥胖人群炎症状态影响的研究较少。

3. B族维生素对肥胖的影响 B族维生素与肥胖发生之间的关系尚无统一结论。B族维生素可以刺激食欲,长期过量食用B族维生素可能导致能量摄入过多。有研究认为强化B族维生素饮食是导致肥胖症发生率普遍增加的原因。

(1)维生素B_1对肥胖的影响:维生素B_1是葡萄糖代谢重要辅助因子。肥胖人群常伴维生素B_1缺乏,可能原因是其维生素B_1摄入不足及糖代谢时维生素B_1大量消耗。有研究报道,与正常体重女性相比,肥胖女性血浆维生素B_1水平降低。肥胖人群减重手术后由于应激、吸收障碍等原因维生素B_1缺乏可能更明显,已有减重手术后发生韦尼克(Wernicke)脑病的报道。故有指南建议,减重手术前应进行维生素B_1缺乏的筛查,并于术后常规补充维生素B_1。

(2)维生素B_6对肥胖的影响:维生素B_6是糖、脂肪、蛋白质等物质代谢重要的辅酶,具有抗炎及抗氧化作用。虽然正常饮食人群不易出现单纯维生素B_6缺乏,但是维生素B_6边缘性不足仍较为常见。肥胖人群循环维生素B_6浓度

偏低,血清维生素 B_6 与 BMI 呈负相关。

单纯研究补充维生素 B_6 对肥胖人群影响的大型临床研究较少。如一项分析中年人群营养补充剂与 10 年体重变化关系的研究发现,补充维生素 B_6 人群体重增加较少。部分研究发现复合补充维生素 B_6 与其他 B 族维生素可降低同型半胱氨酸水平,具有降低心血管疾病的风险可能,但结论仍存在争议。

(3)叶酸对肥胖的影响:叶酸(维生素 B_9)是核酸合成及氨基酸代谢过程中重要的辅酶。单纯叶酸缺乏不常见,但肥胖人群较易发生叶酸水平不足,摄入减少是其中的原因之一。如 Ortega 等人研究发现与体重正常女性相比,肥胖女性叶酸摄入不足的风险较大。此外,研究发现体重及体脂含量与循环叶酸水平呈负相关。

同型半胱氨酸水平升高与心血管疾病风险增加有关,而叶酸和其他 B 族维生素共同参与同型半胱氨酸代谢。研究表明,补充叶酸可能降低卒中风险。一项对超重及肥胖 T2DM 患者的研究表明,补充叶酸可降低血浆同型半胱氨酸水平,改善胰岛素抵抗及血糖控制。没有证据表明补充叶酸对肥胖产生影响。

(4)维生素 B_{12} 对肥胖的影响:维生素 B_{12} 是一种必需微量元素,其缺乏会导致贫血及神经功能障碍。肥胖儿童青少年的血清维生素 B_{12} 的平均浓度低于正常体重的儿童青少年且儿童血清维生素 B_{12} 浓度与 BMI 呈负相关。然而,肥胖人群是否存在维生素 B_{12} 缺乏目前暂无统一定论。个别研究发现超重或肥胖人群长期(10 年)补充维生素 B_{12} 与较低的体重增加水平相关。

此外,由于摄入减少、内因子缺乏、胃酸减少及吸收障碍等原因,5%~6% 进行减重手术的肥胖人群出现维生素 B_{12} 缺乏。部分国外指南建议,对进行 Roux-en-Y 胃旁路术的患者补充维生素 B_{12}。

4. 维生素 C 对肥胖的影响 维生素 C 也是一种必需微量元素,具有重要的生物合成及抗氧化功能。此外,维生素 C 能减少单核细胞对内皮的黏附,改善内皮依赖性一氧化氮的产生和血管舒张,减少血管平滑肌细胞凋亡,稳定动脉粥样硬化斑块。许多研究结果支持维生素 C 可降低心血管疾病风险这一论断,虽然其仍存在争议。

维生素 C 与肥胖的关系尚无定论,但是大多数研究认为血浆维生素 C 水平与肥胖程度呈负相关。维生素 C 参与调控脂质过氧化等生理过程,对体重有潜在的影响。如一项在中年女性中进行的研究显示,中心性肥胖与维生素 C 低摄入有关。另一项研究显示,与安慰剂组相比,补充维生素 C 可以使超重或肥胖女性体重显著降低。补充维生素

C 对肥胖人群的影响仍须深入研究。

5. 维生素 E 对肥胖的影响 研究表明,肥胖与脂质过氧化及氧化应激有关。维生素 E 是重要的抗氧化剂,其生理作用之一是减少脂质过氧化损伤。

肥胖对循环维生素 E 浓度的影响尚无统一结论。部分研究发现,肥胖人群循环维生素 E 水平偏低。针对青少年儿童的研究发现,血浆 α-生育酚水平与腰围、臀围、BMI、躯干及全身脂肪量呈负相关;且 α-生育酚浓度适当升高可能降低超重或肥胖症的发生风险。此外,有研究显示,低水平 α-生育酚可能增加中心性肥胖人群心血管疾病的发生风险。然而亦有其他研究发现,α-生育酚水平与腰臀比等肥胖指标呈正相关;与体重正常人群相比,肥胖人群 α-生育酚水平无差异或显著升高。

目前,补充维生素 E 对肥胖影响的研究较少。在肥胖动物中,补充维生素 E 可以抑制附睾脂肪组织 IL-6 的生成。一项对超重及肥胖症患者进行的为期 6 个月的随机对照研究结果显示,大剂量维生素 E(1 200IU/d)补充可改善氧化应激状态及肝功能,其对体重及体脂含量的影响尚缺乏研究。

(三)代谢相关脂肪性肝病的内分泌干预靶点

代谢相关脂肪性肝病(metabolic associated fatty liver disease, MAFLD)曾用名非酒精性脂肪性肝病(non-alcoholic fatty liver disease, NAFLD),包括单纯性脂肪肝以及由其演变的脂肪性肝炎(NASH)和肝硬化。肥胖、胰岛素抵抗和遗传易感性与其发病密切相关。

MAFLD 的治疗主要包括生活方式干预(饮食调整 + 运动)及药物两个方面,生活方式干预是 MAFLD 的基础治疗。虽然已证明饮食和运动对 MAFLD 的治疗有效,但这些干预措施的长期可持续性差。实际上对于肥胖症的治疗是 MAFLD 的基础治疗,而目前尚无获批靶向 MAFLD 的药物。

近年来,一些针对 MAFLD 及代谢并发症的候选药物在早期临床试验中显示出令人期待的前景。这些药物包括:核激素受体(甲状腺激素受体激动剂、FXR 激动剂、PPAR 激动剂);肠道和神经内分泌肽激素(生长激素释放激素、成纤维细胞生长因子、FGF、肠促胰素受体激动剂);DNL 抑制剂(ACC 抑制剂、FAS 抑制剂、SCD1 抑制剂、DGAT 抑制剂、MPC 抑制剂)。上述药物对 MAFLD 的治疗机制主要包括如下几个方面。①代谢靶点:增强胰岛素敏感性,抑制脂肪生成或增加线粒体对脂肪酸的应用;②炎症通路:抑制炎症细胞募集或信号转导,减少内质网氧化应激或抗凋亡;③肝-肠轴:调节胆汁酸肠肝循环信号转导或调

节肠道微生物群；④抗纤维化靶点：靶向肝星状细胞，减少胶原沉积或增加纤维蛋白溶解。随着对该领域的不断深入探索，越来越多的研究发现，脂肪肝靶向药物在改善肝脏脂肪变性、炎症反应、肝纤维化的同时，有望对肥胖症发挥治疗作用，其中FXR激动剂及FGF-21是值得期待的"新星"，本小节重点予以介绍。

1. 法尼醇X受体（FXR）激动剂 由Nr1h4编码的FXR是一种配体激活的转录因子，因其能被超生理浓度的法尼醇激活而得名。FXR在多种组织器官中表达，包括肝脏、胃、十二指肠、空肠、回肠、结肠、胆囊、肾上腺、肾脏、巨噬细胞，以及白色和棕色脂肪组织。作为代谢性核受体家族中的一员，FXR是代谢途径的重要调节剂，包括调节胆汁酸的合成和肠肝循环、肝脂肪生成、胆固醇合成、葡萄糖稳态以及炎症和纤维化过程。高脂饮食喂养的FXR缺陷小鼠表现出严重的肝脏脂肪变性、坏死性炎症和纤维化，而在NASH患者中，疾病严重程度与FXR的肝脏表达呈负相关。目前有多项关于MAFLD的FXR激动剂治疗处于Ⅱ~Ⅲ临床试验阶段。

奥贝胆酸（obeticholic acid，OCA）是FXR的选择性强效激动剂。一项双盲、安慰剂对照、随机临床研究发现对NASH无肝硬化患者和MAFLD活动评分（NAS）≥4分患者采用OCA治疗72周后，患者肝脏组织学严重程度得到明显的改善。同样，在晚期脂肪肝疾病的临床研究中，OCA呈剂量依赖性地改善肝脏纤维化。

临床试验证实多种不同结构的FXR激动剂可以减少肝脏脂肪含量，FXR激动剂在肥胖症治疗中的潜在价值开始受到关注。早在2014年，就有研究提出袖状胃切除术的治疗价值并非仅仅来自容量限制，术后循环胆汁酸与肠道微生物环境的变化在减重中扮演重要角色。在缺乏FXR的条件下，手术减轻体重和改善葡萄糖耐量的能力显著降低。这些结果表明胆汁酸和FXR信号转导是袖状胃切除术有效减重的重要基础。FXR激动剂OCA可以减少经高脂饮食喂养的去卵巢小鼠的体重增加，降低肝脏甘油三酯和胆固醇含量，并增加能量消耗。Isotschimgine是一种新型FXR激动剂，近年研究结果表明其结合FXR的配体结合蛋白（LBD），降低高脂饮食诱导肥胖（DIO）小鼠体重和脂肪质量，改善胰岛素抵抗和肝脂肪变性。其机制可能与调节小鼠肝脏FXR下游相关脂质合成和能量代谢基因的表达有关。此外，组织特异性FXR激动剂也是近年MAFLD领域研究的热点。据报道，肠道特异性FXR激动剂fexeramine可通过调控DIO小鼠FGF-15介导的脂肪沉积来减少体重增加、降低胰岛素抵抗和减少肝脂肪变性。

目前认为，FXR激动剂的减重机制主要通过增强白色脂肪组织产热及棕色变，促进线粒体生物发生、脂肪酸氧化从而减少饮食诱导的体重增加。也有研究提出，肠道中的胆汁酸与FXR相互作用影响了肠道胰高血糖素样肽-1（glucagon-like peptide-1，GLP-1）的释放，进而调节糖代谢和下丘脑摄食中枢，最终影响肥胖症的发生发展。

2. 成纤维细胞生长因子21（FGF-21） 是FGF家族成员，由209个氨基酸组成，主要表达于肝脏，在脂肪、胰腺组织中也有表达。FGF-21通过对成纤维细胞生长因子受体（FGFR）和辅助因子β-klotho（KLB）（FGFR/Klb）复合物的作用产生生物学效应。FGF-21在调节全身能量代谢和脂质稳态中具有重要作用。FGF-21类似物通过加速脂蛋白分解代谢，减少肝内质网和氧化应激，以及增加肝脏中脂质的β-氧化进而促进肝脏脂肪的绝对减少和肝纤维化的改善。近年来，随着对FGF-21在能量及糖脂代谢领域的不断探索，FGF-21也成为减重药物的潜在靶点。

近年来FGF-21类似物，包括efruxifermin和pegbelfermin已被证明可有效改善肝脏脂肪变性并具有改善代谢参数的作用。Pegbelfermin是一种与聚乙二醇聚合物偶联的长效FGF-21类似物。在肥胖T2DM患者的Ⅱ期临床试验中，pegbelfermin显著降低患者血清甘油三酯的水平，并且增加HDL-C和脂联素水平。在NASH患者的Ⅱ期临床试验中，pegbelfermin每日10mg治疗16周后，患者的肝脏相对脂肪含量明显减少，并且血清谷丙转氨酶和甘油三酯的水平显著下降。

另一种长效FGF-21类似物efruxifermin具有与人免疫球蛋白1的Fc结构域融合的三个关键突变（Leu98Arg、Pro171Gly和Ala180Glu；RGE），可以增强药物的稳定性，减少蛋白水解酶对其降解，延长药物在体内的作用时间。与此同时也增强了药物与FGFR/Klb复合物的结合。因此，efruxifermin相对于pegbelfermin，具有更强的效应和更长的半衰期。一项为期12周的Ⅱa期临床试验中，对活检证实为NASH和纤维化1~3期的患者采用efruxifermin（28mg、50mg和70mg）治疗，中期结果表明，所有剂量组在12周时都达到了肝脂肪含量降低的疗效终点；并且efruxifermin降低肝脏脂肪含量呈现剂量依赖性，在28mg、50mg和70mg治疗组，肝脏脂肪含量分别下降63.0%、71.0%和72.0%。随着肝脏脂肪含量的降低，efruxifermin治疗组血清谷丙转氨酶、非HDL-C和甘油三酯水平也显著下降；并且在最高剂量组观察到HOMA-IR的改善、体重的下降（3.7kg）和HbA1c水平的降低（0.5%）。采用肝组织活检对治疗进行评估，在efruxifermin治疗组48%的患者在没有加重纤维化的情况下实现了 NASH 消退。

PF-05231023 为一种长效 FGF-21 类似物,在肥胖食蟹猴的研究中可以明显观察到摄食减少,从而导致体重减轻。此外,在患有 T2DM 的超重 / 肥胖者中进行了一项安慰剂对照研究,该研究发现 PF-05231023 治疗组患者的体重显著下降,血浆脂蛋白谱改善,脂联素水平明显升高。事实上,FGF-21 是迄今为止发现的较为有效的急性胰岛素增敏剂之一。在遗传和饮食诱导肥胖的动物模型中,单次注射 FGF-21 可使血浆葡萄糖水平降低 50% 以上。这种血浆葡萄糖水平的降低主要是通过增加外周葡萄糖的利用产生的。在该研究中,也观察到肝葡萄糖生成的减少。FGF-21 通过直接作用于脂肪组织急剧增强胰岛素敏感性。与其急性调糖作用相比,长期使用 FGF-21 类似物具有重要的代谢调节作用,包括显著降低啮齿动物和非人类灵长类动物的体重。研究表明,长期使用 FGF-21 类似物可通过增加能量消耗来逆转肥胖啮齿动物的糖尿病和体重增加。此外,小鼠中 FGF-21 的长时间高表达会增加胰岛素敏感性并延长寿命。目前认为 FGF-21 通过增加能量消耗来促进体重减

轻。值得注意的是,FGF-21 在饮食偏好中也呈现出其独特的效应。研究发现,高糖诱导小鼠肝脏 FGF-21 产生,继而通过作用于中枢神经系统抑制糖分的摄入和甜食偏好,而蛋白质和脂肪的摄入不受影响。与啮齿动物的研究结果一致,FGF-21 类似物也降低肥胖症患者对甜味食物和碳水化合物摄入的偏好。机制研究发现,FGF-21 这一调节糖分摄入和甜味偏好的效用是通过直接作用于中枢神经系统的谷氨酸能神经元来产生的。这些发现表明,FGF-21 通过多种途径发挥效应,从而调节对大量营养素摄入和能量消耗的影响。

目前,肥胖已经成为全球性健康问题。肥胖症与 MAFLD 具有许多共同的病理生理学基础。良好的体重管理对于 MAFLD 的干预至关重要,而某些靶向 MAFLD 的药物可能通过对全身能量稳态的作用发挥减少肥胖改善代谢并发症的效果,从而实现共病同治。

执笔:冯丽　马世瞻
指导:曾天舒　赵家军

第七节　肥胖症的菌群调节

近些年随着测序技术的兴起和肠道菌群研究的发展,肠道菌群与肥胖密不可分的因果关系也在逐渐受到重视,健康的肠道菌群稳态同样是科学减重过程中必不可少的因素。

研究表明肠道微生物在食物消化、代谢调节及药物治疗中发挥作用,且肠道菌群与肥胖存在密切联系。肠道菌群的代谢活动能够影响营养物质和药物吸收,可通过促进饮食成分的能量代谢并在能量存储和消耗中影响能量平衡。肥胖症的发病机制中也包含紊乱的肠道菌群对机体能量代谢和全身性炎症的影响。与肥胖相关的代谢性疾病,如 T2DM、高尿酸血症和心血管疾病也都与肠道菌群失衡有关。与此同时,减重手术本身对于肠道菌群的影响也逐渐得到揭示,尤其是益生菌、益生元、后生元以及粪菌移植等针对肠道微生态的调节用于减重的临床研究正逐渐开展。由于这方面的研究刚刚起步,传统意义上评判减重临床结局指标方面仍以体重、BMI、体脂、腰围等作为主要结局,将血脂、血糖、炎性因子等作为辅助指标,尚未将评判肠

道菌群谱作为影响减重的结局指标。

一、膳食与菌群

近年来通过定向营养素和肥胖相关基因检测,或给予能促进有益肠道菌群丰度增加的特定膳食可更加精准指导饮食从而增强减重效果。富含膳食纤维的食物对于高普氏菌属(prevotella)和拟杆菌属(bacteroides)丰度比值(P/B 比值)人群具有更好的减重效果。一项研究发现 46 例超重的具有高丰度的成年受试者食用全谷物食物减重更明显,而低普氏杆菌丰度受试者则体重基本稳定不变,提示肠型可作为肥胖个体化营养的潜在生物标志物。另一项对 62 例腰围增加者研究采用纤维 / 全谷物含量高的新北欧饮食(new Nordic diet,NND)或普通丹麦饮食(average Danish diet,ADD)干预 26 周后发现,肠道中 P/B 比值高者 NND 减少内脏脂肪效果更显著,而在 P/B 比值低的人群中则未观察到差异。有一项纳入 80 例超重者的研究表明,连续 24 周选用能量为 500kcal/d、配合高微量营养素组合物(钙≈1 500mg/d)

或低营养素组合物(钙≤600mg/d)饮食可以显著降低高P/B比值者体重,而低P/B比值者无法从中获益。同时发现高P/B比值者纤维摄入与体重变化之间的偏相关系数为0.90,而低P/B比值者偏相关系数仅为0.25,证实高P/B比值者采用富纤维饮食更容易减重。由此不难得出,饮食差异可使肠道菌群种类不同,大致分3型:食物组成以动物脂肪、蛋白质为主的肠型Ⅰ,其主要含拟杆菌;食物组成以碳水化合物为主的肠型Ⅱ,其主要含普雷沃菌;食物组成以消化道黏蛋白为主的肠型Ⅲ,其主要含瘤胃球菌。另有一项来自西班牙的研究,将190例超重或肥胖人群随机分至两种低能量膳食组,为期4个月进行干预研究,其中90例进食适度高蛋白饮食,100例进食低脂饮食。根据体重下降的程度将干预前的肠道微生物结构进行分类。女性进食适度高蛋白饮食相关的菌群包括 Coprococcus、Dorea、Flavonifractor、Ruminococcus albus 和 Clostridium bolteaea;进食低脂饮食的相关菌群包括 Cytophagaceae、Catabacteriaceae、Flammeovirgaceae、Rhodobacteriaceae、Clostridium-x1vb、Bacteriodes nordiiay、Alistipes senegalensis、Blautia wexlerae 和 Psedoflavonifractor phocaeensis。男性进食适度高蛋白饮食的相关菌群包括 Cytophagaceae、Acidaminococcaceae、Marinilabiliaceae、Bacteroidaceae、Fusicatenibacter、Odoribacter 和 Ruminococcus faecis;进行低脂饮食的相关菌群包括 Porphyromanadaceae、Intestinimonas、Bacteroides finegoldii 和 Clostridium bartlettii。这种微生物评分模型可以帮助72%的女性和84%的男性进行减重饮食选择。

二、减重手术对肠道菌群的影响

减重手术在我国的应用已经超过了30年,效果显著。减重手术常用术式包括袖状胃切除术和胃旁路术。这两种手术的方式不同,但是对胃肠道激素、胆汁酸和肠道菌群的影响又有相似之处。减重手术如何影响肠道菌群,肠道菌群如何影响减重手术后的治疗效果也一直是研究热点。

胃旁路术后,肠道中的拟杆菌属/普氏菌属含量逐渐升高,且和肥胖呈现负相关。术后3个月,肠杆菌属和人体脂肪含量及瘦素水平呈现负相关,且与摄入能量无关。而产乳酸的细菌包括乳杆菌属和双歧杆菌属则在术后3个月显著下降。普拉梭菌无论是术前还是术后,都和肥胖症患者的炎症指标呈现负相关,且不受饮食摄入的影响。也有研究对7对行袖状胃切除术和胃旁路术的患者进行了9.5年的随访,和术前相比,胃旁路术后肠道中γ-变形菌门的细菌比例升高,而厚壁菌门的细胞,如艰难梭菌、Clostridium hiranonis 以及血孪生球菌的比例下降;袖状胃切除术后,

大肠埃希菌的丰度增加,真/优杆菌属(Eubacterium)和罗氏弧菌(Roseburia intestinalis)的丰度减少。和袖状胃切除术后的患者相比,胃旁路术后的患者肠道中克雷伯菌种倾向增加,而双歧杆菌种的细菌丰度则逐渐降低。随着肥胖程度的加重,肠道微生物的基因丰富度也在逐渐降低。但是手术后1年,无论是何种手术方式,肥胖症患者肠道微生物的基因丰富度均出现了明显的改善。但是仍有部分细菌结构的变化因手术不同而出现丰度变化差异,比如,Butyricimonas virosa 在两种手术后1年均明显增加,而 Oscillibacter、Clostridium sp.CAG：58、Alistipes shahii、Butyricimonas、Hungatella hathewayi 1、具核梭杆菌、罗氏菌属、Dialister sp.CAG：588、Coprobacillus sp.CAG：235 和 Anaerostipes hadrus 仅在胃旁路术中出现显著升高或降低,而 Bacteroides inegoldii 仅在袖状胃切除术后出现显著升高。这些菌群的结构变化也伴随着功能的变化,从而可以通过法尼酯 X 受体-G 蛋白偶联胆汁酸受体 TGR5 再次激活棕色脂肪组织,最终改善机体的代谢能力,实现减重的目的。另有研究发现将胆胰分流合并十二指肠转位术后或者袖状胃切除术后患者的粪便移植到无菌小鼠或者无特定病原菌小鼠体内,在不改变小鼠饮食的情况下,同样可以控制小鼠的血糖。进一步分析发现这些移植了患者术后肠道菌群的小鼠,其远端空肠的绒毛高度和宽度均降低,导致肠道吸收葡萄糖的能力下降。也有研究分析了术后体重下降超过50%的这部分肥胖症患者的肠道菌群特点。在体重下降更加明显的人群中,其肠道内富集的细菌主要是消化链球菌科、芽殖菌属(Gemmiger)、甲酸芽殖菌(Gemmiger formicilis)、Barnesiella、普雷沃氏菌科和普氏菌;而在体重下降不明显的人群中,其肠道内富集的细菌包括拟杆菌科、拟杆菌属、Alistipes finegoldii、Alistipes alistipes、Dorea formicigenerans 以及活泼瘤胃球菌(Ruminococcus gnavus)等。肥胖症患者的体内缺乏产生物素的细菌以及转运体,其脂肪组织内也缺乏生物素相关的基因。而减重手术可以恢复肠道内和血液内生物素的水平。添加生物素和低聚果糖不仅可以帮助人体恢复肠道菌群的多样性,还可以提升细菌产生生物素和B族维生素的水平,有效抵抗肥胖和血糖水平恶化。

三、益生菌和益生元

成人肥胖症患者可通过服用含有特定菌株的益生菌协助减重,并因此获得代谢指标改善。研究显示鼠李糖乳杆菌 CGMCC1.3724(Lactobacillus rhamnosus CGMCC1.3724)对肥胖人群的干预有性别差异,每天服用含低聚果糖和菊

粉以及 3.24×10^8 菌落形成单位（colony forming unit，CFU）的鼠李糖乳杆菌或安慰剂，12 周后，肥胖女性的平均体重减轻显著大于安慰剂组，24 周后该差异仍显著并且 24 周后干预组受试者脂肪含量减少显著大于安慰剂组受试者。动物双歧杆菌乳酸亚种 B420（*Bifidobacterium animalis subsp.Lactis B420*）配合聚葡萄糖可降低健康超重/肥胖个体的体脂含量，还可减少食物摄入量。与安慰剂组相比，干预组受试者体重、腹部脂肪含量下降显著。而单纯聚葡萄糖或单纯益生菌 B420 与安慰剂相比并不能有效降低体重，这可能与聚葡萄糖 + 益生菌 B420 可增加肠道中的 *Akkermansia*、*Christensenellaceae* 和 *Methanobrevibacter*，同时降低肠道中的 *Paraprevotella* 有关。进一步研究发现，来自 *Akkermansia muciniphila* 细菌的膜蛋白通过和 Toll 样受体 -2 结合，改善肠屏障功能，调节肠道能量吸收达到减重的作用。针对肥胖成人，经过 12 周的短双歧杆菌 B-3（*Bifidobacterium breve B-3*）（2×10^{10}CFU/d）干预，体脂含量显著低于安慰剂组。同时，每天服用复合益生菌胶囊 UB0316 5×10^9CFU 和 100mg 低聚果糖 12 周后，肥胖症患者 BMI 和腰臀比均显著降低。一项研究将 60 例肥胖成人随机分组后服用 500mg 复合菌胶囊共 8 周，结果显示，益生菌组受试者体重、TC、TG、LDL-C 水平均显著降低，且压力、焦虑、抑郁评分均显著改善。采用格氏乳杆菌 BNR17 对 62 例 BMI ≥ 23kg/m² 和空腹血糖 ≥ 100mg/dl 的超重/肥胖成人干预 12 周，结果显示格氏乳杆菌 BNR17 组受试者体重略有降低，并无显著差异，但腰围和臀围缩小更显著。罗伊氏乳杆菌可帮助非酒精性脂肪性肝炎患者减轻体重、降低 BMI、缩小腰围。含有乳酸杆菌、双歧杆菌和嗜热链球菌的复合益生菌联合减重饮食可改善代谢综合征患者的 BMI、胰岛素抵抗及食欲相关激素水平。Rabiei 等研究中 46 例代谢综合征成人患者分别服用复合益生菌或安慰剂胶囊，持续 3 个月，再联合个体化减重饮食，结果显示两组患者体重、BMI、血糖、胰岛素水平、HOMA-IR 指数和 GLP-1 的平均变化比较差异均有统计学意义。此外，复合益生菌组中的 PYY 显著增加，体重显著减轻。在一项针对 50 例非酒精性脂肪性肝炎患者的 RCT 研究中，患者使用 1×10^8CFU/d 的罗伊氏乳杆菌（包含瓜尔胶和菊粉）或安慰剂 3 个月，结果发现虽然非酒精性脂肪性肝炎患者的肠道通透性升高，但小肠菌群异位患病率较低；同时益生菌组患者的脂肪变性减少，体重、BMI 和腰围均显著降低。

儿童或成人肥胖症患者短期服用特定益生元或富含益生元食品可获得更好的减重效果。42 例超重/肥胖的

7~12 岁儿童分别接受富含低聚果糖的菊粉或安慰剂（剂量为等能量）干预，每天 1 次持续 16 周，食用菊粉的儿童 16 周后体重 Z 值（（Z score））评分显著下降 3.1%，体脂百分比显著下降 2.4%，躯干脂肪百分比显著下降 3.8%，IL-6 水平较基线水平显著降低，血清 TG 水平显著降低，肠道双歧杆菌属丰度显著增加，而普通拟杆菌（*Bacteroides vulgatus*）丰度降低。48 例超重成人被随机分配接受低聚果糖或安慰剂（麦芽糊精）干预 12 周，结果显示补充低聚果糖可有效减轻体重，低聚果糖组受试者生长激素释放肽的曲线下面积较低，PYY 的曲线下面积较高。一项大样本多中心的研究对 150 例肥胖症患者服用 16g/d 菊粉或者麦芽糊精，连续干预 3 个月。结果发现菊粉组患者体重丢失更加明显；其带来的肠道菌群的改变包括 *Desulfovibrio* 和 *Clostridium sensu stricto* 细菌丰度的下降，双歧杆菌丰度增加。

四、后生元

后生元（postbiotics）是近些年才提出的一个概念，定义来源于细菌的一些可溶性的代谢物。它们或是由活着的细菌分泌的或者是细菌裂解后产生的。尽管目前关于后生元与人体健康和疾病之间的研究才刚刚起步，但已有证据表明后生元可能对人体有益。但是应该强调的是，后生元和热灭活益生菌或者"非活性益生菌"（paraprobiotics）是不同的。后者是灭活后的益生菌，可用于一些免疫抑制的患者。目前动物研究（猪）证实后生元在改善代谢或者认知功能方面具有良好作用。常见的一些短链脂肪酸如丁酸被认为具有维持大脑内的血糖稳态、促进神经再生的一些功能。不过，目前的证据仍然不够充分和具体，未来更多的研究需要去阐述其使用安全性和效能。

五、粪菌移植

目前指南不建议肥胖症患者常规通过粪菌移植减重，但合并糖尿病、代谢综合征等并发症的肥胖症患者可考虑短期采用粪菌移植改善菌群定植。粪菌移植是一种针对肠道微生物的调节策略，已被用于治疗艰难梭状芽孢杆菌感染导致的肠炎等多种人类疾病，包括与肥胖相关的代谢性疾病。由于人类肠道细菌群落可以自我调节并具有适应变化的能力，与艰难梭状芽孢杆菌感染患者相比，肥胖症患者植入后供体菌的占比低得多，肥胖症患者的定植抗性也更高。一项研究纳入了 22 例未诊断为糖尿病、非酒精性脂肪性肝炎或代谢综合征的肥胖症患者（BMI ≥ 35kg/m²），分别给予粪菌移植胶囊或安慰剂胶囊进行干预，其中粪菌移植胶囊来自 1 例体型偏瘦的供体（BMI 为 17.5kg/m²），持续

26周。结果发现接受粪菌移植胶囊或安慰剂胶囊的参与者在不良事件方面比较差异无统计学意义，两组GLP-1曲线下面积均未增加，接受粪菌移植胶囊者的菌群构成逐步向供者菌群特征转变。与基线相比，接受粪菌移植胶囊者粪便中牛磺胆酸水平持续下降，且胆汁酸分布开始与供体分布更加相似。两组均未观察到第12周时的平均BMI显著变化，说明来自瘦供体的粪菌移植胶囊，其肠道微生物组和胆汁酸谱更倾向瘦供体的微生态持续变化。FMT-TRIM是一项单中心进行的为期12周的口服粪菌移植胶囊双盲RCT研究，将24例肥胖和轻至中度胰岛素抵抗的成人患者（HOMA-IR指数为2.0~8.0）随机分为两组，分别给予健康瘦供体粪菌移植胶囊或安慰剂胶囊。与安慰剂组相比，粪菌移植组的胰岛素敏感性没有观察到具有统计学意义的显著改善，两组平均差异为9%；但粪菌移植组中供体肠道细菌存在不同定植，在12周后持续存在。因此，肠道菌群的代谢活动影响营养物质的吸收，可通过促进饮食成分的能量代谢，并在能量存储和消耗中影响能量平衡。不过，粪菌移植的供体筛选需要更加严格。有报道一位女性患者在进行粪菌移植后再次出现肥胖，原因是供体被诊断为肥胖症。

六、药物或者藻类植物

药物治疗肥胖症的研究方兴未艾，但是某些药物或者藻类植物本身也是可以通过影响肠道菌群从而发挥减重作用。

二甲双胍是临床常用的改善代谢的药物。一项研究纳入了160例无糖尿病的儿童肥胖症患者，分别使用二甲双胍（1g/d）或者安慰剂，干预时间为半年。结果发现干预后仅有芽孢杆菌出现了显著差异。另一项研究纳入超重/肥胖人群，第一组使用二甲双胍，第二组为教练指导的行为训练，第三组为对照组。研究发现仅有二甲双胍显著改变了患者的肠道菌群，主要表现为半年和1年后肠道中大肠埃希菌和 *Ruminococcus torques* 丰度上升，*Intestinibacter bartlettii* 丰度下降。同时在干预1年后 *Roseburia* 丰度也出现了显著下降。此外，二甲双胍干预组中发现了62条基因功能通路的改变，包括一条产乙酸通路和三条糖代谢通路。

海藻硫酸多糖（algal sulfated polysaccharide）对肥胖症患者也具有良好的调节作用。两项随机对照研究报告了使用海藻硫酸多糖的临床作用。一项研究将64例肥胖症患者随机分配至2g/d或者4g/d海藻硫酸多糖组，干预6周。结果发现仅有芽孢杆菌在干预后出现了显著差异。除了代谢指标的改善之外，其肠道菌群中双歧杆菌、*Akkermansia*、*Pseudobutyrivibrio* 和 *Clostridium* 明显增加，而 *Bilophila* 丰度则明显下降。另一项交叉研究纳入64例肥胖症患者，两组先后服用海藻硫酸多糖2g/d或者安慰剂，6周后交叉。除了炎症因子水平出现改善外，肠道菌群未见明显变化。

执笔：常争艳

指导：高仁元

第八节　肥胖症的非手术治疗

一、植入式医疗器械减重

尽管饮食控制、生活方式干预和减重药物是减重治疗的基础，但是这些治疗方法的效果往往有限，易于反弹。减重手术是治疗病态肥胖最有效的方法。然而，实施减重手术需要较高体重指数（BMI）或伴有肥胖相关合并症，且在临床上难以被患者接受。据统计，由于体重未达到减重手术标准、存在手术禁忌证、惧怕手术治疗等因素，只有不到1%的病态性肥胖症患者最终接受了减重手术，而绝大多数肥胖症患者未得到适当治疗。因此，过去几十年来，各种侵

入性小、减重效果相对持久、更具成本效益及可逆性的减重方法得以长足发展，其中具有代表性的是各类减重医疗器械（表7-8-1）。

这些减重器械在设计原理上大多借鉴了减重手术的机制，但与外科手术相比，它们的创伤更小、风险更低、大多数还具有可逆性，因而适用人群更广。此外，除了有效减重，其中一些方法还可以显著改善包括T2DM、血脂异常和非酒精性脂肪肝等在内的肥胖相关合并症，并对肥胖症患者生活质量和心理方面产生一定积极影响。基于这些优势，减重器械被认为是减重手术的有效补充手段。它可以为不

符合减重外科手术条件的轻度肥胖症患者或者拒绝减重手术的肥胖症患者提供帮助,同时可用于重度肥胖症患者术前预减重和桥接治疗(降低与肥胖相关的手术风险),甚至能为部分减重手术后复胖患者提供治疗。这无疑为已尝试药物或生活方式改变无效、同时不适合手术治疗的患者提供了一种重要的选择。

表 7-8-1　常见减重器械汇总

作用机制	器械类型	类别	CE认证	FDA认证	适用人群	置入方式	取出方式	放置时间	%TWL	%EWL	HbA1c降低值
限制摄食	胃内球囊	Orbera/BIB	+	+	BMI 为 30.0~40.0kg/m² 、经生活方式干预无效的成年人	胃镜	胃镜	6 个月	10%~12%	34%~42%	1.2%
		Obalon	+	+	BMI 为 30.0~40.0kg/m² 的成年人	吞咽	胃镜	3 个月	5%~10%	24%	未见报道
		ReShape	+	+	BMI 为 30.0~40.0kg/m² 、伴有至少一种肥胖相关疾病且经生活方式干预无效的成年人	胃镜	胃镜	6 个月	6.8%~7.6%	25%~32%	未见报道
		Spatz3	+	+	BMI 为 30.0~40.0kg/m² 、经生活方式干预无效的成年人	胃镜	胃镜	8 个月	10%~20%	46%	1.0%
		Elipse	+	−	BMI ≥ 27.0kg/m² 、经生活方式干预无效的成年人	吞咽	随粪便排出	4 个月	10%~15%	40%	0.8%
	幽门控制系统	TransPyloric Shuttle	+	+	BMI 为 35.0~40.0kg/m² 或 30.0~34.9kg/m² 且至少有一种肥胖相关合并症的患者	胃镜	胃镜	12 个月	10%~12%	31%~50%	0.9%
	水凝胶	Plenity	+	+	BMI 为 25.0~40.0kg/m² 的成年人	吞咽	随粪便排出	24 个月	5%~10%	29%	未见报道
	胃排空系统	AspireAssist	+	+	BMI 为 35.0~55.0kg/m² 、经非手术方法未能减重的成年肥胖症患者	手术	手术	12 个月	15%~20%	50%	1%
	迷走神经阻断装置	vBloc	+	+	BMI 为 40.0~45.0kg/m² 或 BMI 为 35.0~39.9kg/m² 同时伴有一种或多种肥胖相关合并症的成年人	手术	手术	12 个月	10%	20%	0.3%
减少营养吸收	十二指肠空肠旁路袖管	EndoBarrier	+	−	T2DM 病史 ≤ 15 年、8.0% ≤ HbA1c ≤ 10.0%、BMI 为 30.0~50.0kg/m²	内镜	内镜	12 个月	15%~20%	35%~40%	1.0%~1.5%
	胃十二指肠空肠旁路袖管	gastroduodenal-jejunal bypass sleeve	+	−	T2DM 控制不佳的患者	内镜	内镜	12 个月	未见报道	40%~50%	未见报道
	十二指肠黏膜重塑系统	Revita	+	−	T2DM 控制不佳的患者(通常 HbA1c > 7.5%)	内镜	不适用	不适用	不适用	不适用	1.0%~1.5%
	无切口磁力吻合系统	incisionless magnetic anastomosis system	+	−	T2DM 控制不佳的患者	内镜	随粪便排出	不适用	10%~15%	35%~40%	1.0%~2.0%

注: CE,符合欧洲(标准); FDA: 美国食品药品管理局; %TWL,总体重减轻百分比; %EWL,多余体重减少百分比; HbA1c,糖化血红蛋白 A1c; BMI,体重指数。

根据主要作用机制的不同可以将这些减重器械分为两个主要类别：限制摄食型和减少营养吸收型。两种类型都通过改变胃肠解剖形态、胃肠道功能和胃肠道激素来减轻体重。本章节重点介绍常见各型减重器械的作用机制、适用人群、治疗效果和潜在的并发症。

（一）限制摄食型减重器械

1. 胃内球囊（intragastric balloon, IGB） IGB 又称减重球囊，由于其较高的有效性和安全性，一直是研究及应用最广泛的减重器械。它通过置入后占据胃内空间、增加饱腹感、延迟胃排空等原理达到减重的目的。有研究证实，某些肠道激素（如瘦素、生长激素释放激素、缩胆囊素和胰多肽）水平的变化似乎也参与其中。所有 IGB 都必须在置入 6~12 个月后移除。

目前在美国有四种 IGB 装置已获得 FDA 批准，其限定适应证为：BMI 30.0~40.0kg/m²，之前通过生活方式或药物干预减重失败，同时伴有一种或多种肥胖相关合并症。在欧洲，IGB 的适应证更为宽泛，被批准用于 BMI ≥ 27.0kg/m² 的患者。各型 IGB 在使用材料、球囊数量、放置和移除方法等方面各不相同，以下作一简要介绍：

（1）Orbera 胃内球囊系统（图 7-8-1）。

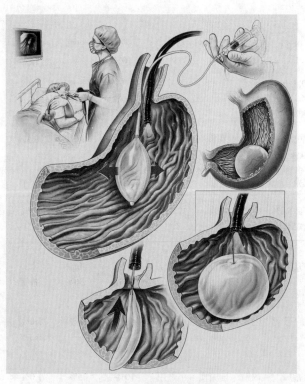

图 7-8-1　Orbera 胃内球囊系统

Orbera 球囊是一种硅胶材质的单球系统，于 2015 年正式获得 FDA 批准。Orbera 球囊前身是 bioenterics intragastric balloon（BIB），在全世界多个国家有临床使用，是目前应用

最广泛的球囊。它通过胃镜置入胃底，并注入生理盐水和亚甲蓝溶液 400~700ml，可以通过观察尿液变色来识别球囊的破裂或渗漏。在胃内放置约 6 个月后需经胃镜下刺破取出。

来自美国胃肠内镜学会（American Society for Gastrointestinal Endoscopy, ASGE）一项纳入 17 项研究的荟萃分析显示，1 683 例患者在植入 Orbera 球囊后的 3 个月、6 个月和 12 个月的总体重减轻百分比（percentage of total weight loss, %TWL）分别为 12.3%、13.16% 和 11.27%。另一项多中心非盲随机对照试验对 273 例受试者进行了研究，在 6 个月、9 个月时 %TWL 分别为 10.2% 和 9.1%。一项前瞻性研究评估了 Orbera 球囊对非酒精性脂肪性肝炎（NASH）患者组织学特征的影响，结果显示 20 例患者中有 18 例 NASH 疾病活动评分有所改善，同时空腹血糖、HbA1c 和血脂水平也有所改善。

安全性、耐受性和不良事件一直是 IGB 相关研究的焦点。Orbera 球囊常见不良反应为恶心、呕吐和腹痛，而消化道穿孔、胰腺炎、急性肾功能衰竭脱水、严重电解质紊乱、肠梗阻和自发性过度充气等严重不良事件也偶有报道。

（2）ReShape 胃内双球囊系统（图 7-8-2）。

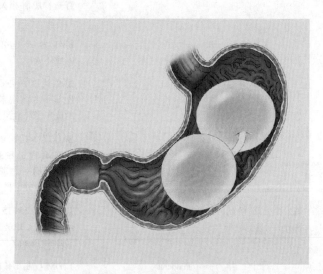

图 7-8-2　ReShape 胃内双球囊系统

ReShape 胃内双球囊系统于 2015 年获得 FDA 正式批准。适用于 BMI 30.0~40.0kg/m²，伴有至少一种肥胖相关疾病且通过饮食和运动无法减重的成年肥胖人群。该系统由相互独立的两个球囊构成，中间相连接。这样的结构设计更加适应胃的解剖结构，同时可避免其中一个球囊破裂移位后出现消化道梗阻等并发症。置入胃内达 6 个月或其中一个球囊发生破裂时，两个球囊需同时取出。一项纳入 34 例患者的研究中，6 个月后取出球囊时 %TWL 达

(6.8±7.3)%，BMI 减少了(2.7±2.9)kg/m²；亚组分析显示，BMI>40.0kg/m² 的患者减重更多；约 22.9% 的患者出现恶心，有 1 例患者因球囊移位导致小肠梗阻，另有 1 例出现胃溃疡出血。另一项纳入 326 例患者的多中心前瞻性对照研究将患者随机分为球囊组+生活方式干预组(n=187)和单纯生活方式干预组(n=139)，结果显示，6 个月后两组 %TWL 分别为(7.6±5.5)% 和(3.6±6.3)%，15% 的患者因不能耐受而提前取出，6% 的患者出现球囊渗漏，未观察到球囊移位、梗阻、消化道穿孔等严重不良事件；但在 6 个月后经内镜取出时，报道了 3 例严重不良事件(分别是食管撕裂、食管穿孔和吸入性肺炎)。

(3) Obalon 球囊系统(图 7-8-3)。

Obalon 球囊系统于 2016 年正式获得 FDA 批准，用于 BMI 30.0~40.0kg/m² 的成年人减重。与其他 IGB 不同，Obalon 球囊不需要通过胃镜置入，而是被压缩在一个附有导管的胶囊内由患者经口吞入，经 X 线透视确认到达胃内合适位置后经连接导管充入约 250ml 气体。在 6 个月的治疗期内最多可序贯性置入 3 个球囊，治疗结束后需通过胃镜移除。

一项多中心双盲随机对照研究(SMART 研究)比较了 Obalon 球囊联合生活方式改变和单纯生活方式改变的两组肥胖症患者，6 个月后治疗组 %TWL 为(6.6±5.1)%，而对照组为(3.4±5.0)%；球囊组患者心血管相关危险因素(包括平均收缩压、总胆固醇、甘油三酯和空腹血糖水平)也同时得到了改善。Mion 等人的初步可行性研究显示，多达 3 个球囊同时置入未观察到明显不良反应。置入 12 周后平均 %TWL 为 5.9%。该球囊不良反应发生率相对较低，有研究者表示可能与球囊逐渐置入、消化道适应度好有关。

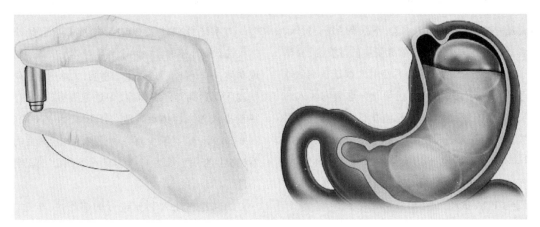

图 7-8-3　Obalon 球囊系统

(4) Spatz3 可调节球囊系统(图 7-8-4)。

该球囊于 2021 年 10 月获得 FDA 批准，是一种经胃镜置入的硅胶水球。其独特之处在于它能够通过胃镜调整球囊体积的大小，从而增加占据胃内的空间或减轻不适症状，置入后治疗周期长达 8 个月，长于大多数 IGB(6 个月)。治疗结束后仍需通过内镜取出，适用于 BMI 30.0~40.0kg/m²、经生活方式干预无效的成年人。

第一代 Spatz 球囊在英国 70 例患者中的研究结果显示治疗结束后平均多余体重减少百分比(percentage of excess weight loss,%EWL)可达 45.7%，但其中 3 例患者出现了需要外科干预的消化道梗阻。此外球囊容量不合适的患者也有 5.5%。最近的一项多中心研究评估了该球囊在 206 例患者中的疗效，结果显示置入 12 个月时平均 %TWL 为 15.2%，%EWL 为 55.6%，治疗过程中共进行过 109 次向上调整容积以加强减重效果，15 次向下调整容积以提高耐受性。有荟萃分析表明，与对照组相比，球囊组患者的大多

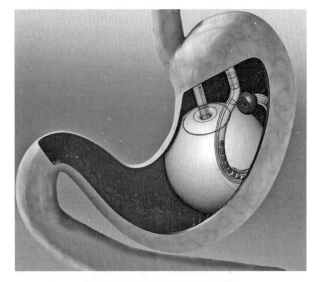

图 7-8-4　Spatz3 可调节球囊系统

数代谢指标(空腹血糖、糖化血红蛋白水平、血压、腰围等)有显著改善。文献报道的不良事件包括导管断裂、球囊提

前破裂、胃炎、胃溃疡、胃穿孔、食管贲门黏膜撕裂综合征（Mallory-Weiss 综合征）等。

（5）Elipse 球囊系统（图 7-8-5）。

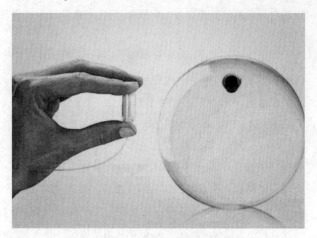

图 7-8-5　Elipse 球囊系统

该球囊是一种可吞咽的胃内水囊，不需要经胃镜置入，置入时患者通过吞入一个事先压缩成胶囊的球囊，胶囊尾部连接用于注水的导管，吞入成功后使用 X 线透视确认球囊是否位于胃中。确认无误后通过导管向球囊内注入约 550ml 含有亚甲蓝的生理盐水。然后再行 X 线透视以明确最终位置。整个置入过程仅需要大约 20 分钟。置入后大约 16 周球囊在体内自动破裂、分解，最终通过消化道自然排出。该球囊于 2015 年获得 CE 标志，但截至本章节完稿时，尚未通过 FDA 批准上市。

最近发表的一项来自挪威的临床研究纳入了 19 例患有 T2DM 且 BMI 30.0~39.9kg/m² 的患者，结果显示球囊置入 16 周的平均 %TWL 和 HbA1c 降低分别为 3.9% 和 0.8%；置入 52 周后分别为 7% 和 1%。其中 2 例患者（10.5%）发生了不良事件：1 例出现幽门梗阻，通过内镜下行球囊取出解决；另 1 例因置入早期过度呕吐出现脱水，后经保守治疗缓解。另一项纳入 96 例患者［平均 BMI 为（33.6±4.3）kg/m²］的研究表明，4 个月治疗结束后平均体重减轻（11.2±5.1）kg，平均腰围减少（10.9±2.1）cm，平均 BMI 减少（4.9±2.0）kg/m²，%TWL 为（12.1±5.2）%。还有一项连续纳入 1 770 例患者的多中心研究显示治疗后 4 个月时的体重减轻（13.5±5.8）kg，%EWL 为（67.0±64.1）%、BMI 减少了（4.9±2.0）kg/m²，%TWL 为（14.2±5.0）%。置入后有 52 例（2.9%）患者不耐受，需要提前取出球囊；11 例（0.6%）球囊提前自发破裂；3 例患者球囊破裂后引起小肠梗阻最终行腹腔镜手术；4 例患者的球囊出现了自发性过度膨胀；此外，食管炎、胰腺炎、胃扩张、幽门梗阻、球囊破裂延迟、胃穿孔（腹腔镜修复）各有 1 例（0.06%）。

2. 其他限制摄食型减重器械

（1）TransPyloric Shuttle 幽门控制系统（图 7-8-6）。

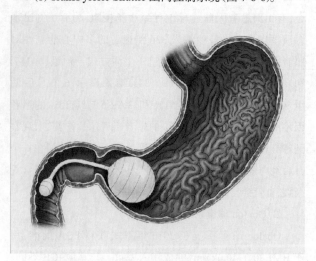

图 7-8-6　TransPyloric Shuttle 幽门控制系统

该系统是 FDA 于 2019 年批准的减重器械。它由通过柔性软绳连接的大小两个硅胶球体组成。经胃镜下置入成功后，小球经幽门进入十二指肠，大球则通过间歇性地阻塞幽门而达到延迟胃排空、促进饱腹感的目的，从而减少热量摄入和减轻体重。适用于 BMI 为 35.0~40.0kg/m² 或 30.0~34.9kg/m² 且至少有一种肥胖相关合并症的患者。该器械被批准用于长达 12 个月的治疗，取出时仍需要在胃镜下进行。

2014 年在澳大利亚进行的前瞻性、非随机、单中心研究（ENDObesity Ⅰ 研究）共纳入了 20 例平均 BMI 为（36±5.4）kg/m² 的患者，结果显示置入该器械后 3 个月时，患者平均 %TWL 为（8.9±5.0）%，平均多余 BMI 减少百分比（percentage of excess BMI loss, %EBMIL）为（33.1±18.7）%，平均 %EWL 为（25.1±14.0）%；6 个月时，平均 %TWL 为（14.5±5.8）%，平均 %EBMIL 为（50.0±26.4）%，平均 %EWL 为（41.0±21.1）%。6 个月时 100% 的患者达到了至少 5% 的 %TWL，80% 的患者达到了 10% 以上的 %TWL。此外，与对照组相比，器械组患者胰岛素抵抗、血压和血脂等指标明显降低，有 2 例患者因置入后胃窦部溃疡提前移除器械。2018 年在美国进行的随机、双盲研究（ENDObesity Ⅱ 研究）中，器械组在置入 12 个月时平均 %TWL 为 9.5%（8.2%~10.8%），而对照组为 2.8%（1.1%~4.5%）；两组 %EWL 分别为 30.9% 和 9.8%。此外，器械组在胰岛素抵抗、血压和血脂等方面均有明显改善；置入后 12 个月体重对生活品质的影响量表（impact of weight on quality of life, IWQOL-Lite）调查结果显示，器械组在身体功能、自尊、性生活和工作效率等方面都优于对照组。值得注意的是，

22.7%患者由于各种原因提前移除了该器械。最常见的不良反应是恶心(63.1%)和腹痛(62.6%),胃溃疡的发生率为10.3%,严重不良反应发生率为2.8%,其中以幽门梗阻最为常见。

(2)Plenity水凝胶(图7-8-7)

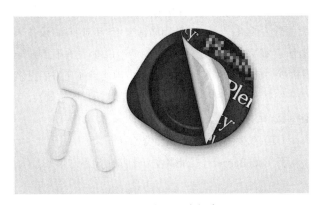

图7-8-7　Plenity水凝胶

Plenity是一种口服的高吸水性水凝胶,由羧甲基纤维素和柠檬酸的交联产物形成。使用时在进食前随水吞服进入消化道后,该颗粒可在胃中迅速吸收水分并与摄入的食物均匀混合。充分吸水后,水凝胶形成数千个小凝胶块,可占据胃体积的四分之一左右。它具有固体摄入食物的弹性,但没有热量,可促进饱腹感并导致体重减轻。该凝胶在通过小肠的过程中保持其三维结构和理化性能,通过附着于小肠黏膜,进一步减少营养物质在小肠的吸收。一旦到达结肠,水凝胶就会被酶部分分解,失去其三维结构以及大部分吸收水分的能力。其中所含水分释放出来被结肠吸收,而不至于造成机体脱水,剩余的纤维素物质则随粪便排出。该产品于2019年4月获得FDA批准为Ⅱ类医疗器械,用于帮助BMI为25.0~40.0kg/m²的成人进行体重管理。其最大优势是方便易用,且可反复使用。

早期的一项随机双盲研究纳入了丹麦、意大利和捷克3个国家5个中心的128例血糖正常的超重(BMI 25.0~30.0kg/m²)和肥胖(BMI>30.0kg/m²)患者。所有患者随机分配至水凝胶组和纤维素胶囊安慰剂组。水凝胶组的剂量为2.25g(低剂量组)或3.75g(高剂量组),每天服药2次,餐前用水吞服。所有患者每天摄入的热量低于600cal。低剂量组43例,高剂量组42例,安慰剂组43例。治疗12周后,低剂量组的体重减轻约6%,高剂量组仅减轻4.5%,安慰剂组减轻4.1%。研究者推测,高剂量组的体重减轻幅度有限可能是因为大剂量凝胶容易造成胀气、腹痛和腹泻,使患者难以耐受,服药依从性低。而低剂量组较少出现这些不良反应,耐受性较好且疗效肯定。此外,糖尿病前期患者

的体重减轻效果最显著,体重平均减轻10.9%,提示Plenity可能有减少葡萄糖吸收的潜在作用。另一项为期24周的多中心、随机、双盲、安慰剂对照的研究,纳入了436例患者(平均BMI 34.0kg/m²),结果显示,与安慰剂组相比,Plenity组患者的体重减轻更明显(6.4% vs 4.4%),而两组之间不良反应的发生率和严重程度没有差异。

(3)AspireAssist胃排空系统(图7-8-8)。

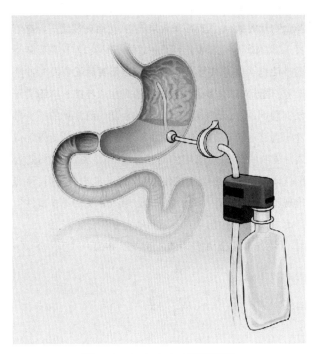

图7-8-8　AspireAssist胃排空系统

AspireAssist是FDA于2016年正式批准的植入式减重医疗器械,适用于BMI为35.0~55.0kg/m²、经非手术方法未能减重的成年肥胖症患者。这是一种小型"胃泵机",通过胃造口,可在餐后直接吸出胃中部分食物,排出体外,来达到限制热量摄入的目的。该装置经胃大弯无血管区向胃腔内置入造口导管,导管另一侧穿过腹壁,连接至固定在腹部皮肤表面的阀门,与之配套的是便携式电力水泵及循环注水排水管。其使用方法是在进食后大约20~30分钟,将动力水泵经循环水管连接至腹部体表阀门,与胃造口管相通,通过向胃腔内注入水150~200ml,将食入胃内的食物及时冲洗出体外,从而在不影响进食量的情况下有效减少进入小肠的食物量。该装置可用于每日三餐,通常能够减少约30%的热量摄入。整个抽吸过程大约需要5~15分钟,为避免导管堵塞,需保证胃内的食物颗粒≤5mm,这需要充分咀嚼食物和足量饮水来实现。该装置的置入过程可不需要全身麻醉,这对于BMI>50.0kg/m²及不能耐受全身麻醉风险的患者而言是一种有效的补充治疗。

一项多中心研究（PATHWAY 研究）显示，AspireAssist 组置入 1 年后平均 %EWL 为 31.5%，而对照组为 9.8%。对 58 例受试者进行 4 年随访的结果显示，第 1、2、3、4 年平均 %TWL 分别为 14.2%、15.3%、16.6%、18.7%，平均 %EWL 分别为 37.1%、40.8%、44.7% 和 50.8%。而最近的一项荟萃分析显示，置入该装置 1 年和 2 年的 %EWL 分别为 46.3% 和 46.2%。

本装置的优势在于不需要刻意节食，由于实际进入小肠食物量的减少，因而减重效果确切，然而该装置需要有创置入，体外阀门也需要定期维护以防止感染，而且需要随身携带便携式电力水泵与循环水管，以及餐后需要及时冲洗胃腔，也带来诸多不便。同时患者应注意补钾和应用质子泵抑制剂治疗，以避免发生电解质紊乱。最常见的不良事件与管道植入部位有关，包括腹部不适或疼痛、放置管部位周围皮肤刺激、硬化或炎症，导管渗漏，出血和 / 或放置管处部位周围感染甚至装置移位进入胃壁。取出装置后，可能出现胃和腹壁间存在漏管的风险。其他常见的不良事件包括疼痛、恶心 / 呕吐、腹部不适和排便习惯改变。

（4）vBloc 迷走神经阻断装置（图 7-8-9）。

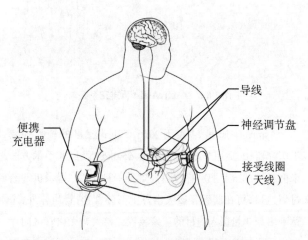

图 7-8-9　vBloc 迷走神经阻断装置

该器械通过经腹腔镜下在胃食管交界处附近的迷走神经前干、后干植入的电极提供间歇性、高频、低能量电信号，暂时阻断迷走神经的神经信号转导，从而减少饥饿感并增加饱腹感，最终达到减重的目的。适用于 BMI 为 40.0~45.0kg/m^2 或 BMI 为 35.0~39.9kg/m^2 同时伴有一种或多种肥胖相关合并症的成年患者。

来自美国和澳大利亚 10 家中心的 233 例患者（包括 157 例接受 vBloc 治疗的患者和 76 例已植入电极但未激活设备的对照组）参加的 ReCharge 研究显示，12 个月后 vBloc 组的平均 %EWL 为（24.4 ± 23.6)%，而对照组的平均 %EWL 为（15.9 ± 17.7)%。该装置的安全性也得到了证实，在神经阻滞组中只有 4.9% 的患者因为插入部位的疼痛需要进行修正手术，更换或重新定位神经调节装置。其他主要并发症是治疗期间胃灼热和疼痛。另一项名为 SHAPE 的前瞻性、随机、安慰剂对照、双盲、多中心研究，共纳入 190 例患者。所有受试者给予 500kcal/d 的低热量饮食并分为两组：治疗组（使用激活装置）和对照组（设备未激活）。研究结果显示，两组之间的 %EWL 没有显著差异 [（11.7 ± 16.9)% vs（11.8 ± 17.6)%]。因此目前还需要更多的研究来比较迷走神经阻断与其他肥胖治疗的有效性，并评估减重的长期持久性和安全性。

（二）减少营养吸收型减重器械

1. EndoBarrier 十二指肠空肠旁路袖管（图 7-8-10）。

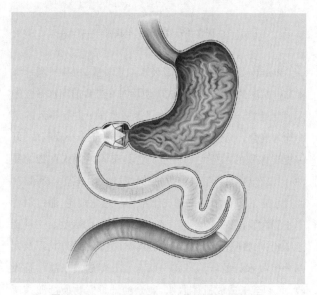

图 7-8-10　EndoBarrier 十二指肠空肠旁路袖管

EndoBarrier 十二指肠空肠旁路袖管（duodenal-jejunal bypass sleeve，DJBS）为 60cm 长的聚四氟乙烯套筒，具有超薄、不透水的特性。该装置经内镜置入，通过一个镍钛合金锚固定在十二指肠球部，向远端延伸进入近端空肠。植入该装置后，摄入的食物在袖管内通过十二指肠和近端空肠，而不与黏膜接触，从而阻止食物吸收。而胆汁和胰液等消化液则在袖管外自由流动，最终在下游与摄入的食物混合。这与十二指肠空肠旁路（duodenal-jejunal bypass，DJB）手术的原理类似，不仅可以延迟摄入，还可以影响身体的代谢功能，包括改变肠促胰岛素途径，因此其在减轻体重和控制肥胖相关合并症（例如 T2DM）方面都具有潜力。该装置可在体内放置 3~12 个月。

该产品最初于 2010 年得到欧盟 CE 标志认证并进入欧洲市场，其后陆续进入中东及南美市场，最后在美国启动临床试验,然而由于 3.5% 的受试患者发生肝脓肿,该研究于 2015 年停止,由于安全问题,最终于 2017 年正式从全球市场退市。

该产品在设计理念方面存在两个缺陷,一是安全性的问题,该袖管在十二指肠内,极有可能堵塞十二指肠降段的肝胰壶腹开口,从而造成胆汁胰液排出不畅,引起肝脓肿甚至胰腺炎;二是有效性的问题,小肠的总长度通常为 5~8m,EndoBarrier 可使小肠的有效吸收长度减少 0.6m,早期食物吸收量有所减少,然而由于小肠的自适应能力,经过一段时间后,小肠对营养的吸收量可代偿性恢复到袖管置入前的水平,因而对体重的长期减轻效果不尽如人意。至少目前,DJBS 还不能作为一种置入式医疗器械来治疗肥胖症,需要在产品的设计方面进一步优化,并需要辅以减少摄食量的设计,来达到有效减重的结局。

2. 胃十二指肠空肠旁路袖管(图 7-8-11)。

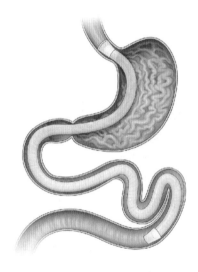

图 7-8-11　胃十二指肠空肠旁路袖管

胃十二指肠空肠旁路袖管(gastroduodenal-jejunal bypass sleeve,GJBS)是一个 120cm 长的含氟聚合物袖管,由袖带、锚固件和可拆卸袖管组成。它在腹腔镜引导下通过胃镜置入,通过锚定到胃食管交界处,并通过幽门向下展开,延伸到近端空肠。由于未消化的食物颗粒通过袖管的内腔并绕过胃、十二指肠和近端空肠,比 DJBS 更接近 Roux-en-Y 胃旁路术后的解剖结构,同时具有限制性和吸收不良的作用。与 DJBS 的原理和不良反应相类似,该设备亦尚未获得 FDA 批准。

3. Revita 十二指肠黏膜重塑系统(图 7-8-12)。

该装置通过使用充满热水的导丝球囊导管系统经十二指肠镜导引,穿刺至十二指肠黏膜下层,对十二指肠黏膜进行环周水热消融,使部分十二指肠黏膜变性,失去可能

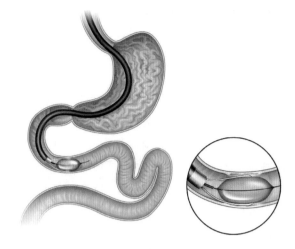

图 7-8-12　Revita 十二指肠黏膜重塑系统

存在的内分泌功能,并减少葡萄糖在此处的吸收,试图对 T2DM 产生积极的治疗效果。操作时通过消化内镜将导丝置于黏膜下层,消融导管在导丝上前进,对乳头下方(距乳头 1cm)的十二指肠进行环周黏膜消融;随后,在内镜可视下对距乳头后约 9~10cm 的十二指肠,进行 10 秒、90℃的环形水热消融,该操作已被证明可以改善 T2DM 患者的血糖水平。一项多中心前瞻性研究纳入了 46 例 T2DM 患者[BMI(30.8±3.5)kg/m^2;HbA1c(9.6±1.4)%],研究结果显示,与基线相比,术后 24 周 HbA1c、空腹血糖和 HOMA-IR 分别降低了(0.9±0.2)%、(1.7±0.5)mmol/L 和 2.9±1.1;术后 6 个月和 12 个月的体重分别减轻(2.5±0.6)kg 和(2.4±0.7)kg;术后的不良事件包括腹泻、腹痛、恶心、咽痛、全身乏力、低血糖或高血糖、肌肉骨骼疼痛以及术后早期十二指肠狭窄。

目前 Revita 已在欧洲获得批准,尚未获得 FDA 批准。

4. 无切口磁力吻合系统(图 7-8-13)。

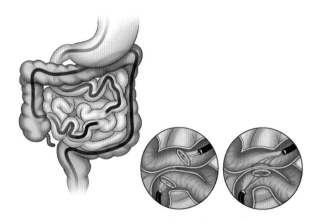

图 7-8-13　无切口磁力吻合系统

无切口磁力吻合系统(incisionless magnetic anastomosis system,IMAS)由两个自组装八角形磁铁组成,分别通过小

肠镜和结肠镜各自放置在空肠和回肠中。在内窥镜和透视引导下，两个磁体相互耦合，通过压迫肠壁引起肠壁缺血坏死，约一周后最终穿透并形成吻合。吻合完成后，形成部分小肠旁路，耦合的磁体从粪便中排出。

在一项单臂研究中，在腹腔镜引导下对 10 例合并 T2DM 的肥胖症患者使用 IMAS 进行了部分空肠分流。两个磁铁分别放置在回盲瓣近端 50~100cm 的回肠和屈氏韧带远端 50~100cm 的空肠中，平均置入时间为 115 分钟，所有病例均通过透视和腹腔镜检查确认位置良好，术后未出现与置入相关的肠漏或其他并发症，术后 1 年平均 %TWL 和 %EWL 分别为 14.6% 和 40.2%，平均 HbA1c 水平显著降低［(7.8±2.4)% 降至 (5.9±0.58%)］。此外，2 个月和 6 个月后餐后胰岛素和血糖水平也显著降低，2 个月的 PYY 水平显著升高。与传统旁路手术相比，该装置无须缝合即可完成消化道吻合，从而减少肠漏机会。已报告的与手术相关的不良事件包括恶心、腹泻、腹痛和腹胀，所有患者均未出现严重的器械相关不良事件。该设备目前尚未通过 FDA 批准。

（三）展望

肥胖症是一种慢性全身性疾病，需要多学科的预防、治疗和随访，减重医生、营养师、心理学家和专科护士都应在治疗的各个环节发挥重要作用。正确的治疗选择必须遵循个体化原则，以适应不同患者的肥胖和合并症。

植入式减重医疗器械的优势在于微创甚至无创，随着减重手术的逐渐微创化，对减重器械提出创伤更小、并发症更少、可逆等更高要求。另外，随着科技不断进步，减重器械与减重手术之间的传统界限可能变得越来越模糊，二者可互为补充，以改善手术效果、减少不良事件并改善肥胖相关的合并症。

目前大多数减重医疗器械的临床研究样本量不大，而且多数置入体内的时间较短，随访时间较不充足，因此，仍需要更多的研究来充分了解这些器械长期的疗效以及适合的获益人群。随着临床经验的积累、器械的改进和技术的进步，减重器械将会朝着更加安全、有效、操作简便、个体化的方向发展，这将有可能从根本上改变肥胖和相关合并症的治疗管理方式。

二、内镜减重手术

近年来内镜下减重手术以其微创、可逆性好、恢复快、并发症少、效果显著等优势，在减重治疗中的应用逐渐广泛，内镜减重手术方式多种多样（表 7-8-2），因其具有侵入性小及并发症较少的特点，愈发受到患者的认可。

表 7-8-2　内镜减重手术分类

作用机制	手术原理	手术分类	手术名称
限制摄入	限制胃容量	胃内球囊置入术	胃内液体球囊置入术
			胃内气体球囊置入术
			经幽门球囊
		胃重塑限制性术	腔内垂直胃成形术
			内镜袖状胃成形术
			原发性肥胖腔内手术
			经口内镜胃形成术
			经口内镜限制性种植系统
			内镜下铰链环型吻合术
	延长胃排空		肉毒毒素注射
			胃电刺激
影响吸收	促胃内容物排出	胃引流术	内镜十二指肠空肠旁路袖管术
			内镜下十二指肠黏膜重塑术
			内镜下无切口磁力吻合术
其他	限制摄入与吸收		内镜胃十二指肠空肠旁路袖管术
	减少胃壁顺应性		内镜下硬化治疗与射频消融术

（一）限制摄入类手术

1. 胃重塑限制性术

（1）腔内垂直胃成形术：2008 年，Fogel 等通过模仿外科垂直带状胃成形术，利用 EndoCinch 缝合系统沿着胃小弯将胃前后壁缝合形成一条狭窄的管状通道从而限制胃的容量，并将这一手术称为腔内垂直胃成形术（endoluminal vertical gastroplasty，EVG）。研究者后来开发的 Restore 缝合系统用于腔内垂直胃形成术，简化了胃插管的步骤，同时在胃大弯处缝合，这种术式也是内镜下袖状胃成形术的雏形，并且有着更大的缝合曲率。在共纳入 18 例行 EVG 的患者随访研究中，患者 1 年后体重平均下降（11.0±10）kg，%EWL 为（27.7±21.9）%，但是，18 例患者中有 13 例出现了胃内缝线的部分或全部脱离。因此，腔内垂直胃成形术在肥胖症患者中的治疗效果仍需进一步明确。

（2）内镜袖状胃成形术（endoscopic sleeve gastroplasty，ESG）：是通过内镜全层缝合设备进行组织缝合并制造胃皱襞，以使胃腔容积减少的微创手术。此外，缝合造成的胃壁内陷会导致食物潴留，起到延缓排空的作用，同时产生饱腹感，以达到限制食物摄入的目的（图 7-8-14）。ESG 理想 BMI 范围为 30.0~40.0kg/m²，目前最小 BMI 为 27.0kg/m²，无最大年龄和 BMI 限制，应根据临床情况评估每位患者。

禁忌证包括肿瘤、潜在出血性疾病(胃溃疡、胃或食管静脉曲张)、凝血障碍性疾病、精神障碍性疾病等。关于术前评估,ESG 前的诊断性内镜检查是必要的,建议由经验丰富的内镜医生或做 ESG 的医生来完成。

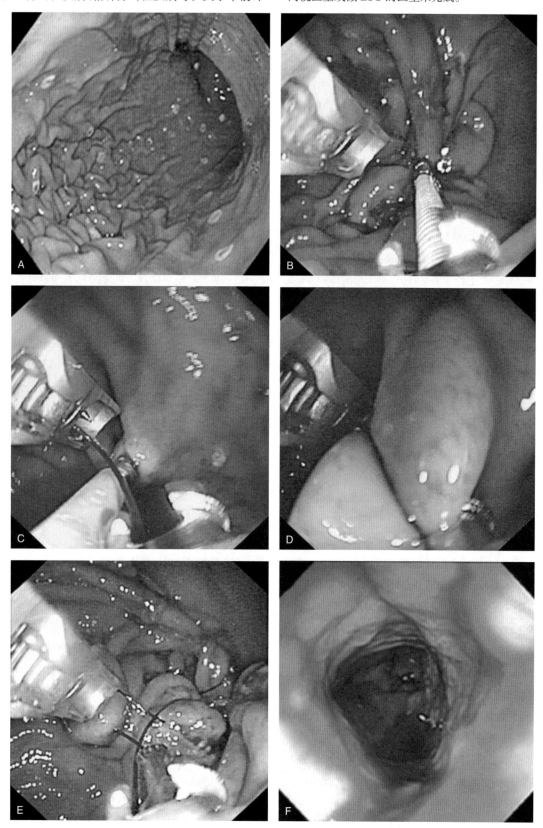

图 7-8-14 内镜袖状胃成形术
A. 用 APC 标记缝合点;B. 在标记点处使用螺旋锚定装置抓取缝合黏膜;C. 全层组织牵引至设备中;
D. 胃全层缝合;E. 收紧缝线,完成一次折叠;F. 内镜下袖状胃结构形成。

目前 ESG 尚未建立标准化的手术流程,ESG 技术和手术细节也在逐步改进,如术前是否需要氩气血浆凝固术(argon plasma coagulation,APC)标记,缝合顺序、方式、缝线的数量,每针缝线的咬合术等,其中争议最大的就是缝合方式,文献报道的方式有 Z 形、三角形、U 形、矩形等,但不管哪种缝合方式,缝合目的应该是以管状方式减少曲率,而不是尽可能缩小管腔。ESG 术后所用药物包括止吐药如昂丹司琼、解痉药东莨菪碱、皮质类固醇(地塞米松)和镇痛药,术后 1~3 个月内常规服用质子泵抑制剂类药物,不建议使用非甾体抗炎药和甲氧氯普胺。

近年多项研究证实 ESG 手术的安全性和减重效果。一项荟萃分析显示,6 个月时 %TWL 为 15.1%,BMI 下降 5.6kg/m²,%EWL 为 57.7%;18 个月后的 %TWL 为 16.8%,%EWL 为 73%。严重不良事件包括需要住院治疗的疼痛或恶心(1.08%)、上消化道出血(0.56%)、胃漏(0.48%)、肺栓塞(0.06%)和气腹(0.06%)。除了达到良好的减重效果之外,ESG 也能改善 T2DM、高血压及其他合并症症状。

既往研究结果显示,ESG 安全性、持续性和减重效果均较为显著,且该手术相关不良反应通常较小。但该术式器械操控较为复杂,对术者的内镜操控技能要求较高,大多数中心还处于模仿学习阶段。另外,ESG 的减重原理尚不明确,可能与增加饱腹感、延缓胃排空、降低食欲激素等相关。

综上所述,ESG 是一种安全、可行、减重效果良好的方法,其作为一种新兴的肥胖内镜下治疗手段,具有广阔的应用前景,但对于 ESG 的标准化手术流程、减重机制等仍需要进一步探索和研究。

(3)原发性肥胖腔内手术(primary obesity surgery endoluminal,POSE):经自然腔道内镜手术(natural orifice translumenal endoscopic surgery,NOTES)通过将柔性的内镜检查与微创手术相结合,在肥胖症的治疗中具有良好的应用前景。

POSE 是基于 NOTES 的手术理念,通过内镜将无切口手术平台(incisionless operating platform,IOP)置于胃底或胃体,利用特殊的缝合锚制造人工皱襞,一般在远端胃体制造 3~4 个折叠以延缓胃排空,在胃底部制造 8~10 个折叠以减少胃容积,从而限制热量的摄入,起到减重的效果。近年来,POSE 不断改进,发展出了仅折叠远端胃体的术式,称为POSE-2,POSE-2 引起的胃排空延迟能起到长期的体重减轻作用,因此 POSE 的手术部位更偏向于选择胃体。远端胃体折叠可能是比胃底折叠更具有潜力的内镜下减重治疗方法,但需要进一步的循证医学证据来证明。

(4)经口内镜胃形成术(transoral gastroplasty,TOGA):通过使用包括固定器与吻合器在内的内镜操作系统进行手术,固定器借助环形收缩线和钛夹将胃壁组织进行固定,吻合器通过真空泵将固定的胃壁组织吸入卡槽,进行袖状吻合,使胃腔容积减小。早期的研究发现该术式并发症较多,常见的不良反应包括恶心、呕吐、腹痛、吞咽困难及吻合口裂开等。目前此术式的研究缺乏大样本的多中心试验结果,安全性及有效性尚需进一步确认。

(5)经口内镜限制性种植系统(trans-oral endoscopic restrictive implant system,TERIS):是在内镜下将一种特制塑料帽缝合在贲门下方,这种塑料帽只有一个 1cm 的小孔,缝合固定好后,食物只能从这个小孔通过,从而减少食物摄入。有研究发现在行 TERIS 手术的患者中,随访 3 个月时 %EWL 为 22.2%,BMI 中位数从 42.1kg/m² 下降到 37.9kg/m²。术后不良反应有上腹部疼痛、咽喉疼痛、恶心、呕吐、低热等。由于此方法研究较少,且多数研究只报道了近期效果,远期效果不明,因此,在临床上应用较少。

(6)内镜下铰链环型吻合术:与大多数限制摄入类的手术原理类似,铰链环型吻合术(articulating circular endoscopic stapler,ACE stapler)借助头部可 360° 旋转的 ACE stapler 装置,术者可在内镜下灵活控制该装置以实现在胃底部和胃窦部安装装订夹的效果,胃底部可最多建立 8 个折叠,胃窦部可建立 2 个折叠,达到减少胃容积的目的。基于动物实验的可靠疗效,该术式也在人体进行了 I 期临床试验,试验结果表明该术式安全可行,肥胖症患者的体重明显下降且不良反应轻微。但是,由于每次折叠后需要将装置取出,重新装入装订夹,频繁的重新装填大大延长了手术时间。

2. 其他限制摄入类手术

(1)胃腔内肉毒毒素注射:A 型肉毒毒素是一种有效的神经毒素,在神经肌肉交界处抑制乙酰胆碱释放。内镜下在胃底部和胃窦部的胃黏膜下层至固有肌层注射肉毒毒素,以抑制乙酰胆碱介导的蠕动来延迟胃排空,促进早期饱腹感和体重减轻。早期发现仅在胃窦部注射时减重效果不明显,而在胃底部和胃窦部同时注射时体重才会显著下降。尽管肉毒毒素注射的作用持续时间较短,仅 3~6 个月,但易于实施,且不良反应少,因此被认为是一项具有潜力的内镜减重方法。

(2)胃电刺激(gastric electrical stimulation,GES):内镜下 GES 减重的原理是通过改变胃电生理活动,抑制胃排空,影响大脑神经元兴奋和相关激素释放,从而增加饱腹感。临床研究初步证实体重减轻有效,但随访时间较短;目前 GES 治疗肥胖最优的刺激模式仍在摸索中,包括电极放置部位、刺激参数、采用波长组合等,需要通过更多的研究评估 GES 对肥胖的长期影响。

(二)影响吸收类手术:促胃容物排出

1. 内镜十二指肠空肠旁路袖管术(endoscopic duodenojejunal bypass sleeve,EDJBS) 其使用一种可在内镜下放置和拆卸的肠道袖管,该装置模拟 Roux-en-Y 胃旁路术(RYGB),通过构建十二指肠空肠旁路,将近端小肠的食糜分流,从而起到减轻体重并改善 T2DM 的效果。在内镜引导下,在十二指肠空肠中置入 60cm 长的袖管,该袖管头端为带有倒钩的镍钛环,能够固定在十二指肠球部,袖管扩张后可覆盖于肠腔表面。一方面,该袖管通过改变食糜的运输路线,可避免食物与小肠黏膜直接接触,同时胆汁与胰液只能沿袖管外壁流向远端,而无法与食物充分混合;另一方面也加快食物运输的速度,从而减少部分肠道对于热量的吸收,以达到减重的效果。

研究结果显示十二指肠空肠旁路袖管植入后 T2DM 患者的糖化血红蛋白减少了 1.3%,胰岛素抵抗指数减少了 4.6,%TBWL 为 18.9%,%EWL 为 36.9%。表明十二指肠空肠旁路袖管置入能够改善 T2DM 肥胖症患者的血糖控制和胰岛素抵抗。

通常建议在袖管置入 12 个月后通过内镜移除十二指肠空肠旁路袖管,其植入后可能出现的副作用包括腹痛、消化道出血、胰腺炎、肝脓肿等。EDJBS 正在逐渐成为一种有效的肥胖症干预措施,但未获得 FDA 批准,将来可能会作为药物治疗和生活方式干预的辅助疗法,应用于肥胖症患者及伴有肥胖的 T2DM 患者。

2. 内镜下十二指肠黏膜重塑术(endoscopic duodenal mucosal resurfacing,DMR) 作为一种微创的手术,通过对十二指肠黏膜的射频消融引起黏膜再生重塑,从而干扰食物的局部吸收。DMR 对于肥胖症尤其是肥胖相关并发症有着独特的疗效。前瞻性研究发现术后 6 个月糖化血红蛋白较前明显改善,且患者对 DMR 耐受性良好。术后最常见的并发症为腹痛,8% 的患者出现十二指肠狭窄,但均可在内镜下治疗。

DMR 被认为在使用口服降血糖药的 T2DM 控制不理想的患者中是可行、安全和有效的。该术式能够改善临床指标和症状,与基线相比,6 个月和 12 个月的平均糖化血红蛋白降低了 0.9%,与在糖尿病管理中增加额外的药物治疗效果相仿。在糖尿病治疗领域,DMR 可能作为药物治疗的辅助或替代方法发挥作用。同时,消化道,特别是十二指肠,可能是治疗 T2DM 和其他并发代谢性疾病的重要干预目标。

3. 内镜下无切口磁力吻合术 基于减少近端空肠对热量吸收来达到减重效果的概念,可在胃肠道内置放金属支架到十二指肠空肠旁路袖管;目前,在动物和人体研究中也描述了第三种分流手术——内镜下无切口磁力吻合术。随着磁力外科学的不断发展,通过使用自组装磁铁,内镜下无切口磁性吻合术得以开展。操作者进行小肠镜与结肠镜操作,将 2 块磁铁分别置于肠道的对应位置,例如:空肠和结肠、十二指肠降部-结肠肝区、十二指肠球部-回肠、十二指肠肝区-结肠等,磁性吸引使得 2 块磁铁向彼此靠近以压迫磁铁间的肠道组织。数天后,被压迫的肠道组织发生缺血坏死,组织愈合以重塑肠道通路,其中分流和“天然”途径均保持通畅。当吻合口形成后,配对的磁铁随着肠道排出体外。此前,内镜下无切口磁力吻合术在猪模型中被认为集微创、安全、有效性于一体,效果优于外科缝线及吻合器重塑的肠道旁路。

由于在内镜操作过程中使用磁铁,在术中应尽量减少磁铁与不锈钢器械之间的接触;术后,患者不应接受磁共振检查,直到确认肠道内磁铁被排出。同时,磁力吻合的长期通畅性也是一个值得关注的问题,吻合术后吻合口狭窄、穿孔均有可能发生。为解决上述问题,磁铁的形状不断改进,从线性结构发展到目前的八角形结构,吻合口径不断扩大,来预防狭窄的发生。此外,自组装磁铁产生的 360° 压力在理论上避免了吻合口出血的发生,达到完全止血的效果。

Machytka 等人首次应用此项技术进行人体试验,所有患者均成功构建肠道旁路,6 个月后,平均 %EWL 为 28.3%,%TWL 为 10.6%,其中 4 例 T2DM 患者的血糖与糖化血红蛋白均得到改善。总体而言,内镜下无切口磁力吻合术是一项具有潜力的减重手术。

(三)其他胃减重手术

1. 限制摄入与吸收 内镜胃十二指肠空肠旁路袖管术(endoscopic gastroduodenal-jejunal bypass sleeve,EGDJBS)是在十二指肠空肠旁路袖管术基础上的进一步改进,也是基于对 RYGB 的模仿。通过内镜置入 120cm 长的胃-十二指肠-空肠袖管,旨在构建腔内胃-十二指肠-胆胰管旁路袖管。该袖管近端置于食管-胃连接处,远端在空肠处也适当延长。因此,EGDJBS 既能限制食物的摄入,又能影响食物的吸收。但由于该技术操作困难,袖管易移位。在一项小样本前瞻性研究中,置入袖管后,患者出现明显的食量减少与早饱感,在 1 年的随访中,患者耐受程度较高且在随访期间内未观察到并发症的发生,1 年后 %EWL 为 54%,并且相关肥胖合并症均得到改善,尤以血糖控制最为显著。

袖管的良好放置以及提高内镜医生的放置技术,是目前开展 EGDJBS 的主要限制问题。

2. 减少胃壁顺应性　RYGB 术后大约有四分之一的患者会出现体重反弹,吻合口扩张和胃袋扩大被认为是术后体重减轻不理想和体重反弹的风险因素,而内镜下硬化治疗作为内镜缝合修复技术的补充,越来越多地用于治疗 RYGB 术后的体重反弹。内镜下硬化治疗是通过使用内镜硬化剂治疗针将硬化剂,常用的如吗啡酸钠等注射到吻合口的边缘,但其长期的安全性及体重减轻结果仍有待进一步评估。

同样的,内镜下射频消融术(radiofrequency ablation, RFA)能够引起上皮下瘢痕和纤维化,主要通过限制 RYGB 术后胃袋的顺应性,避免胃袋进一步扩大,以解决 RYGB 术后体重反弹的问题。

(四)展望

肥胖症治疗逐渐成为人们关注以及研究的热点,药物治疗和生活方式干预效果有限。与减重手术相比,内镜手术具有微创、安全、可逆、经济的特点,逐渐成为一个极具潜力的肥胖症治疗手段。对于手术方式,需要高度个体化选择,根据患者的肥胖程度、身体基本状况,自身承受能力及意愿等进行综合评估和充分沟通。目前内镜减重方法仍处于初步阶段,只有少部分手术方式被 FDA 批准,尚未常规应用于临床。国外研究结果初步证明其在短期内的良好治疗效果,但内镜减重疗法的远期疗效及安全性亟待更多高质量的研究验证。另外,由于肥胖与机体糖脂代谢调节紊乱关系密切,许多研究显示在达到一定的减重效果后,对代谢性疾病,例如 T2DM、高血压、高脂血症等有一定的改善作用,需要更多的研究来探索内镜减重手术调控代谢的分子机制。未来内镜下减重治疗将在肥胖症与代谢性疾病相关领域发挥举足轻重的作用。

三、肥胖的非介入治疗

肥胖症的非介入治疗,即通过无创或微创方式,不需要麻醉、切口、缝合、或漫长的恢复时间,便可减少或去除身体不同部位(如腹部、大腿、臀部、上臂、颏下区域等)的顽固型脂肪。肥胖症的非介入治疗主要包括四种,第一种是通过非侵入型的激光、超声、射频等物理治疗产热或热电制冷来消融脂肪;第二种是通过非热型的激光生物调节作用、声波机械效应、电磁刺激运动神经元等引起脂肪细胞破碎或程序性凋亡;第三种是可注射的脱氧胆酸溶脂治疗;第四种是正处于研究阶段的可注射水凝胶及透皮微针用于局部靶向药物递送从而达到减脂的目的。

(一)激光治疗

激光是一种电磁波,可被生物组织吸收后产生热量,即激光的光热作用。生物体内主要组织发色团有血红蛋白、黑色素、脂质和水等。不同组织具有不同发色团,对不同波长的激光吸收系数不同,如图 7-8-15 所示,在皮下组织中不同波长激光具有不同穿透深度。通常来说,波长越长,散射越少,相应的穿透深度越深。由此可见,在针对某一种疾病治疗时,需要根据病灶组织内的发色团和病灶深度选择合适波长的激光。激光的能量密度,即作用在皮肤单位面积的能量大小,是另一个非常重要的治疗参数。给定激光的波长后,能量密度越高,能量穿透性越深。若输出的能量密度超过组织所能承受的阈值,便会引起组织损伤。基于此,将激光能量经皮递送至脂肪组织,进而引起脂肪热解,该无创型局部减脂技术吸引了很多关注。

FDA 批准了一种可用于无创型减脂的激光热疗设备,其波长为 1 064nm。该波长的激光可以靶向脂肪内的发色团,且组织穿透深度较深,因此可有效地将激光能量传递到脂肪组织,对其他组织发色团的影响较小。辐射时间为

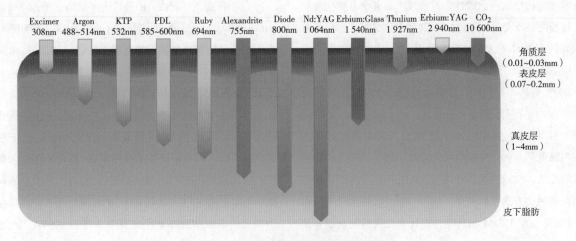

图 7-8-15　不同波长激光的组织穿透深度示意图

25 分钟,激光功率密度为 0.9~1.4W/cm^2,便可将脂肪细胞的温度加热到 42~47℃,引起脂肪细胞凋亡,所产生的细胞碎片最终会被身体免疫反应消除。临床试验证实,治疗 3 个月后脂肪体积平均减少了 24%。然而,要想达到脂肪细胞的凋亡温度,皮肤表面的温度会远远高于脂肪组织,很容易造成皮肤灼伤。因此,该设备与皮肤接触的表面连接着一个冷却水系统以保护皮肤不受热损伤。虽然该无创型激光设备可在短短两三个月内达到非常可观的减脂效果,但它目前只适用于 BMI 小于 30.0kg/m^2 的超重人群,并非肥胖症患者的最佳治疗选择。

另一种用于减脂的非热型低强度激光也得到了 FDA 的批准,其可用于治疗 BMI 大于 30.0kg/m^2 的肥胖症患者。该设备由 10 个功率为 17mW、波长为 532nm 发绿光的二极管激光组成。临床试验证明,针对 BMI 30.0~40.0kg/m^2 的肥胖症患者,每次治疗 30 分钟,每周治疗 2 次,4 周后,其臀部、腰部及上腹部的总围度平均减少了 10.52cm,且无任何副作用。其机制主要是通过光的生物调节过程发挥其减脂作用。最常见的一种分子改变是位于线粒体呼吸链中的含铁和铜的细胞色素 C 氧化酶,在脂肪细胞中,细胞色素 C 氧化酶的激活可以引起一系列细胞内变化。然而,这些观点还未得到充分的证据证实,需要更进一步研究。此外,依然需要探索"热引起的激光消融仅适用于 BMI<30.0kg/m^2,而低强度激光却可治疗 BMI ≥ 30.0kg/m^2 的肥胖症患者"的根本原因,以助于开发更有效的无创减脂方法治疗肥胖症患者。

(二)超声治疗

超声波是一种频率超过人类听觉上限的声波。如图 7-8-16 所示,超声能量可以通过以下两种形式递送至皮下组织:非聚焦型或聚焦型。对于非聚焦型超声能量传输,皮肤和皮下脂肪暴露于超声能量中的范围是相似的,而由于超声波在传播过程中的能量衰减,导致皮下脂肪接收的能量强度有限,皮肤却始终暴露在最大的超声能量强度下(图 7-8-16A)。因此若使用非聚焦型超声波减脂,会对皮肤造成很大损伤。相比之下,聚焦型超声可以将超声波能量聚焦集中在特定的皮下脂肪区域,导致脂肪细胞溶解,大大减少了对皮肤、血管、神经和肌肉的损伤(图 7-8-16B)。

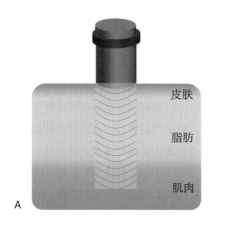 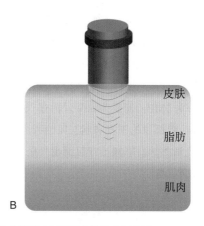

图 7-8-16　超声换能器发出的超声波束在皮肤及皮下组织中的轨迹示意图

A. 非聚焦型; B. 聚焦型。

FDA 批准的用于减脂的超声设备都是聚焦型超声,主要有以下两种类型。一种为高强度聚焦超声(high-intensity focused ultrasound, HIFU)(2MHz, >1 000W/cm^2),其频率高、能量大,可在几秒内将靶向区域内的组织加热到 70℃,导致靶向组织瞬间坏死,周围组织却不会受到影响。因此,HIFU 可以消融组织,且具有很高的精度。另一种是低频率的聚焦超声(200kHz,约等于 17.5W/cm^2),可产生非热型的机械效应,超声振动引起脂肪细胞内物质运动,改变细胞膜通透性。振动的声压会引起脂肪细胞膜的选择性破坏,导致脂肪细胞分解。此外,脂肪组织间液很容易受到声压快速变化影响引起气泡的形成和内爆,由此释放的能量也会导致脂肪细胞快速分解。这些分解的脂肪细胞碎片最终会通过身体的自然生理代谢过程排出。

FDA 批准了一种用于无创型局部减少腹部、大腿、腰部脂肪组织的高强度聚焦超声设备。临床试验证实,聚焦深度为 1.1~1.8cm,治疗时间约为一次 40 分钟,总 HIFU 剂量为 141J/cm^2,三次治疗可将腰围减少超过 2cm,且无明显副作用。组织学分析实验结果也表明脂肪细胞内有明显的病变组织,而这些病变区域与真皮或表皮具有一定距离。因此,HIFU 被认为是一种安全、无创、有效的局部减脂方法。FDA 批准的另一种用于无创型局部减脂的聚焦型超声设备,其超声波能量以脉冲形式传递,可以通过控制参数产生机械效应,而非热效应,从而引起脂肪细胞破碎。类似地,表皮和真皮层能量密度最低,皮下脂肪组织内能量密度最高。聚焦深度约为皮下 1.5cm,治疗时间约为 30~60min/ 次,治疗三次后腰围平均可减少 2.5cm。然而,这两种无创聚焦型超声目前仅适用于 BMI<30.0kg/m² 的超重人群或者需要局部减脂的人群。

(三) 射频治疗

射频即射频电流,是一种高频交流变化的电磁波,其频率范围很广,普遍介于 300kHz 和 300GHz 之间。不同的组织类型,如肌肉、脂肪和皮肤等,具有不同的固有阻抗,因此射频能量会在不同组织产生不同类型的响应。射频技术用于无创型减脂,主要是利用体内不同组织的阻抗不同,通过设定特定频率的射频,可将射频能量产生的热选择性传递到皮下脂肪组织内,进而溶解脂肪细胞。此外,射频能量会破坏皮肤胶原纤维的三螺旋结构,引起自然的愈合过程,并刺激产生新的胶原纤维,因此,射频技术也可以促进胶原蛋白重塑,紧致皮肤。

FDA 批准了一种用于无创非接触式减脂的射频技术,其频率为 27.12MHz,功率为 200W,射频头与皮肤之间保持 1cm 的距离,每次治疗 45 分钟。此外 FDA 也批准了另一种技术,其结合了红外光和双极射频,以实现加热脂肪细胞及其周围的结缔组织和真皮内的胶原纤维,从而局部减少脂肪堆积、有效刺激产生胶原蛋白和弹性蛋白、改善皮肤松弛等。治疗的频率为 1MHz,能量为 60W。治疗三次之后,就可明显地看到治疗部位的围度和脂肪团的减少,且皮肤表面非常紧致光滑。然而射频治疗目前也只是针对 BMI<30.0kg/m² 的超重人群。

(四) 冷冻治疗

冷冻治疗,也可称为冷冻溶脂治疗,即通过非侵入性的方式选择性地冷却脂肪细胞以使其死亡,减少皮下脂肪的一种治疗方式。其依据的机制是,相比于脂肪细胞周围富含水的细胞,脂肪细胞由于富含脂质因此更容易受到冷损伤,故而可以通过物理方法制冷,从而实现选择性地诱使脂肪细胞凋亡,同时也可保护皮肤及与脂肪细胞相邻的细胞。凋亡的脂肪细胞随后会逐渐被巨噬细胞吞噬消化。

寒冷会引起寒冷性脂膜炎,可能会导致脂肪缩小,这一现象引起了科学家们对冷冻溶脂的兴趣,从而开展了大量关于冷冻溶脂减少脂肪方面的动物和临床研究。FDA 于 2010 年批准冷冻治疗可用于减少侧腹部脂肪,2012 年批准可用于减少腹部脂肪,2014 年批准可用于减少大腿脂肪,2015 年批准可用于减少下颏脂肪,2017 年批准可用于减少

上臂脂肪沉积。该冷冻治疗设备贴近皮肤的部分是一个杯形敷贴器,有两个冷却板,脂肪组织和皮肤会在真空作用下被吸入冷却板之间。温度由基于帕尔帖效应的热电元件调节,并由检测热通量的传感器控制。确定治疗区域后,首先在皮肤表面涂抹有助于热接触的耦合凝胶,之后固定杯形敷贴器便可开始递送冷空气,治疗区域的温度约为 4~5℃。该治疗并非真的冷冻脂肪细胞,而是使其变冷直到破坏脂肪细胞。每个区域治疗 45~60 分钟。所需的治疗周期数取决于治疗区域,侧腹部通常只需一次治疗即可看到显著治疗效果,但背部和大腿内外侧通常需要两次以上的治疗。临床试验表明,受试者的皮下脂肪层在治疗 4 个月后平均减少了 22.4%。选择性的冷冻溶脂治疗可减少皮下脂肪,却不会损坏周围组织。总体来说,冷冻溶脂产生的不良反应(包括红斑、水肿、瘀伤、感觉异常、皮肤色素过度沉积和疼痛等)通常是轻微的,几周内便会消失。然而,过去几年,关于冷冻溶脂引起反常性脂肪增生的报道越来越多,报道率大约为 0.025%~1%。因此,需要开展更多的临床试验以及对治疗后患者的跟踪报道来进一步研究冷冻溶脂的长期效果及副作用。

综合来说,基于物理方法的局部冷冻溶脂治疗主要依赖于通过皮肤的热扩散,而这会大大限制需要治疗的靶向脂肪细胞深度及精确度。基于此,最近开发的一项通过利用冰浆注射减脂的首次人体临床试验表明,冰浆注射引起的冷冻溶脂可以消除局部物理性冷冻溶脂的热扩散限制,可以精确控制其所需要治疗的脂肪组织范围及深度,从而实现个体化定制型减脂。只需要通过注射器将 20ml 冰浆(冰的含量约为 30%)一次性皮下注射入脂肪组织,便可将皮肤表面温度降低到 10℃左右,并维持 10 分钟。通过对冰浆注射 20 周后患者的注射位点脂肪组织的组织学分析表明,与对照组及未注射的部位相比(此两处的表皮或真皮层并未有任何显著变化),接受冰浆注射的部位可以看到明显的组织学变化,如脂肪组织内纤维间隔增厚、成群脂肪细胞减少、脂肪细胞减小以及出现了含有大量脂肪细胞的巨噬细胞。然而,关于冰浆注射引起的脂肪层减少及安全性方面仍需更进一步的临床研究。

(五) 高强度聚焦电磁治疗

上述四种非侵入型减脂的治疗方式普遍都是通过物理方法作用于脂肪组织以去除脂肪,而这并不能解决脂肪减少引起的肌张力降低进而导致的肌肉松弛问题。体育锻炼是目前最有效的肌肉强化方法,然而,由于现代生活压力较大及时间成本问题,锻炼对大多数人而言并不可行,因而迫切需要研究开发更有效的非侵入方法来减少皮下脂肪,

同时也可强化肌肉。实际上，人体内肌肉组织含量（成年男性为42%，女性为36%）高于脂肪组织含量（25%）。而高强度聚焦电磁治疗（high intensity focused electromagnetic therapy，HIFEMT）的靶向对象即为肌肉组织。

2018年，FDA批准了一种HIFEMT设备用于无创型减脂和增肌。其在减脂方面的治疗机制详述如下：高强度的交流电通过与皮肤接触的圆形线圈时会产生频率为3~5kHz的交变磁脉冲，并传播至下层组织，进而由于电磁感应原理在组织中感应出电流，从而导致可激活组织去极化。不同类型的神经元电特性具有很大差异，运动神经元更易被激活，而感觉神经元和伤害性感受器却对此并不敏感。去极化作用诱发的运动神经元兴奋以动作电位方式传送到神经肌肉接头部位，从而引起肌肉收缩。HIFEMT产生的电磁脉冲刺激频率非常快，远远超过肌肉松弛时间，肌肉无法得到放松，便会进入强直性痉挛状态，从而达到最大的肌肉收缩力，而这无法通过肌肉的自主收缩实现。之后，肌肉放松，传递另一组脉冲，重复上述过程。HIFEMT大约会持续30分钟，在此期间会诱发大约23 000次肌肉收缩，如此高负荷的肌肉收缩会引起肌肉的肥大反应，表现为肌肉质量增加。此外，也会引起级联反应，超大肌肉收缩会增加受到刺激区域中脂肪细胞的代谢活性，引起游离脂肪酸的快速释放，引起脂肪细胞的程序性凋亡。

临床试验表明，当HIFEMT以非侵入的方式作用于患者腹部，治疗周期为每次30分钟，间隔时间2~5天不等，共治疗4次，患者腹部的皮下脂肪组织厚度平均降低18.6%，腹肌增厚15.4%，且这样的减脂增肌效果可以保留近6个月。HIFEMT引起的减脂增肌效果在BMI处于正常范围内的患者最为明显。这主要是由于磁场强度随着与线圈间距离的增加会二次递减，BMI非常高的肥胖症患者由于皮下脂肪堆积使得线圈和运动神经元之间的距离增加，故而不能实现非常强烈的肌肉收缩。

值得关注的是，磁刺激与电刺激具有很大的不同。电刺激是通过将电极附着在皮肤表面，产生的电流会直接进入皮下组织中，这种方式会导致电极周边产生非常高的电流密度，从而引起对皮肤的强烈刺激，造成瘙痒和疼痛。另外，电流密度的不可控聚集也很容易引起皮肤组织的过热和灼伤。为避免这种情况出现，电刺激中所使用的电流强度便会得到很大的限制。而与电刺激不同，磁刺激是利用线圈产生的交变磁脉冲，以及在组织中的电磁感应原理从而选择性激活运动神经元，而非感觉神经元和伤害性感受器，因此在线圈下面的皮肤表面并不存在局部聚集的高电流密度，在整个治疗过程中几乎是没有任何特殊感觉。临

床中目前也并未看到有关该技术引起的任何副作用报道。HIFEMT是一种新型的无创型物理减脂方法，仍然需要大量的临床试验和跟踪报道来进一步验证其有效性和安全性，无创型物理减脂技术依然需要更多关注和研究，从而真正实现可以针对BMI>30.0kg/m² 的肥胖症患者的减脂及减重。

（六）注射溶脂治疗

注射溶脂治疗是一种微创型的脂肪去除方法。可注射的脱氧胆酸（deoxycholic acid，DCA）于2015年得到了FDA批准，用于减少颏下脂肪。DCA可破坏脂肪细胞膜的胆汁酸的脂解部分，导致脂肪细胞死亡，同时对富含蛋白质的皮肤和肌肉组织不会产生任何影响。当DCA注射入颏下脂肪组织后，会破坏细胞膜，导致脂肪细胞分解，引起炎症反应，进而清除注射部位的自由脂质和细胞碎片。DCA对于不同的细胞具有不同的毒性，研究表明，相比表皮角质细胞、真皮成纤维细胞和骨骼肌细胞，DCA对脂肪细胞具有更高的敏感性，这或许是因为脂肪细胞缺少可以结合脱氧胆酸盐的特定蛋白。临床试验证实，与对照组相比，注射DCA（1~2mg/cm²）4~6次后可以显著减少颏下脂肪。该治疗具有一定的不良反应，但普遍都是短暂的，如疼痛、血肿、麻木、红斑和肿胀等。基于脱氧胆酸注射在消除颏下脂肪方面的有效性和安全性，这种局部注射溶脂是否也可以治疗其他部位的脂肪，仍需要更多的临床试验证实。

（七）可注射水凝胶治疗

可注射水凝胶具有原位成型性、原位药物递送、高靶向性、可均一负载药物、可控药物释放等特征。在肥胖症治疗方面，近期发表的两篇基于可注射水凝胶包裹光热剂的文章提出了新的治疗思路。新加坡南洋理工大学开发了一种基于负载光热剂的可注射热敏水凝胶的透皮温和光热疗法，仅需一次注射便可实现多次透皮近红外激光辐照。该疗法直接作用于白色脂肪组织，通过光热效应重塑脂肪细胞，包括引起脂肪细胞凋亡和分解，打开脂肪细胞的热响应TRPV1通路从而引发脂肪细胞棕色化和分解等。此外，通过与药物治疗结合，产生了增强协同治疗效果。研究发现，基于可注射热敏水凝胶的局部靶向性，大大减少了皮下脂肪组织，促进了脂联素的分泌，此外，由于全身代谢活跃组织之间相互作用，该治疗可减少内脏脂肪，改善全身的葡萄糖和脂质代谢。该方法易于操作，适用于针对肥胖症这种慢性病所需的长期家庭治疗，因此具有很大的临床转化前景。此外，通过对相关细胞信号通路及代谢活跃组织之间相互作用的分析研究，也为开发针对肥胖症

和代谢综合征的治疗方法提供了新思路。我国华东师范大学开发了另一种可注射的光热水凝胶，即与聚多巴胺纳米粒子（polydopamine nanoparticle，PDA）交联的聚乙二醇（polyethylene glycol，PEG）水凝胶。研究发现，基于可注射PDA-PEG水凝胶和局部近红外激光照射引起的局部热疗，可以通过HSF1-A2B1转录轴促使白色脂肪细胞棕色化，激活脂肪细胞产热，进而可以有效地治疗肥胖症及其相关的胰岛素抵抗和脂质代谢异常。这项研究发现了可以激活白色脂肪细胞棕色化的新靶点——热激活因子（heat shock factor 1，HSF1），且通过在上万人群中开展的人类关联研究和功能分析，更进一步确认了HSF1与代谢之间的关系。该研究为针对肥胖症的新药研发及研究开发治疗肥胖症的新方法提供了非常有前景具有很高临床转化潜力的新靶点和新思路。

美国阿拉巴马大学伯明翰分校开发了另一种新型的治疗肥胖症和胰岛素抵抗的可注射水凝胶，即肽两亲物-释放一氧化氮（NO）的纳米基质（peptide amphiphiles-NO-releasing Nanomatrix，PANO）凝胶。NO是一种气体信号分子，在炎症反应、新陈代谢、心血管功能和认知功能等各种生物过程中发挥着至关重要的作用。NO可以通过增加线粒体生物合成、刺激葡萄糖摄取和氧化、刺激脂质降解和氧化、激活棕色脂肪等来提高身体代谢率。而生物体内NO的生物利用度会因为衰老和心脏代谢性疾病而降低。基于此，该研究团队提出了一种新型可注射的可缓慢释放外源性NO的PANO凝胶。研究表明，PANO凝胶注入棕色脂肪组织，激活了棕色脂肪组织和米色脂肪组织，改善了肥胖小鼠肌肉、肝脏和内脏脂肪组织中的胰岛素信号转导，减轻了炎症，提高了内脏脂肪组织中的脂肪分解，降低了血清中脂质和肝脏中甘油三酯水平。因此可持续提供外源性NO的PANO凝胶注射是一种有效治疗肥胖症及代谢紊乱疾病的新技术。然而，肥胖症患者的棕色脂肪组织较少，如何将棕色脂肪组织靶向注入肥胖症患者，是该技术临床转化中需要思考的一个问题。

通过以上几个最新的研究项目，可注射水凝胶由于其高靶向性和缓释性在治疗肥胖症及代谢综合征方面具有很大的临床转化前景。然而，这些研究工作都只是基于肥胖小鼠模型，需要更进一步在猪等大动物开展研究工作，才能更有效地推进临床转化。

（八）微针治疗

上述非侵入型的物理治疗疗法由于仪器成本高，操作不便，目前只能由专业人士在诊所操作。而肥胖症是一种长期的慢性疾病，如何开发可以自我操作的新的肥胖症治疗方法使其具有较高的患者依从性、安全性和便捷性至关重要。基于此，研究工作者也一直在探索更有效方便的针对肥胖症的治疗方法。近年来，微针（microneedle，MN）作为一种透皮治疗技术，吸引了众多研究和临床工作者的关注。微针，即具有微观尺度（通常长度约为1 000μm，宽度约为300μm，针尖直径约为10μm）的三维结构，可以很容易仅通过大拇指按压便刺穿皮肤角质层，且由于微米级的尺度，不会损伤真皮中的血管和神经末梢，皮肤表面形成的短暂微孔也会随着皮肤自愈而闭合，因而微针是一种微创型、无痛且不会出血的透皮递送方式。由可降解的聚合物材料制成的微针贴片，可以均一高效地负载治疗药物，而且通过调控聚合物材料可以控制药物释放动力学。基于这些特性，至今有很多研究机构开展了多项关于聚合物微针贴片递送灭活流感疫苗、脑炎疫苗、避孕药等的临床试验。尽管目前并未有微针治疗肥胖症方面的临床试验，但是已经有很多研究工作以高脂饮食诱导的肥胖老鼠为模型，开发了新型的聚合物微针贴片，实现了局部靶向脂肪组织可控递送药物，并在肥胖老鼠上展现出了显著的治疗效果。比如，聚乳酸-乙醇酸作为基质材料制成的微针贴片可负载褐变剂以实现长期缓慢释放药物，玻尿酸作为基质材料制成的微针贴片可负载包覆辣椒素的α-乳白蛋白胶束，交联玻尿酸制成的微针贴片可负载包覆罗格列酮、葡萄糖氧化酶和过氧化氢酶的葡聚糖等。这些微针贴片可以穿透皮肤角质层直接给药到真皮层，继而通过扩散直接靶向皮下脂肪组织，因此可以提高药物生物利用度，显著降低药物用量，减少对其他器官的副作用和成本。此外，肥胖症患者可以非常方便地在家里进行长期的自我治疗，仅通过拇指按压便可完成给药过程，而无须频繁就诊，大大提高了患者的依从度。因此，基于微针贴片的透皮给药方式在治疗肥胖症及代谢性疾病方面具有较高的临床转化价值和非常广阔的市场前景。

执笔：王海洋　蒋小涵　田沛荣　昝萍

指导：范志宁　陈鹏　张鹏

第九节 肥胖症的手术治疗

一、减重手术的历史及演变

(一) 概述

近50年来,经济水平的提高和饮食结构的改变,导致肥胖症患病率逐渐升高,肥胖症已经成为一个全球性的公共卫生问题,世界上的绝大多数国家面临着人口肥胖这个健康问题。其中,美国的肥胖症患病率高居世界第一位,而我国由于人口基数大,肥胖症患者总人数已超过美国排名世界第一位。

作为一种全身性疾病,肥胖症的主要问题是带来很多的代谢异常和心血管风险,如T2DM、高脂血症、高尿酸血症、脂肪肝、阻塞型睡眠呼吸暂停低通气综合征等,所以需要早期积极干预。对于肥胖症的治疗,非手术治疗方法往往效果欠佳,难以让患者获得较大幅度的体重下降或者下降后的体重难以长期维持。而临床研究表明,减重手术是目前治疗肥胖症的最有效手段。

(二) 减重手术的起源

减重手术在临床上主要用于为患者减轻体重,但后续越来越多的临床随访数据表明,减重手术不仅可以治疗肥胖症,还可以显著缓解甚至治愈肥胖相关的各种代谢紊乱及肥胖相关并发症,如多囊卵巢综合征(PCOS),阻塞型睡眠呼吸暂停低通气综合征(OSAHS)。因此,减重手术现在被称为代谢手术,越来越受到临床的重视和关注。

减重手术起源于20世纪60年代。1954年,Kremen等人完成第一例空肠回肠旁路术(jejunoileal bypass,JIB),开启了减重手术作为治疗肥胖症的新方法;此后10余年的时间里临床上出现了旷置小肠的多种旁路手术,这些手术通过减少肠道吸收面积,可以让患者体重得到部分减轻,但也容易导致多种严重的并发症(包括慢性腹泻、严重的电解质紊乱与低蛋白血症等),而且病死率可高达10%,所以单纯的空肠回肠旁路手术在20世纪80年代已被其他减重手术取代而被淘汰。

(三) 减重手术的发展

经过数十年的发展,减重手术量快速增长,也慢慢得到了越来越广泛的认可。1991年美国国立卫生研究院发表了关于减重手术适应证的声明,使减重手术在全世界范围内得以逐步开展。2007年美国代谢与减重手术协会(American Society for Metabolic and Bariatric Surgery,ASMBS)发表声明:减重手术是治疗重度肥胖症最持续有效的方法,可以治疗病态肥胖症以及T2DM、高血压、高脂血症和OSAHS。2009年,美国糖尿病学会(ADA)在指南中明确减重手术可以治疗肥胖合并T2DM。2011年,国际糖尿病联盟(International Diabetes Federation,IDF)发表声明,正式推荐减重手术可作为肥胖症合并T2DM的治疗方法。2013年美国肥胖学会(The Obesity Society,TOS)、ASMBS和美国临床内分泌医师协会(AACE)共同更新了减重手术临床实践指南,正式将减重手术更名为肥胖代谢手术,并就减重手术患者的围手术期营养等问题进行了详细阐述。2016年 *Diabetes Care* 上发表关于糖尿病外科治疗的全球联合声明,作为肥胖代谢外科治疗T2DM的最新临床指导。同期 *Nature* 发表关于该声明的述评 *Time to think differently about diabetes*,回顾了肥胖代谢外科几十年来的发展历程,并指出该指南的发表可能成为几十年来T2DM外科治疗领域的最重大变革。

中国肥胖代谢外科起步较晚。1982年,中国人民解放军空军锦州医院杨忠魁医生等开展了我国第一例开腹小肠旁路手术(Payne改良法)治疗肥胖症,1984年在《中华外科杂志》上进行了个案病例报告,标志着中国肥胖代谢外科的探索发展起点。此后,1990年西安医学院第二附属医院李笃山医生在《中华实验外科杂志》报告7例开腹胃捆扎术,1997年陆军军医大学西南医院郑乃国医生又在《人民军医》杂志上报告了1例开腹胃分隔术。从1982年到1999年期间,共3位医生报告了9例开腹减重手术,但也存在例数少、缺乏随访等问题,我们称这一段时间为中国肥胖代谢外科的萌芽期。2000年4月,上海长海医院郑成竹医生完成首例腹腔镜垂直捆绑胃成形术(laparoscopic vertical banded gastroplasty,LVBG);同年11月,广州暨南大学附属第一医院王存川医生也完成了腹腔镜胃间隔捆扎术,并于2002年7月首先在《中华普通外科杂志》进行了报道,标志着中国肥胖代谢外科的开端。此后,中国肥胖代谢外科进入健康快速发展的轨道。2003 年上海郑成竹医生完成了中国第一例腹腔镜可调节捆扎带胃减容术,2004 年王存川医生完成了我国的第 1 例腹腔镜 Roux-en-Y 胃旁路术。2006 年底到 2007 年初,沈阳刘金钢、杭州王跃东、山东胡三元、广州王存川等先后成功开展了腹腔镜袖状胃切除术。2007 年中华医学会外科学分会多个学组通过相互协作,制定并发布《中国肥胖病外科治疗指南(2007)》。由此,减重代谢外科手术朝着规范化的方向发展,并逐步进入肥胖症合并 T2DM 治疗领域。2012 年,中国医师协会外科医师分会肥胖和糖尿病外科医师委员会(Chinese Society for Metabolic and Bariatric Surgery,CSMBS)的成立,标志着中国肥胖代谢外科进入快速发展阶段,2014 年,CSMBS 出版了《中国肥胖和 2 型糖尿病外科治疗指南(2014)》,明确阐述了手术适应证、禁忌证、手术方式选择、围手术期管理等相关内容,使我国减重外科向着更加规范化方向前进。2015 年,肥胖代谢领域首本专业期刊《中华肥胖与代谢病电子杂志》创刊,并且 CSMBS 代表中国加入国际肥胖与代谢病外科联盟(the International Federation for the Surgery of Obesity and Metabolic Disorders,IFSO)。2016 年,王存川医生等人将"精准医学"的理念引入肥胖代谢外科手术中,提出了"精准肥胖代谢外科手术"。2017 年 CSMBS 在全国范围建立了 12 个减重外科培训中心,2019 年有 3 个中心获得了国际肥胖与代谢病外科联盟亚太地区(IFSO-APC)的认证,推动了全国各地减重手术的规范发展。2018 年,肥胖代谢外科的内容首次写入了本科生教材,全国手术量超过万例,CSMBS 倡导将每年 5 月 11 日设为中国肥胖日。2019 年,CSMBS 在广州成功承办了 IFSO-APC 大会,王存川医生成为 IFSO-APC 候任主席,中国肥胖代谢外科数据库等多个数据库建立,2021 年,全国减重手术总量超过 2.5 万,走到了亚太地区的前列。目前中国肥胖代谢外科相关学术组织超过 10 个,国内外学术交流频繁,减重外科已步入快速发展的康庄大道。30 余年的临床和基础研究充分证实,减重手术的代谢获益远远超过了常规的保守治疗,近年的健康获益尤其是对心血管获益的证据愈加完善,ASMBS 在时隔 30 年后,重新发布了最新减重手术适应证指南(2022),《中华胃肠外科杂志》随即发表了指南解读;其指出,针对亚洲人群,将肥胖的 BMI 标准做出调整,阈值应定义为 25.0~27.5kg/m² 。换言之,在亚洲人群中,BMI>25.0kg/m² 的人群就可以定义为临床肥胖,BMI ≥ 27.5kg/m² 的人群即应考虑行减重手术。

(四)减重手术的术式演变

相对于其他外科手术,减重手术属于相对新的手术分

支。数十年来,肥胖代谢外科医生们在临床上不断进行手术方式的革新和尝试,已经有近百种减重手术曾经被应用,但是经受住临床实践的考验、在临床上得到较广泛应用的术式只有数种。依据手术作用机制,这些减重手术可以分为三大类:限制摄入型手术、吸收不良型手术和混合型手术。其中,限制摄入型手术的代表主要是袖状胃切除术,主要作用机制是通过限制胃的容量从而减少热量的摄入。吸收不良型手术的代表主要是胆胰分流与十二指肠转位术等,主要作用机制是通过减少有效肠道的长度从而减少热量的吸收。混合型手术的代表主要是胃旁路术,可以同时起到限制热量摄入和减少热量吸收的目的。

1. 常用的减重手术类型

(1)Roux-en-Y 胃旁路术(Roux-en-Y gastric bypass,RYGB):最早于 1967 年提出,做法是在胃上部水平横断,胃小囊与空肠行毕 Ⅱ 式吻合。1977 年,学者提出了 RYGB,也就是将残胃与空肠进行 Roux-en-Y 式吻合,从此减重外科发展进入新的阶段。20 世纪 80 年代,Pories 等人发现 RYGB 不仅可以让肥胖症患者体重减轻,还对 T2DM 有着显著的治疗作用,另外,高血压、高尿酸血症、高脂血症和 OSAHS 等合并症也得到不同程度的改善。随后的众多临床研究也证实这一发现。因此,减重外科逐渐进入了减重和治疗代谢性疾病的发展阶段。进入 20 世纪 90 年代后,腹腔镜技术在临床上逐渐普及,越来越多的外科手术都可在腹腔镜下完成,减重手术也朝微创化方向发展。1994 年,Wittgrove 首次完成了腹腔镜下 Roux-en-Y 胃旁路术(laparoscopic Roux-en-Y gastric bypass,LRYGB,图 7-9-1)。LRYGB 集合

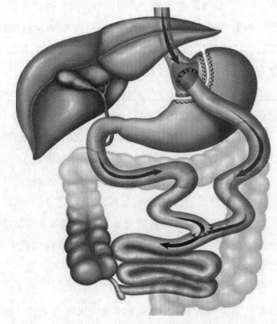

图 7-9-1　Roux-en-Y 胃旁路术示意图

了腹腔镜手术的优点,创伤小、术后疼痛轻、术后康复快、住院时间短;因此迅速成为减重代谢外科最常用、有效的术式之一,而且已经在相当长的时间内都被当作"金标准"的减重手术。大量研究数据显示,RYGB术后10年%EWL可达52.5%~69%,术后长期T2DM的缓解率可高达83%。但RYGB术后长期也存在胃小囊扩张和胃肠吻合口扩大而导致的体重反弹、吻合口溃疡、倾倒综合征、维生素和微量元素缺乏等不足。另外,由于无法对RYGB的残胃进行有效检查,胃癌高发地区的人们也担心远端旷置胃是否发生胃癌等疾病。

(2)袖状胃切除术(sleeve gastrectomy,SG)(图7-9-2):在初始阶段,SG并未作为一种独立的减重手术,而是被当作重度肥胖症患者综合手术过程中的一期手术。但后来,临床数据表明,很多肥胖症患者在接受SG后就已经可以获得令人满意的效果。因此,SG逐步被当成一种独立的减重手术,主要应用于轻中度肥胖症患者。凭借简单的操作步骤和显著的术后效果,SG的应用例数迅速增加,目前已经超越既往的"金标准手术"RYGB,成为世界上最常用的减重手术方式。多项对SG的术后长期随访结果显示,其%EWL高达70%以上,一项SM-BOSS的随机对照研究发现,腹腔镜下袖状胃切除术(laparoscopic sleeve gastrectomy,LSG)术后5年高血压和糖尿病的缓解率均超过60%。Yeung等人汇总27项研究的荟萃分析,显示糖尿病的缓解率为66%。尽管如此,LSG术后长期的随访结果

中,因体重反弹和胃食管反流病两大原因导致的SG修正手术,却引起了减重外科医师极大的关注。相关的荟萃分析显示,LSG术后中长期(3年以上)的修正手术发生率为10.4%,术后7年或更长时间随访的荟萃分析显示,总体修正手术发生率为19.9%。Yeung等的荟萃分析结果显示,SG术后胃食管反流增加了19%,新发胃食管反流发生率达23%。长期随访中食管炎的患病率为28%,Barrett食管为8%。为了控制并发症发生率,代谢外科医生们在传统SG的基础上进行了新的尝试,创作出"SG+"的术式,如SG+十二指肠空肠旁路术和SG+十二指肠回肠旁路术等,这些衍生的术式在一定程度上可以克服SG术后复胖的问题,但长期效果如何,还需要更多样本量的数据随访来评判。

(3)迷你胃旁路术/单吻合口胃旁路术:最早在1967年,Mason等人设计了只有1个吻合口的"loop"胃旁路术,即在贲门下方横断胃制作一个宽而短的胃囊,上提空肠行胃肠吻合完成消化道重建。但手术方式存在胆汁反流、吻合口相关并发症高、胃囊易扩张等不足。为克服上述缺点,1997年,Rutledge等人设计并实施了迷你胃旁路术(mini gastric bypass,MGB),MGB的技术特点是沿胃小弯制作狭长的胃囊,并完全隔离胃底。然而,MGB仍无法克服胃食管胆汁反流等缺点,于是,Carbajo等对MGB进行了改良,并将改良术式命名为单吻合口胃旁路术(one anastomosis gastric bypass,OAGB,图7-9-3)。OAGB的技术特点是强调进行胃囊和空肠的侧吻合,并将胆胰支即输入祥通过缝

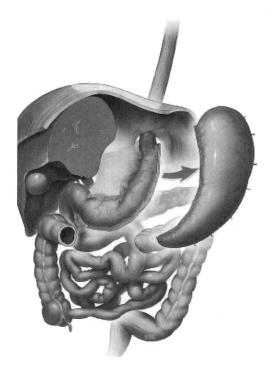

图7-9-2　袖状胃切除术示意图

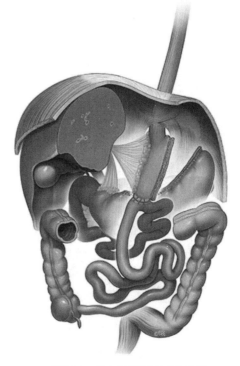

图7-9-3　单吻合口胃旁路术示意图

合提升并固定于胃大弯侧。近年来,关于 OAGB 的中长期大样本量随访结果均显示 OAGB 具有良好的减重及肥胖相关并发症缓解率。Alkhalifah 等回顾 1 731 例 OAGB 中长期随访结果,术后 5 年、10 年及 15 年的 %TWL 分别为 32.2%、29.1% 及 26.2%。Chevallier 等报道了 1 000 例 OAGB 的 5 年随访结果,术后 5 年的 EBML% 是 71.6%,术后 2 年 T2DM 缓解率可达 85.7%。2018 年 3 月,IFSO 正式推荐 OAGB 作为一种标准的减重手术。2022 年,ASMBS 终于将其纳入标准减重手术术式之一。

(4)胆胰分流与十二指肠转位术(biliopancreatic diversion with duodenal switch,BPDDS,图 7-9-4):20 世纪 80 年代末,DeMeester 和 Hess 等人在胆胰分流术(biliopancreatic diversion,BPD)的基础上,对 BPD 的术式进行了改进,把 BPD 的远端胃切除改成袖状切除,从而保留幽门,再行传统的 BPD,这就形成了 BPDDS。改进后的术式 BPDDS 很好地解决了术后反流、吻合口狭窄、倾倒综合征等问题。BPDDS 具有良好的减重效果,效果往往优于胃旁路术。Himpens 报道 BPDDS 术后 10 年 TWL% 为(40.7 ± 10.8)%,T2DM、高血压和血脂异常的缓解率分别为 90.5%、80.4% 和 89.7%,但再手术率高达 42.5%。这种手术操作复杂,手术相关的并发症较多。另外,术后腹泻、吻合口溃疡、营养不良等并发症发生率也很高,所以 BPDDS 在临床上的应用并不多。2017 年 IFSO 的统计结果显示,BPDDS 在全球减重手术中的比例不到 1%。

(5)单吻合口十二指肠回肠转位术(single anastomosis duodeno-ileal switch,SADI-S,图 7-9-5):SADI-S 最早由西班牙 Andres Sanchez-Pernaute 和 Antonio Torres 教授于 2007 年报道,该手术是 BPDDS 的简化手术。SADI-S 和保留胃幽门的胃肠减重手术(stomach intestinal pylorus sparing surgery,SIPS)同属于单吻合口十二指肠转位术(single anastomosis duodenal switch,SAD-S)。SADI-S 采用大于 56Fr 的胃管(bougie)制作一个与 BPDDS 同样大小的袖状胃,然后以单个十二指肠 - 回肠吻合来替代经典 BPDDS 的 RYGB 式的十二指肠 - 回肠重建,最初的 SADI-S 设计 200cm 的共同肠道,后来为了减少低蛋白血症和其他营养成分缺乏并发症的风险,将共同肠道延长至 250cm。Topart 等人对 2007 年至 2017 年间发表的 19 篇关于 SADI-S/SIPS 临床报道进行综述总结,术后一年平均 %EWL 为 78.7%(61.6%~87.0%),%TWL 为 36.8%(32.7%~41.1%)。Shoar 等对 12 项 SADI-S 病例报道进行了系统综述显示,术后 1 年和 2 年的 %EWL 分别为 70% 和 85%,74.1% 的 T2DM 获得完全缓解,高血压、高脂血症、阻塞型睡眠呼吸暂停、胃食管反流的缓解率分别为 96.3%、68.3%、63.3%、和 87.5%。但 SADI-S 也存在腹泻、微量元素缺乏等并发症。SADI-S 远期疗效及安全性还有待进一步确证。

(6)袖状胃切除术 + 十二指肠空肠旁路术(sleeve gastrectomy+duodenal-jejunal bypass,SG-DJB):2008 年,日本 Kasama 等人首次报道了 SG-DJB,该术式主要是希望结合 RYGB 与 SG 的优点,有两个吻合口,分别是胃 - 空

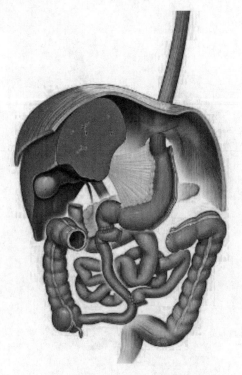

图 7-9-4　胆胰分流与十二指肠转位术示意图

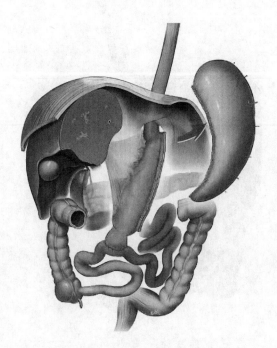

图 7-9-5　单吻合口十二指肠转位术示意图

肠吻合和空肠-空肠吻合,形成150~200cm的食物袢和距屈氏韧带50~100cm的胆胰袢。该术式避免了RYGB术后胃镜无法探及残余胃腔的问题,对于胃癌高发人群有重要意义。Seki和Kasama的5年(中期)随访结果,报告了%TWL为30.7%,T2DM缓解率为63.6%。在2012年Praveen的一项随机试验中,12个月后LSG-DJB或RYGB组之间的体重减轻没有统计学差异,糖尿病、高血压和血脂异常的缓解率也没有统计学差异。Naitoh和Kasama在2018年的一项多中心比较研究中报道,在肥胖症和糖尿病患者中,SG-DJB术后1年的%EWL为67%,而LSG则为59.4%。术后12个月LSG组糖尿病缓解为80.8%,SG-DJB组为86.0%。2014年,Lee等报道了单吻合口袖状胃切除术+十二指肠空肠旁路术(single-anastomosis duodenal-jejunal bypass with sleeve gastrectomy,SADJB-SG,图7-9-6)。Ser等人的研究报道,SADJB-SG术后1年、2年和5年的%EWL分别为83.9%、76.1%和58.6%。在糖尿病改善方面,118例T2DM患者中,62例(52.5%)患者在术后1年达到完全缓解(糖化血红蛋白<60%),36.5%在术后5年达到完全缓解。该术式因为手术操作技术比较复杂,效果并不比RYGB优越,所以开展的例数很少。

(7)袖状胃联合双通道术(sleeve gastrectomy with transit bipartition,SG-TB,图7-9-7):2012年由巴西的Sergio Santoro教授首次报道。该术式在袖状胃切除术的基础上,将回肠离断后,远端回肠与胃窦行胃-回肠吻合,将离断的近端回肠与靠近回盲部的远端回肠行回肠-回肠吻合。消化的食物大部分仍将通过幽门,部分则经过胃-回肠吻合口离开胃。双通道手术最初是作为糖尿病患者的代谢手术发展而来的。Santoro等对1 020例患者进行5年随访,SG-TB的%EBMIL为74%(术前BMI为42kg/m²),糖尿病完全缓解率为86%(糖化血红蛋白≤6.5%),高血压缓解率为72%。Mahdy等招募了551例的多中心SG-TB研究,采用单吻合SG-TB,术后1年BMI由(43.2±12.5)kg/m²降至(31.1±9.7)kg/m²,糖尿病完全缓解为83.9%(糖化血红蛋白≤6.0%)。SG-TB并发症方面,Santoro等报道术后二次手术发生率为1.9%,术后死亡发生率为0.2%。术后30天并发症发生率为6%(吻合口漏0.9%,严重出血0.8%等)。SG-TB是相对较新的手术方式,随着SG-TB手术量的增加,其是否比RYGB优越,特别是在胃癌高发国家,仍需更多的随机对照试验以及与其他手术对比的临床研究来验证其疗效。

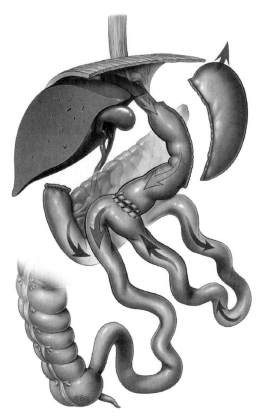

图7-9-6 单吻合口袖状胃切除术+十二指肠空肠旁路术示意图

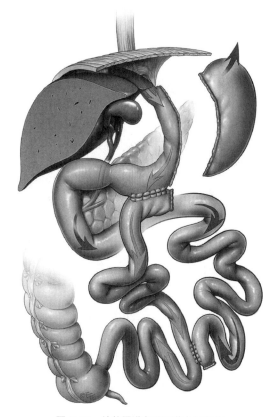

图7-9-7 袖状胃联合双通道术示意图

（8）袖状胃联合空肠旁路术（sleeve gastrectomy with jejunojejunal bypass，SG+JJB，图 7-9-8）：2004 年 Alamo 等提出垂直胃切除旁路术（vertical isolated gastroplasty with gastro-enteral bypass，SGJB），即 SG+JJB 前身，它保留了切除的胃大弯部分，并强调迷走神经离断对术后胃肠吻合处溃疡的预防，距屈氏韧带 20~40cm 切断空肠，将空肠远端与保留的胃大弯部分前壁进行吻合。距此吻合口 300cm 处与离断的空肠近端进行侧侧吻合，术后取得了较好的减重及糖尿病治疗效果，但部分患者发生了胃肠吻合口溃疡。针对胃肠吻合口溃疡的问题，Alamo 等听取了巴西 Menezes 教授等的建议，将此术式进行改良，切除了胃大弯部分，取消了胃肠吻合，形成了现在的 SG+JJB。此术式在袖状胃切除术的基础上旷置一段长约 200cm 空肠，理论上兼顾了限制摄入及造成吸收不良的两个基本原理。对于低 BMI（<35kg/m^2）的 T2DM 患者，完全缓解率为 81.6%，术后 1 年 %EWL 为 81.65%，未见明显并发症。Shibo Lin 等对 SG+JJB 术后 3 年效果进行回顾性研究，发现 SG+JJB 的减重效果高于单纯 SG，并且在 3 年随访中，减重及代谢性疾病治疗效果与 RYGB 相似。但是 SG+JJB 反酸嗳气以及胃食管反流发生的风险增加。尽管如此，目前关于 SG+JJB 多中心大样本的研究仍较少，因此仍需要大量的临床研究证明其远期疗效及安全性。

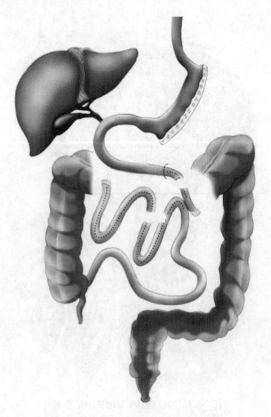

图 7-9-8 袖状胃联合空肠旁路术示意图

2. 目前已淘汰的减重手术

（1）胃束带术（gastric banding）：20 世纪 80 年代，垂直束带胃成形术（vertical banded gastroplasty，VBG）和可调节胃束带术（图 7-9-9）先后被应用于临床。这种术式的主要操作原理是在胃底外周置入束带，限制胃的容量，从而达到限制摄入的目的。初始阶段应用的束带是不可调节的，其胃容量也是限定不变的。后来，临床医生进行了革新，引入了可调节胃束带术，操作步骤是采用带有水囊的可调节的硅胶带，注水泵与水囊连接并埋入皮下，术后可以通过注水来调节水囊大小，可以动态限制患者进食从而达到减重效果。该术式没有改变胃肠道的解剖结构，操作相对简单，也具有一定的短期减重效果，曾经在临床上广泛应用。但是术后长期减重效果并不理想。另外，束带的存在也会导致各种并发症，包括束带腐蚀和束带移位等问题。因此，随着其他新型术式的出现和发展，胃束带术在临床上的应用已逐步减少。

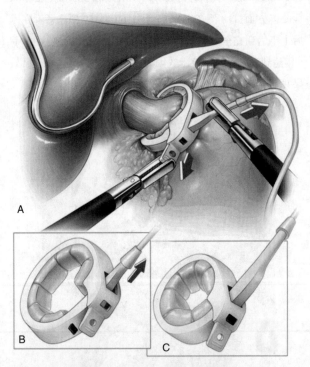

图 7-9-9 可调节胃束带术示意图

A. 通过握持器在箭头方向上施加反张力，将带子锁定在位置上；B. 表带处于解锁位置，箭头表示锁定表带所需的力向量；C. 锁定表现在处于锁定位置。

（2）垂直束带胃成形术（图 7-9-10）：20 世纪 70 年代，Printen 等尝试在胃体上部水平钉合胃的前后壁，构成上方的胃小囊并在胃大弯侧保留食物流出道，即水平胃成形术。但由于吻合钉开裂、胃小囊扩张问题，减重效果不理想。后来认识到胃大弯较胃小弯更容易扩张的特性，20 世纪 80 年代初，Long 和 Mason 等对水平胃成形术进行改进，发明了

VBG。VBG 早期效果显著，1 年 %EWL 可达 60% 以上。尽管 VBG 取得了令人满意的初步结果，但并发症如出口扩张（17%）、袋囊扩张（16%）、出口狭窄（10%）等比例较高。在长期的随访研究中，VGB 失败和 / 或并发症的再手术率为 49.7%~56%。这些原因限制了这种手术方式应用。

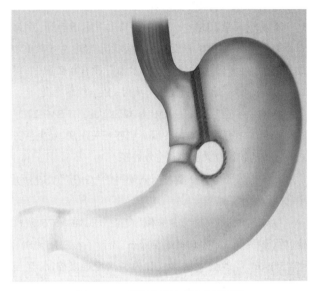

图 7-9-10　垂直束带胃成形术示意图

（3）胆胰分流术（biliopancreatic diversion，BPD，图 7-9-11）：1978 年，意大利 Scopinaro 教授首次提出 BPD。主要操作步骤是：先水平切除远端胃，然后在距离回盲瓣 250cm 处

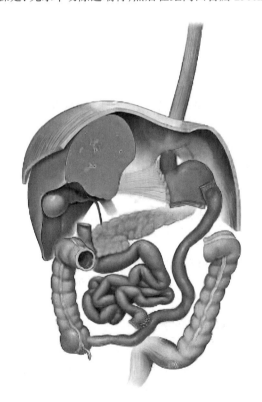

图 7-9-11　胆胰分流术示意图

切断回肠；回肠远断端与残胃吻合，回肠近断端与距回盲部 50cm 处的回肠进行吻合，形成 50cm 长的共同肠段。BPD 的主要作用机制是通过减少有效小肠的长度从而减少吸收。与前期的 JIB 相比，一方面，BPD 旷置肠道更短，减少了营养并发症；另一方面，旷置袢有胆胰消化液的通过，避免了细菌过度繁殖带来的一系列并发症。Scorpinaro 等的 2 241 例 BPD 随访结果显示，术后平均 1 年 %EWL 为 75%，且大部分可长期维持减重效果。对于糖尿病患者，术后 10 年的治愈率达 98%，高血压、高脂血症的缓解情况显著。但是术后腹泻、腹胀、贫血、溃疡、蛋白质吸收不良、倾倒综合征、周围神经病变和韦尼克脑病等并发症也较明显。后来，该术式逐渐演变为 BPDDS，而 BDP 这一术式也基本淘汰了。

（五）减重手术的现状

现阶段，腹腔镜技术已经成为所有减重手术的首选途径。而且，全球减重手术的开展例数正在快速增长，越来越多的学术组织关注到了这一领域。根据 IFSO 的统计，2018 年全世界的减重手术例数超过 69 万例，其中最常用的是袖状胃切除术，其次是 Roux-en-Y 胃旁路术。根据《中国肥胖代谢外科数据库：2021 年度报告》，2021 年我国开展的减重手术超过 25 000 例。其中，袖状胃切除术占比 83%，Roux-en-Y 胃旁路术排名第二，占比 5.8%。

目前，IFSO 推荐的减重手术方式主要有袖状胃切除术、Roux-en-Y 胃旁路术、单吻合口胃旁路术和胆胰分流与十二指肠转位术等。CSMBS 也对减重手术方式作出了相应推荐，积极推荐的术式有袖状胃切除术和 Roux-en-Y 胃旁路术；慎重推荐的术式有单吻合口胃旁路术 / 迷你胃旁路术，胆胰分流与十二指肠转位术，单吻合口十二指肠转位术、袖状胃切除术 + 十二指肠空肠旁路术和胃内水囊的置入。但除了上述推荐的术式之外，一些陈旧的术式，由于并发症高或者疗效不够确切不予推荐，包括开腹减重手术、大胃囊胃旁路术、可调节胃束带术、空回肠侧侧吻合术等。另外，三维腹腔镜技术、单孔腹腔镜技术以及达芬奇机器人手术系统辅助手术也相继应用于减重手术中，使得减重手术的临床应用方式更为多样化。总而言之，减重手术正在快速发展，有机会为更多的肥胖症和相关代谢性疾病患者服务。

二、减重手术适应证

（一）概述

1991 年，美国国立卫生研究院（National Institutes of Health，NIH）首次提出了减重手术的适应证：BMI ≥ 40.0kg/m²，或

BMI 在 35.0~40.0kg/m² 同时伴严重的 T2DM 或心血管危险因素等高危的合并症,可以考虑行减重手术。此后,不同国家、地区、机构在其基础上也相继制定了减重手术的适应证。减重手术适应证通常以 BMI 作为分界点。由于不同种族体脂率及体脂分布不同,减重手术适应证的 BMI 分界点不同。例如,亚洲人群中,低 BMI 个体的糖尿病和心血管疾病患病率高于同水平 BMI 的非亚洲人群,因此亚洲人群减重手术适应证中的 BMI 分界点应低于欧美人群。因此制定亚洲减重手术适应证应该采取比较宽松的方法,适应证的 BMI 标准可较美国等西方国家标准下调 2.5kg/m² 左右。目前,纠正代谢异常、改善生命质量、降低肥胖相关死亡风险已成为减重手术的主要治疗目的,BMI 已不再作为选择手术治疗的唯一标准。

(二)减重手术适应证

减重手术适应证总结见表 7-9-1。

表 7-9-1　减重手术适应证总结

地区	推荐 BMI	有条件的 BMI
美国和 IFSO	BMI ≥ 35.0kg/m²	30.0kg/m² ≤ BMI ≤ 34.9kg/m²,合并代谢性疾病
欧洲	BMI ≥ 40.0kg/m²	35.0kg/m² ≤ BMI ≤ 39.9kg/m² 伴有肥胖相关合并症;30.0kg/m² ≤ BMI ≤ 34.9kg/m²,伴控制不良的 T2DM 和 / 或高血压
亚太地区	BMI ≥ 35.0kg/m²	BMI ≥ 30.0kg/m²,两种或两种以上肥胖相关合并症;BMI ≥ 27.5kg/m²,伴有控制不良的 T2DM 或代谢综合征
中国	BMI ≥ 32.5kg/m²	27.5kg/m² ≤ BMI ≤ 32.49kg/m²,伴两种或两种以上肥胖相关疾病

1. 美国和 IFSO 的减重手术适应证　2022 年 IFSO 世界大会期间,ASMBS 和 IFSO 联合发布了全新的减重手术适应证指南,这是基于肥胖代谢外科手术的发展及肥胖代谢性疾病诊疗证据的积累,针对 31 年前制定的适应证指南予以修订更新。该指南指出:对于 BMI ≥ 35.0kg/m² 的个体,无论是否存在合并症或合并症的严重程度如何,都建议进行减重手术。对于 BMI 为 30.0~34.9kg/m² 合并代谢性疾病的个体,应考虑减重手术。亚洲人群应调整 BMI 阈值,调整后为:BMI ≥ 25.0kg/m² 提示临床肥胖,BMI ≥ 27.5kg/m² 合并代谢性疾病的个体应考虑减重手术。

2. 欧洲的减重手术适应证　BMI ≥ 40.0kg/m²,伴或不伴肥胖相关合并症;BMI 35.0~39.9kg/m²,伴相关合并症有望随着体重减轻而改善的患者;BMI 30.0~34.9kg/m²,伴控制不良的 T2DM 和 / 或高血压。

3. 亚太地区的减重手术适应证　BMI ≥ 35.0kg/m²,合并或不合并肥胖相关并发症;BMI ≥ 30.0kg/m²,伴经生活方式改变和药物控制不佳的 T2DM 或合并代谢综合征,或两种及两种以上肥胖相关合并症;BMI ≥ 27.5kg/m²,伴有控制不良的 T2DM 或代谢综合征。

4. 中国的减重手术适应证

(1)《外科学》(第 10 版)中的减重手术适应证:明确患者的肥胖原因、肥胖程度和代谢病状况,经非手术减重治疗失败后,再考虑手术减重。手术治疗没有年龄限制,但 18~55 岁效果好、康复快、代谢病及相关疾病缓解率高。

具体手术适应证:① BMI ≥ 32.5kg/m²;② BMI 27.5~32.49kg/m²,伴有两种或两种以上肥胖相关疾病,经生活方式改变或药物治疗无法得到有效控制。

(2)《中国肥胖及 2 型糖尿病外科治疗指南(2019 版)》中的减重手术适应证

1)对于单纯性肥胖患者手术适应证:① BMI ≥ 37.5kg/m²,建议积极手术;32.5 ≤ BMI<37.5kg/m²,推荐手术;27.5 ≤ BMI <32.5kg/m²,经改变生活方式和内科治疗难以控制,且至少符合 2 项代谢综合征组分,或存在合并症,综合评估后可考虑手术。②男性腰围 ≥ 90cm、女性腰围 ≥ 85cm,参考影像学检查提示中心性肥胖,经多学科综合治疗协作组(multidisciplinary team,MDT)广泛征询意见后可酌情提高手术推荐等级;手术年龄为 16~65 岁。

2)对于手术目的为治疗 T2DM 的肥胖症患者:① T2DM 患者仍存有一定的胰岛素分泌功能,BMI ≥ 32.5kg/m²,建议积极手术;② 27.5kg/m² ≤ BMI<32.5kg/m²,推荐手术;25.0kg/m² ≤ BMI <27.5kg/m²,经改变生活方式和药物治疗难以控制血糖,且至少符合 2 项代谢综合征组分,或存在合并症,慎重开展手术;③ 25.0kg/m² ≤ BMI<27.5kg/m²,男性腰围 ≥ 90cm、女性腰围 ≥ 85cm 及参考影像学检查提示中心性肥胖,经 MDT 讨论后可酌情提高手术推荐等级;④建议手术年龄为 16~65 岁。对于年龄<16 岁的患者,须经营养科及发育儿科等 MDT 讨论,综合评估可行性及风险,充分告知及知情同意后谨慎开展,不建议广泛推广;对于年龄>65 岁患者应积极考虑其健康状况、合并疾病及治疗情况,行 MDT 讨论,充分评估心肺功能及手术耐受能力,知情同意后谨慎实施手术。

(三)减重手术的禁忌证

减重手术没有绝对的禁忌证,在选择减重手术时应考虑如下的相对禁忌证:①明确诊断为非肥胖型 1 型糖尿病;②以治疗 T2DM 为目的患者,其胰岛 β 细胞功能基本丧失;③对于 BMI<25.0kg/m² 患者,目前不推荐手术;④妊娠糖

尿病及某些特殊类型糖尿病患者；⑤滥用药物或酒精成瘾或患有难以控制的精神病者；⑥智力障碍或智力不成熟，行为不能自控者；⑦对手术预期不符合实际者或不愿承担手术潜在并发症风险者；⑧不能配合术后饮食及生活习惯的改变，依从性差者；⑨全身状况差，难以耐受全身麻醉或手术者；⑩难以耐受全身麻醉或手术者，如严重心力衰竭、不稳定的冠状动脉疾病、终末期肺部疾病、肝硬化伴门静脉高压。

(四) 修正手术的适应证与禁忌证

随着减重手术的广泛开展，由于手术并发症，手术效果欠佳、体重反弹、代谢病复发而需要接受修正手术的病例数也随之增多。与初次手术相比，修正手术的风险更高、手术操作难度更大，所以需要进行非常严格的患者选择和术前评估。为此，CSMBS 提出关于代谢修正手术的适应证与禁忌证：

1. **手术适应证**　①减重效果不佳或复胖；②肥胖相关的代谢病与合并症治疗效果欠佳或复发；③保守治疗无效的严重术后并发症；④初次减重手术后 BMI ≥ 35.0kg/m² 或 ≥27.5kg/m² 且伴有严重的控制不佳的 T2DM 等肥胖相关合并症。

2. **手术禁忌证**　修正手术的禁忌证不但包括一般手术的禁忌证，还有其特别之处，主要包括：①与初次手术间隔 <24 个月，因手术后严重并发症，如狭窄和漏等而进行修正手术的患者除外；② BMI <27.5kg/m²，因初次手术后发生严重营养不良等并发症而需要修正手术的患者除外；③缺乏多学科团队的联合诊治；④患者不遵循术后的随访建议与饮食指导；⑤患者一般情况较差，难以耐受手术；⑥减重效果良好但是糖尿病等肥胖相关代谢病效果不佳。

三、青少年肥胖症的外科治疗

(一) 青少年的年龄界定和肥胖症定义

目前关于青少年年龄界定仍有较多争议。WHO 对于青少年的定义是 10~19 岁。国外对于青少年减重手术的研究和定义也不尽相同，有些研究将年龄介于 10~19 岁，而有些研究则将青少年的年龄延伸至 21 岁。所以综合国内外文献，本文将青少年定义为 10~21 周岁。

美国对青少年重度肥胖定义为 BMI ≥ 第 95 百分位数的 120% 或者 BMI ≥ 35.0kg/m²。目前，我国对青少年重度肥胖症还没有明确的标准，参考欧美相关标准以及结合东亚人种 BMI 值相对较低的特点，可将中国青少年重度肥胖症定义为：BMI >32.5kg/m² 且伴有严重代谢相关疾病（T2DM、高血压、非酒精性脂肪性肝炎、阻塞型睡眠呼吸暂停综合征等），或 BMI >37.5kg/m² 且对日常生活和学习已造成影响和不便。

(二) 青少年减重手术适应证的选择

对于青少年肥胖症患者行减重手术，须经营养科及儿科等多学科综合诊疗讨论，综合评估可行性及风险，充分告知及知情同意后谨慎开展。对于青少年进行减重手术，还应仔细考虑权衡如下几点：①减重手术作为一个有创手术，对青少年不仅造成身体创伤，而且有一定的心理创伤，选择尤其要慎重；②术前对于手术获益和手术风险，需进行全面客观权衡，当手术获益远大于手术风险时，可以考虑选择减重手术；③减重手术应主要用于重度肥胖合并严重代谢性疾病且严重影响身体健康，或者肥胖本身对日常生活学习和生活质量造成严重较大影响，且其他治疗手段无效的患者。目前，对青少年减重手术的适应证还存在争议。ASMBS 指南中手术适应证包括：① BMI ≥ 35.0kg/m² 或 BMI ≥ 第 95 百分位数的 120%，且伴有严重合并症，如阻塞型睡眠呼吸暂停综合征、T2DM、高血压、非酒精性脂肪性肝炎、胃食管反流病等；② BMI ≥ 40.0kg/m² 或 BMI ≥ 第 95 百分位数的 140%。CSMBS 根据国人的特点，发布了《中国儿童和青少年肥胖症外科治疗指南 (2019 版)》，指南中提出：

1. **手术最低适应证**

(1) BMI >32.5kg/m² 且伴有至少 2 种肥胖相关的器质性合并症，或者 BMI >37.5kg/m² 伴有至少 1 种肥胖相关合并症（如阻塞型睡眠呼吸暂停综合征、T2DM、进行性非酒精性脂肪性肝炎、高血压病、血脂异常、体重相关性关节病、胃食管反流病和严重心理障碍等）。

(2) 通过饮食调整、坚持运动及正规药物治疗等未能达到显著减重目的的患者。

(3) 年龄在 2~18 岁；年龄越小者，手术需要越谨慎。

(4) 经过心理评估，患者本身依从性好，或者家属有能力严格配合术后饮食管理。

2. **手术禁忌证**

(1) 存在严重精神心理疾病和基因相关遗传性肥胖，无法坚持术后饮食、体育锻炼和营养素补充方案。

(2) 目前已怀孕或者计划在手术后 12~18 个月内怀孕。

(3) 患者或其父母不能理解手术风险和益处。

3. **术前评估**

(1) 多学科评估：术前评估需要减重外科、儿科、精神心理科、营养科、骨科、内分泌科、心血管内科等学科共同参与，同时也需要家长或监护人的参与。

(2)心理功能状态评估：来自学校心理健康提供者的信息、儿童行为检查表、贝克抑郁问卷（Beck depression inventory，BDI）、身体形象或自尊测量以及药物滥用史。

(3)健康相关生活质量评估。

(4)发育和认知功能筛查或评估。

(5)学习史评估。

(6)家庭功能评估（财务障碍、身体和精神疾病、离婚和地理障碍）。

(7)社会功能（社交能力）。

(8)体重管理和手术的特定因素，如医疗状况和依从性、减重手术史、知识和期望、饮食和体重历史、饮食习惯（如不适应或暴饮暴食行为）、活动习惯和改变动机。

4. 青少年的减重手术方式选择　目前，无论是青少年还是成人，应用最广泛的减重术式是 SG 和 RYGB。SG 属于限制摄入型手术方式。青少年行 SG 术后 12、24 个月，%EWL 分别为 65.8% 和 64.9%。考虑到 SG 中长期后，体重反弹和胃食管反流发生率增加，青少年行 SG 后应进行长期的随访。RYGB 属于限制摄入和吸收不良混合型方式，接受 RYGB 的青少年肥胖患者，术后 BMI 可下降 15.0~16.6kg/m^2。来自一项包含 37 项研究的荟萃分析中显示，RYGB 后 BMI 平均下降 16.6kg/m^2，高于 SG 的 14.1kg/m^2。考虑到接受 RYGB 的患者长期缺乏微量营养素的问题，充足的营养和维生素补充至关重要。BPDDS 由于术后营养相关并发症发生风险高等一般不被推荐用于青少年减重手术。

5. 术后管理和随访

(1)饮食管理：术后 3 个月内，建议要从清流质 - 半流质饮食 - 软食 - 普食逐步过渡，同时要注意每日热量摄入量，蛋白质、碳水化合物、脂肪以及水分摄入量。

(2)补充营养剂：尽管 SG 术后的营养缺乏风险比 RYGB 低，但考虑到青少年处于生长发育阶段，建议长期补充复合营养素，根据术后随访检查结果进行调整。RYGB 术后则建议终身补充维生素和微量元素来避免营养素缺乏。

(3)长期随访：青少年减重手术后应进行长期的随访监测，由主诊医师或个案管理师进行相关指标监测。一般是在术后 1 个月、3 个月、6 个月、9 个月、12 个月进行，之后推荐 1 年随访 1 次。随访内容主要包括人体测量指标、营养状态、生长发育状况及肥胖相关的合并症等，根据随访结果进行相应的处理。

四、老年肥胖症的外科治疗

(一) 概述

随着全球人口老龄化和肥胖症患病率的增加，老年肥胖的问题越来越普遍。老年肥胖的特点主要表现为合并多种代谢性疾病，脏器功能受限、骨关节炎、认知能力下降、视觉功能下降、痴呆等。这些问题不仅导致个人的生活质量和身体功能下降，也给家庭、医疗保健系统和社会带来了沉重的经济负担。饮食、运动、行为改变和药物治疗等非手术干预对于老年肥胖症患者，尤其共病较多者而言相对有限，效果也不尽如人意。减重手术对于帮助这一人群变得至关重要，最新一项研究显示老年肥胖症患者减重手术后可显著降低心力衰竭、心肌梗死、脑血管意外的发生率。目前尽管越来越多的文献证明老年人行减重手术是安全有效的，但是对于老年人接受减重手术的安全性与有效性国内外报道的相关文献总体相对少。

(二) 老年人减重手术

1. 手术适应证　过去，在开放手术的时代，围手术期发病率和病死率较高，50 岁以上患者被认为具有较高的手术风险。随着手术技术和康复护理的不断发展，手术年龄的上限不断被调整。欧洲肥胖症研究协会认为术前全面检查和评估良好的病态肥胖症老年人可考虑减重手术。根据《中国肥胖及 2 型糖尿病外科治疗指南(2019 版)》建议：对于老年人(年龄>65 岁)患者应积极考虑其健康状况、合并疾病及治疗情况，行 MDT 讨论，充分评估心肺功能及手术耐受能力，知情同意后谨慎实施手术。美国减重手术指南指出：① BMI ≥ 40.0kg/m^2 伴有中度至重度合并症［糖尿病(HbA1c>9%)；高血压；高血脂；中重度睡眠呼吸暂停；静脉淤滞］；② BMI ≥ 35.0kg/m^2 伴有 ≥ 1 种肥胖相关合并症(糖尿病未接受最大限度的治疗；严重高血压；中重度睡眠呼吸暂停)的老年肥胖症患者，也可考虑手术治疗。因此，老年肥胖症患者减重手术适应证可参考成人的适应证。

2. 手术禁忌证　禁忌证除了遵循我国相应指南和包括一般外科手术的禁忌证外，老年肥胖的其他手术可能禁忌证有：诊断癌症或预期寿命少于五年；不稳定的精神状况；严重肌肉减少症和骨质疏松；不受控制的药物或酒精依赖；严重的智力受损；社会支持差；影响术后饮食和药物方案依从性的情况；无法坚持长期随访的患者。

3. 老年人减重手术方式选择　既往文献报道中，老年肥胖症患者的减重手术方式主要有 SG、RYGB 和 OAGB，但目前尚未有明确的指南和共识来指导老年最适合的手术类型。

SG 是全球目前应用于肥胖症患者最多的术式。老年肥胖症患者 SG 术后 5 年，%EWL 可达 41.6%，并且可明显改善肥胖相关合并症。相比于年龄小于 55 岁的肥胖症患者，年龄大于 55 岁的肥胖症患者接受 SG 不但对其长期体重减轻、合并症的改善是有效的,而且随访的依从性也更好。

RYGB 被认为是减重手术的金标准术式。Pajecki 等进行一项针对年龄大于 65 岁患者减重手术疗效的随机对照试验研究,结果显示 12 个月后,相比于 SG,RYGB 可更好地减轻体重、降低糖尿病和控制血脂。一项纳入 19 项研究的荟萃分析显示,术后 1 年,RYGB 在高血压缓解和体重减轻结果方面优于 SG;术后 2 年或 3 年,在 T2DM、阻塞型睡眠呼吸暂停缓解和体重减轻结果方面,两者并无差异,但 SG 的安全性优于 RYGB。Pechman 等人对 1 498 例 70 岁以上老年肥胖接受减重手术的分析中认为,由于 SG 操作简单,可有效减轻体重和缓解合并症,并发症发生率低。此外,SG 保持了原胃肠道解剖结构,不影响术后胃肠镜在老年患者胃肠道恶性肿瘤的筛查,所以 SG 可能是老年肥胖症患者的首选手术方式之一。

近年来,OAGB 作为一种复合型手术,减重效果比 SG 更好;手术操作比 RYGB 简单,且体重减轻和代谢病改善方面与 RYGB 相当,逐渐成为主流的减重手术方式。最近,Gholizadeh 等对 65 岁及以上肥胖症患者接受 OAGB 的研究显示:术后 6 年,TWL% 达 29.52%,合并症如胃食管反流病、糖尿病、血脂异常、阻塞型睡眠呼吸暂停和高血压的缓解率分别为 100%、65%、73.33%、100% 和 76%;术后早、晚期并发症发生率分别为 6.53% 和 11.46%。因此,OAGB 对老年肥胖症患者是安全有效的。

4. 围手术期管理及术后随访

(1)术前评估

1)认知、心理、营养和行为状态以及社会或家庭支持的评估。

2)心血管疾病评估:包括血压、心脏彩超、心电图、B 型钠尿肽、心肌梗死指标、血脂水平等。

3)呼吸系统评估:肺通气、睡眠监测等。

4)内分泌系统评估:血糖、胰岛素、C- 肽及甲状腺功能等。

5)运动系统:根据患者情况行相关的运动、感觉检查,如骨密度、血钙及电解质等。

6)肿瘤筛查:包括胃肠肿瘤、肺部肿瘤,女性还包括乳腺肿瘤和妇科肿瘤的评估。

(2)术后管理

1)饮食管理:术后 3 个月内,建议要从清流质 - 半流质饮食 - 软食 - 普食逐步过渡,同时要注意每日热量摄入量、蛋白质、碳水化合物、脂肪以及水分摄入量。

2)补充营养剂:保证蛋白质摄入,每日需摄入足够量,建议为 60~80g/d。长期补充足量的多种维生素和微量元素。

3)长期随访:长期的随访监测,由主诊医师或个案管理师进行相关指标监测。一般是在术后 1 个月、3 个月、6 个月、9 个月、12 个月进行,之后推荐 1 年随访 1 次。随访内容主要包括人体测量指标、营养状态、生长发育状况及肥胖相关的合并症等,根据随访结果进行相应的处理。

五、手术治疗肥胖症及相关代谢性疾病的临床实践及证据

(一)概述

减重手术自 20 世纪 60 年代萌芽,经过全球减重外科医师的不断改进,逐渐发展成熟。长期随访数据表明,减重手术能够长期改善甚至完全缓解 T2DM、高血压等肥胖相关代谢性疾病。减重手术"减重降糖、降压降脂、改善呼吸、改善预后"的多重效果,使其得到内外科医师的广泛认可及推广,在国内较大的医学中心,年手术量可达上千例。

但临床实践中仍有诸多问题,首先,因操作及观念的差异,尚不能根据患者的肥胖及代谢病程度,为其选择个体化的手术方式。其次,现行指南以 BMI 为切点指导手术治疗,存在一定不足。再次,新术式如袖状胃切除术 + 单吻合口十二指肠回肠转位术(SADI-S)和单吻合口胃旁路术(OAGB),挑战了胆胰分流与十二指肠转位术(BPDDS)和 Roux-en-Y 胃旁路术(RYGB)两种经典"降糖手术"的统治地位。何种术式最适合肥胖合并代谢疾病患者,仍需进一步临床研究的验证。另外,相应指南对手术治疗多囊卵巢综合征、脂肪肝等代谢性疾病的态度仍较保守。未来,随着更多高质量临床证据的出现,手术治疗肥胖症及相关代谢性疾病,会有更切合实际的指征和推荐。

(二)减重手术治疗 2 型糖尿病

1. 不同术式治疗 T2DM 的远期效果 BPDDS 是目前公认的治疗 T2DM 的最强术式;RYGB 次之;单纯的腹腔镜袖状胃切除术(LSG)则未被美国糖尿病学会推荐用于 T2DM 患者。*The Lancet* 发表的高质量随机对照研究显示:BPDDS、RYGB 和传统药物干预 10 年后,T2DM 完全缓解率分别达 50%、25% 与 5.5%,证实了 BPDDS 治疗糖尿病的长期效果。但 BPDDS 因其营养不良等并发症一直得不到全世界同行的认可,未能在国内广泛开展。近年出现的 SADI-S,作为 BPDDS 的简化版,减少其严重并发症的同时,又保留其突出的减重降糖效果,被众多学者提议作为 BPDDS 的替代术式。据 2020 年 12 月 IFSO 发表的数据,SADI-S 术后 2 年时 T2DM 完全缓解率 70%~100%,减重降糖的短期效果与 BPDDS 不相上下。少数长期随

访的结果显示，SADI-S 术后 4~6 年，T2DM 完全缓解率达36%~84%。总之，仍需更多本土研究的支持以助 SAID-S 的应用，未来其可能会超过 BPDDS，成为治疗 T2DM 的最强术式。

RYGB 治疗糖尿病的效果仅次于 BPDDS，其开展 50 余年来，被国内外专家广泛认可。IFSO 主席 Almino Ramos 更将 RYGB 作为手术治疗 T2DM 的首选推荐。《新英格兰医学杂志》临床研究显示，RYGB 术后 6 年、12 年时 T2DM 完全缓解率达 62% 与 51%。该研究有 90% 的患者随访了 12 年以上，结果较可靠。其简化版本 OAGB 也有着极大的应用价值，2018 年 IFSO 正式推荐其作为标准术式之一。法国 YOMEGA 研究和中国台湾 Taiwan 研究都证实其降糖效果较 RYGB 更为优异。YOMEGA 研究术后 2 年时，RYGB 组与 OAGB 组 T2DM 完全缓解率分别达 38% 与 60%。而 Taiwan 研究的短期数据显示，2 年时 RYGB 组与 OAGB 组糖尿病完全缓解率达到 55% 与 82%，这说明了东西方人群的内在异质性。由于亚裔人群更多是中心性肥胖，内脏脂肪堆积与胰岛素抵抗相关性强，因此对旁路手术响应率更高。另外，一些长期随访研究显示，OAGB 术后 10 年、15 年时糖尿病缓解率可达约 60%。需要注意的是，OAGB 术中留旷胆胰袢的长度十分重要，通常为150~250cm，过短会影响手术效果，过长则易导致蛋白质营养不良。另外，固定输入袢于胃近端、胃肠吻合口开于胃窦，有助于预防胆汁反流、肠袢转位等并发症。总之，目前减重手术术式繁多，但新的术式在国内未广泛普及，据大中华减重与代谢手术数据库报告，2020 年全国实施的 SADI-S 仅 50 例，OAGB 仅 58 例。减重外科医生应紧追时代发展，掌握前沿手术方式，为肥胖症患者提供多元化、个性化、最优化的治疗方案。

2. 减重手术治疗 T2DM 的适应证 目前，国内减重手术主要遵循《中国肥胖及 2 型糖尿病外科治疗指南（2019版）》，其推荐 BMI ≥ 27.5kg/m^2 的 T2DM 患者进行手术治疗；对 BMI < 27.5kg/m^2 的糖尿病患者持谨慎态度。

（三）减重手术治疗高血压病

《中国肥胖预防和控制蓝皮书》中指出，超重人群患高血压的概率是普通人的 2.5 倍，肥胖症人群患高血压的概率是普通人的 3 倍。肥胖合并高血压患者往往需要使用更多抗高血压药，血压达标率也更低；而减重手术能使用药减少，甚至完全停药且保持血压正常。

GATEWAY 研究评估了减重手术联合药物与单纯药物降压的效果差异。在手术 + 药物治疗组有 83.7%（41/49 例）的患者减少了 30% 的抗高血压药用量，有 51%（25/49 例）

患者的血压恢复正常；而单纯药物治疗组仅有 12.8%（6/47例）的患者减少了抗高血压药用量，没有患者血压恢复正常。且手术组患者的胰岛素抵抗指数、血脂及弗雷明汉风险评分均有改善。

手术还具有长期的降压效果，一项回顾性研究报道了 8 199 例接受 RYGB（55.2%）或 SG（44.8%）的肥胖症患者：术后 6 年，接受降压降脂治疗的患者比例在减重组中比对照组减少更多（抗高血压药：–40.7% vs –11.7%；降脂治疗：–53.6% vs –20.2%）。而且，减重手术还促进了高血压患者出现类似正常人的 24 小时血压曲线和非杓型状态。

（四）减重手术治疗阻塞型睡眠呼吸暂停综合征（OSAS）

减重手术的肥胖症患者 58.3% 合并 OSAS。OSAS 患者常有夜间打鼾、呼吸暂停、伴随轻至重度低氧血症、日间困倦及头痛、乏力等症状；远期患 T2DM、心脑血管病甚至猝死的风险大大增加。

目前减重手术治疗 OSAS 的作用已得到全球专家的广泛认可。据英国国家减重手术数据库（NBSR）一项纳入 4 015 例 OSAS 患者的研究指出，减重手术至少 1 年后，疾病缓解率达 59.2%。减重手术的疗效是明显的，随着体重减轻，患者 OSAS 能被完全逆转，术后生活质量明显提升。但由于睡眠监测并不是国内所有医疗中心的术前常规检测项目，OSAS 人群的检出率严重不足。所以，推广使用多导睡眠图（polysomnography，PSG）进行肥胖症人群术前 OSAS 筛查十分必要。另外，肥胖症人群也常发生肥胖低通气综合征，其不一定存在睡眠呼吸紊乱，白天发生低氧血症及高碳酸血症；与 OSAS 是相互独立的两种疾病，临床工作中应注意鉴别。

（五）减重手术治疗肥胖合并多囊卵巢综合征

多囊卵巢综合征（PCOS）是一种复杂的生殖与代谢性疾病，病因复杂，生活方式调整和药物治疗对这些患者的月经改善率只有 20%~50%。目前认为，PCOS 发病的重要机制之一是胰岛素抵抗（insulin resistance，IR），其可引起高雄激素、肥胖、代谢紊乱的恶性循环；进而增加 T2DM、代谢综合征、心血管疾病及子宫内膜癌的发病风险。而减重手术可显著改善 IR，打破恶性循环。

临床中有 50%~80% 的 POCS 患者合并肥胖或超重。减重手术对肥胖 PCOS 患者的作用在于：①减轻体重，改善形象，恢复自信。②恢复正常月经周期，改善排卵，促进自然受孕。③雄性激素下降，性激素结合球蛋白升高。恢复雌 / 雄激素比值，改善多毛，恢复女性特征。④改善胰岛素抵抗，缓解糖尿病、高血压等代谢综合征。减重手术后患者月经异常的改善率可达 80%~90%；患者快则 3 周内，慢则

3 个月内月经来潮;相比药物治疗,患者总体妊娠率提高约 30%。综上,减重手术对肥胖 PCOS 患者效果显著,减重的同时能改善糖脂代谢及性腺功能、提高妊娠率、预防远期心血管疾病。

(六)减重手术治疗代谢相关脂肪性肝病

代谢相关脂肪性肝病(MAFLD),或称非酒精性脂肪性肝病(NAFLD),原是一种排除诊断,是指除外酒精或其他肝功能损害因素所致的脂肪性肝病。而随着 2020 年更名,已证实其与代谢异常明显相关,在超重 / 肥胖、T2DM 或代谢功能障碍的基础上,有肝脏脂肪变性的证据即可诊断。MAFLD 患者存在肝脂肪变性、肝炎、肝硬化、肝细胞肝癌的演变轨迹;而且患者体内的促炎因子如肿瘤坏死因子、IL-6 等大量累积,还会促进肝癌之外其他恶性肿瘤的发生发展。

减重是 MAFLD 治疗的核心内容之一。研究显示,减重 5% 者的非酒精性脂肪性肝炎(NASH)改善率达 58%;减重 10%,NASH 改善率高达 90%。手术的减重能力持久,对 MAFLD 的长期治疗效果非常确切。手术除了减轻肝脂肪变程度,更能改善肝纤维化评分,逆转 MAFLD 肝脏病理学演变。最近一项采用肝活检的前瞻性研究表明,减重术后 5 年,脂肪性肝炎和肝纤维化的改善率分别为 84% 和 70.2%;术后 1 年时肝纤维化程度开始降低并且在术后 5 年内持续缓解。另外,减重手术还可大幅降低 MAFLD 患者的远期癌症风险。

(七)减重手术治疗肥胖相关性功能障碍

肥胖相关男性性腺功能减退症(male obesity-associated secondary hypogonadism,MOSH)以体重超重 / 肥胖、性功能障碍、雄激素水平低下、雌激素水平升高为特征;可伴有骨质减少、疲劳、注意力下降等不适。数据显示,MOSH 在肥胖症人群中发病率高达 45%~64%。

MOSH 的治疗包括生活方式调整、减重、睾酮补充等,其中减重是关键环节。体重减轻可以通过减少雌激素的转化生成、改善胰岛素抵抗等机制改善下丘脑 - 垂体 - 性腺轴功能,刺激雄激素的分泌。但传统生活方式减重效果一般,多数患者无法坚持进行运动和合理膳食,手术则可保持长久的减重效果,从而改善 MOSH。研究显示,减重手术后,87% 的 MOSH 患者性激素水平可恢复正常,性功能得到明显改善。

六、减重手术的并发症与处理

尽管减重手术是治疗肥胖症最有效的办法,但其存在的相应并发症也应高度关注。一般按照手术时间可以将并发症分为近期并发症和远期并发症;近期并发症主要指术后 6 周内发生的并发症,远期并发症则主要指术后 6 周后发生的并发症。

(一)近期并发症

1. **静脉栓塞** 包括深静脉栓塞与肺静脉栓塞,其发生率为 0.3%~1.3%。肺栓塞是目前导致患者减重手术死亡的主要因素,主要原因在于肥胖症患者自身血流动力学的异常易导致下肢及深静脉血栓,一旦进展为肺栓塞病死率可高达 50%。应以预防为主,对于高危患者,推荐使用下肢持续压迫装置,围手术期可适当给予抗凝药物,术中予以下肢防深静脉血栓绑带,术后早期下床活动。

2. **腹部器官损伤** 由于肥胖症患者腹壁的厚度比一般人厚,腹腔镜操作具有一定的难度。一项对超过 17 000 例成人患者的腹腔镜减重手术的回顾发现,腹腔内损伤率为 0.07%。术者经验和进入腹腔方法的选择也至关重要,进入腹腔后,检查腹膜腔将有助于排除套管针造成血管或内脏损伤的可能。腹部器官损伤虽然不常见,但在减重手术中对邻近器官的损伤可能导致严重的并发症。另外减重手术过程大都需要处理胃后壁和胃短血管,此期间,胃的大幅度扭曲容易导致邻近脏器损伤。

3. **消化道漏** LSG 术后残胃漏发生率为 0.7%~7.0%,主要由于胃食管结合部肌层厚度不同,吻合钉会造成钉线各段张力不均,可使相对薄弱处的胃底、胃体钉合不严。此外,由于过度游离胃后壁并裸化食管胃角,可能会影响残胃尤其胃底处的动脉供血及静脉回流,也容易导致缺血性胃漏。吻合口漏与残胃漏的高危因素主要包括血供不足、缝合不严密、局部感染、合并糖尿病等。术中轻柔操作,合理使用各种器械,减少周围血管损伤而引起的血供障碍有助于预防消化道漏的发生。术中必要时进行测漏检查,对相关的吻合段充气或给予染料是 RYGB 和 SG 中常用测漏方法。

RYGB 术后吻合口漏的发生率为 1.1%~1.4%,多发生在胃空肠吻合口,是胃旁路术后死亡的第二大因素。漏的部位包括胃囊袋、胃空肠吻合口、Roux 肢体的盲端、空肠 - 空肠吻合口和残胃。术后 24~48 小时发生的漏与手术操作有关,如吻合口张力过高、血供不足等。5~10 天后的迟发漏则与吻合口缺血、愈合不良密切相关。RYGB 术后漏的早期体征和常规胃肠道术后漏相同,低热、气促、心率加快、烦躁都是重要体征。但肥胖症患者早期腹膜炎体征可能不明显。小肠吻合口漏更为严重,和其他部位相比病死率更高,因此一旦明确为小肠吻合口漏应立即处理,同时放置胃管为吻合口减压。在胃小囊和切开的胃之间的异常连接叫胃漏,胃漏和手术技术没有完全分裂或横断胃袋、边缘溃疡、吻合口漏及异物侵蚀有关。残胃内漏无须紧急干预,但会导致胃溃疡复发、胃食管反流和体重突然增加。消化道造影或胃镜不难诊断漏,如患者合并反复发作性溃疡、体温重复升高等症状,可予以手术再次分离。

4. 出血 LSG 中胃切缘出血是值得关注的,残余袖状胃本身切缘长,出血风险增加。在实施手术过程中,应合理选择钉仓的高度,及时处理可疑的危险血管。

术后出血可来自胃肠吻合口、肠肠吻合口、胃切缘、肠系膜边缘以及腹壁切口等部位。出血的原因包括围手术期使用抗凝药和非甾体抗炎药、术中操作不当和术后严重呕吐等。预防术后出血的关键在于术中精准操作和围手术期多学科协作。术中仔细检查各吻合口和切缘等,必要时可结合术中内镜检查,充分显露止血甚至加固缝合。

5. 狭窄 RYGB 术后早期狭窄可能与吻合口直过小、水肿和组织内翻有关;中后期狭窄的原因常为吻合口溃疡或漏治愈后形成的瘢痕。SG 术后狭窄通常发生在胃角度切迹处,切割线不在同一平面而呈螺旋形或转角过大、胃角切迹处切割过度、过于靠近支撑管、支撑管过细等也会导致术后发生胃腔狭窄。临床表现取决于狭窄的严重程度,患者可出现严重的恶心呕吐。早期狭窄的患者可先予禁食或全流质饮食,效果不佳者考虑内镜下球囊扩张,必要时行再次手术重新吻合或切开浆肌层。

6. 内疝与肠梗阻 内疝常见于 LRYGB 术后,发生率为 1.3%~4.4%,主要发生部位包括横结肠系膜缺口、空肠侧侧吻合系膜缺口和 Petersen 裂孔。内疝是导致肠梗阻的重要原因。建议术中常规关闭系膜裂孔及其他间隙,防止术后发生内疝和肠梗阻。

7. 急性残胃扩张 RYGB 术后残胃扩张罕见但却是潜在致命的并发症。由于残胃是一个盲端,因此在胆胰支梗阻或麻痹性肠梗阻的情况下会导致残胃闭袢性梗阻,进一步造成切割线开裂,大量胃内容物进入腹腔造成严重的腹膜炎。

8. 对胃排空的生理影响 SG 已经被注意到可以加速胃排空。影像学研究表明,LSG 对胃排空的影响程度可能与袖状胃和幽门的距离有关。此外,保留胃窦通常被认为可以更快地通过袖状胃,但目前尚不清楚这些功能发现是否与餐后低血糖症状有关。但是这种情况通常是自限性的,需要患者用几周的时间来适应胃容量的变化和被提高的胃排空率。

9. 感染 最近的美国外科医生学会国家外科质量改进数据库(American College of Surgeons National Surgical Quality Improvement Program,ACS-NSQIP)显示,减重手

术较为常见的并发症是皮肤切口感染(0.6%)、尿路感染(0.7%)、腹腔感染(0.3%)。提高对这些并发症的认识,将有效降低这些并发症的发生风险。例如,术中尽量不留置导尿管,减少尿路感染的风险。

(二)远期并发症

1. 营养不良 SG 为限制性手术,除少数患者术后早期出现维生素 B_1 缺乏之外,很少会出现术后营养不良,而 LRYGB 术后营养缺乏风险极高,如缺乏氨基酸、微量元素和维生素等。对于营养不良的预防并不困难,可以常规口服蛋白质、微量元素和维生素等。

2. 吻合口溃疡 减重手术后的吻合口溃疡也称边缘性溃疡,多种因素可导致减重手术后发生边缘性溃疡,目前公认的一些原因有:组织灌注不足导致的缺血、吸烟、滥用非甾体抗炎药、幽门螺杆菌感染、精神心理因素以及手术医师的缝合技术。对于 LRYGB 术后的溃疡首选保守治疗,辅以内镜治疗。做好术前检查排除诱因、术后常规服用口服黏膜保护剂可有效预防溃疡的发生。

3. 疝 为减重手术后较为常见的远期并发症,多发生在术后 18~24 个月。减重手术疝可分为腹壁疝和内疝,腹腔镜手术的广泛开展大大降低了腹壁疝的发生风险,但内疝的发生率明显高于开放手术。RYGB 术中系膜裂孔关闭不全或未关闭,术后患者体重迅速下降而导致腹腔系膜间隙扩大是内疝形成的重要危险因素。内疝的临床症状多种多样,影像学的灵敏度仅为 64%,CT 的误诊率高达 20%,诊治十分困难。在临床工作中,应积极保存患者的影像学资料,在患者出现早期症状的时候积极完善检查,并密切监测,避免发生肠坏死等严重的并发症。

4. 胃食管反流 肥胖症患者发生胃食管反流和食管裂孔疝的风险更高,也和 Barrett 食管风险的增加有关。各减重手术方式对于胃食管反流发生率的影响并不相同。RYGB 可减少胃食管反流的发生,而 SG 则诱发胃食管反流,原因在于 LSG 术后 His 角及其附近的组织结构被破坏、食管下括约肌张力降低等。SG 术后的胃食管反流症状典型,有反酸、烧心、胸骨后疼痛等。长期的胃食管反流还可能导致 Barrett 食管,甚至是食管癌。另外,食管裂孔疝会显著增加胃食管反流的发生率,对合并食管裂孔疝的患者应在 SG 术中同时行食管裂孔疝修补术。

5. 肠梗阻 最常见的原因是内疝、瘢痕和粘连造成 Roux 肢体的压迫,其他原因还包括胃空肠吻合口的狭窄、四肢扭曲、切口疝和肠内肠套叠。远期肠梗阻则在胃肠道手术中更为常见。患者典型表现为中枢性腹绞痛、恶心和呕吐、腹胀和便秘。

6. 倾倒综合征　RYGB 长期随访数据显示倾倒综合征发病率可高达 50%,胃肠吻合口过大、早期进食流质、大量摄入碳水化合物都是导致倾倒综合征发生的因素。早期倾倒综合征在进食 15 分钟后发生,食物的高渗性会导致血液和肠道的快速液体交换。临床表现为包括腹痛、腹泻、腹胀和恶心等胃肠道并发症和血管舒缩变化。晚期倾倒综合征发生在饭后 1~3 小时,是摄入碳水化合物后肠促胰岛素驱动的高胰岛素反应的结果,低血糖相关症状与神经性低血糖症(疲劳、虚弱、意识模糊、饥饿和晕厥)和自主 / 肾上腺素能反应(出汗、心悸、震颤和易怒)有关。大部分患者可在改变体位(进食后平卧)或饮食种类后得以缓解,顽固性或影响日常生活的倾倒综合征可尝试使用生长抑素类药物改善症状。

7. 胆囊结石　胆囊结石通常与减重术后饮食量明显减少以及消化道结构改变有关。术后可口服稀释胆汁的药物,如熊去氧胆酸,避免出现结石。

七、减重手术的围手术期管理

(一) 术前检查

为确保手术安全,术前除需进行常规检查外,针对重度肥胖症患者,术前对心血管、肺和胃肠系统的检查也是必需的。

1. 心血管　肥胖是心血管疾病的公认危险因素,包括冠心病、心律失常、心室肥大和心力衰竭。改善这些合并症对于预防减重手术患者的不良手术结果至关重要。心脏评估包括导联心电图,必要时进行负荷试验评估心脏功能。传统的测试方法(例如跑步机运动)可能不适用于病态肥胖的患者,原因是测试设备的不便携且由于患者的身体运动习惯而难以准确解释图像。使用或不使用超声对比剂的药理学应力超声心动图检查是该患者群体的有效替代方法,可以准确评估心脏功能。

2. 肺　肥胖是机械限制性气道疾病的危险因素,常规的术前肺功能检查有助于评估和确定有术后肺部并发症(如肺不张、喉痉挛和需要再次插管)风险的患者。虽然大部分接受减重手术的患者经常伴有 OSAS,但少有患者会在术前接受相关诊断检查。一些量表是比较好的 OSAS 初筛工具,例如,艾普沃斯嗜睡量表(Epworth sleepiness scale, ESS)、柏林问卷(Berlin questionnaire, BQ)或 STOP-BANG 量表等,通过初筛量表检测的患者应通过隔夜多导睡眠图检查进一步评估。多数被诊断为 OSAS 的患者术前可从持续正压通气或双水平正压通气中得到缓解。尽管在所有接受减重手术的患者中进行常规肺活量检查是有争议的,但在发生肺部并发症风险高的患者中进行术前肺活量检查是有益的。

3. 胃肠道　手术前建议进行腹部超声检查和食管胃十二指肠镜检查。肥胖症人群胆石症的发生率特别高,因此应首先进行超声检查以评估肥胖症患者的胆道病变。此外,减重手术引起的体重快速减轻会进一步增加胆结石形成的风险。这对于接受 RYGB 的患者尤为重要,因为在有胆总管结石的情况下,手术中无法进行内窥镜胆道检查。超声也可用于评估脂肪变性、纤维化和非酒精性脂肪性肝炎的存在。ASMBS 建议仅在临床上有明显胃肠道症状的情况下进行术前内镜检查。

(二) 合并症管理

积极治疗肥胖相关的合并症应成为肥胖症患者综合管理的组成部分。除体重管理外,适当管理肥胖并发症还应包括:对血脂异常的管理;优化 T2DM 患者的血糖控制;使高血压患者的血压正常化;降低 OSAS 患者手术并发症风险。术前积极减重可以减少药物治疗合并症的需要。在选择用于治疗肥胖相关合并症甚至非肥胖相关疾病的药物时,应考虑肥胖的存在以及治疗对体重、身体成分或代谢状态的影响。肥胖症患者应尽可能避免或替代会增加体重和具有负面代谢作用的药物。

1. 血糖管理

(1)对于合并 T2DM 的患者,应监测餐前、餐后 2 小时、睡前血糖,在内分泌科医师指导下给予口服药物或胰岛素控制血糖,术前一般建议使用短效胰岛素。

(2)建议术前 24 小时应停用格列酮类、格列奈类和 DPP-4 抑制剂。

(3)术前血糖控制标准遵循外科手术指南。

(4)建议对减重手术的患者常规做口服葡萄糖耐量试验(OGTT)检测的同时做胰岛素和 C 肽测定,评估胰岛细胞功能。对于眼底改变及肾功能低下等糖尿病可能出现的并发症也须引起重视。在术后早期血糖控制复杂的情况下,应考虑咨询内分泌科医生。

2. 血脂管理　术前合并血脂异常的患者应监测血脂水平,警惕高脂血症导致高凝状态,而且也有诱发胰腺炎的可能,可参考相关指南对高脂血症予以治疗。术前高血脂不是手术绝对禁忌证,主要取决于是否有各种并发症。

3. 血压管理　手术后的第一周,血压趋于下降,应积极监测,及时调整血压治疗药物以适应新的需求。由于脱水的高风险,建议在此阶段避免使用利尿剂。手术后需要继续监测血压,因为随着时间的推移复发风险很高。长期高血压的治疗应遵循当前的指南,避免使用已知对体重产生不利影响的抗高血压药。对于高血压已经消退的患者，应按照针对特定年龄组推荐的筛查指南进行持续监测。

4. 阻塞型睡眠呼吸暂停 肥胖症患者合并阻塞型睡眠呼吸暂停(obstructive sleep apnea, OSA)的发病率较高，患者同时合并肥胖低通气综合征(obesity hypoventilation syndrome, OHS)极易引起围手术期相关并发症的发生并导致患者死亡。采用STOP-BANG量表筛查合并OSA的患者并通过血气分析、睡眠呼吸监测了解患者OSA程度。

术前明确诊断的中、重度OSA患者建议常规接受术前持续正压通气治疗。持续正压通气治疗1周可改善患者肺部通气、换气功能并纠正全身组织缺氧状态。通过术前耐受持续正压通气治疗可保证术后继续维持该治疗的安全可靠性。使用双水平气道正压通气治疗能有效改善同时合并OHS和OSA患者的肺通气与换气功能，并同时达到纠正低氧、解除二氧化碳蓄积的效果。

OSA患者在手术后应继续持续气道正压通气(continuous positive airway pressure, CPAP)或双水平气道正压通气(bilevel positive pressure ventilation, BiPAP)治疗到手术后3~6个月。此后，应由呼吸内科医生对患者进行复查，以确定是否需要调整BiPAP/CPAP压力以及是否应进行新的睡眠呼吸评估。

(三) 疼痛管理

术后急性疼痛的严重程度因手术类型和患者既往情况而异。通过腹腔镜进行的手术疼痛更轻，恢复时间更快。术后疼痛可以局限在手术区域，也可以放射到肩部和颈部，通常会在几天内消退。开放手术的较大切口与更剧烈的疼痛和较长的恢复时间有关，减重手术后的镇痛基于以下方案。

全身镇痛应尽可能采用多模式疼痛管理策略，以减少麻醉药的使用。应系统地使用非阿片类镇痛药(如静脉注射对乙酰氨基酚和非甾体抗炎药)，并根据理想体重调整剂量。如果需要应用阿片类药物，建议对OSA患者使用患者自控的镇痛药，并在两次给药之间增加间歇，而非持续输注。对于类阿片药物，应尽早采用肠内途径，术后必须继续监测。在多种腹腔镜手术(胆囊切除、结直肠手术和妇科手术)中，神经阻滞和局部麻醉下的伤口浸润已得到成功应用，但在减重手术中仍无针对性研究。随机对照试验和荟萃分析已经证明了腹腔镜手术中局部麻醉及雾化吸入技术的安全性，可与切口浸润相结合。在减重手术中也证明了其有效性，长效类局部麻醉药物(罗哌卡因或布比卡因)可能比短效药(如利多卡因)更有效。对于重度肥胖患者，神经阻滞存在一定的难度，而静脉给予镇痛剂和局部罗哌卡因浸润是比较合理的处理措施。

(四) 静脉血栓栓塞预防

静脉血栓栓塞(venous thromboembolism, VTE)包括肺血栓栓塞症(pulmonary thromboembolism, PTE)和深静脉血栓(deep vein thrombosis, DVT)形成，是导致肥胖症患者手术后死亡的主要原因之一。VTE的发生率为0.3%~3.0%，PTE相关病死率高达30%。虽然大部分VTE集中出现在术后30天内，但在减重术后几个月仍可能发生，其中术后1~2个月风险最高。尽管肥胖本身是VTE的危险因素，但其他因素包括高龄、男性、既往VTE、OSA、吸烟史和手术持续时间>180分钟等也是相关因素。尽管VTE的发生率较低，但VTE的相关并发症发生率和病死率仍然较高，故应重视VTE的预防。

VTE预防有药理学和非药理学两种选择。常见的药物选择包括皮下注射肝素钠(unfractionated heparin, UFH)和低分子量肝素(low molecular weight heparin, LMWH)。研究发现，LMWH与连续加压装置联合使用较UFH更有效，且与出血风险不存在更明显的关联。术后早期除了关注VTE相关症状外，应进行D-二聚体检查，部分接受LMWH抗凝治疗的患者应检查纤维蛋白降解产物(fibrinogen degradation products, FDP)及血清抗Xa水平。

对于术前长期服用抗栓药物的患者，综合考虑VTE风险及出血风险，以决定如何停用抗栓药及是否需要桥接。长期服用避孕药物或者接受激素替代治疗的患者，围手术期VTE风险增加，应予以关注，酌情提高VTE风险等级。

减重手术患者术后应严格控制进入ICU的指征，尽量避免转入ICU，以鼓励和方便患者在术后2小时开始下床活动。围手术期机械预防[间歇充气加压泵(intermittent pneumatic compression, IPC)、梯度加压弹力袜(graduated compression stockings, GCS)和足底静脉泵]是预防VTE的有效手段，其作用机制是通过增强下肢深静脉血流而预防静脉血流淤滞，应在手术期间及术后不能充分下床活动期间使用，首先推荐IPC，不推荐使用下腔静脉(inferior vena cava, IVC)滤器预防PTE。对于VTE高危患者，围手术期除了应用机械预防外，还需要在术前12小时给予预防剂量的LMWH，直至术后24小时后，或者患者可自由下床活动后进一步评估是否继续使用。其他新型口服抗凝药物对围手术期预防VTE的有效性、安全性及方案尚缺乏足够的临床证据支持。抗凝治疗期间，应密切关注出血事件，如LMWH抗凝过度，出血广泛，可选用鱼精蛋白进行中和。

对于接受减重手术的VTE高风险患者，出院后应持续接受LMWH抗凝治疗2~4周，并建议监测血清抗Xa水平，以对药物剂量进行指导。

(五)用药管理

减重手术后,根据患者新的解剖结构进行适当的药物调整,以免出现药物不足或过量的情况。RYGB 等吸收不良手术对药物的吸收和生物利用度构成较大影响,限制性手术如 LSG 对吸收的影响最小。吸收减少的两个主要机制包括 pH 降低和可吸收表面积减少,因为在 RYGB 中大部分十二指肠和空肠被绕过。

1. **抗高血压药 / 降血糖药** 术后需要根据患者监测情况酌情调整抗高血压药和降血糖药的剂量。由于各种原因,接受 RYGB 的患者术后血压通常会降低,这需要减少抗高血压药的剂量。通常,药物剂量可以减半,手术前 48 小时的 ACEI 可以在术后以减少的剂量重新开始。可首先考虑使用的术后抗高血压药是利尿剂,其可以限制患者容量负荷,因为大多数减重患者在手术后一到两周内是全流质饮食,可能会对心脏造成负担。

术后出现血糖下降的主要原因有两个:碳水化合物摄入量减少和胰岛素抵抗降低。磺脲类由于致低血糖的高风险性,手术后应避免使用。手术后应立即将胰岛素剂量减少 75%,以防止低血糖的发生。处方药应采用缓释片、液体制剂,或片剂压碎形态,以确保在术后即刻获得最大吸收。

2. **抗抑郁药 / 精神药物** 研究发现,术前正在接受精神药物治疗的患者,必须尽快重新开始使用这些药物,以防止停药综合征(如那些使用选择性 5- 羟色胺再摄取抑制剂的患者)或双相情感障碍、精神分裂症和癫痫等疾病的恶化。药物应以常规释放、片剂压碎形态 / 液体形式给药,胶囊可以打开并与无糖布丁混合或用温水服用以加速分解。由于此类药物容易导致体重增加,如果可能的话,需要特别使用三环类抗抑郁药和米氮平片的替代药物。

3. **阿司匹林和布洛芬等药物** 由于溃疡、狭窄和出血的风险增加,应避免长期使用阿司匹林和抗炎药物。大量研究表明并发症增加与抗炎药物的使用相关。如果无法避免长期使用抗炎药,则考虑采用限制性类型的手术可能更符合患者的最大利益。针对痛风发作、偏头痛和急性肌肉骨骼劳损等急性问题的短期抗炎治疗(3~5 天)通常耐受性良好,但应尽可能与食物和液体一起服用,以免直接引起黏膜刺激。需要阿司匹林抗血小板心脏保护治疗的患者应咀嚼此药至规定量。

4. **华法林和抗血小板药物** 华法林和硫酸氢氯吡格雷等抗血小板治疗应在手术前 7~10 天进行。外科医生应决定何时重新开始使用这些药物。如果没有复杂的手术问题,通常可以在术后第 1 天晚上安全地重新开始使用华法林,并与 LMWH 治疗桥接,直到 INR 达到华法林的治疗水平。由于解剖结构的改变和术后饮食的改变,术前华法林的剂量可能需要调整。同样,如果没有发生手术问题,通常可以在出院当天重新开始抗血小板治疗。

(六)饮食管理

尽管手术减重效果显著,如果术后饮食不当,在减重的同时也容易引起某些营养物质缺乏,出现营养代谢相关并发症。《中国糖尿病医学营养治疗指南(2013 版)》中也指出,施行减重手术患者存在营养障碍风险,因此围手术期营养治疗的目的在于降低手术治疗风险、提高安全性。术后随访阶段应重视、规范患者的营养治疗。术后营养物质缺乏不仅与术前已存在的营养缺陷有关,还与术后饮食、营养吸收不良等因素有关。

在减重手术前,应对所有患者进行适当的营养评估,包括微量营养素测量。与单纯的限制性手术相比,胃旁路术需要更全面的围手术期营养评估,而对于可能引起严重营养不良的手术[如胆胰分流术(BPD)]则需要更严格的术前营养评估以及术后风险预判。

在减重手术前和术后住院期间,应向患者和家庭提供术后早期营养护理、营养和膳食计划指南,并在门诊随访时予以加强。流质膳食方案通常可在术后几个小时开始。应咨询营养师,并根据外科手术的类型,遵循阶段性进餐过程。此外,术后多学科复诊可以更好地贯彻饮食营养要求。患者应坚持每天少食多餐的计划,彻底咀嚼食物,同时不喝饮料。平衡膳食计划应包括每天 5 种以上的水果和蔬菜,以达到最佳纤维消耗、结肠保护功能和植物化学物质摄入。

蛋白质吸收不良引起的营养不良发生率较高,可导致手术后每年 1% 的住院率。蛋白质摄入量为平均每天 60~120g。减重手术尤其是胃旁路术后,为了减少热量摄入,应避免使用浓缩甜食,以尽量减少倾倒综合征的出现。应缓慢摄入足量的液体,以维持足够的水合作用(每天>1.5L)。临床和实验室检查被推荐用于监测微量和宏观营养缺乏,特别是铁、维生素 B_{12}、钙和叶酸缺乏。

八、减重手术的术后随访与监测

根据 ASMBS 的声明,评价减重手术的效果主要依据手术目的、评估术后不同年限的 %EWL、T2DM 缓解率以及合并疾病的缓解情况。减重手术的随访工作尤其重要,减重中心必须提供充分的随访计划。

(一)早期随访

早期随访内容有饮食指导、营养监测、血糖血压监测、处理并发症。

1. 饮食指导　术后一个月,推荐的每日热量摄入量范围为400~800kcal,主要目的是减少每日血糖负荷。此外,需要考虑增加多种维生素的摄入。由于进食后可能出现上腹部疼痛和呕吐,还需指导患者的进食和饮食习惯,例如缓慢进食,并避免同时食用食物和饮料。

如果患者对某些食物不耐受,建议采用素食。如患者对肉类不耐受,可以尝试更换烹饪方式使其更容易接受。此外,建议在12个月内零饮酒;每日蛋白质摄入量为理想体重(ideal body weight,IBW)的1~1.5g/kg,但接受SG或RYGB的患者每日蛋白质摄入量建议为理想体重的1.5~2.0g/kg。

2. 营养监测　在术后早期,患者需要循序渐进地进食,遵循从液体到半流体到固体、逐渐增量的饮食原则,以适应胃容量的降低,同时保持充足的水分,最大限度地减少饮食不当导致的恶心呕吐。早期发生的持续恶心、呕吐或腹泻将导致水溶性维生素的排泄增加,术后2周内可出现维生素缺乏症(表7-9-2)。

表 7-9-2　可能受手术影响的营养素

营养素	SG	RYGB	OAGB	BPDDS	SADI-S
维生素 B$_1$	是	是	是	是	是
维生素 B$_{12}$	是	是	是	是	是
叶酸	是	是	是	是	是
铁	是	是	是	是	是
维生素 D 和钙	是	是	是	是	是
维生素 A、E 和 K	否	维生素 A 有可能	是	是 (高风险)	是 (高风险)
锌	是	是	是	是 (高风险)	是 (高风险)
铜	是 (低风险)	是	是	是 (高风险)	是 (高风险)
硒	是	是	是	是 (高风险)	是 (高风险)
脂肪	否	否	是	是 (高风险)	是 (高风险)
蛋白质	否	否	是	是 (高风险)	是 (高风险)

在所有减重手术后,每天需要补充多种维生素和矿物质(维生素B$_1$、铁、硒、锌和铜等)。需要注意的是,常规维生素补充剂可能某些维生素含量不够,特别是维生素B$_1$。因此,需要服用2种或复合维生素,或服用单独的B族维生素,或使用专门为减重手术患者准备的复合维生素。表7-9-3总结了术后营养补充和监测,包括对应治疗方法。

3. 血糖血压监测　在术后快速减重阶段,建议每周监测体重和血压连续4~6个月。随着体重下降减缓,在术后8个月、10个月和12个月随访过程中,每天8时监测血压和体重。糖尿病患者应每天监测血糖水平。需要注意的是,减重手术后高血压和高血糖会逐渐缓解,因此,需要及时调整抗高血压药和降血糖药的用量,防止发生低血压和低血糖。

4. 处理并发症

(1)脱发:术后3个月和6个月后脱发很常见,主要与能量、蛋白质和铁的摄入减少有关;可在低热量饮食或体重过度减轻后发生,通常在6个月后会好转。

(2)倾倒综合征:是由于胃中食物快速排空到空肠引起的,分为早期(餐后1小时内)和晚期(餐后1~3小时)。此症状在RYGB术后比SG术后更容易发生。

早期倾倒综合征:表现为高渗食物快速进入十二指肠或空肠,大量细胞外液转移至肠腔,循环血量骤然减少。同时,肠遭受刺激后释放5-羟色胺、血管活性肽导致血管舒缩功能紊乱。表现为低血压,上腹饱胀不适,恶心呕吐、腹泻、肠鸣频繁,可有绞痛;伴有全身无力、头昏、晕厥、面色潮红或苍白、大汗淋漓、心动过速等。建议调整饮食,少食多餐,避免过甜、过咸、过浓流质,宜进低糖类、高蛋白饮食。

晚期倾倒综合征:也叫反应性低血糖,与胰岛素的大量释放有关,导致反应性低血糖。表现为心慌、无力、眩晕、出汗、虚脱,在极端情况下,意识丧失。饮食调整是首要治疗

表 7-9-3　术后营养补充和监测

维生素和矿物质	常规预防性补充剂量	缺乏时治疗剂量	监测
维生素 B_1	12mg/d	口服：100mg/次，2~3 次/d 静脉注射：200mg/次，3 次/d 肌内注射：250mg/d，持续 3~5 天	如果患者有长期吞咽困难、呕吐、饮食摄入不足或体重快速下降的症状，立即进行治疗
维生素 B_{12}	350~500μg/d 或每月 1 000μg 肌内注射	肌内注射：1 000μg/d 以达到正常水平	术后第一年每 3 个月筛查一次，然后至少每年筛查一次或临床提示筛查一次。如果检测到缺乏症，立即治疗
叶酸	400~800μg/d	1 000μg/d，首先检查是否缺乏维生素 B_{12}	在手术后 3 个月内筛查，然后每 3~6 个月筛查一次，直到 12 个月，然后每年筛查一次。尤其是育龄女性患者
铁	有生育能力的男性：18mg/d 女性：45~60mg/d	150~300mg/d，分 2~3 次口服，必要时使用静脉补充剂	在手术后 3 个月内筛查，然后每 3~6 个月筛查一次，直到 12 个月，然后每年筛查一次
维生素 D	每天 3 000IU，以维持 25-OH-VD >30ng/ml	6 000IU/d 或 50 000IU，1~3 次/周	在手术后 3 个月内筛查，然后每 3~6 个月筛查一次，直到 12 个月，然后每年筛查一次
钙	BPDDS：1 800~2 400mg/d AGB/SG/RYGB：1 200~1 500mg/d	检查甲状旁腺激素（<30ng/dl）和维生素 D（>30ng/dl）	监测基线甲状旁腺激素以排除原发性甲状旁腺功能亢进症
维生素 A	AGB：5 000IU/d RYGB/SG：5 000~10 000IU/d BPDDS：10 000IU/d	10 000~25 000IU/d，直到临床好转（1~2 周）。如果没有改善者，可能需要肌内注射	在 RYGB 和 OAGB 之后的第一年检查。在手术后 3 个月内筛查，然后每 3~6 个月筛查一次，直到 12 个月； 在 BPDDS 和 SADI-S 之后的每年进行筛查
维生素 E	15mg/d	100~400IU/d	至少每年对行 BPDDS 和 SADI-S 者进行筛查。筛查原因不明的贫血或神经性疾病
维生素 K	AGB：90~120μg/d SG/RYGB：90~120μg/d BPDDS：300μg/d	急性缺乏时 10mg/d、肌内注射，改善后改为口服 1~2mg/周	至少每年对行 BPDDS 和 SADI-S 者进行筛查，或在已确定存在脂溶维生素缺乏症的情况下进行筛查
锌	AGB/SG：8~11mg/d RYGB：8~22mg/d BPDDS：16~22mg/d	对于缺锌的治疗，没有推荐的剂量。监测铜，避免锌引起的铜缺乏症。建议每 8~15mg 元素锌补充 1mg 铜，以防止铜缺乏症	至少每年进行一次筛选，特别是对行 RYGB、BPDDS、OAGB 和 SADI-S 者
铜	AGB/SG：1mg/d RYGB/BPDDS：2mg/d	3~8mg/d 口服葡萄糖酸铜或硫酸盐。监测锌	至少每年进行一次筛选，特别是对行 RYGB、BPDDS、OAGB 和 SADI-S 者

方法。建议低糖高蛋白质饮食，少量多餐，避免高糖食物，必要时可使用抑制糖分吸收的药物如阿卡波糖等。

（3）肌肉减少症：减重手术后除了多余脂肪的减少，不可避免地会损失瘦体重，主要是肌肉流失。有报道表明减重术后第一年瘦体重流失 16%~23%。肌肉质量损失增加与静息代谢率降低和体重恢复风险增加有关。为防止瘦体重损失过多，建议增加优质蛋白质摄入量［1.0~1.2g/（kg IBW·d）］。每周 3 次 60~75 分钟的抗阻力运动也有助于维持肌肉量。

（二）长期随访

长期随访需要关注体重维持/恢复、手术并发症、妊娠等方面。

1. **体重维持/恢复** 大多数患者在减重手术后初始体

重减轻 20%~30%，不同手术干预的体重减轻量不同，RYGB 和 BPDDS 通常比 SG 和 AGB 引起的平均体重减轻更大更快。20%~35% 的患者会发生显著的复胖，具体取决于手术过程和手术后的时间。复胖的病因主要有以下几点：不依从营养指导、心理问题、内分泌或代谢失衡、缺乏身体活动以及手术因素。

增加蛋白质摄入量可能有助于饱腹感和体重维持，常规随访可预防手术后复胖。当发生显著的体重恢复或未能减肥时，应进行全面评估。干预措施首先包括饮食评估和咨询，进行身体活动和行为指导，可根据情况进行药物治疗或手术修正。

2. **并发症**

（1）严重营养不良：接受易致吸收不良的手术（如 BPDDS、

OAGB 和 SADI-S)的患者严重营养不良的发生率较高,例如蛋白质营养不良和脂溶性维生素缺乏症。此外,随着时间流逝,患者可能难以遵守术后饮食指南,导致出现反流的症状和选择营养价值较低的食物。一些患者可能会经历厌食症或由于害怕体重恢复而限制摄入量,营养师和患者可以共同努力解决这些问题,但对于持续的饮食失调、酒精滥用、自我伤害或影响饮食的心理创伤,可能需要转诊到心理科,由营养师和心理学家来共同管理。

(2)精神疾病:许多减重患者在手术前出现精神困扰的症状。据报道,减重手术后精神症状、饮食失调和生活质量通常会有所改善,这种变化与体重减轻成正比。据统计,在1年的随访中,50%的减重患者不再服用任何精神药物,体重减轻不足、未能减轻体重或早期体重减轻不足可能使肥胖症患者易患抑郁和焦虑。但减重手术也可能会引起食物行为障碍和暴饮暴食障碍。据国外报道,减重手术后自杀发生率增加,可能与身体形象、社会压力、饮食限制以及生活方式的改变等因素有关。因此,严重精神疾病患者需要减重中心医生和精神科专科医生进行密切的术后随访。

3. 妊娠　建议接受减重手术的女性,避免在术后12~18个月内怀孕。通常建议术后1年可以备孕或者妊娠,但也有研究显示,对于减重术后12个月内和12月之后怀孕的女性,其在新生儿出生体重、小于胎龄和大于胎龄的新生儿比例、早产、先天性异常和新生儿重症监护室入院率等方面没有差异。

九、减重手术的内分泌代谢机制

减重手术是治疗肥胖症及相关代谢异常最有效的方法,作用机制复杂,包括中枢神经系统食欲控制、肠道多肽、肠道菌群的变化和胆汁酸的分泌等。根据减重手术在治疗肥胖及相关代谢异常方面的物理机制,可将减重手术分为三大类:吸收不良、热量限制和混合型等;不同类型的手术对营养物质代谢的影响各有侧重;除了直接的物理作用,减重手术还能通过神经化学机制调节胃肠激素、下丘脑食欲中枢和肠道菌群等,起到降低体重和改善代谢的作用。

(一)吸收不良

术后正常胃肠道吸收过程的改变会导致不同程度的体重减轻和糖尿病缓解。此现象在易引起吸收不良的手术,如 BPD、BPDDS 中更加明显。即使是保守的残端长度(100~150cm)也会造成一定程度的脂肪吸收不良,而蛋白质和碳水化合物的吸收没有明显变化。

(二)热量限制

RYGB 和 SG 术后解剖学改变,直接影响为限制热量

的摄入。RYGB 和低热量饮食引起的体重减轻率有显著差异。热量限制对血糖控制有益,可以在肝脏胰岛素敏感性保持不变的情况下,使胰岛素抵抗和胰岛 β 细胞功能改善。但热量限制不是血糖控制的唯一机制,与 LAGB 相比,BPDDS、RYGB 和 LSG 可以更快地改善糖尿病。但只在术后即刻有效,而对于长期的体重减轻和血糖控制,可能由其他因素进行调控。

在术后进食远小于能量需求的急性负平衡期,患者报告饥饿感减少,饱腹感增加。节食和减重手术之间的关键区别是,术后的体重设定点降低了 20%~30%。减重手术通过改变胃和小肠结构,改变从肠道到大脑的体液和神经传导信号,从而维持新建立的体重设定点。

术后患者报告称,在能量平衡阶段饥饿感、饱腹感、能量摄入和进食频率"惊人"增加,然而体重仅略有增加,不能达到术前值。说明新的体重调定点未恢复到术前水平,减重手术通过肠脑交流的良性改变而维持了一个新的体重设定点。

(三)术后饮食行为的改变

人类和啮齿动物肥胖的发展和维持与高脂饮食密切相关。研究表明,肥胖症患者更倾向于选择高糖和高脂食物。RYGB 术后,患者会优先选择低脂食物,SG 术后会优先选择低脂和低热量饮食。然而手术 5~10 年后,这种食物倾向都逐渐消失。有学者报道,每日摄蛋白质占比高、糖脂占比低的患者体重减轻更多。

大脑食物奖励特性变化是患者食物选择变化的机制之一。在 RYGB 和垂直袖状胃切除术(VSG)术后,对高热量食物奖励反应的脑区激活下降、味觉敏锐度改变和对食物的享乐渴望增强。其中 RYGB 术后这种减少更为明显。肠道激素如 GLP-1 和 PYY 不仅可以减少饥饿感和增加饱腹感,而且可以直接作用于大脑奖励区的受体来减少食物对奖励机制的刺激。

味觉功能的改变是 RYGB 和 VSG 术后患者食谱变化的另一机制。在急性负能量期,食欲选择性奖励甜味和脂肪味道。但对甜味的敏锐只在术后早期得到提高。唾液分泌率与味觉的奖励有关,肥胖症患者比正常体重对照组的唾液分泌率更高。但代谢术后的唾液分泌结果不一,可能是因为引起的奖励机制不同。

神经信号也有助于术后对脂肪和糖类的嗜好改变。RYGB 术后,迷走神经驱动背侧纹状体释放更多多巴胺,小肠中产生更少的脂肪饱腹分子油酰乙醇酰胺,患者对脂肪摄入偏好减少。

总的来说,现有数据表明,在 RYGB 和 VSG 术后,患者的

食谱发生了有利变化,这可以减少饥饿感、增加饱腹感,从而导致体重进一步减轻;但这种变化是否长期存在仍不确定。

(四)肠内激素、肠促胰素和肠道适应

肠道激素在调节食欲、饱腹感、食物摄入量、系统代谢和胰岛素分泌方面起着至关重要的作用。有证据表明胃饥饿素、CCK、GLP-1 和 PYY 在术后有明显变化。胃体积、胃排空、肠道营养感知和这四种激素的分泌在负反馈回路中相关联。RYGB 术后,消化系统增生和肥大,葡萄糖转运体表达增加,同时肠上皮细胞对葡萄糖的摄取也增加,于是肠道葡萄糖代谢重新编程以支持组织生长和对生物能量需求的增加。

1. **胰高血糖素样肽-1(GLP-1)和氧化霉素** GLP-1 可以抑制胰高血糖素分泌、减少胃排空、减少肠蠕动(回肠制动)以及增加大脑饱腹感来实现减重降糖的作用。GLP-1 的分泌受到回肠远端营养物质的刺激。近端肠道("前肠")的旁路和远端肠道("后肠")细胞营养暴露的增加,是 RYGB 术后观察到的肠道激素谱改变的两个潜在原因。SG 术后也观察到 GLP-1 反应增强,尽管营养传递途径没有改变。而在 RYGB 术中,营养物质迅速通过小胃袋,绕过胃的大部分和上小肠,直接进入空肠中部。这两种手术都会导致胃排空加速和经胃消化的食物快速进入空肠,从而升高 GLP-1。尽管体重减轻更明显的患者 GLP-1 水平也较高,但在较长时间的随访中,GLP-1 水平与饱腹感增加无明显相关。故 GLP-1 不一定是代谢术后体重减轻的主要直接原因,但它是维持术后血糖稳态的关键因素。

由于氧化霉素的多肽结构与 GLP-1 相似,其氧调节蛋白的代谢途径——通过 DPP-4 分泌和降解食物的相关过程中存在一些相似之处。与 GLP-1 类似,氧化霉素降低胃肠运动,并参与葡萄糖稳态的调节机制。如 RYGB 术后 L 细胞分泌的其他两种激素 GLP-1 和 PYY-氧调节素水平升高,但 LAGB 术后没有升高。

2. **葡萄糖依赖性促胰岛素肽(GIP)** 主要由十二指肠和空肠近端的 K 细胞分泌。肠道营养物质(尤其是碳水化合物和脂质)可以增强其分泌。尽管作用不如 GLP-1 强,但其决定了餐后胰岛 β 细胞对胰岛素分泌的增加。与 GLP-1 相反,GIP 对肠道和胃的运动没有影响。GIP 还通过增加脂肪生成和促进脂肪沉积来影响脂质代谢。GIP 在糖尿病患者中的功能尚不清楚,尽管一直被证明与糖耐量减低有关。由于在前肠分泌,GIP 被认为可能是参与前肠假说的激素之一。动物实验中,减重手术对 GIP 的影响不一:RYGB 和 BPD 术后 GIP 下降,LSG 术后其变化尚不明显。

3. **缩胆囊素(CCK)** 已被明确为人类的饱足信号,其可能通过影响胃排空和直接控制肝葡萄糖的产生,直接参与膳食相关的血糖调控。CCK 可能导致肥胖、T2DM 和 RYGB 术后的早期饱足感。关于代谢术后这种激素变化的证据仍不清楚。一些研究显示在 LSG 术后有所增加,但其在这些手术的总体作用仍未明确。

4. **胃饥饿素(ghrelin)** 胃饥饿素主要是一种直接刺激下丘脑的促食欲激素,由小肠其他部分少量分泌,主要由胃底的氧合腺分泌。肥胖个体餐后对饥饿素的抑制降低。胃饥饿素通过一种未知的途径抑制胰岛素分泌,从而对葡萄糖代谢产生负面影响。因此代谢术后胃饥饿素分泌的减少,可能有利于整体的血糖控制。

(五)糖尿病缓解的机制

T2DM 的缓解与胃肠道多肽变化、摄入能量减少等机制密切相关。术后胰岛素抵抗和瘦素抵抗的改善,对血糖下降有关键作用。GLP-1、GIP、PYY 和 ACTH 甚至在术后早期(远早于体重下降)就有明显改变,说明减重手术可通过强大的非体重依赖机制缓解糖尿病。目前关于代谢术后糖尿病缓解机制的主流学说有前肠假说、后肠假说、胃中心假说。

1. **前肠假说** 其认为,术后营养物质对胃十二指肠的刺激减少,胃肠道中某些拮抗胰岛素的信号有所减少,从而增加了胰岛素的合成和/或释放,提高了胰岛素敏感性。该理论基于美国西奈山医院 Francesco Rubino 等的动物研究,他们认为"前肠假说"是 RYGB 术后糖代谢改善的主要机制。他们发现 DJB 显著改善了非肥胖 GK 大鼠的 T2DM,而单纯胃空肠吻合术(未去除近端消化道)并未改善糖代谢。而重建胃-十二指肠通路(保留胃空肠吻合)后,大鼠再次出现糖代谢异常。他们由此推断,某种来源于前肠的激素信号具有抵抗肠促胰素的代谢作用,减重手术所致该信号的消除即是患者短期血糖控制改善的主要机制。

另有学者回顾性研究了 BMI 正常、合并胃癌的糖尿病患者行毕 I 式和毕 II 式胃大部切除术的术前、术后 2 年的血糖控制情况,结果表明旷置十二指肠残端的毕 II 式手术患者平均 HbA1c 由 7.3% 降至 6.1%($P<0.01$),相较于毕 I 式患者有更显著的下降(14.5% vs 11.6%,$P<0.05$),且该术式与糖尿病缓解率呈正相关,力证了前肠假说。但 Rubino 教授至今没有正面回应的关键问题是,前肠机制不能解释保留近端消化道的 SG 对糖尿病等代谢病的治疗效应。

2. **后肠假说** 其认为,在 RYGB 术后,食物快速运送至远端小肠,促进肠源性内分泌激素的产生,从而改善糖代谢。肠源性内分泌激素包括 GLP-1、GIP、PYY。其中,GLP-1 由小肠 L 细胞分泌,在葡萄糖刺激下通过胰岛 β 细胞膜特异性受体促进胰岛素的释放,减少胰岛 β 细胞凋亡,并能延缓胃排空、延长饱感时间,其相关药物的研发已成为 T2DM 治疗药物的研究热点。研究发现,在 RYGB 及 SG 术后,患者胰岛 β 细胞敏感性改善与餐后 GLP-1 分泌增加相关,且术前胰岛 β 细胞功能与餐后 GLP-1 水平是决定糖尿病缓解与否的主要因素。Dutia 等研究发现,T2DM 患者 RYGB 术后 3 年,口服葡萄糖耐量试验评价胰岛 β 细胞功能恢复至对照组水平,而等效葡萄糖钳夹试验(钳夹时通过持续静脉输注葡萄糖将患者的血糖维持在与 OGTT 相同的水平)评价的胰岛 β 细胞功能却显著低于对照组,这表明术后胰岛细胞功能的恢复很大程度上是由肠促胰素介导的。

3. 胃中心假说　前肠假说、后肠假说都犹如盲人摸象一般,只能解释部分现象,而不能全面覆盖。尤其对于 SG,其并没有涉及食物途径的改变,但也有较好的降糖效果。因此,朱江帆教授提出了胃中心假说,能更为全面地把各种术式的原理一网打尽。大量的病例数据证明,其他消化器官有关的手术(如肠道和肝胆手术),没有一个有减重手术这样治疗代谢病的效果。如果以胃为中心着手,胃大弯则是胃分泌功能的关键。胃大弯很可能存在某种特殊细胞,能产生参与调解重要代谢过程的特殊因子。SG 术后胃大弯被切除;胃旁路术后食物绕过胃直接进入小肠;胃束带术的束带作用使进入胃内的食物数量减少、速度减慢。三种术式通过不同途径都减少了食物对胃的刺激,导致某种特殊因子分泌减少,从而使胰岛素抵抗得以缓解、交感神经张力得以降低,糖尿病等代谢性疾病从而得以缓解。

(六)神经内分泌机制

激素和神经通路的相互作用非常复杂,这些通路在脑-肠轴的不同水平上汇聚并可能相互作用,以调节能量平衡。减重手术通过中枢神经回路影响体重和葡萄糖调节,这些神经回路参与了胃容量或化学感受器激活后的迷走神经介导的通路,肠道激素也能够通过局部作用于迷走神经末梢或通过循环对中枢通路发挥作用。

在迷走神经传入信号的下游,迷走神经末梢可以感知胃容量增加和营养物质的升高,从而激活涉及孤束核、外侧臂旁核和杏仁核中央核的厌食通路。该通路在 RYGB 术后的激活可能是 RYGB 术后食物摄入量急剧减少的原因,也可能有助于更少和更慢地摄入食物。在禁食条件下,相同的迷走神经回路中,神经激活增加,但该机制在多大程度上是由 SG 术后的食欲减少(和体重减轻)引起的仍不清楚。几项关于 LAGB 和 RYGB 的试验表明,迷走神经切断术对减肥没有任何益处。然而,迷走神经介导的机制似乎在 RYGB 和 SG 的神经内分泌机制中起着关键作用。

(七)胆汁酸

胆汁酸(bile acid,BA)是由肝脏中的胆固醇合成的。摄入食物会导致胆汁酸从胆囊通过胆总管分泌到十二指肠,到达回肠后,胆汁酸通过特定的转运蛋白运输到门静脉循环,然后再循环回肝脏。胆汁酸不仅在肠道的脂质吸收中起作用,而且也涉及葡萄糖代谢。当胆汁酸被肝脏中的 TGR5 和 FXR-α 受体识别时,可诱导肝糖原合成,抑制糖异生,改善机体的胰岛素敏感性,并控制糖代谢。RYGB 术后患者全身性 BA 水平升高,提示 RYGB 术后 BA 信号通路增加。这些作用背后的分子机制可能是潜在的减重药物靶点。

(八)胃肠道微生物区系

受各种环境和代谢因素的影响,在出生后第一年建立的胃肠道微生物菌群组成在成年期相对稳定。然而,成人结肠管腔内估计含有 1 000~36 000 种细菌种类,具有丰富的微生物多样性。肥胖症患者的厚壁菌门水平更高,而拟杆菌门水平较低。肥胖基因小鼠肠道菌群改变导致的体重减轻独立于血糖的改善。肥胖者的肠道微生物群可能在与肥胖相关疾病的发病率中发挥重要作用。RYGB 术后肠道菌群组成的变化是体重减轻和并发症治愈的潜在原因。SG 和 RYGB 术后肠杆菌科也有增加。虽然肠道微生物群在能量代谢的许多方面发挥着重要作用,但还需要进一步的研究来描述和确定肠道微生物变化对 SG 术后的代谢贡献。

(九)瘦素和脂联素

脂肪因子瘦素的发现是对理解食物摄入和能量调节之间调节机制的一个重要贡献。目前,循环中瘦素主要来自白色脂肪组织和胃黏膜。它可以通过血脑屏障,作用于下丘脑,从而控制食欲和调节能量消耗。胃主细胞也可以分泌瘦素,而且是根据食物摄入量反应非常迅速地分泌。一般来说,瘦素水平的降低与饥饿感的增加有关。瘦素的减少也会导致能量消耗的减少,所以仅仅通过饮食来维持减重非常困难。所有的减重手术(如 RYGB、LSG、LAGB)术后瘦素都明显减少,且与体重下降明显相关。

脂联素也由脂肪组织产生,与胰岛素敏感性和脂肪酸氧化有关。与瘦素相反,肥胖症患者的脂联素水平降低,并随着体重减轻而增加。RYGB 术后,脂联素水平升高,并与 HOMA-IP 检测的胰岛素敏感性改善相关。此外,术前脂联素水平的降低与术后水平的增加和体重减轻的增加有关,这可能是由于肌肉中脂肪酸氧化的增强。

(十)胰岛 β 细胞变化和胰岛素敏感性增加

除了前面提到的胃肠道激素,残留的胰岛 β 细胞功能被认为是减重手术后血糖控制的决定因素。较短的糖尿病患病时间、较少的胰岛β细胞功能障碍（C肽阳性）、较少或没有胰岛素需求与术后糖尿病高缓解率有关。一方面，RYGB能通过胰岛素敏感性成比例地降低体重，但另一方面，胰岛β细胞的葡萄糖敏感性独立性增加。RYGB可能在促进胰岛再生中起一定作用。

减重手术可以明显改善胰岛素敏感性。外周血胰岛素敏感性增加的证据来自对BPD的动物实验：在BPD术后当天，肝脏和肌肉的胰岛素敏感性就发生了显著改善。

（十一）胃肠肾轴

胃肠道是最先接触到食物成分的器官，它有味觉感受器和包括钠在内的电解质传感器。因此，胃肠道在调节钠平衡及血压方面也有重要作用。饮食摄入量增加和/或排出障碍导致的钠含量过多是高血压最常见的危险因素。

有越来越多的证据支撑胃肠道和肾脏之间存在直接通路。胃肠道激素可以调节肾脏激素的自分泌功能，影响钠的排泄。GLP-1是研究最广泛的胃肠道激素，其通过靶向近端小管对钠重吸收，有直接和间接的利钠作用。此外，GLP-1可以在肾脏中发挥抗炎和抗氧化作用，从而有助于缓解高血压和改善肾功能。

执笔：刘雁军　贾许杨　关炳生　陈文辉

指导：朱江帆　王存川

第十节　特殊肥胖症人群的临床干预

一、老年肥胖症

（一）老年肥胖症概述

随着社会进步，人均寿命逐渐延长，老年人所占比率逐年升高，人口老龄化越来越明显。肥胖症老年患者作为肥胖症中的特殊人群之一，也引起人们的高度关注。我国国家体育总局2015年发布的《2014年国民体质监测公报》显示，2014年老年人的超重率和肥胖率分别为41.6%和13.9%，比2010年分别增长1.8%和0.9%。预计到2030年，老年人的肥胖率将达到30%。老年人的肥胖诊断标准目前和成人一致，按BMI界定标准一般为：$18.5kg/m^2 \leqslant BMI < 24.0kg/m^2$为正常体重、$24.0kg/m^2 \leqslant BMI < 28.0kg/m^2$为超重、$BMI \geqslant 28.0kg/m^2$为肥胖。我国目前仍以年龄≥60岁界定老年人。老年人随增龄，生理代谢指标及身体结构逐渐发生变化，导致老年肥胖与一般成人肥胖又有明显不同。例如，成年人传统的肥胖相关人体测量指标包括身高、体重、腰围（WC）、BMI等。这些指标，在运用到老年人群中时，由于骨质疏松乃至压缩驼背等情况，使得测量指标准确率和可信度受到影响，且一些简单的复合测量指标，如BMI等的准确率也会受到影响。同时，相较于成年人群，老年人群的肥胖有其独有的特征，其肥胖常与肌肉衰退同时发生，并产生协同作用，对机体造成"双重负担（double burden）"，由此产生了肌少症性肥胖，与成年人相比，老年人存在更高比例的肌少症性肥胖。

（二）老年肥胖症特征

老年肥胖症常见特征是与高血压、糖尿病、心脑血管病、肿瘤等慢性疾病相关。如Murphy等研究发现总脂肪组织的增加提高了女性肥胖相关性癌症的发病风险，而内脏脂肪组织的增加提高了男性肥胖相关性癌症的发病风险，同时两者的增加会提高女性总体癌症的发病率。而老年肥胖症最显著的特征是体重增加的同时常伴肌肉的衰退，下面将重点介绍老年肌少症性肥胖。

1. 肌少症性肥胖的定义　肌少症（sarcopenia）是一种老年综合征，1989年由Rosenberg提出，是指老年人随增龄出现的进行性骨骼肌量减少，伴有肌肉力量和/或肌肉功能减退的临床现象，严重危害老年人健康及躯体功能，导致如跌倒、再住院、死亡等临床不良事件发生率增加。最初对肌少症的认识局限在老年人随增龄骨骼肌的肌肉量减少。后来发现骨骼肌的肌肉量与肌肉力量和功能无线性关系，单纯的肌肉量下降与老年人的功能状态并无明显相关性。肌少症的定义也由最初几十年前关注骨骼肌的肌肉量，转化到同时关注肌肉量和肌肉力量的减退，更加重视功能的改变。于是在2010年，欧洲肌少症工作组首先提出肌少症的临床定义，建议用骨骼肌量和功能（肌力或活动能力）同时下降来诊断肌少症。由于目前国内外缺乏统一诊断标准，所以报道的老年肌少症性肥胖患病率存在较大差异。最近，在上海地区老年人群中调查发现，男性肌少症性肥胖患病率可达23.1%，女性可达18.3%。

2. 肌少症性肥胖的诊断　目前不管是肌少症还是肌少症性肥胖（sarcopenic obesity, SO）都缺乏统一的诊断标准。虽然在许多研究中采用 BMI 或腰围来筛查 SO，但到目前为止还没有提出针对老年人 SO 筛查的 BMI、腰围的单独临界值，且 BMI 不能确定脂肪分布、骨骼肌瘦体重，在分析身体成分与健康结果的关系、预测疾病风险时，有严重的限制。为了准确地诊断 SO，需要对身体骨骼肌质量和脂肪量同时进行定量评估。目前常用的评估方法包括双能 X 射线吸收法（DEXA）、生物电阻抗法（BIA）等。DEXA 因其费用低廉、无创、辐射剂量低，可准确区分全身及局部肌肉、脂肪，在临床广为应用，是目前诊断 SO 的首选方法。在骨骼肌强度评估方面，有双手握力等方法。在肌肉功能表现评估方面，有步速测试、6 分钟步行试验等方法。

2011 年国际肌少症工作组诊断标准：应用 DEXA 进行肌量测定，若男性四肢骨骼肌量（appendicular skeletal muscle, ASM）$\leqslant 7.23 kg/m^2$，女性 ASM $\leqslant 5.67 kg/m^2$，同时步速 <1m/s，即可诊断为肌少症。2013 年亚洲肌少症工作组制定亚洲肌少症的诊断策略，推荐使用 DEXA 测定四肢骨骼肌量/身高²为诊断标准，若男性 <7.0kg/m²，女性 <5.4kg/m² 则考虑肌肉量减少；而使用生物电阻抗法（BIA）诊断男性和女性肌肉量减少的切点分别为 $7.0 kg/m^2$ 和 $5.7 kg/m^2$，其推荐的 6 分钟步行试验诊断切点为 0.8m/s，握力的诊断切点则为男性 26kg、女性 18kg。在大部分肌少症性肥胖的定义中，将体重超过同性别、同年龄段参考人群的阈值作为肥胖的诊断标准。结合肌少症和肥胖的诊断标准即可诊断肌少症性肥胖。

3. 肌少症性肥胖的危害

（1）代谢异常：来自韩国健康与老龄化的队列研究发现，与单纯肌少症或肥胖症患者比较，老年 SO 人群患有代谢综合征的风险增高 8.28 倍。男性 SO 组发生血脂异常的风险是正常组的 4.15 倍，而女性 SO 组发生高血糖的风险是正常组的 4.21 倍。

（2）骨质疏松：男性和女性 SO 组发生骨质疏松的风险分别是正常组的 4.21 倍和 1.12 倍。

（3）死亡率：Zhang 等的一项荟萃分析发现，SO 与成人全因死亡的风险显著相关。

（4）功能障碍：澳大利亚健康与老龄化研究显示 SO 可能增加衰弱的风险及降低日常活动能力。与非肥胖老年人群比较，70 岁以上肌少症、肥胖或 SO 的老年患者的认知功能均降低。

4. 肌少症性肥胖的发生机制　人体肌肉质量在 40 岁达到顶峰后开始下降，而脂肪量随年龄增长而增加，70 岁以后呈降低趋势。大部分 SO 的个体普遍活动较少，能量消耗减少与饮食的不平衡导致体重增加。某些共同的炎症通路可导致肌肉减少和脂肪堆积，如脂肪可活化巨噬细胞、肥大细胞等，引起低度炎症反应，促进肿瘤坏死因子（TNF）等的分泌，这些激素的分泌增加可引起肌肉分解代谢，从而引起胰岛素抵抗，进一步促进了脂肪的累积和肌肉的减少。SO 的产生和发展受激素水平变化的影响，如亚洲人群流行病学调查发现，高血清胰岛素水平会增加老年人患 SO 的风险。

（三）老年肥胖症治疗

肥胖症的治疗手段可以概括为两个方面：生活方式干预和医学手段干预。生活方式干预包括饮食、运动等，是治疗老年肥胖症的基石。医学手段干预主要包括药物和减重手术等。由于随着年龄增长，老年人生理代谢和身体结构发生改变，导致老年肥胖的治疗与成年肥胖的治疗存在明显差异。

1. 生活方式干预

（1）饮食干预：控制饮食能量，使能量摄入低于能量消耗，是减重的重要策略，老年肥胖症也不例外。目前饮食控制治疗肥胖的方法很多，如生酮饮食、地中海饮食、间歇性禁食等，但有的方法对老年肥胖症患者并不适合。老年肥胖症饮食控制主要考虑三个方面。①合适的能量摄入量：一般要求老年男性每天热量的摄入低限为 5 439.2~5 857.6kJ，老年女性为 5 020.8~5 857.6kJ，因此极低能量摄入的生酮饮食并不适合老年肥胖症患者；②适当的营养素分配比例和供给：强化优质蛋白的饮食方案可安全、有效地改善老年肥胖症患者的衰弱状况及躯体功能，达到 6 个月体重减轻 10% 的目标；③纠正不良的膳食习惯，建立规则的膳食和生活习惯：肥胖症患者常见的不良膳食习惯有不吃早餐、而吃午餐和晚餐，特别是晚餐进食过量；爱吃零食、甜食；进餐速度过快等。对于 SO 患者的饮食干预问题，应该增肌与减脂双管齐下，且不能只以体重变化来衡量减脂效果，应结合身体成分或功能变化来衡量减脂效果。

（2）运动干预：对老年肥胖症患者进行运动干预，既要考虑运动应避免损伤老年人骨骼、关节，又要考虑老年人，特别是肥胖症患者的依从性，所以应遵循个体化、循序渐进的原则。在实施运动疗法之前对老年肥胖症群体的健康状况进行评估，制订适宜的运动强度、频率及持续时间。如 60~69 岁每天安排 1 小时体力活动（运动＋家务劳动），70 岁以上每天至少运动 35 分钟，如步行 3 000m 等。运动模式最好采取联合型运动模式，包括有氧、抗阻、平衡性及灵活性训练等。对患有 SO 的老年人进行运动干预可以显著提高身体功能。联合型运动方式对 SO 有显著的改善效果,不仅可以减少脂肪含量,同时也能够抑制骨骼肌的萎缩或促进骨骼肌的生长。老年肥胖症患者在运动的同时应注重维生素 D 等摄入。

(3)行为方式管理:对大多数肥胖症患者而言,生活方式干预的效果难以长期维持,极端的减重方式可能在短期内带来很好的效果,但无法长期坚持并可能带来反弹,最终形成恶性循环。老年肥胖症患者,因为多种疾病集于一身、活动不便等各种因素,生活方式干预更难以长期坚持。因此,在专业人员指导下采用行为科学分析老年肥胖症患者的摄食行为特征和运动类型,并以此为基础,合理培养正确行为,帮助老年肥胖症患者建立支持性环境,提供持续的行为改变,最终达到减重目的。

2. 医学手段干预

(1)药物干预:药物治疗并不是肥胖症患者减重的首选方法,老年肥胖症患者也不例外。我国中华医学会内分泌学分会肥胖学组建议 BMI ≥ 28.0kg/m² 或 BMI ≥ 24.0kg/m² 且存在肥胖合并症的患者经过 3~6 个月的单纯控制饮食和增加活动量处理仍不能减重 5%,甚至体重仍有上升趋势,可考虑启用药物辅助治疗。奥利司他,目前是国家药品监督管理局唯一批准用于非糖尿病患者减重的药物。可减轻体重、治疗肥胖相关的 T2DM 有效药物主要有二甲双胍、α-葡萄糖苷酶抑制剂、钠-葡萄糖耦联转运体 2 抑制剂、GLP-1 受体激动剂等。新兴的肠道微生态研究显示肠道菌群的代谢活动影响营养物质的吸收,可促进饮食成分的能量代谢,并在能量存储和消耗中影响能量平衡,肠道菌群治疗或是老年肥胖症今后治疗的一个方向。

(2)手术干预:近年来减重手术进展迅速,其在肥胖症的治疗中显示了显著的疗效和良好的安全性,获得越来越多的关注。老年肥胖症患者,尤其是合并心血管疾病、关节病的老年患者,饮食、运动等减重方式相对受限,效果欠佳,减重手术在老年人中的应用也受到广泛关注。腹腔镜操作技术的普及、围手术期管理的完善、麻醉技术的进步,为老年患者减重手术的安全性提供了保障。减重手术在老年肥胖症患者中主要应用于严重肥胖者以及合并糖尿病等慢性疾病者。目前腹腔镜袖状胃切除术(LSG)正逐渐成为老年减重手术的主要术式。

综上,老年肥胖症患者逐年增加,老年人增龄引起的代谢改变和身体结构变化与成年人相比有显著差异,老年人肥胖与成年人肥胖相比又有其自身的特征,在诊断、治疗等方面有其自身特点,需区别对待。老年肥胖症的主要问题是 SO,需要引起临床的关注。虽然目前国内外尚缺乏统一诊断标准,但是诊断理念不断完善,评估方法也日趋合理。在老年肥胖症的治疗上,除了注重饮食控制及运动等生活方式的干预外,药物治疗及手术减重治疗也越来越受到重视,特别是重度肥胖及伴有糖尿病等代谢性疾病的患者。老年肥胖症研究尚缺乏统一认识,在许多方面还存在争议,目前主要争议有以下几方面。

争论 1:有钱难买老年瘦,如何理解?

Ng 教授等在 2003—2011 年对新加坡 55 岁以上 2 605 例老年人进行随访,调查发现 BMI 与全因死亡率、心血管疾病、卒中死亡率呈"U"型关系。在 55~64 岁人群中,BMI 为 (23.0±24.9)kg/m² 的心血管疾病和卒中死亡率风险最低。老年人多种慢性疾病的发生发展与肥胖程度和脂肪堆积的部位密切相关,如 BMI 与心血管疾病的发病风险之间存在"U"型关系。因此,在老年人群中过度强调降低体重并不合适,须对肥胖程度进行分级。

争论 2:减脂肪与减肌肉,如何平衡?

SO 是老年肥胖的特征之一,诊断 SO 通常是一个人含有较低的肌肉量和高的脂肪量,当治疗重点是肥胖时,肌少症可能被忽视,在减重时肌肉量也同时下降。肌肉减少也会增加肥胖症个体在减肥过程中死亡和残疾的风险。皮下脂肪组织尤其是下肢皮下脂肪已证实对老年心血管事件有一定的保护作用,而内脏脂肪组织与炎症水平升高有关,并参与了 SO 的发生和发展,因此,在今后老年肥胖症的管理中应关注皮下脂肪和内脏脂肪的含量及其脂肪的炎症改变。减重同时尽量避免皮下脂肪的丧失和肌肉的减少。

争论 3:肥胖是否增加死亡率?

关于老年肥胖症与死亡率的关系目前仍有争议。许多研究报道了 BMI 与死亡率相关图形呈"J"型或"U"型,也就是说低体重及肥胖均增加老年人死亡率。然而,也有文献提出"肥胖悖论",该理论认为超重和肥胖对老年人死亡的影响不大,甚至可降低 ≥ 65 岁人群的死亡风险等,中国流行病学研究已证实,65 岁以上的老年人 BMI 在 24.0~26.0kg/m² 之间的全因死亡率最低。

老年肥胖与成年人肥胖有共性,也有自己鲜明的特点。在诊断治疗等方面存在诸多争论,还需要进行大规模临床研究来积累数据,建立适合老年人的诊断治疗方法,为老年人的健康长寿保驾护航。老年肥胖症管理的最终目标是预防和治疗并发症,减少肥胖并发症对患者寿命和生活质量的影响,同时消除歧视、恢复健康积极的身体形象和自尊。减重本身是提高患者整体生活质量的手段,而不是目的,减重目标和策略需要根据患者的特点和合并症情况高度个体化。

二、绝经期与围产期肥胖

(一)绝经期肥胖

1. 绝经后体重增加的机制　虽然证据表明男性和女性肥胖症患病率不存在明显差异,但女性的脂肪分布特点与男性明显不同,且女性往往肥胖程度更重。而绝经后女性脂肪分布会发生改变,且肥胖结局更差,主要改变是由臀部和大腿脂肪沉积转向腹部皮下和内脏脂肪组织沉积,往往在绝经前3~4年即开始出现内脏脂肪含量变化,表现为中心性肥胖(腰围≥80cm)或内脏型肥胖,我国绝经后女性中心性肥胖的患病率高达48.1%。这种转变也是代谢风险增加的原因,绝经期女性肥胖和代谢综合征发生风险是绝经前女性的3倍。Swan教授研究显示绝经前代谢正常的肥胖或超重女性,43%在绝经后的7年内进展为高危型超重/肥胖。鉴于绝经期最主要的生理变化是性激素水平的改变,我们将重点从性激素水平与体重的关系来探讨绝经后体重增加的机制。

(1)雌激素降低导致体重增加:雌激素包括雌酮、雌二醇及雌三醇,主要由卵巢分泌,雌激素的合成分泌受卵泡刺激素(FSH)和黄体生成素(LH)的调节。其中雌二醇的生理活性最强,对于副性器官、第二性征及生理代谢方面具有重要的作用。绝经前期,女性开始出现黄体分泌不足,雌激素下降或保持在正常水平。而绝经后,卵巢功能进一步衰退,雌二醇、雌三醇、雌酮和孕酮几乎完全停止分泌。动物实验表明卵巢切除术后给予雌二醇,实验动物摄食量减少,体重减轻,脂肪组织中脂蛋白酯酶活性降低。

目前关于雌激素对体重的影响机制尚未完全明确,可能与以下几方面有关:①雌激素可刺激瘦素分泌,使体重减轻。②降低神经肽Y的量,神经肽Y可能是一种进食信号,故具有增重效应;还可通过瘦素对神经肽Y的抑制作用来影响肥胖症。③雌激素对肥胖基因表达具有直接效应。④雌激素对垂体的抑制减弱,出现继发性下丘脑与垂体功能亢进以及精神和自主神经功能紊乱,使代谢异常、食欲亢进,进食较多而肥胖。⑤雌激素可直接作用于脂肪组织,包括通过增加脂肪细胞的祖细胞影响增生;可通过上调一种以泛素化缺氧诱导因子(hypoxia-inducible factor,HIF)为靶点的羟化酶转录来降低HIF的活化,以减少脂肪组织炎症和纤维化;通过调节脂肪组织的"棕色化"来增强脂肪组织的代谢活性。⑥雌激素对骨骼的影响主要是抑制骨吸收。绝经期女性由于雌激素的缺乏,容易引起骨吸收和骨重建的失衡,从而导致原发性骨质疏松症的发生,引起运动器官的功能障碍,使运动受限,热能消耗减少,从而导致肥胖症甚至肌少症。

(2)孕酮降低导致体重增加:孕酮是女性排卵后期由卵巢和胎盘分泌的甾体激素,来源于卵巢黄体细胞,卵泡的颗粒细胞也能合成和分泌少量孕激素。睾丸和肾上腺也能合成,其主要受LH的调节。更年期女性由于卵巢分泌功能的降低,孕酮水平可出现下降,进一步促使LH升高。研究证实人类脂肪组织存在孕酮受体,因此为其调节脂肪组织代谢提供了一个直接途径,且部分脂肪组织的孕酮受体受雌激素受体的诱导,其程度与该组织中的雌激素受体浓度相一致。也有研究表明孕酮剂量依赖性地刺激棕色脂肪组织中去甲肾上腺素诱导的解偶联蛋白1 mRNA表达,影响棕色脂肪组织的产热反应。雌激素可以调节孕酮受体的含量,而孕酮的作用则需要在雌激素作用的基础上得以发挥。孕酮在联用雌激素的情况下,可以增加脂肪的分解量,特别是皮下脂肪库脂肪的分解。

(3)雄激素降低导致体重增加:女性来自卵巢的雄激素占循环总量的2/3,来自肾上腺的雄激素占1/3,绝经后女性的雄激素主要来自肾上腺皮质,少部分由卵巢分泌。绝经期女性卵巢功能衰退,分泌雌激素减少,但功能增强的下丘脑和垂体作用于肾上腺及卵巢,分泌更多的雄激素。而脂肪组织是雄激素产生、雄激素向雌激素转化及雄激素和雌激素相互转化活跃的部位。绝经后女性雄激素在包括脂肪组织在内的周围组织中转化为雌激素。肥胖的绝经后女性脂肪量增多,故雄激素向雌激素的转化增加,导致雌激素与雄激素比例失调,雄激素水平降低。

雄激素可促进能量消耗,是一种促进脂肪分解的激素,血浆低雄激素水平可进一步导致体重增加。雄激素的主要成分是睾酮,在人体中发挥主要生理作用。睾酮在脂肪组织生产和分解中均扮演重要角色。在脂肪生成方面,睾酮可通过抑制新脂肪细胞的分化和形成来调节脂肪生成的过程,研究显示睾酮可通过抑制PPARγ和CCAAT增强子结合蛋白α来抑制间充质干细胞向脂肪细胞排列并同时通过雄激素受体(androgen receptor,AR)促进其向肌细胞和骨细胞分化。在脂肪分解方面可抑制脂蛋白脂肪酶活性,减少脂肪累积,促进脂肪分解,它对脂肪细胞的作用有明显的部位差异,尤其对腹内脂肪的脂蛋白脂肪酶活性有抑制作用。因此雄激素减少有腹内脂肪积聚的特征性改变。

(4)卵泡刺激素升高导致体重增加:卵泡刺激素是垂体分泌的一种激素,主要生理作用为促进卵泡发育,其水平随着月经周期而呈现规律性变化,绝经期后的女性由于卵巢功能的衰退,FSH将长期维持高水平。研究发现,血清FSH水平与脂肪量呈显著正相关,FSH水平越高,其体内的脂肪含量越高且腰围越大，这一结论在进一步校正基线资料及瘦组织等混杂因子后仍具有显著意义。近年发表在 Nature 上的一篇论文表明，FSH 抗体可同时防止骨丢失和逆转脂肪组织堆积。该研究在卵巢切除小鼠或高脂/普食喂养小鼠等不同动物模型中注射抗 FSH-β 抗体后，小鼠体内的内脏脂肪、骨髓和皮下脂肪组织明显减少。若阻断小鼠体内的 FSH，可上调棕色脂肪细胞基因的表达，内脏脂肪显示出米色脂肪的特性，提示抗 FSH-β 抗体可诱导米色脂肪组织产生，并激活棕色脂肪组织，以促进产热。因此，FSH 抗体已成为潜在的肥胖症治疗靶点。

2. 肥胖对绝经期症状的影响　绝经期女性的卵巢功能进行性衰退，导致多种绝经相关症状。组织萎缩退化和代谢功能紊乱等一系列身心健康问题，使得女性绝经期生活质量大幅度下降。绝经期相关肥胖除了绝经后体重增加导致的肥胖外，还有绝经前即存在的超重/肥胖，无论哪一种体重增加均可影响绝经相关症状，进一步降低女性绝经期生活质量。

(1) 肥胖和潮热：超过一半的中年女性会经历频繁的潮热不适，持续时间通常为 7.4 年，末次月经结束后 4.5 年消失。肥胖和潮热之间的关联存在很大争议，此关联可能因绝经期阶段不同而不同。在绝经过渡期，卵巢功能依然完好，脂肪组织可能对卵巢功能造成不利影响。但在绝经后期卵巢功能明显下降，脂肪组织成为雌激素的主要来源。体重在绝经期得到有效控制可改善潮热症状。在女性健康倡议进行的饮食干预试验（减少脂肪摄入量，增加水果、蔬菜和全谷物摄入量）中，经过 1 年试验后体重减轻 10 磅（1 磅 =0.454kg）或下降 10% 的患者与体重未变的患者相比，其潮热症状减轻或消失。同时临床研究也表明减重术后的中年女性，潮热程度较术前明显下降。

(2) 肥胖和绝经期性功能障碍：从绝经过渡期到绝经后期，女性性活动频次明显减少，甚至终止性活动。肥胖是影响女性性功能的一个重要因素。已有研究报道，超重和肥胖女性的性功能有不同程度的受损，显著低于体型瘦小的女性。BMI 较高的女性会出现性活动时缺乏快感、性欲下降、性行为困难和拒绝性接触。其机制可能与绝经期肥胖女性阴蒂血管的减少、阴道润滑能力的下降以及性交频率的降低有关。减重术后第 6 个月随访发现，68% 术前有性功能障碍的患者，其性功能问题可以在术后得到解决。

(3) 肥胖和骨质疏松：雌激素对骨骼的影响主要是抑制骨吸收。绝经期女性由于雌激素的缺乏，容易引起骨吸收和骨重建的失衡，从而导致原发性骨质疏松症的发生。由于骨密度（BMD）的降低可以导致骨质疏松性骨折，因此

BMD 逐渐受到越来越多的关注。女性 BMD 受年龄、BMI、腰臀比、钙和维生素 D 等多种因素的影响。当 BMI 为 26.7kg/m^2 时，骨质减少和骨质疏松发生的风险最低，BMI 的进一步增加容易引起代谢综合征，如高血压、高血脂、胰岛素抵抗等，造成 BMD 的下降，从而增加骨质疏松发生的风险。

绝经期肥胖女性的特征是髋部（全髋和股骨颈）和腰椎（L$_1$~L$_4$）骨密度较低，骨折风险较高。通过直接吸光光度法测量，与未进行减重的绝经期女性相比，进行适当锻炼从而使体重下降的绝经期女性 BMD 丢失的风险下降。然而不建议存在骨质疏松高风险因素的绝经期肥胖女性短期内大幅度减轻体重，因为相关研究表明，绝经期间体重的骤然下降会造成永久性骨质流失。在绝经期间，女性通过调节生活方式，进行适度的锻炼，稳定自身体重，促进适度减肥，可减少髋骨骨质丢失率，延缓股骨近端骨丢失，从而有助于降低骨折风险。

(4) 肥胖和绝经期下尿路症状：肥胖女性的腹内压较高，增高的腹内压可通过削弱盆底支撑结构而导致尿失禁。有学者对 338 例有尿失禁症状（尿失禁发作 ≥10 次/周）的超重和肥胖女性进行减重计划，发现体重下降大于 5% 的女性，尿失禁发作频率显著减少，并且在体重下降后的 18 个月内，尿失禁的总发生率和急迫性尿失禁的发作频率均减少 70% 以上。由于女性尿道与阴道和肛门之间的解剖学位置紧密相连，故尿路感染多发于女性。绝经后女性尿路感染的患病率为 8%~10%，其中 5% 的女性在一年内感染会复发。由于绝经期女性血液循环中雌二醇水平随 BMI 的升高而降低，雌激素缺乏又会使阴道内乳杆菌减少，导致酸性阴道环境的丧失，使得病原菌在此定植并过度生长，因此肥胖的绝经期女性较正常体重女性更易患尿路感染。

(5) 肥胖和绝经期睡眠障碍：流行病学研究显示大约 40%~60% 绝经期女性正遭受睡眠障碍的困扰。年龄的增长和绝经状态是中年女性睡眠障碍发病的决定性因素，更年期症状如盗汗、潮热、抑郁等是绝经期女性睡眠障碍的主要原因。除此之外，肥胖也是中年女性睡眠障碍的影响因素之一。澳大利亚女性健康老龄化研究发现 BMI 较高的人群睡眠呼吸紊乱、失眠和睡眠片段化的患病率较高。此外较高的 BMI 和中心性肥胖会降低睡眠深度和睡眠效率。睡眠障碍同时也影响肥胖。一项荟萃分析显示，睡眠时间短是肥胖的一个危险因素，睡眠时间平均每下降 1 小时，BMI 增加 0.35kg/m^2，其机制可能与睡眠缺乏增加交感神经系统和下丘脑 - 垂体 - 肾上腺轴的兴奋性，以及在短睡眠状态下体内炎症反应的异常激活有关。对肥胖症人群进行长

达2年的行为减重干预后发现,减重可以增加短期睡眠持续时间,建议肥胖的绝经期女性首选通过运动疗法干预体重,改善睡眠质量。

3. 绝经期肥胖的治疗 绝经期女性肥胖的患病率和死亡率均明显上升,前瞻性研究显示BMI≥35.0kg/m²死亡率明显增加。这主要与肥胖相关心血管和代谢性疾病如T2DM、心血管疾病和高脂血症等疾病有关。因此针对肥胖的治疗对于改善临床结局尤为重要。此外,绝经期女性因为体内激素水平变化造成一系列症状和心理变化,往往可能服用抗抑郁药治疗,这些药物都存在促进体重作用,因此在治疗过程中须平衡利弊。目前绝经期肥胖的治疗重点是生活方式干预和饮食控制,但其长期有效性仍存在巨大的挑战,越来越多的绝经期女性开始选择药物和减重手术治疗。下面我们将重点阐述绝经期肥胖女性的临床管理。

(1)饮食和运动管理:绝经期女性快速且持久的体重下降5%~10%即可有明显的健康获益。选择更健康的饮食和适量的运动可适度减轻体重,改善人体成分,而这足以使患者向代谢正常性肥胖转变,代谢异常和不良健康结局风险明显减少。因此绝经期女性往往可以通过饮食和运动控制达到代谢健康这一目标,而不一定需要达到体重完全正常。

1)饮食结构调整:饮食控制是体重管理的重要组成部分。食物量的控制和对所吃食物的充分认识对于维持健康饮食很重要。为实现体重减轻,总能量摄入需根据500~750kcal/d能量亏损来估算每日能量需求。充足的蛋白质摄入对于维持肌肉质量和力量、预防肌少症和维持骨量正常非常重要。目前推荐蛋白质摄入量为0.8g/kg。蛋白质来源方面,建议多食用动物蛋白,优于豆类和豆制品,建议每周至少两次食用鱼和瘦肉。碳水化合物除了作为重要的能量来源外,还可提供丰富的膳食纤维、维生素和矿物质。碳水化合物每日推荐摄入量为130g,作为总能量摄入的45%~65%。绝经期女性应适当限制膳食脂肪的摄入。脂肪供能比应该控制在30%以下。除了应当注意脂肪的总摄入量外,还应注重不同脂肪酸的摄入比例。饱和脂肪酸的供能比控制在10%以下有助于改善血脂异常。单不饱和脂肪酸、多不饱和脂肪酸ω-3和多不饱和脂肪酸ω-6推荐1:1:1。部分植物油氢化后可产生反式脂肪酸,反式脂肪酸能增加胆固醇、低密度脂蛋白并降低高密度脂蛋白,在日常饮食中要尽量避免摄入。膳食纤维每日推荐量为20~30g。营养学家建议女性减少食盐和富盐食物的摄入。食盐摄入量应限制为每日5g。

2)运动管理:有氧和抗阻运动对于维持体重极为必要。成年人每周应该进行150~300分钟中等强度运动,或70~150分钟高强度有氧运动(或同等组合)以及1周2天以上全肌肉强化活动。推荐肥胖症患者进行更高强度的运动以达到代谢和心血管获益,且伴随着能量消耗,瘦体重衰减效应会消失。对于围绝经期女性进行有氧运动,以自我感觉疲劳程度来衡量运动强度更为合理,自我感觉稍累为适宜的运动强度。锻炼应当从小强度开始,随着身体适应性的增加提升运动强度和运动时间。对于中老年女性,抗阻运动时建议行低强度到中等强度的抗阻运动,且一定遵循循序渐进的原则,每2~4周增加1次运动量,每次增加2.5%~5%。合并高血压的女性在进行抗阻运动时要尽量避免屏气动作。

(2)药物治疗:生活方式改变是所有减重计划的基础,但几乎所有行为治疗研究均表明,仅仅生活方式改变只能够达到体重3%~10%的持久性减重效果,大多数人在12个月后反弹。减重药物仅在患者服用时才起作用,因此需要长期使用。对于生活方式干预和运动控制难以达到减重目的和维持减重效果时,药物治疗有很好的辅助作用。BMI≥30.0kg/m²或BMI≥27.0kg/m²伴有T2DM、高血压和高脂血症等疾病时推荐使用药物减重。

目前FDA批准四类长期减重药,包括苯丙胺类药物及其衍生物、特异性胃肠道脂肪酶抑制剂、纳曲酮/安非他酮合剂、GLP-1受体激动剂。具体详见第七章第五节。2021年FDA推荐司美格鲁肽2.4mg每周皮下注射可用于减重。利拉鲁肽和司美格鲁肽均为GLP-1受体激动剂,GLP-1受体激动剂可刺激胰岛素的释放,促进饱腹感,延缓胃排空,减少能量摄入,从而维持葡萄糖稳态和促进体重减轻。绝经期女性往往存在骨骼和心血管疾病等方面问题,而GLP-1受体激动剂在这些方面均有积极作用,因此对于绝经期女性尤为推荐应用。奥利司他是临床上常用的减重药,通过抑制膳食脂肪的吸收来减少热量的吸收。奥利司他除了减重外,还可有效改善血糖和血脂。但值得注意的是,奥利司他会减少脂溶性维生素,尤其是维生素D的吸收。研究显示,奥利司他治疗两年后,维生素D水平明显下降(虽然仍在正常范围内)。故绝经后肥胖女性如使用奥利司他控制体重,需特别注意补充钙和维生素D,以防止骨量减少,减少骨质疏松的发生。

此外,绝经期女性由于年龄偏大,各项身体功能减退等因素,临床上医生和患者往往很少首选药物治疗,因为这部分人群往往更需考虑减重药物的副作用。但对于控制不佳的肥胖,尤其是心血管和代谢性疾病高风险时,仍需考虑药物减重。

(3)外科手术:减重手术是肥胖症和肥胖相关代谢性疾

病如 T2DM 有效且持续性的治疗措施。越来越多的前瞻性和回顾性证据描述了各年龄人群减重手术在死亡率、减重和肥胖相关疾病中的获益。有研究认为与育龄期女性相比，绝经期女性可调节胃束带术减重效果较差，但两组人群 Roux-en-Y 胃旁路术效果无明显差异。减重手术可使体重下降 50%~60%，但也会有 1% 发生严重手术并发症。绝经期女性，已证实 Roux-en-Y 胃旁路术使体重下降 70%，可持续 12~24 个月。这些结果表明为达到减重效果，绝经后女性也可行减重手术治疗。

（4）激素替代治疗（hormone replacement therapy，HRT）：女性 HRT 是缓解卵巢功能减退带来相关症状最有效的治疗方法，绝经早期使用还可在一定程度上预防老年慢性疾病的发生。一项荟萃分析评估了 HRT 对绝经后女性代谢综合征的影响，提示 HRT 可改善非糖尿病女性的中心性肥胖，降低胰岛素抵抗，减少新发糖尿病，减少血脂、血压、黏附分子和促凝血因子，亦可以降低糖尿病女性的胰岛素抵抗和空腹血糖水平。动物实验也证实雌激素可以减轻主动脉周围和腹内脂肪的重量以及甘油三酯和总胆固醇水平等，改善绝经后代谢综合征。HRT 还可改善心血管疾病风险，降低总胆固醇和 LDL 水平，降低血压等。但 HRT 也存在一定的风险，包括乳腺癌、深静脉血栓形成等。

此外 HRT 需注意"时间窗"治疗这一概念，即治疗宜针对绝经 10 年内或 <60 岁有症状的女性；在"时间窗"外进行 HRT 时心脑血管疾病的风险大于获益，需慎重使用。因此更年期 HRT 需权衡利弊后决定是否治疗。为了改善肥胖，建议更年期 HRT 应尽可能予以最低有效治疗剂量和短疗程治疗。

（二）围产期肥胖

1. 围产期肥胖的流行病学 随着生活水平的提高以及体力工作的减少，超重和肥胖的发病率在育龄人群中不断增加，从 1993 年的 13% 上升到 2015 年的 24%。2015 年，几乎一半的人存在怀孕时超重（24%）或肥胖（24%）。患病率存在种族差异，在黑种人（34.7%）、阿拉斯加土著居民 / 美洲印第安人（36.4%）、西班牙裔女性（27.3%）中较高，在白种人（23.7%）和亚洲女性（7.5%）中较低。据统计，我国育龄期女性肥胖率也呈上升趋势。

2. 围产期肥胖的分类 围产期肥胖可分为两个阶段：妊娠期肥胖和产后肥胖。

3. 围产期肥胖的病因 肥胖原因较多，包括遗传和饮食、活动等因素，围产期体重增长属于正常现象。对于围产期女性而言，孕期、哺乳期胎儿生长发育需要，母体能量摄取需要增加，孕期体力活动减少，若能量摄入控制不良，饮食营养不均衡，大量摄入高蛋白、高热量食物，将引发孕期体重过度增加。

4. 围产期肥胖的危害 肥胖症被认为是一种全身性炎症，可能会导致胰岛素抵抗、T2DM 和高血压等疾病。孕妇 BMI 增加被认为是母儿健康的重要预测指标，围产期肥胖对母体及胎儿引起的相关风险均增加。妊娠期肥胖不仅增加妊娠女性并发症及远期慢性病的发生风险，还能引起子代肥胖、糖尿病等一系列健康问题，并在子代间引起肥胖症及慢性代谢性疾病的传递。

（1）对母体的危害：肥胖可降低女性生育能力，增加妊娠丢失率，并且增加妊娠期并发症和合并症的发生风险，如妊娠糖尿病、子痫前期等。同时，由于盆腔和外阴脂肪增多，占据软产道空间，使得产道相对狭窄，且肌肉收缩力减弱，产程中容易发生产程延长、难产等，剖宫产率显著增加。肥胖女性产后易发生体重滞留或进一步增加，使得糖尿病、高血压、心血管病的发生风险随之增加（表 7-10-1）。

表 7-10-1 与肥胖相关的母体风险

风险	与 BMI<25kg/m² 比较的比值比 / 校正比值比		
	BMI 25.0~29.9kg/m²[①]	BMI 30.0~39.9kg/m²[②]	BMI ≥ 40.0kg/m²
妊娠糖尿病	1.68~4.25	2.60~6.28	7.44
高血压	1.68~4.25	2.50~6.31	4.87
子痫前期	1.44~1.91	2.14~3.90	4.82
孕期静脉血栓栓塞	1.80	9.70	—
胎盘早剥	—	1.40	—
自然流产	1.67	1.20	—
复发性流产	—	3.50	—
出血 >500ml	1.16	1.39~1.50	—
生殖道感染	1.24	1.30	

风险	与 BMI<25kg/m² 比较的比值比 / 校正比值比		
	BMI 25.0~29.9kg/m²[①]	BMI 30.0~39.9kg/m²[②]	BMI ≥ 40.0kg/m²
尿路感染	1.17	1.39~1.90	—
切口感染	1.27	2.24	—
引产	1.27	1.60~1.70	—
引产失败	—	2.60	—
剖宫产分娩	1.50	1.60~2.02	2.54
急诊剖宫产	1.30~1.52	1.83~2.20	2.54
器械助产	—	1.16~1.60	1.34
器械助产失败	—	1.75	—
母乳喂养问题	0.86	0.58	—

注：①超重；②肥胖。

(2) 对子代的影响：肥胖女性体内炎症因子、胰岛素、乳酸、甘油三酯、瘦素等代谢调控因子水平较高，影响卵母细胞的成熟和功能，胚胎质量受影响。高脂和高胰岛素会引起卵母细胞线粒体损伤，通过调控 DNA 甲基化或直接影响母体和子代肠道微生物群落，使得子代表观遗传水平发生改变，增加子代远期代谢性疾病和心血管疾病的发生风险（表 7-10-2）。

表 7-10-2　与肥胖相关的新生儿风险

风险	与 BMI<25.0kg/m² 比较的比值比 / 校正比值比		
	BMI 25.0~29.9kg/m²[①]	BMI 30.0~39.9kg/m²[②]	BMI ≥ 40.0kg/m²
死产	—	1.40~3.10	2.79
肩难产	—	2.14~3.60	3.14
胎粪吸入	—	1.64~2.87	2.85
胎儿窘迫	—	1.61~2.13	2.52
死亡率	1.25	1.37~2.70	2.44~3.41
大于胎龄儿 / 巨大儿	1.57~1.69	2.10~3.03	3.55
重要的先天性疾病 / 出生缺陷	1.05	1.12~1.58	1.37~3.41
神经管缺陷	1.20	—	—
脊柱裂		1.80~2.60	—
先天性心脏疾病	1.05~1.17	1.15~1.30	1.44
神经系统缺陷	1.15	1.44~1.65	1.88
脐疝	—	3.30	—
先天性无脑畸形		1.39	
腭裂		1.20	
过期产（>41 周）		1.40	
早产		1.50	
入住新生儿重症监护室		1.20~1.50	2.77
低血糖	—	2.57	7.14
黄疸	—		2.13
低 Apgar 评分	1.16	1.45	—
胃管		1.50	
新生儿创伤	—	1.50	—

注：①超重；②肥胖。

5. 围产期肥胖的干预原则 国际妇产科联盟妊娠期肥胖指南建议所有孕妇在第一次产前检查时都应测量身高、体重，计算 BMI，并将数据记录在病历中。所有 BMI ≥ 30.0kg/m² 的孕妇均应在妊娠早期筛查糖尿病，早期发现和治疗妊娠期并发症有助于减轻对母儿的近期、远期影响。

肥胖孕妇孕期体重控制目标：孕期体重增加(gestational weight gain，GWG)定义为首次产检时孕妇自述的孕前体重与分娩前最后一次体重记录的差值。GWG 控制目标参考 2009 年美国医学研究所(Institute of Medicine，IOM)制定的指南(表 7-10-3)，建议肥胖孕妇 GWG 为 5.0~9.0kg。已有证据表明 GWG 超过推荐的体重增加范围会增加许多妊娠并发症的风险。妊娠期生活方式的干预包括饮食控制、合理运动以及行为改变支持，有助于减少妊娠期体重的过度增加。

表 7-10-3 基于孕前 BMI 对孕期体重增加总数和速度的建议

孕前体重类别	BMI/(kg·m⁻²)	推荐的总增重范围/kg	推荐的孕中晚期增重速度(平均范围)/(kg·w⁻¹)
体重过低	<18.5	12.5~18	0.51(0.44~0.58)
正常体重	18.5~24.9	11.5~16	0.42(0.35~0.5)
超重	25~29.9	7~11.5	0.28(0.23~0.33)
肥胖	≥30.0	5~9	0.22(0.17~0.27)

6. 围产期肥胖的管理方案 肥胖不仅增加围产期母儿的患病率，更会影响远期健康甚至隔代健康。必须积极寻求对肥胖女性的正确临床管理方案，以期减少不良妊娠结局及远期代谢性疾病的发生。对于肥胖女性的管理应涵盖孕前、孕期及产后。孕前加强宣教，提供优生优育咨询，预防孕期肥胖的发生。妊娠期通过定期产检，严格监测体重增加，制定合理的饮食生活方式。产后加强随访，鼓励母乳喂养，平衡能量摄入，避免体重滞留。

(1)妊娠前管理：因妊娠期改善生活方式治疗肥胖症的成效很低，故建议妊娠前提供咨询和宣教，建议积极减重后再计划妊娠。减重的方式包括饮食、运动、药物治疗和减重手术。孕前体重控制对于后续妊娠有益。

1)对于 BMI>30.0kg/m² 的肥胖女性，应充分告知肥胖对生育的影响，孕期与分娩过程的直接风险，以及对健康的长期影响，其本身及子代发生非传染性疾病的风险相对更高。鼓励肥胖女性通过饮食和其他健康的生活方式减肥。

2)BMI>40.0kg/m² 和 BMI ≥ 35.0kg/m² 有并发症的女性，若孕前通过其他方式减重无效可考虑减重手术。减重手术可使孕前肥胖女性患妊娠高血压疾病的风险降低 75%，子痫前期风险减少 50%。但由于减重手术后易引起营养吸收障碍，故建议减重手术后至少避孕 12 个月后再考虑妊娠。并在医生指导下服用复合维生素和矿物质补充剂。

(2)妊娠期管理

1)监测并控制 GWG：孕期 GWG 监测应作为产前检查的重要指标，GWG 是一个动态过程，肥胖孕妇的 GWG 应个体化。围产保健人员可以应用一些简单的方法对孕期体重进行管理，例如：确定孕期目标体重、管理膳食、适当运动、监测体重以及保证足够睡眠等。

2)饮食控制：孕期保持合理的能量摄入是最为根本的管理方法。对于肥胖的孕妇，需根据其日常生活状态制订合理的饮食计划，控制碳水化合物和脂肪的摄入，提倡高蛋白饮食，并严格控制每日的能量摄取量。食物种类选择上，肥胖女性应增加营养密集型食物的摄入，如水果、蔬菜、全麦、坚果、豆类、海鲜等；而减少红肉或加工肉类及油炸食品的摄入。对于合并妊娠糖尿病、脂肪肝、高脂血症、高尿酸血症的孕妇，建议联合营养科制订合理的营养餐，计算每餐热量，在积极控制体重增长的同时，控制血糖、血脂，维持孕期胎儿的健康发育。

3)适度运动：孕期推荐进行适当的运动，对于肥胖孕妇更应提高其对健康生活方式的认识，并制订个体化的运动方案。鼓励其根据个人喜好可选择散步、步行、孕妇体操、骑车、瑜伽等形式；但不宜开展跳跃、球类、长途旅行、长时间站立等具有风险的运动。建议每周进行至少 150 分钟的适度体力锻炼，孕中期无早产危险因素的孕妇每天可进行 30~60 分钟的中等强度体力锻炼。具体的运动方式和强度应根据孕妇的具体情况而定，有复发性流产病史、宫颈功能不全、有早产风险的孕妇不建议运动。

4)补充叶酸和维生素 D：建议肥胖女性从孕前 3 个月至孕早期每日补充叶酸和维生素 D。肥胖与铁缺乏也有关，因此建议肥胖女性孕期监测血红蛋白、平均红细胞体积、铁蛋白以及维生素 B₁₂ 的水平，并根据需要及时补充。

5)指导孕妇监测胎动：肥胖孕妇容易发生胎动减少，体型越大发生死胎和新生儿功能发育迟缓的风险越大。孕晚期应指导孕妇每天自数胎动，若胎动减少需引起重视。

6)使用阿司匹林预防子痫前期：肥胖是妊娠高血压疾病的独立危险因素，如果同时存在其他高危因素，对于 BMI>30.0kg/m² 的孕妇建议 16 周开始使用小剂量阿司匹林，持续至足月，以预防子痫前期的发生。

7)孕期女性也要关注甲状腺功能的改变，尤其是亚临床甲减的发生,会加重肥胖、脂肪肝、高血压、糖代谢异常等妊娠常见的代谢紊乱,必要时应适当补充甲状腺素纠正甲状腺功能不足和代谢异常。

(3)分娩过程的管理

1)分娩时机的选择:孕40周时肥胖孕妇死胎风险比正常体重孕妇高3~8倍,肥胖引起死胎的原因很多,如母体高血压、胎盘功能不全、胎儿生长发育受限、孕妇仰卧位或睡眠呼吸不畅导致的静脉收缩等。建议肥胖女性在39~40周计划分娩,避免逾期及过期妊娠。

2)分娩方式的选择:妊娠合并肥胖并非剖宫产指征,但肥胖孕妇由于脂肪占据软产道,导致软产道相对狭窄,发生难产及剖宫产的风险较高。对于肥胖的产妇,产程进入活跃期后应进行持续电子胎心监护,若发生产程停滞或胎心变化,及时行剖宫产终止妊娠。

3)剖宫产时管理:肥胖孕妇剖宫产术前需要使用较大剂量抗生素,BMI与手术部位感染及其他切口并发症发生风险呈正相关。预防性使用抗生素可降低剖宫产术后发生切口感染、子宫内膜炎的风险。加拿大妇产科医师协会(the Society of Obstetrician and Gynaecologists of Canada,SOGC)指南建议在手术开始前使用单剂量一代头孢抗生素,在肥胖女性中,推荐使用至少2g头孢唑林。

(4)产后管理:产后是预防肥胖女性母儿远期并发症的重要时期,产后需定期规律地对肥胖产妇进行体重及健康状态评估,并继续强化建立健康的生活方式,进一步巩固母儿健康基础,减少心血管疾病、糖尿病、代谢综合征的发生。

1)预防血栓性疾病:肥胖孕妇剖宫产后发生静脉血栓栓塞(VTE)的风险较大,包括深静脉血栓(DVT)和肺血栓栓塞症(PTE),产后6周内发生血栓的风险最高。故产后需常规行VTE评分,对高危人群做好宣教,鼓励早起下床活动并保证充足的水分摄入,及时进行预防性抗血栓治疗,并监测D-二聚体的变化。

2)妊娠并发症的管控:肥胖孕妇产后高血压、糖尿病、心血管系统疾病的发生风险仍较高。产后应及时对相应的并发症进行监测及随访,合理用药,控制病情进展。

3)鼓励母乳喂养:肥胖女性母乳喂养的成功率低,从孕期开始,应加强宣教母乳喂养的优点,鼓励肥胖孕妇产后母乳喂养。为提高肥胖女性母乳喂养的成功率,应提供哺乳教育以及持续的专业指导。

4)产后体重管理:在下次妊娠前控制体重是减少肥胖女性孕期合并症最有效的干预措施。肥胖女性在两次妊娠之间有效减轻体重可以明显降低下次妊娠的合并症和并发症。鼓励肥胖女性产后积极减肥,特别是产后第一年的体重管理,可能会影响该女性长期的体重状况。

总之,围产期肥胖可直接或间接影响妊娠结局,孕妇作为特殊群体,既要保证胎儿发育的营养供给,也要充分意识到肥胖对妊娠结局的不良影响。避免盲目的营养补充,加强对孕妇的营养指导和进行必要的体重干预,通过产前、产时、产后的综合管理,将孕期体重增加控制在理想范围,减少和避免不良妊娠结局的发生。

三、肥胖相关合并症的临床治疗策略

(一)糖尿病

1. 肥胖合并T2DM的流行病学 "糖胖病(diabesity)"专指在超重/肥胖背景下发生T2DM的疾病状态。近数十年来,糖胖病患者群体持续增长,已成为我国T2DM人群中的主力军。我国3B研究显示,17%的T2DM患者合并肥胖,43%合并超重。糖胖病患者比单纯T2DM患者更难达到血糖、血压、血脂的治疗目标;也有着更高的心血管事件发生风险,预后较单纯T2DM更差。

2. 肥胖合并T2DM的诊断与评估 肥胖症的诊断参考《基于临床的肥胖症多学科诊疗共识(2021年版)》,以BMI、腰围、体脂率3个指标进行临床诊断较为实用;任何一项符合均可诊断(表7-10-4)。T2DM的诊断依据《中国2型糖尿病防治指南(2020年版)》,在糖尿病症状的基础上,随机血糖、空腹血糖、餐后血糖或糖化血红蛋白(HbA1c)任一项符合即可诊断(表7-10-5)。

表7-10-4 肥胖症的诊断标准

BMI诊断肥胖的中国标准	
分类	BMI/(kg·m^{-2})
体重过低	<18.5
体重正常	18.5~<24.0
超重	24.0~<28.0
肥胖	≥28.0

腰围ᵃ诊断肥胖的中国标准		
分类	女性/cm	男性/cm
中心性肥胖前期	80~<85	85~<90
中心性肥胖	≥85	≥90

以体脂率为诊断标准		
性别	美国肥胖代谢外科学会(ASMBS)	WHO
女性	≥30%	≥35%
男性	≥25%	≥25%

注:ᵃ腰围,被测量者取立位,测量腋中线肋弓下和髂嵴连线中点水平位置处体围周径。

表 7-10-5　2 型糖尿病的诊断标准

1. 典型糖尿病症状(烦渴多饮、多尿、多食、不明原因体重下降)加上随机血糖 ≥ 11.1mmol/L,或加上
2. 空腹血糖 ≥ 7.0mmol/L,或加上
3. 葡萄糖负荷后 2 小时血糖 ≥ 11.1mmol/L,或加上
4. 糖化血红蛋白 ≥ 6.5%

诊断肥胖合并 T2DM 后,需要全面评估患者的并发症或合并症。除了常规筛查 T2DM 微血管大血管并发症、神经病变外;糖胖病患者亦可合并高血压、非酒精性脂肪肝、多囊卵巢综合征、男性性腺功能减退、阻塞型睡眠呼吸暂停、胃食管反流病、抑郁症等多种肥胖并发症;需进行全面评估。亦应行心血管风险评估,合理地进行降压、调脂和抗血小板治疗,以降低患者死亡风险。

3. **肥胖合并 T2DM 的综合治疗目标**　糖胖病患者的治疗目标除了血糖、血压、血脂的综合达标外,更需要体重和腰围达标(表 7-10-6)。国内外各大指南推荐根据患者实际情况减重 5%~15% 不等。但需注意,T2DM 患者存在肥胖悖论,当体重低于某一阈值,反而会增加患者的死亡风险。对于欧美人群,超重和轻度肥胖(BMI 25.0~35.0kg/m²)的 T2DM 人群似乎有着最好的预后。而对于中国 T2DM 人群,BMI 降至 22.5~24.9kg/m² 似乎是最佳范围,其全因死亡和心血管相关死亡风险最低。

表 7-10-6　肥胖合并 2 型糖尿病的综合治疗目标

检测项目	控制目标
体重	减重 5%~15% 或者更多
BMI/(kg·m⁻²)	<24
腰围 /cm	
女性	<80
男性	<85
血糖 /(mmol·L⁻¹)	
空腹	4.4~7.0
非空腹	<10.0
糖化血红蛋白 /%	<7.0
血压 /mmHg	<140/90
总胆固醇 /(mmol·L⁻¹)	<4.5
高密度脂蛋白胆固醇 /(mmol·L⁻¹)	
女性	>1.3
男性	>1.0
低密度脂蛋白胆固醇 /(mmol·L⁻¹)	
合并冠心病	<1.8
未合并冠心病	<2.6
甘油三酯 /(mmol·L⁻¹)	<1.7

4. **肥胖合并 T2DM 的治疗策略**　糖胖病的治疗需要兼顾减重与控糖两个方面。其中生活方式干预,包括低热量饮食、运动处方、饮食宣教等是基础手段。进而可以使用兼具减重作用的降血糖药或减重药物,比如奥利司他、GLP-1 受体激动剂等,在控糖的同时起到不俗的减重效果;体重的下降有助于血糖达标和减少胰岛素用量。减重手术是减重降糖的最有效手段,目前推荐在 BMI>27.5kg/m² 的 T2DM 患者中开展。

研究显示,单纯低热量饮食联合运动数月后,体重可减轻 5%~10%、内脏脂肪减少 13%、T2DM 完全缓解率达 10%~40%。GLP-1 受体激动剂等药物应用 20 周后,总体重下降 10%,持续达标率显著高于传统治疗。减重手术后 T2DM 短期缓解率可达 72.3%,15 年时缓解率仍有 37%。胰岛素制剂虽不利于体重减少,但对于新诊断的 T2DM 患者,短期强化治疗有利于减轻糖毒性、改善胰岛 β 细胞功能和第一时相分泌,亦有助于疾病缓解。

5. **以减重减脂为靶点的 T2DM 缓解理念与实施**

(1)T2DM 缓解的理念与定义:2016 年 WHO《全球糖尿病报告》提出通过减重和限制能量摄入可以实现 T2DM 缓解。2017 年底 DiRECT 研究证实了减重减脂可以诱导大部分 T2DM 缓解;"治糖先治胖" 的理念受到广泛关注。2019 年,Lingvay 等 4 位糖尿病学专家在 *The Lancet* 发文,建议将体重减轻 ≥15% 作为大部分 T2DM 患者的初始主要治疗目标。2021 年 8 月,ADA、EASD 等组织联合发表《共识报告:2 型糖尿病缓解的定义及诠释》。同年 9 月,我国《缓解 2 型糖尿病中国专家共识》发布。至此,T2DM 缓解有了清晰的定义和指导措施,T2DM 缓解的理念深入人心。T2DM 缓解是指在停用糖尿病药物治疗 3 个月后,HbA1c<6.5%。HbA1c 受干扰时,可以使用空腹血糖(FBG)<7.0mmol/L 或连续动态血糖监测(CGM)估算 HbA1c 进行评估。需要明确的是,缓解不是治愈,T2DM 在缓解后仍有可能复发,患者仍需保持良好的生活方式,仍需每年监测 HbA1c。

(2)T2DM 缓解的适用人群:T2DM 缓解的基本条件是患者仍保留一定的胰岛功能储备。而对于病程长、胰岛 β 细胞功能较差(空腹 C 肽<1.0ng/ml)的患者,缓解的可能性极低。另外,自身免疫性糖尿病和继发性糖尿病患者,如生长激素瘤、胰高血糖素瘤等疾病引起的糖尿病,缺乏缓解的临床证据,不适合将缓解作为治疗目标。

(3)减重减脂是 T2DM 缓解的核心措施:对超重 / 肥胖 T2DM 患者,减重减脂是其疾病缓解的核心措施。DiRECT 研究的二次分析表明,T2DM 的缓解与肝胰脂肪和甘油三

酯水平的下降密切相关。基于人类和动物的大量研究也显示，内脏脂肪沉积易促使游离脂肪酸转运至肝脏和胰腺中蓄积，引起胰岛素抵抗和胰岛β细胞功能障碍。而在内脏脂肪减少后，胰岛素分泌增加、胰岛素靶器官敏感性改善。由此可见，内脏脂肪组织的减少是T2DM缓解的关键要素。

对于体重正常的T2DM患者，减重减脂也有很大可能助其实现疾病的完全缓解。有研究发现BMI<27.0kg/m²的糖尿病患者(非亚裔人群)，其外表较瘦的同时，"内在仍然很胖"，肝脏脂肪含量是非糖尿病人群的2.5倍。而在低热量饮食干预8周后，此类患者的肝脏和胰腺脂肪沉积明显减少，并有70%(14/20)的患者实现了T2DM完全缓解。所以，减重/减少内脏脂肪，也极有可能是体重正常的T2DM患者实现疾病缓解的关键措施。这对我国T2DM患者更为重要，因为亚裔人群BMI指数普遍低于欧美，但内脏脂肪含量相对更高。

(二)代谢相关脂肪性肝病

代谢相关脂肪性肝病(MAFLD)既往称为非酒精性脂肪性肝病(NAFLD)，理想的治疗能有效逆转肝损伤和纤维化，改善MAFLD相关代谢异常，同时对心血管结局没有负面影响。MAFLD的治疗基于生活方式干预、减重手术、药物治疗等方面。

1. 生活方式干预 通过饮食和生活方式干预，最终目标是减轻体重。减重可以减少肝脂肪含量，逆转肝纤维化，以剂量依赖方式改善MAFLD患者生活质量。MAFLD患者减重的目标为体重减轻7%~10%。

饮食生活方式干预，主要是通过热量限制，通过每天减少500~1 000kcal热量摄入的限食疗法逐步减轻体重，每周体重下降建议不超过1kg。饮食构成方面，应鼓励患者低碳水化合物、低脂肪饮食，推荐新鲜水果、绿色蔬菜以及富含纤维素和富含ω-3多不饱和脂肪酸的食物。地中海饮食是推荐的饮食模式，有助于减少肝脏、心脏和胰腺等内脏脂肪沉积，降低心血管疾病发生率。果糖与MAFLD患者脂肪性肝炎及纤维化进展有关，饮酒加重MAFLD患者肝损伤、降低脂肪性肝炎治疗效果，故建议MAFLD患者避免食用深加工食品、富含果糖的食品和饮料，并限制饮酒。

运动是一种行之有效的改善MAFLD的治疗策略。运动可以改善胰岛素抵抗，减少游离脂肪酸生成，减少脂肪合成，降低肝脏脂肪含量。指南推荐普通成年人每天30分钟中等强度有氧运动、每周5天以上，或者每周总运动时间达150分钟以上。也可以选择每天20分钟以上高强度运动，每周3天以上，或者每周2~3次阻抗训练和2次以上柔韧性训练。运动可减少肝脂肪变性，可降低肥胖伴肝硬化患者的肝硬度及肝细胞癌、门静脉高压的发病风险。运动量与肝脂肪变改善程度存在剂量依赖关系。

综上，对MAFLD患者生活方式干预治疗的推荐如下：①超重/肥胖患者需要通过改变生活方式使体重减轻7%~10%，从而降低肝酶水平、改善肝组织学损伤；②饮食治疗应该限制总热量摄入，避免深加工食品、富含果糖的食品和饮料，并限制饮酒，建议采用地中海饮食；③饮食治疗和运动治疗相结合的策略在改善肝酶水平、减少肝脂肪含量及改善肝组织学方面效果更佳；④有氧运动和阻抗运动均可有效降低肝脂肪含量，建议患者选择自己喜欢并能长期坚持的运动方式。对于体能较差、不能耐受有氧运动的MAFLD患者，阻抗运动比有氧运动可行性好。

2. 减重手术 目前认为将减重手术作为单纯治疗MAFLD的选择还为时过早。MAFLD患者只有合并肥胖及相关并发症时才考虑进行减重手术。虽然MAFLD不是减重手术的适应证，但65%~90%接受减重手术的患者合并MAFLD。一项涉及109例患者的前瞻性研究发现，85%的患者在减重术后1年脂肪性肝炎完全缓解，33%的患者肝纤维化进程逆转。但肝硬化患者围手术期并发症风险高，选择减重手术需谨慎，最新《亚太肝病研究会代谢相关脂肪性肝病临床诊疗指南》指出，只有满足以下2个标准时才考虑对MAFLD患者试行减重手术治疗：①存在其他适应证，例如BMI>35.0kg/m²(亚洲人>30.0kg/m²)；②没有肝硬化或代偿期肝硬化且不伴有门静脉高压症。

3. 现有治疗药物及潜在临床干预靶点 目前尚无针对MAFLD的特异性药物，某些治疗糖尿病的药物对MAFLD可能获益。PPARγ激动剂吡格列酮对MAFLD合并T2DM患者脂肪性肝炎具有改善作用，但应注意药物导致体重增加、浮肿，与膀胱癌风险关系及骨密度降低等副作用。胰高血糖素样肽-1受体激动剂(GLP-1RA)用于T2DM和肥胖症治疗，该药对MAFLD患者在体重减轻、脂肪性肝炎的缓解和改善肝纤维化作用方面有效。钠-葡萄糖耦联转运体2抑制剂(SGLT2i)可减少MAFLD患者肝脂肪含量，对肝脂肪变、气球样变和纤维化改善程度优于安慰剂组。二甲双胍虽不能改善MAFLD患者肝组织学病变，但可以改善肥胖症患者胰岛素敏感性，回顾性研究中发现可降低MAFLD患者肝癌发病风险。

他汀类药物虽然不能改善MAFLD患者肝组织病理学，但对肥胖合并MAFLD患者常见血脂调节具有良好疗效，明显降低MAFLD患者心血管疾病发病率。

随着对MAFLD发病机制研究深入，许多新药临床试验探索MAFLD治疗干预新靶点，包括微生物组学和肠道通透性的改变、氧化应激、胰岛素抵抗、凋亡、脂肪毒性、炎症、胆汁酸代谢和纤维化等方面。考虑到代谢因素在 MAFLD 中的重要性,新药研发试验终点除了考虑肝病终点事件,也应该将代谢改善作为评估疗效的有效指标。

(三) 高血压

高血压是肥胖症患者靶器官损伤的关键因素之一。对于肥胖伴高血压患者的治疗,通过健康饮食和增加运动锻炼来减重是治疗的最基本方法。在特定的超重和肥胖人群,结合减重药物和减重手术可成为减重和血压控制的长效解决方案。

1. 生活方式干预的减重策略 肥胖通过多种机制导致原发性高血压,包括交感神经系统、肾素 - 血管紧张素 - 醛固酮系统的激活,机体炎症反应及肾功能障碍。减重治疗中,随着热量摄入减少,交感神经活动增加情况迅速逆转,这一作用甚至在体重显著减轻之前即可改善。健康饮食和体育锻炼是生活方式干预的核心。

高血压患者饮食干预强调以饮食模式为基础的方法,并非强调个别食物和营养素。推荐健康的饮食模式有地中海饮食和 DASH。这两种饮食模式均富含水果、蔬菜、豆类、坚果和种子,推荐适度摄入鱼类、海鲜、家禽和乳制品,少量摄入红肉和加工肉类及糖果。地中海饮食还提倡大量使用橄榄油和适量适度摄入红葡萄酒。间歇性进食模式(轻断食)对短期减重有效,但对血压的影响较小。

运动或中高强度体育锻炼均可实现减重和降低血压。对肥胖合并高血压患者合理减重建议为 6 个月内体重下降 5%~10%,有利于心血管疾病风险因素(包括血脂、胰岛素敏感性、动脉粥样硬化及血压)的改善。每周 150~225 分钟的运动锻炼可减重 2~3kg,每周 225~420 分钟的运动锻炼可减重 5~7.5kg,达到体重长期维持需要每周 200~300 分钟的运动。抗阻力训练虽然不能显著减重,但可改善血压、降低心血管疾病相关死亡率。

2. 药物治疗及减重手术 长期严格的饮食控制、保持高水平的运动量是维持减重成果的重要手段,但很多人往往难以坚持。减重后体重反弹是单一生活方式干预面临的主要问题之一。对肥胖伴高血压患者而言,当饮食控制和运动锻炼效果有限时,药物治疗及减重手术成为有效的减重方案选择。

减重药物治疗是饮食和运动治疗的辅助手段,目前 FDA 批准 5 种长期减重药物:奥利司他、芬特明 / 托吡酯缓释剂、纳曲酮 / 安非他酮、利拉鲁肽和司美格鲁肽。但中国目前获批的减重药物只有奥利司他。随机对照研究中,奥利司他、芬特明 / 托吡酯和利拉鲁肽治疗患者较安慰剂组 1

年后血压略有下降(平均收缩压下降 1~3mmHg,舒张压下降 1mmHg),降压作用与减重相关。

2021 年美国心脏协会于 *The Lancet* 发表《科学声明:预防和治疗高血压的减重策略》,指出减重手术是治疗肥胖症的长期和有效方法,可以进一步改善包括高血压在内的相关合并症。由于种族、手术方式、随访时间等因素的差异,减重手术治疗高血压的缓解程度不同。临床研究及荟萃分析数据显示,58%~70% 的患者减重手术后高血压可完全缓解,部分患者可减少抗高血压药使用。但目前将减重手术用于原发性高血压治疗尚为时过早,需要更多高级别循证医学研究评估其有效性。

预防体重增加和肥胖对预防心脑血管疾病、靶器官的损害至关重要。我们应将治疗节点前移,预防为先。通过减重或避免体重增加,预防肥胖相关并发症,如高血压的发生。治疗肥胖症是预防或减轻肥胖相关高血压、靶器官损伤的关键策略。

(四) 高尿酸血症和痛风

遗传因素和肥胖是导致高尿酸血症(hyperuricemia, HUA)和痛风的主要原因,饮食因素导致血尿酸变化相对较小,但饮食因素对部分 HUA 和痛风人群仍具有一定影响。肥胖性 HUA 往往与胰岛素抵抗、脂肪因子内分泌代谢调节、氧化应激、慢性炎症以及嘌呤代谢通路中关键酶(如黄嘌呤氧化酶)的活性改变有关。尿酸是一把双刃剑,其独特的细胞外抗氧化效应和细胞内致氧化特性导致尿酸与临床疾病之间错综复杂的联系。HUA 的病因鉴别尤为重要。大部分 HUA 是遗传所致。而由于代谢性疾病,如肥胖导致继发性 HUA 可能与机体为抵抗病理性刺激或慢性低度炎症引起的代偿性升高有关。代谢性疾病早期是否需要积极降尿酸治疗尚有待商榷,肥胖伴单纯 HUA 患者的治疗应从病因着手,控制体重是首要,把握起始降尿酸治疗的时机尤为重要。

1. 生活方式干预 不论是在西方国家还是中国,肥胖流行与 HUA 和痛风发病率升高密切相关。饮食量及饮食结构(即热量输入)、运动锻炼(即热量输出)对肥胖的发生风险及其相关的心血管事件结局,包括 HUA 和痛风的发生风险具有直接或间接影响。BMI 是 HUA 最重要的可改变风险因素,超重 / 肥胖导致 HUA 的人群归因风险占 44%。针对肥胖性 HUA 和痛风的营养建议为以控制体重、采用改善代谢和有益于心血管疾病的饮食模式。美国心脏协会和美国心脏病学会《美国居民膳食指南 2015—2020》推荐的健康饮食,强调全谷物、健康的不饱和脂肪酸、蔬菜、水果、坚果和豆类,健康的蛋白质,如禽肉、鱼、鸡蛋和低脂乳制品,限制红肉、精制碳化合物和饱和脂肪酸摄入。

低嘌呤饮食侧重于限制蛋白质以减少嘌呤负荷,但当一种营养素如蛋白质摄入减少时,必然伴随一种或两种其他营养素的补偿性增多。相对而言,全面健康的饮食模式可控制体重、增加胰岛素敏感性,同时改善 HUA 者痛风及心血管疾病的危险因素。前瞻性队列研究结果提示,地中海饮食、针对高血压患者的 DASH 模式对 HUA 和痛风患者同样获益。美国风湿病学会(American College of Rheumatology,ACR)痛风指南建议肥胖伴 HUA 和痛风患者应减重,同时限制酒精、嘌呤和高果糖玉米糖浆的摄入。

运动可改善尿酸水平,对我国云南多民族人群大样本队列研究发现,中等强度体力活动更有利于降低 HUA 风险;减少久坐时间对预防女性 HUA 作用比男性更大。肥胖的 HUA 患者的运动指导参照肥胖症治疗,中等强度、150min/周持续运动更有益于 HUA 的改善。

2. 药物治疗及临床干预靶点 HUA 和痛风治疗的基石是使用降尿酸药物,包括黄嘌呤氧化酶抑制剂(别嘌呤醇和非布司他)、促尿酸排泄药物(苯溴马隆和丙磺舒)、重组尿酸酶抑制剂(聚乙二醇重组尿酸酶)。关于降尿酸的治疗指征,《中国高尿酸血症与痛风诊疗指南(2019)》推荐无症状 HUA 患者,血尿酸 ≥540μmol/L 或者血尿酸 ≥480μmol/L 有合并症[高血压、脂代谢异常、糖尿病、肥胖、脑卒中、冠心病、心功能不全、尿酸性肾结石、慢性肾脏病(CKD)2 期及以上]时开始降尿酸治疗。痛风患者血尿酸 ≥480μmol/L 或者血尿酸 ≥420μmol/L 合并以下情况之一开始降尿酸治疗,包括:痛风发作次数 ≥2 次/年、痛风石、慢性痛风性关节炎、肾结石、CKD、高血压、糖尿病、血脂异常、脑卒中、缺血性心脏病、心力衰竭和发病年龄<40 岁。我国指南建议长期将血尿酸控制于 240~420μmol/L,为此可能需要长期甚至终身服药。

其他具有降尿酸作用药物:SGLT2i 增加尿糖排泄,激活近端肾小管葡萄糖转运体 9(glucose transporter 9,GLUT9),竞争性抑制尿酸重吸收,降低血尿酸水平。雌二醇和氯沙坦也是尿酸盐转运蛋白 1(urate transporter 1,URAT1)和 GLUT9 抑制剂,降脂药物非诺贝特抑制 URAT1,抑制肾近端小管尿酸重吸收,降低血尿酸水平。

随着对嘌呤代谢相关通路、尿酸转运蛋白、尿酸相关氧化应激及慢性炎症状态的研究进展,HUA 新药治疗靶点越来越多,包括抑制尿酸合成、促尿酸肾脏排泄和促进尿酸分解。随着这一领域快速发展,相信在不久的将来,将有更多有效治疗 HUA 和痛风的药物问世。

国内外指南均建议将减重作为肥胖伴 HUA 和痛风患者管理的重要部分。HUA 和痛风治疗的主要手段包括药物治疗、饮食和生活方式的干预。减重手术在减轻肥胖症患者体重的同时,可改善血尿酸水平,减少 HUA 患病率和痛风发作频率,实现肥胖伴 HUA 和痛风患者长期获益,是常规治疗外的有效手段。

(五)肿瘤

1. 肥胖与常见肿瘤的相关性 新近研究发现,肥胖与肿瘤之间关系密切。目前已被证实与肥胖相关的癌种约有 13 种,包括绝经后乳腺癌、结直肠癌、子宫内膜癌、食管腺癌、膀胱癌、肾细胞癌、肝癌、脑膜瘤、多发性骨髓瘤、卵巢癌、胰腺癌、贲门癌、甲状腺癌等,且 BMI 每增加 5 个单位,肿瘤发病率增幅达 5%~50%。美国癌症协会对 90 万名美国成年人进行了长达 16 年的跟踪随访,发现肥胖症人群的癌症病死率明显高于非肥胖症人群。因此,科学合理控制体重可降低患癌风险,并改善癌症患者的生存率及预后。

2. 肥胖与肿瘤治疗后临床结局影响

(1)肥胖与肿瘤手术治疗:目前关于肥胖对肿瘤患者手术治疗后临床结局的影响尚存在争议。有研究表明,肥胖的肿瘤患者容易发生术后并发症。一项大型的前瞻性研究显示,超重和肥胖的癌症患者接受择期和/或紧急胃肠道恶性肿瘤手术后 30 天内发生重大并发症的风险较体重正常者显著增加,如心血管并发症、脂肪栓塞、手术切口感染及吻合口漏等。另有研究发现,肥胖对肿瘤患者手术结局及术后并发症无显著影响。然而,法国一项针对因肺癌接受肺叶切除术患者的研究显示,超重与肥胖患者发生急性呼吸窘迫综合征、呼吸衰竭、支气管漏和血胸等的风险显著降低,且术后死亡率显著减少。上述结果存在差异可能与各研究对并发症的定义不同,手术方式不同,BMI 切点或肥胖的评估标准不同,样本量大小、癌种类型及体内存在的调控机制不同等有关。因此,科学合理减重,选择腔镜等创伤小的手术方式以及术后严密监测与管理是降低肥胖的肿瘤患者术后死亡率及并发症发生风险的有效方式。

(2)肥胖与肿瘤化学治疗:有研究表明,肥胖症患者在肿瘤化学治疗后可能获益。一项针对接受化学治疗联合利妥昔单抗治疗的侵袭性 B 细胞淋巴瘤患者的研究发现,超重及肥胖患者的全因死亡率较体重正常者更低,原因可能为肥胖组织代表更好的能量蓄积,从而增加机体对化学治疗药物的耐药性。另有数据显示,BMI 与新辅助化学治疗后残留三阴乳腺癌患者的疾病复发和总体生存期之间无显著相关。然而,一项针对大肠癌患者研究发现,在接受 5-氟尿嘧啶/亚叶酸钙/奥沙利铂辅助化学治疗期间,尽管超重和肥胖患者基线 BMI 水平与无病生存期无关,但化学治疗期间体重增加（≥5kg）可显著缩短患者的无病生存期。因此，肥胖对于接受化学治疗的肿瘤患者预后影响尚无统一结论，尚需进一步研究及探讨。

（3）肥胖与肿瘤靶向、免疫治疗：肥胖对肿瘤靶向治疗后的临床结局影响与肿瘤的分子亚型有关。在激素受体阳性/HER-2阳性乳腺癌患者中，仅接受他莫昔芬情况下，肥胖症患者的总体生存率更小；仅接受芳香化酶抑制剂情况下，肥胖并不影响总体生存率；对于三阴乳腺癌患者，肥胖症患者的无病生存率更小，表明肥胖在不同亚型乳腺癌中发挥不同作用。另有数据显示，HER-2阳性转移性乳腺癌患者的BMI与曲妥珠单抗治疗后无进展生存期及总体生存期等预后指标无显著影响，提示BMI与临床疗效及临床治疗结局无关。此外，在接受靶向或者免疫治疗的转移性黑色素瘤患者中，肥胖症患者的无进展生存期和总体生存期较BMI正常者更长，提示肥胖似乎对其他癌种的靶向治疗具有有益结果。以上研究结果的差异性可能与研究对象样本量、BMI切点范围定义及治疗方案不同有关，尚需要更完善及细化的标准去评估肥胖与肿瘤患者靶向或免疫治疗结局的关系。

3. 肿瘤领域的"肥胖悖论" 肥胖在不同肿瘤、同一肿瘤不同分期、不同治疗手段、不同种族与性别及年龄的肿瘤治疗和预后中存在不同效应。多项研究证实，肥胖与癌症风险增加、肿瘤特异性生存期及总体生存期降低、术后复发及感染风险升高、手术后生存期较短及化学治疗、靶向或免疫治疗后药物反应率降低等有关，提示BMI升高与癌症预后较差有关。这一观念成了癌症幸存者体重管理建议的关键理论基础，并得到了多个临床指南的支持。然而，最新研究显示，肥胖合并肺癌、肾细胞癌或黑色素瘤患者的生存结局较非肥胖者更好。此外，在接受化学治疗联合利妥昔单抗治疗的侵袭性B细胞淋巴瘤患者中，超重及肥胖患者的全因死亡率较体重正常者更低，提示超重或肥胖患者病死率较低，预后更好，即所谓的"肥胖悖论"。对此，相关研究认为，脂肪对于接受化学治疗的肿瘤患者而言，既可作为蓄积能量、提高耐受的保护性因素，亦可通过改变药物的药代动力学、诱导慢性炎症以及改变肿瘤相关脂肪细胞因子分泌等促进化学治疗耐药，降低药物疗效。因此，应科学合理进行体重管理，以降低脂肪组织诱导耐药，进而保证化学治疗耐受性，改善预后。

4. 结论 肥胖与肿瘤两大流行病的碰撞给我们敲响警钟，临床医生及科学工作者应加强对肥胖症患者的管理及治疗，预防或减少相关肿瘤的发生。尽管肥胖与肿瘤预后之间存在"肥胖悖论"，但科学合理管理体重依然是规避肿瘤发生风险的有效方式之一。对肥胖症患者的体重管理应根据患者的基础情况，不仅考虑肿瘤疗效因素，也应考虑肥胖对疾病预后的影响，应在权衡利弊后制订个体化治疗方案，以达到最佳治疗效果。

四、中心性肥胖

（一）概述

中心性肥胖（central obesity）又称向心性肥胖、腹型肥胖或内脏型肥胖。罹患相关疾病人群发生冠心病、糖尿病、高血压、血脂异常和非酒精性脂肪性肝病的风险以及总体死亡率均明显增加。中心性肥胖可通过测量腰围或腰臀比进行诊断，在临床上与BMI联合，对于肥胖症及其相关并发症发生风险的预测具有重要价值。对于中国人群，通常推荐女性腰围≥85cm、男性腰围≥90cm作为中心性肥胖的诊断标准。在针对中心性肥胖的全程管理过程中，需结合腰围以及血压、血糖、血脂等代谢指标的监测，适时对相应治疗方案进行调整。

（二）临床干预

中心性肥胖的临床干预需要遵循个体化处理原则。对于BMI超标的中心性肥胖患者，在初诊时往往合并系列代谢异常，临床处理时需结合患者实际情况。治疗前应针对其是否存在常见共存疾病，如高血压、糖尿病、血脂异常、阻塞型睡眠呼吸暂停、代谢相关脂肪性肝病等进行评估。结合相关伴发疾病，在减重基础上，针对具体合并疾病拟定个体化的综合诊治方案。单纯中心性肥胖患者的治疗与全身性肥胖基本相近。中心性肥胖最佳治疗方案仍然以优化膳食结构与比例、运动疗法以及一系列生活行为方式纠正为主。部分难以通过上述方法减重的中心性肥胖患者，在充分评估风险及获益后，减重药物治疗或减重手术可以作为备选方案。

拟定合理的膳食计划对于中心性肥胖患者腰围的管理尤为重要。设计相关方案后，应同时设定以腰围为参考的切实可行的目标。须告知患者，减重过程中，与体重的直接下降不同，中心性肥胖患者腰围的减少可能并不如预期明显。因此，腰围减少的目标应更加合理，以获得更好的长期依从性。为了获得更加理想的腰围减少幅度，总能量摄入的减少是膳食治疗的重中之重。成人每日每公斤体重耗能约22kcal，但该比例变化较大。通常，每日减少1 000kcal总能量的摄入可获得每周约1kg的体重降幅。然而，缺乏有关热量摄入减少与腰围降幅改变的相关研究。在减少总热量摄入的基础上，进一步优化膳食结构也能适度协助减少腰围。良好膳食习惯的养成也利于远期减重效果的维系。强调整体膳食方案需减少精制碳水化合物的摄入，同时避免高热量及精加工食物。目前认为，低碳水化合物膳食相比其他膳食具有更好的腰围减少效果，且更利于后期体重的维持。荟萃分析比较了低脂高蛋白饮食与低脂低蛋白饮食的减重效果，结果表明两种饮食方案在腰围减少方面的差异不具有统计学意义。尽管如此，由于能明显增加饱腹感，低脂高蛋白膳食对于减重后体重的维持有一定作用。

运动疗法有助于机体能量的良性平衡，在肥胖尤其是中心性肥胖的治疗中也扮演重要角色。与减少下半身脂肪相比，规律运动对腹部脂肪减少的效果更为明显。重要的是，运动相关腰围减少的效果也更为持久。研究表明，每周进行 80 分钟的有氧或抗阻力训练能够减少因节食所致的内脏脂肪恢复，对预防体重反弹具有积极作用。为了获得持久的腹部脂肪减少，以节食为主的控制方案往往会遭遇腰围减少的平台期。事实上，体重减轻主要来源于成熟白色脂肪细胞体积的减少。相应地，动物研究表明白色脂肪细胞体积再充盈恰恰是减重后体重反弹的最主要原因，新分化的脂肪细胞仅占其中极小的一部分。腰围控制平台期或反弹的临床问题较为棘手，进一步严格限制总热量并联合有氧运动才能使处于平台期的体重及腰围进一步得到控制。不同的运动类型对腰围减少的程度存在差异：与抗阻力运动(无氧运动)比较，减重平台期时为纠正中心性肥胖，有氧运动可能更具效果；研究表明，有氧运动有利于腹部及内脏脂肪减少，而抗阻力运动则更有利于骨骼质量和肌力增强。因此，从健康角度出发，有氧联合抗阻力运动是最佳运动选择策略。然而，运动强度对于腰围的减少仍需要长期观察。除了能改善患者肥胖相关代谢风险，运动疗法甚至能降低遗传相关的肥胖风险。研究表明，携带肥胖相关基因 FTO 与腰围增加风险相关，相应地，体力活动能明显降低携带 FTO 肥胖症患者的 BMI 及腰围。

通常认为，BMI 达到肥胖标准，或者超重人群合并诸如 T2DM、阻塞型呼吸睡眠暂停等潜在减重获益的疾病时，在生活方式干预基础上 6 个月后仍未获得明显体重减轻(较基线体重减少小于 5%)时，可以考虑联合减重药物治疗。中心性肥胖患者如果 BMI 未达到肥胖症诊断标准，但希望使用减重药物进行腰围控制，必须权衡相关获益与药物治疗的潜在风险，且与患者充分沟通后才考虑药物治疗。同时，需特别向患者强调药物疗效的个体差异以及停药后腰围反弹的可能性，获得患者充分的知情同意。在整个减重药物治疗周期，仍需坚持膳食及运动等系列健康的生活行为方式共同干预。

针对中心性肥胖各种干预方法可以多措并举、相互融合，但最终效果通常取决于全身性肥胖的改善程度。在计划减少腰围的人群中，明确腰围控制目标、减少膳食总热量摄入及调整宏量营养素比例、增加有氧体力运动等生活行为干预始终是治疗的基石。

五、正常体重代谢性肥胖

(一) 概述

早在 20 世纪 80 年代，人们已经意识到部分体重正常人群同样可能合并一系列肥胖相关代谢指标异常。随着对肥胖症这一概念认识的不断深入，临床实践中发现存在一类体重正常，但体脂含量明显增多且合并诸多代谢异常的特殊人群。虽然该群体 BMI 尚未达到超重诊断标准，但其相关死亡风险已经远远超过腹部脂肪正常的超重或肥胖患者。美国临床内分泌医师协会联合美国内分泌学会共同制定的肥胖症诊治指南同样强调，在肥胖症全程管理中，临床医生需重视内脏脂肪增加所合并的代谢异常，而不是仅仅关注 BMI 本身的变化。事实上，合理的体脂分布对脂肪执行其代谢功能极为重要。即使 BMI 尚处于正常范围，内脏脂肪含量的增加也能直接导致各种代谢异常。内脏脂肪富含 β 受体，对儿茶酚胺的脂解作用远较皮下脂肪敏感，因此更加容易刺激游离脂肪酸的生成。当内脏脂肪介导游离脂肪酸的产生超过肝脏处理能力时，可以导致肝胰岛素受体下调进一步诱发胰岛素抵抗。此外，内脏脂肪还可以直接分泌多种炎性因子、脂肪因子以及血管活性肽等，通过激活炎症反应、介导氧化应激等直接参与心血管系统重塑并损伤胰岛 β 细胞功能。为了彰显内脏脂肪的重要病理生理价值，正常体重代谢性肥胖的概念也因此孕育而生。正常体重代谢性肥胖缺乏统一定义，国内学者认为可将非肥胖的代谢综合征患者定义为正常体重代谢性肥胖。目前认为，正常体重代谢性肥胖通常具以下三个特点：① BMI 处于正常范围；②体脂含量明显增加；③合并高血压、血脂异常、糖尿病或胰岛素抵抗等代谢异常。因此，该人群的治疗在关注体重的同时，更应强调减少内脏脂肪来改善全身的代谢紊乱。

(二) 临床干预

针对正常体重代谢性肥胖，治疗策略集中于对其合并的多种代谢异常进行"逐个击破"。其中，胰岛素抵抗的改善是评估正常体重代谢性肥胖整体治疗效果的关键指标。相应地，以膳食调节为主的饮食模式管理是应对正常体重代谢性肥胖的最佳方案。尽管不以减重为主要目的，目前仍然推荐正常体重代谢性肥胖患者减少膳食总热量的摄入,尤其是富含脂肪及胆固醇的膳食。在规范化制定膳食能量摄入总量的基础上,可以通过选择更为合理的食物搭配来实现总热量摄入的达标。除了膳食中必需的蛋白质和碳水化合物外,推荐以必需脂肪酸为主的脂质摄入。同时,其他营养素及微量元素的添加亦必不可少。不推荐膳食中包含过量酒精、含糖食品以及精加工食品。因为上述食品的摄入容易导致脂质摄取或合成过量,对代谢性疾病的控制带来不利影响。

以地中海膳食为代表的低能量健康膳食是正常体重代谢性肥胖首选的膳食方案。地中海膳食具有以下几个特点:①高比例单不饱和脂肪酸摄入;②以葡萄酒为主的适度酒精摄入;③蔬菜、水果、豆类及谷物能量占比高;④适度的奶及奶制品如奶酪等摄入;⑤较低的肉类或相关加工食品摄入(以鱼类为主,几乎不含红肉)。地中海膳食之所以备受青睐,与其膳食口味的可接受度以及长期心脑血管和代谢性疾病的防控效果密切相关。除了地中海膳食,其他的膳食模式同样适用于正常体重代谢性肥胖人群。美国膳食高血压防治计划(如 DASH)中同样做出了相关膳食模式的推荐,与地中海膳食模式更突出改善大血管结局不同,DASH 模式更加突出降低血压所带来的一系列获益,有可能更适合已经罹患高血压的正常体重代谢性肥胖患者。DASH 通常包括每日 4~5 份水果、4~5 份蔬菜以及 2~3 份低脂奶制品,要求膳食能量中脂肪供能比应小于 25%。研究发现,无论是高血压还是正常血压人群,DASH 模式人群整体血压的控制显著优于以蔬果为主的膳食模式。传统观点认为,素食是一种健康的饮食模式。然而,只有少数人群能接受不包含任何动物食品的严格素食。此外,素食者往往伴随一系列健康生活方式,在分析其对正常体重代谢性肥胖的影响时,通常无法排除健康生活方式本身所带来的有利影响。但观察性研究表明,素食主义者冠心病、高血压、糖尿病的发病率明显降低。因为能减少农药等毒性物质的暴露,以有机食品摄入为主的有机膳食可能是一种较为有前景的膳食方案。但目前仍缺乏摄入有机食品与健康状况改善相关性的纵向临床研究。

针对正常体重代谢性肥胖,运动疗法同样具有重要意义。运动可以直击正常体重代谢性肥胖发病核心环节——胰岛素抵抗,协助减少脂质合成、降低血糖、甘油三酯等,最终引导机体能量代谢的正向平衡。无论基线是否合并超重或肥胖,经体育锻炼所带来的体重减轻与多种代谢相关慢性疾病发生风险降低相关,因此受到各国医疗卫生机构的推荐。研究表明,由青年过渡到中年过程中,坚持体力活动者其体重增加幅度较低水平体力活动者明显减少。通常,每周 150 分钟的中等强度体力活动便能达到预防体重增加的目的。糖耐量异常是糖尿病以及代谢相关性疾病的高危人群。研究表明,尽管部分患者体重仍在正常范围,以运动及饮食调整为主的生活方式干预措施能明显减少该人群未来进展为糖尿病的风险。这些研究提示,运动治疗在改善胰岛素抵抗以及与之相关的代谢异常中扮演了极为关键的角色。

经膳食及运动方案调整后,正常体重代谢性肥胖相关指标如血压、血糖、体脂等如果仍未明显改善,则可考虑启动药物治疗。由于目前对正常体重代谢性肥胖的具体定义仍未统一,相关治疗可根据不同患者所合并的代谢异常,分别制订具体的诊治方案。诸如阿卡波糖、二甲双胍等传统降血糖药在多种糖脂代谢异常的早期治疗过程中体现出较好的临床应用价值。此外,由于能明显改善胰岛素抵抗,同时促进全身脂肪重新分布,噻唑烷二酮类药物在正常体重代谢性肥胖治疗中可能具有较好前景。由于本身并不合并体重超标,减重手术不适用于正常体重代谢性肥胖。

正常体重代谢性肥胖的提出反映了目前对肥胖这一概念认识的深入。由于内脏脂肪含量增加,而体型以及 BMI 均接近正常,这导致我们对正常体重代谢性肥胖所引起的系列代谢紊乱以及相关并发症认识不足,同样影响了临床对该疾病治疗方案的抉择。合理的膳食方案调整是改善体脂分布的最有效策略。此外,运动治疗可以通过改善胰岛素抵抗,在正常体重代谢性肥胖的全程管理中发挥重要作用。同样,正常体重代谢性肥胖患者的药物治疗应以纠正胰岛素抵抗为核心,改善全身代谢状态,并最终影响相关人群的疾病转归。

执笔:孙侃 綦一澄 邵晓雯 苗振春

指导:麻静 严励

参考文献 ···

[1] LASSALE C, FITÓ M, MORALES-SUÁREZ-VARELA M, et al. Mediterranean diet and adiposity in children and adolescents: A systematic review. Obes Rev, 2022, 23 (Suppl 1): e13381.

[2] DELGADO-LISTA J, ALCALA-DIAZ J F, TORRES-PEÑA J D,

et al. Long-term secondary prevention of cardiovascular disease with a Mediterranean diet and a low-fat diet (CORDIOPREV): A randomised controlled trial. Lancet, 2022, 399 (10338): 1876-1885.

［3］ PERRY C A, VAN GUILDER G P, KAUFFMAN A, et al. A calorie-restricted DASH diet reduces body fat and maintains muscle strength in obese older adults. Nutrients, 2019, 12 (1): 102.

［4］ HODDY K K, MARLATT K L, ÇETINKAYA H, et al. Intermittent fasting and metabolic health: From religious fast to time-restricted feeding. Obesity (Silver Spring), 2020, 28 (Suppl 1): S29-S37.

［5］ 中国营养学会肥胖防控分会, 中国营养学会临床营养分会, 中华预防医学会行为健康分会, 等. 中国居民肥胖防治专家共识. 西安交通大学学报 (医学版), 2022, 43 (4): 619-631.

［6］ 中华医学会内分泌学分会, 中华中医药学会糖尿病分会, 中国医师协会外科医师分会肥胖和糖尿病外科医师委员会, 等. 基于临床的肥胖症多学科诊疗共识 (2021 年版). 中华内分泌代谢杂志, 2021, 37 (11): 959-972.

［7］ TANG L, LI L, BU L, et al. Bigu-style fasting affects metabolic health by modulating taurine, glucose, and cholesterol homeostasis in healthy young adults. J Nutr, 2021, 151 (8): 2175-2187.

［8］ SUN M, FENG W, WANG F, et al. Meta-analysis on shift work and risks of specific obesity types. Obes Rev, 2018, 19 (1): 28-40.

［9］ SRIVASTAVA G, APOVIAN C M. Current pharmacotherapy for obesity. Nat Rev Endocrinol, 2018, 14 (1): 12-24.

［10］ SHEN X, FANG A, HE J, et al. Trends in dietary fat and fatty acid intakes and related food sources among Chinese adults: A longitudinal study from the China Health and Nutrition Survey (1997—2011). Public Health Nutr, 2017, 20 (16): 2927-2936.

［11］ IBRAHIM M, DAVIES M J, AHMAD E, et al. Recommendations for management of diabetes during Ramadan: Update 2020, applying the principles of the ADA/EASD consensus. BMJ Open Diabetes Res Care, 2020, 8 (1): e001248.

［12］ SCHWINGSHACKL L, ZÄHRINGER J, NITSCHKE K, et al. Impact of intermittent energy restriction on anthropometric outcomes and intermediate disease markers in patients with overweight and obesity: Systematic review and meta-analyses. Crit Rev Food Sci Nutr, 2021, 61 (8): 1293-1304.

［13］ TEMPLEMAN I, SMITH H A, CHOWDHURY E, et al. A randomized controlled trial to isolate the effects of fasting and energy restriction on weight loss and metabolic health in lean adults. Sci Transl Med, 2021, 13 (598): eabd8034.

［14］ 中国营养学会. 中国居民膳食指南科学研究报告 (2021). 北京: 人民卫生出版社, 2022.

［15］ LI G, XIE C, LU S, et al. Intermittent fasting promotes white adipose browning and decreases obesity by shaping the gut microbiota. Cell Metab, 2017, 26 (4): 672-685.

［16］ CARTER S, CLIFTON P M, KEOGH J B. Effect of intermittent compared with continuous energy restricted diet on glycemic control in patients with type 2 diabetes: A randomized noninferiority trial. JAMA Netw Open, 2018, 1 (3): e180756.

［17］ LIU Z, DAI X, ZHANG H, et al. Gut microbiota mediates intermittent-fasting alleviation of diabetes-induced cognitive impairment. Nat Commun, 2020, 11 (1): 855.

［18］ 陈佩杰, 王人卫, 张春华, 等. 健康体适能评定理论与方法. 上海: 上海教育出版社, 2013.

［19］ 美国运动医学学会. ACSM 运动测试与运动处方指南 (第十版). 王正珍, 译. 北京: 北京体育大学出版社, 2019.

［20］ 中华医学会内分泌学分会. 肥胖患者的长期体重管理及药物临床应用指南 (2024 版). 中华内分泌代谢杂志, 2024, 40 (7): 545-564.

第八章   儿童青少年肥胖症的诊治和管理

第一节   儿童青少年肥胖症的流行现状和诊治管理挑战

一、儿童青少年肥胖的流行现状

儿童青少年超重和肥胖症流行率的快速增长已经成为全球性的重大公共卫生问题。1975—2016 年全球 5~19 岁儿童青少年的超重和肥胖症患病率从 4% 升至 18%。近几年在新型冠状病毒全球大流行背景下,由于活动减少、生活不规律和饮食习惯变化等多种原因,儿童青少年肥胖症患病率显著飙升。70%~80% 的儿童青少年肥胖会延续至成年,据美国布鲁金斯学会预测,从儿童青少年肥胖到成年期肥胖,每人终身平均医疗费用会多出 92 000 美元,大大增加了全民健康负担。而在 1985 年至 2000 年之间,我国沿海大城市 5~18 岁儿童青少年肥胖症增长率已远高于全球同龄儿童的平均增长率。《中国居民营养与慢性病状况报告(2020 年)》显示 6~17 岁儿童青少年超重率和肥胖率已分别达到 11.1% 和 7.9%;6 岁以下儿童超重率和肥胖率分别为 6.8% 和 3.6%。儿童青少年肥胖发病快速增长的主要原因有以下几点:第一,近 30 年我国经济水平迅速增长,人均收入显著增加,儿童青少年的生活模式与饮食结构发生明显改变,尤其快餐食品及含糖食品消耗显著增加;第二,20 世纪 80 年代计划生育政策的推行导致家庭关注度及资源往往集中在一个孩子身上,容易引起过多的食物摄入;第三,部分儿童及青少年学业压力大、课业重、上网时间长引起久坐,存在睡眠时间不足以及课外锻炼活动时间少等问题;第四,我国成年人群肥胖率仍在上升,肥胖症父母易增加子代肥胖症易感性,形成不良循环。

除了整体肥胖症患病率快速增加外,中国儿童青少年的肥胖症患病还有以下几个特点。

(一)地域差别大

根据"十一五"国家科技支撑计划和"十三五"国家重点研发计划的两次全国多中心儿童青少年流行病学调查数据显示:2010 年和 2019 年北部地区、东部地区和南部地区

四省市总体肥胖率分别为 11.9% 和 12.4%,2010 年北部地区肥胖率为 19.2%,南部地区肥胖率为 9.8%,东部地区肥胖率为 5%。地域差别可能与饮食结构、遗传背景和纬度因素相关。但就近十年变化而言,北部地区儿童肥胖率无显著改变,可能由于儿童超重及肥胖人口基数大,肥胖易感人群接近饱和,上升空间减少,同时高肥胖症流行率促使社会肥胖症管控更积极。而近十年东部地区儿童肥胖率显著升高,达到 8%,成为肥胖症流行的中风险区,属于防控的重点区域。这可能是因为东部地区的儿童超重、肥胖症人口基数相对不高,尚未引起足够警惕。同时东部地区流动人口数量庞大,而研究表明流动人口的肥胖率在迁入本地后本地会出现显著提升;随迁儿童中睡眠不足问题与肥胖症呈正相关,这可能也是引起该地区肥胖率快速增长的原因之一。最后,南部地区的超重及肥胖率较十年前均有所下降,与地区、种族、气候、文化、饮食等复杂因素有关,有待进一步研究。

(二)性别差异

北京、天津、浙江、广西四省区市调查,2010—2019 年男孩的体重指数标准差评分(body mass index-standard deviation score,BMI-SDS)、超重率、肥胖率均呈上升趋势,且均显著高于女孩。这种儿童肥胖率的性别差异在东亚地区包括日本、韩国等均有存在。究其原因可能与东亚地区部分文化观念相关,如肥胖男孩被认为更强壮,男孩在家庭中得到更多的关怀与营养保障,甚至营养过剩;而女童会被要求保持相对苗条的体型。此外,不同睡眠时间、屏幕时间、运动频率与儿童肥胖症呈显著相关,男女儿童在行为自律上的区别,可能也是导致儿童肥胖患病率性别差异的一大因素。肥胖率的性别和年龄差异见图 8-1-1。

(三)年龄差异

不同年龄阶段,儿童青少年的肥胖率呈现不同特点。2019 年的调研数据显示,就男孩而言,和 10 年前相比,超

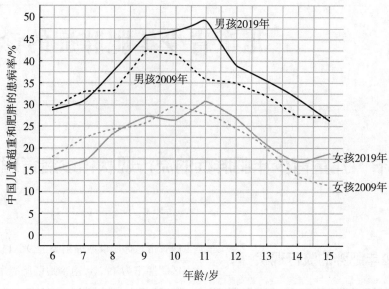

图 8-1-1　北京、天津、浙江、广西四地区 6~15 岁不同性别儿童青少年 10 年前后超重和肥胖患病率

重率增长在 6~14 岁年龄段,8~11 岁尤为显著;肥胖率增长集中在 10~14 岁年龄段,尤其是 11~13 岁。然而,对女孩来说,近 10 年 6~10 岁者 BMI-SDS 显著下降,但 11~14 岁年龄段 BMI-SDS、超重率、肥胖率较 10 年前均无差异,而到了 15 岁超重率则显著增长。总体来说,无论男女,10~11 岁年龄段均为超重肥胖率最高的阶段,基本与青春期启动的年龄重合,可能与青春期的激素变化相关。

二、儿童青少年肥胖症诊治管理的挑战

(一)儿童青少年肥胖症诊断和监测指标相对单一

目前无论是大样本的流行病学数据还是临床诊断,儿童青少年肥胖症的判定或基于生长曲线,以体重在同年龄同性别 P_{85}~P_{95} 之间为超重,大于 P_{95} 为肥胖症;或是参考同年龄同性别段的 BMI;或是以身长体重比评估,其共同点都是以体重为基准。而超重和肥胖症的实质为可损害健康的异常或过量脂肪累积,但 BMI 或体重无法区分肌肉和脂肪组织,也不能体现脂肪的分布特征,无法区别代谢正常性肥胖(MHO)和代谢异常性肥胖(MUO),因此无法反映早期体内代谢失衡及代谢性疾病的风险。2007 年国际糖尿病联盟(IDF)已把相应性别年龄段的腰围 90 百分位作为儿童青少年中心性肥胖的筛查指标,作为评估代谢综合征非常重要的必备组分和危险因素,而国内的研究表明,采用不用区分年龄段的腰围身高比(WHtR)切点,男性为 0.48,女性为 0.46,更便于筛查,但仍需要在更大人群中进行验证。而更精确的身体成分数据,如体脂比,在不同年龄不同性别儿童青少年中则缺乏可靠的大样本数据作为参照。

(二)儿童青少年肥胖症代谢性疾病临床谱系数据较少

肥胖症儿童相关代谢性疾病的临床谱系研究相对较少。中国疾病预防控制中心利用 2010—2012 年中国居民营养与健康监测数据,以来自中国 31 个省区市的 16 872 名 10~17 岁儿童青少年为研究对象,获得在普通人群中血压、血糖、血脂的数据,得到代谢综合征及其各组分的患病率,但样本量较少,其中超重 / 肥胖儿童青少年仅占 1 600 余名,且无非酒精性脂肪性肝病(NAFLD)、糖尿病前期、高尿酸血症等其他肥胖相关代谢异常的数据。而对肥胖症儿童进行的全面系统评估,需要医疗机构进行详细的体格检查和生物样本分析,目前发表的研究一般是围绕某一种代谢性疾病开展的单中心研究,且样本量较少。国内一项荟萃分析显示,我国儿童青少年代谢综合征(metabolic syndrome,MetS)患病率为 1.8%,而肥胖症儿童中 MetS 患病率达到 17.3%,但并没有 MetS 各个组分的患病率,也不包括 MetS 组分以外的肥胖相关代谢异常。此外,如欧洲 IDEFICS/I.Family 队列研究同样只有 MetS 组分的数据。综上,目前缺乏完整反映肥胖症儿童中各类代谢性疾病临床谱系的大样本现状研究。

(三)缺乏适合中国儿童青少年的肥胖症及相关代谢病的监测和预警体系

关于儿童肥胖症的高危因素国内外均有较多研究。2020 年,国内一项纳入 1 万余例样本研究探讨了饥荒暴露与超重 / 肥胖风险之间的关系;2015 年,在加拿大一项基于 2 万余人的横断面研究中,通过多变量逻辑回归评估了基于养育方式的肥胖症风险;其他的研究样本数从几十例到数千例不等,相关危险因素包括了出生体重、母亲年龄、BMI、母亲在怀孕期间的体重增加、是否患有妊娠糖尿病、母乳喂

养持续时间、父母教育程度、收入、在家吸烟和身体活动、行为方式、睡眠时间和儿童屏幕时间等。相对而言,对于儿童青少年肥胖症相关代谢病的高危因素研究相对较少,一项基于丹麦哥本哈根学校健康记录注册和非酒精性脂肪性肝病患者登记系统的研究中纳入了2万多名在校儿童,研究了学龄期BMI和成人期NAFLD的关系。以上研究均为回顾性或横断面研究,往往围绕某一方面因素,而且肥胖症高危因素研究的评价标准主要基于体重、BMI等,而并非代谢紊乱的风险。

而预警指标研究需要前瞻性设计,美国一项研究利用国民增长与健康研究数据,时间跨度为10年,但仅纳入了600余名女童,关注了稳态模型评估胰岛素抵抗指数(HOMA-IR)和饮食与BMI之间的关系,但未涉及其他因素。日本一项前瞻性研究纳入500多名儿童,研究瘦素、脂联素和BMI的关系。新西兰Liggins研究中心构建的儿童肥胖症预测模型,纳入出生体重、母亲怀孕期间吸烟、母亲孕前BMI、父亲BMI和婴儿体重增加等多方面指标,在新西兰有68%的特异度和66%的灵敏度;而由于国情差异,这一模型应用于我国国内数据仅有33%的灵敏度。现有代谢综合征的预警模型包括连续MetS评分和更为简易的PsiMetS评分,但纳入指标均为代谢综合征组分,即血糖、血脂、血压等异常,达不到早期预警的目的。其他代谢病包括NAFLD等的预警模型更少,多集中于临床指标。少数小样本国外研究通过纳入遗传背景,或肠道微生物特征或代谢组学分析等提高了预警效能,但国外模型用于中国的数据灵敏度下降。因此,需要建立适合我国儿童青少年的肥胖症代谢病多预警模型,同时随着人工智能的发展,各种机器学习模型在儿童青少年肥胖症研究中均有应用,深度学习的机器算法,可有助于得到更好的疾病预测模型。

(四)儿童青少年肥胖症治疗手段有限,缺乏多场景联动的有效管理

相对于成人,儿童青少年肥胖症的可用药物更加有限,目前膳食干预和运动锻炼仍然是儿童青少年肥胖症的主要干预方式。膳食方案包括限热量饮食、地中海饮食、生酮饮食、代餐等;运动方案包括长时间有氧运动和短时间高强度间歇性运动等。但是,应用于儿童青少年的最佳方案目前还缺乏共识。此外,在长期随访后的评估中显示,生活方式干预效果下降,儿童青少年的依从性和方案可及性是重要原因。各国都已致力于儿童青少年肥胖症的防控:世界卫生组织于2016年发布了《终止儿童肥胖实施计划》,针对致肥胖症环境(如饮食和运动锻炼)和肥胖症儿童治疗等方面提出了全面建议;日本和美国早在80年前就制定了学校供餐、营养教育等法律和标准;美国还将儿童肥胖症列为首要的公共卫生问题;目前已有185个国家发布了626个儿童肥胖症相关政策。即便如此,全球范围内包括我国在内,也仍然未能遏制近20年儿童肥胖率显著上升的势头。

因为儿童青少年的生活场景多样,干预需要学校、家庭、社区、医院多场景联动才能保障依从性和持续性。以正常儿童青少年为对象的研究多以校园为主要干预场所和单位。如国内开展的"营养校园"试点工作,是以学校为单位对学生、家长、教师、食堂工作人员以及学校管理者开展营养健康教育、身体活动促进、营养供餐支持等校园综合干预项目。英国健康生活方式计划对1 300余名儿童开展以学校为基础的儿童肥胖症防控,包括互动活动、营养健康教育、设定行为改变目标等,但评估后发现其干预效果并不显著。而家庭干预较为个体化,缺乏专业及持续的指导;医院干预也基于个体,且往往在出现代谢性疾病之后,随访效果受到家庭依从性和医疗资源可及性的影响,导致无法保证干预的一致性和持久性。

目前基于电子医疗和移动健康技术的疾病干预和管理模式,具有易获得、低成本和可视化等优势,有望成为儿童青少年肥胖症筛、防、管、控的最新发展方向。如瑞典开发MINISTOP应用程序以改善学龄前儿童的饮食和体育活动行为;荷兰建立基于应用程序(application,APP)的行为干预框架,但目前均处于探索阶段。

总体而言,中国儿童青少年肥胖率在过去30年经历了显著增长,部分城市已达到发达国家水平,形成了很大的基数。但随着国家对儿童青少年超重及肥胖症问题的重视,陆续出台儿童青少年体质健康相关政策,已极大带动健康宣教的普及和国民素质的提高,近十年来我国儿童青少年的总体肥胖率增长趋于平缓。然而,目前超重人群基数仍在进一步扩大,且地区间呈现不同态势,尤其是肥胖症流行的中风险地区,超重和肥胖率均在继续增长,需提高警惕。男孩是肥胖症高发人群,需特别关注围青春期男孩的体重管理问题。儿童青少年的超重与肥胖会增加成年肥胖症的风险,增加社会经济负担。把握肥胖症前期的干预窗口,特别是加强围青春期男孩的体重管理,加强社会宣传教育,提高公众认知水平,转变生活方式,并有针对性地开展不同区域的肥胖人口构成、文化、饮食、运动、睡眠、肠道微环境等诸多因素研究,为制订个体化防控措施提供依据,创建良好的支持环境,有效减少肥胖率及相关并发症。

执笔:吴蔚

指导:傅君芬

第二节　儿童青少年肥胖症成因与高危因素

儿童肥胖症可分为单纯性肥胖症和继发性肥胖症。单纯性肥胖症的发生与遗传、饮食和身体活动水平等有关，约占肥胖症儿童的95%，遗传因素是肥胖症发生的内在基础，而环境和社会因素包括饮食、运动、家庭、文化、经济等，是引发超重和肥胖症的外在因素，遗传、环境和社会因素相互作用共同影响个体的生理和心理健康，并且表现为个体特有的生活方式，导致肥胖症的发生发展。继发性肥胖症指目前病因明确的肥胖症，约占肥胖症儿童的5%，其病因包括：下丘脑、垂体的病变；炎症、肿瘤及创伤；内分泌疾病，如库欣综合征、甲状腺功能低下、性腺功能减退等；某些特定单基因突变（如瘦素基因突变）或染色体异常（如由于15q11-q13异常引起的Prader-Willi综合征）等，常伴有早发性肥胖、智力发育异常或身体畸形。

一、遗传因素

研究发现，超重或肥胖症父母的子女发生超重或肥胖症的风险明显增加，肥胖症发生的年龄越小、越严重，遗传因素导致的可能性就越大。人群对肥胖因子的易感性受种族、性别和年龄等多种因素影响。目前，有大约100种与肥胖症相关的遗传变异在不同种族中被发现，涉及能量代谢、脂质生物学和脂肪生成等多种作用途径。近年来，随着肥胖症全基因组关联分析（GWAS）的兴起，越来越多的肥胖症相关基因位点被识别，如 FTO、MC4R、FAIM2、NPC1、BDNF、GNPDA2、TMEM18、KCTD15、SH2B1、MTCH2、NEGR1 等。虽然单基因变异引起的极重度肥胖症比较罕见，且目前认为占绝大多数的单纯性肥胖症仍是多基因背景和环境因素共同作用所致，但对极早发生的肥胖症、有遗传性肥胖综合征临床特征（特别是极端嗜食）和/或有极端肥胖家族史的患者，仍建议其进行基因检测以排除肥胖症相关遗传性疾病。

除肥胖症相关基因位点外，在发育过程中，表观遗传易受到环境的影响，并可能对个体的发育和代谢途径进行编程，包括 DNA 修饰（DNA 甲基化和羟甲基化）、非编码 RNA 基因调控以及染色质和组蛋白修饰。现已发现数百个甲基化位点与婴儿期和儿童期的肥胖症及人体测量参数（包括 BMI、皮褶厚度、脂肪含量等）存在差异关联，并有研究发现在四个基因上有多个研究重叠：HDAC4、PRLHR、TNXB 和 PRDM。虽然目前大多数研究分析了单个 CpG 位点的甲基化，但也有研究发现几个与儿童肥胖症有关的差异甲基化区域（differential methylation regions，DMRs），表明儿童肥胖症的表观遗传调控可能是一个更复杂的事件，其中多个 CpG 位点同时发挥作用。

研究综述分析了脂肪组织中的长链非编码 RNA 表达谱，发现了大量与儿童肥胖相关的长链非编码 RNA，包括 miR-191、miR-122、miR-125、miR-130、miR-197、miR-221、miR-222、miR-423、miR-486 和 miR-532 等。通过免疫荧光法检测发现，超重和肥胖症儿童的 H2AX 组蛋白磷酸化水平比体重正常的青春期前儿童更高。

遗传因素对儿童和成人肥胖症的发生发展可能存在不同的作用，一些基因表达具有一定的时序性，如 FTO 对儿童肥胖症的影响从 7 岁开始，并随着年龄的增长其效应逐渐增强。生活方式的改变也可以调节易感基因的表达，更高水平的体力活动可减弱 MC4R 基因对中国儿童青少年肥胖症的遗传易感性。一项长达 10 年的研究随访发现，较短睡眠时间（<8h/d）可能对儿童期至青年期肥胖多基因风险相关联的瘦素通路有一定的修饰作用。另一个导致儿童和成人肥胖症遗传作用不同的重要原因是性别，基因的影响存在性别特异性的遗传效应，基因对女性体脂分布的影响通常比男性大。在脂肪重聚年龄（一般为 6~7 岁）后，肥胖相关基因逐渐呈现性别特异性的表达，青春期之后，性激素和体脂分布性别差异明显，对 BMI 遗传度的影响也更加显著。因此仍需要进一步探索遗传因素的作用和可改变的生活方式因素在儿童肥胖症发生过程中的相互作用，助推儿童肥胖症的精准干预。

二、生命早期营养因素

表观遗传被认为是孕期营养与生命早期和儿童肥胖之间的桥梁。除了营养，许多其他产前和早期生活因素可能通过表观遗传影响儿童肥胖症表型，包括母亲孕前超重和肥胖、妊娠糖尿病，甚至父亲的社会经济地位。这些暴露对表观遗传的影响可以是直接的，也可以通过其他组学介导，如微生物组等。表观遗传只代表了我们体内许多相互作用的生物分子的一小部分，生命早期环境暴露影响儿童期肥胖症风险的机制可能涉及许多其他生物学层面。

20 世纪 90 年代，英国的 David Barker 教授提出了"成人疾病的胎儿起源"（fetal origin of adult disease，FOAD）假说，认为胎儿宫内不良环境使其自身代谢和器官的组织结构发生了适应性调节，即胎儿编程可以改变人体的结构、功能和代谢，并影响成年期疾病的发生，并渐渐形成了"健康与疾病的发育起源"（developmental origins of health and disease，DOHaD）学说。DOHaD 学说认为：除了成人期的生活方式和基因遗传之外，生命早期的环境因素包括营养也会影响某些成人非传染性疾病的发生风险。

生命早期的几个因素使儿童面临更高的风险发展为肥胖症，包括较高的产妇孕前 BMI、妊娠期体重增加过多、婴儿出生体重过高或过低（如巨大儿，低出生体重或小于胎龄儿）和婴儿体重增加加速，特别是在生命"最初的 1 000 天"——从受孕到 2 岁的时期。荟萃分析显示母亲妊娠糖尿病、妊娠高血压与儿童期超重之间存在显著关联，其中部分研究报告了剖宫产、胎龄大小等因素与后代超重之间的关联，但也有研究显示两者之间无明显相关性。低出生体重和小于胎龄儿（small for gestational age infant，SGA）与伴随儿童期和青春期肥胖症的几种合并症和并发症有关，与出生体重正常的儿童或青少年相比，出生为 SGA 的儿童表现出更高的胰岛素抵抗和更高的罹患 T2DM 的风险。另有研究发现，母亲在怀孕期间摄入较多的糖和脂肪酸与后代超重有关。子宫内接触咖啡因与儿童肥胖风险增加之间存在线性关系。而孕期母亲的活动因素及怀孕年龄不是风险因素，但孕产妇营养过剩和缺乏活动锻炼仍有可能会导致妊娠期体重过度增加和产后体重滞留，以及巨大儿的出生。而其他研究发现，母亲孕期的焦虑、抑郁等心理情况并没有显著增加后代超重的概率或仅对男性后代超重的发生有较轻影响。此外，母亲初潮年龄小与其儿子肥胖风险增加有关，母亲初潮年龄 ≤ 13 岁的男孩其调整后肥胖相对风险是母亲初潮较晚者的 3 倍。

婴儿和幼儿时期的喂养习惯也会对儿童肥胖症产生不同影响。研究显示母乳喂养对儿童后期的肥胖症发生有保护作用。过早添加辅食和饮料，尤其是配方奶喂养的婴儿，其后期发生超重和肥胖的概率更高。不当的喂养方式可能会增加儿童肥胖症发生的风险，例如限制进食和压力进食可导致儿童出现不良饮食行为并增加不健康体重结果的风险，反之，积极响应式喂养方式可以促进婴儿期体重健康增长，并降低婴儿期和儿童早期超重及肥胖的风险。此外，母婴关系强度低、婴儿睡眠不足、奶瓶使用不当等，也是儿童肥胖症的危险因素。

生命早期的其他环境暴露因素也会增加儿童肥胖症发生风险，包括怀孕期间空气污染物、持久性有机污染物暴露，吸烟或二手烟暴露，以及婴儿期的抗生素暴露等。

越来越多的动物模型证据表明，发育过程中暴露于干扰内分泌的化学物质可以改变对脂肪生成的正常稳态并促进肥胖。母体内持久性有机污染物可通过胎盘到达发育中的胎儿体内，作为内分泌干扰物可通过增加脂肪细胞的数量、改变基础代谢率、改变能量平衡以及改变激素对食欲和饱腹感的控制来促进肥胖症的发展。产前暴露于二氯二苯二氯乙烯（dichlorodiphenyldichloroethylene，DDE）和六氯苯（hexachlorobenzene，HCB）与儿童 BMI 增加及肥胖发生有关。西班牙的一项研究报告称，从出生到 6 个月时，DDE 和 HCB 暴露量增加会增加快速生长的风险。该研究通过随访不超过 14 月龄的幼儿证实发现产前 DDE 暴露也与超重风险增加有关。另一项欧洲多中心研究也同样证实了较高的产前 DDE 暴露会使生后 24 个月的婴儿体重增长更多。而目前没有足够的证据支持产前接触其他持久性有机污染物，如多氯联苯、全氟烷基和多氟烷基物质以及多溴二苯醚与儿童期肥胖症的发展有关。未来还需要更深入研究持久性有机污染物混合物暴露的潜在风险和对不同性别的影响，以提高我们对儿童肥胖症发展的理解。

除持久性有机污染物暴露，另有丹麦的一项研究发现，母亲吸烟与较高的儿童 BMI 和 7 岁时超重的概率增加显著相关，并且怀孕期间吸烟与儿童 BMI/ 超重增加呈剂量反应关系，与母亲孕前 BMI、母体遗传易感性肥胖无关，并认为怀孕期间避免吸烟可能有助于预防儿童肥胖症。

也有研究认为婴儿抗生素暴露可能与儿童身高别体重超标存在适度相关，但现有数据并未最终支持产前接触抗生素是儿童肥胖 / 超重的危险因素的理论，仍需要根据剂量学、用药时期（产前和产时）和抗生素作用机制作为最终混杂因素来探索其相关性。

综上，出生前的事件和儿童期环境因素，包括孕妇怀孕前的体型、孕期增重、代谢和内分泌状况、新生儿出生后早期的生长发育和养育环境等，都会影响胎儿和新生儿的生理功能，进而增加儿童期甚至成年期发生肥胖症等相关慢性疾病的风险。

三、环境因素

除了遗传因素、生命早期暴露因素外,环境因素也在驱动肥胖症的过程中发挥重要作用,环境因素包括外环境和内环境。外环境包括了社会经济、文化、政策、习俗、家庭等能导致能量摄入增加和身体活动减少的"致肥胖环境",如食物选择环境、身体活动环境、父母不良饮食行为和生活习惯的影响、外界内分泌干扰物(endocrine disrupting chemicals,EDCs)的暴露等;也包括了儿童期不健康的饮食结构和饮食行为、较少的身体活动等生活方式造成的影响。内环境则指肠道微生态等因素。

(一)社会经济、文化因素对肥胖的影响

社会经济状况是影响儿童青少年肥胖症发生发展的重要因素。一项 201 098 名 3~18 岁儿童青少年的横断面研究发现,中国儿童青少年肥胖和超重的患病率存在很大的地域差异,这与不同地区社会经济和环境特征以及生活方式等情况息息相关。政策、新闻媒体、文化传统以及科教宣传等,对儿童膳食选择和身体活动都会产生很大影响。据悉,儿童看电视时间与其要求父母购买、家长实际购买电视广告食品以及儿童实际消费这些广告食品的频率呈显著正相关。而广告中所宣传的食品,往往是高脂肪、高糖和高盐的方便食品和快餐食品,更易导致肥胖症的发生。另外,随着当前社会外卖配送的普及和便利,家长为儿童购买现成的加工快餐食品越来越多,而加工食品的摄入量与儿童和青少年的 BMI 以及超重和肥胖的概率呈正相关。对儿童和青少年摄入超加工食品和膳食营养成分的多国研究发现,各国超加工食品热量的摄入可占学龄前儿童总能量摄入的 18%,占青少年总能量摄入的 68%;超加工食品的能量产量份额的增加,意味着更多高能量密度食品和游离糖以及更少膳食纤维的摄入,是儿童和青少年肥胖症的潜在高危因素。同时,文化因素也在肥胖症的发生发展中起着重要的作用,肥胖常被看作是健康和富有的标志,在小年龄段儿童中,较大的体重和体型经常被许多照顾者误解为健康成长并会被鼓励过度进食,造成肥胖症的发生。一项对中国 6 个中心的 20 242 名儿童和青少年父母的问卷研究发现,对于小于 8 岁的超重/肥胖儿童,其父母误认为孩子"瘦"的比例是较大年龄青少年父母的五倍以上。同时,超重/肥胖儿童中仅四分之一被父母认为超重并因体重问题接受了治疗。

(二)膳食结构和饮食行为

在过去的几十年中,全球含糖饮料的消费量有所增加,与儿童肥胖症的增加相平行。2017 年《中国肥胖儿童报告》指出,当前我国儿童膳食模式不合理,脂肪供能比例偏高,使儿童摄入过多能量,从而导致肥胖症发生的风险增高。当前中国家庭,蒸、烤或煮食品的消费量呈减少趋势,而不健康的油炸食品的消费量增加。每天外出至少一餐的比例从 2002 年的 14.6% 增加到 2012 年的 35.5%,统计分析显示,外出就餐与儿童的高腰围身高比呈正相关,这与外出就餐时热量、脂肪和盐摄入量增加有关。不良的饮食行为如不吃早餐、含糖饮料的过多消费、经常吃快餐等都会增加儿童肥胖症的风险。有研究表明,每月食用西式快餐>1次儿童的肥胖率显著高于不吃西式快餐的儿童,发生肥胖症的风险是不吃西式快餐儿童的 1.28 倍。同样,中式快餐也存在因烹调时用油过多而导致脂肪偏高、油盐摄入过多等问题。另外,学校软饮料的供应情况、学校附近的食品店和便利店的数量与肥胖症的发生及 BMI 的增高有关。此外,乳制品总消费量与肥胖症之间存在负相关。然而,从儿童和青少年前瞻性研究的汇总分析中,没有确凿的证据来证实这种反比关系,不支持根据超重或肥胖风险限制儿童和青少年的乳制品或牛奶总摄入量。

(三)运动行为和家庭因素

随着基础设施的不断建设、交通条件的不断改善、电子产品的普及和课业压力的加重,户外活动减少、缺乏运动和久坐行为在儿童青少年中也很普遍。儿童的体力活动水平会随着年龄的增长而下降,女孩通常表现出比男孩更明显的下降。在 2017 年中国体育锻炼与健身研究中,131 859 名 7~19 岁的学生中,2/3 的人没有遵守世界卫生组织关于每天至少 60 分钟中等到剧烈的体育锻炼的建议,1/3 不符合每天屏幕时间少于 2 小时的建议。运动习惯也会影响儿童青少年肥胖症的发生。缺乏运动和久坐是影响儿童青少年肥胖的关键风险因素;有证据表明生活环境周边公园的存在(或可及性)可降低儿童的肥胖率。新型冠状病毒感染流行期间,公园、娱乐场所地区关闭,体力活动减少也导致了儿童肥胖症发生率的增加。电子产品的普及导致过多的屏幕暴露,边看边吃,增加了久坐行为的时间,减少了睡眠时间,增加儿童青少年肥胖症的发生风险。流行病学研究发现,睡眠时间<9h/d、早上 7:00 前起床、周末晚上 10:00 后就寝,显著多见于中心性肥胖的儿童青少年。此外,沉重的学业负担也导致户外运动减少,与中国儿童青少年肥胖症的发生相关。

四、内环境因素——肠道微生物

(一)肥胖儿童肠道微生态特征

大部分研究表明肥胖儿童青少年与健康者相比,肠道

微生物α多样性显著降低，厚壁菌门与拟杆菌门比值增高，但也有研究得出相反结论。肠道微生物在儿童肥胖症中发挥重要作用，但由于肠道微生物受到多种因素影响（饮食结构、生活方式、传统习俗等），因此，需要将这些因素细化，建立有相同生活背景的肥胖儿童青少年肠道微生物数据库。

国外研究发现，Dorea 菌属与儿童青少年肥胖有强正相关性。国内针对肥胖儿童青少年肠道微生物的研究起步较晚，但目前也已有大量数据。3~18 岁队列研究表明，肥胖儿童青少年减重过程中，双歧杆菌属和乳杆菌属相对丰度逐渐上升。6~11 岁队列研究显示，肥胖儿童青少年肠道微生物群 α 多样性减少，β 多样性分析表明正常体重和肥胖儿童青少年的肠道微生物组成存在显著差异，同时颤螺菌属含量下降而萨特氏菌含量上升。另一研究表明，6~11 岁肥胖儿童青少年普氏栖粪杆菌、考拉杆菌属、毛螺菌属、巨单胞菌属和嗜血杆菌属的相对丰度明显上升，颤螺菌属和小杆菌属则减少。5~15 岁儿童青少年队列研究显示，肥胖者的厚壁菌门与拟杆菌门比值下降，乳杆菌属和双歧杆菌属的相对丰度降低，而阿克曼氏菌属的相对丰度增加。

（二）肠道微生态本身受多重因素影响

1. **环境影响肠道微生态** 家庭、学校、社会环境乃至人际关系等都被认为是青春期前肠道微生物组的影响因素。Lapidot 等人收集了来自不同社会经济阶层（social economic status，SES）的 139 名 10~12 岁阿拉伯儿童的粪便，发现生活于较低 SES 环境的儿童往往会获得更高的 BMI Z 值，与普雷沃氏菌和真杆菌含量呈显著负相关。也有研究者认为微生物组主要在高资源和低资源环境间不同，并且与其他人口因素没有强烈关联。

2. **饮食影响肠道微生态** 膳食直接影响童年时期肠道微生物的组成。婴儿期纯母乳喂养的婴儿往往具有较高比例的双歧杆菌属和乳杆菌属，而配方奶喂养者更倾向于潜伏（如变形杆菌、肠球菌等致病细菌）。有研究比较了欧洲、非洲两地儿童的粪便微生物群，发现非洲儿童的高纤维饮食使得肠道微生物群厚壁菌门与拟杆菌门之间的比例［Firmicutes/Bacteroidetes（F/B）ratio］显著下降，而能最大限度地从纤维中摄取能量，同时保护他们免受炎症和非感染性结肠疾病的侵害。西方饮食中较高的蛋白质含量能促进蛋白质发酵，促进潜在致病兼性厌氧菌，如大肠埃希菌和沙门氏菌的生长，通过形成有害降解产物如三甲胺氧化物等破坏肠道屏障和免疫系统，引起胰岛素抵抗和 T2DM。维生素与微量元素（如铁、锌）的缺乏会导致有害菌的增多和有益菌的减少，而饮料与高果糖摄入过多同样会导致有害

菌的增多和有益菌减少。

3. **运动影响肠道微生态** 运动配合饮食干预目前是早期肥胖的最有效的非药物治疗方式。6 周有氧和抗阻力运动训练不仅降低了体重，改善了空腹血糖和血脂，而且改善了血流动力学指标（外周小动脉阻力和冠状动脉灌注）。干预后肠道菌群的丰度优于干预前。同时，运动干预显著减少了变形菌门和丙型变形菌纲，增加布劳特氏菌属、小杆菌属和罗氏菌属，导向类似于健康儿童的微生物群特征，以此减少儿童青少年肥胖相关 NLRP3 炎症信号通路的激活。另一项研究提示运动干预能有效抵消高脂饮食（HFD）诱导的幼年大鼠微生物失衡，保护肠道屏障，防止肠肝轴失调并改善胆汁酸稳态。

4. **药物影响肠道微生态** 一项纳入 30 万名患儿的回顾性研究显示，任何类别的抗生素和抑酸剂都可以改变肠道生物群并可能增加患肥胖症的可能性，并随着疗程增加或药物联合而增强。抗生素对肠道微生物群最常见的影响是系统发育多样性和丰富性降低，包括拟杆菌门和变形杆菌门丰度的增加以及放线菌门丰度的下降导致促炎状态和抗生素耐药基因的细菌表达增强。另外，第二代抗精神病药（second generation antipsychotics，SGA）诱导的体重增加可能是由肠道微生物组成的改变介导的。

（三）预测或评估儿童青少年肠道微生态紊乱的指标

肠道微生态紊乱是一个看似简单、实则复杂的概念，有多种不同维度的评价指标，当对肥胖儿童青少年中的肠道微生态紊乱进行评价时，既要利用经典评价指数，也需要关注其中存在的应用限制，同时，需要开发更多工具与方法进一步准确评价与预测个体的肠道微生态紊乱情况。目前已有许多研究对肥胖个体中常用血液检测指标、肠道黏膜屏障分子标记物、细菌代谢物（如短链脂肪酸）与肠道菌群紊乱的关系进行探究，并发现了其中存在的相关性。

在肠道菌群的研究中有很多观察性研究，将肥胖与肠道微生物菌群的改变联系起来。婴儿肠道微生物可以预测其学龄期的 BMI；生命早期的抗生素暴露更与儿童青少年肥胖风险的增加相关。基于这些证据，提示肠道菌群的改变可能会影响宿主的肥胖和代谢状态，通过微生物治疗改变肠道菌群被认为是预防和治疗肥胖的一种可能方法。但在临床试验中微生物治疗肥胖及其相关问题仍存在争议。目前微生物治疗主要包括了补充益生菌治疗、粪菌移植（FMT）、抗生素疗法等。

在益生菌相关的临床研究中，目前大部分的制剂都含有乳杆菌属和双歧杆菌属菌株，在大多数情况下成人和儿童青少年的研究中都报告了正向的结果。例如：益生菌补

充剂可能会引起青少年总体脂率和躯干体脂率的增加；乳酸杆菌为主的益生菌补充剂在婴儿和儿童中会引起轻微的体重增加，在成人中则相反；在母亲围产期和儿童出生后6个月内补充鼠李糖乳杆菌对儿童的体重有减轻作用，影响至少会持续到4岁。同时益生菌对体重和新陈代谢的影响是存在菌株特异性的，但是部分研究质量差，处方益生菌的类型和剂量、治疗持续时间等存在显著差异，造成研究结果相互矛盾，益生菌对肥胖症的作用仍存在争议，需要进一步的研究去验证益生菌的功能。

另一种微生物治疗——FMT在儿童中研究较少，仅一项来自新西兰的针对肥胖儿童青少年的随机临床试验中指出，健康人群的FMT使得肥胖儿童青少年的中心性肥胖减少，肠道菌群组分改变，但是在体重、体脂成分、胰岛素敏感性以及血脂、血压和炎症指标等代谢指标中没有观察到显著改善。同时FMT目前所存在的感染、风险收益比和长期安全性不确定等风险也是在儿童青少年研究中需要被重视的。

虽然针对肥胖儿童青少年的微生物治疗尚处于初期阶段，仍需要更大规模更全面的临床研究，但我们可以预期微生物治疗尤其是益生菌制剂的巨大潜力。控制饮食、环境和生活方式等因素目前仍是解决儿童青少年肥胖症问题的最佳办法。

五、精神心理因素

精神创伤或心理异常等因素可导致儿童青少年过量进食。人们也越来越认可不良的童年经历，例如虐待、家庭缺失与儿童青少年肥胖症的发展相关。女孩可能比男孩对不良童年经历的肥胖相关影响更敏感，性虐待似乎比其他不良童年经历对儿童肥胖症的影响更大，并且多个不良童年经历的共同发生可能与更高的儿童青少年肥胖症风险相关。一项关于儿童虐待在成人肥胖症中作用的观察性研究显示，通过荟萃分析发现经历童年虐待的成年人肥胖症的可能性显著增加，与轻度/中度虐待相比，严重虐待与成人肥胖症的相关性更高。同时，大样本调查分析，当存在积极的背景因素（母亲心理健康、学校安全）时，肥胖风险会降低。来自英国的一个大型人群队列（n=18 733）发现，与基于学校的剥夺相比，家庭剥夺与儿童青少年BMI的变化更密切相关。早期生活压力与儿童青少年的多种生物学和行为途径相关，这些途径可能会增加后来患肥胖症的风险。与没有肥胖的儿童青少年相比，肥胖儿童青少年在压力下进食和冲动进食的情况往往更糟，表明由心理原因驱动的饮食习惯可能是肥胖的重要危险因素。另外，与成人相比，儿童青少年更容易受到心理和情绪压力的影响。未解决的压力会影响饮食行为，并经常导致食物量增加、进食速度、进餐时间不规律以及快餐和零食的消耗。因此，这些适应不良的应对策略会导致体重过度增加。而不良童年经历对儿童青少年肥胖症发展的影响可能需要2~5年才能显现出来，需要更多地关注不良童年经历在预防和治疗儿童青少年肥胖症中的作用。

执笔：林胡　倪艳

指导：傅君芬

第三节　儿童青少年肥胖症诊断与并发症评估

一、诊断指标

鉴于儿童青少年随生长发育其体格指标在不断变化，因此很难为其确定单一简单的筛查指标。长期以来，不同国家、不同研究人员使用的筛查方法和标准不尽相同，一般倾向于不同年龄段使用不同的诊断指标。

（一）BMI法

BMI=体重（kg）/[身高（m）]^2，是目前临床评估超重程度与代谢综合征风险的最实用指标，它与体脂相关且相对不受身高的影响。

美国内分泌学会2017年发表的《临床实践指南：儿童肥胖的评估、治疗和预防》中推荐：在年龄≥2岁的儿童和青少年中使用BMI结合美国疾病预防控制中心"标准BMI百分位数曲线"来诊断超重和肥胖。对于2~20岁儿童和青少年的超重和肥胖的诊断标准为：①超重，同年龄、同性别P_{85}≤BMI<P_{95}；②肥胖，BMI≥同年龄、同性别P_{95}；③严重肥胖，BMI≥同年龄、同性别P_{95}的120%或BMI≥35.0kg/m^2。

国际肥胖工作组（International Obesity Task Force，IOTF）通过调查 6 个国家和地区（巴西、英国、荷兰、新加坡、美国和中国香港）的大样本数据，在 2000 年推出了 2~18 岁儿童青少年不同年龄、性别的超重和肥胖的 BMI 诊断标准，即 IOTF 标准，其中 18 岁组男女性别的超重、肥胖 BMI 诊断界值与国外成年人超重、肥胖的切点一致，分别为 $25.0kg/m^2$ 和 $30.0kg/m^2$。

由于不同国家、民族和种族的 BMI 标准有差异，有必要建立我国儿童青少年自身的 BMI 参考标准。近年来，国内专家学者陆续总结建立了国内儿童青少年的 BMI 诊断标准。

2004 年中国肥胖问题工作组发表了《中国学龄儿童青少年超重、肥胖筛查体重指数值分类标准》，建立了中国 7~18 岁学龄儿童青少年诊断超重和肥胖的 BMI 参考标准，目前，2~5 岁儿童可以参考 2009 年发布的"中国 0~18 岁儿童、青少年体块指数的生长曲线"中的 2~5 岁儿童青少年超重和肥胖的 BMI 参考界值（表 8-3-1）。6~18 岁儿童青少年可以参考 2018 年国家卫生健康委员会发布的中华人民共和国卫生行业标准（WS/T 586—2018）《学龄儿童青少年超重与肥胖筛查》，适用于我国所有地区各民族的 6~18 岁学龄儿童青少年超重和肥胖的 BMI 参考界值（表 8-3-2）。①超重：相应性别、年龄组"超重"界值点 ≤BMI<"肥胖"界值点者；②肥胖：BMI ≥ 相应性别、年龄组"肥胖"界值点者。以上各个国内标准在 18 岁时男女性的 BMI 均以 $24.0kg/m^2$ 和 $28.0kg/m^2$ 为超重、肥胖界值点，与已颁布实施的中国成人超重、肥胖筛查标准接轨。

表 8-3-1　2~5 岁儿童青少年超重和肥胖的 BMI 参考界值

单位：kg/m^2

年龄/岁	男生 BMI		女生 BMI	
	超重	肥胖	超重	肥胖
2.0~	17.5	18.9	17.5	18.9
2.5~	17.1	18.4	17.1	18.5
3.0~	16.8	18.1	16.9	18.3
3.5~	16.6	17.9	16.8	18.2
4.0~	16.5	17.8	16.7	18.1
4.5~	16.4	17.8	16.6	18.1
5.0~	16.5	17.9	16.6	18.2
5.5~	16.6	18.1	16.7	18.3

表 8-3-2　6~18 岁学龄儿童青少年超重和肥胖的 BMI 参考界值

单位：kg/m^2

年龄/岁	男生 BMI		女生 BMI	
	超重	肥胖	超重	肥胖
6.0~	16.4	17.7	16.2	17.5
6.5~	16.7	18.1	16.5	18.0
7.0~	17.0	18.7	16.8	18.5
7.5~	17.4	19.2	17.2	19.0
8.0~	17.8	19.7	17.6	19.4
8.5~	18.1	20.3	18.1	19.9
9.0~	18.5	20.8	18.5	20.4
9.5~	18.9	21.4	19.0	21.0
10.0~	19.2	21.9	19.5	21.5
10.5~	19.6	22.5	20.0	22.1
11.0~	19.9	23.0	20.5	22.7
11.5~	20.3	23.6	21.1	23.3
12.0~	20.7	24.1	21.5	23.9
12.5~	21.0	24.7	21.9	24.5
13.0~	21.4	25.2	22.2	25.0
13.5~	21.9	25.7	22.6	25.6
14.0~	22.3	26.1	22.8	25.9
14.5~	22.6	26.4	23.0	26.3
15.0~	22.9	26.6	23.2	26.6
15.5~	23.1	26.9	23.4	26.9
16.0~	23.3	27.1	23.6	27.1
16.5~	23.5	27.4	23.7	27.4
17.0~	23.7	27.6	23.8	27.6
17.5~	23.8	27.8	23.9	27.8
18.0~	24.0	28.0	24.0	28.0

（二）身高别体重

身高别体重是 2 岁以下儿童超重、肥胖的首选临床评估方法。标准参照世界卫生组织（WHO）2006 年推出的参考曲线，即以不同性别、年龄和身高的正常人群相应体重的平均值为标准体重。标准体重 ±10% 者属正常范围，实测体重超过身高别体重 10%~20% 为超重，超过身高别体重 20% 及以上为肥胖，超过的百分数大小代表肥胖的严重程度。按 WHO 推荐的公式计算：肥胖的严重程度 =（实测体重 – 身高标准体重）/ 身高标准体重 ×100%；其中超过标准体重的 20%~29% 为轻度肥胖，30%~49% 为中度肥胖，50% 以上为重度肥胖。但身高别体重受身高的影响较大，且与体脂的关联并不密切，在 2 岁以上的儿童中，采取 BMI

作为诊断指标。

(三) 体成分测量

体成分测量相较于体重,更能反映脂肪的含量和分布。直接测量中,体脂肪含量(body fat percentage,%BF)指人体内脂肪组织占体重的百分比,是比较直观判断肥胖的指标,但儿童目前缺乏统一的判断标准。目前临床上直接测量体内脂肪含量及分布的"金标准"为双能 X 射线吸收法(DEXA)。间接测量的方法包括腰围(WC)、腰臀比(WHR)、WHtR、皮褶厚度等。

二、诊断分类

(一) 按病因不同,儿童肥胖可分为单纯性肥胖和继发性肥胖

单纯性肥胖的发生与遗传、饮食和身体活动水平等有关,约占肥胖儿童的95%。继发性肥胖指目前病因明确的肥胖,约占肥胖儿童的5%,详见本章第二节。

(二) 按全身脂肪组织分布部位的不同可将肥胖分为中心性肥胖和外周性肥胖

中心性肥胖又称腹型肥胖或内脏型肥胖,外周性肥胖亦称全身匀称性肥胖或皮下脂肪型肥胖,肥胖者体内脂肪基本上呈匀称性分布。青春期发育后臀部脂肪堆积明显多于腹部,臀围大于 WC。WC、WHR、WHtR 是判定中心性肥胖的重要指标,可以更好地预测心血管疾病和糖尿病等疾病的发生风险。2007 年 IDF 把腰围相应性别年龄段的 P_{90} 作为儿童青少年中心性肥胖的筛查指标,作为评估代谢综合征极其重要的必备组分和危险因素。WHtR 在不同种族间变异范围小,对于尚在发育中的儿童青少年可以排除身高、年龄的影响因素,适合广泛人群的筛查,国外有学者将 WHtR 0.5 作为筛查指标。我国研究加上了中国儿童男女性别的不同 WHtR 切点,建议 6~9 岁组具有 ≥2 个心血管疾病危险因素的 WHtR 切点为 0.48;预测 10~16 岁组代谢综合征的 WHtR 切点,男性为 0.48、女性为 0.46 较为适宜。

三、儿童青少年肥胖合并症评估

建议对超重或肥胖的儿童青少年进行潜在的并发症评估。应进行详细的病史采集和体格检查。病史应包括饮食史、身体活动评估、是否伴有继发性肥胖的相关症状等、既往用药史(特别是某些可能导致体重增加的药物)、发育史(例如发育迟缓可能与导致肥胖症的基因突变或染色体异常有关)、肥胖家族史等。体格检查应包括身高、体重、腰围、臀围、畸形特征和相关并发症的体征检测。此外,体检还应注意黑棘皮病和皮赘,青春期女孩的痤疮和多毛症,特发性颅内高压(假性脑瘤)的眼底镜检查,膝盖、腿或脚的压痛和活动范围,甲状腺检查,有无外周水肿及有无神经发育异常等。应针对可能有的各系统合并症展开,儿童青少年肥胖症常见的重要合并症分述如下。

(一) 糖尿病

随着儿童青少年肥胖症的全球流行,儿童青少年 2 型糖尿病的发生率也逐渐增高,而发病年龄下降。从 1994 年至 2013 年英国临床实践研究数据库的电子健康记录中提取数据,分析了 369 362 名 2~15 岁儿童数据,发现 654 例儿童青少年被诊断患有 2 型糖尿病,其中肥胖者占近一半。肥胖儿童青少年患 2 型糖尿病的风险是正常体重者的 4 倍。在 20 世纪 90 年代中期之前,儿童青少年糖尿病仅 1%~2% 被分型为 2 型糖尿病(T2DM)。然而,近年来在国外某些地区,T2DM 的发病率已增加到所有被诊断患有糖尿病的青少年的 25%~45%。在美国 10~19 岁的青少年中,T2DM 的总体发病率为 0.22/1 000。美国 SEARCH 研究的结果显示,10~15 岁的儿童青少年 T2DM 患病率为 8.1/100 000,15~19 岁的青少年患病率为 11.8/100 000。而 2017 年 1 月至 2019 年 12 月在中国 12 个省区市 19 万名 3~18 岁儿童青少年中的调查,显示 T2DM 的患病率已达到 39.1/100 000,肥胖症、母亲孕期糖尿病、低出生体重、早产、有阳性 T2DM 家族史、不良生活方式和较低的家庭社会经济地位等均为儿童 T2DM 的危险因素。

(二) 血脂异常

血脂异常是心血管疾病重要的危险因素,在儿童青少年代谢综合征的诊断标准中,和血脂相关的占 1/2,可见其预测心血管风险的重要程度。随着肥胖率的不断增加以及肥胖儿童青少年中重度肥胖构成比的上升,儿童青少年血脂异常患病率呈现上升趋势。有研究表明,甘油三酯/高密度脂蛋白胆固醇大于 2.2 可被视为肥胖儿童青少年动脉粥样硬化性血脂和心脏代谢风险改变的标志物。

肥胖儿童青少年的血脂异常患病率为 46%~50.4%。与肥胖儿童青少年相关的血脂异常模式包括甘油三酯和低密度脂蛋白升高、高密度脂蛋白降低。建议对所有 6 岁以上肥胖儿童青少年进行胆固醇、高密度脂蛋白、低密度脂蛋白、甘油三酯的检测。如果筛查结果为阴性,则应在 3 年后复查,如果体重迅速增加或出现其他心脏代谢共病,则应更频繁地进行筛查。

(三) 高血压前期与高血压

肥胖儿童青少年患高血压的风险大约是非肥胖者的 3 倍。并且,在整个 BMI 范围内,儿童青少年患高血压的风

险都会随 BMI 增加而增加，而不是由简单的阈值效应定义的。一项对 10 万多名儿童青少年随访的大型队列研究发现，肥胖和重度肥胖者的基线血压较高，并且此后几年比BMI 较低的人群患高血压的概率更大。与成人一样，交感神经系统过度活跃、胰岛素抵抗以及血管结构和功能异常等多种因素可能导致儿童青少年肥胖相关性高血压。观察性和干预性研究都证明了减轻体重对降低儿童青少年血压的益处。

美国心脏协会和美国儿科学会强调了初级预防对降低青少年心血管疾病风险的重要性，该策略的一个重要组成部分是定期筛查儿童青少年血压升高和高血压。目前的指南建议所有 3 岁及以上的儿童青少年至少每年测量一次血压。并且任何血压升高都应通过重复测量来确认，任何通过手动听诊测量时血压持续升高到或高于同年龄性别人群血压的95 百分位数的儿童青少年都应诊断为高血压。所有诊断为高血压的儿童青少年都应接受继发性病因的评估。

值得注意的是，肥胖儿童青少年血压准确测量有很多独特的注意点。他们的手臂尺寸可能较同龄儿大得多，以至于需要比袖带上的标签所预期的大得多的血压袖带。研究数据显示，根据测量的中臂周长，一些 3~5 岁的肥胖儿童已需要使用成人袖带，而从 12 岁开始，一些肥胖儿童青少年甚至需要使用大腿血压袖带以正确测量血压。虽然肥胖儿童青少年的中臂周长通常比预期的年龄要大，但他们的臂长与预期没有什么不同，这导致臂长较测量臂围所需的袖带不成比例地缩短，从而可能使手动听诊的血压测量变得困难和欠准确。

(四) 非酒精性脂肪性肝病

儿童青少年 NAFLD 指年龄在 18 周岁以下的儿童及青少年肝脏慢性脂肪变性，累及 5% 以上肝脏细胞，并除外饮酒及其他明确致病因素导致肝脏慢性脂肪沉积的临床病理综合征。

儿童青少年 NAFLD 起病隐匿可无任何临床表现，仅少部分发展为非酒精性脂肪性肝炎 (NASH)、肝纤维化甚至肝硬化时才表现出慢性肝病相关临床症状。NAFLD 的临床诊断标准为排除性诊断，排除病因见表 8-3-3，具体诊断标准参见表 8-3-4。

表 8-3-3　其他可致儿童青少年脂肪肝的特定病因

一般或系统性原因	遗传代谢因素	药物化学因素
神经性厌食症	α 氧化和 β 氧化障碍	糖皮质激素
乳糜泻	低 β 脂蛋白血症	地尔硫䓬
1 型糖尿病	α1- 抗胰蛋白酶缺乏症	可卡因
丙型肝炎	胆固醇酯沉积症 / 溶酶体酸性脂肪酶缺乏症	雌激素
自身免疫性肝病	希特林缺陷病	酒精
下丘脑垂体病变	先天性糖基化障碍	甲氨蝶呤
炎症性肠病	囊性纤维化 /Shwachman-Diamond 综合征	硝苯地平
蛋白质热量营养不良	家族性高脂蛋白血症	杀虫剂
急剧体重下降	糖原贮积症 (Ⅰ, Ⅳ, Ⅸ)	丙戊酸
甲状腺疾病	遗传性果糖不耐受	维生素 A
	脂肪酸代谢障碍	齐多夫定等抗 HIV 治疗
	线粒体和过氧化物酶缺陷	
	有机酸中毒	
	迟发性皮肤卟啉病	
	特纳综合征	
	尿素循环障碍	
	威尔逊氏症 (Wilson disease)	

1. **临床评估**　非酒精性脂肪性肝病的分型包括非酒精性单纯性脂肪肝 (NAFL) 和 NASH，两者区别主要在于是否有炎症浸润，判定金标准为肝脏活检，如活检困难，临床上可根据血清谷丙转氨酶 [又称丙氨酸转氨酶 (alanine transaminase, ALT)] 水平大于 60U/L 并持续 3 个月以上诊断。疾病末期会进展为肝硬化。

2. **实验室评估**　目前我国缺乏儿童青少年 ALT 正常值上限标准，ALT 实验室正常值上限为 40U/L，将 ALT 值大于实验室正常值上限的 1.5 倍 (60U/L) 并持续 3 个月以上作为 NASH 的临床诊断标准，而 ALT>80U/L 者更容易进展为 NASH。谷草转氨酶[又称天冬氨酸转氨酶（aspartate aminotransferase，AST）]、γ-谷氨酰转移酶（γ-glutamyl transferase，GGT）和胆汁酸一般不作为 NAFLD 筛查指标，但 AST/ALT 比值>1、持续高水平 GGT 和胆汁酸可作为 NAFLD 进展为 NASH 的预测指标。其他新型生化指标，如反映肝细胞凋亡的细胞角蛋白 18（cytokeratin-18，CK-18）、细胞外基质代谢的 III 型 N 端胶原前肽（procollagen III N-terminal propeptide，P III NP）、microRNAs（miR-152 及 miR-122 等）可用于 NAFLD 的预测并与肝脏纤维化程度相关。其他公认的基于实验室指标的预测指数，如 BAAT score（BMI，年龄，GPT，甘油三酯）、BARD（BMI，AST/ALT，糖尿病）、增强型肝纤维化（enhanced liver fibrosis，ELF）评分、谷草转氨酶和血小板比率指数（aspartate aminotransferase-to-platelet ratio index，APRI）、纤维化 -4 指数（fibrosis 4 score，FIB-4）以及 NAFLD 纤维化评分等对肝脏纤维化具有较好的预测作用。

3. 影像学评估

（1）肝脏脂肪变的评估。

1）超声检查诊断标准：具备以下 3 项中 2 项者即可诊断为弥漫性脂肪肝。①肝脏近场回声弥漫性增强，强于肾脏回声；②肝内管道结构显示不清；③肝脏远场回声逐渐衰减。尽管超声检查对肝脏脂肪变<30% 的患者检出率低，灵敏度和特异度欠佳，但因其无创、便捷仍是临床 NAFLD 筛查最常用的手段。

2）电子计算机断层扫描（CT）诊断标准：肝脏密度普遍降低，肝 / 脾 CT 值之比<1.0（肝 / 脾 CT 比值≤0.5 为重度脂肪肝，0.5<肝 / 脾 CT 比值≤0.7 为中度脂肪肝，0.7<肝 / 脾 CT 比值<1.0 为轻度脂肪肝）。CT 因辐射大，故不常用于 NAFLD 的诊断、评估及随访。

3）磁共振成像（MRI）：近年来随着影像技术的发展，从传统 MRI 到定量化学位移编码磁共振成像（chemical shift encoded-magnetic resonance imaging，CSE-MRI），到磁共振波谱（MRS），如氢质子磁共振波谱（¹H-magnetic resonance spectroscopy，¹H-MRS），可定量检测肝内脂肪含量，具有安全、定量、灵敏和准确的特性，临床研究证实，MRS 在肝脏脂肪定量方面与活检结果高度一致。

（2）肝脏纤维化的评估。①超声检查弹性成像：超声检查弹性成像技术包括瞬时弹性成像（transient elastography，TE）、声辐射力成像（acoustic radiation force impulse，ARFI）、剪切波弹性成像（shear wave elasto-graphy，SWE）。研究显示超声检查弹性成像对肝纤维化，尤其是肝硬化的诊断灵敏度和特异度高达 90% 以上。②磁共振弹性成像（magnetic resonance elastography，MRE）：3D-MRE 较 2D-MRE 在诊断肝脏纤维化及肝硬化方面准确率更佳，是用于随访肝纤维化进展的理想检查手段。③ Fibroscan：Fibroscan 同时拥有肝脏弹性测量技术和肝脏脂肪变性定量诊断技术，既可实现肝脏脂肪定量，同时也可反映肝脏纤维化程度。

4. 病理活检　虽然有很多评估方式，非酒精性脂肪性肝病诊断金标准仍然为病理活检。肝脏脂肪细胞变性>5% 是儿童 NAFLD 最低组织学诊断标准，但儿童 NASH 肝汇管区病变常较小叶内严重。诊断标准：① NAFLD，为肝脏细胞脂肪变性，无脂肪性肝炎表现，伴或不伴肝纤维化。②儿童 NASH，为肝脏细胞脂肪变性伴炎症改变，伴或不伴肝细胞气球样变及纤维化；腺泡 3 区气球样变、腺泡 1 区常无气球样变。③ NAFLD 伴纤维化，为 NAFL 或 NASH 伴门脉、门脉周围、窦周或桥接样纤维化。

肝活检的指征参照欧洲儿科胃肠病、肝病与营养学会（European Society for Paediatric Gastroenterology Hepatology and Nutrition，ESPGHAN）推荐标准：①经常规检查和诊断性治疗仍未明确诊断者；②年龄在 10 周岁以上，ALT 升高或超声检查证实脂肪肝经 3~6 个月减重及生活方式干预后仍无明显改善者；③对于有 NASH 家族史、肝脾肿大、转氨酶及血清纤维化指标显著升高或有合并症患者可将年龄标准放宽。超声检查联合 ALT 为儿童 NAFLD 最佳筛查方法。

（五）多囊卵巢综合征

所有青春期肥胖女性都应考虑多囊卵巢综合征的可能。多囊卵巢综合征（PCOS）以高雄激素血症（痤疮、多毛与脱发）和卵巢功能障碍（月经少或闭经）为特征。它与成年期不孕、T2DM、代谢综合征和心血管疾病的风险增加有关。

青春期 PCOS 的诊断：必须同时符合 3 个指标，包括高雄激素表现，初潮后月经稀发持续至少 2 年或闭经，并应包括超声下卵巢体积的增大（>10cm³）；同时应排除其他导致雄激素水平升高的病因（包括先天性肾上腺皮质增生、Cushing 综合征、分泌雄激素的肿瘤等）、其他引起排卵障碍的疾病（如高催乳素血症、卵巢早衰或下丘脑 - 垂体闭经，以及甲状腺功能异常）。

针对青春期 PCOS 的起病特点，初潮 2~3 年后青春期月经不规律的青少年女性如有以下高危因素，应进行 PCOS 的相关筛查。①家族史：PCOS、家族男性秃顶、糖尿病、高血压、肥胖；②青春期前肥胖；③胎儿时生长受限、出生后快速生长或过高出生体重；④肾上腺皮质功能早现或阴毛提早出现；⑤月经初潮提前；⑥超重或肥胖，尤其是中心性肥胖；⑦持续无排卵；⑧高雄激素血症；⑨ MetS；⑩不同疾病情况下的高胰岛素血症,包括胰岛素受体的基因缺陷、先天性脂质营养失调的基因缺陷、因患糖原累积性疾病而接受高剂量口服葡萄糖治疗者。PCOS 相关筛查内容包括:①是否有血睾酮水平升高及雄激素过多临床表现(中重度多毛;持续存在的痤疮);②是否有排卵障碍(初潮后 2 年及以上,月经周期持续短于 21 天或超过 45 天);③ 15 岁或乳房发育后 2~3 年是否仍无月经来潮。

青春期肥胖女性雄激素水平较同年龄正常 BMI 者增加。患有 PCOS 的青少年常有多毛症和 / 或开始于初潮前或在初潮前后发生的痤疮。青春期 PCOS 高雄激素诊断主要依赖高雄激素临床表现如多毛痤疮以及雄激素的测定。但要注意,对于青春期少女而言,痤疮非常普遍,并且可能只是一过性现象,而青春期脂溢性皮炎的研究较少,因此不推荐用痤疮和脂溢性皮炎作为青春期 PCOS 高雄激素的诊断。多毛与高雄激素血症的关系较密切,但目前中国缺乏对青春期女性的体毛评价的研究。

青春期 PCOS 患者超声下可见卵巢多个卵泡,间质回声增强及体积增大($>10cm^3$)。经直肠超声检测卵巢对于青春期 PCOS 具有很好的诊断价值。

(六) 阻塞型睡眠呼吸暂停和肥胖低通气综合征

阻塞型睡眠呼吸暂停(OSA)是一种以睡眠时反复发作的咽部塌陷为特征,导致低氧血症和睡眠结构改变的临床病症,肥胖是导致 OSA 发生的重要因素,尤其在严重肥胖儿童中表现得更加突出,男性比女性更多见。多达三分之一的肥胖儿童青少年可能患有 OSA,严重程度可随着年龄的增长而增加,OSA 儿童的发病率和死亡率增加,与其他危险因素无关,严重者可能危及生命。打鼾指数增加和最大声音强度增加是其特征,夜间血氧饱和度显著降低。肥胖儿童青少年平均每小时睡眠呼吸暂停低通气指数明显大于超重和正常体重者,睡眠时肥胖儿童青少年的平均血氧饱和度、最低血氧饱和度均低于超重和正常体重者。腰围与 OSA 的存在显著相关,严重 OSA 最有可能发生在 BMI 较高的个体中,但 OSA 不单纯与肥胖程度相关,它与 MetS 的特征关系更大,这可能是由应激反应和缺氧介导的。

肥胖低通气综合征(obesity hypoventilation syndrome, OHS)是另一种常见的与肥胖相关的睡眠呼吸紊乱疾病,90% 的 OHS 合并 OSA。前者日间清醒状态下有低氧血症、高碳酸血症。后者更易造成组织器官缺血、缺氧,并发症多,病死率高。诊断的金标准均是血气分析和多导睡眠监测(polysomnography,PSG)。

(七) 代谢综合征

代谢综合征(MetS)是肥胖基础上一组心血管风险因素的集合,儿童期 MetS 的定义存在挑战。自 2003 年 Cook 等人的第一个定义以来,目前已提出了 40 多个定义,国内常用的是根据 2012 年中华医学会儿科学分会内分泌遗传代谢学组、中华医学会儿科学分会心血管学组和中华医学会儿科学分会儿童保健学组联合制订的定义。

国外研究显示 26%~50% 的肥胖儿童青少年诊断为 MetS,而高达 90% 的肥胖儿童青少年至少有 MetS 中的一种成分。国内的大样本研究显示,和正常体重儿童青少年相比,超重儿童青少年发生 MetS 的 OR 为 67.33,肥胖儿童青少年 OR 为 249.99。

在成人中,胰岛素抵抗"驱动"了 MetS 的进程。肥胖儿童青少年的研究也显示,MetS 的患病率直接随着胰岛素抵抗的增加而增加。使用胰岛素抵抗作为独立因素并调整其他因素影响的多重逻辑回归分析结果也支持了胰岛素抵抗在 MetS 中的重要性。这表明,与成人 MetS 相关的病理生理机制在儿童时期已经发挥作用。

(八) 肥胖导致的性发育变异

研究表明肥胖可干扰青春期发育的启动和进程,但肥胖与青春期之间的因果关系仍未有定论。

1. 肥胖对青春期的影响 青春期的启动主要依赖于促性腺激素释放激素(GnRH)的脉冲式释放增加,最终激活下丘脑 - 垂体 - 性腺轴(HPG 轴)。研究表明,多种代谢信号参与了 GnRH 神经元的激活。例如,食欲神经肽 Y 抑制青春期发育,而食欲抑制激素瘦素可以刺激 GnRH 的分泌。虽然遗传因素对青春期发育的启动起着重要作用,但是过去 30 年的研究结果表明,营养和环境因素特别是肥胖,可能与青春期发育开始时间及发展速度密切相关。近半个世纪以来,欧洲和美国的数据均表明女孩青春期启动年龄普遍提前,与此同时在欧洲与美国的女童肥胖症发病率也显著增加,两者的变化趋势高度一致。多项横断面研究证实肥胖与女孩青春期发育启动年龄相关。美国一项多中心研究发现,BMI 增加是乳房早发育的危险因素;我国一项全国性的调查研究也发现 BMI 升高可导致乳房发育和月经初潮提前。但是在男童人群中,肥胖对青春期发育启动时间的影响尚无定论,有研究显示超重的男孩青春期发育可提前,肥胖的男孩青春期发育稍晚,可能与 BMI 作为体重状况及脂肪重量的评价指标存在局限性有关。

尽管流行病学研究表明肥胖可导致青春期发育提前,但是关于肥胖与青春期发育之间的作用机制仍有争议,目前有以下假说。

(1)临界体重假说:该假说认为,一旦女孩达到了特定的体重,机体即向下丘脑 GnRH 脉冲发生器发出信号,提示有足够的能量储备用于青春期启动。目前该假说也存在一定争议。

(2)脂肪因子直接作用假说：脂肪组织是一种能分泌脂肪因子的内分泌器官，可分泌以瘦素为代表的促炎性脂肪因子。瘦素是皮下脂肪和能量储备的定量标志物，通过能量代谢调节 HPG 轴，当机体能量过剩时，瘦素通过与受体结合刺激 GnRH 释放；而在机体能量不足时，瘦素通过调节生长激素从而抑制 GnRH 的分泌。因此，瘦素被认为是调节 HPG 轴的一个允许因子，但不是唯一因素。女孩青春期开始前瘦素分泌增加，并先于促性腺激素达到峰值。在白种人女孩中，瘦素浓度与月经初潮时间之间存在关联。目前尚无研究报道瘦素与男孩青春期发育时间之间的明确影响。

(3)脂肪组织的芳香化酶作用假说：脂肪组织具有芳香化酶的活性，可以增加雄激素向雌激素的转化。和正常体重儿童青少年相比，肥胖症患者中肾上腺雄激素的产生会增加，雄烯二酮向雌酮以及睾酮向雌二醇的外周转化增加，而这种改变可能并不依赖于促性腺激素的改变。对于女孩来说，这种过量的雌激素可能会促进青春期提前，而对男孩产生相反的作用，因此部分肥胖的男孩具有较高水平的雌二醇而抑制青春期发育。

此外，还有激活胰岛素样生长因子 1（IGF-1）轴假说以及内分泌干扰物对青春期和肥胖症影响的假说等。

2. 青春期对肥胖的影响 青春期发育也会影响肥胖症的发生发展。雌二醇可增加体脂，睾酮可促进肌肉重量的增加，因此在青春期这个关键时期，性激素的急剧改变也导致了儿童体脂成分的改变。研究显示通过使用促性腺激素释放激素类似物（gonadotropin releasing hormone agonist, GnRHa）的有效治疗可以减少性激素分泌，从而控制体重。肥胖儿童的心血管并发症在青春期开始时恶化，在青春期后期有所改善，因此有学者提出青春期发育可能是心血管疾病的危险因素。此外，青春期糖耐量减低比青春期前更常见，而青春期胰岛素抵抗也是心血管最重要的危险因素。目前导致青春期胰岛素抵抗的机制尚不清楚，可能与青春期生长激素和性激素分泌增加有关。此外，脂肪因子也可能参与了胰岛素抵抗和青春期发育之间的调节。

总的来说，流行病学横断面和纵向研究均表明，与体重正常者相比，超重/肥胖女孩青春期发育容易提前，但在男孩中该关联性尚未确定。但是超重或肥胖并不是影响青春期启动年龄的唯一因素，其他因素如遗传背景、环境内分泌干扰物等均参与了青春期启动年龄的变化。此外，青春期发育也会反过来影响肥胖症及其并发症的发生发展。未来的研究还需要更多纵向研究和基础研究来探索肥胖症和青春期之间的相互作用关系。

一些重要的儿童青少年超重或肥胖合并症的实验室诊断指标见表 8-3-4。

表 8-3-4 儿童青少年超重或肥胖并发症的筛查评估指标

并发症	相关检测指标			
糖代谢异常	1. 空腹血糖受损：5.6mmol/L ≤ 空腹血糖 <7.0mmol/L 2. 糖耐量减低：7.8mmol/L ≤ OGTT 2h 血糖 <11.1mmol/L 儿童糖尿病诊断标准： 1. 糖化血红蛋白 ≥6.5%（需注意结果在儿科中的变异）[a,b] 2. 空腹血糖 ≥7.0mmol/L[b] 3. OGTT 2h 血糖 ≥11.1mmol/L[b] 4. 具有典型高血糖症状，且随机血糖 ≥11.1mmol/L			
脂代谢异常 （2 岁以上儿童青少年）	指标	正常	临界高值	高脂血症
	总胆固醇（TC）	<4.40mmol/L （170mg/dl）	4.40~5.15mmol/L （170~199mg/dl）	≥5.18mmol/L （200mg/dl）
	甘油三酯（TG）			≥1.7mmol/L （150mg/dl）
	低密度脂蛋白 - 胆固醇（LDL-C）	<2.85mmol/L （110mg/dl）	2.85~3.34mmol/L （110~129mg/dl）	≥3.37mmol/L （130mg/dl）
	高密度脂蛋白 - 胆固醇（HDL-C）	>1.04mmol/L （40mg/dl）		
高血压 （3~17 岁儿童青少年）	血压评价标准： 根据《中国高血压防治指南（2018 年修订版）》，根据不同性别、年龄、身高对应的收缩压和舒张压的百分位数值判定，三次非同日的收缩压和/或舒张压均 ≥P_{95} 时才能诊断为高血压，收缩压和/或舒张压在 P_{90}~P_{95} 或 ≥120/80mmHg 判定为正常高值血压 高血压程度分级： 1. 高血压 1 级：收缩压 ≥P_{95} 和/或舒张压 <P_{99}+5mmHg 2. 高血压 2 级：收缩压和/或舒张压 ≥P_{99}+5mmHg			

并发症	相关检测指标
代谢综合征（≥10 岁儿童青少年）	基本和必备条件为中心性肥胖：腰围 ≥ 同年龄同性别儿童腰围的 P_{90}（可用 WHtR 作为筛查指标，切点：6~9 岁为 0.48；10~16 岁男童为 0.48，女童为 0.46） 同时具备至少下列 2 项： 1. 高血糖：①空腹血糖受损，空腹血糖 ≥ 5.6mmol/L；②或糖耐量减低，OGTT 2h 血糖>7.8mmol/L，但<11.1mmol/L；③或 2 型糖尿病 2. 高血压：收缩压 ≥ 同年龄同性别儿童血压的 P_{95} 或舒张压 ≥ 同年龄同性别儿童血压的 P_{95}（高血压的快速筛查方法：收缩压 ≥ 130mmHg，舒张压>85mmHg） 3. LDL-C（<1.03mmol/L）或高非 HDL-C（>3.76mmol/L） 4. 高 TG（TG ≥ 1.47mmol/L） 注：6 岁 ≤ 年龄<10 岁不诊断 MetS，而以上几条作为 CVD 危险因素
非酒精性脂肪性肝病	临床诊断标准为需符合以下 1~5 项，以及 6 或 7 中任何 1 项： 1. 年龄在 18 周岁以下，无饮酒史或饮酒折合乙醇量男性<140g/ 周，女性<70g/ 周 2. 除外其他可导致脂肪肝的特定病因 3. 除原发疾病临床表现外，部分患者可伴有乏力、消化不良、肝区隐痛、肝脾肿大等非特异性症状及体征 4. 可有超重、肥胖（中心性肥胖）、空腹血糖升高、脂代谢紊乱、高血压等代谢综合征 5. ALT 升高大于正常值上限的 1.5 倍（60U/L）并持续 3 个月以上 6. 肝脏影像学表现符合弥漫性脂肪肝诊断标准 7. 肝活检组织学改变符合脂肪性肝病的病理学诊断标准
多囊卵巢综合征	青春期 PCOS 诊断，必须同时符合以下 3 条标准： 1. 初潮后月经稀发持续至少 2 年或闭经 2. 高雄激素临床表现或高雄激素血症 3. 超声下卵巢呈多囊卵巢表现 同时应排除其他导致雄激素水平升高和排卵障碍的疾病
阻塞型睡眠呼吸暂停	儿童阻塞型睡眠呼吸暂停的诊断需要重点关注的症状包括有无打鼾以及打鼾的频率，有无睡眠憋气、呼吸暂停、张口呼吸、呼吸费力、反复觉醒、白天嗜睡、情绪行为异常、注意缺陷或多动等。重点关注的体征包括有无腺样体肥大、扁桃体肥大、腺样体面容等。多导睡眠监测是诊断儿童 OSA 的标准方法，推荐阻塞型呼吸暂停低通气指数>1 次 /h 作为儿童 OSA 的诊断界值

注：OGTT，口服葡萄糖耐量试验（1.75g/kg，最高 75g）。[a] 可作为诊断的糖化血红蛋白检测应该用美国糖化血红蛋白标准化计划组织认证的方法进行，并与糖尿病控制和并发症研究的检测进行标准化；[b] 在没有明确高血糖症状的情况下，应通过重复检测来确认。

执笔：吴蔚　黄轲　周雪莲

指导：傅君芬

第四节　儿童青少年肥胖症治疗

一、生活方式干预

生活方式干预的原则以饮食干预和运动处方为核心，结合行为矫正方案，全面提高体能，控制体重，培养科学健康的生活方式。在实施过程中，饮食、运动和睡眠的管理要贯彻始终，以家庭为单位，日常生活环境为控制场所，肥胖儿童、家长、教师、医务人员共同参与综合管理。

（一）饮食干预

饮食改变是体重管理中生活方式干预的核心组成部分。建议肥胖儿童青少年控制食物的总量，合理选择食物，调整饮食结构。良好的饮食结构、适宜的热量摄入是饮食干预的关键。适合儿童青少年减重的饮食模式要既能满足体格生长的需要，又能增肌减脂维持正常体重。

1. **饮食结构**　不建议超重 / 肥胖儿童青少年采用节

食挨饿的方式进行减重,也不建议短期内(小于3个月)快速减重,避免出现多次减重-复胖的反跳循环,禁忌使用缺乏科学依据的"减肥食品和饮品"。儿童青少年正处于生长发育期,需要均衡的饮食结构来保证生长发育所需的营养,既要保证食物的多样性,也要坚持在"谷类为主"的平衡膳食模式基础上,强调"合理搭配"。《中国居民膳食指南(2022)》建议每人每天摄入12种以上的食物(不包括调味品和油),每周25种以上。

(1)建立均衡的饮食,摄入足量蔬菜、水果、全谷物、坚果、纤维、瘦肉、鱼和低脂乳制品。儿童在两餐之间感到饥饿时,可以优先选择一些能量密度低、饱腹感较强的食物,例如低脂奶制品、新鲜蔬菜和水果等。

(2)有些食物由于能量密度高、营养素密度低,应限制食用,比如富含精制糖的糖果、蛋糕、饼干、饮料等,以及含大量饱和脂肪和反式脂肪的油炸食品、油酥点心、膨化食品等。不喝所有含糖饮料(包括果汁),用水或非热量饮料和低脂或脱脂牛奶代替。

(3)脂肪是身体必需的宏量营养素之一。儿童减重饮食需要合适的脂肪总量而不是过分低脂或者无油。同时,超重/肥胖儿童青少年需要减少饱和脂肪和反式脂肪的摄入比例,提高单不饱和脂肪和多不饱和脂肪的摄入比例。

各类食物的合理搭配,可以参考《中国居民膳食指南(2022)》中设计的"平衡膳食宝塔"和"平衡膳食餐盘"。在平衡膳食原则基础上,在食物定量的前提下,推荐交通灯饮食法,见表8-4-1。

表8-4-1 交通灯饮食法

交通灯	摄入原则	摄入食物类型
绿色	自由摄入	低饱和脂肪、低盐、高膳食纤维、低添加糖、低血糖指数/血糖负荷食物等(无淀粉蔬菜类、膳食纤维较高的杂粮和杂豆等)
黄色	谨慎摄入	较高饱和脂肪、较高含盐量、较低膳食纤维、较高添加糖、中等血糖指数/血糖负荷的食物(谷类制品、奶类制品、高糖分的水果类等)
红色	少吃	高饱和脂肪、高盐、低膳食纤维、高添加糖、高血糖指数/血糖负荷的食物(高糖类、油炸食品、高脂加工肉类、黄油、奶油、巧克力酱、高脂奶酪等)

2. **热量摄入推荐** 《中国居民膳食营养素参考摄入量(2013版)》推荐了3~18岁儿童青少年的能量需要量(estimated energy requirement,EER),儿童青少年减脂膳食推荐热量值取EER的80%,具体数值如表8-4-2所示。

表8-4-2 3~18岁儿童青少年能量需要量

年龄/岁	性别	标准的EER/kcal	EER×0.8/kcal	配餐值(取整)/kcal
3	男	1 250	1 000	1 000
3	女	1 200	960	1 000
4	男	1 300	1 040	1 000
4	女	1 250	1 000	1 000
5	男	1 400	1 120	1 100
5	女	1 300	1 040	1 100
6	男	1 400	1 120	1 100
6	女	1 250	1 000	1 100
7	男	1 500	1 200	1 200
7	女	1 350	1 080	1 100
8	男	1 650	1 320	1 300
8	女	1 450	1 160	1 200
9	男	1 750	1 400	1 400
9	女	1 550	1 240	1 200
10	男	1 800	1 440	1 400
10	女	1 650	1 320	1 300
11~13	男	2 050	1 640	1 600
11~13	女	1 800	1 440	1 400
14~17	男	2 500	2 000	2 000
14~17	女	2 000	1 600	1 600

3. **饮食模式** 饮食模式的调整主要通过减少总能量摄入,改变膳食宏量营养素组成,结合增加能量消耗来实现改善儿童和青少年的身体成分。目前证据表明,无论饮食中宏量营养素或饮食模式如何,只要减少能量摄入,肥胖儿童青少年的体重状况都可以得到改善。这表明饮食干预的主要目标应该是减少总能量摄入,使其热量摄入既能保证生长发育所需,又能达到减重效果。与更传统的低脂饮食相比,极低碳水化合物饮食、极低能量饮食(very low energy diet,VLED)和低血糖指数(glycemic index,GI)饮食可以在短期内实现更大的体重减轻、身体成分改善、心脏代谢风险改善。这些饮食的一个共同特征是:通过改变饮食碳水化合物的质量或数量,最终降低血糖负荷。这些饮食选择不仅为肥胖儿童青少年提供多种饮食策略,而且与低脂方法相比,可能有助于实现更大的减肥效果。

(1)高蛋白饮食:高蛋白饮食所提供的热量26%~44%来自碳水化合物,35%以下为脂肪,20%~40%为蛋白质。

足够的蛋白质摄入与瘦体重尤为相关,尽管这种饮食能量摄入减少,但BMI下降的同时并不损失瘦体重。与高碳水化合物膳食相比,高蛋白饮食不仅可唤起持续的饱腹感,而且因为蛋白质的热效应大于碳水化合物或脂肪,食物的热效应增加。儿童青少年等热量增加蛋白和标准蛋白的减重干预效果比较,发现等热量增加蛋白后体重、身体组成和代谢指标均显著改善。

(2)极低碳水化合物饮食:通常以每天少于50g碳水化合物为目标,同时摄入高脂肪和/或蛋白质。与低脂肪饮食相比,极低碳水化合物饮食可能会在积极干预(10~26周)后实现更大的体重减轻。学龄期肥胖儿童低碳水化合物/低血糖负荷饮食干预1年有相同效果,均降低了BMI、腰围和体脂百分比。改良低碳水化合物饮食(35%碳水化合物;30%蛋白质;35%脂肪)也能短期(12周)显著改善肥胖青少年身体成分指标,如体重、BMI、腰围和体脂百分比。

(3)低血糖指数/血糖负荷饮食:低GI的饮食通常是指一种平衡的饮食,包含降低血糖负荷的碳水化合物食物,即产生血糖水平上升较慢、总体碳水化合物含量较低的食物。DiOGenes研究调查了血糖和蛋白质含量对儿童青少年体重、体成分和心脏代谢结果的影响,招募了来自八个欧洲国家的家庭,被随机分配到五种随意饮食之一:低蛋白和低GI、低蛋白和高GI、高蛋白和低GI、高蛋白和高GI、对照饮食,研究结果表明,血糖和蛋白质对儿童的身体成分没有孤立的影响,组合饮食效应更佳,低蛋白和高GI组合可增加体内脂肪,而高蛋白和低GI组合可预防肥胖症。

(4)极低能量饮食:VLED主要以蛋白质为基础,含有必需脂肪酸、维生素和矿物质,但碳水化合物很少(通常<50g),减少了食物分量,从而减少了能量摄入,每日摄入能量<800kcal。VLED可以在短期内安全快速地减轻体重(3~12周内4~15kg),同时保持瘦体重稳定。与低热量低脂饮食相比,每日VLED(600~800kcal)短期(10周)即可显著降低体脂百分比。并能实现持续4个月大幅度体重减轻。总之,VLED对儿童青少年是耐受的,可致体重迅速减轻,身体成分改善,短期内代谢风险状况改善,但长期结局尚不清楚。这种严格的饮食可作为严重肥胖的儿童青少年药物治疗或手术干预的替代方法,需要由卫生专业人员团队进行密切监测,但不建议在非药物或手术治疗的肥胖儿童青少年中进行。

(二)适当的身体活动

适当的身体活动是增加能量消耗的有效手段,可以促进儿童青少年的生长发育和身体健康,降低肥胖症发生的风险,因此儿童青少年应根据自身生长发育特点,进行适合年龄和个人能力的、适量的、形式多样的身体活动。高效的锻炼计划侧重于三种类型的运动——心肺强化、肌肉强化和骨骼强化。

1. **身体活动的强度** 身体活动强度通常以代谢当量(metabolic equivalent,MET)来衡量。MET的定义是某一活动的代谢率与静息代谢率或基础代谢率的比值。儿童青少年代谢当量被称为youth MET或METy,用于反映特定年龄段6~18岁的儿童青少年具体身体活动的能量消耗水平。

2. **身体活动的分类** 身体活动有不同的分类方法,按活动类型分为有氧运动、无氧运动和抗阻力训练。

(1)有氧运动:是机体在氧供充足的情况下由能源物质氧化分解提供能量所完成的运动。有氧运动能够提高有氧供能系统的能力和效率,有效提高心肺耐力和肌肉利用氧的能力。常见的有氧运动项目包括步行、慢跑、滑冰、游泳、骑自行车、跳健身舞、做韵律操等。

(2)无氧运动:当进行非常剧烈或急速爆发的运动时,机体在瞬间需要大量的能量,而能源物质来不及进行有氧分解,有氧代谢不能满足机体此时的能量需求,于是进行无氧代谢,以迅速产生大量能量。与有氧运动相比,无氧运动的强度高,持续时间短。常见的无氧运动项目包括短跑、投掷、跳高、跳远、拔河、举重等。

(3)抗阻力训练:又称力量训练,是克服外来阻力时进行的主动运动,是提高肌肉力量的重要手段。抗阻力训练可增加肌肉的体积、质量、耐力和功率,改善神经-肌肉控制能力,还可有效地增加承重骨的骨量(即骨密度及骨矿质含量)和骨力。常见的抗阻力运动项目包括引体向上、仰卧起坐、俯卧撑、高抬腿运动、后蹬跑、提踵、哑铃操、举重等。

按照活动强度可以分为久坐行为以及低、中等和高强度身体活动:①久坐行为是指清醒状态下坐姿、斜靠或卧姿时任何能量消耗≤1.50METy的行为;②低强度身体活动是指引起呼吸频率以及心率稍有增加,感觉轻松的身体活动,强度为1.51~2.99METy;③中等强度身体活动指需要适度的体力消耗,呼吸比平时较急促,心率也较快,微出汗,但仍然可以轻松说话,强度为3.00~5.99METy;④高强度身体活动指需要较多的体力消耗,呼吸比平时明显急促,呼吸深度大幅增加,心率大幅增加,出汗,需要停止运动、调整呼吸后才能说话,强度≥6.00METy,不同身体活动强度的一些常见项目举例详见表8-4-3。

表 8-4-3　不同身体活动强度的常见项目举例

身体活动强度	代谢当量/METy	具体身体活动项目举例
久坐行为	≤1.50	在坐姿、斜靠或卧姿时的"屏幕时间"活动(如看电视、使用电脑、手机等)或阅读、画画、做功课等
低强度身体活动	1.51~2.99	在平坦地面缓慢步行,站立时轻度的身体活动,如整理床铺、洗碗、演奏乐器等
中等强度身体活动	3.00~5.99	以正常的速度骑自行车、快步走、爬楼梯、滑冰等
高强度身体活动	≥6.00	搬运重物、快速跑步、激烈打球、踢球或快速骑自行车等

3. **身体活动强度评估**　对于非专业人员,可以采用脉搏测量或主观用力程度分级(rating of perceived exertion, RPE)对儿童青少年身体活动强度进行评估。

(1)脉搏测量:正常人的脉搏和心率是一致的。运动结束即刻计数 10 秒桡动脉或颈动脉脉搏,乘以 6 换算成每分钟心率。根据公式计算不同年龄的最大心率百分比。

最大心率百分比 = 负荷后即刻心率/[220 - 年龄(岁)]× 100%。

(2)RPE:是身体活动中测量自我感觉运动强度的常用方法,RPE 等级分为 6~20 级。本书第 7 章第 3 节表 7-3-1 显示了 RPE 等级与主观运动对应强度分类及最大心率百分比。

4. **身体活动推荐**　2018 年发布的《中国儿童青少年身体活动指南》建议身体健康的 6~17 岁儿童青少年每天至少进行累计 60 分钟的中、高强度身体活动,以有氧运动为主,包括每周至少 3 天的高强度身体活动和增强肌肉力量、骨骼健康的抗阻力活动,每天屏幕时间限制在 2 小时内,更多的身体活动会带来更大的健康收益。对于超重/肥胖儿童青少年,建议在尽可能达到一般儿童青少年日常身体活动推荐量的基础上,根据其身体能力和健康水平,在保证安全和其他条件允许的情况下,循序渐进地增加运动量,可以首先延长每次运动时间,再增加运动频率,最后增加运动强度,根据超重/肥胖儿童青少年的运动能力进行有计划的有氧运动(3~5 次/周)和抗阻力运动(2~3 次/周),至少持续 12 周,并形成长期运动的习惯。

有氧结合抗阻力训练是改善超重/肥胖儿童青少年身体成分的最佳运动方式。在制订运动方案时,可将有氧结合抗阻力运动作为超重/肥胖儿童青少年的首选运动方案,抗阻力训练计划的处方应个体化,以刺激所有主要肌肉群并使用所有肌肉群。有氧结合抗阻力干预改善超重/肥

胖儿童和青少年 BMI 最有效,其次是有氧干预、抗阻力干预;有氧结合抗阻力干预对改善超重/肥胖儿童青少年体脂率最有效,其次是抗阻力干预、有氧干预。有氧结合抗阻力运动干预对超重/肥胖儿童青少年改善身体成分的有效性至关重要。有氧结合抗阻力运动干预(持续 8~24 周)后体重、BMI 和脂肪量减少,每次至少 60 分钟的运动方案,不仅减轻了体重和脂肪量,而且增加瘦体重。

运动强度 - 时间 - 频率组合产生的运动剂量是触发身体生物效应的关键。高强度间歇训练(high-intensity interval training,HIIT)作为一种省时高效的运动形式,具有高强度负荷的特点,并已显示出在减少脂肪方面的优势。HIIT 更能有效改善肥胖儿童青少年的身体成分与心肺功能,产生有效的减脂作用,特别是内脏脂肪,并在一定程度上改善糖脂代谢,HIIT 使用更少的时间就能达到与中等强度连续训练(moderate-intensity continuous training,MICT)相似或更好的健康促进效果。HIIT 和 MICT 两组干预均能显著降低体脂百分比、脂肪量和内脏脂肪面积,MICT 降低体脂百分比更为显著,HIIT 降低内脏脂肪面积更为显著,但HIIT 在提高心肺指标、代谢指标方面更为显著。高强度短间歇 HIIT 计划可以显著降低腰围,高强度长间隔 HIIT 计划更有利于降低 BMI 和体脂百分比。

二、药物治疗

(一)儿童青少年肥胖症的药物治疗

目前药物在儿童青少年肥胖症治疗中作用有限,建议只有在经过正式的、强化的生活方式调整干预后,还未能控制体重或改善合并症时,才能对肥胖儿童青少年进行药物治疗。不建议在小于 16 岁的,仅超重但无肥胖的儿童青少年中使用肥胖药物。

美国食品药品管理局(FDA)批准的一批成人减重药,包括利拉鲁肽、奥利司他和艾塞那肽等,建议用于 BMI ≥ 30.0kg/m² 或 BMI ≥ 27.0kg/m² 且患有至少一种与体重相关的合并症(如高血压或 2 型糖尿病)的肥胖症患者(年龄 ≥ 16 岁)。奥利司他、利拉鲁肽及司美格鲁肽是目前FDA 唯一批准的治疗青少年肥胖症的药物(年龄 ≥ 12 岁)。

奥利司他是一种脂肪酶抑制剂,可以阻止一顿饭中大约三分之一的脂肪被吸收。奥利司他的推荐剂量为 120mg/次,每日 3 次,随餐服用。奥利司他也是一种低剂量的非处方药,推荐剂量为 60mg/次,每日 3 次。

利拉鲁肽是每日注射一次的胰高血糖素样肽 -1(GLP-1)类似物,与天然存在的人 GLP-1 相似度达 97%。如同人 GLP-1 一样,利拉鲁肽通过增加饱腹感来调节血糖,并可降

低饥饿感,从而减少食物摄入。

司美格鲁肽(注射制剂)是 GLP-1 周制剂,用于减重治疗的使用方法为第 1~4 周起始剂量 0.25mg 每周一次皮下注射,第 5~8 周的周剂量增至 0.5mg,第 9~12 周的周剂量增至 1.0mg,第 13~16 周的周剂量增至 1.7mg,第 17 周后的周剂量增至 2.4mg 并维持用于减重治疗。推荐维持剂量为 2.4mg 每周一次或最大耐受剂量。

二甲双胍被批准用于治疗 10 岁及 10 岁以上儿童青少年 2 型糖尿病,但尚未获 FDA 批准用于肥胖症治疗。已经在几个试验中被超说明书用于减重,但仅使 BMI 轻度下降。二甲双胍也可能对治疗服用非典型精神药物或患有多囊卵巢综合征的儿童体重增加有帮助。然而,鉴于减肥效果有限,二甲双胍并不被认为是一种减重药物。

其他超说明书用于治疗儿童肥胖症的药物包括托吡酯和其他 GLP-1 类似物,如艾塞那肽。然而,这些药物需要更多的研究来评估治疗儿童青少年肥胖症的有效性和安全性。前不久刚刚获得 FDA 批准的索马鲁肽,也因缺乏儿童或青少年相关数据而未被推荐使用。

对于一些特殊类型肥胖症,如对患有 Prader-Willi 综合征的儿童青少年进行生长激素治疗,特别是在早期开始,可以降低体脂百分比并增加瘦体重,但 FDA 没有批准生长激素用于治疗肥胖症。下丘脑型肥胖症的儿童青少年使用生长抑素类似物奥曲肽可保持体重稳定,瘦素缺乏者进行瘦素治疗可显著减少其脂肪量。然而,瘦素治疗对非瘦素缺乏成年人的体重影响甚微。

(二)儿童青少年肥胖相关并发症的治疗

1. 糖代谢异常(包括糖尿病前期和糖尿病) 儿童青少年肥胖相关糖代谢异常药物相对较少,主要为二甲双胍和胰岛素。

如果患者病情稳定(HbA1c<9% 并且无症状),应以二甲双胍开始治疗,剂量开始以 500mg/d,连用 7 天,接下的 3~4 周内逐渐每周增加 500mg/d,直到 2 000mg/d(建议起始采用缓释二甲双胍制剂)。现在认为长期应用二甲双胍后,HbA1c 可有 1%~2% 的降低,也可一定程度上降低体重。但研究表明二甲双胍单药治疗下仅一半的儿童青少年 2 型糖尿病患者达到持久血糖控制,且其有效性持续<18 个月。二甲双胍单用基本无低血糖的风险,产生乳酸酸中毒的风险也极低。可有胃肠道副作用,包括一过性的腹痛、腹泻、恶心等,基本上都可耐受,如严重时可暂时停药,采用缓释制剂也可减少胃肠道反应。但在肝肾功能不全、严重感染、重大手术、放射检查使用碘化对比剂时禁用。

尽管 2 型糖尿病者存在高胰岛素血症和胰岛素抵抗,胰岛素仍有助于控制血糖。随机血糖>13.9mmol/L 和 / 或 HbA1c>9% 的患者则需要胰岛素治疗。一天一次中性鱼精蛋白锌胰岛素(neutral protamine hagedom, NPH)或基础量的胰岛素(0.25~0.5U/kg 起)往往已能有效控制代谢异常。如果患者代谢不稳定但没有酸中毒,用胰岛素的同时可以开始合用二甲双胍。如果联用二甲双胍和基础量胰岛素(最高至 1.2U/kg)仍不能达到目标,需要逐渐加餐前胰岛素,直到达到 HbA1c<6.5% 的目标。病情稳定后胰岛素每次减量 30%~50%,过渡到单用二甲双胍。据统计,90% 的青少年 2 型糖尿病患者在起始治疗时单用二甲双胍即可控制病情。如果经过以上治疗以后,血糖仍然不能控制,要重新考虑 2 型糖尿病的诊断或者加强生活方式的改变。胰岛素的副作用主要是低血糖,也要注意体重增加的风险。值得注意的是,由于 2 型糖尿病是一种进行性疾病,大多数 2 型糖尿病患者最终仍需要胰岛素治疗。

2. 血脂异常 10 周岁以上的肥胖儿童,经饮食干预 6 个月 ~1 年无效,LDL-C ≥4.94mmol/L(190mg/dl)或者 LDL-C ≥4.16mmol/L(160mg/dl)并伴有: ①确切的早发冠心病(coronary artery heart disease, CHD)家族史(55 岁以前); ②同时存在两个或两个以上的 CHD 危险因素(早发 CHD、脑血管意外或突发外周血管疾病的家族史、吸烟、高血压、肥胖、糖尿病、缺乏锻炼、HDL-C<0.91mmol/L)者,建议使用低剂量他汀类药物,尽量将 LDL-C 水平控制在 3.36mmol/L(130mg/dl)以内。对家族性高 TG、TC 血症患者,降脂药物应用年龄可提前。如空腹 TG>400mg/dl(4.5mmol/L)或非空腹 TG>1 000mg/dl(11.3mmol/L)即可开始药物治疗,以降低胰腺炎的风险,贝特类为高 TG 血症的首选药物,目前显示是安全有效的,但对于儿科患者仍需谨慎使用。

3. 高血压前期与高血压 对于患有肥胖相关性高血压的儿童减肥尤为重要,因为它解决了根本病因,改善了合并症并减少了交感神经系统激活,从而降低血压。在 6~16 岁的超重 / 肥胖儿童青少年中进行的几项研究,都纳入了饮食、体育活动、教育和咨询,显示在 5~12 个月的干预期间收缩压有 6~16mmHg 下降。

饮食改变是治疗肥胖症相关高血压所需生活方式改变的另一个重要方面。无论高血压所处阶段或高血压的病因是什么,高血压儿童都应制订心血管健康综合生活方式饮食和停止高血压(DASH)饮食计划,其中包括:增加新鲜蔬菜、水果和低脂乳制品的摄入量,减少碳水化合物、脂肪和加工糖的摄入量,限制 / 避免含糖饮料和鼓励摄入高膳食纤维含量的食物(年龄 +5= 克数 /d,最高 14g/1 000kcal)。避免含糖饮料也会导致儿童体重减轻,并且与血压降低独立相关。

目前还没有关于儿童降钠治疗高血压的指南。国外指南建议14岁以上的青少年应将每日钠摄入量限制在2 300mg以下,而年龄较小的儿童应将钠的摄入量限制得更为严格,1~3岁儿童的可耐受上限为1 500mg。这些指南还指出,高血压前期和高血压患者应将钠摄入量减少至1 500mg以下。有证据表明,相对于非肥胖儿童青少年,这可能对超重/肥胖者的血压产生更显著的影响。

虽然所有患有肥胖相关高血压的儿童都应首先注重生活方式的改变,但一些儿童还需要抗高血压药。如患儿有症状,患有继发性高血压、糖尿病(1型或2型)或有终末器官损害(如左心室肥大),都应服用抗高血压药。此外,在建立心脏健康生活方式6~12个月后,患有持续性高血压的儿童也应开具降低血压的药物,同时继续努力减轻体重和改变生活方式。在药物选择上,由于肾素-血管紧张素-醛固酮系统(RAAS)的激活是导致肥胖者血压升高的主要原因之一,因此血管紧张素转换酶抑制剂(ACEI)或血管紧张素受体阻滞剂(ARB)是治疗肥胖所致高血压的合适的初始药物。而且ACEI或ARB除了能够直接靶向导致血压升高的途径之外,还可能对肥胖常常合并的糖尿病和脂代谢异常有益。

4. NAFLD的药物治疗

(1)二甲双胍:可增加胰岛素敏感性,在儿童青少年代谢综合征及NAFLD患者治疗中取得了一定疗效,但对NAFLD儿童青少年GPT水平及肝脏组织学改善仍存在争议。应用指征:①10周岁以上NAFLD伴糖尿病前期表现患者,经3个月生活方式干预仍不能改善者;②10岁以上伴有2型糖尿病或糖尿病前期合并任一危险因素如高血压、高TG、低HDL-C、HbA1c>6%或一级亲属有糖尿病的患儿,应立即给予二甲双胍治疗。剂量:500mg/次,2~3次/d,总量不超过2 000mg/d。

(2)维生素E:对组织学明确为NASH的患者推荐3~6个月中等剂量维生素E(800IU/d)治疗。疗效:维生素E因具有抗氧化作用,一项关于8~17岁儿童青少年NAFLD治疗的多中心随机双盲对照试验(TONIC)显示,维生素E对NAFLD患儿GPT水平无明显改善,但可明显减轻NASH患者的慢性炎症状况,但长期维生素E治疗的安全性尚存在争议。

(3)护肝药:指征为儿童青少年NAFLD伴肝功能异常或经组织学证实为NASH者根据疾病活动度及病期合理选择护肝药物,如复方甘草酸苷片、熊去氧胆酸、多烯磷脂酰

胆碱、水飞蓟素、葫芦素片以及半胱氨缓释剂等。

(4)益生菌:益生菌用于儿童青少年NAFLD的治疗近年来也得到广泛关注,研究显示益生菌不仅可有效减轻NAFLD患者GPT水平,还可减轻NAFLD患者胰岛素抵抗、肝脏脂肪沉积和氧化应激损伤,但尚处于临床研究阶段。

5. 多囊卵巢综合征(PCOS) 治疗时需考虑年龄、生理特征以及青春期女孩社会心理因素,但不常规促排卵治疗。调整生活方式、控制体重为一线治疗方法;月经稀发在青春期PCOS患者中最常见,需要长期治疗以调整月经周期并预防子宫内膜病变。方法包括:①周期性使用孕激素,适用于无高雄激素血症、多毛、痤疮症状及无胰岛素抵抗者;②短效口服避孕药,适用于有多毛、痤疮、月经量过多或经期延长及有高雄激素血症的PCOS患者;③雌/孕激素序贯治疗,适用于雌激素水平偏低的患者。

抗雄激素治疗一般需要3~6个月,治疗多毛症至少6个月有效。①短效口服避孕药(compound short-acting oral contraceptives,COC):低剂量COC可通过多种途径降低雄激素水平、减轻多毛症,为青春期PCOS患者高雄激素血症及多毛症、痤疮的首选治疗。②螺内酯:为一种最常用的雄激素受体拮抗剂,适用于COC治疗无效、有COC禁忌或不能耐受COC的患者。每日剂量40~200mg,推荐剂量为100mg/d,至少使用6个月见效。螺内酯是一种安全的抗雄激素药物,但在大剂量使用时,会发生乳房胀痛、月经紊乱、头痛或多尿症等,也可导致高钾血症,需定期复查血钾。③氟他胺和非那雄胺:氟他胺和非那雄胺系非类固醇类抗雄激素类药物,为5α-还原酶竞争性抑制剂。非那雄胺5mg/d能安全有效治疗多毛症,但目前尚未被广泛使用。氟他胺因具有肝脏毒性,用药有效性和安全性仍存在质疑。④地塞米松:主要用于治疗高雄激素来源于肾上腺的PCOS患者。根据高雄激素水平,每日口服0.375~0.75mg,建议定期复查雄激素,及时减量与停药。⑤物理治疗:青春期女性多毛症状主要造成患者巨大的心理负担,加之毛发本身生长周期的特性及药物治疗周期较长的特点(一般需要6个月以上),患者往往更愿意采用物理治疗方法快速解决问题,如蜡除、拔除及脱毛剂和激光及电凝除毛等。此外,二甲双胍作为目前应用最为广泛的胰岛素增敏剂,对于肥胖的青春期PCOS患者,在改善糖耐量的同时还能降低较高的雄激素水平。

6. 阻塞型睡眠呼吸暂停(OSA) 按照《中国儿童阻塞性睡眠呼吸暂停诊断与治疗指南(2020)》,肥胖儿童首先通过饮食生活方式干预控制体重尤为重要。对于具有扁

桃体和/或腺样体肥大的极度肥胖患儿，临床医师应权衡扁桃体和/或腺样体切除术的风险（包括：主要风险如麻醉并发症、术后呼吸衰竭、出血、腭咽关闭不全、鼻咽狭窄，次要风险如疼痛、术后脱水等）与其他治疗的利弊。对于不符合扁桃体和/或腺样体肥大的 OSA 患儿，更需进行详尽的口腔、鼻腔、喉部等上气道情况评估以及神经肌肉病等全身问题的排查，以了解阻塞平面和阻塞原因。在评估腺样体及扁桃体后，对于轻、中度 OSA 患儿，必要时使用鼻用糖皮质激素联合孟鲁司特钠进行治疗，并定期随诊评估药物疗效和可能的不良反应。对于重度 OSA 患儿，无创正压通气（non-invasive positive pressure ventilation，NPPV）也是治疗方案之一。对于接受 NPPV 的 OSA 患儿，应在 PSG 下调整呼吸机参数，并定期评估参数设置的适宜性。OSA 患儿使用 NPPV 可产生鼻部症状、眼睛刺激症状和皮肤破损等轻微不良反应，如长期使用，可造成颅面发育异常。

三、心理行为干预

（一）心理行为评估

肥胖儿童青少年的心理和精神健康筛查也十分必要。其心理健康问题如身体形象障碍、自尊心低下、社会关系受损、高度内化（抑郁和焦虑）以及外化行为问题（多动和攻击性）风险增加等，临床评估主要采用临床症状判定法和量表评估法。心理行为评估可以分为三个阶段：首先，根据临床病史及父母观察到的潜在心理障碍的危险信号，如近期行为变化（易怒、攻击性、焦虑、烦躁）、压力性生活事件、体重突然增加、学业下降、体像不满意、欺凌、情绪低落和不健康的饮食习惯（节制饮食、冲动饮食和情绪化饮食）等，对患者进行心理评估；其次，对明确有风险的儿童，建议使用适合年龄的量表类筛查问卷监测潜在心理健康问题；最后，对筛查阳性者需谨慎解释结果，建议可转诊至精神心理专科进行确诊和干预。

（二）心理行为干预

1. 行为疗法　肥胖儿童青少年存在的行为偏差，如饮食、运动、日常生活行为偏差不仅导致心理问题，也是妨碍肥胖症干预方案实施并取得持续效果的主要障碍。因此肥胖行为异常既可能是造成肥胖症的原因，也有可能是肥胖症的结果。行为偏差纠正目的是改变肥胖儿童青少年不健康的行为，帮助其建立健康的生活方式来控制巩固体重，并使控制体重的进步得以巩固，提高体育运动能力。行为疗法原则：即个体化原则。根据肥胖儿童青少年各自存在的问题，应不脱离其家庭日常生活的基本模式，制订行为治疗方案。

（1）行为分析：详细观察三大行为（饮食、运动、日常生活），确定肥胖儿童青少年的基线行为，识别主要危险因素，如过度进食、进食速度过快、快餐、含糖饮料、看屏幕时间过长、运动过少、不主动运动、静坐为主等。

（2）定目标行为（纠正主要危险因素）、定中介行为（缓冲过程）、定期限（根据需矫正的不健康行为和生活方式设定矫正的具体目标和时间）、定奖惩方案：强调制订目标应由专业人员、家长和孩子一起根据具体情况进行讨论，包括短期的行为改变计划和长期的控制体重目标。一个合理的目标是矫正成功的第一步，应该具体、实际和可行，目标不宜过多，矫正时间不能过短。最好先矫正一个行为后再进行下一个，循序渐进，避免由于完不成计划而产生挫折情绪，影响计划的长期实施。比如，每次就餐的时间半小时；不再喝含糖饮料；不再吃快餐；每天吃蔬菜水果；每周运动至少5天，每天运动至少30分钟；如看电子产品，每天屏幕时间控制在1小时以内。制订目标时，要取得孩子的理解，树立其完成目标的信心。

（3）实施及评价：可采取自我监督、奖励或惩罚等方法。要求每位肥胖儿童青少年尽可能记录整个矫正过程中的行为、体重的变化情况，家长可协助记录并监督。如：每次就餐的时间、饮食入量、每周喝含糖饮料的情况、每周在外就餐的次数、每天吃蔬菜水果的量、每天屏幕时间、每天参加体力活动的方式和时间、每周达到身体活动目标的次数、每周的体重检测，以及进行上述活动时的感想。肥胖儿童青少年做出良好行为表现时，或达到一个目标时，要给予鼓励。必须注意的是家长既是孩子行为的老师，也是孩子行为改变的有力支持者。

2. 心理治疗　除上述的肥胖行为治疗外，也应重视肥胖症的心理治疗。评估肥胖儿童青少年是否存在心理偏差，针对性地进行一些心理卫生教育，让他们自己了解肥胖是可以预防和控制的，使之能自觉控制饮食，参加体育锻炼，并能正视自我，消除因肥胖而产生的各种不良心态。灌输正确的健康观和意识，如鼓励小儿多活动、少饮食和增强控制增重的信心，在改变其生活行为习惯时，不断及时给予表扬与奖励，增强其自信心，消除自卑感。应鼓励多参加集体活动，改变其自卑、孤僻、怕羞心理，培养开朗、自信和积极向上的性格。有些家长为肥胖儿过分忧虑，到处求医，有些对患儿进食习惯多方指责，过分干预，都可引起患儿精神紧张或对抗心理，应注意避免。对有情绪创伤或心理异常者应多次劝导，积极援助，解除顾虑，加强信心，必要时请心理医生干预。

四、儿童青少年减重手术

(一) 手术适应证及禁忌证

代谢减重手术(metabolic bariatric surgery,MBS,以下简称减重手术)在肥胖成人中已被证实是安全有效的,且越来越多的循证医学证据表明减重手术能显著减轻肥胖症儿童青少年的体重,并缓解肥胖相关合并症。但是减重手术作为一种有创操作,对于儿童青少年应该慎重选择。减重手术在儿童青少年中应用的适应证目前尚无统一标准,综合参考欧美相关学会及我国制定的儿童青少年肥胖的外科指南,以及 2022 年发表的《中国儿童肥胖诊断评估与管理专家共识》,结合中国儿童青少年肥胖人群的特点,建议对于生活方式及药物干预失败的且符合以下几点的儿童青少年重度肥胖人群有手术适应证,即:① BMI ≥ 32.5kg/m² 或 BMI ≥ P_{95} 的 120%,且伴有严重肥胖相关并发症(如中、重度 OSA、2 型糖尿病、PCOS、重度脂肪性肝病以及其他严重影响生活质量的并发症等);② BMI ≥ 37.5kg/m² 伴轻中度肥胖相关并发症者。年龄越小,手术选择应越慎重,且家庭成员及患者本人要有较好的依从性。

对于不建议手术的禁忌证国内外指南都比较一致:①处于青春期前的儿童;②存在未解决的物质滥用、饮食失调、未经治疗的精神心理疾病,无法养成健康饮食和运动习惯的患者;③其他一切不耐受外科手术的情况。

(二) 手术年龄的选择

关于儿童青少年肥胖人群接受减重手术的最小年龄限制国内外仍存有很大争议。《中国儿童和青少年肥胖症外科治疗指南(2019 版)》推荐的手术年龄为 2~18 岁。ASMBS 建议 10 岁及以上的儿童青少年应进行减重手术;但 10 岁以下者当评估收益大于风险时,也可以考虑手术。然而,在大多数中心接受减重手术的患儿的平均年龄是 13 岁或更大,也是美国儿科学会认可的年龄。近期,一项最新研究结果显示,对于极度肥胖的青少年,无论小龄(13~15 岁,n=66)还是大龄(16~19 岁,n=162),在接受减重手术后的体重减轻、共病消除、营养异常以及生活质量等方面的情况并没有明显不同的结局。因此对于严重肥胖的儿童青少年不应仅仅因为年龄而拒绝接受手术治疗,当存在临床适应证时,临床医生可考虑对于所有年龄段的儿童青少年肥胖患者进行减重手术治疗。

儿童青少年术后减重和代谢改善的长期维持,有赖于患者能否有良好的自控能力,以及接受手术后所必需的生活习惯和行为改变,所以很有必要考虑骨龄和心理成熟程度等灵活掌握施行减重手术的最低年龄。年龄越小的

患者,手术的选择应越谨慎。国内许多学者认为手术最好在青春期后的青少年中进行更为安全,ASMBS 指南根据WHO 对青春期的定义建议最低年龄为 10 岁或 11 岁。当然对于年龄 ≥ 16 岁的患者,通常已经达到生理和心理成熟,足以理解手术的复杂性和终身影响。

(三) 术式选择及疗效

目前国内外减重外科治疗中无论是成人还是儿童青少年,应用最广泛的减重术式是袖状胃切除术(SG)和 Roux-en-Y 胃旁路术(RYGB)。国内近年来成人减重手术多以 SG 为主,美国儿童青少年中最常实施的减重手术术式也是 SG,与 RYGB 相比,SG 更简单而且造成微量营养素缺乏的风险更低,对儿童青少年来说更具有优势。

研究证明,两种术式均可引起肥胖青少年 BMI 下降且效果相近(术后 3 年:RYGB 28% 及 SG 26%),且大多数与肥胖症相关的合并症特别是糖脂代谢指标及生活质量(quality of life,QoL)相关指标均有不同程度改善。最近一项随访 5 年的研究显示,接受 RYGB 的青少年(14~20 岁)具有与成人(25~50 岁)相似的术后体重减轻(26% vs 29%),同时青少年的术后血糖和血压改善更明显:青少年组糖尿病缓解率(86% vs 53%)和高血压缓解率(68% vs 41%)显著增高。

(四) 手术相关并发症

儿童青少年肥胖症患者减重手术后发生并发症的报道不一,且不同术式并发症发生也不同。总体而言,RYGB 术后最常见的短期并发症如吻合口漏、吻合口狭窄、术后出血、肠梗阻等较多,因而在多数减重外科中心,RYGB 不作为儿童青少年肥胖症患者的首选术式。SG 术后也存在胃食管反流加重、切线漏、营养不良等,但总的并发症较 RYGB 低。

儿童青少年肥胖症患者行减重手术后最常见的长期并发症是营养缺乏,RYGB 术后营养方面的并发症更常见,包括维生素 B_{12}、维生素 B_1、维生素 D、维生素 A、叶酸以及铁、钙和锌等微量元素缺乏,且儿童青少年对营养补充建议的遵从性较差。因此,建议对所有减重手术患儿进行终生营养监测和维生素补充。另外,一项探讨减重手术对儿童青少年的抑郁和焦虑心理健康状况影响的研究显示,治疗随访 5 年以后,一部分患儿仍存在心理健康问题,特别在年轻女性人群中更突出,减重程度少与自杀意向有相关性。因此,儿童青少年术后应注意心理健康评估及心理干预治疗。

总的来说,多个研究都显示儿童青少年减重手术后并发症发生率并不高于成人,各类并发症和严重程度与成人

相当,因此对有适应证的肥胖儿童青少年可以考虑尽早手术,不必等到成年以后。

五、小儿肥胖的中医辨证治疗

传统医学对肥胖的认识和治疗历史悠久,《黄帝内经》系统论述了肥胖症的病因病机及症状,并将其分为"脂人""膏人""肉人"。

(一) 病因病机

小儿肥胖症的病因是多方面的,与先天禀赋、饮食不节、多坐少动、情志不畅、脏腑功能失调等因素相关。

1. **胃热湿阻** 小儿嗜食肥甘厚味,或消谷善饥,过度饮食,超过脾胃运化能力,致水谷精微在体内运化不及,输布失常,酿湿生热,日久湿浊膏脂积留肌肤,发为肥胖。

2. **脾虚湿盛** 小儿禀赋不足或病后失养,或饮食不节,嗜食生冷,日久损伤脾阳,脾气虚弱,水谷运化失司,水湿停聚生痰,痰湿泛溢肌肤而致肥胖。

3. **肝郁气滞** 小儿由于学习、生活等原因,压力过大、思虑过多,导致肝失疏泄,气机升降失司,影响气血津液输布,致水湿内停,聚为痰湿瘀血,发为肥胖。

4. **脾肾阳虚** 小儿禀赋不足或长期嗜食寒凉,致脾肾阳虚。脾阳虚则水谷精微运化失职,聚而变生痰湿浊脂;肾阳虚则化气行水功能失司,气血津液不能布化,蕴湿生痰,泛溢肌肤,发为肥胖。

小儿肥胖症病位主要在脾胃肠腑,也与肝肾相关。其病机属性是一种虚实兼杂、本虚标实的病证,或因虚致实或因实致虚,与痰、湿、瘀相关。初期多为胃火炽盛或肝气郁结,迁延日久,出现脾虚失运,甚至脾肾阳虚,水谷不能转化为气血精微,水液蒸腾气化无力,水湿内停、痰瘀胶结,化为肥胖。

(二) 辨证论治

1. **辨证思路** 本病病程长,常虚实夹杂,应根据不同阶段的临床表现,准确辨证,重在辨虚实、辨脏腑。

(1) 辨虚实:食欲旺盛、消谷善饥,形体壮实,舌红、苔黄、脉弦滑有力为实;肌肤松软无力,形体臃肿,神疲乏力,舌淡、胖有齿痕,苔白、脉沉或细为虚。

(2) 辨脏腑:病在胃者,食欲亢盛、消谷善饥、气粗口臭;病在脾者,身体困重、少气懒言、大便溏薄;病在肝者,胸闷胁胀、急躁易怒、喜叹息;病在肾者,腰膝酸软、夜尿频多、动则气喘。

2. **小儿肥胖症的中医诊治特色**

(1) 从脾胃论治:一方面,小儿五脏娇嫩,"成而未全,全而未壮","胃肠尚脆而窄",古代儿科名医钱乙在小儿喂养

上提出"忌口""慎口"等观点,在《小儿药证直诀》中遣方用药具有温和、补而不滞、攻而不伤的特点,在服药时提倡用"米饮""乳汁"等送服,均为顾护脾胃,不损胃气,以适应小儿脾胃易虚易实、易寒易热的特点。另一方面,与小儿不良的饮食习惯有关。《育婴家秘》中提到"况小儿脾常不足,非大人可比,幼小无知,口腹是贪",小儿脾胃本弱,若加饮食无度、恣食肥甘,则易致脾胃受损。因此小儿在日常饮食中应做到"乳贵有时,食贵有节",在中医治疗上也多选用健脾助运的药物和穴位,这些都是与小儿生理病理特点紧密相关的。

(2) 从痰湿论治:朱丹溪曰"肥白人多痰湿"。小儿"脾常不足",稍有不慎易造成脾虚不运,中焦失于输布水谷精微,致清气不升、浊阴不降,聚而形成痰湿膏脂,流溢全身,发为肥胖。小儿又处于生长发育期,对营养的需求量大,但若长期饮食过量,则易内蕴化热,致脾胃积热,湿与热的胶结进一步阻碍中焦,加重痰湿,形成恶性循环。加之现代小儿学业压力重,过思伤脾,又缺乏运动,致脾阳不振,或所求不得愿,肝郁克脾土,进一步加重了脾虚引起湿盛。因此临床上小儿肥胖症以胃热湿阻型或脾虚湿盛型多见。对于痰湿的治疗,中医以健脾化痰祛湿为主要治则,脾健,则水液代谢恢复正常,痰湿易消,膏脂得化。

(三) 小儿肥胖治疗中医特色技术

1. **中药治疗**

(1) 胃热湿阻:肥胖兼见消谷善饥,口臭,渴喜冷饮,便秘溲赤,舌红苔黄腻,脉滑数;可甘露消毒饮加减。

(2) 脾虚湿盛:肥胖兼见纳呆,口淡或黏腻、脘腹胀满,困倦嗜卧,舌胖大,苔白滑腻,脉濡缓或沉细;可参苓白术散加减。

(3) 肝郁气滞:肥胖兼见急躁、胁痛,舌暗红苔薄白或黄,脉弦;可柴胡疏肝散加减。

(4) 脾肾阳虚:肥胖兼见腰膝酸软,夜尿频多,动则气喘,畏寒肢冷,面色㿠白,便溏,舌质淡或舌胖,苔薄白,脉缓或迟;可右归丸加减。

2. **针灸疗法**

(1) 体针:主穴取中脘、天枢、水道、腹结、带脉、水分、滑肉门、足三里。配穴胃热湿阻加曲池、上巨虚、内庭;脾虚湿盛加阴陵泉、丰隆、大横;肝郁气滞加太冲、合谷、三阴交;脾肾阳虚加脾俞、肾俞,气海、关元穴加温针。

(2) 耳针:取穴饥点、三焦、内分泌、脾、胃、皮质下、兴奋点等,耳穴埋针或用王不留行籽贴压。嘱患者每次进餐前半小时或有饥饿感时自行按压各穴50次或2分钟,每周2次更换王不留行籽。

(3) 穴位埋线：主穴取中脘、水分、阴交、滑肉门、天枢、外陵、带脉、水道。配穴胃热湿阻加梁丘、上巨虚、胃俞；脾虚湿盛加大横、腹结、足三里、脾俞；肝郁气滞加丰隆、三阴交、肝俞、膈俞；脾肾阳虚加气海、关元、脾俞、肾俞。

3. 推拿疗法 推拿治疗肥胖症常采用腹部推拿法，通过刺激主要经脉及穴位，调节脏腑功能，促进气血津液代谢，增强局部肠道蠕动，促进消化排泄，达到促进脂肪代谢的目的。

(1) 拿揉腹部任脉、足太阴脾经、足阳明胃经，以神阙、天枢、大横及其上下 1 寸为重点，约 5 分钟。

(2) 点揉中脘、合推带脉、分推腹阴阳，约 3 分钟。

(3) 点揉丰隆、拿腓肠肌，点殷门、承山，约 5 分钟。

(4) 拨揉背部膀胱经，捏脊，约 5 分钟。

(5) 胃热湿阻型清胃经、清天河水、揉阴陵泉；脾虚湿盛型揉阴陵泉、摩腹、补脾经；肝郁气滞型擦胁肋、揉膻中、揉太冲；脾肾阳虚型点揉关元、脾俞，擦肾俞、命门，擦督脉。

4. 拔罐疗法

(1) 闪罐：中脘、关元、天枢、外陵、大横，反复快速闪罐，至皮肤潮红。

(2) 留罐：中脘、天枢、大横、带脉、脾俞、肾俞，留罐约 5~10 分钟。

(3) 走罐法：罐口涂好刮痧油后，将火罐沿脊柱两侧膀胱经来回缓缓推动数次，以皮肤潮红为度。

5. 艾灸疗法 取穴水分、神阙、天枢、阴交、关元、滑肉门、水道、足三里、脾俞、肾俞。每次选取 3~4 穴，每穴悬灸 5 分钟，以皮肤潮红为度，每周 2 次，适用于脾虚湿盛型或脾肾阳虚型。

执笔：余晓丹　吴蔚　郭妍　吴芳
指导：傅君芬

第五节　儿童青少年肥胖症的预防和管理体系

一、多场景多层次联合预防儿童青少年肥胖症

儿童青少年生活场景多重，包括学校、家庭和社会等，实施肥胖症防控措施依从性也受到各类复杂因素影响。因此，其肥胖症防控需要强调个人 - 家庭 - 学校 - 社区 - 社会多场景联合，从合理膳食、积极运动、营养健康氛围创建和政策标准制订等多层次采取综合措施。

(一) 家庭

父母是孩子的第一任老师，他们通过言传身教为儿童青少年提供引导，为儿童青少年制备食物，并带动儿童运动，因此家庭环境对于预防儿童青少年肥胖症至关重要。对于已经肥胖的儿童青少年，父母须及时沟通，为肥胖儿童青少年提供正向鼓励，陪伴和支持肥胖儿童青少年采取合理措施控制体重。

1. 家庭提供合理膳食 要强化家庭责任，充分发挥父母及看护人作用，帮助孩子形成科学饮食行为和健康生活习惯。强化父母及看护人是儿童健康第一责任人的理念，提高父母及看护人营养健康素养，掌握基本营养健康知识，能够为孩子合理地选择、搭配和烹调食物，保证食物多样化、避免提供不健康食物，减少在外就餐。

2. 家庭共同运动 父母和看护人要培养儿童青少年积极的身体活动习惯，组织和督促肥胖患儿参加身体活动，借助 APP/ 小程序 / 运动手环等信息化技术，鼓励患儿逐步增加身体活动水平。

营造良好的家庭运动氛围，鼓励家长与孩子共同运动，促进身体健康，改善亲子关系。家庭要为患儿创造必要的运动条件，如购买必要的运动器材和设备等，促进运动的日常化和生活化。通过多种途径，培养儿童青少年的运动兴趣，让他们掌握 1~2 项体育运动技能，引导孩子养成经常锻炼的习惯。

3. 定期测量身高体重 父母和看护人要经常帮助儿童青少年测量身高和体重，建议每 3 个月左右测定一次，做好记录，进行生长发育监测。通过查阅相关标准，初步了解儿童青少年营养状况和生长发育状况，必要时及时咨询专业人员。

而对于肥胖患儿，建议每周测定一次晨起空腹身高和体重。借助信息化工具，评估儿童青少年营养状况。同时及时咨询专业人员，对儿童青少年的身体活动和膳食加以科学引导，在保证身体正常发育的前提下，适当控制体重。

（二）学校

儿童青少年处于学习知识和形成习惯的重要阶段,他们的很多时间在学校或幼儿园度过,儿童青少年间的互相影响、教师的管理和指导,使幼儿园和学校成为预防儿童青少年肥胖症的重要场所。

1. 营养健康教育　营养与健康课堂可以让儿童青少年获得系统、科学的营养健康知识。学校要开展健康体重与营养健康教育,培训师资,将相关内容融入中小学常规教育、学生活动、学校氛围创设等学校政策和日常工作中。开发和应用适合不同年龄段儿童学习的网络和纸质资源。在国家和地方各级教师培训中增加儿童青少年膳食营养和身体活动等相关知识内容,提高教师专业素养和指导能力。结合农村义务教育学生营养改善计划、学生在校就餐等工作,有针对性地开展膳食营养知识宣传教育。同时,要促进各方面正确认识儿童青少年超重/肥胖,避免对肥胖儿童青少年的歧视。

2. 校园合理供餐　学校应按照《学生餐营养指南》(WS/T 554—2017)的要求,制订并公示每周带量食谱,为中小学生提供营养均衡的食物;条件允许的情况下,为肥胖儿童青少年单独供餐。学校应当配备专(兼)职食品安全管理人员和营养健康管理人员。学校和供餐单位餐饮从业人员要定期接受科学配餐、合理烹调和食品安全培训。学校应当建立集中用餐信息公开制度,利用公共信息平台等方式及时向师生家长公开食品进货来源、供餐单位等信息。落实中小学、幼儿园集中用餐陪餐制度,对学生餐的营养与安全进行监督。

学校供餐要优化学生餐膳食结构,保证新鲜蔬菜水果、粗杂粮及适量鱼禽肉蛋奶等供应,避免提供高糖、高脂、高盐等食物,因地制宜提供符合儿童青少年营养需求的食物。改善学生餐的烹调方式,尽量少用煎、炸等方式。

学校应该为儿童提供清洁安全的、符合国家标准的、充足免费、温度适宜的饮用水。中小学不在校内设置小卖部、超市、自动售卖机等食品经营场所;确有需要设置的,应依法取得许可,并避免售卖高盐、含糖高脂食品及含糖饮料。

3. 充足体育运动　学校要结合不同年龄段儿童青少年特点,配备适宜的体育运动设施,创造条件鼓励其多参加户外活动,并配备适宜的室内运动场地。通过体育课、课间操、大课间、兴趣小组等方式,保证学生在校身体活动时间。在正常的天气情况下保证幼儿园幼儿每天的户外活动时间不少于 2 小时,其中体育活动时间不少于 1 小时;中小学生每天在校内中等及以上强度身体活动时间达到 1 小时以上,保证每周至少 3 小时高强度身体活动,进行肌肉力量练

习和强健骨骼练习。

学校全面实行大课间体育活动制度,每天上午统一安排 25~30 分钟的大课间体育活动,组织学生做广播体操、开展集体体育活动。没有体育课的当天,学校要在课后组织学生进行集体体育锻炼并将其列入教学计划。寄宿制学校要坚持每天出早操。教师不得"拖堂"或提前上课,保证学生每节课间休息并进行适当身体活动,减少静态行为。学校要严格落实国家体育与健康课程标准,强化体育课和课外锻炼,鼓励学生掌握至少 1~2 项基本运动技能,按照有关规定将体育成绩纳入中考等考核。应鼓励肥胖儿童青少年逐步加强体育课强度,或针对肥胖儿童青少年组织专项训练。设置配备专业校医或卫生老师,指导肥胖儿童青少年科学运动,并及时与家长和专业人员沟通肥胖儿童青少年状况。

4. 定期体检　学校定期监测学生身高、体重和腰围,每学年至少一次。结合相关标准,将学生营养状况及时反馈,对于异常的学生建议采取针对性措施(图 8-5-1)。

（三）社区

社区周边的食物、运动和医疗卫生环境影响儿童青少年肥胖症的发生风险。国外研究表明,儿童青少年肥胖症的患病率和其家庭距所在社区运动场所的距离呈负相关;同时活动空间越多的社区,儿童青少年肥胖症的患病率越低,说明了社区环境的重要性。

村(居)委会要组织健康生活方式指导员、社会体育指导员对家庭、社区食堂和餐饮单位开展膳食营养和身体活动的咨询和指导,发放宣传资料,组织科普讲座,提高父母和看护人的实践操作能力,践行健康生活方式。利用好广告栏、电子告示牌等设施定期为儿童和家庭提供营养健康教育。社区也要为儿童青少年营造健康饮食环境,对学校周边的不健康食品商店及流动摊位进行管理。营造社区全民运动的社会氛围,提高运动场所和运动设施的可及性,协助构筑儿童青少年体育社会组织管理和支持体系,形成鼓励体育运动的社区氛围。

（四）各级医疗卫生机构

社区医疗机构要加强孕妇的孕期体重管理,将营养评价、膳食和身体活动指导纳入孕前和孕期检查,开展孕妇营养筛查和干预,促进孕前维持适宜体重、孕期定期监测体重,预防孕期体重过度增加或增重不足。基层医疗卫生机构要落实基本公共卫生服务 0~6 岁儿童健康管理服务,加强母乳喂养、辅食添加等科学喂养(合理膳食)知识普及、技能指导和个体化咨询,定期评价婴幼儿生长发育状况。在儿童就诊时,要首先测量其身高、体重和腰围,评价营养状

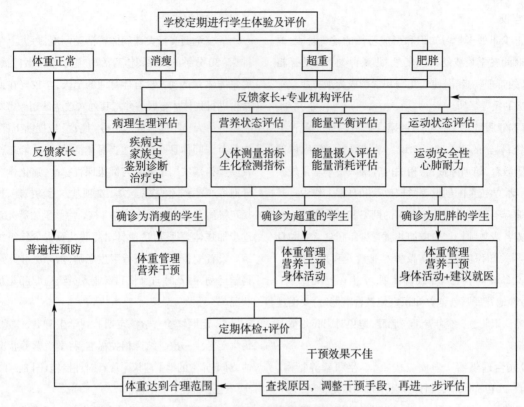

图 8-5-1 学龄儿童体重管理流程

况。对于营养状况异常者,告知本人及其家长,并提供相应综合防治建议,帮助改善其营养状况。

中小学卫生保健机构和疾病预防控制机构,要定期开展培训,执行相应的国家政策和倡导创建健康的饮食环境,定期组织开展区域内学校营养健康的监测、技术培训和业务指导等工作。制定和修订完善幼儿园和中小学学校供餐指南,开发针对性的信息化平台。

国外已有研究以医院为肥胖症干预地点,住院实施沉浸式治疗,将儿童青少年从家庭中转移出来,并将他们长时间置于教育和治疗环境中。这些干预措施包括饮食、体育活动、营养教育、行为矫正,有些甚至需要整个家庭参与。最近对 22 项沉浸式研究的回顾研究表明,参与者在治疗期间超重百分比降低了 23.9%,另一份关于肥胖儿童青少年住院干预的研究表明,10 个月后肥胖儿童青少年平均体重减轻了 49%,但许多住院或沉浸式研究的局限性在于缺乏对照组和随机化,同时也很难在大范围内应用。

(五)政府

1. 针对儿童青少年制定肥胖症专项政策 为切实加强儿童青少年肥胖症防控工作,有效遏制超重/肥胖流行,国家卫生健康委员会、教育部、市场监管总局、体育总局、共青团中央、全国妇联于 2020 年 10 月 16 日联合发了《儿童青少年肥胖防控实施方案》,提出全国目标为 2020—2030

年 0~18 岁儿童青少年超重率和肥胖率年均增幅下降 70%;也根据各地儿童青少年超重肥胖率状况,提出高、中、低三个流行水平地区的分地区目标。

我国医疗卫生行业相关的其他重要政策,包括《"健康中国 2030"规划纲要》《国务院关于实施健康中国行动的意见》《中国防治慢性病中长期规划(2017—2025 年)》《国民营养计划(2017—2030 年)》等,都将儿童青少年肥胖症防控作为重要目标之一。

2. 肥胖症相关领域政策管理 全社会应加强肥胖症防控知识和技能的宣传,营造有利于儿童青少年肥胖症防控的社会氛围。各级政府部门要强化食品营销管理,完善相关法律法规。进一步强化母乳代用品销售管理,规范母乳代用品广告宣传。强化婴幼儿辅食生产营销管理。制定完善部门规章,对高糖、高脂、高盐食品,加强食品标签和食品广告的管理,不鼓励针对儿童青少年的营销及食品包装中使用吸引儿童青少年的图片、描述和外形设计。要逐步完善儿童青少年体育设施。加强社区儿童青少年活动场所、健身步道、骑行道、体育公园和多功能运动场地的建设。推动公共体育设施免费或低收费向儿童青少年开放,支持中小学体育场地设施在课余时间和节假日向儿童青少年开放。鼓励运动场所为儿童青少年免费提供充足的符合国家标准的饮用水等。

二、家 - 校 - 医闭环管理，推动儿童青少年肥胖症防控

未来儿童青少年肥胖症防控的发展方向，要考虑整合上述多场景、多层次的防控措施，避免脱节，以达到预期效果。利用信息化技术的进步，基于大数据闭环管理和人工智能反馈，搭建家 - 校 - 医闭环的儿童肥胖症管理平台具有较好的发展应用前景。

建设儿童肥胖症管理平台，需要打通数据之间的壁垒，集合健康医疗信息、学校健康信息、可穿戴设备数据采集、肥胖症及慢性病风险识别、医院和科研机构的分析诊断等

多项信息，以便构建闭环管理通路，实现对不同风险儿童青少年(包括无肥胖风险、超重风险，人群肥胖风险、临床肥胖风险、肥胖并伴有心血管代谢风险)的分层、分级管理。可通过建立多类型用户终端界面，满足家庭自我健康管理及医疗服务需求，学校健康监测管理及督导和健康教育需求，医院患病及高风险儿童的及时转诊、诊疗服务及研究需求等，最终实现链接家 - 校 - 医的儿童青少年肥胖症及慢性病的闭环管理。

执笔：张倩

指导：傅君芬

第六节　伴肥胖症的先天遗传性疾病

一、普拉德 - 威利综合征

普拉德 - 威利综合征(Prader-Willi syndrome，PWS)，又称肌张力低下 - 智力障碍 - 性腺发育滞后 - 肥胖综合征，俗称小胖威利综合征，是以认知、行为、神经和内分泌障碍为显著表现的罕见神经发育性疾病。PWS 是人类病态性肥胖最常见的病因，在国外人群的发病率为

1/30 000~1/10 000，年病死率在 1%~4%。

PWS 是父源染色体 15q11-q13 区域印记基因表达缺陷导致的，主要遗传类型包括父源染色体片段缺失、母源同源二倍体、印记中心微缺失及突变。

PWS 临床表现复杂多样，主要表现为自胎儿期已有异常表现以及随年龄变化的临床综合征(表 8-6-1)。

表 8-6-1　Prader-Willi 综合征患者临床表现

年龄	体貌特征	肌张力	神经精神发育	性腺发育
胎儿期~3 岁	出生时不明显，皮肤白皙，随年龄增长出现特征性面容，如长颅、窄面、杏仁眼、小嘴、薄上唇、嘴角向下，新生儿期生长缓慢或停滞	胎儿期胎动少，多为臀位产；新生儿期中枢性肌张力低下、活动少，吮吸无力	早期出现运动 / 语言发育落后	外生殖器发育不良，出现男婴阴囊发育不全、隐睾、小阴茎，女婴阴唇、阴蒂缺如或严重发育不良等
~10 岁	小手 / 小足，手细长伴尺侧缘弧度缺失，手背肿胀，手指锥形，身材矮小，过度摄食出现超重或肥胖及相关并发症	肌张力低于同龄正常儿童	认知、运动及语言发育落后明显，智商低于 70，学龄期可有严重的学习困难及系列行为问题，如固执、抓挠皮肤和脾气暴躁等	部分患儿可发生肾上腺皮质功能初现(阴毛、腋毛生长等)
~18 岁	显著肥胖，缺乏青春期生长突增	肌张力低于同龄正常儿童	行为问题明显，可出现偷窃、囤积食物或异常摄食行为	青春期发育延迟或不完全
成人期	身材矮小，未干预者平均身高为男性 155cm、女性 148cm	轻度肌张力低下	年轻成年患者可有明显的精神病样症状，老年患者行为问题明显减少	性腺功能减退表现如不孕不育、原发性闭经、月经稀发等

PWS 临床评分诊断包括 6 条主要标准、11 条次要标准和 8 条支持证据。PWS 临床评分诊断标准受年龄、病程、种族等多因素影响，易致漏诊或延误诊断，确诊需依据分子遗传诊断。诊断方法包括染色体核型分析技术、荧光原位

杂交、微卫星连锁分析和甲基化分析等。对于符合诊断标准患者、临床疑似 PWS 但临床评分不符合诊断标准、婴幼儿期不明原因中枢性肌张力低下和喂养困难的患者都需进行分子遗传学检查，诊断标准见表 8-6-2。

表 8-6-2　**Prader-Willi 综合征临床诊断标准**

标准	内容
主要标准 (1分/项)	1. 新生儿期及婴儿期肌张力下降、吮吸力差
	2. 婴儿期喂养、存活困难
	3. 1~6 岁时体重增长过快，肥胖，贪食
	4. 特征性面容：婴儿期头颅长、窄脸、杏仁眼、小嘴、薄上唇、嘴角向下（3 种及以上）
	5. 外生殖器小、青春期发育延迟，或发育不良、青春期性征发育延迟
	6. 发育迟缓、智力障碍
次要标准 (0.5分/项)	1. 胎动减少，婴儿期嗜睡、少动
	2. 特征性心理问题：易怒、情感爆发和强迫性行为等
	3. 睡眠呼吸暂停
	4. 15 岁时仍矮小（无家族遗传）
	5. 色素沉着减退（与家庭成员相比）
	6. 与同身高人相比，小手（<正常值第 25 百分位数）和小足（<正常值第 10 百分位数）
	7. 手窄、双尺骨边缘缺乏弧度
	8. 内斜视、近视
	9. 唾液黏稠，可在嘴角结痂
	10. 语言清晰度异常
	11. 自我皮肤损伤（抠、抓、挠等）

注：年龄<3 岁者，总评分 5 分以上，主要诊断标准达 4 分即可诊断；年龄 ≥3 岁者，总评分 8 分以上，主要诊断标准达 5 分即可诊断。其他 8 条支持证据为：高痛阈、呕吐减少、温度不稳定、脊柱侧弯和 / 或后凸、早期肾上腺功能亢进、骨质疏松、拼图游戏能力异常、正常的神经肌肉检查结果。

PWS 需与婴儿期的肌张力低下、各类神经肌肉疾病、软骨病、发育迟缓、单纯性肥胖症、生长激素缺乏症等疾病相鉴别，通过临床评分标准和基因检测可鉴别。

治疗 PWS 应采用包括内分泌遗传代谢科、康复理疗科、心理科、营养科、新生儿科、眼科、骨科、外科等在内的多学科参与的综合管理模式，治疗原则包括饮食行为与营养管理、性腺发育不良与青春期发育问题的处理及生长激素治疗，要点如下。

（1）饮食控制：饮食治疗和营养管理有助于改善预后。对于肌张力低下伴进食困难的婴幼儿，应保证足够的热量摄入。对于年长儿，需严格管理饮食，严格控制饮食规律。目前尚无药物可以帮助控制食欲，胃减容手术用于 PWS 尚存争议。

（2）激素替代治疗

1）重组人生长激素（recombinant human growth hormone，rhGH）：排除使用禁忌如严重肥胖、未控制的糖尿病、未控制的严重阻塞型睡眠呼吸暂停、活动性肿瘤和活动性精神病，宜早于 2 岁开始 rhGH 治疗，有助于改善肌肉发育，改善体格发育，改善摄食能力。起始剂量为 0.5mg/（m²·d），每 3~6 个月调整一次，使胰岛素样生长因子 -1 水平保持在同年龄同性别参考值 +1~+2 标准差范围内。治疗可持续到成年期，即使骨骺完全融合仍有改善体质成分、脂代谢和认知功能的作用。

2）性激素：男性 PWS 性腺功能减退患儿在出生后 6 个月内经睾酮或人绒毛膜促性腺激素治疗可以改善阴茎大小、促进阴囊发育、促使睾丸沉降，或 2 岁内行手术治疗隐睾。与监护人讨论利弊、获得同意后，PWS 患者在青春期开始补充性激素，可诱导、促进或维持青春期发育，促进骨骼和肌肉的生长。有 4% 患者可能出现真性性早熟，一般不用促性腺激素释放激素类似物治疗。

3）甲状腺激素：对于部分合并甲状腺功能减退症的患者，可口服左甲状腺素钠，剂量为 5~6μg/（kg·d），1 岁内剂量为 8μg/（kg·d），并根据游离甲状腺素和促甲状腺激素水平调节药物剂量。

4）糖皮质激素：部分患儿可发生中枢性肾上腺皮质功能低下，婴幼儿期患者在中、重度应激时，给予氢化可的松治疗，剂量为 30~70mg/（m²·d），分 3 次给药。

（3）其他对症治疗：对于行为异常的患者，需要心理指导等矫正治疗；对于影响正常生活的畸形，可通过手术矫形治疗。

早期诊断和合理干预对改善患儿的生活质量、预防严重并发症和延长寿命至关重要，如不进行生长激素、生活干预，多数患者在青少年期死于代谢综合征、糖尿病、早发心脑血管疾病等合并症。不同年龄段 PWS 患儿应定期进行随访，关注指标包括体格发育、营养状况、青春期发育、神经精神状况等评估以及血生化指标、骨龄、骨密度、脊柱 X 线等检查。

二、阿尔斯特伦综合征

阿尔斯特伦综合征（Alstrom syndrome，ALMS）是一种由 ALMS1 基因的致病变异引起的罕见多系统遗传疾病。1959 年，Carl-Henry Alstrom 首次将这种综合征描述为进行性视网膜变性、肥胖、感音神经性听力丧失和胰岛素抵抗，估计每 1 000 000 名活产婴儿中有 1 例发病，但表现较轻的不典型个体可能被漏诊。

ALMS 是一种单基因疾病，由位于染色体 2p13 的 ALMS1 基因的纯合或复合杂合变异引起。ALMS1 蛋白功能未知，在人和小鼠组织中广泛表达，并定位于中心体和纤毛基部。目前已有超过 250 个 ALMS1 基因突变被报道，96% 是无义或移码改变，确切分子机制尚未完全阐明。

ALMS 表现为随年龄进展的多器官系统病变表型。肥胖和婴儿视锥 / 视杆细胞营养不良是 ALMS 最早和最一致的临床表现，具体详见表 8-6-3。

ALMS 的临床诊断基于整个婴儿期、儿童期和青年期出现的主要临床特征（表 8-6-4），同时 ALMS1 存在双等位基因致病性变异或有 ALMS 家族史。全基因组分析可检测到 85%~90% 的 ALMS1 致病性变异，基因靶向缺失 / 重复分析检出 5% 的致病性病例。由于 ALMS 的表型广泛，除了典型患者或家系使用靶向基因测序进行诊断，其他未考虑诊断 ALMS 的个体推荐使用全外显子组测序或全基因组测序进行诊断。

表 8-6-3 阿尔斯特伦综合征临床表现

临床表现	发生年龄段	发生概率
视锥视杆细胞营养不良：视力障碍、畏光和眼球震颤	出生 ~15 个月	100%
肥胖：出生后早期出现食欲过盛	出生 ~5 岁	98%
渐进式感音神经性听力损失	2~25 岁	88%
婴儿期心肌病：出现心力衰竭，甚至导致死亡	2 周 ~4 个月	42%
限制型心肌病：心肌纤维化	青少年 ~30 岁	18%
胰岛素抵抗 /2 型糖尿病	4~30 岁 /8~40 岁	92%/68%
身材矮小	青春期 ~ 成人	98%
性腺功能减退：男性出现低促性腺激素性性腺功能减退症和睾丸纤维化，女性出现血浆促性腺激素浓度降低、多毛症、多囊卵巢综合征、性早熟、月经不调或闭经	10 岁以上	78% 的男性
泌尿系统疾病：尿急、尿频、尿失禁和反复泌尿系统感染	青春期 ~ 成人	48%
进行性肾病：进展缓慢，肾间质纤维化、肾小球玻璃样变和肾小管萎缩	青春期 ~ 成人	个体进展程度不一
肝脏疾病：非酒精性脂肪肝、肝硬化风险增加，晚期发展为肝功能衰竭	8~30 岁	23%~100%

表 8-6-4 阿尔斯特伦综合征的年龄诊断标准

年龄段	主要诊断标准	次要诊断标准	最低要求
出生 ~2 岁	ALMS1 致病性变异或 ALMS 家族史 眼球震颤 / 畏光 / 视力受损 婴儿心肌病	肥胖 感音神经性听力损失	2 条主要标准或 1 条主要标准 +2 条次要标准
3~14 岁	ALMS1 致病性变异或 ALMS 家族史 眼球震颤 / 畏光 / 视力受损（视锥细胞营养不良） 婴儿心肌病史	感音神经性听力损失 肥胖症和 / 或其并发症（如胰岛素抵抗、2 型糖尿病、肝脂肪变性、高甘油三酯血症） 限制型心肌病 肾功能下降	2 条主要标准或 1 条主要标准 +3 条次要标准
15 岁 ~ 成人	ALMS1 致病性变异或 ALMS 家族史 视力（婴儿 / 儿童眼球震颤史、视力受损、法定失明、视锥 / 视杆细胞营养不良）	感音神经性听力损失 限制型心肌病和 / 或婴儿心肌病史 肥胖症和 / 或其并发症（如胰岛素抵抗、2 型糖尿病、肝脂肪变性、高甘油三酯血症） 慢性肾脏病 ≥ Ⅲ 期	2 条主要标准 +2 条次要标准或 1 条主要标准 +4 条次要标准

诊断患儿为 ALMS 时需要和巴尔得 - 别德尔综合征、全色盲、早发性严重视网膜营养不良、早发性扩张型心肌病、线粒体病等疾病进行鉴别。

迄今为止,没有方法可以阻止 ALMS 引起的进行性器官受累,该病患者需要多学科会诊来制订管理和干预措施。

建议采用健康的低热量饮食,限制简单碳水化合物的摄入,并定期进行有氧运动,以控制体重增加,改善胰岛素抵抗。针对失明,需早期进行失明规划教育,如佩戴特殊眼镜、视网膜移植、生活技能培养、学习盲文、使用声控软件等。双侧数字助听器可以最大限度地提高听力,植入人工耳蜗使一些患者受益。患者接近青春期时,应评估促性腺激素和垂体激素以确定是否需要激素替代治疗。许多 ALMS 患者患有继发性甲状腺功能减退症,因此建议检测甲状腺素(T$_4$)和促甲状腺激素(TSH),必要时进行治疗。晚期需对患者进行非酒精性脂肪肝纤维化监测 / 肝移植评估。出现心力衰竭时,可应用血管紧张素转换酶抑制剂、醛固酮拮抗剂和 β 受体阻滞剂等药物及进行心脏再同步化和植入心脏除颤器治疗。有排尿异常、脊柱侧凸、发育迟缓等问题的患者需要到相应专科评估、就诊。

PBI-4050 是一种新的双 G 蛋白偶联受体 GPR40 激动剂和 GPR84 拮抗剂,在动物模型中表现出抗炎和抗纤维化活性。目前英国已开展 II 期临床研究 PBI-4050 治疗 ALMS 的效果、安全性、耐受性。

婴幼儿多因畸形充血性心力衰竭而死亡,成年患者因多器官纤维化出现器官功能障碍而易导致死亡,平均寿命不超过 50 岁。

三、巴尔得 - 别德尔综合征

巴尔得 - 别德尔综合征(Bardet-Biedl syndrome,BBS)是一种罕见的多基因多系统非运动性纤毛病。BBS 全球流行率为 1/160 000~1/3 700 不等,不同 BBS 基因导致的疾病发病率不同,且存在地域差异。

BBS 致病基因包括 BBS1~BBS20、NPHP1、FBN3、CEP19、SCAPER 等,其中 BBS1 到 BBS18 基因的突变约占 70%~80%,通常以常染色体隐性遗传方式遗传。BBS 具有高度的基因异质性,基因型和表型之间具有一定的相关性。

BBS 主要特征为视网膜视锥 / 视杆细胞营养不良、肥胖症和相关并发症、轴后多指 / 趾、认知障碍、促性腺激素减退和 / 或泌尿生殖系统畸形,以及肾畸形或肾实质疾病。患者还可能有其他眼睛异常(斜视、散光、白内障)、轻微的颅面畸形、听力损失、嗅觉丧失、口腔 / 牙齿异常(拥挤、缺牙、高拱形上腭)、胃肠道和肝脏疾病、短指 / 并指、肌肉骨骼异常、皮肤病学异常和神经发育异常(包括轻度肌张力亢进、共济失调 / 协调性差 / 失衡、发育迟缓、癫痫发作、言语异常和行为 / 精神异常)。部分患者还具有运动纤毛病相关的表现,如新生儿呼吸窘迫、哮喘、中耳炎和胸腹侧向缺陷。临床诊断需符合 4 条主要症状或符合 3 条主要症状加 2 条次要症状,详见表 8-6-5。

表 8-6-5 Bardet-Biedl 综合征主要症状和次要症状

主要症状		次要症状	
表现	发生比例	表现	发生比例
视网膜视锥 / 视杆细胞营养不良	94%	神经系统异常	发育迟缓 81%、癫痫 9.6%、行为 / 精神异常 35%
中心性肥胖	89%	嗅觉功能障碍	47%~100%
轴后多指 / 趾	79%	口腔 / 牙齿异常	50%
认知障碍	66%	心血管和其他胸腹异常	1.6%~29%
性腺功能减退和泌尿生殖系统异常	59%	胃肠道异常	肝病 30%、巨结肠病 2.8%、炎症性肠病 1.1%、乳糜泻 1.5%
肾脏疾病	52%	内分泌 / 代谢异常	代谢综合征 54.3%、亚临床甲状腺功能减退 19.4%、2 型糖尿病 15.8%、多囊卵巢综合征 14.7%

BBS 的特点是高度的遗传异质性和可变表达性,突变谱多种多样,与其他纤毛病有显著临床重叠,推荐采用多基因组靶向检测、全外显子组测序和全基因组测序,不推荐单基因检测。该病需要和 ALMS、McKusick-Kaufman 综合征、梅克尔综合征(Meckel syndrome,MKS)、朱伯特综合征(Joubert syndrome)进行鉴别诊断。

目前没有方法可以预防该病引起的进行性多器官系统受累,需要协调多学科来制订管理和干预措施。需要控制患者食欲,选择低热量饮食,并定期进行有氧运动以控制体重增加,和常规患者一样预防和治疗代谢综合征。国外研究显示减重手术可以使患者体重减轻,但目前病例较少,需长时间跟踪来评估减重手术的有效性和安全性。针对失明,需早期进行失明规划教育,如佩戴特殊眼镜、视网膜移植、生活技能培养、学习盲文、使用声控软件等。检测肝脏、肾脏、甲状腺和性腺功能,必要时对症支持治疗。多指/趾、牙齿异常、先天性心脏病、泌尿生殖系统畸形和肌肉骨骼异常等表现,需至相应专科评估、就诊,可能需要手术矫正。应对发育迟缓和认知障碍的方法是根据年龄和需求进行个体化治疗。

Setmelanotide 是一种黑素皮质素 -4 受体激动剂,治疗大于 12 岁的 BBS 患者的 Ⅱ 期临床试验结果表明,受试者体重在 3 个月、6 个月、12 个月分别较基线下降 5.5%、11.3%、16.3%,最常见的不良反应是注射部位反应,具有良好的安全性,在未来可能成为治疗药物。预后通常较差,婴幼儿发病者易感染、病死率高,25% 患者 4 岁以前死亡;成年患者多为进行性发展,大多数患者在 30 岁失明,肾功能衰竭是其主要死亡原因。

四、Laurence-Moon 综合征

1866 年,Laurence 和 Moon 首次报道 4 例具有色素性视网膜病变、智力低下、痉挛性瘫痪和性腺发育不良表现的兄妹,命名为 Laurence-Moon 综合征(Laurence-Moon syndrome,LMS)。1920 年,Bardet 和 Biedl 分别报道了具有相似表型的家系,命名为 Laurence-Moon-Biedl 综合征。1925 年 Soliscohen 和 Weiss 结合自己发现的 4 例进行综合分析,命名为 Laurence-Moon-Barded-Biedl 综合征(Laurence-Moon-Barded-Biedl syndrome,LMBBS)。 直 至 1987 年,研究者才提出 LMS 和 BBS 是两种独立的综合征,尽管共有色素性视网膜病变、肥胖、智力低下和性腺发育不良四大主征,但 LMS 眼球震颤和共济失调发生率高,表现为进行性痉挛性肢体麻痹和远端肌肉无力,BBS 多指/趾发生率高。

本病比 BBS 更为罕见,由 PNPLA6 突变引起,为常染色体隐性遗传性疾病,男女比例相同。通常情况下,父母均为携带者,近亲结婚者子女发病率增加。绝大多数患儿染色体检查正常,尸检时下丘脑或垂体先天性缺陷,引起促性腺激素分泌不足。

LMS 的六大典型临床表现为:①肥胖;②智力低下、学习障碍;③多指/趾和/或并指;④色素性视网膜炎;⑤生殖器发育不全/性功能减退;⑥肾脏异常。同时合并其他畸形、语言障碍、共济失调、糖尿病、高血压、心脏缺损、泌尿道畸形、肾源性尿崩、眼球震颤、斜视等。除了表型与 BBS 有部分重叠外,还要与 ALMS、弗勒赫利希综合征(Frohlich syndrome)、克兰费尔特综合征(Klinefelter syndrome)、库欣综合征等相鉴别。

本病无特效治疗方法,多采用对症治疗,如物理治疗、激素替代疗法、眼科护理、适当的体育锻炼、均衡饮食等,死因主要有肾脏疾病和心血管疾病等。

五、科恩综合征

科恩综合征(Cohen syndrome)是一种临床罕见的常染色体隐性遗传性疾病,由加拿大 Cohen 教授于 1973 年首次报道,又称"脑 - 肥胖 - 眼 - 骨骼综合征",在芬兰人、日本人、高加索人、俄亥俄阿米什人、黎巴嫩人和犹太人中的发病率较高。本病临床表现复杂多样,可见精神运动发育落后、中性粒细胞减少、关节过度伸展等表现。迄今为止,全球仅有少量科恩综合征病例报道,基因型 - 表型相关性不明。

本病由 VPS13B 基因突变所致。VPS13B 蛋白是一种潜在的跨膜蛋白,在囊泡介导的胞内蛋白质运输和分类中发挥作用,并且在眼、血液系统和中枢神经系统发育与功能中发挥作用。突变的 VPS13B 基因可形成提前的转录终止信号,最终导致转录的 mRNA 不稳定或翻译的蛋白呈截短改变。

科恩综合征临床表现复杂多样,可见肥胖、近视、散光、斜视、视野收缩、小头、发育迟缓、肌张力低、关节松弛、性格开朗、轻度至中度中性粒细胞减少等。

科恩综合征诊断标准:①发育迟缓;②小头畸形;③典型的科恩综合征面部特征(头发、眉毛浓密,睫毛长,睑裂下斜,鼻子长、喇叭样、宽鼻尖,上腭高而窄,人中短等);④四肢纤细、躯干肥胖;⑤过度的社交行为;⑥关节过度伸展;⑦视网膜营养不良和高度近视;⑧中性粒细胞减少。以上 8 项临床表现中,具有 6 项及以上者,即可诊断为科恩综合征。若检测到 VPS13B 双等位基因致病变异,可直接诊断为科恩综合征。

该病需要和 Cohen 样综合征鉴别,Cohen 样综合征符合上述诊断标准中的 5 项及以下临床表现者,一般不出现中性粒细胞减少症和视网膜发育不良,不存在 VPS13B 致病变异。此外,科恩综合征还需要和脑瘫、PWS、天使综合征(angelman syndrome,AS)、BBS、猫叫综合征(cri du chat syndrome)等疾病进行鉴别。

对于科恩综合征患儿的诊治,监测生长和体重增加状况,通常采用康复训练改善肌张力低下、关节松弛和运动发热,加强言语训练改善语言发育迟缓。科恩综合征患儿可能发生反复感染、口腔溃疡、牙龈炎甚至更严重的感染,可以考虑使用粒细胞集落刺激因子,给予抗生素控制复发性

感染。定期检测全血细胞计数和中性粒细胞数量,谨慎使用可能降低中性粒细胞计数的药物。

目前缺乏有效阻断视网膜病变的方法。佩戴眼镜以矫正近视、斜视等可改善患儿生活质量。应定期进行眼科检查,以评估屈光不正和视网膜营养不良情况,并早期进行低视力训练和社会心理支持。该病患者一般寿命正常,成年患者多于 40 岁前出现明显视力损害,但仅少数患者失明。

六、Carpenter 综合征

Carpenter 综合征(Carpenter syndrome)在 1901 年被首次描述,是一种罕见的常染色体隐性遗传疾病,发病呈散发性,发病率约为百万分之一,临床表现主要以颅缝早闭、多指/趾、并指/趾、肥胖等先天畸形为主。由于患儿狭小的颅腔无法适应脑的生长发育,可出现颅内高压、发育迟缓、智力低下、精神活动异常、癫痫等症状。

目前发现 Carpenter 综合征患者突变基因主要为 RAB23。RAB23 突变导致 Carpenter 综合征的机制主要是影响了 Rab 蛋白的折叠和/或其效应蛋白的结合等。也有少数 Carpenter 综合征患者是因为 MEGF8 基因的突变。

Carpenter 综合征患者临床表现多样,主要特征为颅缝早闭导致的尖头畸形,多涉及冠状缝、矢状缝和额缝,畸形严重者可出现三叶草状头颅和突出的颞突;合并多指/趾、并指/趾,手指短胖弯曲;眼距可增大或者缩小,合并突眼、眼眶变浅、内眦赘皮;耳部发育不全,鼻背低平。其他可能的伴随症状包括肥胖、视力障碍、磨牙发育不全、先天性心脏病、脐疝、生殖腺功能减退、智力缺陷和学习能力障碍等。一般通过典型临床表现和 RAB23/MEGF8 突变对患者进行诊断。此外,需要与其他综合征型颅缝早闭进行鉴别,如 Apert 综合征、克鲁宗综合征(Crouzon syndrome)、赛思里-乔茨岑综合征(Saethre-Chotzen syndrome)、Pfeiffer 综合征、明克综合征(Muenke syndrome),可根据家族史及基因检测结果进一步分辨。确诊后推荐早期手术干预,因颅内大脑体积随发育而迅速增加,颅缝早闭患者通常在 3~9 个月大时接受手术松解,可以预防脑积水和过早死亡,保护视力。颅面重建可以改善面部特征,预防自尊心低下及一些心理和行为问题。此外,可以适当扩张鼻窦以改善反复的鼻窦感染、通过手术修复先天性心脏病。

七、Blount 病

Blount 病又称胫骨内髁骨软骨病或胫骨内翻,是指胫骨内髁软骨发育不良而产生的膝内翻畸形,是一种发育障碍性疾病,见于婴儿或儿童期。

该病发病机制还不清楚,目前比较认可的观点是患儿行走训练较早,同时体重超标,出现胫骨骨骺偏向性负重,导致内侧骨骺发育受限,而外侧骨骺生长正常,从而出现胫内翻畸形。部分病例表现为家族遗传性,其他潜在的病因包括创伤、感染和骨桥形成。

Blount 病临床表现:体重超标、学步年龄偏早病史,患侧小腿稍偏内侧弯曲,弯曲在胫骨上端明显,而且随着年龄进行性加重。严重者患肢短缩、步态跛行,呈膝内翻改变,可在内侧膝关节下端触摸到明显隆起的骨突。

诊断时,让患者双内踝互相靠拢,可见胫骨近端内翻或成角畸形并向外呈半脱位,双侧膝部向外突出形成"O"形,并可根据下肢负重正位 X 线片来测出股骨长轴或负重力线的内翻角度。双下肢长腿前后位 X 线检查是 Blount 病的基本筛查,CT 扫描及三维重建可以更直观地评价病变畸形程度,MRI 图像可充分显示软组织和关节软骨的病变情况。

根据发病年龄可分成婴幼儿型(通常 2~5 岁发病)和儿童型(8 岁以后发病)。婴幼儿型常为双侧,根据 X 线显示胫骨近端进展性的改变分成 6 期(表 8-6-6)。青少年型患者二次骨化中心已经形成,病变范围较为局限,常为单侧。

表 8-6-6 婴幼儿型 Blount 病分期

分期	X 线表现	描述
I 期 (2~3 岁)		骺板形态不规则,胫骨进行性弯曲变形,干骺端内侧形成突向内下方鸟嘴状突起
II 期 (2~4 岁)		先期钙化带内侧向内下方倾斜,骺核内侧下塌呈楔形
III 期 (4~6 岁)		干骺端鸟嘴状突起更明显,骺核内侧边缘模糊

分期	X线表现	描述
IV期 (5~10岁)		骺板内窄外宽,其内侧部分下陷致上缘呈台阶状
V期 (9~11岁)		胫骨膝关节面明显变形,骨骺内侧断裂,病变不可逆
VI期 (10~13岁)		骺板内侧早闭,病变不可逆

客观明确的分型、分期标准对 Blount 病的诊治尤为重要。针对不同分型、分期的 Blount 病患者需考虑选择合适的矫正策略,进行个体化的治疗和康复决策。关于矫形器的疗效尚未达成共识,建议对 Ⅲ 期及以下患儿 4 岁前每半年进行 1 次随访,若畸形持续存在或进展则在 4 岁前进行手术治疗。外科手术治疗是目前首选治疗方案,包括胫骨近端外侧半骨骺阻滞治疗和截骨矫正治疗,后者可以矫正下肢异常负重力线,进而恢复内侧骺板的生长能力。年龄较大者,可作截骨术加胫骨外侧骺板及腓骨骺板阻滞术等。

婴幼儿胫骨近端畸形更严重,治疗后内翻复发常见;青少年胫骨畸形程度轻,治疗后几乎不复发,发病与肥胖症关系密切。

八、肥胖性生殖无能综合征

肥胖性生殖无能综合征又名弗勒赫利希综合征(Frohlich syndrome),1901 年由 Frohlich 首次证实,主要由炎症(脑炎、脑膜炎、结核、梅毒等)、肿瘤(颅咽管瘤、神经胶质瘤或垂体前叶瘤等)、外伤、骨折或尚未阐明的因素造成下丘脑 - 垂体系统损害而引起,也有报道可能是原发的垂体功能紊乱。

肥胖性生殖无能综合征疾病特点为肥胖、生殖腺及生殖器萎缩、第二性征缺乏以及代谢降低。肥胖累积在腹部、臀部、大腿上部和性腺周围,还有骨盆宽大、四肢细小、手指/足趾纤细。年轻女性患者表现为月经不规律或无月经,年轻男性患者皮肤娇嫩、没有胡须、出现乳房发育。如果在成年后发病,性器官发生退行性改变或性功能减退,甚至向异性变化。患者代谢功能低于正常水平,出现低体温、低血压、脉搏缓慢、二氧化碳交换减少。此外,该病还可能出现头痛、呕吐、视力障碍、体温改变、嗜睡、视力障碍、多尿等症状,当存在感染、低血糖时易发生昏迷。

治疗应根据病因,若病因为下丘脑或垂体肿瘤、视神经肿瘤,根据其性质以及是否引起压迫症状考虑放射或外科手术治疗。如病因不明或难以根治时采取对症治疗,如采用绒毛膜促性腺激素、促性腺激素释放激素和性激素替代治疗以改善性功能,采用甲状腺素改善代谢等治疗。

九、痛性肥胖病

痛性肥胖病(adiposis dolorosa)由 Dercum 在 1892 年首先描述,故又称德尔库姆病(Dercum disease)。它是一种罕见的、病因不明的脂肪组织疾病,表现为躯体某些部位皮下脂肪异常堆积,并伴有该部位自发性疼痛,常见于 35~50 岁之间,女性的发病率是男性的 5~30 倍。该病可能但未经证实的病因包括神经系统功能障碍、神经机械压力、脂肪组织功能障碍和创伤等。

痛性肥胖病的相关症状包括超重或肥胖、疲劳或虚弱以及许多精神症状(例如睡眠障碍、情绪不稳定、抑郁和焦虑)。诊断时需具备超重或肥胖、持续 3 个月以上的与脂肪组织沉积相关的疼痛,并进行系统的体格检查,排除其他鉴别诊断,如纤维肌痛、脂肪水肿、脂膜炎、淋巴水肿等;可根据疼痛部位脂肪的分布和范围进行分类(表 8-6-7)。

表 8-6-7　痛性肥胖病分类

	类型	描述
I 型	全身弥漫型	具有弥漫性广泛疼痛的脂肪组织,没有明显的脂肪瘤
II 型	全身结节型	位于身体多个部位的脂肪瘤及周围的疼痛
III 型	局部结节型	多个脂肪瘤内疼痛
IV 型	近关节型	大关节内部或周围的疼痛性脂肪褶皱

痛性肥胖病病因不明,由于缺乏前瞻性研究,治疗策略大多基于个案研究,因此存在争议。吸脂术或脂肪切除术可减轻患者疼痛,但机制尚不清楚,此外,其他可改善症状的疗法包括经皮节律电刺激和组织按摩。使用镇痛药和非甾体抗炎药可以减轻疼痛,局部应用利多卡因可阻断周围神经的冲动传导。

执笔:詹舒敏

指导:傅君芬

参考文献

[1] NCD Risk Factor Collaboration (NCD-RisC). Worldwide trends in body-mass index, underweight, overweight, and obesity from 1975 to 2016: A pooled analysis of 2416 population-based measurement studies in 128. 9 million children, adolescents, and adults. Lancet, 2017, 390 (10113): 2627-2642.

[2] WANG Y, WANG L, QU W. New national data show alarming increase in obesity and noncommunicable chronic diseases in China. Eur J Clin Nutr, 2017, 71 (1): 149-150.

[3] 王友发, 孙明晓, 薛宏, 等.《中国肥胖预防和控制蓝皮书》解读及中国肥胖预防控制措施建议. 中华预防医学杂志, 2019, 53 (9): 875-884.

[4] 袁金娜, 金冰涵, 斯淑婷, 等. 2009 至 2019 年 6~15 岁中国儿童青少年超重和肥胖趋势分析. 中华儿科杂志, 2021, 59 (11): 935-941.

[5] 中国营养学会.《学龄儿童体重管理营养指导规范 》(T/ CNSS 011—2021). 北京: 中国标准出版社, 2021.

[6] REINEHR T, ROTH C L. Is there a causal relationship between obesity and puberty？. Lancet Child Adolesc Health, 2019, 3 (1): 44-54.

[7] SIMMONDS M, LLEWELLYN A, OWEN C G, et al. Predicting adult obesity from childhood obesity: A systematic review and meta-analysis. Obes Rev, 2016, 17 (2): 95-107.

[8] SANCHEZ C E, BARRY C, SABHLOK A, et al. Maternal pre-pregnancy obesity and child neurodevelopmental outcomes: A meta-analysis. Obes Rev, 2018, 19 (4): 464-484.

[9] KINLEN D, CODY D, O'SHEA D. Complications of obesity. QJM, 2018, 111 (7): 437-443.

[10] AZAD M B, OWORA A. Is early-life antibiotic exposure asso-ciated with obesity in children？. JAMA Netw Open, 2020, 3 (1): e1919694.

[11] MINA T H, LAHTI M, DRAKE A J, et al. Prenatal exposure to very severe maternal obesity is associated with adverse neuropsychiatric outcomes in children. Psychol Med, 2017, 47 (2): 353-362.

第九章 继发性肥胖症的临床诊断和鉴别

第一节 内分泌代谢疾病

一、下丘脑性肥胖（中枢性肥胖）

（一）定义

下丘脑性肥胖（hypothalamic obesity，HyOb）是指下丘脑发育不良或下丘脑结构/功能受损导致机体能量摄入和能量消耗失衡、体重迅速显著增加，合并不同程度下丘脑功能紊乱及多种内分泌代谢疾病的综合征。

（二）病因和流行病学

病因主要包括三大类：①鞍上肿瘤/炎症/创伤及其治疗（如手术、放疗等）；②抗精神病药的副作用；③先天遗传性疾病，包括下丘脑能量平衡调节通路的单基因突变，如黑素皮质素-4受体（MC4R）、阿黑皮素原（POMC）、瘦素、瘦素受体、激素原转化酶-1等基因突变，以及以早发重度肥胖、发育异常和畸形为主要临床特点的遗传综合征，如PWS、BBS等。先天遗传性疾病引起的下丘脑性肥胖详见本书其他章节，本节重点介绍第一、二种病因导致的获得性下丘脑性肥胖。

下丘脑性肥胖的发病率和患病率缺乏人群流行病学数据，其患病比例与具体病因有关。颅咽管瘤是最常见的鞍上肿瘤，也是下丘脑性肥胖最主要的病因，国外文献报道颅咽管瘤治疗后下丘脑性肥胖发生的比例为50%左右。国内复旦大学附属华山医院回顾性队列研究显示，120例成人颅咽管瘤患者接受治疗后，下丘脑性肥胖发生的比例为29.2%。南方医科大学报道了来自6家区中心医院的404例儿童颅咽管瘤患者治疗后重度肥胖［BMI>同年龄、同性别儿童BMI平均值+3标准偏差（standard deviation，SD）］发生的比例为16.1%。其他引起下丘脑性肥胖的鞍上肿瘤包括生殖细胞肿瘤、视交叉下丘脑胶质瘤、拉特克囊肿（Rathke pouch cyst）、朗格汉斯细胞组织细胞增生症等，合并下丘脑性肥胖的比例为20%~80%不等。累及下丘脑的炎症，如结节病、结核、脑炎等亦可导致下丘脑性肥胖。

部分抗精神病药可作用于多巴胺能、5-羟色胺能、组胺能、肾上腺素能、毒蕈碱能及大麻素受体，影响食欲调节及饱腹感，导致食欲亢进、能量摄入增多及肥胖症比例升高，其导致的肥胖症也属于广义下丘脑性肥胖的范畴。常见导致体重增加的抗精神病药见表9-1-1。

表 9-1-1　常见导致体重增加的抗精神病药

药物种类	轻微体重增加（1~5kg/年）	显著体重增加（>5kg/年）
抗抑郁药		
三环类	阿米替林、去甲替林、丙米嗪、地昔帕明、度硫平、多塞平、氯米帕明	
选择性5-羟色胺再摄取抑制剂	帕罗西汀、西酞普兰、氟西汀、舍曲林	
单胺氧化酶抑制剂	苯乙肼	
其他	米氮平、马普替林	
抗精神病药		
经典型	氟哌啶醇、奋乃静	
非经典型	氨磺必利、喹硫平、利培酮、舍吲哚	氯氮平、奥氮平
抗癫痫药	加巴喷丁、普瑞巴林	丙戊酸钠、卡马西平
情绪稳定剂		锂制剂

（三）发病机制

1. 下丘脑在机体能量稳态调节中的作用　一方面，下丘脑是神经内分泌中枢，通过调节腺垂体功能影响全身其他内分泌腺体的激素合成和释放，这些靶腺激素在机体生长发育及维持能量稳态中均发挥重要作用。另一方面，下丘脑可以接收外周组织器官，如胃肠道、脂肪组织、胰岛β细胞和肝脏传入的机体能量状态信号，也可以发出神经传导束到达下丘脑外的神经核团，调节自主神经活性，还和边缘系统密切联系,参与调节进食动机及行为。

2. 下丘脑结构受损致下丘脑性肥胖的病理生理

(1) 食欲调节异常:鞍上肿瘤或炎症、手术、放疗等通常导致位于下丘脑中间部的弓状核和腹内侧核受损,致使外周胰岛素、瘦素、胰高血糖素样肽-1(GLP-1)等饱腹感信号在这些核团的作用减弱或缺失,导致饱腹感降低,下丘脑外侧区产生的饥饿感相对增强,导致摄食量增加。

(2) 自主神经功能紊乱:室旁核等核团受损导致交感神经活性下降,基础代谢率及活动量均显著降低,能量消耗减少。同时,副交感神经活性上调,胰腺迷走神经兴奋,导致高胰岛素血症,促进摄入的能量以脂肪形式储存,而脂肪堆积又可以加重胰岛素抵抗,进一步升高血清胰岛素水平,形成恶性循环。

(3) 昼夜节律紊乱:视交叉上核是调节昼夜节律的重要核团,它可以感知阳光并向室旁核发出信号,调节垂体前叶分泌激素的昼夜节律及松果体褪黑素的合成。褪黑素也可以影响神经肽Y、POMC及瘦素等的分泌,影响食欲调节。视交叉上核受损者多表现为昼夜节律紊乱、褪黑素水平降低及白天嗜睡,这也是导致患者活动量及能量消耗量下降的原因之一。

(4) 边缘系统功能障碍:下丘脑-边缘系统功能联系异常或边缘系统的直接损伤均可导致情绪和行为异常,如冲动控制障碍,可表现为食物渴求增加及暴饮暴食,进一步增加能量摄入量。

(5) 神经内分泌功能减退:室旁核及弓状核受损导致促激素释放激素分泌障碍及垂体前叶功能减退。甲状腺轴功能减退可直接降低机体代谢率及产热功能;生长激素缺乏可导致脂肪分解减慢、肌肉合成减少及体脂比例升高;男性性功能减退亦可导致肌肉量下降,基础代谢率降低。

(6) 其他:糖皮质激素在围手术期的大剂量使用及术后长期超生理剂量替代是加重下丘脑性肥胖的原因之一。鞍上占位导致的视力下降、视野缺损及肿瘤相关的乏力症状可进一步降低活动量,减少能量消耗。

(四) 临床特点

快速的体重增加及重度肥胖是下丘脑性肥胖最突出的特点。尽管鞍上肿瘤术前亦可发生下丘脑性肥胖,但术后1年内体重增加最显著,随后体重增加进入平台期,随访多年体重无明显下降。下丘脑性肥胖的主要临床特征包括:

1. 食欲亢进 下丘脑受损者可表现为难以控制的贪食症及异常摄食行为。然而,并非所有临床研究均观察到下丘脑性肥胖患者食欲亢进或摄食量增加,这可能与下丘脑受损核团不同或研究人群体重增加达到平台期有关。

2. 活动量下降 下丘脑受累的颅咽管瘤患者活动量较对照组明显降低,且下丘脑受累程度越重,体力活动评分越低。

3. 多种垂体功能减退 复旦大学附属华山医院数据显示,颅咽管瘤术后下丘脑性肥胖合并垂体肾上腺轴、甲状腺轴、性腺轴功能减退及中枢性尿崩症的比例分别为88.6%、88.6%、97.1%和91.4%。

4. 其他下丘脑功能异常 下丘脑性肥胖患者可合并昼夜节律紊乱、精神心理及行为异常、体温调节异常、渴感缺失等多种下丘脑功能紊乱。

5. 代谢紊乱 下丘脑性肥胖患者常伴有血糖、血脂、血压等多种代谢异常,其代谢综合征的患病率高达30%,显著高于年龄、性别、BMI及腰围匹配的对照组。

(五) 诊断及评估

下丘脑性肥胖尚缺乏统一的诊断标准,临床诊断需结合鞍上疾病病史、典型的临床特征及肥胖表型来综合判断。下丘脑性肥胖的临床评估包括以下几方面。

1. 肥胖症的一般评估 包括身高、体重、BMI、腰围、臀围、腰臀比及体脂含量测定。

2. 代谢相关并发症评估 代谢评估包括葡萄糖耐量试验及同步胰岛素释放试验、糖化血红蛋白、血脂、血尿酸、骨代谢标志物测定等。脂肪肝评估包括肝功能检测、肝脏超声或磁共振成像(MRI)(肝脏脂肪含量)。睡眠呼吸暂停综合征评估可利用便携式睡眠呼吸监测仪进行。

3. 垂体功能评估 测定清晨8时血促肾上腺皮质激素和皮质醇水平、甲状腺功能、性激素、生长激素、电解质,记录24小时尿量,必要时需行相应功能试验来判断垂体前后叶功能。

4. 下丘脑功能及影像评估

(1) 摄食:客观评估摄食量具有一定的难度,目前常用的评估方法有进食记录法、24小时饮食回顾法及食物频率调查问卷法。进食记录法和食物频率调查问卷法是性价比最高的评估方法,但对患者的依从性有较高要求。部分患者,尤其是肥胖症患者,常常漏报或少报,导致记录结果不准确。患者年龄、性别、心理因素等也可能影响记录或问卷的准确率。由营养师主导的24小时饮食回顾法较为可靠,但该方法无法评估饮食日间变异情况。

(2) 能量消耗:日常生活中通过监测心率或使用智能穿戴设备测定运动量可较为客观地评估能量消耗量。在临床科研中,使用间接能量测定仪监测二氧化碳产生量及氧气消耗量,可计算出能量消耗量。测定能量消耗量的金标准为双标水法,即口服 ^2H 和 ^{18}O 同位素标记的水后收集尿液并测定尿液中同位素的峰度。

(3)睡眠：可采用艾普沃斯嗜睡量表（Epworth sleepiness scale,ESS）或行多次睡眠潜伏时间试验（multiple sleep latency test,MSLT）评估日间嗜睡程度。多导睡眠监测仪可以监测睡眠周期，提供更全面的睡眠评估。

(4)精神心理：多采用调查问卷进行评估，如简明症状量表-18（brief symptom inventory-18）、健康状况调查简表-36（medical outcomes study short form-36）等。生长激素（GH）缺乏患者可采用成人生长激素缺乏症生活质量量表进行评估，儿童则应使用儿童生活质量量表评估。认知功能障碍或记忆功能障碍者可采用相应的认知或记忆评估量表进行评估。

(5)影像评估：常用方法有下丘脑损伤分级法，根据术前、术后垂体MRI影像将下丘脑受损分为3级：0级为无下丘脑受累；1级为病灶累及下丘脑前部，乳头体仍完整；2级为下丘脑前部和后部均受累，乳头体缺如。该方法简便易行，但使用该分级系统评估的下丘脑损伤程度与是否发生下丘脑性肥胖并不完全匹配。较为复杂的评估方法为下丘脑损伤评分（hypothalamic lesion score,HLS）（表9-1-2），通过不同MRI层面评估下丘脑受损程度，单侧受损记0.5分，双侧受损或中间部受损记1分，结合第三室底受损情况、是否存在第三脑室扩大及侧脑室扩大共评为0~7分，分值越高提示下丘脑损伤越严重。术后下丘脑损伤评分较术前与下丘脑性肥胖的相关性更好。

表9-1-2　下丘脑损伤评分

单位：分

部位	MRI切面	正常	单侧受损	双侧受损或中间部受损
第三脑室底	正中矢状面	0		1
下丘脑前部	前联合冠状面	0	0.5	1
下丘脑中间部	位于乳头体和前联合之间的冠状面	0	0.5	1
下丘脑后部	乳头体冠状面	0	0.5	1
乳头体	乳头体冠状面	0	0.5	1
第三脑室扩大	所有冠状面	0		1
侧脑室扩大	所有冠状面	0		1

（六）治疗及预防

下丘脑性肥胖不仅降低鞍上肿瘤患者的生活质量，还显著增加代谢性疾病风险，导致心血管疾病患病率及死亡率升高，因此需要积极治疗及管理。然而，下丘脑性肥胖的治疗目前仍是一大难题，需要内分泌科、减重外科、营养科、精神心理科等多学科团队通力合作，制订综合治疗策略。

1. 减重治疗

(1)生活方式及精神心理干预：下丘脑性肥胖患者生活方式干预的实施较单纯性肥胖患者难度更大。虽然单纯生活方式干预减重效果不佳，但营养干预仍是减重的最基本手段，个体化的饮食指导、活动量监测及专业的精神心理支持有助于降低体重增加幅度。

(2)药物治疗：针对下丘脑性肥胖患者的药物干预研究早期多为小样本病例报告或病例系列研究，近年来逐渐出现小规模随机对照试验（RCT）研究，其所使用的药物并非都具有减重适应证，疗效亦各不相同，主要药物类别包括以下几种。

1)GLP-1受体激动剂：可抑制食欲、增强饱腹感，延缓胃排空及改善胰岛素敏感性。目前国内外已上市的GLP-1受体激动剂种类较多，其中利拉鲁肽和司美格鲁肽具有FDA批准的减重适应证，然而目前该类药物在国内仅有糖尿病适应证。小规模病例系列报告研究显示利拉鲁肽可使成人下丘脑性肥胖患者BMI显著降低。然而，最近一项在青少年及青年人下丘脑性肥胖患者中使用艾塞那肽周制剂进行的RCT研究仅观察到总脂肪量下降，治疗前后BMI无显著改变。

2)中枢兴奋剂：小规模病例报告显示，右旋苯丙胺、哌甲酯、马吲哚及咖啡因/麻黄碱可提高下丘脑性肥胖患者的代谢率及活动量，一定程度上改善食欲亢进及日间嗜睡症状，有利于稳定或减轻体重。然而，这类药物并没有减重适应证，且属于国家管控药品，具有成瘾性，临床应用需谨慎。

3)托吡酯：该药是FDA批准的减重药物，能增强γ-氨基丁酸（GABA）的活性，抑制碳酸酐酶或兴奋谷氨酸受体活性，降低食欲。在PWS患者中进行的RCT研究显示，托吡酯治疗可改善进食行为，使BMI呈现下降趋势。然而，中国国家药品监督管理局并未批准该药用于治疗肥胖症。

4)减轻高胰岛素血症的药物：高胰岛素血症是下丘脑性肥胖发生的重要机制之一，既往有研究采用二氮嗪或奥曲肽抑制下丘脑性肥胖患者的胰岛素分泌，但并未观察到药物可以使患者BMI下降。二甲双胍可以改善胰岛素敏感性，减少肝糖原生成，然而在PWS患者中使用二甲双胍亦未观察到体重下降。

5)其他：在青少年及成人PWS患者中进行的RCT研究显示，蛋氨酸氨基肽酶2抑制剂——贝洛拉尼（beloranib），可以改善食欲亢进相关行为并减轻体重。另一项在成人下丘脑性肥胖患者中进行的研究使用特索芬辛

(5- 羟色胺 - 去甲肾上腺素 - 多巴胺再摄取抑制剂)及美托洛尔复合制剂治疗 24 周,使患者的平均体重下降 6.3%,并且体重下降主要源于脂肪量的减少。此外,催产素是近年来研究较多的药物,其具有调节社会行为及身体成分的作用,然而在 PWS 患者中进行的两项小规模 RCT 研究并未观察到使用催产素可减轻食欲。另一项研究,使用鼻吸入催产素类似物观察到患者食欲亢进的状态得到改善、行为障碍有所好转。在颅咽管瘤术后所致下丘脑性肥胖的病例报告中,联合应用催产素和纳曲酮可使患者食欲亢进症状减轻、体重降低。此外,选择性 MC4R 激动剂 setmelanotide 治疗下丘脑性肥胖的 II 期临床试验目前正在开展,有望为下丘脑性肥胖的治疗提供新手段。

(3)手术治疗:近年来,减重手术治疗下丘脑性肥胖取得了较好的效果,术式包括 Roux-en-Y 胃旁路术、腹腔镜胃束带术和袖状胃切除术,减重术后随访 5 年,患者平均体重下降达 22%。然而,减重手术在儿童青少年中的应用尚存在争议。除减重手术外,个别病例报道采用腹腔镜迷走神经干切断术或伏隔核深部电刺激法可以抑制食欲、减轻体重,不过相关病例数较少,其有效性和安全性尚待进一步验证。

2. **垂体功能减退的替代治疗** 应给予充分的外源性激素替代治疗。需要注意的是,下丘脑性肥胖患者 11β- 羟类固醇脱氢酶活性升高,该酶可以促进无活性的可的松转变为有活性的氢化可的松,因此,糖皮质激素替代需个体化调节,避免超量,通常建议在避免低血糖及肾上腺危象的前提下尽可能使用小剂量氢化可的松替代。甲状腺激素替代需使血清游离甲状腺素水平达到正常参考范围的中上水平,以改善代谢率。生长激素缺乏患者亦应积极考虑 GH 激素替代治疗,有利于改善身体成分及代谢并发症,目前认为 GH 替代治疗不增加颅咽管瘤及其他鞍上肿瘤的复发率。

3. **代谢综合征的综合管理** 高血糖、高血压、高血脂及高尿酸的综合管理是下丘脑性肥胖治疗的重要环节,药物使用可参考单纯性肥胖症患者的用药,降血糖药首选具有减轻体重作用的 GLP-1 受体激动剂及钠 - 葡萄糖耦联转运体 2 抑制剂。

4. **睡眠障碍治疗** 昼夜节律紊乱、日间嗜睡患者可考虑褪黑素治疗。中枢兴奋剂右旋苯丙胺、莫达非尼和哌甲酯也能改善下丘脑性肥胖患者的日间嗜睡症状。

5. **对症支持治疗** 对于合并体温调节异常的下丘脑综合征表现者,主要采用对症支持治疗避免体温过高或过低。渴感缺失者需密切记录尿量和饮水量,保证出入液量平衡,避免脱水。

鉴于下丘脑性肥胖的危害及难治性特点,预防下丘脑性肥胖的发生显得尤为重要。鞍上肿瘤手术难度大,应尽量由经验丰富的神经外科垂体亚专科团队进行,术中尽可能避免损伤下丘脑,可以降低下丘脑性肥胖的发生率。新的影像技术,如 7T-MRI 及任务态脑功能磁共振成像的发展,可以更加清晰地定位下丘脑核团,有利于制订最大程度保护下丘脑的手术治疗策略。另外,术后早期识别下丘脑性肥胖的高危人群,并早期开始生活方式及药物干预有望减轻术后体重增加。

二、垂体前叶功能减退

(一) 定义

垂体前叶功能减退是指垂体前叶分泌一种或多种促激素障碍致下游靶腺分泌激素不足。病因包括原发于垂体本身的病变或继发于下丘脑 / 垂体柄的病变,如鞍区的各种占位性病变(包括垂体瘤、颅咽管瘤、生殖细胞肿瘤等);垂体各种炎症性病变如原发或继发性垂体炎,感染性病变如垂体脓肿等;垂体柄中断综合征;其他如垂体卒中、局部放疗、脑外伤、产后大出血等。临床表现取决于发病年龄、垂体分泌激素缺乏的种类和程度、病因等,表现呈多样化。儿童青少年起病者常表现为生长发育障碍,成人起病则临床表现隐匿、缺乏特异性。

对有鞍区病变或有垂体功能减退相关症状者可检测垂体激素和各靶腺激素,必要时行相应兴奋试验可以明确功能诊断;同时根据病史和鞍区 MRI 等相关检查明确病因。

治疗包括所缺乏垂体激素或其相应靶腺激素的替代治疗,以及针对病因的可能治疗。垂体功能减退的替代治疗看似简单,但合理替代是个难题。临床实践中,替代不足、不替代和替代过量现象同时存在。替代不足多见于甲状腺激素和性激素,基本不替代的是生长激素;而糖皮质激素替代因其生理分泌呈现的昼夜节律性和应激性特点,临床缺乏评估替代合理与否的金标准,容易导致激素过量和不足现象。

(二) 垂体前叶功能减退与代谢综合征

累及下丘脑的鞍区病变如颅咽管瘤、生殖细胞肿瘤等的患者,垂体功能减退同时可出现下丘脑性肥胖,见上文"一"内容。垂体前叶功能减退患者特别是肾上腺轴功能减退患者治疗前多表现为纳差和体重下降,经过糖皮质激素替代治疗后体重有所增加是治疗有效的表现。

垂体功能减退患者的代谢异常早就引起临床关注。国内外多项临床研究结果显示,与正常对照人群相比,垂体功能减退特别是未行生长激素替代治疗的患者中代谢综合征的发生率升高,其中仅部分研究报道的结果中包含体重相关信息。

一项研究报道2 531例垂体功能减退患者MetS患病率为42.3%,平均BMI为(29.9 ± 6.8) kg/m²。另一项研究显示2 479例未行生长激素替代治疗的垂体功能减退患者,MetS发生率为43.1%。MetS的发生与年龄、垂体功能减退的病因、BMI、生长激素缺乏等相关。很遗憾,这两项大型队列结果均未展示垂体功能减退患者肥胖症比例和高危因素等相关数据。

2021年四川大学华西医院报道,与正常对照相比,264例成人垂体功能减退患者MetS占比升高(39.4% vs 24.4%),而BMI相近$[(23.3 \pm 4.5)$ kg/m² vs (23.1 ± 3.9) kg/m²$]$,中心性肥胖比例相近。进一步分析发现生长激素水平越低,患者的BMI、腰围、甘油三酯、尿酸越高,NAFLD和MetS发生率越高,提示各项代谢异常与生长激素缺乏密切相关。该研究同时详细展示激素替代治疗情况,结果显示肾上腺轴、甲状腺轴功能减退者分别有41.7%和44.2%的患者接受相应替代治疗,性腺功能减退者(低于60岁男性和低于50岁女性)替代率仅24%,但合并MetS组的替代情况和未合并MetS组无异。2022年中国人民解放军总医院第一医学中心报道1 850例垂体功能减退患者中MetS患病率为27.7%,与文献报道的2010—2012年中国成年人MetS标化患病率25.9%无显著差别;其中超重和肥胖比例分别为23.2%和26%。复旦大学附属华山医院报道970例垂体功能减退患者中,超重和肥胖分别占33.4%和22.95%。同时国内外多项临床研究结果显示垂体功能减退患者中NAFLD发生率增加,发生率30.9%~70.6%不等,均高于对照组,其发生主要与生长激素缺乏相关。除生长激素外,性激素和甲状腺激素不替代或替代不足不利于代谢,而糖皮质激素替代过量也可导致脂肪增多促进肥胖。

(三) 治疗与预防

1. **垂体功能减退的替代治疗** 各项激素的合理替代是垂体功能减退治疗的核心,也是预防和纠正与疾病本身或治疗不当相关额外风险的核心。临床上垂体功能减退的规范替代率有待改善,特别是性激素和生长激素的替代有待提高。

(1)糖皮质激素合理替代和模式优化:控制每日一片的生理替代总量是避免过量替代的基础。传统通用替代治疗方法是氢化可的松或可的松每日分2~3次给药。新型口服氢化可的松制剂或皮下泵模拟输注给药能更好地模拟生理分泌,可改善体重和血糖等代谢指标。

(2)甲状腺激素替代:首选左旋甲状腺素,治疗目标为游离甲状腺素(FT₄)处于正常值范围的上半部分。促甲状腺激素(TSH)值不是判断替代治疗合适与否的指标,切不能因为TSH低于正常而判断为替代过量而减量。

(3)生长激素替代:众多临床研究证实在肾上腺、甲状腺和性腺轴合理替代基础上,生长激素替代治疗可有效改善身体组分,提高运动能力,改善血脂谱,降低心血管风险,改善骨质量增加骨密度,并提高生活质量。国内外发布的成人生长激素缺乏诊治专家共识,循证医学研究支持生长激素替代治疗的获益和安全性。临床上确诊成人生长激素缺乏且无生长激素治疗禁忌者应予以生长激素替代治疗。

(4)性激素替代:无相应禁忌证的绝经前女性和男性患者可积极进行相应性激素的替代。

2. **针对垂体功能减退患者体重和代谢异常的管理** 目前针对下丘脑性肥胖患者有药物或手术治疗的相关研究,但尚无针对一般垂体功能减退患者体重和代谢异常管理的相关研究。鉴于普通人群肥胖症高发,临床上垂体功能减退患者在进行规范替代治疗的同时,通过饮食和运动治疗等健康生活方式促进健康,监测体重、血糖、血脂和肝脏等情况,必要时给予相应的药物治疗。

三、库欣综合征

(一) 定义

库欣综合征是指由多种病因导致的高皮质醇血症,过多皮质醇作用于全身各脏器,引起以中心性肥胖、高血压、高血糖、低钾血症和骨质疏松等为典型表现的综合征。在绝大多数病例中(约70%),库欣综合征是由垂体肿瘤产生过多促肾上腺皮质激素(adrenocorticotropic hormone,ACTH)引起的,称为ACTH依赖性库欣综合征或库欣病。肾上腺肿瘤或肾上腺增生产生的皮质醇不依赖ACTH分泌,约占库欣综合征病例的20%。分泌ACTH或促肾上腺皮质激素释放激素(罕见)的垂体外肿瘤在其余约10%的病例中引起异位库欣综合征。过度暴露于外源性糖皮质激素也可引起库欣综合征,称为外源性库欣综合征。

(二) 发病机制

库欣综合征以内脏脂肪堆积导致的中心性肥胖为特征,该特征性脂肪分布模式的机制尚未阐明。在脂肪组织中,糖皮质激素可以促进前脂肪细胞分化为脂肪细胞,还增强胰岛素诱导的脂肪生成。有研究报道1型11β-羟基类固醇脱氢酶(11β-hydroxysteroid dehydrogenase type 1,11β-HSD1)可以将非活性皮质醇转化为活性皮质醇,并且组织中11β-HSD1的差异表达可能会影响局部皮质醇的利用率。而内脏脂肪组织与皮下脂肪组织中 11β-HSD1 的差异表达会影响脂肪分布模式。同时糖皮质激素可以通过结合 1 型和 2 型糖皮质激素受体发挥作用,最近有研究表明,这些受体及其亚型在不同组织中的不同表达可能会影响糖皮质激素的组织特异性作用,从而导致在内脏和皮下脂肪组织中观察到的作用差异。另外,库欣综合征患者内脏脂肪的堆积还与脂肪因子的异常分泌有关,也促进了代谢综合征的发展。

(三) 临床特点

继发性肥胖是库欣综合征最常见的临床特征之一,国内外不同文献报道显示 79%~97% 的患者体重超标,主要表现为中心性肥胖,而非全身性脂肪增加。既往研究显示,在 BMI 校正后,库欣综合征患者的腰围显著高于对照组,而不同类型的库欣综合征患者间无显著差异。在库欣综合征患者中,腰臀比与血压、血糖和胰岛素水平的相关性证实了中心性肥胖在库欣综合征诱导的代谢变化中的关键作用。肥胖的形成与库欣综合征的持续时间有关,病程越长往往中心性肥胖的表现越明显。性别方面,尽管肥胖症的患病率在男女之间相似,但库欣综合征的女性患者比男性患者具有更高的 BMI 水平。

(四) 诊断

对于中心性肥胖的患者需警惕库欣综合征的可能,特别推荐对以下人群进行筛查:年轻患者(<40 岁)出现骨质疏松、高血压等与年龄不相称的临床表现;有库欣综合征的临床表现且进行性加重,特别是有典型症状如肌病、多血质、紫纹、瘀斑和皮肤变薄的患者;体重增加而身高百分位下降、生长迟缓的肥胖症儿童;肾上腺意外瘤患者。

对疑似库欣综合征的患者,应首先询问近期内有无糖皮质激素用药史,除外医源性库欣综合征。同时,排除疾病急性状态,如各种感染、糖尿病酮症等情况。为明确诊断需行筛查试验,当有至少两项筛查试验阳性时考虑定性诊断成立,即确诊为库欣综合征。

在定性诊断阶段,注意与代谢综合征、多囊卵巢综合征相鉴别,这两种综合征具有相似的临床表现但无皮质醇增多的检查依据;还要与抑郁症、酗酒相鉴别,这两种情况可有皮质醇增多的实验室证据,但无相应临床表现。值得注意的是,对部分有临床表现但缺乏实验室证据的患者,需警惕周期性库欣综合征可能。对临床表现不明显、定性诊断不能完全确认的患者,随访监测为明智且合理的选择。

(五) 治疗

库欣综合征引起的肥胖治疗应以病因治疗为主,需积极寻找引起皮质醇分泌增多的病灶部位,首选手术治疗。

对于手术未缓解或无法手术的患者,可考虑放射治疗、药物治疗及放射性核素肽受体介导治疗等二线治疗方案。

术后皮质醇的持续缓解有助于改善患者的中心性肥胖。有两项研究报道了手术缓解后 1 年患者的 BMI、腰臀比、腰围的变化情况,尽管术后患者的 BMI 仍高于年龄性别匹配的对照组,腰臀比、腰围仍高于 BMI 匹配的对照组,但较其术前已有明显的改善。另一项库欣综合征术后 5 年随访的研究显示尽管已达长期缓解,库欣综合征患者的 BMI 和腰臀比仍高于年龄性别匹配的对照者,并且腰臀比高于 BMI 匹配的对照者,提示长期治愈的库欣综合征患者仍有较高的心血管风险,需积极给对体重予以关注和干预。

库欣综合征的药物治疗也可改善患者的体重。库欣综合征患者使用米托坦治疗 6 个月后,BMI 可有显著下降。与基线相比,酮康唑或米非司酮治疗也可明显改善各类库欣综合征患者的体重。作用于垂体的药物中,帕瑞肽治疗即使没有完全生化控制,也可降低体重、BMI 和腰围;而卡麦角林在短期治疗后改善了库欣综合征患者的腰臀比,并在长期治疗后降低 BMI 水平。

若库欣综合征通过病因治疗生化缓解后体重仍超标,可参考单纯性肥胖症的饮食运动管理和相应药物治疗原则进行体重控制。同时,高血糖、高血压和低血钾等并发症病情会随着皮质醇水平的下降而快速好转或缓解,应密切监测,并及时调整相应的治疗用药。

四、胰岛素瘤

(一) 定义

胰岛素瘤指因胰岛 β 细胞瘤或胰岛 β 细胞增生造成胰岛素分泌过多,进而引起低血糖症。其胰岛素分泌不受低血糖抑制,亦称内源性高胰岛素血症。胰岛素瘤是自发性空腹低血糖最常见的原因,分为胰岛 β 细胞腺瘤和胰岛 β 细胞腺癌两种,分别占 90% 及 10%,任何年龄均可发病,但多好发于 40~60 岁,无男女性别差异。当血糖低于 2.8mmol/L 时,多数患者出现心悸、烦躁、饥饿、多汗和四肢颤抖等低血糖症状,部分患者因惧怕低血糖发作,进食次数增加或者进食量增加而导致肥胖。

(二) 发病机制

探究胰岛素瘤的发病机制对于认识和治疗这种神经内分泌肿瘤具有重要意义,目前发病机制主要包括异常细胞增殖、基因突变、遗传倾向和胰岛素的功能紊乱等。

1. **异常细胞增殖** 胰岛素瘤是源自胰岛 β 细胞的肿瘤,其发病机制与细胞增殖紊乱密切相关。正常情况下,胰岛 β 细胞通过严格调控细胞周期以维持稳定的细胞增殖和凋亡平衡。然而,在某些情况下,异常细胞增殖可能出现,导致胰岛素瘤的形成。

2. 基因突变 基因突变在胰岛素瘤的发病机制中起着重要的作用。研究表明,一些关键基因的突变会使胰岛 β 细胞失去正常细胞周期调控能力,进而引发细胞增殖异常。

(1)多发性内分泌肿瘤 1 型(multiple endocrine neoplasia type-1,MEN-1)基因突变:MEN-1 基因是胰岛素瘤最常见的致病基因,该基因突变可以导致 MEN-1,其中包括胰岛素瘤。

(2)VHL 基因突变:VHL 基因突变也与胰岛素瘤的发生相关,它是造成特发性胰岛素瘤的一个常见遗传突变。VHL 基因的突变会导致维持细胞正常生理功能的蛋白质 VHL 缺失或异常表达,从而促进胰岛素瘤细胞的生长和增殖。

(3)AKT1 基因突变:AKT1 基因编码蛋白质 AKT1,在胰岛素瘤中突变会导致 AKT 信号通路的激活,增加胰岛素瘤细胞的增殖和生存能力。

(4)PTEN 基因突变:PTEN 基因突变也与胰岛素瘤的发生相关。PTEN 蛋白质具有抑制细胞生长和促进细胞凋亡的作用,PTEN 基因突变会导致 PTEN 功能丧失,从而促进胰岛素瘤细胞的增殖。

3. 遗传倾向 遗传因素在胰岛素瘤发病中扮演着重要角色。一些家族性疾病研究发现,某些遗传突变可以显著增加患胰岛素瘤的风险。这些突变可能影响关键基因的功能,导致胰岛 β 细胞发生异常增殖。因此,在个体遗传背景下,胰岛素瘤的发生可能会更为常见。

(1)遗传性内分泌肿瘤综合征:一些家族性遗传性内分泌肿瘤综合征如多发性内分泌肿瘤 1 型(MEN-1)、4 型(MEN-4)以及特发性多发性内分泌肿瘤综合征与胰岛素瘤有关。这些综合征与特定基因的突变相关,如 MEN-1 综合征与 MEN-1 基因突变相关。

(2)希佩尔 - 林道病(von Hippel-Lindau disease,VHL病):这是一种囊样血管瘤病,也可以同时伴随胰岛素瘤的发生。VHL 病与 VHL 基因的突变有关,该基因突变会导致血管瘤形成以及多个肿瘤类型的患病风险增加,其中包括胰岛素瘤。

(3)双源性胰岛素瘤病:这是一种罕见的遗传性疾病,与 ABCC8 和 KCNJ11 基因的突变有关。这些基因编码起重要作用的胰岛素分泌通道的组成部分,突变可导致胰岛素分泌异常,进而引起胰岛素瘤。

4. 胰岛素的功能紊乱 胰岛素瘤的发病机制还涉及胰岛素功能的紊乱。正常情况下,胰岛素由胰岛 β 细胞分泌以调节血糖水平。然而,在胰岛素瘤患者中,由于肿瘤过度分泌胰岛素,血糖水平可能显著下降,引发低血糖症状。这种胰岛素的功能紊乱也是胰岛素瘤发病机制中的重要环节之一。

胰岛素瘤的发病机制涉及多个方面,深入了解胰岛素瘤的发病机制有助于医者更好地理解和治疗胰岛素瘤。未来的研究将重点关注探索这些机制中的分子事件和调控网络,以便为胰岛素瘤的诊断和治疗提供更有效的手段。

(三)临床特点

胰岛素瘤患者的临床发病特点包括以下几个方面。①低血糖症状:胰岛素瘤患者常出现低血糖症状,如头晕、乏力、出冷汗、心悸、饥饿感、脑部症状(如思维不清、精神恍惚)等。这种低血糖症状并非与饮食有关,主要由于过多的胰岛素导致血糖过低。②反跳性高血糖:在低血糖发作后,胰岛素瘤患者体内的对抗低血糖机制会导致血糖反弹上升。这是因为机体通过肾上腺素和其他抗胰岛素激素来对抗低血糖,但由于胰岛素瘤患者大量分泌胰岛素,这种反弹现象比一般人更明显。③饮食逆耐受:胰岛素瘤患者可能会出现相对性饮食逆耐受,即在摄入大量碳水化合物后,血糖上升速度较慢。④其他症状:除了以上症状外,还包括皮肤潮红、汗湿、恶心、呕吐等症状。

(四)治疗

胰岛素瘤的治疗方式主要包括手术治疗、药物治疗和放射治疗等。①手术治疗:是治疗胰岛素瘤的首选方法。根据瘤体的大小、位置和患者的身体状况等因素,选择适当的手术方法,如胰腺切除术、胰十二指肠切除术等。手术目的是完全切除肿瘤,以达到治愈的效果。②药物治疗:主要用于控制瘤体的生长和分泌胰岛素的功能。常用的药物包括生长抑素类药物(如奥曲肽、奥曲肽缓释制剂等)、口服降血糖药(如胰岛素分泌促进剂、胰岛素拮抗剂)等。药物治疗主要用于手术治疗不可行或作为术前术后的辅助治疗。③放射治疗:对于无法手术治疗或复发转移的胰岛素瘤患者,可以考虑放射治疗。常用的放射治疗方式包括放射性碘 -131 治疗和外科放疗等。放射治疗的目的是抑制瘤体的生长和分泌功能,降低血糖水平。

需要注意的是,治疗胰岛素瘤的方式需要根据患者的具体情况而定,通常需要多学科团队的共同参与,综合考虑手术、药物和放射治疗等不同治疗方式的优劣,制订个体化的治疗方案。术后的患者还需要终身进行随访和定期复查,以检测是否有复发或转移的情况出现。

五、性腺功能减退症所致的肥胖

(一) 定义

1. **性腺功能减退症病因** 性腺功能减退症(hypogonadism)是由于各种先天性或后天性原因导致性腺轴即下丘脑 - 垂体 - 靶器官(睾丸/卵巢)的任何部位出现功能或结构异常,使得性激素合成、分泌和/或作用不足,表现为性器官及第二性征不发育,生长发育迟缓的疾病。其常见病因包括:染色体异常、特发性和基因性垂体多种激素不足、下丘脑垂体肿瘤、中枢神经放疗及手术后、先天性卵巢/睾丸发育不良、卵巢/睾丸肿瘤、神经性厌食症、过度运动、肥胖症以及各种严重的全身急慢性疾病等。

2. **性腺功能减退症分类** 根据下丘脑 - 垂体 - 性腺轴功能缺陷的部位,性腺功能减退症主要分为两大类:原发性性腺功能减退症、继发性性腺功能减退症。其中原发性性腺功能减退症又称为高促性腺激素性性腺功能减退症,是由于先天性或后天原因导致的睾丸/卵巢本身功能减退;继发性性腺功能减退症又称为低促性腺激素性性腺功能减退症,是由于先天性或后天性下丘脑和垂体疾病或损伤引发的促性腺激素释放激素(GnRH)及黄体生成素(LH)和卵泡刺激素(FSH)合成和分泌缺乏引起的睾丸/卵巢功能减退症,但其睾丸/卵巢本身的储备功能是正常的。值得注意的是,性腺功能减退症中最常见的类型为肥胖相关男性性腺功能减退症(MOSH)。

(二) 机制

1. **肥胖与性腺功能减退症相互影响** 现认为,肥胖与性腺功能减退症互相影响。已有多项研究证实,不管是男性睾酮水平还是女性雌激素水平缺乏,均与脂肪堆积密切相关。尽管性腺功能减退症本身通常不会显著影响总体重,但性腺功能减退症患者常表现出脂肪含量尤其是内脏脂肪含量增加,且与男性睾酮水平或女性雌激素水平呈负相关。此外,女性性腺功能减退症患者予以雌激素替代或男性性腺功能减退症患者予以雄激素替代,这些均与体重减轻有关。

2. **性腺功能减退症与肥胖相互影响的具体机制** 关于两者相互影响的具体机制尚未完全明确。正常情况下,睾酮可以抑制脂肪细胞的分化,同时促进肌细胞的扩张,并调节脂质代谢,减少脂质摄取并增加脂肪酸 β 氧化。当肥胖或腹型肥胖导致睾酮浓度下降时,可促进脂肪生成与脂质摄取,进一步增加脂肪组织尤其是内脏脂肪的沉积。脂肪组织的堆积可使得芳香化酶活性增加,导致雌激素的过剩并抑制促性腺激素(LH、FSH)的分泌,而下丘脑与垂体

水平的胰岛素抵抗和脂肪组织分泌的炎症介质也可对促性腺激素分泌产生抑制作用,从而使机体睾酮水平进一步下降。

正常情况下,雌激素可抑制女性的食物摄入,并可通过雌激素受体激活下丘脑腹内侧核增加能量消耗。此外,雌激素不仅影响脂肪组织的增生、肥大和分布,而且对脂肪组织的生长发育也有重要影响,它们可通过调节脂肪组织的"棕色化"来增强脂肪组织的代谢活性。而当雌激素浓度下降时,则可增加能量摄入并减少能量消耗,增加肥胖的风险。在雌激素减少或缺乏的女性中,脂肪细胞所表达的抗脂解 α_2/脂解 β_1、β_2 肾上腺素能受体的比例下降,诱发这部分人群的内脏脂肪的堆积。

(三) 临床特点

1. **性腺功能减退症临床表现** 性腺功能减退症的临床表现常因性激素缺乏出现的时间、部位不同而表现各异。对于男性性腺功能减退症患者,若雄激素缺乏发生于胎儿发育早期,其临床表现是生殖器发育难以辨认和男性假两性畸形;若雄激素缺乏发生于青春期前,其临床表现是男性青春期发育迟缓和男性第二性征发育不全;若成人期才出现雄激素缺乏,患者则主要表现为性欲减退、不育和男性乳房发育。女性性腺功能减退症的患者,若雌激素缺乏发生于胎儿发育早期或青春期前,其临床表现是女性第二性征发育不全,常表现为闭经、腋毛阴毛稀少、乳房无发育等;若成人期才出现雌激素缺乏,患者则主要表现为月经周期不规则、不孕,并伴有潮热、出汗,可能有焦虑、情绪低落,以及睡眠障碍、骨质疏松等症状。

2. **性腺功能减退症相关性肥胖的临床特点** 性腺功能减退症相关性肥胖的临床特点与国内曲伸教授根据肥胖者的各种症状和体征可分为"四种颜色"中的"黄胖子"遥相呼应。"黄胖子"的饮食与正常人群相似,只不过由于代谢水平低、消耗少,导致热量超标,脂肪在体内堆积,虽然进食不多但体重依旧增加。这类人体重超标的同时肤色偏暗偏黄,由于甲状腺、性腺等激素的分泌水平较低,无论白天夜晚,总是处于倦怠、无力甚至嗜睡的状态,且腹部肥满松懈、腹胀,进食后加重。女性"黄胖子"会出现经期推迟甚至闭经,大便不成形,容易腹泻,舌体胖大,边缘有齿痕。此外,这种类型肥胖症患者的糖脂代谢能力最差,发生糖尿病和代谢综合征的风险最高。

(四) 治疗

性腺功能减退症相关性肥胖的治疗原则一般是在治疗原发疾病的基础上,积极予以性激素替代,具体可结合患者的临床需求酌情予以 GnRH 脉冲分泌替代、促性腺

激素替代、雄激素或雌孕激素制剂替代,以维持男性/女性的第二性征,并满足生育需求。对于MOSH患者,鉴于睾酮治疗的益处和潜在风险的证据有限,并不建议对其予以睾酮替代治疗,而建议首选生活方式改变和积极减重以帮助下丘脑-垂体-性腺轴恢复,提高睾酮水平。此外,对于符合减重手术适应证的MOSH患者,减重手术可以显著提高这些患者体内睾酮水平,并恢复下丘脑-垂体-性腺轴。

六、甲状腺功能减退症

(一)定义

甲状腺功能减退症(hypothyroidism,简称甲减)是由于甲状腺激素合成和分泌减少或组织作用减弱导致的全身代谢降低的综合征。根据2010年我国十城市甲状腺疾病患病率调查,以促甲状腺激素(TSH)>4.2mIU/L为诊断切点,甲减的患病率为17.8%,其中临床甲减与亚临床甲减患病率分别为1.1%、16.7%。我国甲减年发病率为2.9‰。

(二)病因和流行病学

甲减病因复杂,其中自身免疫、甲状腺手术和甲亢[131]I治疗三大原因占90%以上。另一罕见疾病为甲状腺激素抵抗综合征,也可表现为甲减,具有家族遗传性,需行基因筛查及诊断试验以明确。

甲减的症状主要以代谢率降低和交感神经兴奋性下降为主。典型患者表现为乏力、手足肿胀感、嗜睡、记忆力减退、少汗、体重增加、便秘、女性月经紊乱、不孕等。少数病例出现黏液性水肿,累及心脏时可出现心包积液和心力衰竭,重症患者可发生黏液性水肿昏迷。

美国国家健康与营养状况调查显示,以TSH正常上限为4.5mIU/L,甲减的患病率为4.6%,其中亚临床甲减的患病率为4.3%,临床甲减患病率为0.3%。在欧洲,甲减的患病率为4.94%;日本甲状腺功能异常患者的发病率为10%,其中亚临床甲减占5.8%。

(三)诊断与治疗

血清TSH和游离T_4(FT_4)、总T_4(total thyroxine 4,TT_4)是诊断原发性甲减的首选筛查指标。临床甲减是指FT_4水平降低,血清TSH水平升高。而亚临床甲减是指仅有血清TSH水平升高,TT_4和FT_4水平正常。原发性临床甲减的治疗目标是甲减的症状和体征消失,TSH、TT_4、FT_4值维持在正常范围。

左甲状腺素(levothyroxine 4,$L\text{-}T_4$)是甲减的主要替代治疗药物,一般需要终身替代。$L\text{-}T_4$的起始剂量和达到完全替代剂量所需的时间要个体化,根据病情、年龄、体重及心脏功能状态确定。$L\text{-}T_4$的服药方法首选早饭前1小时。补充$L\text{-}T_4$治疗初期,每间隔4~6周测定血TSH及FT_4。治疗达标后,至少需要每6~12个月复查1次上述指标。

(四)甲减与肥胖的关联

近年来,肥胖与甲状腺功能紊乱的关系越来越受到关注,有研究认为肥胖与甲状腺功能的关系可能是双向的,肥胖可能不仅是甲状腺功能紊乱的结果,也是导致甲状腺功能紊乱的原因。甲状腺功能异常在肥胖症个体中非常普遍,研究显示783例肥胖症患者进行术前评估时发现18.1%出现TSH升高。在女性群体中,肥胖与甲减存在显著相关。65岁或以上女性肥胖患者相比非肥胖对照组临床甲减的患病率高。在非糖尿病患者中,女性肥胖患者亚临床甲减患病率高于女性非肥胖对照组。一项荟萃分析显示27项研究中临床甲减和亚临床甲减的患病率从1987年至2018年呈现上升趋势,波动范围分别为1.7%~43.7%和0~58.3%。

(五)左甲状腺素替代治疗对体重的影响

甲减患者经药物替代治疗后TSH抑制的程度对体重没有造成明显的影响。在一项为期1年的甲减患者治疗效果的前瞻性研究中,当TSH控制在0.4~2mIU/L时,相比控制目标为2~4mIU/L,TSH抑制更低时静息能量消耗更高,但两组之间脂肪含量或体脂百分比无明显差异。

体重与甲状腺功能状态之间的相互关系复杂。甲减患者经$L\text{-}T_4$治疗后体重轻度减轻,主要是水的重量丢失而不是脂肪。目前还没有一致的证据表明甲状腺激素治疗可以诱导甲状腺功能正常的肥胖个体体重减轻。

(六)减重手术对甲状腺功能的影响

2011年,国际糖尿病联盟正式推荐减重手术为肥胖伴2型糖尿病的治疗方法。减重手术还可显著改善肥胖伴发的其他并发症如高脂血症、高血压、多囊卵巢综合征等。腹腔镜下袖状胃切除术(LSG)和腹腔镜下Roux-en-Y胃旁路术(LRYGB)为常见的减重手术式。

有研究显示,LRYGB和LSG术后的最初2年患者$L\text{-}T_4$需求量减少,LSG术后早期的每日总$L\text{-}T_4$剂量需求减少,应在减重术后2年内注意监测甲状腺功能。Dall'Asta等对258例肥胖症患者行腹腔镜胃束带术(LAGB)前后甲状腺功能的改变进行了研究,对比肥胖症患者及体重正常者的甲状腺功能,发现前者血清TSH、FT_3及FT_4水平均较后者高;在对肥胖症患者术后随访中发现,随着其体重的下降,血清FT_3下降、FT_4上升、TSH水平无明显变化。一项荟萃分析发现24项研究中有10项研究显示减重术后临床甲减和亚临床甲减显著缓解,同时伴$L\text{-}T_4$

用量的减少。鉴于目前的证据,我们认为亚临床甲减更多可能是肥胖症的后果,而不是原因,对于大多数患者减重治疗术后进行随访,不再需要甲状腺激素治疗。未来还需要进行随机对照研究来为临床治疗提供更充足的循证医学证据。

执笔:吴蔚　叶红英　苗青　蔡晓凌
指导:李益明　纪立农

第二节　其他非内分泌疾病继发肥胖症

一、胃肠道疾病继发肥胖

肥胖症是以脂肪过度堆积为特征的慢性疾病,其发生主要与能量摄入过多或能量消耗过少有关,而胃肠道在进食、消化和营养物质吸收等方面起着十分重要的作用。因此,胃肠功能与肥胖症的发生发展存在密切关系。

(一)胃功能与肥胖症

胃容量、胃容受反应、胃排空及胃肌电活动与肥胖症的发生均有关。肥胖症患者胃容量有增加的趋势,但究竟是胃容量增大导致了肥胖症,还是胃容量增大仅是肥胖症患者的一种适应性反应,目前还不能确定。在正常人体中,近端胃在进食时反射性舒张来容纳食物的这种反应称为胃容受反应。胃容受反应异常与一些疾病相关。此外,导致进餐停止的信号主要来源于胃肠道,食物在胃内蓄积逐渐引起胃壁的牵张,从而激活处于胃壁内的牵张感受器或机械性受体感受器,这些感受器通过外周的感觉神经传递有关的负反馈信号至下丘脑神经中枢,从而引起饱胀感及进餐停止。

胃有能力将恒定的热量按恒定的速度排入小肠,这个精密调节过程能延长食物在胃内存在的时间,维持饱腹感,延缓饥饿感出现的时间,并防止过早进食,肥胖症患者的固体胃排空率有加快的趋势。胃排空过快可能与过多进食和肥胖症的形成有关。在胃排空过快的情况下,食物在胃内停滞的时间变短,由胃内食物引起的负反馈饱胀感信号很快变弱,从而引发饥饿感,导致进餐间隙变短、进餐次数增加。最终,因胃排空的调节障碍,引起能量失衡,导致肥胖症发生。胃肌电图是记录胃肌电活动的一种可靠、非侵伤性的方法,对胃动力的评估有着重要的参考价值。肥胖症患者在空腹和餐后的胃电主频率、胃电在 2~4 周 /min 频率范围的时间百分比明显低于正常组,且胃电节律有缓慢增多的倾向。

(二)肠道功能与肥胖症

肠道动力及肠道通过时间均与肥胖症相关,小肠动力变化在食欲调节方面起重要作用,营养物质进入小肠后对胃动力产生抑制作用,从而延迟食物在胃内存留的时间,有利于维持饱腹感。肥胖症患者的消化间期小肠动力比较活跃,并与食物在腔内的充分吸收有关。肥胖症患者可能有较正常人更强的小肠吸收能力与效率,尽管营养物质通过吸收部位的时间相似或略短。

(三)胃肠激素与肥胖症

胰高血糖素样肽 -1(GLP-1)、瘦素、缩胆囊素以及 ghrelin 等胃肠激素的变化或分泌及功能障碍均会引起代谢紊乱,导致肥胖症的发生发展。

(四)肠道菌群与肥胖症

肠道菌群与能量代谢平衡和肥胖症密切相关,肠道菌群可通过增加能量摄取、影响肠道激素分泌、引起胰岛素抵抗、产生慢性低度炎症状态等影响肥胖症的发生发展。此外,胃肠激素是肠内分泌细胞的主要产物,对人体的能量摄入和能量代谢发挥重要作用,与肥胖症之间的关系通过对肠道分泌物和肠道运动的影响,在营养物质的消化和吸收中发挥不可或缺的作用。当胃肠道疾病引起肠道菌群改变、胃肠激素变化以及慢性低度炎症时均会与肥胖症相互促进。

二、精神疾病继发肥胖

大脑不同区域的神经元组成的神经环路功能紊乱会导致肥胖和精神疾病的发生。精神障碍和抑郁症均与肥胖的发生相关,精神分裂症在人群中的发病率约1%,严重精神障碍患者较差的饮食结构和体育活动的减少会促进肥胖症的发生。抑郁症是以显著而持久的心境低落、思维迟缓、认知功能损害、意志活动减退和躯体症状为主要临床特征的心境障碍性疾病,它和肥胖症之间存在着一种双向关系,肥胖引发抑郁症发生率为 55% 左右,而抑郁症患者肥胖症发生率可达 58% 左右。情绪状态可改变人的进食选择,相关研究认为抑郁症患者经常通过进食高热量饮食来缓解不良情绪,虽然短期高热量饮食能起减轻不良情绪的作用,但长期高热量饮食可导致肥胖症并加重抑郁症状,形成一种恶性循环。由此可知肥胖及代谢紊乱可能是抑郁患者不良生活习惯,尤其是不健康的饮食习惯的提示。抑郁症与肥胖症都可被认为是一种"慢性低度炎症状态",组织慢性低度炎症与胰岛素抵抗相互促进肥胖症的发生发展。另外,研究发现抑郁症患者放线菌门的表达丰度增加,拟杆菌门的表达比例降低,拟杆菌门表达丰度的降低是肥胖与抑郁之间的潜在关联点。

三、感染性疾病继发肥胖

从1982年Lyons等报道病毒感染可导致小鼠肥胖以来,已发现多种与肥胖发生相关的病毒,并有学者提出"感染性肥胖(infectobesity)"或"病毒诱导性肥胖(virus-induced obesity)"的概念。腺病毒36型(adenvirus-36,Ad-36)、禽腺病毒SMAM-1型可导致人类肥胖。Ad-36可刺激脂肪细胞数量增多、储脂能力增强,从而增加机体脂肪含量。2009年研究发现甲型H1N1流感病毒感染住院患者中50%随访者后期出现肥胖,肥胖症发生率较未感染者增加2.2倍,也有研究也发现肺炎衣原体、幽门螺杆菌抗体阳性与BMI增高呈正相关。

执笔:王兴纯 孙航
指导:曲伸

第三节　医源性肥胖症

在各种疾病治疗过程中所产生的肥胖即为医源性肥胖,如内分泌疾病治疗、精神心理治疗、康复治疗、肿瘤治疗、免疫治疗或减重治疗等。超重及肥胖会导致患者出现高血脂、高血压、糖尿病等一系列代谢紊乱问题,且患者往往会因为体型改变而产生自卑、焦虑、自我评价低等负性情绪,进一步促使患者回避社交,加重社会功能损害,降低患者对治疗的依从性。因此,医源性肥胖也越来越多地引起大家的重视。

一、内分泌疾病治疗中的相关药物

许多治疗内分泌疾病的药物会引起体重增加,常见的有传统降血糖药(如胰岛素、磺脲类、格列奈类、噻唑烷二酮类)、性激素类药物(如口服避孕药,包括雌激素和孕激素)以及类固醇激素等。

(一)胰岛素

1型糖尿病患者由于胰岛素的绝对缺乏需要终身注射胰岛素,而对于2型糖尿病患者,由于胰岛β细胞功能的进行性衰竭,很大一部分患者最终也需要注射胰岛素的治疗。研究发现基础胰岛素可使体重增加1.9kg,双时相胰岛素可使体重增加约4.7kg,而餐前胰岛素可使体重增加5.7kg。胰岛素导致剂量依赖性体重增加的机制可能与以下方面有关:①胰岛素促进脂肪和肌肉蛋白合成,抑制脂肪分解和蛋白质分解,直接导致体重增加;②糖尿病患者应用胰岛素后,血糖得到有效控制,患者尿糖水平降至正常范围,原本通过尿糖排泄而导致的能量缺口消失,导致体重增加;③胰岛素可能导致低血糖和血糖波动从而刺激食欲;④部分患者由于过分担心低血糖事件的发生,会主动增加防御性进食的次数,导致额外的能量摄入,从而使体重增加;⑤糖尿病患者在经历了发病初期对疾病的短暂恐惧后,放松了对饮食和运动的管理也是体重增加非常重要的原因。

(二)磺脲类药物

磺脲类药物通过与胰岛β细胞膜受体结合,刺激胰岛素分泌从而降低血糖。代表药物包括格列齐特、格列美脲、格列吡嗪、格列本脲等,主要副作用之一是体重增加,磺脲类药物导致的体重增加主要出现在治疗初期。英国糖尿病前瞻性研究显示,与二甲双胍相比,格列本脲可增加体重0~4kg,但是在3年之后,患者体重不再增加,而是保持相对稳定。磺脲类药物导致体内胰岛素水平增加,因此其引起体重增加的机制理论上与胰岛素类似,即通过体内增加的胰岛素发挥对体重的影响作用。

(三)格列奈类药物

格列奈类药物是一类非磺脲类的胰岛素促泌剂,通过与胰岛β细胞受体快速结合、快速解离,能有效改善早相胰岛素分泌,从而控制餐后血糖,代表药物如瑞格列奈、那格列奈,这一类药物也有体重增加的副作用。丹麦Steno糖尿病中心对门冬胰岛素70/30联合二甲双胍或瑞格列奈治疗人群进行了 12 个月随机、双盲研究,发现两组间糖化血红蛋白和平均血糖的下降程度相似,但两组患者的体重均较治疗前增加,且瑞格列奈组增加更明显,组间差异为 2.51kg。格列奈类药物增重的原因与磺脲类药物相似,也与刺激分泌更多的胰岛素相关。

(四) 噻唑烷二酮类药物

噻唑烷二酮类药物主要通过激活过氧化物酶体增殖物激活受体 γ(PPARγ)来改善脂肪、肌肉和肝脏的胰岛素敏感性,从而降低血糖,保护胰岛 β 细胞功能。噻唑烷二酮类药物有促进水钠潴留和脂肪合成的作用,常使体重增加,这种副作用在与胰岛素联合使用时表现更明显。糖尿病终点进展试验研究中,治疗 5 年后,罗格列酮组体重增加 4.8kg,而二甲双胍组则降低 2.9kg。

(五) 口服避孕药

口服避孕药是一种人工合成的含雌激素和孕激素的药物,根据所含成分不同,可分为纯孕激素药(progestin only pill,POP)与含雌激素和孕酮的复方口服避孕药(compound oral contraceptive,COC)。体重增加是口服避孕药的常见副作用。通常来说,在应用 POP 的第 1 年体重增加最明显,然后逐渐平缓。有研究显示,使用避孕药的前 3~6 个月体重增加达到 5% 的女性,在整个使用过程中体重持续增加的风险较高。COC 导致体重增加的机制与高剂量的雌激素刺激食欲和引起体液潴留有关,新型 COC 中雌激素的含量逐渐降低,由第一代 50μg 降至第二代的 35μg,甚至第三代的 20μg,这样大量雌激素导致的副作用也相应减少。

(六) 皮质类固醇

类固醇激素在治疗内分泌疾病(如肾上腺皮质功能不全、甲状腺相关性眼病、甲亢危象、黏液性水肿等)以及风湿免疫疾病中起到了至关重要的作用。然而,类固醇激素与体重增加有关。有研究表明类固醇激素治疗一年后,体重可增加 4.4%,即使在糖皮质激素治疗停止后大部分患者体重增加仍保持不变。因此许多治疗指南均建议不要长期使用类固醇激素治疗,避免超重或肥胖。

二、精神心理治疗的相关药物

精神心理疾病常用治疗药物包括抗精神病药(antipsychotic drugs,APD)、抗抑郁药、抗癫痫药等,这些药物常有不同程度增加体重的副作用。

(一) 抗精神病药

抗精神病药所致体重增加乃至肥胖症的发生率已超过 50%。目前有两大类抗精神病药:①第一代抗精神病药(典型抗精神病药),主要对阳性症状有效,但易引起锥体外系反应,会导致催乳素(prolactin,PRL)增高、嗜睡等副作用;②第二代抗精神病药(非典型抗精神病药),可同时拮抗多巴胺受体及 5- 羟色胺受体,对阴性症状有一定疗效,神经系统不良反应少,PRL 水平增高不明显,但易引起体重增加。在引起体重增加的抗精神病药中,氯氮平和奥氮平最为明显,之后依次是硫利达嗪、舍吲哚、氯丙嗪、利培酮等。约 2/3 的患者在长期使用抗精神病药后出现明显的体重增加,并且随时间延长而加重。其中女性患者的体重增加较男性患者更明显,儿童青少年患者的体重增加相较于既往服用过抗精神病类药物的成年人更明显。

抗精神病药导致体重增加的确切机制尚未明确,可能与中枢神经递质及受体、糖代谢、脂代谢、能量代谢等功能紊乱有关。抗精神病药可引起 PRL 增高,改变了性腺 - 肾上腺 - 类固醇激素的平衡及胰岛素敏感性,从而致机体内分泌代谢失调,引起肥胖。近年研究认为,这些因素并不是单独发生作用,而是共同诱导患者出现肥胖症问题。第一,抗精神病药对 γ- 氨基丁酸(GABA)受体有阻滞作用,使 GABA 对下丘脑摄食中枢的抑制减弱,从而引起动物摄食增加,使机体肥胖。除了对摄食行为的影响,抗精神病药通过阻滞下丘脑 H 受体而起镇静催眠作用,从而使患者睡眠增多,运动减少,体重增加。第二,抗精神病药可通过影响糖代谢致血糖升高,对胰岛 β 细胞具有刺激作用,从而使得体内的胰岛素水平升高,促进脂肪蓄积及体重增加。第三,抗精神病药治疗时阻断垂体前叶 PRL 分泌细胞上的 D2 受体,从而引起高催乳素血症,PRL 可促使肥胖的产生,具体机制尚不明确,可能是由于高 PRL 引起胰岛素敏感性改变及性腺、肾上腺类固醇激素分泌失衡而致肥胖的产生。此外,抗精神病药源性肥胖的患者存在血瘦素水平的异常升高和瘦素抵抗,这可能也是抗精神病药导致肥胖症的重要因素之一。

(二) 抗抑郁药

抑郁症的发病主要是中枢去甲肾上腺素(norepinephrine,NE) 和 / 或 5- 羟色胺(serotonin,5-HT)、多巴胺(dopamine,DA)这些特定的神经递质含量低下及其受体功能下降所导致的。目前常用的新型抗抑郁药如选择性 5- 羟色胺再摄取抑制剂(selective serotonin reuptake inhibitors,SSRIs)、5- 羟色胺和去甲肾上腺素再摄取抑制剂(serotonin and norepinephrine reuptake inhibitors,SNRIs)、去甲肾上腺素和特定 5- 羟色胺再摄取抑制剂(noradrenergic and specific serotonergic antidepressants,NaSSAs)等,主要通过调节神经化学活性缓解抑郁症状,而这些神经化学变化也可能导致不良影响,如体重增加。

数据显示,65.3% 长期服用抗抑郁药的患者出现了体重增加,其发生机制涉及组胺能、胆碱能、5-HT、去甲肾上腺素、多巴胺和外周效应,神经递质的改变可能促进食欲,导致食物摄入量的增加,或因镇静作用引起活动相对减少,药物引起的代谢过程异常也可直接导致脂肪沉积,此外,抑郁症的典型临床表现之一为厌食或体重减轻,服用抗抑郁药治疗后,患者抑郁症状改善也是体重增加的可能原因。开始抗抑郁治疗后的早期体重增加是长期体重变化的有力预测因素,研究显示,对于基线时未超重的抑郁症患者,抗抑郁药治疗 1 个月时体重增加>3% 对治疗 3 个月和 6 个月时体重显著增加(>15%)有较好的预测价值。

显著的早期体重增加应促使医生考虑其他治疗选择和/或启动额外的体重控制策略,药物的选择最终必须以针对患者个体情况的最佳实践为指导。荟萃分析显示,体重增加风险较高的抗抑郁药包括西酞普兰、帕罗西汀、米氮平;体重增加风险中等的抗抑郁药包括舍曲林、艾司西酞普兰、度洛西汀;不影响体重或有降低体重效果的抗抑郁药包括氟西汀、文拉法辛、伏硫西汀等,其中安非他酮是唯一一种被证明能显著降低体重的抗抑郁药,特别适合肥胖或体重增加明显的抑郁症患者。

(三)抗癫痫药

抗癫痫药对体重有广泛的影响,其中一些与显著的体重增加有关。丙戊酸、加巴喷丁、普瑞巴林和卡马西平与体重增加有关,而拉莫三嗪、左乙拉西坦和苯妥英被认为是相对体重变化不大的,托吡酯和唑尼沙胺与体重减轻有关。有报道显示,在服用丙戊酸的癫痫患者中,70% 的患者体重增加大于 4kg。抗癫痫药导致的体重增加可能与瘦素抵抗、胰岛素抵抗以及能量消耗降低有关。

三、康复治疗

戒烟可以考虑是一种康复治疗过程中的医源性体重增加的原因。长期以来,吸烟一直被视为控制体重的一种手段,吸烟者的体重往往低于不吸烟者。对于吸烟对体重的影响,已经提供了两种解释:首先,吸烟是产热的,也就是说吸烟行为期间的代谢率高于不吸烟时;其次,吸烟可以减少饥饿感并改变味觉,因此吸烟者往往会吃得更少。但戒烟通常与体重增加有关,且体重增加的量存在比较大的差异。一项来自全球 35 项基于人群的前瞻性队列研究结果表明戒烟者在 5 年内体重平均增加 4.1kg,而继续吸烟的人增加了 1.5kg,相差 2.6kg。成功戒烟者的平均体重增加为 1 个月时 1.1kg、2 个月时 2.3kg、3 个月时 2.9kg、6 个月时 4.2kg 和 12 个月时 4.7kg。8 年来成功戒烟者体重平均增加

8.79kg,而持续吸烟者增加 2.24kg,相差 6.55kg。重要的是,对于少数人来说,戒烟后体重增加的幅度足以使他们进入超重或肥胖人群,这对健康产生了很大影响。一项研究报告称,最近戒烟者的超重患病率增加了 15%,肥胖症的患病率增加了 18%,而持续吸烟者的超重和肥胖患病率分别增加了 2% 和 5%。除了体重增加外,戒烟还可导致腰围或中央脂肪增加,这可能会削弱戒烟的一些有益效果,尤其是在减少体力活动的戒烟者和曾经是重度吸烟者的戒烟者中。

与戒烟相关的体重增加原因主要是由于能量摄入增加和能量消耗减少。吸烟者戒烟后体重增加主要是因为尼古丁对中枢神经系统的影响消失了。一些吸烟者还试图通过用进食代替吸烟的"手到嘴"行为来应对尼古丁戒断问题,这会导致热量摄入增加。低饱腹感、情绪化饮食、卡路里误解和短睡眠也可能导致戒烟后体重增加。无论体重变化如何,戒烟者普遍对甜味食物的偏好增加。也有人提出,许多人在戒烟的前 3 日可能会出现常见的戒断症状,如头痛、头晕和对甜食的渴望,进而通过暴饮暴食以应对这些症状。

尼古丁成瘾和戒断的神经生物学研究揭示了戒烟后体重增加的问题。具体而言,尼古丁成瘾与所涉及的神经奖励机制之间的关系可以反映与某些饮食行为相关的类似神经网络。事实上,食物成瘾似乎会激活大脑中与吸烟相似的奖励途径。对奖励的反应升高与体重增加有关,这可能是由于热量摄入增加或食物成分改变(例如,更多的糖会增加饮食中的血糖负荷)。一项研究比较了奖励过多与奖励不足的治疗模型,并建议对饮食摄入进行渐进、健康的改变(而不是剧烈变化的减重饮食)可能更好地减少被剥夺或失去的感觉。这种被剥夺(生物和心理)的概念可以解释为什么在尝试戒烟期间严格节食会对戒烟产生负面影响。食物剥夺可以降低细胞外多巴胺水平,减少积极情绪,并增加使用尼古丁的动力。对于中国人群,通过中国健康与营养调查的数据,也同样发现戒烟与体重适度增加有关。

四、肿瘤治疗

肿瘤作为一种消耗性疾病,影响机体代谢、造成营养消耗增加,在药物副作用、吸收不良等多方面因素的参与下,可导致机体的消瘦,甚至出现恶病质。随着抗肿瘤治疗技术的发展,越来越多肿瘤患者的长期生存率不断提高。然而,伴随而来的衍生问题也随之增多,肥胖是其中较为常见也最容易被忽视的情况之一。肿瘤治疗过程中引起肥胖症的原因复杂,与肿瘤类型、治疗方法以及个体差异等相关,可能包含下列主要因素。

（一）药物治疗

部分化疗药物具有性腺毒性，可导致机体雌激素和睾酮水平的下降，从而引起肥胖症、血脂异常等代谢综合征。烷化剂如环磷酰胺或铂类重金属等抗肿瘤药物能直接引起性腺功能的异常。研究发现，相较于手术，接受大剂量顺铂治疗的睾丸癌患者其平均 BMI 显著增加。此外，烷基化剂、蒽环类药物、喜树碱和铂类化疗药物通过增加活性氧的产生，引起线粒体损伤，达到抗肿瘤的作用，这一细胞损伤机制也降低了胰岛素敏感性，引起代谢紊乱和肥胖症。

激素调节治疗是抗肿瘤药物治疗的另一重要手段。例如，芳香酶抑制剂（aromatase inhibitors, Ais）是治疗包括乳腺癌、子宫内膜癌、卵巢癌等在内的雌激素依赖性肿瘤的重要化疗药物，在减少雌激素产生、治疗疾病的同时，也带来了一系列代谢失衡的问题。稳定的雌激素水平能够维持能量平衡、调节糖脂代谢、控制血糖稳态，目前认为芳香酶抑制剂引起肥胖、胰岛素抵抗等代谢紊乱可能与其下调了雌激素的表达密切相关。此外，其他干扰雌激素作用的药物，如他莫昔芬也能使体重增加导致肥胖症。类似的发现也在男性前列腺癌患者中被证实，研究显示接受 3~12 个月抗雄激素治疗后，0.6%~3.8% 的患者体重增加，同时也伴随不同程度的糖脂代谢紊乱等一系列的代谢综合征。

（二）手术和放疗

肿瘤手术和放疗后引起肥胖症的原因多与原发肿瘤部位相关。脑部肿瘤手术或颅脑放疗照射可损伤垂体和下丘脑结构，导致下丘脑 - 垂体轴的损害，造成生长激素、促甲状腺激素、促性腺激素及促肾上腺皮质激素等的缺乏，从而引起代谢紊乱和肥胖。此外，睾丸切除术、输卵管卵巢切除术、甲状腺照射等原发病灶的切除或破坏，也可造成性激素、甲状腺素等的缺乏，导致低代谢状态、脂肪重分布、腰围增加和中心性肥胖等。

（三）生物治疗

生物治疗是继手术、放疗和化疗后发展的另一种重要的肿瘤治疗方法，包括免疫治疗、基因治疗、基因疫苗等多个方面，其主要特点是作用维持时间长、有效辅助手术及放化疗、调节免疫能力等。研究发现，抗 TNF-α 抗体可有效改善肿瘤恶病质所致的体重下降，减少肌肉萎缩。这是由于脂肪组织中 TNF-α 的表达与 24 小时能量消耗呈正相关，具有增加脂肪分解、抑制脂肪形成的作用。因此，抗 TNF-α 抗体能够减少肿瘤组织 TNF-α 的表达，减少脂解作用，可能使体重增加。然而，另有研究发现应用抗 TNF-α 抗体依那西普或英夫利西单抗的肿瘤患者未观察到明显的

BMI 及体重增加。关于生物治疗是否引起肿瘤患者肥胖的问题仍有待进一步的研究证实。

（四）其他

多数肿瘤患者为促进机体恢复大量摄入和补充营养物质，如鸽子汤、骨头汤、蛋白粉等高蛋白、高脂肪食物，容易造成热量过剩。同时伴随着长期卧床、日常活动量下降、胃肠功能紊乱、能量消耗减少，进一步导致脂肪堆积，引起肥胖症。而体育锻炼减少引起肌肉萎缩、肌肉含量下降，影响葡萄糖摄取，进而引起代谢失衡。值得注意的是，活动量减少、肥胖症、糖尿病等本就是各类肿瘤发生发展的危险因素，相较于普通人群，肿瘤患者出现代谢问题的风险也更高。

五、免疫治疗相关疾病

免疫治疗是指针对机体低下或亢进的免疫状态，人为地增强或抑制机体的免疫功能以达到治疗疾病目的的治疗方法，例如调整和强化抗肿瘤的效应而产生治疗作用。肥胖症是一种代谢性疾病的同时也是一种免疫相关的慢性炎症状态。免疫抑制剂阻断 T 细胞负性调控信号解除免疫抑制、增强 T 细胞抗肿瘤效应的同时，也可能异常增强自身正常的免疫反应，导致免疫耐受失衡，累及正常组织从而表现出自身免疫样的炎症反应。人体最重要的细胞之一——巨噬细胞（macrophage, M），是机体防御的第一道防线，参与了众多免疫炎症性疾病的发生发展，如自身免疫性肝炎、肥胖症等。活化的巨噬细胞可分泌多种趋化因子，使巨噬细胞聚集并向脂肪组织浸润，形成正反馈，加重慢性炎症过程。它可根据环境分成两个表型：经典途径中激活的促炎的 M1 型和替代途径中激活的抗炎的 M2 型。一般情况下巨噬细胞会先激活 M1，当炎症情况超出身体承受范围时会分泌 M2 进行抗炎。但肥胖症中在特定情况下脂肪相关巨噬细胞会由 M2 型转化为促炎的 M1 型。M1 所分泌的促炎因子能够促进前脂肪细胞增生，引起脂肪细胞增多。增生肥大的脂肪细胞同时产生多种促炎因子及趋化因子又进一步增加炎症反应。

经研究，还有其他一些免疫细胞对肥胖症的形成发展存在影响，如肥大细胞表达的 IL-6 和 γ 干扰素（IFN-γ）、中性粒细胞分泌的弹性蛋白酶、CD4+ T 细胞分泌 IFN-γ 的辅助性 T 细胞 1（Th1）亚群和 IL-4、IL-13 的 Th2 亚群。免疫治疗损害了免疫系统，致使各细胞分泌很多细胞因子和趋化因子介导炎症反应，从而发生了胰岛素抵抗，进入肥胖症的中心环节，在无治疗干预的情况下最终引起肥胖症。

六、减重过程中的复胖

减重是一种以减少人体过多的脂肪和体重为目的的行为方式。减重后的复胖在肥胖症的治疗中较常见，其严重挫伤了肥胖症患者的积极性。常见的三种减重方式（生活方式干预、药物治疗和减重手术）都存在复胖的可能性。

1. 生活方式干预　生活方式干预采用不科学的减重方式时复胖的概率更大。复胖的原因有以下几方面。①胰岛素敏感性：减重后随着胰岛素抵抗减轻，胰岛素敏感性改善，会促进脂肪合成导致体重反弹。②能量代谢：能量摄入与消耗的平衡状态是体重变化的一大重要因素，摄入大于消耗的正平衡容易导致体内脂肪积聚而使体重增加。减重过程中少吃或吃低热量食物、多运动，在稍有成果后恢复高热量、高脂肪的饮食习惯和静止的生活方式会使这种正平衡加剧从而发生复胖。③其他因素：不科学的减重方式如过度控制饮食、催吐、超负荷运动等往往丢失的是水分和蛋白质，并没有有效地燃烧脂肪，长期如此还会产生抵抗力下降等副作用，一旦停止减重，常常造成体重迅速反弹，并且对身体有害。④中枢的调节：大脑固定的体重调定点被饮食人为改变，中枢会报复性地发生反弹，激活摄能功能，降低耗能，从而达到反弹的目的，甚至有过之而无不及，超过减重前体重，这是屡减屡败的主要机制，因此，减重后维持体重和防止反弹是临床上最难以解决的关键问题。

2. 药物治疗　目前市场上的减重药有两大类，胰脂肪酶抑制剂和作用于中枢神经系统的食欲抑制剂。在临床上使用较多的减重药是奥利司他（orlistat），作为胃肠道酯酶抑制剂的代表，它能部分抑制胃脂肪酶、胰脂肪酶和羧基酯脂肪酶，阻碍胃肠道黏膜细胞吸收脂肪酸和单硬脂酸甘油酯，从而减少30%摄入脂肪的吸收，增加粪便的排泄，达到减重的目的。它的安全性较高，产生的胃肠道不良反应较轻。而作为食欲抑制剂之一的利拉鲁肽（liraglutide）是一种人胰高血糖素样肽 -1（GLP-1）类似物，用于治疗糖尿病，使葡萄糖依赖性地促进胰岛素分泌和抑制胰高血糖素分泌、延缓胃排空、抑制食欲和增加饱腹感。其实这两类减重药都是在服药期间通过抑制脂肪摄入而减重，并没有过多消耗原有的脂肪，因此对于BMI很高的肥胖症患者其效果可能就没有那么显著。此外体重下降也可能是因为减重药带来的肠胃道副作用造成水分加速流失而出现的假象，停药后就会随着水分的重新补充而反弹，其激素成分也会对身体组织造成一定损伤，比如出现肾脏代谢负担，或者是引起内分泌紊乱、水电解紊乱等，使人体的代谢功能受到影响，最终导致多余的脂肪都堆积在体内。当停药后身体代谢跟不上通常会出现很大概率的反弹迹象。

3. 减重手术　减重手术经过 60 余年发展，其治疗代谢相关疾病的安全性和有效性已获得广泛认可。21 世纪主要的四种医疗减重方法为：袖状胃切除术（SG）、Roux-en-Y 胃旁路术（RYGB）、胃束带和胃内水球。减重手术的复胖率与生活方式干预及药物治疗相比是比较低的，若发生复胖，原因可能有以下几点。①术后健康管理：肥胖症患者在术后的短时间内体重迅速下降是因为身体处在恢复期，只能进食流质或半流质食物，摄入的能量不足进而消耗自身脂肪。恢复期后虽然胃容量减少了，但若仍保持高摄入和低消耗的生活方式就会导致减重手术效果不佳和术后复胖。②不同手术情况：SG 切除的胃体积会影响术后复胖概率，如果在该手术中胃底暴露不充分，可能会导致术后食物消化和排空问题，从而影响体重控制，无法得到显著的减重效果。其他如 RYGB 后吻合口直径过大、RYGB 后胃囊扩张也会促使食量增加，均被列为影响因素。③遗传因素：遗传因素是独立于手术因素和环境因素等、影响术后复胖的重要因素。④其他因素：高龄和术前合并症（高血压病、血脂异常等）可能与术后复胖有关。对于术后复胖的患者进行诊断时应进行全面评估，包括身体、心理状态、遗传因素等，重点观察胃囊形态和体积以及吻合口直径等。

综上所述，在可能导致体重增加的医学领域中，有多种常用处方药。在治疗医源性肥胖症，特别是药物引起的体重增加时，在未咨询初始处方者的情况下，不应更改或调整药物，但要强调限制热量饮食和增加体育锻炼，这对治疗医源性肥胖症是比较重要的。

执笔：张曼娜　查孝娟

指导：陆颖理

参考文献

[1] 中华医学会外科学分会甲状腺及代谢外科学组, 中国医师协会外科医师分会肥胖和糖尿病外科医师委员会. 中国肥胖及 2 型糖尿病外科治疗指南 (2019 版). 中国实用外科杂志, 2019, 39 (4): 301-306.

［2］ CHEUNG A S, HOERMANN R, DUPUIS P, et al. Relationships between insulin resistance and frailty with body composition and testosterone in men undergoing androgen deprivation therapy for prostate cancer. Eur J Endocrinol, 2016, 175 (3): 229-237.

［3］ GAO J, ZHANG M, ZHU C, et al. The change in the percent of android and gynoid fat mass correlated with increased testosterone after laparoscopic sleeve gastrectomy in Chinese obese men: A 6-month follow-up. Obes Surg, 2018, 28 (7): 1960-1965.

［4］ BHASIN S, BRITO J P, CUNNINGHAM G R, et al. Testosterone therapy in men with hypogonadism: An Endocrine Society clinical practice guideline. J Clin Endocrinol Metab, 2018, 103 (5): 1715-1744.

［5］ DHINDSA S, GHANIM H, BATRA M, et al. Hypogonadotropic hypogonadism in men with diabesity. Diabetes Care, 2018, 41 (7): 1516-1525.

［6］ RUSSO V, CHEN R, ARMAMENTO-VILLAREAL R. Hypogonadism, type-2 diabetes mellitus, bone health: A narrative review. Front Endocrinol (Lausanne), 2020, 11: 607240.

［7］ CAI M, SHAO X, XING F, et al. Efficacy of canagliflozin versus metformin in women with polycystic ovary syndrome: A randomized, open-label, noninferiority trial. Diabetes Obes Metab, 2022, 24 (2): 312-320.

［8］ CENA H, CHIOVATO L, NAPPI R E. Obesity, polycystic ovary syndrome, and infertility: A new avenue for GLP-1 receptor agonists. J Clin Endocrinol Metab, 2020, 105 (8): e2695-e2709.

［9］ KAKOLY N S, KHOMAMI M B, JOHAM A E, et al. Ethnicity, obesity and the prevalence of impaired glucose tolerance and type 2 diabetes in PCOS: A systematic review and meta-regression. Hum Reprod Update, 2018, 24 (4): 455-467.

［10］ GLUECK C J, GOLDENBERG N. Characteristics of obesity in polycystic ovary syndrome: Etiology, treatment, and genetics. Metabolism, 2019, 92: 108-120.

［11］ ESCOBAR-MORREALE H F. Polycystic ovary syndrome: Definition, aetiology, diagnosis and treatment. Nat Rev Endocrinol, 2018, 14 (5): 270-284.

［12］ WU Q, GAO J, BAI D, et al. The prevalence of polycystic ovarian syndrome in Chinese women: A meta-analysis. Ann Palliat Med, 2021, 10 (1): 74-87.

［13］ LI R, ZHANG Q, YANG D, et al. Prevalence of polycystic ovary syndrome in women in China: A large community-based study. Hum Reprod, 2013, 28 (9): 2562-2569.

第十章　肥胖症的科普教育及中心化管理模式

第一节　肥胖症的科学认知及管理

一、肥胖症的科学认识和政策

(一)肥胖症对社会的影响

在全球范围内,肥胖症患者的增加是一个重要的公共卫生问题,并与许多我们熟知的影响人们健康的慢性病相关,包括糖尿病、心血管疾病和骨关节炎,肥胖同时也增加人们罹患某些癌症的风险。近年,由于新型冠状病毒感染、社区封锁导致人们体力活动减少和超加工食品消费增加,肥胖状况恶化。肥胖的后果不仅会影响人口健康,还会造成巨大的社会经济负担。

经济合作与发展组织(简称经合组织)在 2019 年发表了《肥胖的沉重负担:预防经济学》一书,指出了在未来的 30 年里肥胖对社会的多种影响,其中包括肥胖会严重影响民众健康,而肥胖人口的健康问题会导致卫生支出的增加,同时也会影响劳动力市场,进而导致国内生产总值(gross national product,GDP)的降低以及整体税率的提高。

(二)单纯性肥胖的预防和干预

为了应对肥胖症的流行,找到适用于各个生命阶段的有效肥胖症预防策略至关重要。很明显预防肥胖症需要一种涵盖整个生命周期的干预方法,针对从出生前、出生、婴儿期、儿童期到青春期和成年期的各个生命阶段。迫切需要对生命周期中尤其是在新型冠状病毒感染大流行期间及以后的肥胖症预防进行创新性研究。

单纯性肥胖最基本的预防和干预方法就是减少能量摄入和增加能量消耗。通俗地说就是"管住嘴,迈开腿"。然而这个听上去简单的预防和干预方法在具体实施时并不是那么简单和容易,"管住嘴,迈开腿"的方法主要针对的是个体的行为,而个体的行为受社会、文化和经济环境的影响。例如,我们希望人们能通过摄入营养均衡的食物和控制饮食的摄入量,同时每天保持一定的运动量从而拥有健康的生活方式,假设我们通过健康宣教使人们了解这些健康生活方式的重要性同时提高了他们拥有这些健康的生活方式意愿,但是如果这些人居住的地区没有提供优质健康食品的商店,而是充斥着高糖、高脂、高能量但缺乏多种营养素的快餐店或外卖店;没有足够的绿地或场地供他们活动和锻炼身体;孩子们的学校和大人们的工作场所附近也充斥着不健康的快餐店或外卖店,含糖量极高的碳酸饮料也随处可得,人们生活在这样的环境中将很难拥有和保持健康的生活方式。由此可见,如果我们的防控措施仅仅停留在针对个体行为时往往容易失败。因此,我们必须把干预的范围扩大到整个社会而且要涉及多个层次。我们将着重探讨肥胖症的社会模式管理。

(三)国家政府政策

自 20 世纪 90 年代起,随着经济的快速增长,工业化、城镇化、饮食结构和生活方式的改变,我国居民超重和肥胖率也在稳步上升,当前超重和肥胖人数已居世界首位。研究表明,预测到 2030 年,我国成人中超重和肥胖的患病率可能达到 65.3%,学龄儿童和青少年为 31.8%(以中国性别年龄特定的 BMI 为临界点),学龄前儿童为 15.6%(世界卫生组织标准);预测到 2030 年中国超重和肥胖造成的医疗成本将达到 4 180 亿元人民币,约占全国医疗费用的 22%。肥胖增加了非传染性疾病和心理问题的发生风险,加剧了医疗卫生系统和社会经济负担,已成为我国不容忽视的公共卫生问题,预防和控制肥胖症迫在眉睫,这给我国制定相关政策带来了前所未有的挑战。

自 1949 年以来,我国实施的肥胖症防控相关政策主要针对营养改善与体力活动,重点关注儿童的生长发育与身体健康,可归为 3 大类,分别是以学校营养均衡为基础的行动、鼓励运动的行动及综合行动措施。2016 年,我国实施了"健康中国"战略,将健康观念融入所有政策,从"以治病为中心"转变为"以人民健康为中心",这为建立防治肥胖症的综合政策体系提供了历史机遇。

近年来,中国政府在不断推进完善肥胖症防控相关政策。2016 年国务院印发《"健康中国 2030" 规划纲要》,2017 年国务院办公厅印发《中国防治慢性病中长期规划(2017—2025 年)》《国民营养计划(2017—2030 年)》,2019 年健康中国行动推进委员会印发《健康中国行动(2019—2030 年)》;2020 年 10 月,我国多部门联合制定《儿童青少年肥胖防控实施方案》,该方案明确了国家儿童肥胖症防控目标,即 2020—2030 年,0~18 岁儿童青少年超重和肥胖率年均增幅在 2002—2017 年基础上降低 70%。以上政策均对居民超重 / 肥胖防控提出了明确的任务要求,主要任务可概括如下。

1. 实施健康知识普及行动 肥胖是各种慢性非传染性疾病的危险因素及发病基础,相关部门要广泛宣传健康科普知识。建立并完善健康科普专家库和资源库,构建健康科普知识发布和传播机制;强化医疗卫生机构和医务人员开展健康促进与教育的激励约束;鼓励各级电台电视台和其他媒体开办优质健康科普节目。到 2030 年,全国居民健康素养水平不低于 30%。

2. 实施合理膳食行动 《健康中国行动(2019—2030 年)》中明确提出了 "三减" 的目标,重点鼓励全社会减盐、减油、减糖,包括家庭、食堂、餐厅等场所;要求政府部门制定并实施相关法规标准,预计到 2030 年,人均每日食盐摄入量不超过 5g,成人每日食用油摄入量不超过 25~30g,人均每日糖摄入量不超过 25g。

3. 实施全民健身行动 生命在于运动,运动需要科学。为不同人群提供针对性的运动健身方案或运动指导服务。推进公共体育设施免费或低收费开放。推动形成体医结合的疾病管理和健康服务模式。把高校学生体质健康状况纳入对高校的考核评价。到 2030 年,城乡居民达到《国民体质测定标准(2023 年修订)》合格以上的人数比例不少于 92.17%,经常参加体育锻炼人数比例达到 40% 及以上。

4. 强化医疗卫生机构责任,优化体重管理服务 加强医务室(如卫生室、校医院、保健室等)校医或保健医生的配备和能力建设,做好儿童青少年及成年人群的超重 / 肥胖监测;对于孕妇要开展营养筛查和干预,加强体重管理,预防孕期体重过度增加或增重不足;加强母乳喂养、辅食添加等科学喂养(合理膳食)知识普及、技能指导和个体化咨询,定期评价婴幼儿生长发育状况;对于超重 / 肥胖人群要根据需求提供个体化的营养处方和运动处方,肥胖合并疾病人群应在医生指导下进行专业治疗。

5. 优化市场食物营销环境 推进完善相关法律法规,进一步强化母乳代用品销售管理,规范母乳代用品广告宣传。强化婴幼儿辅食生产营销管理。对高糖、高脂、高盐食品要加强食品标签管理,不鼓励针对儿童的营销及食品包装中使用吸引儿童的图片、描述和外观设计。

二、管理的重要性

在我国,肥胖症通常不被公认为是一种疾病,在大多数情况下,肥胖症管理被归类为医疗领域之外的美容问题,或被视为共存疾病(如糖尿病、心血管疾病等)的辅助治疗。而调查发现,超重和肥胖是 2019 年残疾和死亡的第六大风险因素,其与众多慢性非传染性疾病,如糖尿病、心血管疾病、癌症等密切相关。肥胖症是我们可以采取行动并得到控制的一种慢性疾病,肥胖症的预防和控制可能是中国实现联合国可持续发展目标的主要领域之一,即到 2030 年将非传染性疾病导致的过早死亡率降低三分之一。减少肥胖不仅有助于居民健康,同时还可改善居民生活质量、提高社会参与度,并促进经济发展。肥胖症患者的管理要点主要包括以下几方面。

1. 定期检查 所有成年人建议每年用体重指数(BMI)、腰围测量法筛查 1 次,并对超重及肥胖患者进行糖尿病筛查。超重及肥胖患者应至少每半年检测 1 次血压和血脂。

2. 改善饮食方式 减重膳食构成的基本原则为低能量、低脂肪、适量蛋白质、含复杂糖类(如谷类)。平均每日摄入热量减少 30%~50% 或减少 500kcal,或每日热量摄入限制在 1 000~1 500kcal,蛋白质每日应摄入 1.2~1.5g/kg,碳水化合物和脂肪提供的能量比应分别占总能量的 40%~55% 和 20%~30%。

3. 运动锻炼 建议每周进行 150 分钟以上中等强度的运动或 75 分钟的剧烈运动,每周运动 3~5 天,期间可穿插 2~3 次抗阻运动,以锻炼肌肉群,获得更大的代谢改善。

4. 行为方式干预 通过各种方式增加患者治疗的依从性,包括自我管理、目标设定、心理评估、认知调整等,使减重目标更有效地落实。

5. 药物治疗 对于改善饮食和运动锻炼后,体重在前 3~6 个月下降仍不到 5%,或合并高血压、糖尿病等代谢性疾病患者,可考虑使用药物控制。在中国,只有奥利司他、利拉鲁肽、司美格鲁肽被批准用于肥胖症治疗。

6. 手术干预 强烈建议 BMI ≥ 37.5kg/m^2 的肥胖症患者进行手术治疗,对于 BMI 在 32.5~37.5kg/m^2 范围的肥胖症患者,经生活方式干预和药物治疗仍不能很好控制体重且伴有与肥胖症相关的代谢综合征时,建议手术治疗。

三、肥胖症患者的管理模式

肥胖症是一种需要长期管理的慢性病,不易克服,极易复发。有效的管理模式不仅可以提高肥胖症及其并发症的治疗效果,也可以尽可能地让患者学会自我体重管理,延长体重维持时间,避免反弹。近年来,随着肥胖症发病率不断升高,临床重视程度不断提升,我国各医疗机构积极开展并探索肥胖症的新型管理模式。本章节对我国目前主流的肥胖症管理模式进行综述,旨在探究肥胖症管理模式经验,分析肥胖症管理模式面临的挑战,为构建具有我国特色的肥胖症管理体系提供参考。

(一)院内多学科综合治疗协作组管理模式

院内多学科综合治疗协作组(multidisciplinary team,MDT)管理模式是指来自两个及以上学科的专家形成相对固定的专家组,针对某一器官或系统疾病,通过定期、定时、定址会议,提出诊疗意见的临床治疗模式。据报道,MDT管理模式最早应用于美国加利福尼亚州智力障碍儿童,随后逐渐应用于肿瘤等多个疾病领域,在国内外多个国家不断被推广、完善。

肥胖症是多种因素共同作用引起的综合征,肥胖症的治疗包括饮食、运动、行为心理、药物和手术等多个方面,传统的单一学科治疗已无法满足肥胖症患者整个疾病阶段的需要,在此情况下,肥胖的MDT管理应运而生。MDT团队通过制订肥胖症的诊疗路径、综合管理与治疗、质量控制等一系列措施,使肥胖症患者从挂号开始就处于MDT管理路径中,不仅可避免患者多次重复挂号情况的发生,还可通过多科室共同协作达到综合评估患者肥胖症及并发症情况、解决疾病多方面需求,提高疾病诊疗效果,大幅提升工作效率,实现患者获益最大化。

目前,我国在肥胖症MDT管理实践中,逐渐形成了以内分泌科或减重代谢外科为主导以及减重代谢外科联合内分泌科的治疗模式,整体来看各医疗中心MDT团队的组成存在差异,但基本都涵盖了内分泌科、减重代谢外科、心理科、运动康复医学科、营养医学科等主要学科。上述学科在MDT管理中的作用如下。

1. 内分泌科 肥胖症是典型的内分泌代谢异常导致的脂肪组织疾病,因此内分泌科是肥胖症患者的常见首诊科室,当患者就诊时,内分泌科医生应对患者完成肥胖症的鉴别诊断、常见并发症的初步筛查以及生活方式的常规指导,并根据患者的疾病情况,制订初步的治疗方案。对于围手术期的患者,术前应帮其尽早达到比较理想的生理水平,以减少手术风险,术后应加强监测术后的常见并发症,与减重代谢外科共同指导患者的康复过程。

2. 减重代谢外科 减重代谢外科医生应明确患者是否符合手术指征、排查手术禁忌证、评估手术风险,做好患者及家属的健康宣教,告知手术带来的获益及风险,强调术后健康生活习惯的重要性。术前应详细了解患者情况,同各学科展开紧密合作,积极干预以降低手术的风险;术后能够及时发现患者可能出现的问题,并积极进行指导和处理,最大限度地提高患者的生活质量。

3. 营养科 营养师应对患者进行充分的生活方式调查,并根据患者的疾病情况、经济水平、体重基数等多维度制订个体化医学营养治疗方案,指导并监督患者的执行情况。另外,应注意许多患者接受减重手术治疗前,都有尝试饮食控制等不成功的减肥经验,在为患者制订饮食计划的同时,指导其家庭成员调整饮食结构,让整个家庭参与营养教育,同时定期开展相关营养学讲座,或是通过指导患者使用相关APP查找食物有关的营养信息,有助于指导患者饮食。对于接受减重手术的患者,营养师应指导患者术后养成新的饮食习惯,并严密监测营养并发症和及时处理。

4. 心理科 肥胖症患者往往由于外形而产生抑郁、焦虑情绪,性格相对内向、敏感,在与人的沟通交流上存在一定困难。在医疗活动中,心理医生应充分尊重并倾听,以了解患者相关个人及家庭背景信息,评估患者及家庭的环境及心理压力,帮助患者稳定情绪;针对存在的心理问题,给予积极的引导干预,以提升患者减重治疗的信心,提高治疗效果。

5. 运动康复科 运动康复科医师通过与患者及其家属的沟通与合作,为患者制订个性化运动处方,通过患者家属的积极配合,逐步引导并建立患者长期的运动锻炼习惯。对于接受减重手术治疗的患者,应指导患者尽早开展术后康复计划,不仅有助于改善减重手术效果,而且运动能增进患者心理健康、提高患者自信心。

相较于传统肥胖症管理与治疗,虽然多学科管理和治疗方案更科学化、系统化、人性化,可以给患者提供更高质量的医疗服务,但同时也会占用更多的医疗资源,影响医疗服务的供给数量,此外MDT管理团队中各科室之间的利益分配不均也会导致医务人员的主观能动性下降。因此,未来需要国家出台更多的政策,不断构建和完善MDT管理评价体系,在尽可能减少医疗资源支出的情况下,提高MDT管理模式的应用效果。

(二)三师共管模式

传统的生活方式干预局限于医院专科医师面诊指导,患者走出医院后很难继续获得相应的专业支持,其坚持治疗的依从性和执行力均不足,严重影响了减重治疗的效果。"三师共管"模式是近几年兴起的新型管理模式,团队中不仅有负责院内医疗的人员,也有负责患者院外生活方式干预的人员,不同医疗机构"三师共管"团队成员稍有差异,但其目的均是为患者提供院内院外一体化的综合管理方案,完整落实院外的长期体重管理工作。

"三师共管"团队的成员主要是内分泌医师、营养师和运动指导师。其中,内分泌医师负责疾病的诊断和处方、疾病知识解答与用药调整、确定每一位患者的控制目标;营养师负责健康评估、建立健康档案、预约复诊、定期营养讲座、制订个体化饮食方案及监督执行;运动指导师负责个体化运动能力评估和运动建议、运动直播带练、运动提醒和打卡点评等。

Jiang W 等开展的一项为期 6 个月的多中心、开放标签、前瞻性、随机对照研究,探讨"三师共管"模式对单纯性肥胖症患者进行体重管理效果的影响,结果发现"三师共管"团队每日密集在线陪伴式生活方式干预,较每月一次面对面指导的传统减重模式,可显著降低体脂,改善肥胖症相关并发症,干预 3 个月时减重 ≥ 5% 患者比例达 76.4%,而传统减重模式组为 54.2%。

(三) 人工智能辅助的线上指导模式

肥胖症患者治疗依从性及行为改变情况会直接影响体重管理效果。传统的单纯面诊指导方法难以满足患者的院外沟通需求,不能及时解决患者在强化干预治疗过程中遇到的问题,进而会影响体重管理效果。随着电子产品技术的不断进步,移动医疗设备如手机健康管理软件,即移动医疗 APP 已经逐步应用到肥胖症患者的体重管理中,它可以弥补以往传统患者管理模式的缺陷,在肥胖症患者的整个治疗过程中发挥重要作用。

移动医疗 APP 可记录患者的个人健康档案,包括个人基本信息、疾病史、检验报告、饮食偏好、生活习惯、运动情况等,同时根据健康档案信息为患者制订个体化的医学营养治疗方案,并在管理过程中根据患者的人体成分及身体指标变化情况,及时更新方案。在使用过程中,移动医疗 APP 上可设定减重目标,记录打卡天数、每日体重数据和人体成分数据,计算出具体减重数值,形成体重变化曲线。APP 内会设定每日推荐总能量摄入,患者可在 APP 上计算并记录自己每餐及每日的饮食能量摄入情况,合理分配饮食中的碳水化合物、脂肪、蛋白质,在控制热量于目标范围内的情况下注重膳食营养相对均衡,另外 APP 还能上传患者的三餐食物图片,营养师可通过食物图片对患者当餐的饮食进行点评反馈,督促患者遵照医学营养治疗方案执行。

应用 APP 指导运动时,运动指导师可借助 APP 给患者发送个体化的运动方案和相应的运动教学视频,患者可记录自己的运动情况包括每次运动项目、时长、心率、感受,运动指导师给出点评反馈,给予患者鼓励。患者在管理过程中遇到困惑或疑问时,可在 APP 给营养师、运动指导师、内分泌医师等管理人员留言,管理人员可收到相应提醒,及时回复,保持紧密联系,提高依从性。此外,APP 上提供健康相关科普知识、名医讲堂等体重管理健康教育平台,增加患者健康相关知识,帮助患者逐步提高自我管理能力。在患者复诊时,医生可借助 APP 了解每个患者生活方式改变情况和体重管理结果,这可作为调整疾病相关治疗方案的重要依据之一。

移动医疗 APP 方便记录患者个人档案、记录体重数据和人体成分变化、监测食物摄入、指导运动等,这种人机互动管理模式有利于提高肥胖症患者在整个干预过程中的依从性,促进行为改变,提升减重效果和自我管理能力。

一项肥胖多学科门诊联合移动医疗应用程序 APP 辅助体重管理对超重 / 肥胖患者的减重效果研究,发现移动医疗 APP 联合肥胖门诊常规体重管理,较单纯性肥胖门诊常规体重管理,减重效果更为显著,并改善体成分及肥胖相关代谢指标,干预 12 周后,减重 ≥ 5% 患者比例达 87.2%,而单纯性肥胖门诊常规体重管理组为 51.4%。

(四) 线下管理模式

管理团队对肥胖症患者面对面的诊疗、指导以及相互之间的直接沟通同样是体重管理成功的关键。虽然线上管理能在患者管理当中提供各种远程干预支持,但是线下管理依然不可或缺。线下管理可以更直接了解患者近况,提高沟通效率,详细分析体重管理中可能出现的问题,解决线上管理中可能忽视或遗漏的问题,尽可能地提供全面有效的支持,这是促进体重管理项目持续顺利开展的关键。

线下管理相当于是整个肥胖症管理过程中的关键枢纽,是管理团队为患者提供完整有效干预的指引,让患者的整个体重管理之旅更加畅通、舒心。在患者入组当天,管理团队需要给患者建立肥胖症健康档案,主要是收录患者干预前的资料,包括个人信息、生化指标报告、人体成分报告、生活习性记录等,以纸质材料留存信息,便于后续核对。在不同阶段还需开展多种形式的线下患者教育活动,如入组当天采用肥胖症健康知识科普小册子对患者进行教育,让患者对肥胖症这种疾病有一个更清晰的认识,增强其干预过程中的行为改变意识;同时入组当天讲解体重管理强化干预期的方案要点及患者所需要配合的关键事项,让患者充分了解体重管理的流程和方法,利于后期线下管理的顺利进行;另外每月定期举行线下患者教育活动,患者教育主题可选营养知识、健康食物烹饪体验、面授运动方法技巧、肥胖症与其他慢性疾病的关系等,这样患者可以进行一些实操体验,改变饮食、运动依从性,与管理团队直接沟通,便于分析解决减重当中的困惑,还可与减重同伴进行沟通交流,获得心理支持。随着体重管理的进行,患者须回到医院进行复诊,复诊主要项目包括体格检查和生命体征如身高、体重、腰围、臀围、血压、心率等和一些实验室检查,如血糖、血脂、尿酸、肝功能、肾功能、血常规、甲状腺功能等以及人体成分分析包括体脂肪量、体脂率、内脏脂肪面积、肌肉量等。其中体格检查和人体成分分析检查可半个月进行一次,实验室检查可每个月进行一次或根据实际情况进行调整。线下复诊可以更具体清晰地看到患者体重管理效果,且这些复诊数据可以为后续方案调整提供最有利的依据。除了按体重管理进度进行线下常规复诊,当患者在体重管理过程中出现一些特殊情况时也可回到线下医院进行复诊面对面沟通,如体重长时间难以下降、身体明显不适、因怀孕或手术等需要停止强化干预。

肥胖症患者的线下管理与线上管理相辅相成,它可以弥补单纯线上管理在整个强化干预期对患者管理的缺失部分,有助于完善整个患者管理流程,提高患者依从性,增强减重效果。

(五)肥胖的中心一体化管理模式

1. 中心化建设的意义及宗旨　目前,肥胖症患者的治疗涉及多种治疗手段,包括饮食调整、运动疗法、心理干预、药物治疗及减重手术等,单一的治疗手段难以实现长期有效的治疗效果。这就要求我们必须从营养、行为、教育、内分泌及心理等各个方面了解患者的基本情况并制订科学合理的个体化治疗方案,保证患者获得最佳的治疗效果。因此,以肥胖症为中心的一体化建设及管理是我们实现最佳治疗目标的重要保障和发展方向。中心化建设的宗旨是:因病而宜、全程管理、制订个体化的治疗方案,实现疾病的最佳治疗效果。

2. 中心化建设的主要工作任务　以中心化建设的宗旨为核心,以患者的安全及治疗获益为首要任务,全方位评估患者的病情,明确诊断,建立诊疗流程,确立临床决策及治疗后跟踪随访等,以最佳的治疗方案获得最优的治疗效果,从而更好地提高患者的生活质量。

3. 中心化建设的主要人员配置　以内分泌专科医师为主导的中心为例,中心还包括减重手术医师、营养师、中医针灸师、健康管理师、教育宣传专员及科研团队人员。其

中,内分泌医师负责评估患者的全身状况、代谢紊乱程度、肥胖症及相关并发症病情与患者的心理状态,制订科学可行合理的治疗方案;减重外科医师负责评估肥胖症患者的严重程度及有无手术指征,并进行手术方案的确立和围手术期的处理;营养师负责对治疗前后患者的饮食结构及饮食方式进行评估并制订科学合理的营养食谱;中医针灸师可通过中医针灸、推拿、中药等方式对患者进行科学治疗;健康管理师主要负责患者治疗前的筛查、治疗中的护理及治疗后的跟踪随访;教育宣传专员主要负责对患者进行心理评估以及心理辅导,同时对患者进行健康教育宣传;科研团队人员主要负责对肥胖症患者的综合治疗效果进行临床资料统计、标本收集及科学研究,进而探讨其治疗效果及可能的机制。所有团队成员在其中各司其职、组织有序,旨在为患者提供更专业更全面的服务。

4. 中心化建设的主要运行机制　由代谢病管理中心对就诊患者进行规范体检、填报建档和专人评估,从中筛选肥胖症伴发多种并发症的患者收住内分泌科。内分泌医师对患者进行身体状况的全面评估,包括人体测量学检查、肥胖相关并发症评估、心肝肺肾功能评估以及肾上腺 CT 或垂体 MRI 检查等明确有无继发性肥胖,明确诊断后确立患者治疗方案。对于符合减重手术指征患者经过减重外科团队对术前危险因素如体重、血糖、血压及肺功能的评估及相应控制后施行手术并做好围手术期的管理。术后经过急诊留观,患者手术体征平稳后转至内分泌科进行术后的全程管理和跟踪随访,保证患者的最佳治疗效果。同时,营养师对患者的饮食进行指导,避免发生术后的消化道不适、维生素及微量元素缺乏等。此外,健康管理师和教育宣传专员通过对患者进行健康指导、心理辅导及运动干预,使患者在术后能够坚持不懈,达到身体和心理的整体健康。

5. 中心化建设的独特治疗优势　中心化管理模式对复杂的肥胖症患者具有独特的治疗优势。临床上肥胖症的发生原因很多,血糖的升高更是具有个体差异性,而与肥胖相关的多种代谢紊乱并不能靠单一的治疗方法彻底解决。以代谢分类的不同肥胖类型对营养和运动的反应也各有不同,因此需要营养指导、内分泌代谢干预和个体化的对症治疗,如多囊卵巢综合征伴有肥胖的患者需要在手术前后有效降低雄激素水平和高胰岛素水平;严重肥胖伴糖尿病患者术前需控制血糖和消除酮症;肥胖伴高血压患者需稳定血压。对于临床上常见的由遗传、先天疾病及激素缺乏引起的肥胖,需要在术前或术后通过替代治疗来达到内分泌的平衡,从而使体重不再增加,并使内分泌激素恢复正常。对于临床上部分肥胖伴严重的肝肾功能损害和心脏疾病患

者,如心力衰竭和扩张型心肌病、脂肪肝肝炎、肥胖性肾病及运动困难等,都需要在术前和术后进行有效的治疗和预防,才能保证手术的有效性和安全性。因此,集掌握各项技能的专业医师为一体的团队可以实现无缝隙的联合和无间断的服务,从患者找医生、转科室变成了医生等患者,一体化的服务模式体现出重要性和优越性。

6. 中心化建设开展的全面推广　肥胖症的全球性流行已成为威胁人类健康的重要公共健康问题。传统的生活方式干预虽有一定效果但长期疗效难以维持,药物治疗也无法达到彻底的效果。减重手术对于重度肥胖伴 2 型糖尿病患者具有见效快、复发少、安全性高的特点,同时对于肥胖症常见并发症,如肝肾功能异常、月经失调、不孕不育、心血管疾病及黑棘皮病等皮肤病变都有明显的治疗效果。由于肥胖症病因及机制复杂,因此只有通过多种手段结合,专业医师共同努力才能达到长期有效的健康治疗效果。以疾病为中心的肥胖症一体化建设使患者得到全程的综合管理和系统科学的治疗手段,这对于全面合理有效地实现治疗效果、改善预后、提高患者的生活质量及延长寿命等起到事半功倍的良好效果,因此值得大力推广。

四、肥胖症的临床管理及治疗选择

(一) 科学有效的专业指导的生活方式干预

生活方式、饮食结构及精神心理因素的改变是肥胖症全球性流行的重要危险因素。研究发现,体力活动减少、久坐不动及长时间的睡眠与腰围、BMI 和体脂率等呈显著正相关。全国营养调查显示,高盐、低纤维、少水果的饮食方式是目前中国饮食成分不良的主要缺陷,也是导致肥胖症迅速发生的主要饮食习惯。食品保鲜剂、甜味剂以及外卖食品的日益增多对肥胖症甚至 2 型糖尿病的发生也起着推波助澜的作用。此外,精神心理疾病如焦虑、抑郁等也与肥胖症的发生密切相关。一项来自美国成人的调查研究显示,新型冠状病毒感染流行期间,大部分隔离居民暴饮暴食且体力活动骤减,造成体重迅速增加。因此,肥胖症患者的生活方式干预必须由具专业资质的营养师、健康管理师、内分泌医师及精神心理医师的多方面配合,从健康饮食、合理运动、激素调节及心情舒畅出发,达到心、身、灵的和谐。同时,肥胖症的预防还必须有社会的参与以及健康教育知识的普及,旨在提高人们的健康防范意识。另外,患者自身的积极主动配合以及长期不懈的努力在整个过程中发挥至关重要的作用。

(二) 具有针对性的减重治疗药物的合理选择

肥胖症患者常常伴有多种并发症,如 2 型糖尿病

(T2DM)、高血压、高血脂、男性性腺功能减退、女性多囊卵巢综合征(PCOS)及非酒精性脂肪性肝病(NAFLD)等,因此,肥胖症患者治疗的正确理念是体重下降、血糖正常、脂代谢改善、性腺功能恢复、肝脏脂质沉积减少以及肥胖症相关其他并发症的显著减少。传统的减重降血糖药作用机制缺乏针对性,无法达到长期有效的治疗效果,如二甲双胍,作为 T2DM 治疗的首选药物,不仅能够降糖,还具有减重、改善代谢、调节肠道菌群、延缓衰老及治疗肿瘤的诸多优势;α- 糖苷酶抑制剂,作为降血糖药中的"不倒翁"(尤其在亚洲市场),近年来也被证实具有减重、调节肠道菌群及改善炎症的作用;此外,黄连素也被报道具有减重、降糖、增加胰岛素敏感性及调节肠道菌群的作用。然而,对于重度肥胖伴 T2DM 患者,这些药物的应用难以达到长期减重及稳定降糖的效果。

近年来,新型减重降血糖药的问世不仅减少了低血糖及体重反弹等副作用的发生,也为大血管并发症的预防带来了希望。胰高血糖素样肽 -1(GLP-1)受体激动剂,因其具有明显的减重、降糖、增加胰岛素敏感性、改善 PCOS 患者的月经周期及低血糖发生风险小等优势,已被纳入肥胖伴 T2DM 患者治疗的优选药物,在国外已作为减重药物用于单纯性肥胖患者。钠 - 葡萄糖耦联转运体 2 抑制剂(SGLT2i)为新型的口服降血糖药,由于卓越的减重降糖效果和显著的心肾保护作用,被美国糖尿病学会和欧洲糖尿病研究协会推荐用于治疗 T2DM 伴慢性肾脏病或心力衰竭患者,其减重降糖作用已被公认。

(三) 减重手术的减重效果及代谢改善优势

减重手术治疗病态性肥胖及 T2DM 是 20 世纪 80 年代新兴的一种治疗方式。近年来,国内外研究显示,减重手术是目前最有效的长期而稳定的减重方法,不仅减重疗效显著,有效改善肥胖症相关代谢性并发症,且是目前唯一一种可以治愈 T2DM 的治疗方法。2011 年,国际糖尿病联盟正式推荐减重手术为治疗肥胖伴 T2DM 的有效方法。随着我国减重手术的技术成熟及患者接受度逐渐增加,我国的减重手术数量也迅速上升。2014 年,中国医师协会外科医师分会肥胖和糖尿病外科医师委员会将其纳入中国肥胖症和 T2DM 外科治疗指南,并在 2019 年进行了更新。一项为期 3 年的前瞻性研究表明,与强化生活方式管理治疗组相比,减重手术治疗组患者术后 3 年的体重、糖化血红蛋白及心血管风险的减少更加明显,而生活质量得到明显提高。减重手术不仅使糖尿病得到明显缓解,还显著降低了大血管与微血管并发症及死亡的发生风险。此外,减重手术还可显著改善肥胖症伴发的其他并发症如高脂血症、高血压、脂

肪肝、睡眠呼吸暂停综合征、高尿酸血症、黑棘皮病、亚临床甲减、男性性腺功能减退及 PCOS 患者的月经紊乱甚至闭经等。因此，减重手术的出现给人类的健康带来了极大的福音。

然而，作为一种新的治疗手段，减重手术也存在着适应证选择不当、术式选择不合理以及发生手术相关远期并发症的风险，如何达到手术优化和最佳治疗效果以及术后长期疗效仍是我们临床上需要解决的问题和追求的目标。因此，实现最佳治疗效果除了需要具有丰富减重手术经验的外科团队和内分泌团队，有需要有专业的减重管理团队进行围手术期的管理，最终提高手术的远期效果及减少并发症的产生。

五、不同场景下的管理特点及方法

（一）社会管理

肥胖症的社会管理，涉及社会、经济、法律、文化和环境等众多方面。

1. **政府层面** 强调政府在肥胖症管理中的牵头作用，加强跨部门协作，包括将肥胖症预防和控制纳入政府授权和相关政府机构的日常工作。在政府层面，协调卫生、教育等部门，制定肥胖症防治的政策性指导文件。教育部门落实各级学校的健康教育工作开展情况，制定考核机制，尤其是青少年肥胖症的防治，强调校园防控的重要性，强调学生均衡营养和吃动平衡的重要性，制定相应的实施方案。此外，在政府层面，应该组织专业协会，制定改进和完善营养政策文件，以及促进营养专业人员的培训，为肥胖症防控提供更多的人才技术支持打下基础。地方政府制定健康促进对策综合性规划，制定健康促进计划的实施内容。

2. **法律保障** 从立法层面明确国家在筹划、推进、实施肥胖症管理方面的政府责任，规定医疗保险机构的义务及投保人的权利和义务。以《中华人民共和国基本医疗卫生与健康促进法》为基础，制定更多关于肥胖症管理的有关政策。从法律层面监督和管控饮料加糖政策的落实，指导饮料企业管理部门制定饮料加糖的技术规范，限制饮料加糖，制定惩罚法律，从根本上管控饮料加糖。通过建立和完善关于食品标签法律法规，使食品营养成分标签成为民众购买食品的重要参考，强调专业性、强制性、规范性，严禁食品营养成分造假行为。

3. **建立肥胖症防控政策的宣传机制** 官方媒体定期发布肥胖症防治的权威知识，及时辟谣误导民众的错误信息等，关注肥胖人群，聚焦减重问题，传播科学理念。

4. **医疗保险机构** 保险公司制定投保人投保的条件，如超重和肥胖将会受到投保限制，间接起到促进投保人对自己进行健康管理的作用。保险公司和医疗机构合作，保险行业对健康管理中产生的服务用筹资，从被保险人投保费用中支付健康管理的费用，保险机构参与了投保人健康监测和管理的过程，弥补了医疗机构重治疗、轻预防和管理的不足。

（二）院内管理

对于合并糖尿病、高血压、痛风、脂肪肝、卒中等疾病状态的肥胖症患者，应列入院内管理系统进行管理。肥胖症患者院内管理的核心，是解决肥胖症的诊断、分型、鉴别诊断、并发症筛查、药物治疗、并发症治疗和手术治疗等专业问题。

对于院内肥胖症患者的诊断，主要是鉴别病理性肥胖和原发性肥胖。病理性肥胖也称为继发性肥胖，是指有明确病因的某些疾病导致的继发性体重增加，体重增加是该病的一个临床表现，其病因可能与下丘脑、垂体功能异常，肿瘤，创伤，库欣综合征，甲状腺功能减退症等有关。单纯性肥胖是由遗传或环境因素，或两者共同引起的一种慢性代谢性疾病。病理性肥胖一般需到院内进行诊断和鉴别诊断。

肥胖症并发症筛查是肥胖症患者院内管理的重要任务之一。筛查肥胖症相关的高血糖、高血压、冠心病、卒中、动脉硬化等，以便分级和分型，为治疗打下基础。

肥胖症的多学科会诊，也是院内管理的重要一环。对于合并多个并发症的肥胖症患者，多学科会诊需要解决的问题是肥胖症相关疾病的诊断与治疗策略的制订。院内管理需要解决的疑难问题是肥胖症手术适应证和手术随访方案的制订。

对于生活方式治疗不满意的患者，可考虑配合药物治疗，并定期评估减重药物的安全性及有效性。目前在国内获准临床应用的减重药物只有奥利司他，另外也有研究证明二甲双胍、纳曲酮缓释剂、安非他酮缓释剂、利拉鲁肽、芬特明、托吡酯缓释剂用于肥胖和超重的治疗具有较好疗效，但其作用机制还需要更多的循证依据支持。对于需要外科干预的重度肥胖患者，也应纳入院内管理。术后需加强对患者的营养教育和营养支持，并常规进行代谢和营养指标监测。

（三）社区管理

1. **社区建档随访** 肥胖症患者在区域性医疗中心院内管理结束后，回到社区随访，社区建立档案，登记资料，根据患者个体情况，制订 3~6 个月甚至更久的随访方案。建议患者每个月至少进行 1 次随访，评估饮食、体力活动和体重变化情况,如 3 个月内体重减轻<5%,应重新评估总的能量需求,及时调整体重综合管理方案。对于不能够门诊随访的患者,建议应用电话或互联网平台随访。

2. 社区健康监测 结合患者年龄、疾病及用药情况,对患者膳食状况、体重变化、血糖、血脂、肝肾功能等进行监测,并记录指标,观察指标变化趋势,提示反馈给专科医师,调整干预方案。社区健康监测是肥胖症患者综合管理的重要组成部分,记录的资料变化是调整干预方案的重要参考,需按时、定期监测指标变化。

3. 社区体重管理 肥胖症患者短期内的治疗目标,是体重减轻,如果患者能长期维持 3%~5% 的体重减轻,有助于降低糖尿病及心血管疾病风险。对院内管理出院之后的肥胖症患者,医疗中心需要与社区联合管理,使院内制订的体重管理方法在社区得以延续。社区健康管理师、营养师为患者制订个体化的体重维持方案,包括饮食和运动,应保持营养充足并减少能量摄入,建议每天进行 30 分钟的中等强度体育活动,以达到维持体重的作用。在随访过程中,社区加强健康宣教,加强患者自我监督和管理能力的教育,利用移动数字技术、移动平台等与肥胖症患者进行互动,增加患者依从性,达到维持健康体重的目的。

(四) 家庭管理

1. 家庭全员参与 肥胖症患者的管理,特别是儿童青少年肥胖症患者,家庭管理是综合管理的重要一环。家庭组员中做到"一人肥胖,全家动员",避免出现不同的错误的肥胖症管理理念。对于儿童青少年肥胖,家长应以身作则,为青少年树立榜样,并通过家庭干预监督促进青少年养成良好的生活习惯。父母应改变观念,合理为儿童选择零食,规定儿童每日进食零食的次数及数量,尽量避免滥用零食来安抚或奖励儿童。对于挑食、偏食或膳食欠均衡的儿童,需在医务人员建议下选择单一或复合营养素补充制剂。

2. 树立科学营养观 膳食和睡眠主要场所是居家。居家时,需要做到膳食均衡,营养搭配合理,一家人均需要树立正确的营养观。

3. 养成良好的睡眠习惯 睡眠不足会导致胃泌素分泌增加和瘦素分泌减少,可增加饥饿感和食欲,睡眠不足与肥胖症发生密切相关,应采取多种措施帮助儿童形成良好作息习惯。尽量避免摄入引起兴奋的含咖啡因饮品,如可乐、奶茶、茶等。日间做适当的体育运动,睡前停止屏幕暴露,可聆听柔和舒缓的音乐以放松心情,提高睡眠质量。不在卧室放置电视,按时提醒就寝及起床,避免晚睡晚起。

(五) 个人管理

对于肥胖症个人,无论是院内管理、社区管理还是家庭管理,最基本的单元就是肥胖个体自身。个人需要学习肥胖相关基本知识,知识缺乏是造成个体肥胖症的重要原因。

首先学会自我监测,制订减重目标,预防出现相关并发症;其次坚持如初,健康心理,维持正常体重。轻度肥胖建议减重 0.5~1.0kg/ 周,减少能量摄入 115~230kcal/d;中度及以上肥胖建议减重 0.5~1.0kg/ 周,减少能量摄入 500~1 000kcal/d。减重不是件"一劳永逸"的事,需要长期坚持,而一旦放松警惕,很容易出现体重反弹,甚至超过减重前的原始水平。不仅要少吃多动,还要会吃会动,了解怎么吃既营养又减重;怎么运动既容易坚持、可实施性强,又能有效控制体重。

须进行自我行为控制与饮食控制。规律就餐,减少外出用餐,增加膳食纤维,减少能量吸收,优选水产、瘦肉、奶、豆类,减少脂肪和胆固醇摄入,获得优质蛋白,增加蔬菜、保证谷薯摄入等。循序渐进并保证营养的均衡性,避免节食带来的静息代谢率降低引起能量消耗降低、胃肠功能紊乱等消极作用。同类食物中建议选择中低血糖生成指数的食物,如玉米、荞麦面、杂豆饭、薏米、糙米、豌豆。

规律运动,贵在坚持。中等强度、长时间的有氧运动有利于减脂且对降低内脏脂肪效果显著,随着运动时间的延迟,能量供给由以糖供能为主逐渐转化为以脂肪供能为主。选择适合自己的运动方式,如快走、慢跑、游泳等,达到一定的运动时间,每天 30~60 分钟,每周 5~7 次。

综上所述,肥胖症管理是一个复杂的系统问题,中国肥胖症问题是由多层次、多方面的政策、环境、经济、社会和行为因素共同驱动的。个人、家庭、社区、学校、政府、专业机构和企业等应共同努力,改善致肥胖环境,倡导健康生活方式,预防肥胖症及相关慢性病。为了达到规范管理的目的,强调多部门、多学科共同参与,规范管理,才能起到切实的效果(图 10-1-1)。

六、生命周期预防干预方法

由于肥胖可以发生在人一生的各个阶段,而不同年龄阶段的社会生态模型各层面的具体内涵会有所不同,例如,儿童和成人在个人、人际和组织层面就有着显著的不同。儿童的个人层面以遗传和生物特质为主,成人除了遗传和生物特质以外,还涉及宗教信仰、个人的知识和技能。儿童的人际层面主要涉及父母或监护人、家人和同学朋友,而成人涉及家人、同事和朋友。儿童的组织层面主要为托儿所、幼儿园和学校,而成人主要是工作场所,老年人主要是家庭和社区。因此不同年龄段的肥胖症防控举措也应该相应调整以适应不同年龄段的需求和环境。而预防和控制肥胖症

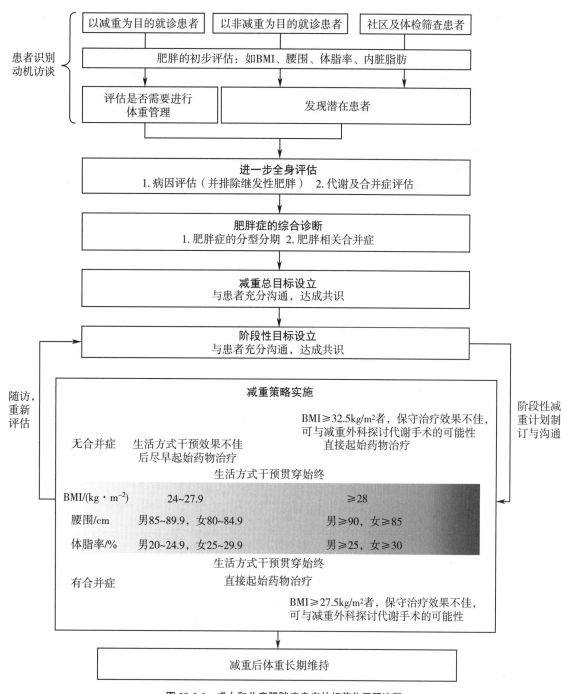

图 10-1-1 成人和儿童肥胖症患者的规范化干预流程

应该从母亲怀孕期就开始,然后贯穿幼儿、儿童、青春期、成年期和老年期。虽然社会生态模型和贯穿一生的肥胖的防控观念被众多国家采纳和应用,由于每个国家的人口组成、文化、经济和国情各不相同,各国的肥胖防控会有不同的侧重点。在此,我们将以比较成熟和公认的澳大利亚新南威尔士州的肥胖防控措施(图 10-1-2)为例,探讨如何利用社会生态模型来进行肥胖的社会模式管理,以起到抛砖引玉的作用。

(一)新南威尔士州政府肥胖症防控项目

1. 怀孕期: 怀孕期的健康信息及指导服务(Get Healthy In Pregnancy) 由于怀孕期间体重增加过多或过少都会使孕妇和宝宝在怀孕期间、出生和出生后的生活中面临多种并发症和问题,比如妊娠高血压和糖尿病、母乳喂养有困难、出现异常高或低出生体重婴儿,而这些高或低出生体重婴儿成年后患肥胖症和其他慢性疾病的风险会增加。同时,孕妇在怀孕期间吃不健康的高脂和高糖的食物,

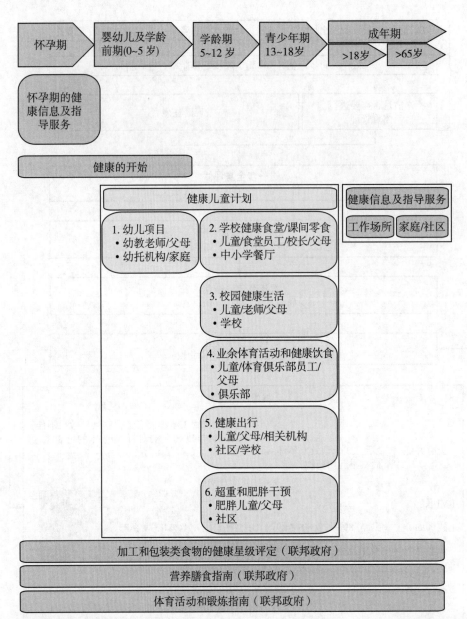

图 10-1-2 澳大利亚新南威尔士州政府和澳大利亚联邦政府从母亲怀孕开始,贯穿婴幼儿、儿童、青春期和成年期的肥胖症防控项目

可能导致未出生的婴儿在童年和以后的生活中对这些食物产生偏好。因此女性在怀孕期间能够保持健康饮食及一定的运动量以防止怀孕期间体重增加过多或过少就显得非常重要。

为了能让更多的孕妇得到孕期保健的服务,作为助产士、全科医师和产科医师提供的产前护理的补充,自 2015 年以来,州政府为州内所有的孕妇提供针对控制孕期体重的免费电话指导服务。每一位接受服务的孕妇会在六个月内得到由大学认证的健康指导员的 10 次电话指导,健康指导员会帮助孕妇设定个人的健康目标,指导如何吃得健康,保持一定的活动量,从而使怀孕期间的体重增加保持在正常的范围内,同时在孩子出生后继续帮助和支持母亲恢复产前的健康体重。

2. 怀孕期至小儿满 5 岁: 健康的开始(Healthy Beginnings Programs) 越来越多的证据表明,家庭环境和父母不健康的习惯及行为是为幼儿创造致肥胖环境的关键因素,致肥胖环境会导致孩子在整个生命过程中出现不良的健康问题。因此在人生的最初几年促进普及健康的幼儿喂养和活动是预防儿童肥胖症的关键,也符合国家和国际儿童肥胖症预防指南。

"健康的开始"这一干预项目是由儿童和家庭健康护士提供的分阶段的儿童早期肥胖症预防/健康促进计划。该计划在怀孕期间和产后为女性提供支持,以健康的婴儿喂养方式、营养支持、体育活动和亲子互动为目标。这个项目的评估结果显示以家庭为基础的早期干预显著改善了母乳喂养的持续时间、添加固体食物的适当时机,使孩子能更早地趴着玩并降低两岁儿童的平均BMI。因此"健康的开始"干预项目已成为全球公认的肥胖症早期干预的成功案例。

"健康的开始"干预项目是世界上第一个测试在生命的头两年内进行早期肥胖症干预的有效性的随机对照试验，并且还通过进一步的3年随访来测试干预的可持续性。简而言之，此项目是一个分阶段的、以家庭为基础的生命早期肥胖干预措施，旨在减少引起儿童肥胖的家庭和行为风险因素。发表在 *British Medical Journal* 的研究结果表明，在2岁时，干预使孩子们的BMI显著降低 $0.38kg/m^2$，这相当于将超重或肥胖的患病率从 20% 降低到 17%。这些结果表明，在早年对母亲进行有关健康婴儿喂养和积极玩耍的教育是一项重要且有效的降低儿童早期超重或肥胖风险的策略。*British Medical Journal* 评论认为通过家访进行早期肥胖症预防是一种有前途的干预。但经济评估发现此项目仅具有中等成本效益。此研究还发现如果2岁后停止对母亲的支持，该项目降低肥胖症患病率的效果就很难持续到孩子满5岁。随着儿童肥胖率的上升，迫切需要开发和测试有效、低成本、覆盖面广和可持续的早期肥胖症干预措施。

自2017年以来，研究者又实施和评估了远程医疗健康的干预试验。孕妇受邀随机接受三种干预措施：①儿童和家庭护士的指导电话加邮寄的健康教育信息手册；②鼓励、教育和适当提醒的手机短信加邮寄的健康教育信息手册；③对照组，即不接受电话指导、手机短信支持和邮寄手册。这项随机对照试验发现在孩子满1岁时，电话指导显著改善了妈妈们的健康行为（例如在建议的年龄添加固体食物、使用杯子、更早地让婴儿趴着玩和家庭聚餐），还显著减少了婴儿睡前用奶瓶和看电视的时间。该研究还发现，短信支持能显著减少婴儿睡前用奶瓶和看电视的时间。然而，这两种干预措施均未显示对母乳喂养率有显著影响。此外，研究结果表明，电话指导可能比短信支持更有效地促进其他健康喂养的习惯，例如使用杯子和适当时机添加固体食物。

3. 0~18岁：健康儿童计划（Healthy Children's Initiative） 新南威尔士州自2011年开始实施健康儿童计划，旨在应用全方位的预防和干预措施来减少新南威尔士州的儿童青少年肥胖。这个免费的项目不仅关注儿童及其家庭，还关注他们所处的环境，并创造支持儿童健康生活方式的环境和文化。为了适应不同年龄段的情况和需求，新南威尔士州卫生部为各个年龄段的儿童和青少年量身定制健康计划。

（1）幼儿项目：0~5岁儿童 Munch&Move

由于这一阶段的孩子自主能力有限，日常活动和生活主要由父母或照顾者以及托儿所和幼儿园老师安排和决定，因此这一阶段的肥胖症预防和干预应针对父母或照顾者以及托儿所和幼儿园老师，以创造健康的家庭和幼托早教机构环境，使得孩子居住和生活的环境更有利于培养他们健康的生活方式和习惯。

这个项目提供如下服务：培训托儿所和幼儿园老师，让老师通过一系列有趣的游戏鼓励孩子们吃得健康和进行适当的体育活动，帮助老师改善托儿所和幼儿园的环境，让托儿所和幼儿园有足够和安全的室内和户外活动场所供孩子们游戏和玩耍。向老师和父母提供健康教育资料——健康手册、音乐激光唱片、幼儿游戏光碟以及如何改善家庭环境让孩子们在家里也能吃得健康、安全地玩耍和做游戏，在老师和父母需要额外的支持时帮助他们与当地卫生专业人员联系。

（2）学校健康食堂/健康课间零食：5~18岁 Healthy School Canteen Strategy/5~12岁 Crunch&Sip

学校健康食堂这一项目要求中小学校增加学校食堂中健康食品和饮料的供应，从而使学生更容易选择健康的食品。所有拥有食堂的新南威尔士州公立学校都必须参加这个项目。同时州政府鼓励私立学校积极参与。通过增加学生获得更健康食品和饮料的机会，减少学生获得不健康食品和饮料的机会，鼓励选择水作为首选饮料来创建和支持学校的健康饮食文化。

健康课间零食这一项目通过提高老师、家长和学生对吃蔬菜水果和饮用水重要性的认识，提高老师、家长和学生的营养知识，鼓励小学生在课间休息时吃水果或蔬菜和饮水。这个项目为学校老师和家长设计制作了非常丰富而且实用的资源，比如鼓励和奖励的方法，如何准备孩子的餐盒，各种健康零食和小吃的配方等，受到老师们和家长们的欢迎。

（3）校园健康生活：5~12岁儿童 Live Life Well@School

校园健康生活是新南威尔士州卫生部与教育部的一个合作项目。所有新南威尔士州公立、私立小学都可以参与这个旨在促进小学生的健康饮食和体育活动的项目。这个项目包括：协助学校老师制订支持体育活动和健康饮食的行动计划；改进学校有关营养和体育的教学；促进学校与当地社区的合作关系，使社区和学校能互帮互助，创造更好的社区和学校环境支持学生的健康生活。

(4)业余体育活动和健康饮食：5~16岁 Finish with the Right Stuff

这个项目主要目的是在青少年体育俱乐部推广水作为首选饮料，同时为儿童和家长们提供健康的食品。孩子们需要足够的能量来进行体育活动，活动结束后也需要食物来为他们的身体补充能量，但我们知道，活动结束后，如果吃高糖和高能量的食物和饮料的话，他们做运动所得到的益处将会被抵消，所以在不影响俱乐部利润的前提下，州政府通过向青少年体育俱乐部的餐厅和小卖部提供免费的、量身定制的支持，包括健康饮食知识、一些实用的工具和健康食物及水的样品等来帮助其出售水和健康食物。同时也向体育俱乐部的教练、青少年和家长提供健康饮食知识和选择健康食品及饮料的实用技巧。

(5)健康出行：5~18岁 Children's and Young People's Active Travel

健康出行是指步行、骑自行车、滑板车、滑板或任何消耗人力的不使用机动交通工具的出行方式。因为使用公共交通工具几乎总需要步行往返目的地，因此也被认为是健康出行。健康出行的益处已得到广泛认可，孩子们经常步行、骑自行车、滑板车或滑板去他们常去的地方包括学校，可以提高他们的注意力，增加独立性和自尊。为了鼓励儿童和青少年健康出行，对于5~12岁的儿童，州政府向家长、学校老师和社区提供健康安全出行指导手册以及社区内儿童经常光顾场所的信息，比如公园、游泳馆、图书馆是否有自行车道可以到达，是否有停自行车的地方，途中是否有安全隐患以及如何去除和避免，公园内自行车道和步行道是否保养得当等。对于青少年，州政府亦为他们提供了类似的健康安全出行指导手册及健康安全出行信息。同时为了保障中小学生的安全，在学校附近，新南威尔士州交通部在学生上学放学期间实行机动车限速管理(40km/h以下)。

(6)超重和肥胖干预：7~13岁超重或肥胖儿童

这是一项针对新南威尔士州7~13岁超重或肥胖儿童及其家人的免费干预计划。该计划由专业人士包括营养师和运动生理学家对肥胖儿童及其家人通过趣味互动的方式进行指导，每周1次2小时，持续10周。从而改变家庭的生活方式，鼓励健康的饮食习惯和健身，提高孩子的自尊和自信。州政府还根据澳大利亚原住民的文化和习俗，专门为原住民儿童及其家庭制订了超重和肥胖干预计划。

4. 18岁以上成年人

(1)个人健康信息及指导服务(Get Healthy Service)：自2009年开始，新南威尔士州为所有已年满16岁的新南威尔士州居民提供免费的健康信息及指导服务。每一位参加者在六个月内会得到由大学认证的健康指导员的13次电话指导，配合分发给每位参加者的小册子《健康信息与旅程》，健康指导员将协助参加者建立和保持健康的生活方式。六个月以后，如果愿意，参加者可以再次申请获得该服务。健康指导员主要在健康饮食、体育活动和锻炼、达到并维持健康体重、降低患2型糖尿病的风险和减少酒精摄入量方面向参加者提供详细的指导和帮助。《健康信息与旅程》的小册子除了提供健康信息，还可以帮助参加者记录和追踪个人设定的目标和采取的行动。

由于澳大利亚是一个多元文化的社会，有相当多的人在家不讲英语，还有很多人看不懂英语。因此新南威尔士州卫生部根据现有的资源为华人提供中文(普通话或粤语)健康信息及指导服务；考虑到文化习俗的不同，还为澳大利亚土著居民提供针对和适合土著居民文化和习俗的健康信息及指导服务。

(2)工作场所的健康生活(Get Health at Work)：除了针对个人的健康信息及指导服务，州政府还为所在地区的企业和机构提供免费的健康计划来帮助建立健康的工作场所以改善员工的健康。例如，为了鼓励员工步行或骑自行车上下班，有条件的单位提供浴室(冲淋)方便其洗澡和更衣；为了鼓励员工多做运动，有的单位提供健身设施和场地(健身房，乒乓桌等)。这个工作健康计划给企业和机构提供评估工具和方法，分为四个步骤：①了解员工在工作场所的健康需求；②使用这些信息来量身定制各个工作场所的健康计划；③实施这些健康计划使之变成行动；④经过一段时间的实践，对健康计划进行复审和评估，了解健康计划是否有效，哪些地方需要改进，以便制订新的健康计划。根据企业和机构各自的情况，这四个步骤可以循环往复进行(图10-1-3)。

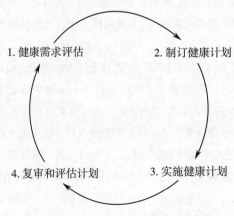

图10-1-3　建立健康工作环境的4个步骤

（3）健康生活在线指导（Healthy and Active for Life Online）：随着年龄的增长，拥有活跃的身体是保持健康和独立的最重要的保障。年龄不是障碍，任何年龄段都应该有适当的锻炼。针对60岁及以上的老年人，新南威尔士州为他们提供了一项为期10周的免费健康生活方式网上和电话指导来帮助老年人做更多的运动，并在饮食方面指导其做出更健康的选择。在10周的时间里，老年人可以得到为他们量身定制的在家进行锻炼和活动的计划以及切合实际的目标，获得锻炼和活动的信息手册和日志方便记录他们的活动情况，同时帮助他们能跟上计划。同时，老年人也得到健康饮食的相关信息，例如为什么健康饮食对健康老龄化很重要、如何吃得更健康和准备健康膳食的简单方法、如何购买健康食物等窍门。

在我们列举的新南威尔士州的肥胖症防控项目中可以清楚地看到，州政府把肥胖症防控的侧重点放在孕期、婴幼儿和儿童时期，因为这是培养人们健康生活习惯和行为的关键时期。在这些关键时期进行肥胖症干预将有事半功倍的效果，因此如果有资金和时间限制，我们应该考虑选择关键期进行肥胖症的防控和干预。

（二）澳大利亚联邦政府的肥胖症防控干预政策

在公共政策层面，对于食品管理，澳大利亚联邦政府通过与食品行业和公共卫生部门的合作，减少加工食品中饱和脂肪、钠和糖的含量，使人们更容易获得健康的食品，并为食品公司生产健康食品提供支持；健康星级评级系统是澳大利亚和新西兰政府的一项倡议，为包装食品和饮料分配健康评级，利用食品包装标签系统，可帮助人们快速轻松地比较在商店看到的类似产品的营养。推行食物健康星级评定，包装食品的营养价值评级从半星到5星，星星越多，食物越健康，这使人们能够快速比较相似食品的健康程度。在澳大利亚新南威尔士州，几乎所有医疗卫生机构和场所的商店和小卖部（99%）停止出售含糖饮料，同时为员工和访客提供更健康的食品和水。

对于体育活动和锻炼，针对不同年龄阶段和人群，澳大利亚联邦政府制定了详细的体育活动和锻炼指南。"Move It AUS"活动鼓励澳大利亚成年人每天至少进行30分钟的体育锻炼，儿童每天至少进行60分钟的体育锻炼。同时鼓励人们对日常生活习惯做一些小的改变从而增加活动量。例如：短途出行不开车，以步行或骑自行车代替；将车停在离目的地更远的地方，然后步行或骑自行车走完剩下的路；使用楼梯代替电梯或自动扶梯；乘坐公共交通时提前一站下车，然后步行走完剩下的路；步行到

公园吃午饭。因为久坐会抵消锻炼身体的好处，而通过减少坐和躺的时间可以增加体能消耗，因此减少坐的时间就显得很重要。澳大利亚提倡组织步行会议、使用可调节高低的办公桌（可按需要坐着或站着办公）、打电话时四处走动、定时做伸展活动或在午休时间散步等减少久坐时间。

（三）医疗卫生专业人员的作用

医疗卫生专业人员（例如全科医师）在识别患有肥胖症或有肥胖风险的个体方面发挥着关键作用；通过实施适当的干预措施以支持减重或维持体重，或防止体重再次增加。这需要医疗卫生专业人员认识到改变公共政策以支持健康环境的重要性，其中健康的生活方式的选择尤为重要，因为只要人们愿意，任何时候他们都可以改变不健康的生活方式，建立健康的生活方式，而且这种生活方式的改变并不需要高昂的费用。健康信息的重点应该是"获得健康"而不是简单的"减重"，认识到肥胖不仅仅是体重的问题，它更是引起一系列慢性疾病的重要诱因。医疗卫生专业人员需要采取多管齐下的方法，包括全民公共卫生措施，以及针对特定"高风险"群体的特殊防控措施。早期干预如"健康的开始"干预项目已经产生了令人鼓舞的结果，并且可适用于其他高危人群。在整体健康促进的背景下，医疗卫生专业人员能够通过早期识别患者风险来促进肥胖症预防。

对肥胖的污名化也是一个值得注意的问题，作为减少肥胖污名化的一个步骤，医疗卫生专业人员必须使用以人为本的语言并停止使用污名化图像和信息。医疗保健不平等（例如获得医疗保健的机会不平等）也是阻碍肥胖症防控的因素之一，医疗卫生专业人员为了有效和公平地预防肥胖症，应该和各级政府以及制造业、零售业与公共卫生在内的其他部门密切合作，建立一个能够将个体干预和社会及公共政策相结合的平衡的综合防控体系。

通过应用社会生态模型和生命周期预防干预方法，使得我们在制定肥胖症的防控干预措施和政策时能考虑到影响肥胖症的健康饮食和运动行为的社会、文化和经济因素，从而提供有效的健康干预措施和政策。与此同时，我们也应该认识到应用社会生态模型来防控肥胖症的一些不足之处。例如，为了制定最有效的防控措施，必须解决社会生态模型的多个层次，而涉及多层次的防控措施相应地需要高昂的代价（时间和金钱）。多样化人口意味着需要多种干预措施才能有效地在整个社区内防控肥胖症，这又会提高防控肥胖症的成本。此

外,同时干预生态模型的多个层面可能会导致协调问题,从而导致防控措施的复杂化。因此在利用社会生态模型进行肥胖社会模式管理时必须考虑到以上提到的这些不足之处,并可以考虑结合其他方法来弥补这些不

足之处。

执笔:徐玲玲　孙嘉　朱翠玲　徐汇兰

指导:陈宏　温利明

第二节　肥胖症患者的评估

一、肥胖症患者的临床评估

仔细的病史询问和体格检查对肥胖症的诊断及鉴别诊断非常重要。

(一)病史询问

包括:①肥胖或体重增加的发生、发展情况,如起病年龄、进展速度等。②家族史。③既往治疗史(减重方法、持续时间、减重次数、减重效果)。④特殊药物使用史(抗精神病药、激素类药物如皮质醇或避孕药、胰岛素和磺脲类降血糖药、某些 α 和 β 受体阻滞剂等抗高血压药)等。⑤儿童青少年生长发育情况、女性月经及生育情况、男性性功能情况、睡眠呼吸情况。⑥生活方式,采用24小时膳食回顾法、三日称重法和食物频率问卷等方法进行饮食调查;询问运动习惯及运动禁忌,有条件的情况下采用体能测试评估运动能力;了解睡眠时间和睡眠质量、焦虑和抑郁状况等。

(二)体格检查(参见第五章第一节)

(三)肥胖类型和等级评估(参见第五章第一节)

二、肥胖症患者的生活质量评估

(一)肥胖可影响患者的生活质量

生活质量又称生命质量、生存质量,由美国经济学家 J.K.Calbraith 在20世纪50年代提出,世界卫生组织(WHO)将生活质量定义为“不同文化和价值体系中的个体对于他们的目标、期望、标准以及所关心的事情有关的生活状况的体验。它是在客观健康水平提高和健康观念更新背景下产生的健康评价指标,能更全面地反映人体健康状况,并能充分表达积极的健康观。”在医学领域,生活质量更具体地说是“健康相关生活质量(health-related quality of life,HRQOL)”,指在疾病、意外损伤及医疗干预的影响下,测定与个人生活事件相联系的健康状态和主观满意度,主要反映的是个体生理、心理及社会功能三方面的状态。对于个体来说,HRQOL 不仅关注生存时间,而且关注生存质量;不仅考虑客观的生理指标,而且强调主观感受和功能状况;不仅用于指引临床治疗,而且还用于指导康复和卫生决策。

近年来,随着健康生活方式的知识普及,肥胖症患者的生活质量也越来越受到关注。生活质量评分被广泛应用于肥胖症患者的临床研究,并且成为减重疗效的重要指导指标之一。研究发现,肥胖与患者的生活质量密切相关,肥胖本身及其伴随的慢性病都会严重影响患者的生活质量,且肥胖会加重患者的原发疾病进展,而采取减重手术或非手术干预后的体重降低可改善患者的原发疾病,提高生活质量。评估肥胖症患者的生活质量有助于建立对不同治疗的疗效比较,并可用于评估治疗对患者日常生活感受和功能的影响,直接解决生活质量相关问题可以缓解患者的疾病症状,改善生活质量。

(二)肥胖症患者生活质量的评估方法

对肥胖症患者进行生活质量评估有利于及时发现患者存在的问题,指导医疗、护理措施的制订与实施。评估肥胖症患者生活质量的方法有多种,而目前主要通过量表来实现。现在应用最广泛的生活质量评测量表可分为针对一般肥胖症人群的普适性量表以及根据不同的适用对象应用不同的疾病特异性量表。疾病专用生活质量量表更能反映该疾病经治疗后生活质量的改变,将普适性量表和疾病特异性量表联合应用,可以更好地评价患者的生活质量。肥胖症患者的生活质量常用评估量表见表10-2-1。

表 10-2-1 肥胖症患者的生活质量常用评估量表

常用量表	简介
健康调查量表 36(36-item short form health survey, SF-36)	为最常用于评价肥胖症患者生活质量的普适性量表。中文版 SF-36 共包括 36 个条目,包括生理领域(physical component summary, PCS)和心理领域(mental component summary, MCS),其中生理领域包括生理功能(physical functioning, PF)、生理职能(role-physical, RP)、躯体疼痛(bodily pain, BP)和一般健康状况(general health, GH),心理领域包括精力(vitality, VT)、社会功能(social functioning, SF)、情感职能(role-emotional, RE)和精神健康(mental health, MH),共 8 个维度,每个维度的最终评分以 0 分为最低值,100 分为最高值,分数越高表明生活质量越高
世界卫生组织生活质量评定量表简表(WHOQOL-BREF)	包括生理领域、心理领域、社会领域和环境领域 4 个维度,各个领域的得分可转换成百分制,分数越高代表生活质量越好
体重对生活质量的影响量表简表(impact of weight on quality of life-lite, IWQOL-Lite)	广泛用于包括药物试验等减重干预措施的评估,共 31 个条目,包括生理功能、自尊心、性功能、公共压力和工作能力 5 个维度,所有条目以 5 分制(1~5 分)计算,得分越高表明生活质量越好
肥胖症相关生活质量量表(obesity related well-being, ORWELL97)	ORWELL97 包括 ORWELL97-1 和 ORWELL97-2 两个子量表,ORWELL97-1 与心理状态和社会适应能力相关,ORWELL97-2 与生理症状损害有关。该量表共 18 个条目,得分越高说明生命质量越低
肥胖症特异性生活质量问卷(obesity specific quality of life, OSQOL)	共 11 个条目,包括身体状况、活力、人际关系、心理状态 4 个维度,得分越高表明生活质量越好
儿童健康相关生活质量普适性量表(a pediatric QOL inventory, PedsQL4.0)	共 23 个条目,包括生理功能、情感功能、社交功能和角色功能 4 个维度,生理功能维度反映的是生理方面情况,其他 3 个维度反映的是心理方面情况
青少年体重有关生命质量量表简表(youth quality of life instrument-weight module, YQOL-W)	共 23 个条目,包括自我、社会和环境 3 个维度,其中自我维度指的是超重/肥胖对自身心理的影响,社会维度指的是超重/肥胖对家庭和同伴关系的影响,环境维度指的是与超重/肥胖有关的机会和障碍
减重手术后的肥胖症分析和结果报告系统(bariatric analysis and reporting outcome system, BAROS)	该系统从 3 个主要领域(多余体重减少的百分比、医学状况、生活质量)评价减重手术的效果,其中治疗后生活质量的改变从自尊心、身体状况、社会交往、工作能力、性功能 5 个方面进行评价
肥胖症和减重生活质量(obesity and weight-loss quality of life, OWLQOL)与体重相关症状测量表(the weight-related symptom measure, WRSM)	OWLQOL 量表包含 17 个条目,WRSM 有 20 个条目,OWLQOL 和 WRSM 常常联合使用,WRSM 着重于与肥胖症及治疗肥胖症相关的症状,而 OWLQOL 是对生活中与体重、体重减轻及减重治疗相关的全面评估

三、肥胖症患者的精神病学和心理评估

(一)精神疾病导致肥胖症

对于肥胖在普通人群的患病率,《中国居民营养与慢性病状况报告(2020 年)》中提到,2020 年中国成人超重/肥胖率超过 50%。在精神疾病患者中,双向情感障碍者肥胖症的发病率为 60%,精神分裂症者为 70%,抑郁症者为 55%,发生率显著高于无精神疾病人群。可见,精神疾病与肥胖症发生密切相关,具体详见第九章第三节医源性肥胖症。

(二)精神疾病肥胖的防治

1. 生活方式干预 主要包括医学营养治疗和运动治疗。医学营养治疗中,强调平衡膳食、营养均衡、控糖控盐。

2. 监测血糖、血脂和体重 基于精神疾病人群肥胖的发病率显著高于非精神疾病人群,对精神疾病患者,更应定期监测血糖、血脂、尿酸、肝功能及体重等指标。根据检查结果,给予相应的治疗。体重管理上,做好监测和记录,观察体重。

3. 持续门诊随诊 在不同医疗机构的体重管理门诊/肥胖门诊中,关注更多的是饮食、运动与肥胖,干预手段也主要集中在不同的膳食模式对体重的影响,而精神疾病导致肥胖的重要性往往被忽视,一是因为体重管理团队中往往缺乏精神心理专科医师的参与,二是因为肥胖门诊尚未形成系统和亚专业分类,综合治疗的手段仍集中在膳食干预和药物手术干预,对心理行为干预的积极作用重视不足。对于精神疾病患者,应叮嘱定期精神科、内分泌代谢科、药剂科等门诊随诊,根据病情,调整精神病类药物的种类和剂量,通过有效的心理辅导或者行为干预,减轻抗精神病药对体重的影响。

四、肥胖症患者的营养状态评估

(一)膳食调查

一般采用 24 小时回顾法连续调查 3~7 日,取平均值并

与膳食营养素参考摄入量（dietary reference intake,DRI）比较,以判断患者膳食摄入量状况。

（二）人体组成

一般基于分子水平的二元模式,将人体大致分为脂肪组织和非脂肪组织进行测定。目前推荐使用的测定方法为生物电阻抗法（BIA）。BIA 用于测量人体含水量,以及其他因素（如体重、肥胖度判断、基础代谢量、肌肉量、推定骨骼量、体脂率、内脏脂肪水平等）,可根据人体脂肪组织和其他含水量大的组织电阻抗不同的原理,测量身体的导电性或电阻间接估算人体脂肪组织百分比。这种测量方法的优点是价格相对低廉、快速简便、测量工具便携性好,可用于肥胖的自我管理和评价,如减重训练中评价体脂随时间变化的情况。该测量法的影响因素较多,如体位、体温、脱水等,不能测量局部体脂。应用 BIA 评价肥胖症的另一个问题是目前尚无国际或国内公认的标准,目前用于估算有一定的优势。

（三）人体测量

主要指标包括 BMI、三头肌皮褶厚度、上臂围、上臂肌围、握力和腰围等。除了 BMI 之外,三头肌皮褶厚度是最常用的评价脂肪储备及消耗的良好指标,目前常用参考值男性为 8.3mm,女性为 15.3mm。评价方法是,测量值 / 参考值 × 100%,90% 以上为正常,低于 90% 为皮下脂肪储备不足。世界卫生组织推荐使用腰围作为评价中心性肥胖的首选指标。关于腰围的评估和诊断标准,不同的指南给出了不同的比值。中国成立肥胖症问题工作组汇总国内来自全国的 13 项超过 11 万人群的大规模研究资料,基于研究结果,提出了我国诊断成人中心性肥胖的腰围切点为 90/85cm（男 / 女）,当腰围大于等于该切点时,肥胖相关疾病的风险明显增加。

（四）生化和实验室测定

包括血糖、血脂、尿酸、转氨酶、血清白蛋白、转铁蛋白（transferrin,TFN）、前白蛋白（prealbumin,PA）、视黄醇结合蛋白（retinol-binding protein,RBP）、氮平衡、肌酐身高指数（creatinine-height index,CHI）、血浆氨基酸谱测定、免疫功能测定等。其中,甘油三酯＞1.7mmol/L、高密度脂蛋白胆固醇＜1mmol/L、空腹血糖 ≥6.1mmol/L 或者餐后 2 小时血糖 ≥7.8mmol/L 等被定义为代谢综合征的参考生化指标。在肥胖症患者中,需要定期监测,评估肥胖症的营养状态,也是评价肥胖症治疗有效性的重要参考生化指标。

（五）临床检查

1. 双能 X 射线吸收法（DEXA） 原理为：两束能量不同的微弱 X 线穿过人体,通过 X 线衰减程度的差异间接计算出体内非脂肪组织、脂肪组织和骨矿物质的含量。优点是安全、方便、精确度高。缺点是价格昂贵；检查对象有体重的限制,适用于体重＞150kg 的个体；亦不能测量局部体脂,不能区分皮下脂肪和内脏脂肪。DEXA 被用于局部脂肪的测量。DEXA 的结果和 CT 的测量结果高度相关,但是 DEXA 会低估腹部脂肪。DEXA 的辐射强度并不大。

2. 计算机成像学 计算机断层扫描（CT）和磁共振成像（MRI）这两种方法可以精细地区分腹部皮下脂肪和内脏脂肪,常作为对比性研究的金标准。因两种检查成本较高,CT 检查还有暴露于 X 线辐射的风险,MRI 检查测量复杂,耗费时间长,且不能应用于特别肥胖的患者,因此这两种测量方法目前主要用于临床及相关研究。

3. 能量代谢测定系统（代谢笼） 代谢笼是通过使用代谢监测系统测定能量的消耗量、二氧化碳的产生量、氧气的消耗量,从而计算三大营养物质在能量消耗中的构成比并得出三大营养素在人体的代谢情况与平衡状况。代谢笼在体重管理过程中的最大优势是可以提供精确的静息代谢率,通过静息代谢率来选择合适的生活方式干预方式。机体消耗一定量的蛋白质、脂肪和碳水化合物,产生一定的热量时,会相应地消耗一定量的 O_2,产生一定量的 CO_2。不同物质反应产生的 CO_2 和 O_2 比例不同,因此依据两者比值［即呼吸商（respiratory quotient,RQ）］可推算能量的来源。蛋白质含氮,氧化分解后主要以尿素氮的形式排出,由此结合 24 小时尿中尿素氮量可推算蛋白质代谢情况。代谢笼通过这些精确的数据为患者提供科学、适当的干预。

执笔：孙嘉 徐玲玲 杨锐 陈容平

指导：陈宏

第三节 肥胖症患者的临床护理模式及肥胖症专员职责

一、肥胖症患者的临床护理模式

(一)综合性健康管理模式在肥胖症患者减重过程的护理实践

肥胖症的发生由多因素所致,肥胖症的干预和治疗包括教育、生活方式及心理干预、中医疗法、药物治疗及减重手术等多种手段。因肥胖疾病的特点,不论以何种方式进行减重,其基本治疗都回归于生活方式的管理,故有必要将综合性健康管理模式引入肥胖的疾病管理之中。随着医学和信息技术的发展,网络医疗服务和移动医疗整合了优质的医疗专家团队、全方位的健康护理和方便快捷的网络医疗服务,为患者带来诸多便利。以下介绍如何运用现代信息技术,为肥胖症患者(包括个人和群体)提供连续、全程、互动的综合性健康管理,使患者获取最大的健康效益。

1. **健康管理概念** 世界卫生组织(WHO)认为,健康是人们生活的资源,而不是目的,它是社会资源也是个人资源,是资源则需要管理,然而我国的健康管理水平尚未十分成熟,而且不同的专业对健康管理的需求各不相同,目前国内专家认为健康管理是以现代健康概念和新医学模式及中医治未病为指导,对个人或群体的健康进行全面监测,对危险因素进行分析、评估并干预,提供健康咨询和指导的全过程。健康管理从疾病发生的上游入手,无论肥胖症患者是否已经出现相关并发症,有效的体重控制可以管理疾病发生的危险因素。

2. **管理人员与目标人群**

(1)管理人员:结合科室实际情况,减重管理人员需接受专业减重知识培训,同时获取健康管理师执业资格,并且有良好的沟通能力和学习能力,在整个减重管理过程中,以健康管理师或减重专职护士为主导,专职负责肥胖症患者的建档、评估、干预、随访等多方面的减重管理,团队其他成员如内分泌医师、减重代谢外科医师、营养师、护士等均作为支持团队,一同参与患者的管理。

(2)目标人群:肥胖、超重患者。

3. **管理目标**

(1)强化患者自身是其健康的第一负责人,发挥患者的主观能动性。

(2)促进患者树立正确的认知,重建良好的生活方式。

(3)提高患者减重的积极性和依从性。

(4)提升患者整体健康素养。

(5)促进医患交流。

4. **管理内容及流程**

(1)采集健康信息,建立电子健康档案:此是健康管理的第一步骤。主要由一般资料、病史、体格检查、实验室检查和其他辅助检查组成。一般资料包括姓名、性别、年龄、常住地址、职业等个人信息;病史包括肥胖病史、男性病史或者女性病史、出生史、其他病史等;体格检查包括身高、体重、BMI、腰围、臀围、心率和血压等;实验室检查包括糖代谢、脂代谢、骨代谢、性激素、甲状腺激素、肾上腺激素、肝肾功能等;其他辅助检查包括 DEXA 体脂检测(脂肪分布)、Fibroscan(肝脏超声检查)、人体成分分析、内脏脂肪含量等。

(2)评估健康风险,拟定减重方案:即综合生活方式、家族史、生理心理、认知因素、经济社会环境等诸多因素,通过相关量表和其他问卷等,结合已采集的健康信息,进行危险因素的综合评估和诊断,从而为患者提供个体化的减重方案。

(3)肥胖症的护理干预

1)肥胖症的干预原则:①预防为主,终身管理;②采取综合措施,改变其生活方式;③鼓励摄入低能量、高营养的健康饮食,避免摄入过多的深加工食品;④保持适当的运动,维持基础代谢率不因摄入能量过低而下降,巩固减重效果的同时提高肌肉含量;⑤减重速度不宜过快,不可速成;⑥同时治疗与肥胖症相关的疾病;⑦正确认识肥胖症,避免走入盲目追求减重的误区。

2)肥胖症的干预内容:①护理人员详细询问患者肥胖史,包括开始时间、最高体重、曾以何种方式进行减重等,了解患者进食规律性、作息时间、运动耐力等,减重专职人员与患者一对一、面对面地进行首次健康教育,讲解减重的知识,发放教育资料,同时教会患者线上管理路径;同时还应结合患者信息,找到减重关键问题和难点,运用健康知识,激发患者主观能动性,以患者为中心,做患者减重的有力支持者。②强化饮食对减重的重要性,尤其是识别饮食误区,如多吃盐、多吃辣椒、不吃米饭等就可以减重,需要系统性地加强饮食方面的宣教。③如患者合并其他疾病,有药物干预,应进行用药指导、解释用药剂量和注意事项等。④教会患者做日常体重记录,如果合并其他如糖尿病或者高血压等慢性疾病,还需要进行血糖、血压的日常监测。⑤支持鼓励患者进行运动线上打卡,有助于养成规律运动的习惯。⑥护士定期收集患者数据,及时调整体重管理的措施。⑦女性患者了解是否有妊娠的需求,加强营养指标监测。⑧按需提供个体化的心理支持,或请心理科医师进行干预。

(4)随访管理方式:常规的管理模式不能满足当前患者及医护人员的需求,鉴于移动医疗在患者延续性护理方面的优势,如今越来越多的减重管理人员采用微信等移动互联网技术对患者进行线上管理,为患者提供更加便捷、更加有时效性、更系统全面的延续性的医疗服务。目前我国公立医院内减重管理多为由护士主导的随访,线上管理的同时可以兼顾融合电话随访,情况复杂或者有需要的患者,可以直接预约门诊随访等方式。

1)构建线上管理平台。建立减重管理微信群,微信群内成员包括患者及体重管理小组全部成员。熟练运用微信公众号、视频号或其他多媒介多渠道,定时发布体重相关科普文章和视频。

2)线上平台可利用第三方管理软件搭建智能模式,以简单的操作方式展现不同功能模块,如肥胖疾病相关知识、健康档案、就诊信息、药物指导、生活方式、减重手术、减重成功案例等。同时运用手机智能信息操作系统,一方面患者可自行获取肥胖相关咨询,另一方面可以提高医护人员的工作效率,减轻工作负担。

3)线上对患者饮食和运动的跟踪和互动,可以使用微信打卡等方式,也可以使用可穿戴设备进行体能运动的监测,鼓励患者记录饮食日记,以便医护人员及时发现问题,给予帮助和调整。

4)完善随访资料,归纳总结每个时期的工作重点和遇到的难点,及时反馈,协力解决问题,优化整个减重管理流程。

(二)肥胖症患者围手术期的护理模式

1. 术前护理

(1)检查指导及评估:做好术前各项血生化、血型鉴定、糖耐量、胃镜、睡眠监测、内脏脂肪测定等检查指导,同时完成身高、体重、BMI、颈围、腰围、臀围的各项评估并做好记录。

(2)了解患者既往史:有无高血压、关节炎、糖尿病、脂肪肝、呼吸睡眠综合征、手术史等。

(3)心理护理:了解患者有无心理问题,有无服用精神类药物;帮助患者树立对手术减重的正确认识。

(4)皮肤准备:清除脐部污垢,手术当天尾骶部使用皮肤保护屏障产品。

(5)胃肠道准备:术前1天进流质,如牛奶、豆类等。术前12小时禁食、4小时禁水。

2. 术后护理

(1)体位及气道护理:术后常规吸氧3~5L/min,密切监测血氧饱和度变化,保持血氧饱和度在95%以上。全麻后未完全清醒者,应取仰卧位,头偏向一侧,抬高床头,保持呼吸道通畅并注意观察有无舌后坠。完全清醒者,可改为半坐位,以利于患者呼吸。术后第1天协助患者离床活动。

(2)生命体征及腹部体征观察:密切观察血压、脉搏、呼吸频率、节律,特别注意心率有无进行性加速,询问患者有无腹胀、腹痛症状,如有异常应及时通知医生处理。同时注意体温变化。

(3)导管护理

1)深静脉导管护理:观察患者穿刺部位有无红肿,有无回血,定时冲管,妥善固定,术后第1天更换贴膜,防止深静脉感染。

2)导尿管护理:观察患者尿液引流情况,妥善固定低于耻骨联合,术后第1天及早拔除,预防尿路感染,拔除尿管后观察患者有无自行排尿。

3)腹腔引流管的护理:手术后密切观察患者腹腔引流管的引流情况并做好记录,妥善固定。如果引流液>100ml/h,应立即通知医生,提示有出血的可能,做好抢救准备。

(4)切口护理:注意观察切口有无渗血、渗液,有无皮下气肿及瘀斑,保持切口敷料干燥。术后第3天切口换药,换药时严格无菌操作。

(5)饮食护理:根据术前体脂测量结果调整碳水化合物和蛋白质的摄入量,必要时帮助整个家庭进行饮食结构的调整;发放饮食宣传手册,坚持术后第1周清流质饮食、第2~4周流质饮食、第5~12周软质饮食、第12周后低热量均衡饮食的饮食原则,督促患者常规摄入复合维生素、微量元素和蛋白质。

饮食具体要求:①避免过量饮食(六七分饱为宜);②起初少食多餐,在2~3个月内逐步建立一日三餐的规律饮食方式(必要时可加1~2餐小点心);③专心进餐,彻底咀嚼(每口食物咀嚼至少25下),小口慢咽,避免过于坚硬或大块的食物,每餐进食时间大约20~30分钟;④餐时首先进食富含蛋白质的食物,每日保证足够的蛋白质摄入,一般每日需要60~80g,以避免术后肌肉萎缩;⑤每日保证足量液体摄入,但应避免碳酸饮料,宜两餐之间摄入,开始时30~60ml/h,小口慢饮,排气后第1周每日液体摄入量至少1 000ml,第2周每日摄入量至少1 500~2 000ml,第3周每日液体摄入量至少2 000ml,改为半流质饮食后在餐前餐后30~45分钟内避免流质摄入;⑥术后应注意每日补充足够的必需维生素及微量元素,以预防脱发、骨质疏松和贫血(术后1周开始补充,维持至少1年,其中必须包含维生素B₁、维生素B₁₂、钙剂、叶酸、铁剂,维生素及铁剂需间隔半小时服用,复合维生素空腹服用,铁剂可饭后服用);⑦术后第6周口服质子泵抑制剂奥美拉唑等,以避免术后反酸症状,预防切缘或吻合口溃疡;⑧严格遵食谱行低糖低脂高蛋白饮食,避免油炸、过甜、过热、过冷、辛辣、酒精等刺激食物,避免进食高能量食物(术后第2周起,脂肪摄入量≤30g/d,糖摄入量约100g/d),拒绝零食;⑨选择小号餐具(小盘子、小碟子、小勺子等)进食;⑩学会查阅食物营养成分表,计算热卡,制订日常食谱。

3. 术后并发症的预控

(1)胃漏:为术后最严重的并发症,如未及时治疗,可迅速导致败血症甚至死亡。临床表现与其他腹腔感染类似,可以无明显的临床症状,或表现为腹膜炎、感染性休克、多器官功能衰竭。

一旦发生胃漏,应遵医嘱及时进行禁食、禁水、抗炎、抑酸、补液、营养支持、腹腔引流等治疗,其中最为重要的是使腹腔充分引流,去除污物,防止弥漫性腹膜炎的发生。同时积极配合医生做好内镜或手术治疗的准备。严密观察患者的生命体征、24小时出入量等情况并及时记录。

(2)出血:出血是腹腔镜下袖状胃切除术后少见但严重的并发症。术后出血多发生在术后24小时内,分为穿刺孔出血、胃出血和腹腔内出血。穿刺孔出血表现为腹壁下血肿、瘀斑。胃出血表现为术后胃管有血性或咖啡色胃液引出,腹腔内出血表现为患者口渴、腹痛、腹胀、烦躁不安、进行性脉率加快、血压下降等。

一旦发生术后出血,护士应及时配合医生进行抢救,遵医嘱予患者氧气吸入、开通静脉通路、使用急救药物、输血等急救措施,并同时做好再次手术止血的准备;如保守措施无效,应尽早行手术探查并止血;再次止血后仍应严密观察,防止再度出血。对于胃内出血,应尽早采取内镜下止血措施。

(3)发热:术后患者的体温升高,变化幅度在0.5~1℃,

一般不超过38.0℃。但若术后3~6日仍持续发热,或体温降至正常后再度发热,要警惕感染的可能。如发生体温异常升高,护士需根据病情对发热的原因加以分析,同时加强观察与监测,遵医嘱进行血常规、胸部X线、伤口分泌物培养、血培养、尿液等检查,并且根据检验结果遵医嘱对症处理(如遵医嘱予以患者物理降温、解热镇痛药等),同时保证患者摄入足够的液体,及时更换潮湿的被服。

(4)肩背部疼痛:多因残留在体内的二氧化碳引起。患者可出现不同程度的腹胀和肩背酸痛,可采取低流量吸氧、安慰患者、协助床上翻身及取舒适体位等措施,一般于术后4~5日可完全缓解,无须特殊处理。

(5)恶心、呕吐:护士应密切观察患者生命体征,协助患者取低半卧位,减轻腹肌紧张。维持患者体液和营养平衡,必要时给予胃肠减压;必要时遵医嘱予以止吐药物对症处理,同时予以患者心理护理,消除其紧张、焦虑情绪。

(6)下肢深静脉血栓:立即通知医生,患肢肢体制动,抬高下肢。加强宣教,禁止按摩、热敷、活动。加强观察,注意观察患者肢体的肿胀程度、颜色、疼痛、麻木等,关注患者主诉,注意观察有无呼吸困难、胸闷、胸痛等肺栓塞症状。遵医嘱予患者心电监护、吸氧、抗凝、溶栓、消肿、止痛、抗感染治疗。做好转诊检查及介入手术治疗的准备工作。

(7)伤口感染:严格无菌操作技术;预防性应用广谱抗生素;延期缝合严重污染切口;增强患者的抵抗力。

(三)肥胖症患者减重术后的院外管理

1. 减重术后院外管理的模式 NICE减重模式是根据美国Joslin糖尿病中心WHYWAL项目提出的干预方法,包括营养均衡(nutritional balance,N)、健康指导(instruction health,I)、热量控制(caloric contral,C)、科学运动(exercise scientific,E)。结合NICE减重管理模式的"互联网+团队式强化管理",区别于传统的全程管理模式,对减重术后的院外患者进行的体重管理更具有延续性、专业性、针对性。

2. 减重术后院外管理的内容

(1)饮食管理:饮食管理的核心是控制总热量的摄入。术后饮食管理分为饮食过渡期和膳食恢复期两个阶段。过渡期以流质饮食为主,一般建议患者在术后4周全流质饮食,之后2周半流质饮食。膳食热量严格控制在400~800kcal/d,但需保证每日至少摄入60g的蛋白质以促进伤口愈合,减少瘦体重流失。建议以少食多餐代替一日三餐,一般每日需进食4~5餐,每次进餐时应注意增加咀嚼次数并缓慢吞咽,避免食物体积过大、进食速度过快而引起的恶心、呕吐等不良反应。

1~2个月后逐步过渡到膳食恢复期,此阶段可开放正常普食,但仍需控制热量摄入,并保证合理营养素配比。蛋白质摄入量每日每公斤理想体重 1.0~1.5g,吸收不良的患者可增加到 1.5~2.0g,建议每日进食的水果或蔬菜种类在 5 种以上,也可常规补充复合维生素、钙片和铁剂等,以保证维生素和纤维素的摄入。

(2) 运动管理:建议患者术后逐步开始运动锻炼,以有氧运动为主。每周进行至少 150 分钟的中等强度有氧运动,每周运动目标 300 分钟。此外,患者还需增加日常生活活动,减少静坐时间。

(3) 认知干预:术后因难以适应新的饮食模式、频繁的胃肠不适和皮肤松弛等体像改变,容易产生负性情绪和不良的自我认知,为此,术后的认知干预也不能忽视。通过访谈咨询和认知重建,能一定程度上改善患者的抑郁状态。在实践中,我们发现当患者在术后产生自我管理困惑时,及时的答疑解惑能很大程度上舒缓患者焦虑、烦躁、抑郁的负面情绪,并重建更为正向积极的心态及行为。需要指出的是,认知干预建议在专业的心理咨询从业人员及减重个案管理师的协同指导下进行或会取得更好、更安全的效果。

(4) 药物管理:虽然多数减重手术患者术后可迅速获得糖尿病、高血压等合并症的缓解,但部分患者仍需配合药物治疗,另外存在焦虑、抑郁的患者也需进行药物治疗。因此术后体重管理中还务必加强药物管理,一是术后合并症治疗上应尽量选择能促进体重下降或不会增重的药物,二是对于减重效果不佳或体重反弹的患者,应重视食欲抑制剂等减重药物的使用。

(5) 规范化随访:长期按计划对患者进行随访和监测。建议患者接受规范化随访,随访时间点通常为术后 1 个月、3 个月、6 个月、12 个月及以后每年 1 次,随访在具有条件的肥胖症管理中心进行。

(6) 术后远期并发症管理

1) 复胖:减重手术后,短期内患者可能会因为胃肠激素分泌发生改变,而对高脂、高糖食物的喜好降低,其暴饮暴食、失控进食、情绪化进食和夜食症等不良饮食习惯能得到一定程度的改善。但术后 1~3 年,不良饮食行为会再次出现,导致减重的远期效果受到影响。进食习惯直接影响热量控制的成败,也是术后远期复胖的元凶。建议根据健康膳食的原则进行膳食搭配,包括:多食全谷物、蔬菜、水果、大豆及其制品、奶类及其制品、鱼肉、坚果、饮水(饮茶、咖啡);少食咸腌烟熏食品、高盐食品、高糖及加糖食品、高脂及油炸食品、畜肉食品、酒、含糖饮料,减少在外就餐及外卖点餐。

2) 营养不良:术后患者可出现多种维生素、蛋白质、电解质和矿物质等营养素缺乏,尤其是维生素 D、叶酸、维生素 B_{12}、铁缺乏。另外,较多肥胖症患者在术前即已存在一定程度的营养素缺乏。因此,对于行减重手术的患者,建议术后常规补充复合维生素、铁、钙等营养素。

3) 倾倒综合征:包括早期倾倒综合征和晚期倾倒综合征,据统计,术后约 40% 的患者出现程度不一的倾倒综合征,但多数无须治疗。临床表现为进食后心动过速、恶心、头晕甚至晕厥等。预防倾倒综合征的措施主要包括少食多餐,避免过甜、过浓饮食。

4) 吻合口溃疡:吻合口溃疡的高危因素包括幽门螺杆菌感染、胆汁反流、使用非甾体抗炎药、胃酸过多、局部缺血、吸烟、酗酒及合并糖尿病等。首选保守治疗(质子泵抑制剂为主),保守治疗无效时可考虑再手术。

5) 胆管结石:减重手术患者胆管结石的发生率是普通人群的 5 倍,其原因可能与短期内体重快速减轻有关。对于术前已经合并胆囊结石的患者,建议减重手术同时行胆囊切除术;而对于无胆囊结石的患者,不推荐行预防性胆囊切除术。术后可应用熊去氧胆酸,以预防形成胆管结石。

6) 酗酒及自杀倾向:国外报道部分患者行减重手术后酗酒及自杀倾向增多,原因有待探讨。

7) 其他:其他并发症包括胃食管反流病、切口感染、穿刺孔疝等。须注意术后暴发性胰腺炎、肺不张、呼吸衰竭等,虽然发生率不高,但危险性较高,需要细致的管理和多学科协作。

二、肥胖症专员职责

(一)肥胖症专员的岗位职责

1. 在病区护士长和专科医师的指导下,负责门诊及住院肥胖症患者的专科评估、护理计划的制订、护理措施的执行、院内相关资源的协调、疾病相关指标监测和效果评价等全程化管理工作。

2. 参加床位医生查房,及时了解患者诊疗方案,动态把握患者治疗情况;参与并指导责任护士完成专科临床护理工作。

3. 通过开设肥胖症护理门诊、举办科普讲座、制作科普工具、建立并运营公众号、视频号等多种途径传播科学、正确的疾病及自我管理知识;与专科医师共同出诊,为患者建档。

4. 根据最新指南、专家共识等定期更新肥胖症专科护理常规;参与专科各项护理质量指标的制订和监测,促进专科护理质量的持续改进与提升。

5. 关注并掌握学科发展前沿,积极组织相关护理学术活动;思考、剖析肥胖症相关临床护理问题,参与或主持专科相关科研工作;推广并应用专科护理新成果、新技术、新理论和新方法。

(二) 肥胖症专员的工作内容及流程

1. 工作内容

(1)院前阶段:门诊就诊。

1)评估:①基本情况,包括生活基本情况、营养状况、心理状况、既往史、经济状况等;②专科情况,包括腰围、臀围、体重指数、辅助检查指标等。

2)建立档案:根据患者具体情况提供针对性建议及指导,并帮助患者建档,完善个人信息。

3)安排并通知患者入院:①登记患者入院预约信息;②为特殊患者开放绿色通道,及时安排住院;③通过电话、微信等方式通知患者入院并完成各项院前沟通工作(包括办理入院的流程、病区环境的介绍等)。

(2)住院阶段:入院当天至出院当天。

1)制订计划:基于医疗及护理评估结果,同时整合临床相关资源,组织医护患及家属共同探讨并制订患者的住院、出院以及随访计划。

2)实施与监测:①参加医疗查房和病例讨论,全面掌握患者的诊疗进度,关心并帮助患者及时完成各项辅助检查,提高诊疗效率;②根据患者治疗方案的执行情况,动态修订并完善各项计划;③对于拟行手术治疗的患者,通过术前访视对其进行皮肤、呼吸、睡眠、排便习惯、生活方式、减重史

及心理等方面的评估,实施循证护理,帮助并指导责任护士解决临床护理问题,推进专科护理质量的持续提升。

3)协调:①搭建减重外科医师、内分泌医师、责任护士、营养师、心理医师、检验科及内镜室医师、患者本人的沟通桥梁,协调医患关系;②协调多学科医疗团队关系,必要时组织多学科讨论;③协调社区资源与医疗机构关系,协助执行院内外转介工作。

4)健康教育和咨询:①对患者及家属进行疾病相关知识与自我管理能力教育;②告知患者及家属出院后随访管理相关内容(包括随访时间、地点、检查项目等)和流程;③提供相关医疗保险及费用的咨询。

5)科普宣传与推广:①通过开设护理门诊、举办科普讲座、制作科普工具、建立并运营公众号、视频号等多种途径传播科学、正确的疾病及自我管理知识;②组织肥胖症义诊和患者联谊会等活动;③合理运用各种资源,提升专科影响力,增加患者来源。

(3)出院后阶段:①提醒并帮助患者按时进行复诊,督促患者定期复查各项生化指标;②随访了解患者居家身体状况(包括体重、营养、睡眠等)、心理状况,并且反馈至专科医生,做好医患之间的协调沟通工作,确保患者得到及时干预,改善其治疗结局;③鼓励患者积极锻炼、控制饮食,以达到最佳减重效果;④对于手术治疗的患者,术后1个月、3个月、6个月、12个月随访1次,后续每年随访1次,评估患者减重效果、术后并发症与康复等情况。

2. 工作流程 肥胖症专员的工作流程见图10-3-1。

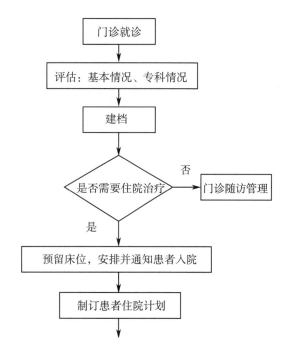

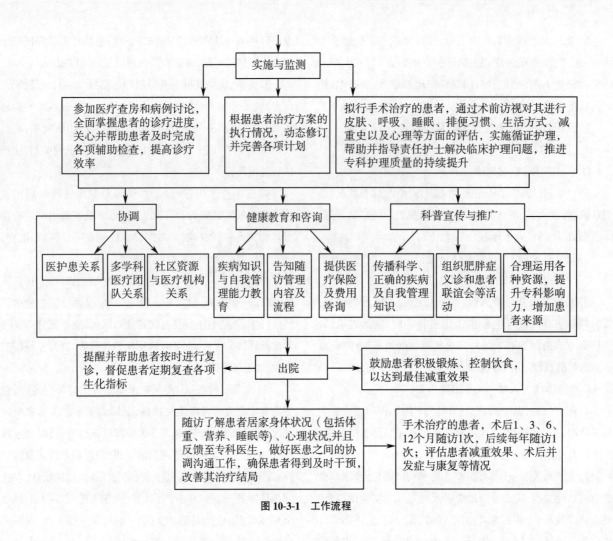

图 10-3-1 工作流程

执笔: 苏莉莉　张怡俊　谭清华

指导: 王璐

第四节　肥胖症患者的信息化管理及人工智能辅助诊疗

一、人工智能和机器学习技术简介

人工智能 (artificial intelligence, AI) 是一门专门研究和设计智能代理的学科,它通过模仿人类大脑的结构和操作方法,感应错综复杂的环境,为最大程度实现目标做出最佳决策。1955 年,John McCarthy 首次提出了 AI 的概念,在随后的几十年中,AI 的迅猛发展使其解决科学问题的速度远超人类。智能医学融合了先进的脑认知、大数据、云计算、机器学习等 AI 及相关领域工程技术,研究人的生命和疾病现象的本质及其规律,是一门探索人机协同的智能化诊疗方法和临床应用的新兴交叉学科。其中 AI 是智能医学的核心和关键。

AI 有两种形式的应用:虚拟形式和实体形式。AI 的虚拟形式以机器学习(包括深度学习)为代表,通过经验改善学习算法。包括:①无监督学习;②有监督学习;③强化学习(使用奖励/惩罚技术以获得期望结果)。例如,在分子遗传学领域,通过 AI 探索单核苷酸多态性及蛋白质间相互作用,辅助科学家们进行疾病预测和发现新的治疗靶点。

在临床,通过 AI 电子病历,识别有遗传病家族史及慢性病高风险的患者。在心理治疗领域,"阿凡达"软件能够检测到患儿早期情绪障碍和自杀倾向,干预效果甚至强于人工干预,已被用于美国癌症儿童疼痛管理。在医学影像学领域,利用深度学习识别细微的乳腺钼靶图像特征,辅助临床医生对乳腺癌进行精准诊断。这些智能医学领域的不断开发和应用,提高了临床诊疗的精度,节约了大量的时间成本。AI 的实体形式包括医疗设备,特别是手术、护理、治疗机器人。如著名的外科手术机器人"达芬奇",可以帮助医生通过微创的方法,实施复杂的外科手术,美国食品药品管理局(FDA)已于 2000 年批准其上市。纳米机器人则能够将治疗药物(如化疗药物)靶向送至治疗位点(如肿瘤)。

AI 还能够模拟人类智能,通过学习、推理和自我纠正,逐步提高其在特定任务上的性能。目前在众多领域,AI 诊断的准确率、快速性、对预后的估算、甚至于某些手术操作的执行,已逐渐比肩或者超越人类。2017 年 11 月 6 日,由科大讯飞和清华大学联合研发的人工智能机器人"智医助理"以超出分数线(360 分)96 分的优异成绩,成为我国甚至全球第一个通过国家职业医师资格考试评测的机器人。近几年人工智能在我国医疗卫生健康事业的快速发展,让我们感受到医疗界的"阿尔法狗"真的来了。

二、AI 在肥胖症领域的应用

肥胖症作为一种高发的流行病,病因不明,诊断错综复杂难以分型,治疗更是缺乏针对性,反弹率极高。所以肥胖症的研究困难重重,临床诊疗停滞不前。AI 在这方面大有用武之地。AI 通过分析大数据,分类和预测肥胖症风险和治疗结果,为临床提供指导。目前 AI 在肥胖症的应用仍处于研究初期,前景可期。

(一)AI 在肥胖症病因及分类诊断领域的探索

2010 年,雅典的 Valavanis 教授团队利用结合参数递减方法的多层前馈神经网络和混合方法训练的多层前馈神经网络模型,从营养和基因角度探索了肥胖症的病因,在 2 341 例正常体重及超重患者中,该模型对肥胖症的预测在训练集中受试者操作特征曲线下面积(ROC-AUC)可达到 0.941~0.969,但在测试集中仅达到 0.574~0.608。2018 年,西班牙的 Gonzalez 教授团队利用 C5.0 决策树模型,报道了肠道菌群与游离脂肪酸对肥胖症的预测,在 66 名不同体重(BMI 19.0~40.0kg/m^2)的人群中,模型灵敏度 0.68~0.87,特异度 0.76~0.97。这些研究代表了对肥胖症病因的初步探索,我们期待 AI 在此领域的进一步发展。

AI 在肥胖症分类诊断领域的研究显示出一些令人鼓

舞的初步结果,提示可以通过机器学习揭示一些潜在的肥胖表型。2012 年,美国科罗拉多大学丹佛分校的 Ogden 教授团队,在美国体重控制注册研究人群中,通过潜在类别模型分析,将 2 228 例减重者分为四个亚型人群,这四个亚型人群表现出不同的减重效果、减重行为、体重维持、饮食、运动、心理等特征。亚型一:减重者体重稳定、健康,有意识锻炼,对自己的体重非常满意;亚型二:减重者从小与体重斗争,尝试多种减重方法,有较强的心理压力;亚型三:减重者初次尝试减重即成功,一般在儿童期不胖,其减重效果也最为持久,维持体重也最为简单;亚型四:减重者较少通过锻炼控制体重,年龄较大,吃得较少,存在较多的健康问题。此分型对临床指导减重及体重维持有一定帮助。

2016 年,美国谢菲尔德大学的 Green 教授团队同样借助 AI 分析肥胖症患者的病史,将肥胖症患者分为六个亚型人群:严重酗酒的男性、年轻健康的女性、富裕健康的老人、身患疾病但快乐的老人、不快乐又焦虑的中年人、严重疾病患者。然而,以上的肥胖症亚型均是基于患者的病史分析得出,不能反映患者的肥胖症发生发展的根本原因。

2020 年美国梅奥诊所的 Acosta 教授团队利用 AI 技术,以肥胖症发生的相关因素(满足感、胃容量、胃排空速度、心理因素)作为参数,将肥胖症分为四种类型:饥饿的大脑型、饥饿的肠道型、情绪性饥饿型、能量消耗减慢型。该分类方法能将 66% 的肥胖症患者分到某一亚型,其余的 25% 的肥胖症患者介于多种亚型之间,9% 的患者不属于任一亚型。Acosta 教授团队根据这种肥胖症亚型指导治疗,可显著增加减重效果。但是,Acosta 教授团队使用的 AI 模型参数,需要特定科研设备测量,而非临床实践中常规测量数据,因此无法在临床上大范围推广。此外,以上这些分类模型,均缺乏对临床代谢异常因素的考虑,也缺乏多中心数据验证。因此,上海市第十人民医院的曲伸教授研究团队利用 AI,基于多中心临床数据,对肥胖症的亚型分析进行了进一步的探索(详见下文)。

(二)AI 在减重效果及并发症预测领域的探索

2017 年,Thomas 等使用神经网络模型对 478 例不同减重术后患者在长期随访中是否维持减重效果进行预测,模型 ROC-AUC 0.68~0.72。2019 年,瑞典的 Cao 教授团队报道使用 8 种基本算法(logistic 回归、线性判别分析、二次判别分析、决策树、k 最近邻域法、支持向量机、多层感知机、深度学习神经网络)和 11 种集成算法(自适应 boosting logistic 回归、bagging 线性判别分析、bagging 二次判别分析、随机森林、极端随机树、自适应 boosting 极端随机树、梯度 boosting 树、自适应 boosting 梯度树、bagging k 最近邻域法、自适应 boosting 支持向量机、bagging 多层感知机)，在 44 061 例减重手术患者中，探索对术后严重并发症的预测，结果显示虽然不同模型的特异度均能达到 90% 以上，但模型的灵敏度均不容乐观，尚未找到预测减重术后严重并发症的较好 AI 模型。2021 年，成都市第三人民医院刘雁军教授联合上海第十人民医院曲伸教授，基于 380 例减重手术患者，使用 LASSO 二元 logistic 回归模型，建立列线图进行减重术后缓解预测，预测因子为年龄、性别、手术方法、高脂血症、血压、高尿酸血症、BMI、腰围。结果显示，预测术后 6 个月 ROC-AUC 0.765（95%CI 0.756~0.774），预测术后 12 个月 ROC-AUC 0.768（95%CI 0.759~0.777）。综上，实现 AI 对减重术预后的预测仍需要进一步的研究探索，以提高其准确率及临床应用价值。

三、AI 在肥胖症领域应用实例——AI 辅助肥胖症的代谢分型(肥胖症的 AIM 分型)及手术效果评估

2021 年，曲伸教授研究团队与美国匹兹堡大学 Shandong Wu 教授以及全国多家肥胖中心合作，利用 AI 基于多中心临床数据，对肥胖症的亚型分析进行了进一步的探索。我们以此为实例，展示 AI 辅助肥胖症的亚型分析。

(一) 建模方法

建立多中心肥胖症患者数据库。基于该数据库，利用机器学习，比较了两种聚类算法(k 均值聚类和两步法聚类)对肥胖症亚型的分析。

1. **变量的选择** 基于多个肥胖/内分泌学专家医生组成的研究团队的共识，用于建立聚类模型的临床变量应该是与代谢、激素、炎症和抗氧化相关的变量，这些变量代表了肥胖症发生发展的潜在机制。根据以下标准从数百个代谢参数中选择了关键的临床变量：①对肥胖的特征至关重要；②临床常规测量；③具有易于解释的临床意义。除此之外，应当选择尽量少的变量，以提高聚类模型的通用性。基于这些标准，进行数据驱动实验，选择潜在变量和最优模型参数进行分类。

2. **聚类分析方法** 在进行聚类分析前，所有变量均进行归一化处理(平均值为 0，标准差为 1)。在 k 均值聚类中，采用不同的 k 值(最大迭代次数为 30，变化公差为 0.000 01)进行聚类，选取轮廓系数最小的聚类方法。在两步聚类中，第一步基于轮廓系数估计最优聚类数量，第二步使用对数似然作为距离度量和 Schwarz's Bayesian 准则进行分层聚类。考虑到患者性别可能引起的关键特征差异，该模型基于不同性别分别建立了两个子模型，然后将子模

型的聚类结果汇总进行进一步分析。

3. **建模** 对主队列的 882 例肥胖症患者进行聚类分析，结果显示机器学习基于患者的性别、血糖、胰岛素、尿酸，将肥胖症患者分为四个亚型。亚型特征见基线特征分析部分。

4. **模型验证** 在不同肥胖程度的肥胖症患者中(门诊肥胖症患者 632 例，病态肥胖的住院手术患者 250 例)、不同地区的肥胖症患者中(3 个外部肥胖中心肥胖患者分别为 130 例、137 例、289 例)验证了该模型的准确率和稳定性，结果显示不同模型间的稳定性较好。之后，根据主队列模型四个亚型的中心位置，将其他队列患者分配到该模型中并进行评估，结果显示模型稳定性较好，分类准确率、灵敏度、特异度均较高，提示该肥胖模型稳定且可适用性较广。

(二) 基线特征分析

基于该模型，肥胖症的四种亚型患者特征如下。①代谢正常性肥胖(MHO)：占肥胖人群的 44%，患者代谢指标基本正常，各项并发症发病率均较低；②高代谢型肥胖 - 高尿酸亚型(HMO-U)：占肥胖人群的 33%，表现为明显的高尿酸血症；③高代谢型肥胖 - 高胰岛素亚型(HMO-I)：占肥胖人群的 8%，表现为明显的高胰岛素血症、低血糖症、多囊卵巢综合征；④低代谢型肥胖(LMO)：占肥胖人群的 15%，表现为血糖明显升高及胰岛素不足，高脂血症及代谢综合征。

(三) 术后效果评估

HMO-U 和 HMO-I 亚组的患者具有较高的术前体重和 BMI。在术后 12 个月的随访期间，HMO-U 和 HMO-I 亚组的患者体重和腰围下降百分比最高(体重分别减轻 33.5% 和 34.0%，腰围分别下降 23.9% 和 26.7%)；而 LMO 亚组患者的体重和腰围下降百分比最低(体重减轻 24.4%，腰围下降 18.2%)。在术后 12 个月，MHO、HMO-U、HMO-I、LMO 亚组患者中分别有 91.3%、96.9%、91.7%、90.4% 的人减肥成功(多余体重下降百分比大于 50%)。终点时，四个亚组的患者体重和其他人体测量特征基本相似。

HMO-I 亚组患者的基线特点是严重的肝脏和外周胰岛素抵抗，过度代偿的胰岛素分泌与之平衡，使葡萄糖处置指数和糖化血红蛋白与正常体重对照相似。减重术后，过度代偿的胰岛素分泌早在 3 个月随访时就大大缓解，并一直维持到 12 个月终点[口服葡萄糖耐量试验(OGTT)胰岛素曲线下面积中位数下降 72.8%]，同时胰岛素敏感性也得到明显缓解[总体胰岛素敏感指数(whole body insulin sensitivity index，WBISI)中位数增加 5.22 倍]。但是，在术后 12 个月终点时，HMO-I 亚组患者胰岛素分泌仍然高

于其他三组肥胖症患者［OGTT 胰岛素曲线下面积中位数 14 390mU/(L·min) vs 5 797~12 319mU/(L·min)］和正常体重对照组［OGTT 胰岛素曲线下面积中位数 14 390mU/(L·min) vs 6 914mU/(L·min)］。

在基线时，LMO 亚组患者也表现出严重的肝脏胰岛素抵抗，但胰岛素分泌失代偿，导致葡萄糖处置能力显著降低。减重术后，LMO 亚组患者的 HOMA-IR 中位数降低 74.6%，WBISI 中位数增加至 1.87 倍，胰岛素分泌(homeostasis model assessment-β，HOMA-β)中位数增加 36.1%，IGI 中位数增加至 2.85 倍。同时，这些患者的葡萄糖处置能力［DI(HOMA-β/HOMA-IR)中位数增加至 5.07 倍，DI(IGI·WBISI120)中位数增加至 7.19 倍］和血糖水平(OGTT 葡萄糖曲线下面积中位数下降了 45.2%，糖化血红蛋白中位数下降了 27.2%)也得到了极大的改善，尽管在 12 个月终点时他们的血糖水平仍高于其他三组肥胖症患者［OGTT 葡萄糖曲线下面积中位数 951mmol/(L·min) vs 623~739mmol/(L·min)，糖化血红蛋白中位数 5.6% vs 5.2%~5.4%］和正常体重对照组［OGTT 葡萄糖曲线下面积中位数 828mmol/(L·min)，糖化血红蛋白中位数 5.35%］。对于术前糖代谢相对健康的 MHO 和 HMO-U 亚组患者，术后 12 个月胰岛素抵抗和胰岛素分泌功能都得到一定程度的改善。

基线时，49.7% 的肥胖症患者患有糖尿病，其中 LMO 亚组患者的患病率最高(99.2% vs 9.5%~34.0%)。根据 ADA 标准，术后 12 个月时，MHO、HMO-U、HMO-I、LMO 亚组分别有 83.3%、86.2%、100%、62.1% 的患者糖尿病达到完全缓解，LMO 亚组的糖尿病缓解率最低。在基线时，72.6% 的肥胖症患者存在高血糖，其中 LMO 亚组患者的患病率最高(100% vs 54.8%~70.4%)。术后 12 个月，MHO、HMO-U、HMO-I、LMO 亚组分别有 91.5%、93.5%、100%、65.7% 的患者高血糖获得缓解，LMO 亚组患者的高血糖缓解率最低。

基线时，54.4% 的肥胖症患者患有高胰岛素血症，其中 HMO-I 亚组患者的患病率最高(87.8% vs 45.1%~66.7%)。术后 12 个月时，MHO、HMO-U、HMO-I、LMO 亚组分别有 97.1%、97.2%、100%、94.1% 的患者高胰岛素血症获得缓解，肥胖症患者的整体高胰岛素血症患病率降至 3.1%，与正常体重对照组相似(1.0%，P=0.413)。

基线时，2.5% 的肥胖症患者存在低血糖，其中 HMO-I 亚组患者的患病率最高(18.2% vs 0~3.6%)，这与该亚组患者中高胰岛素血症的患病率最高一致。术后 12 个月，肥胖症患者的低血糖发生率大幅上升至 24.8%，显著高于正常体重对照组(7.8%，P=0.001)。HMO-I 亚组患者的低血糖发

生率仍然最高(42.9% vs 16.2%~31.0%)，尽管他们的高胰岛素血症已经基本缓解。

四、肥胖症患者的中心化和智能化管理(肥胖症智能中心化建设)

目前，肥胖伴 T2DM 的治疗涉及多种治疗手段，包括饮食调整、运动疗法、心理干预、药物治疗及减重手术等，然而单一的治疗手段难以实现长期有效的治疗效果。这就要求从营养、行为、教育、内分泌及心理等各个方面了解患者的基本情况并制订科学合理的个体化治疗方案，保证患者获得最佳的治疗效果。随着医疗卫生数据进入大数据时代，电子病历作为医疗信息的主要载体，为疾病管理及临床研究等提供丰富的信息。2018 年，国家卫生健康委员会发布《关于进一步推进以电子病历为核心的医疗机构信息化建设工作的通知》，指出要充分发挥电子病历信息化作用，促进医疗管理水平的提高和智慧医院的发展。因此，将肥胖症的多学科共同管理结合电子病历系统和 AI 辅助诊疗，实现中心化和智能化建设，是实现肥胖症的最佳治疗目标的重要保障和发展方向(具体参见本章第一节)。

五、智能医学:机遇、挑战与未来

在多学科团队共同管理肥胖症模式中，AI 辅助诊疗(或者智能医学)为其提供了很多帮助。其主要优势在于:①对于临床医生，AI 有助于提高诊断的准确率，避免个人偏见导致的误差;为临床医生提供更精确、可靠、全面的患者健康数据管理;将医师从重复单调的工作中解脱出来，集中精力解决复杂、疑难问题。②对于整个管理系统，智能医学有助于改善工作流程，减少错误。③对于患者，有利于制订基于患者独特的表型和遗传特征的个体化治疗方案，以及协助患者自我管理，提高患者治疗依从性。

当然，智能医学也面临一些挑战甚至争议。在 AI 辅助医疗的开发应用中，特别在伦理方面，还存在不少障碍。①AI 认知层面:一方面人类疾病存在纵向发展变化，另一方面 AI 开发基于的数据库的质量和可靠性不确定，以及数据共享方面存在一定困难和医疗数据的异质性等。因而 AI 可能会基于其训练集的特殊性，而对训练集以外的单个病例，给出证据不足的结论，甚至给出错误的导向。②AI 普遍性层面:由于数据的客观分布差异，AI 可能会更倾向于对某一群体的开发应用，这可能会对另一群体(如少数民族、低收入人群等)存在不公。③错误责任方层面:由于 AI 的错误导致患者健康受损，很难追溯错误责任方，因此也很难避免类似损害再次发生。④患者隐私问题:随着医疗大

数据的爆发增长,利用 AI 技术将不同的数据库"对撞",会很容易推测个人的患病隐私,如何保障隐私及在公共利益和个人隐私间达到平衡是 AI 面临的敏感点。特别对于糖尿病等慢性病数据库,时程长,数据来源多,尤其是生活方式数据,如何保障个人隐私是一个挑战。为此,不少学者提出,由工程师、临床医师、生物和数据伦理学家、律师、人权专家以及患者代表共同组成的咨询委员会商讨建立 AI 开发应用的国际伦理学标准,并且提出由经过训练的专业医生对 AI 的辅助诊断负责。

随着 AI 的迅猛发展,很多人不免质疑,既然机器在医疗的众多领域都能够做到比人类更为有效、准确、全面,那么它们能取代人吗? 机器与人类究竟是朋友还是对手? 实际上,医学既是一门科学,也是一门艺术,疾病的定义不是简单的是与非的问题,疾病的治疗也不仅仅是诊断与治疗的简单对应关系。医学是有温度的,尤其在慢性代谢性疾病领域,在一些复杂的情况下,AI 无法复制真实的医患互动关系,也没有一种算法能够模拟随情绪、非语言沟通、价值观、个人喜好、社会环境等多重因素改变的治疗决策,而医生与患者面对面的交流可能会比患者直接面对冰冷的机器更有帮助。因此,目前 AI 的角色是充当辅助诊断和治疗的一部分,还无法单独成为诊疗过程的整体取代医生。AI 与人交互合作,有机结合各自的优势才是最终出路。

执笔:林紫薇

指导:吴山东

参考文献

[1] SARAFIDIS P, FERRO C J, MORALES E, et al. SGLT-2 inhibitors and GLP-1 receptor agonists for nephroprotection and cardioprotection in patients with diabetes mellitus and chronic kidney disease. A consensus statement by the EURECA-m and the DIABESITY working groups of the ERA-EDTA. Nephrol Dial Transplant, 2019, 34 (2): 208-230.

[2] ZHU C, MEI F, GAO J, et al. Changes in inflammatory markers correlated with increased testosterone after laparoscopic sleeve gastrectomy in obese Chinese men with acanthosis nigricans. J Dermatol, 2019, 46 (4): 338-342.

[3] SIMONSON D C, HALPERIN F, FOSTER K, et al. Clinical and patient-centered outcomes in obese patients with type 2 diabetes 3 years after randomization to Roux-en-Y gastric bypass surgery versus intensive lifestyle management: The SLIMM-T2D study. Diabetes Care, 2018, 41 (4): 670-679.

[4] BUSE J B, WEXLER D J, TSAPAS A, et al. 2019 update to: Management of hyperglycemia in type 2 diabetes, 2018. A consensus report by the American Diabetes Association (ADA) and the European Association for the Study of Diabetes (EASD). Diabetes Care, 2020, 43 (2): 487-493.

[5] SUN L, XIE C, WANG G, et al. Gut microbiota and intestinal FXR mediate the clinical benefits of metformin. Nat Med, 2018, 24 (12): 1919-1929.

[6] CENA H, CHIOVATO L, NAPPI R E. Obesity, polycystic ovary syndrome, and infertility: A new avenue for GLP-1 receptor agonists. J Clin Endocrinol Metab, 2020, 105 (8): e2695-e2709.

[7] WANG L, PENG W, ZHAO Z, et al. Prevalence and treatment of diabetes in China, 2013—2018. JAMA, 2021, 326 (24): 2498-2506.

[8] NCD Risk Factor Collaboration (NCD-RisC). Trends in adult body-mass index in 200 countries from 1975 to 2014: A pooled analysis of 1698 population-based measurement studies with 19.2 million participants. Lancet, 2016, 387 (10026): 1377-1396.

[9] COLLABORATORS G B D O, AFSHIN A, FOROUZANFAR M H, et al. Health effects of overweight and obesity in 195 countries over 25 years. N Engl J Med, 2017, 377 (1): 13-27.

[10] WANG J G, ZHANG Y, CHEN H E, et al. Comparison of two bioelectrical impedance analysis devices with dual energy X-ray absorptiometry and magnetic resonance imaging in the estimation of body composition. J Strength Cond Res, 2013, 27 (1): 236-243.

[11] WANG Y, ZHAO L, GAO L, et al. Health policy and public health implications of obesity in China. Lancet Diabetes Endocrinol, 2021, 9 (7): 446-461.

[12] BRAGG F, TANG K, GUO Y, et al. Associations of general and central adiposity with incident diabetes in Chinese men and women. Diabetes Care, 2018, 41 (3): 494-502.

[13] ZENG Q, LI N, PAN X F, et al. Clinical management and treatment of obesity in China. Lancet Diabetes Endocrinol, 2021, 9 (6): 393-405.

[14] WEN L M, RISSEL C, XU H, et al. Effects of telephone and short message service support on infant feeding practices, "tummy time," and screen time at 6 and 12 months of child age: A 3-group randomized clinical trial. JAMA Pediatr, 2020, 174 (7): 657-664.

3

第三篇
肥胖症的中医治疗

第十一章　　　　　　　　　　　中医对肥胖症的认识

一、肥胖症的命名与分型

中医学早在《黄帝内经》中就对肥胖症有了初步的描述和分型。如《灵枢·卫气失常》载："黄帝曰：何以度知其肥瘦？伯高曰：人有肥，有膏，有肉。黄帝曰：别此奈何？伯高曰：腘肉坚，皮满者，肥。腘肉不坚，皮缓者，膏。皮肉不相离者，肉"。从形体特征角度将人群分为"膏人、脂人、肉人"，并对其分类分型依据进行了描述。此外，肥胖症在历代中医古籍中还有多种命名，如"肥人""高粱之疾""肥儿""肥气""肥贵人""肥白人"等。由于社会经济水平的限制，早期的"肥胖"没有被认为是一种疾病状态，而常用来形容肌肉丰满、体形大、皮革充盈的人，肥胖含有疾病之意最早大概源于宋元时期，医家多从"肥满""痰湿"等疾病病理范畴论治。

目前一般认为"膏人"与现代医学中的"腹型肥胖"（即中心性肥胖）人群相似，久坐少动，腹部脂肪蓄积是主要原因。"脂人"与现代医学中的"均一性肥胖""外周性肥胖"相似，属于全身之肥。"肉人"一般多见于体格魁伟壮实的重体力劳动者和运动员，其体重超标主要与肌肉发达有关，其脾胃功能常正常，因摄入多，消耗大，虽形体肥胖，但肌肉壮盛、皮肉结实，属于"肌肉之肥"。日常生活中除典型的膏人、脂人、肉人外，混合型的肥胖者亦为常见。《黄帝内经》描述的肥胖三类型划分原则，与现代医学肥胖症研究以"脂肪分布"作为线索的研究热点较为一致。三型肥胖分类应该是世界上最早以"脂肪分布"为原则的分型方法，也是中医"治未病"的典范。

仝小林院士团队根据人群脾胃功能的强健与否，提出分为虚实肥胖两类。①"实胖"多见于脾胃功能强健的青壮年，男性居多，食欲旺盛，过食肥甘厚味，增加脾胃负担，中焦壅滞，气机不畅，日久痰浊、膏脂丛生发为肥胖症，临床表现为体质强壮、精力充沛，皮下脂肪较厚，腹壁紧实偏硬，四肢粗、臀部大、口干、口苦、口臭、便秘、舌红、苔黄偏腻，以及血糖、血脂、血压等一系列代谢指标紊乱的状态。②"虚胖"多见于老年人、产后女性或先天禀赋不足之人，或中青年人贪凉喜冷、熬夜伤阳，致脾胃虚弱，失于健运，不能正常

受纳水谷，水谷壅滞；久而痰浊、膏脂继发，形成肥胖症。临床表现为体质较差，精力欠佳，脏器脂肪较厚，腹壁薄而松软，四肢纤细，可伴颜面及四肢肿胀，怕冷，舌体胖大或边有齿痕，脉濡缓等。此两类人群罹患代谢综合征的倾向性和风险均较高。

二、肥胖症的中医历史沿革

历代中医医家对肥胖症的病因病机、分类分型、临床特征及治则治法均进行了深入探索，使中医药防治肥胖症的理论与实践更为完善，为现代医学诊治肥胖症提供了有力支持。

（一）先秦时期：理论和临床实践的萌芽期

《黄帝内经》初步记载了"肥胖"的分型、病因、病机、治法；"脂人、膏人、肉人"的肥胖三型流传至今，为现代肥胖症的研究分类提供了重要的借鉴；在体质特征描述方面，《灵枢·逆顺肥瘦》提出肥人血瘀的特点"此肥人也……厚皮而黑色，唇临临然，其血黑以浊"，与现代医学中的"炎症代谢性肥胖"伴有高胰岛素血症的黑棘皮病患者就十分相似；在肥胖症的病因、病机及治法方面，《素问·奇病论》提出"肥者令人内热，甘者令人中满……治之以兰，除陈气也"，《灵枢·逆顺肥瘦》提出针灸外治法的治疗原则，针刺治疗肥胖人时应深刺且需留针，可谓之肥胖症理论和临床实践之源头。

（二）战国至两汉时期：理论进一步丰富

此时期，医家较为全面地提出了饮食失宜（过度进食）、寒热偏嗜（过多食用寒凉）、食类偏嗜（食物单一）、心理（贪于取的心理）、年龄、体质是肥胖症的常见病因；在脉象特征方面，《伤寒论·平脉法》中记载"脉，肥人责浮……肥人当沉"，进一步指出肥人的生理脉象当比体型适中之人偏于沉位；在治则治法方面，东汉张仲景在《金匮要略》中提出了"病痰饮者，当以温药和之"的治法，为后世探讨肥胖症与痰饮病的联系提供了基础，开拓了用温药来温化痰饮、健脾和胃的新思路。此外还发现形体肥胖壮实之人，对于毒副作用药物的耐受能力较强，用药时剂量选择范围可以适当增加，针刺深度、次数也可以加强，与现代医学根据体重换算

药物剂量的方法相似。

（三）隋唐时期：理论发展的停滞期

通过史料、考古、文艺作品发现，唐朝初期提倡胡人风俗，逐渐形成一种"壮硕，长（个子高）白（皮肤白皙）为美"的审美观。身材壮硕，不易生病，能从事高强度的农业生产工作，这是一种健康的"健硕"；盛唐时期讲究体态健康，胖瘦得体，匀称适中，是一种丰腴的表现，不是肥胖，以身健体壮为美的自然健康的审美观在中华文明初期以及盛唐时期尤为明显。正因为此时期大众审美观的变化，此期关于肥胖症的中医理论发展可以说是趋于停滞，仅有隋朝的巢元方《诸病源候论》中少有记载，提出"膏腴之人"，易感外寒的观点，提出宿食不消是因为脾胃虚弱，寒气在脾胃之间，谷气不得正常运化所致，建议通过"导引术"舒畅气机，使食积得消，脾胃之气得畅，起到健运脾胃、轻身健体的作用，这对于运用传统运动功法减重有着一定的启示。

（四）宋金元时期：理论的丰富和发展期，形成了肥胖症治疗的理论体系

宋代钱乙在《小儿药证直诀》书中较早地提出了肥胖症与遗传的联系，"更别父母肥瘦，肥不可生瘦，瘦不可生肥也"，认为小儿体形肥瘦与父母体形有关。在病因病机方面，医家强调肥胖症与脾胃功能关系密切，如金代李东垣《脾胃论》提到"脾胃俱旺，则能食而肥""脾胃俱虚，则不能食而瘦，或少食而肥"。提出痰湿、气虚是肥胖症的核心病机，对现代肥胖症的临床防治仍具有较强的指导意义。宋代杨士瀛《仁斋直指方》记载"肥人气虚生寒，寒生湿，湿生痰"，认为肥胖症与气虚痰湿内聚有着密切的关系；元代朱丹溪也提出"肥人多痰湿"的观点，在他的《丹溪治法心要》中论述有"肥白人多痰湿""肥人属痰""肥人多是湿痰"的说法，强调肥胖症多湿、多痰的特点；刘完素《素问玄机原病式》中提到"血实气虚则肥，气实血虚则瘦"，明确指出气虚是导致肥胖症的原因。上述理论的丰富和发展，奠定了刘完素益气法、朱丹溪益气祛湿化痰法论治肥胖症的治疗方法。《丹溪心法》提到可选用健脾燥湿的二陈汤加减治疗肥人，常选用陈皮、法半夏、胆南星、白术、苍术、茯苓、滑石、人参、草果、厚朴等药治疗，目前仍是临床治疗肥胖症的常用中药，二陈汤也成为临床治疗肥胖症的常用基础方剂。朱丹溪对肥人病机的论述以及处方用药，奠定了肥胖症治疗的理论和临床基础，对后世中医治疗肥胖症影响深远。

（五）明清时期：理论的完善和成熟期

此时期医家对肥胖症形成的原因进一步认识全面。明代《医学入门》、清代《望诊遵经》提出运动不足、久坐久卧，

或作息不规律皆可影响脾胃功能，导致脂肪停积形成肥胖症；清代《医碥》则指出性格多怒及思虑过重者易伤肝脾，导致痰湿内停，引发肥胖症；清代王燕昌《王氏医存》提出不同的饮食偏嗜可导致人体肥胖部位也不相同，如"肥人嗜酒者，湿热生痰，多入四肢""嗜肥甘者，瘀积生痰，多在胃肠"。这些思想的提出，与现代提出的生活习惯、生理节律、精神心理等诱发肥胖症形成的因素是基本一致的。在病机方面，《医门棒喝》《临证指南医案》提出肥胖者多有阳虚兼痰湿的思想。《医津一筏》提出肥人痰湿郁热生风化燥，易伤阴津，提出了肥人存在阴虚内热的证型。此外，医家还注意到了肥胖症容易合并并发症的问题。明代《医学正传》提出肥胖者因为气血不足而痰湿有余，易因气虚生痰而导致中风，提出了肥胖症易合并心脑血管疾病。清代傅山《傅青主女科》提出"妇人有身体肥胖，痰涎甚多，不能受孕者"，提出了肥胖症易合并女性不孕，与临床肥胖症多伴有月经不调（多囊卵巢综合征等）或不孕症等妇科内分泌疾病相一致。

在治疗方面，针对肥胖症及并发症的不同类型，治则治法进一步细化和完善。张景岳《景岳全书》将肥胖症之因归结于痰湿，治疗上予以化痰祛湿行气之法，再加补气健脾之药，祛邪而不伤正气；《傅青主女科》将肥胖之妇的不孕，归结为"脾土之内病也"，治疗上提出不能徒然泄水化痰而耗正气，应加味补中益气汤提脾气生于上、助胃气消于下，脾胃得运则痰湿可化。此外，此时期的医家在益气健脾、燥湿化痰等常见治法基础上，还提出清热燥湿、温阳化湿法治疗肥胖症，以清痰降火、补中益气、滋阴清热法治疗肥胖症相关并发症状。

（六）近现代时期：肥胖症理论进一步得到创新发展

随着生活物质条件不断丰富、工作节奏加快、环境因素的改变等多方面原因，肥胖症的发生逐年递增，发生人群越来越大众化、发生年龄越来越年轻化。肥胖症属于慢性、易复发、进行性疾病状态，与脂肪性肝病、糖尿病等代谢性疾病密切相关，造成我国及全球严重的疾病负担。近现代中医学者从虚实辨治、脏腑辨治和气血津液辨治角度对肥胖症进一步归纳总结，开展大量临床与基础研究，创新发展了肥胖症的理法方药与辨证论治学术经验。

其中，仝小林院士团队基于态靶辨治医学理论，结合真实世界的临床诊疗实践，提出肥胖症"三结合"系统性治疗方法与随访管理措施（中药内服与中医外治结合、中医综合治疗与外科减重手术结合、院内诊治与院外生活方式管理结合），构建了肥胖症中医药防治的综合干预策略，实现患者因超重／肥胖引起的"糖（胰岛素抵抗、糖尿病前期、糖尿

病)脂(高脂血症、脂肪性肝病)压(高血压病)酸(高尿酸血症)"一体化综合防治和共同管理,在临床实践中取得较好成效。

三、肥胖症的中医体质证候研究进展

(一) 体质研究

现代中医有关肥胖症与中医体质类型关系的研究,多采用王琦教授的9种体质类型,从体质角度分,肥胖症最常见的3种体质类型分别是痰湿质、气虚质及痰湿挟瘀质。①痰湿质肥胖:以困重、身倦、嗜睡为主要表现,以目胞微浮、喜食肥甘、睡眠打鼾为次要表现;②气虚质肥胖:以乏力气短、懒言、动则汗出为主要表现,以头晕、心悸、容易感冒为次要表现;③痰湿挟瘀质肥胖:以健忘、面色晦暗、口唇颜色偏暗为主要表现,以皮肤粗糙、身体某处疼痛为次要表现。

现代流行病学调查也证实了痰湿质、气虚质是超重和肥胖的主要体质影响因素。其中,痰湿质是发生腹型肥胖和全身性肥胖的主要体质类型。痰湿体质的遗传学研究表明,痰湿体质在分子水平上具有代谢紊乱的总体特征,是糖尿病、冠心病、高血压、脑卒中等多种代谢相关疾病的易感体质类型,并可能具有一定的遗传倾向。因此,痰湿质肥胖者是研究肥胖问题的重点人群。

(二) 证候研究

20世纪90年代,国内有学者报道了800例单纯性肥胖门诊患者的证候调查,研究结果表明单纯性肥胖患者以脾虚痰湿、胃热湿阻二型最多。随后,在两次肥胖研究学术年会上,全国专家总结出单纯性肥胖的主要证型为脾虚湿阻型、胃热湿阻型、肝郁气滞型、脾肾阳虚型、阴虚内热型。

2017年中华中医药学会发布《中医内科临床诊疗指南:肥胖症》,该指南指出肥胖症的中医证候诊断标准以虚实辨证为纲领,先对患者进行虚实辨证,具体包括虚证、实证以及虚实夹杂证。21世纪以来,《中医内科学》(新世纪第二版教材)中将肥胖症分为4型:胃热滞脾、痰湿内盛、脾虚不运、脾肾阳虚。2021年由中华医学会内分泌学分会联合中华中医药学会糖尿病分会等,在《中华肥胖与代谢病电子杂志》发表了《基于临床的肥胖症多学科诊疗共识(2021年版)》,对于肥胖症的中医辨证论治,沿用了《中医内科学》的4种辨证分型。

(三) 研究进展

近年来,众多医家对肥胖症的辨证分型、证素、体质分布及其与现代医学指标的相关性展开研究,取得相关研究结果。

1. 辨证分型

(1) 脏腑辨证

1) 脾虚湿阻证:此证多因脾气虚弱,运化转输无力,水湿内停,则见形体肥胖、肢体浮肿、神疲乏力;脾失运化,水谷精微不能上输于脑则见眩晕;湿浊阻滞中焦,故见脘腹胀满、纳差。临床上泽泻汤加味治疗脾虚湿阻型肥胖症取得良好疗效,在改善体脂率方面优于对照组,在降低体重、腰围、体重指数方面与对照组比较差异无统计学意义。健脾化湿方有益气健脾、利湿化痰、和胃消积之效,可以缓解脾虚湿阻型肥胖症患者的临床症状,提高患者生活质量,且不引起肝肾功能损害。因此,需要更多大样本、多中心的随机对照试验来获取循证依据,并开展实验研究探讨其作用机制。

2) 胃肠实热证:此证多由于痰浊膏脂在内郁久化热,或实热积滞胃肠,腐熟过度则消谷善饥;精微积聚则肥胖,内有积热故大便秘结。金代名医刘完素创立名方防风通圣散,有表里双解、清热解毒之功,临床观察发现防风通圣丸的应用在体重指数、腰臀比、血清总胆固醇及甘油三酯等方面较治疗前有明显改善,且疗效优于口服减肥片对照组。丁学屏治疗胃肠实热型肥胖症患者颇有体会,其经验方泄热化浊方顾护脾土、泄热化浊,可以减少体重、体重指数,降低血清瘦素及炎症因子水平,推测泄热化浊方的减重减脂作用可能与炎症状态的改善有关。

3) 肝郁脾虚证:此证由于脾虚运化无力则痰浊内生、情志不畅,可致肝失疏泄、肝气郁结则胸闷胁满、喜太息;肝郁气机不畅影响脾之转输,则膏脂内聚发为肥胖。大柴胡汤能解少阳火郁、畅气机、通腑泄热,使水谷精微输布正常,从而消除痰湿,减轻肥胖。临床研究表明,健脾调肝饮与二甲双胍均能改善单纯性肥胖患者体重、BMI、腰围、血脂情况等,且在调节 nesfatin-1、TC 方面效果优于二甲双胍。亦有研究表明肥胖症患者以肝郁脾虚型多见,治疗以疏肝解郁、健脾除湿为法,健脾疏肝降脂方对于肝郁脾虚型单纯性肥胖有良好疗效,能明显降低瘦素、TC、TG 及 LDL-C 水平,升高 HDL-C 水平,但需更大样本试验的进一步验证。

4) 脾肾阳虚型:肾为先天之本,肾阳是诸脏阳气的来源,肾阳不足易致脾阳虚损,出现腹部冷痛、下利清谷等;脾为后天之本,脾阳久虚及肾,而成脾肾阳虚,气化不行,水饮内停则肥胖、下肢浮肿;阳虚失温煦则畏寒肢冷,中医治疗以温肾、健脾、化痰为基本法。临床研究表明,温肾健脾化痰方治疗肥胖症,可明显改善体重、腰围、臀围、BMI、WHR 及血脂,疗效达90%,显著高于对照组的66.67%。基础研究表明,温肾健脾化痰方剂量依赖性地改善肥胖模型组大鼠的瘦素抵抗,激活瘦素介导的 AMPK-ACC-CPT1 信号通路,促进脂肪酸氧化,从而发挥降脂作用。

(2)气血津液辨证

1)气虚型:气虚质是容易导致肥胖症的体质之一。气虚而津液气化失司,影响脾之散精,水谷精微运行输布受阻,痰湿内生,脂浊内聚,日久产生肥胖。《丹溪心法·卷二·痰十三》有言:"善治痰者,不治痰而治气,气顺则一身之津液亦随气而顺矣。"《杂病源流犀烛·卷十六·痰饮源流》云:"盖脾胃健运自无痰,故曰治痰先理脾胃。"王琦亦认为治疗气虚型肥胖症的关键是健脾益气,临床常用黄芪补气,苍术、白术健脾燥湿,薏苡仁、茯苓、泽泻等利湿,故脾的运化功能能得以强健,水谷精微得以正常输布,气虚之体得以改善,从而减轻肥胖。

2)痰湿内阻型:饮食不节,脾失健运,导致津液内停,痰湿由生,困遏清阳,则见头身困重、乏力等,痰湿困阻中焦则见脘痞纳呆、痰湿久聚化为脂浊,肥胖亦日益加重。研究表明,根据健脾利湿化痰的治则自拟平肥 2 号方,基础研究证实能有效控制大鼠体重,升高下丘脑抑制摄食基因 POMC 的表达,缩小脂肪细胞的直径,且相比奥利司他组大鼠无便溏、精神萎靡等副作用。另有基础研究发现,温胆汤干预肥胖痰湿证大鼠模型可显著减少体重,调节血脂,改善免疫细胞的表达,降低炎症因子如 TNF-α、IL-6 等水平,可见温胆汤可通过调节机体免疫功能及炎症反应,从而消除痰湿脂浊,达到减重治疗目的。

3)痰瘀互结型:《医学正传·卷六·疮疡》记载:"津液稠黏,为痰为饮,积久渗入脉中,血为之浊"。脾乃气血生化之源,脾主运化,若脾脏受损则脾运化水谷精微功能失调,水湿内停,痰浊凝聚,阻于脉道,日久血行瘀滞,形成痰瘀互结之证。消脂减肥方治疗此型单纯性肥胖有良好疗效。实验研究证实,痰瘀并治方(由苍术、白术、陈皮、半夏、丹参、赤芍药、茜草、山楂、香附等组成)可以降低单纯性肥胖大鼠模型的体重指数,减少瘦素及胰岛素含量,提高生长激素水平。

2. 肥胖症的中医证候、体质研究进展

(1)证候及证素研究:证候学研究提示,单纯性肥胖在中医证型上的分布有一定规律,且与性别、年龄、生活习惯有一定的关系。单纯性肥胖患者辨证分为胃热湿阻型、脾肾两虚型、肝郁气滞型、阴虚内热型和脾虚湿阻型五个证型,其中胃热湿阻型分布最多,占 42%,男性以脾肾两虚型(64%)和胃热湿阻型(68%)为主,而女性以阴虚内热型(71%)和脾虚湿阻型(69%)为主。

基于证素积分研究肥胖症患者的证候特征,脾虚湿阻、脾肾阳虚、肝郁脾虚、阴虚夹瘀、痰湿内阻、胃肠腑热是常见的六种类型,其中脾虚湿阻所占总体比例较大(19.13%)。男性患者以脾、肾、湿、痰、气虚、热为主,痰湿内阻型比例较大(30.43%),治疗上应重视清热化痰。女性患者以脾、肝、湿、痰、气滞、寒为主,肝郁脾虚型的比例较大(20.62%),治疗上重视疏肝理气解郁。

单纯性肥胖患者中,肝和肾、痰和湿是常见的病位和病性证素,脾 + 气虚 / 肾、气滞 + 胃、痰 + 湿的病位病性证素组合是常见的证素组合。单纯性肥胖常见证素依次为肝(22.6%)、痰(14.7%)、湿(14.3%)和肾(10.9%),病位证素降序排列依次为肝、肾、脾和胃,病性证素依次为痰、湿、气虚和气滞。

(2)体质:体质学研究提示,接近一半的超重、肥胖人群被辨识为偏颇体质,其中单一偏颇体质以气虚的偏颇所占比例最高;超重、肥胖人群均以气虚质的兼夹最为普遍,气虚质与超重、肥胖的发生、发展密切相关。肥胖人群中兼夹两种偏颇体质常见:气虚质 + 气郁质、痰湿质 + 湿热质、阴虚质 + 血瘀质。肥胖人群中兼夹三种偏颇体质常见:气虚质 + 阳虚质 + 气郁质、气虚质 + 阴虚质 + 血瘀质、气虚质 + 阳虚质 + 阴虚质。

痰湿质、湿热质是易于发生肥胖症的重要偏颇体质类型。从中医体质的角度看,痰湿质、湿热质与肥胖症呈正相关,阳虚质、血瘀质、气郁质与肥胖症呈负相关。从肥胖指标的角度看,腰围(WC)、腰围身高比(WHtR)诊断的肥胖症与痰湿质、湿热质、平和质呈正相关。

3. 肥胖症中医证候、体质的相关性研究进展

(1)证候:单纯性肥胖患者的舌象客观化指标与体重、体脂分布具有一定相关性,合并痰、湿、肝、肾证素的患者相关性更紧密。其中,舌象客观化指标 TN-L* 与体重(BW)、体重指数(BMI)呈负相关;TN-b* 与 BW 呈负相关,与腰臀比(WHR)、Gynoid 指数呈正相关;TC-b* 与 BW 呈负相关,与 WHR 呈正相关;TN-CON 与腰围(WC)呈正相关;TN-ASM 与体脂肪量(FM)、体脂指数(FMi)、WC、躯干脂肪量(TFM)呈负相关;TN-ENT 与 WC、TFM 呈正相关;TN-MEAN 与 WC 呈正相关。证素肝加强了 TN-b* 与 BW、Gynoid 指数,TC-b* 与 BW 的相关性;证素肾加强了 TN-b*、TC-b* 与 WHR 的相关性;证素痰加强了 TN-b*、TC-b* 与 WHR 的相关性;证素湿加强了 TN-L* 与 BW,TN-b*、TC-b* 与 WHR 的相关性。

不同证型肥胖症患者的客观指标特征存在差异:肝郁脾虚证患者与脂肪 - 胰岛轴紊乱相关;痰湿内阻证患者体重、BMI 及 LDL-C 最高;脾虚湿阻证患者脂肪百分率、TC

最高;胃肠腑热证患者肥胖度最轻,副交感神经活动最强;阴虚夹瘀证患者 HDL-C 最低。

不同证型肥胖症患者在年龄、病程、肥胖指标、脂质指标以及病因诱因的分布上存在一定差异。其中,胃肠腑热型患者平均年龄最小,阴虚夹瘀型患者平均年龄最大;痰湿内阻型患者病程最久;脾虚湿阻型、痰湿内阻型患者肥胖指标与脂质指标较高;过食少动的患者以胃肠腑热型最多,情志异常的患者以肝郁脾虚型患者最多。

气滞痰阻型肥胖症患者具有更高的体脂(尤其是躯干脂肪)含量,并伴有胰岛素抵抗的急性相胰岛素分泌(AIR)增加。与脾虚痰湿型肥胖症患者比较,气滞痰阻型的躯干、总体脂肪含量、躯干脂肪质量 / 总质量比增加,AIR、胰岛素曲线下面积(AUC_{ins})、胰岛素曲线下面积 / 血糖曲线下面积(AUC_{ins}/AUC_{glu})等胰岛 β 细胞功能指标亦明显增加。多元线性回归分析显示躯干脂肪含量是影响气滞痰阻型肥胖症患者 AIR 的重要因素。

脾虚湿困型肥胖症患者肠道菌群的数量、种类和分布均存在异常,其肠道菌群丰富度与多样性上升,HbA1c 及血糖水平在其肠道菌群分布中发挥重要作用。粪杆菌属(*Faecalibacterium*)、布劳特氏菌属(*Blautia*)、罕见小球菌属(*Subdoligranulum*)及小类杆菌属(*Dialister*)肥胖组比例低于对照组,巨单胞菌属(*Megamonas*)和乳杆菌属(乳酸杆菌)肥胖组比例高于对照组。环境因子关联分析提示脾虚湿困型肥胖症患者菌群分布与 HbA1c、空腹血糖、餐后血糖相关。

痰、湿和热是肥胖症形成的关键中医病理因素;炎症可能是肥胖症痰证形成的生物学基础之一。痰、湿、热是肥胖症患者中分布频率最高的中医病理因素。促炎症因子 ENA-78、IP-10 和 MCSF 在痰证组中显著升高。

(2)体质:痰湿体质患者体内均存在明显的 Th1/Th2 细胞比率失衡且与脂代谢紊乱严重程度明显相关,在痰湿体质合并超重 / 肥胖患者中这种变化尤为显著。痰湿体质超重 / 肥胖组的 Th1 细胞比率、Th1/Th2 比值明显升高;Th2 细胞比率明显降低。痰湿体质超重 / 肥胖组的 TC、TG 及 LDL-C 分别与 Th1/Th2 比值之间存在正相关关系,HDL-C 与 Th1/Th2 比值之间存在负相关关系。

四、肥胖症的中医治疗研究进展

中医药治疗肥胖症是在中医理论的指导下,从整体观念出发,坚持辨证论治,不仅能控制体重,也能治疗肥胖症伴随的一系列症状,提高生活质量。现代中医学者大多遵循辨证论治的原则,结合当代社会的生活工作环境、饮食结构、体质等特点,根据各自的学术经验选择不同切入点来指导临床。辨证论治是中医诊疗的基础,辨证则是核心。目前辨证主要围绕辨证候、辨体质,结合中医分类分型理论,以症状、体征、舌脉象等进行。

1. 仝小林院士从"土壅"论治肥胖症,认为肥胖症发生的病位在中焦脾胃,"调制中焦以衡为顺,以升降辨治为总纲"。临证治疗以"调脾"为核心,消膏降浊为根本,开郁通腑、导滞运脾、恢复脾胃功能是关键所在。根据脾胃功能的强健与否可分虚实两端,实邪壅滞脾胃者为实壅,脾胃虚衰者为虚壅。提出调"土壅"七法:①消膏降浊,常用小陷胸汤加大黄,并配伍葶苈子、莱菔子等药物;②行气开郁,常用越鞠丸加减;③导滞运脾,常用保和丸加减;④化痰除湿,常用二陈汤加减,并配伍紫苏子、莱菔子、白芥子;⑤通腑泄热,中土壅滞衍生内热主要有以下两种——偏于土壅中满者表现为胃肠实热,常用大黄黄连泻心汤或厚朴三物汤加减;因土壅木郁而偏于内热者主要表现为肝胃郁热,常用大柴胡汤加减;⑥补气健脾,常用方为六君子汤,配伍薏苡仁、山药、茯苓;⑦温补脾肾,常用附子理中汤加减。

2. 丁学屏教授认为,辨明肥胖症湿、痰、浊、水、饮之消长,精、气、津、液、血之盈亏为辨证之关键,斡旋中州,升清降浊,宣通三焦,以复气化,平调阴阳是治疗肥胖症的核心治疗原则。

治本之法,注重心脾两脏:①调心之法,选用百合地黄汤,甘麦大枣汤两大经方为主帅,心火上炎者,加黄连苦寒直折,正合《千金》黄连丸法度;相火亢炎者,加川柏、知母等以靖龙雷,既合百合知母汤滋阴泄热法度,又寓知柏地黄丸之意。②补脾之法,选用资生丸为佳。中气怯弱、肢懈便溏者,治以大补元煎;若现胃津干涸,口干虚烦舌光者,治以养胃汤。

治标:①涤痰,选方如雪羹汤、菖蒲郁金汤、加味二陈汤、温胆汤、涤痰汤等;常用药如竹沥、生姜汁、胆星、天竺黄、川贝母、竹茹、枳实、半夏、橘红、石菖蒲、郁金、白芥子、青皮、槟榔等。②化浊,选方如六花绛覆汤之类。用药取甘淡之味,如土茯苓、萆薢、茯苓、冬葵子、土牛膝、虎杖等分清化浊之品;并辅以芳香化浊之品,如金银花、合欢花、绿萼梅、菊花、槐米、凌霄花、玫瑰花、茉莉花、佛手花、代代花、厚朴花等味,诸花疏气机而辟秽浊,但无耗气伤津之弊。③疏瘀,须早早投入,贯彻始终,如三七、蒲黄、茜草、藕节、荷叶、茅根等品。

3. 李振华教授认为,肥胖症的辨证首重虚实和脏腑。从脏腑辨证而言,肥胖症多责之于脾,患者可见头沉胸闷,恶心,痰多,腹部胀满,四肢沉困;久病可累及于肾,表现为腰膝酸软，夜尿频多，动则气喘，下肢浮肿；病及肝胆，可见胁肋胀痛，烦躁眩晕，口苦便秘；病及心肺，则症见心悸气短，神疲自汗。①脾胃气虚、痰湿阻滞型肥胖：方用自拟健脾豁痰汤，重在温脾、健脾，治以"阳"为主。基本方：白术、茯苓、泽泻、玉米须、桂枝、半夏、厚朴、砂仁、木香、山楂、鸡内金、橘红、郁金、石菖蒲、甘草。②阴虚内热、湿阻血瘀型肥胖：此证临床较少见，但治疗较为棘手。多用自拟滋阴活瘀减肥方加减治疗，重在养肝肾之阴，治以"阴"为主。基本方：制何首乌、枸杞、丹参、丹皮、赤芍、桃仁、莪术、郁金、山楂、鸡内金、决明子、荷叶、泽泻、琥珀。

4. 范冠杰教授"动定序贯八法"整体调治肥胖2型糖尿病。范冠杰教授认为，肥胖2型糖尿病多见患者体内"痰浊淤滞，湿热郁蕴"引发"湿热内阻""气阴两虚"两种证型。其中的气阴两虚证型核心症状多见为低热，倦怠乏力，口干，脉沉细；湿热内阻证型核心症状多为脘腹痞满，便溏，苔黄腻，脉滑数。治疗上多使用清利湿热，益气养阴药组配合布渣叶进行辨证治疗。清热利湿药组由苍术、黄柏、薏苡仁、茵陈组成。益气养阴药组由黄芪、生地、地骨皮组成。如有脉结代，古卜络脉瘀滞严重者加莪术、三棱，伴情绪不佳肝气郁结者加柴胡、白芍等。对于肥胖2型糖尿病的治疗可明显缩短用药时间，改善胰岛功能。

5. 江幼李教授提出肥胖症八原则。①化湿，用于脾虚湿聚之证，代表方为二术四苓汤、泽泻汤、防己黄芪汤；②祛痰，用于痰浊内停证，轻者用二陈汤、平陈汤、三子养亲汤，重者用控涎汤；③利水，微利用五皮饮，导水用茯苓汤、小分清饮，逐水用舟车丸、十枣汤；④通腑，用小承气汤、调胃承气汤或单味大黄长期服用；⑤消导，用三消饮、保和丸；⑥疏肝利胆，用温胆汤、疏肝饮、消胀散；⑦健脾，用五味异功散、枳术丸、五苓散、参苓白术散；⑧温阳，用济生肾气丸、甘草附子汤、苓桂术甘汤。

6. 艾炳蔚教授辨体质治疗单纯性肥胖，是以"辨体 - 辨病 - 辨证"为诊疗模式。①体质辨析：通过对其体质的调理，将患者由"肥胖状态"转变为正常状态，而不是单纯的减重、减脂，从整体出发使减肥疗效更持久稳定，不易反弹；②选穴依据：胃与大肠小肠相连，所以选穴常用足阳明胃经、足太阴脾经。穴位有中脘、天枢、水道、带脉、足三里、上巨虚、三阴交。取天枢能理气、润肠通便；足三里抑制食欲，清胃肠腑热促进机体对沉积脂质的吸收；上巨虚能清胃泄热。以平和质为基础方，针对不同体质加减穴位。穴位加减的口诀为：痰湿丰隆阴陵泉，湿热庭(内庭)池(曲池)阴陵泉，气虚脾俞灸气海，阳虚命门灸肾(肾俞)元(关元)，气郁质和血瘀质一般可一起出现，气郁血瘀冲(太冲)膈(膈俞)血(血海)。

执笔：陈清光　徐曦　余曼琪　负凡

指导：陆灏　肖明中

参考文献

［1］曾慧妍, 周钦云, 赵玲, 等. 痰湿体质超重肥胖人群 CD4+T 细胞亚群变化及其与脂代谢相关指标的相关性研究. 中国中西医结合杂志, 2018, 38 (1): 46-49.

［2］冯潇潇, 马文珠, 卢梦晗, 等. 单纯性肥胖症中医证候分布特点的研究. 北京中医药大学学报, 2013, 36 (12): 857-860.

［3］何珂, 陆西宛, 朱丽华, 等. 脾虚湿困型肥胖症患者肠道菌群分布多样性及相关性研究. 中国中西医结合杂志, 2022, 42 (01): 40-48.

［4］金昕, 陈思, 徐杰, 等. 单纯性肥胖就诊患者的中医证素特征分析. 中华中医药杂志, 2016, 31 (07): 2774-2778.

［5］廖凌虹, 李灿东, 黄守清, 等. 肥胖病的中医病理因素及其与血清脂肪因子相关性的研究. 中华中医药杂志, 2012, 27 (12): 3057-3060.

［6］徐美珊, 龚美蓉, 孙亦农. 从脾胃论治单纯性肥胖. 辽宁中医杂志, 2015, 42 (3): 628-629.

［7］严孙杰, 罗昌正, 吴天敏, 等. 脾虚痰湿型、气滞痰阻型肥胖女性体脂与β细胞功能变化的关系. 中国中西医结合杂志, 2009, 29 (12): 1073-1077.

［8］殷茵, 刘志诚, 徐斌, 等. 1 528 例肥胖并发高脂血症中医证型与病因病机的分析. 时珍国医国药, 2016, 27 (11): 2673-2675.

［9］原萌谦, 刘志诚, 徐斌. 686 例肥胖并发高脂血症患者不同证型客观指标特征研究. 中医杂志, 2016, 57 (24): 2124-2129.

［10］原萌谦, 刘志诚, 徐斌. 1 584 例不同性别肥胖并发高脂血症患者证候证素特点的临床研究. 时珍国医国药, 2016, 27 (9): 2178-2180.

［11］张笑梅, 朱燕波, 邬宁茜, 等. 基于不同指标诊断的肥胖与中医体质的相关性分析. 中医杂志, 2015, 56 (3): 212-215.

［12］朱丽冰, 王济, 李玲孺, 等. 超重和肥胖人群的中医兼夹体质分析. 中华中医药学刊, 2017, 35 (1): 161-165.

［13］陈霞, 黄伟, 邓杰, 等. 中医治疗单纯性肥胖症的临床研究近况. 中华中医药学刊, 2017, 35 (6): 1454-1458.

［14］林潼, 刘敏. 中医药治疗单纯性肥胖的研究. 中国中医基础医学杂志, 2021, 27 (6): 1036-1040.

［15］陆施婷, 陈清光, 徐佩英, 等. 基于中医传承辅助平台探讨丁

学屏名中医诊治糖尿病合并肥胖的临证经验及用药规律研究. 时珍国医国药, 2017, 28 (2): 458-461.

[16] 田梦源, 范冠杰, 冯惠燕. 范冠杰教授"动定序贯八法"整体调治肥胖 2 型糖尿病经验. 时珍国医国药, 2018, 29 (7): 1747-1748.

[17] 魏秀秀, 苟筱雯, 赵林华, 等. 态靶辨证在肝胃郁热型肥胖 2 型糖尿病中的运用——大柴胡汤加黄连、知母、赤芍. 辽宁中医杂志, 2020, 47 (3): 1-3.

[18] 徐彦飞, 刘津, 李振华. 李振华教授治疗单纯性肥胖病经验. 中华中医药杂志, 2011, 26 (7): 1542-1543.

第十二章　肥胖症的中医药治疗

肥胖症的中医治疗强调整体观,以辨证论治为主,结合分型分类论治,符合临床实践,成为中西医结合诊治方案的重要契合点。中医病证结合、多手段、多途径、多环节、多靶点干预肥胖症的诊治模式具有一定优势。

第一节　病因病机与转化

传统中医对肥胖症病因病机的认识历史悠久,《黄帝内经》系统论述了肥胖症的病因病机及症状。肥胖症多因过食肥甘、好逸少劳、情志失调、先天禀赋、年老体衰等导致气虚阳衰、痰湿膏脂瘀滞形成。此外,肥胖症的发生还与性别、地理环境等因素有关,如女性活动量较男性少,故女性肥胖者较男性为多。

一、病因

(一) 饮食不节

饮食不节、过度饮食是肥胖症形成的最主要原因,主要包括过度饮食和饮食偏嗜。过度饮食主要是长期饮食过量甚或暴饮暴食;饮食偏嗜主要是饮食结构失衡,即或喜食、嗜食肥甘厚味。一方面可致水谷精微在人体内堆积成为膏脂,形成肥胖;另一方面也可损伤脾胃,不能布散水谷精微及运化水湿,痰湿聚集体内,使人体臃肿肥胖。

(二) 好逸少劳

长期喜卧好坐,缺乏运动,则气血运行不畅,脾胃呆滞,则运化失司,水谷精微失于输布,化为膏脂痰浊,聚于肌肤、脏腑、经络而致肥胖。女性在妊娠期或产后由于营养过多,活动减少,亦容易发生肥胖。

(三) 情志失调

情志失调与肥胖症关系密切,尤其是当代社会环境下,这一原因日益增多。一方面,长期思虑过多,容易损伤脾脏,脾气不得畅达,运化转输失职,膏湿痰浊内生发为肥胖。另一方面,长期情志抑郁伤肝,导致肝失疏泄,肝郁化火,津液输布失常,水湿滞留;肝脏功能失常直接影响脾胃运化,肝木克脾土,

脾失健运,则水谷精微不能布散,痰湿内聚引起肥胖。

(四) 先天禀赋

肥胖症与人的体质有关,受先天禀赋影响,不同体质的人肥胖发生的机会不同。《灵枢·阴阳二十五人》将人分为"金、木、水、火、土"五大类型,每一型中又分为五类,共二十五种不同的类型。其中土型之人与水型之人易肥胖。现代体质研究也证实,痰湿、气虚等体质脾运不及,可致膏脂痰湿堆积,更容易罹患肥胖。

(五) 年老体衰

肥胖症的发生与年龄有关,40岁以后风险明显增高。中年以后,人体的生理功能由盛转衰,脾的运化功能减退,又过食肥甘,运化不及,聚湿生痰,痰湿壅结,或肾阳虚衰,不能化气行水,酿生水湿痰浊,引起老年性肥胖的发生。

二、病机

肥胖症多属本虚标实之候,与全身脏腑、气血津液的代谢功能密切相关。本虚多为脾肾气虚,或兼心肺气虚;标实为痰湿膏脂内停,或兼水湿、血瘀、气滞等。病位主要在脾与肌肉,与肾虚关系密切,亦与心肺的功能失调及肝失疏泄有关。

从肥胖症不同发病阶段及病机转化角度,肥胖症早期多为邪实,后期则以脾虚为主,虚证日久,又会加重痰湿之证。故常有因实致虚、因虚致实、虚实夹杂的病机变化。临床常有偏于本虚及标实之不同。

前人"肥人多痰""肥人多湿""肥人多气虚"之说,即是针对其不同病机、不同发病阶段而言。今人从"膏脂""卫气失常、久胖入络"等角度认识肥胖症,亦可看作是针对肥

胖症的不同辨证方法、不同发病阶段及病理产物而言。临床中,应当从整体观出发,综合考虑肥胖症的气血津液阴阳的盛衰、脏腑功能的虚实,并结合中医分类分型方法,四诊合参,病症结合,才能妥善把握病机,为治疗指明方向。

(一)脏腑与肥胖症

1. 脾胃与肥胖症　脾胃是与肥胖症关系最为密切的脏腑之一。脾胃是气机升降的枢纽,不但对气血津液、脂膏的化生、输布起到重要调控作用,而且能够通过调节气机升降,维持胃和大肠的通降排泄功能。脾胃功能失常导致肥胖症,主要表现有两点:过食肥甘厚味、嗜酒;或思虑过度伤脾,影响脾胃的正常运化功能,则水湿痰浊内生,导致肥胖。

2. 肝胆与肥胖症　肝胆负责调畅全身气机,调节津液和血的运行,并对脾胃的运化功能起到促进作用。肝胆功能失常导致肥胖症,主要途径有三:若情怀不畅,郁怒伤肝,肝胆的疏泄功能失常,一是气机不畅,影响津液的输布代谢,气不化水而聚湿生痰;二是影响脾胃运化水谷精微的功能,水湿不化,痰湿内生;三是肝气郁滞日久,则气滞血瘀。

3. 肾与肥胖症　肾与肥胖症关系同样密切。肾脏从两方面导致肥胖症:首先,肾脏储藏包括禀赋于父母的先天之精,从先天禀赋及体质角度对肥胖症有潜在的不可替代的影响,肾精不足,导致肝脾功能失调,引起气血津液、脂质代谢输布失常,形成或加重肥胖。其次,肾脏对人体的津液输布和排泄起着主导作用。肾脏对津液的蒸腾气化作用失常,水湿则壅塞充填肌肤形体,发为肥胖。

(二)气血津液与肥胖症

气机失常,不但影响脏腑的正常功能,并且还影响津液的输布和代谢,气不行津不化,则形成内生之水湿痰饮,若流注于肌肤分肉,可表现为臃肿肥胖。"气为血帅",气滞则血瘀。

若水湿痰饮内阻,或津液涩滞,不能润泽脉道,影响气机运行,则气机不畅会出现气滞,"气为血帅",气滞则血瘀。明代医家虞抟曾说:"津液稠黏,为痰为饮,积久渗入脉中,血为之浊",清楚阐明了津液、痰饮水湿、血瘀的病理关系,所以血瘀往往出现在肥胖症的疾病过程中。

三、病机转化

肥胖症的发病及病程演变过程中常发生病机转化。

(一)虚实之间的转化

虚实之间的转化,如食欲亢进,过食肥甘,湿浊积聚体内,化为膏脂,湿浊化热,胃热滞脾,形成肥胖,但长期饮食不节,可损伤脾胃,致脾虚不运,甚至脾病及肾,导致脾肾两虚,从而由实证转为虚证;而脾虚日久,运化失常,湿浊内生,或土壅木郁,肝失疏泄,气滞血瘀,或脾病及肾,肾阳虚衰,不能化气行水,可致水湿内停,泛溢于肌肤,阻滞于经络,使肥胖加重,从而由虚证转为实证或虚实夹杂之证。

(二)病理产物之间的转化

各种病理产物之间也可发生相互转化,主要表现为痰湿内停日久,阻滞气血运行,可致气滞或血瘀。而气滞、痰湿、瘀血日久,常可化热,而成郁热、痰热、湿热、瘀热。

四、变生他病

肥胖症病变日久,易出现因实致虚、因虚致实、虚实夹杂的病机变化,同时多伴有痰湿瘀血毒浊等病理产物,多出现变生他病,如合并消渴(糖尿病)、中风、头痛、眩晕(脑血管疾病)、心悸、胸痹(心血管疾病)、胆胀(消化道疾病)、痹证(风湿免疫疾病)等。饮食不节,过度摄入肥甘厚味之人,脾不升清,精微不布,多发生"脾瘅"(糖尿病前期),易转为消渴。肥食少动,易于血脉痹阻、气血不畅,发为"血痹"(血管疾病)。女性肥胖日久,痰湿内阻,气机失调,可见月经不调(多囊卵巢综合征等)或不孕症等。

执笔:陈清光

指导:陆灏　丁学屏

第二节　辨证论治与分类分型论治

一、治则治法

(一)辨病性,实则泻之,虚则补之,以平为期

肥胖症的治疗,首先要辨明病性之标本虚实。本病有实证、有虚证,也可表现为本虚标实、虚实夹杂等证候。本虚要辨明气虚,还是阳虚。标实要辨明痰湿、水湿及瘀血之不同。虚实夹杂则需斟酌其主次与缓急,调和治之。

实则泻之,虚则补之,以平为期,是中医药防治肥胖症

的核心治疗原则。《素问·三部九候论》："必先度其形之肥瘦,以调其气之虚实。实则泻之,虚则补之……无问其数,以平为期。"后世医家在此基础上,更有阐发,如朱丹溪《局方发挥》云"血气有浅深……形志有苦乐,肌肤有厚薄……标本有先后,年有老弱,治有五方,令有四时……孰为正治反治,孰为君臣佐使,合是数者,计较分毫,议方治疗,贵乎适中"。

(二)明病位,知犯何逆,随证治之

肥胖症的治疗,同时应辨明病位,明确在脏腑、在气血津液之不同,知犯何逆,随证治之。在脏腑之病位,肥胖症有在脾、在肾、在心肺的不同,临证时需加详辨。肥胖症与脾关系最为密切,临床症见身体重着,神疲乏力,腹大胀满,头沉胸闷,或有恶心、痰多者,病变主要在脾。病久累及于肾,症见腰膝酸软疼痛,动则气喘,嗜睡,形寒肢冷,下肢浮肿,夜尿频多。病在心肺者,则见心悸气短,少气懒言,神疲自汗等。

在气血津液之病位,则病状较多。《素问·举痛论》云:"百病生于气也",肥胖症气病辨证,临床常见为气虚、气滞。肥胖症血病辨证,临床常见为血瘀。肥胖症气血同病辨证,临床又可见气滞血瘀,气虚血瘀。津液病辨证多见痰湿内聚,水液停聚。

二、辨证论治

肥胖症的中医药辨证论治尚无统一的标准,目前,多数医家按照以下证型治疗肥胖症。

(一)胃热滞脾证

证候表现:多食,消谷善饥,形体肥胖,脘腹胀满,面色红润,心烦头昏,口干口苦,胃脘灼痛嘈杂,得食则缓。舌红苔黄腻,脉弦滑。

治则:清胃泻火,佐以消导。

推荐方药:小承气汤合保和丸加减。

常用药物:大黄、连翘、黄连、枳实、厚朴、山楂、神曲、莱菔子、陈皮、半夏、茯苓等。

随证加减:烦躁易怒、口苦者,可加柴胡、黄芩、栀子。

(二)痰湿内盛证

证候表现:形盛体胖,身体重着,肢体困倦,胸膈痞满,痰涎壅盛,头晕目眩,口干而不欲饮,食肥甘醇酒,神疲嗜卧。苔白腻或白滑,脉滑。

治则:燥湿化痰,理气消痞。

推荐方药:导痰汤加减。

常用药物:半夏、制南星、生姜、橘红、枳实、冬瓜皮、泽泻、决明子、莱菔子、白术、茯苓等。

随证加减:纳少便秘,舌红苔黄,脉滑数,可酌加竹茹、浙贝母、黄芩、黄连、瓜蒌仁等;舌暗或有瘀斑者,可酌加赤芍、桃仁、红花、丹参、泽兰等。

(三)脾虚不运证

证候表现:肥胖臃肿,神疲乏力,身体困重,胸闷脘胀,四肢轻度浮肿,晨轻暮重,劳累后明显,饮食如常或偏少,既往多有暴饮暴食史,小便不利,便溏或便秘。舌淡胖,边有齿印,苔薄白或白腻,脉濡细。

治则:健脾益气,渗利水湿。

推荐方药:参苓白术散合防己黄芪汤加减。

常用药物:党参、黄芪、茯苓、白术、山药、扁豆、薏苡仁、莲子肉、陈皮、砂仁、防己、猪苓、泽泻、车前子等。

随证加减:肢体肿胀明显者,加大腹皮、桑白皮、木瓜;腹胀便溏者,加厚朴、陈皮、广木香;腹中畏寒者,加肉桂、干姜。

(四)脾肾阳虚证

证候表现:形体肥胖,颜面虚浮,神疲嗜卧,气短乏力,腹胀便溏,自汗气喘,动则更甚,畏寒肢冷,下肢浮肿,尿昼少夜频。舌淡胖,苔薄白,脉沉细。

治则:温补脾肾,利水化饮。

推荐方药:真武汤合苓桂术甘汤加减。

常用药物:附子、桂枝、茯苓、白术、白芍、生姜。

随证加减:气短自汗者,加人参、黄芪;尿少浮肿者,加泽泻、猪苓、大腹皮;畏寒肢冷者,加补骨脂、仙茅、淫羊藿、益智仁,并酌加肉桂、附子。

三、分类分型论治

国内多位学者在继承传统医学的基础上,结合现代医学技术手段及中西医联合诊治,对肥胖症进行了更详细、精确的分类,使肥胖症的诊疗更为合理和具有针对性,如以《黄帝内经》"膏人、脂人、肉人"的形体特点作为肥胖症分类的判别标准并结合患者的形体表征、代谢水平及中医证候特征,对肥胖症进行分类,并归纳每类患者的主要中医病机,从而按类施治。或从体质学入手,将肥胖症分为气虚肥胖、痰湿肥胖和血瘀肥胖三型,都为临床诊疗提供了一定帮助。

基于中医分类诊治肥胖症的经验,结合本书前面章节介绍的"基于代谢的肥胖症分类诊断"理念,提出了基于代谢的中医分类诊治肥胖症临床方案,现简单介绍如下。

(一)基于《内经》的肥胖症分类论治

对于肥胖症的分类诊治,早可见于《灵枢·卫气失常》,篇中根据肥胖症患者的体型,膏、脂、皮、肉的多少及紧实

度,分为"膏人""肉人"和"脂人",并提出治疗肥胖症应该"必先别其三形,血之多少,气之清浊,而后调之,治无失常经",也就是说根据不同分类,分析其主要病机,针对病机给予治疗,其治疗肥胖症的最终目的是使肥胖症患者能达到"众人"的标准,而所谓众人,就是"皮肉脂膏,不能相加也,血与气,不能相多,故其形不小不大,各自称其身",应该说这个治疗目标比现今提倡的正常体重,或正常体重指数(BMI)范围,来得更个体化、更合理。

(二) 肥胖症的分类

根据其临床表现、表型特征,结合基础代谢水平、内分泌激素水平和实验室相关检查,将肥胖症患者分为:代谢正常性肥胖、低代谢性肥胖、高代谢性肥胖及代谢炎症性肥胖四类,同时依据其肤色特征,分别命名为白、黄、红、黑胖子。对 316 例超重 / 肥胖的 2 型糖尿病患者的观察证实,皮肤颜色表征与代谢表型存在相关性,是判断其代谢状态的直观、简易的方法。但需要指出的是,临床分类时,除了肤色,仍然需要结合其临床表现等综合判断。

(三) 各类肥胖症的主要病机

肥胖症的分类基于其外在的表现,但其基础是其内在的病机,结合历代文献的记述,将各类肥胖症的主要病机归纳如下。

1. 代谢正常性肥胖　这类患者虽然体重过于常人,但各项代谢指标均正常,不存在高脂血症、高尿酸血症、高血压、糖尿病等代谢性疾病。属于相对健康的肥胖症患者。如《灵枢·阴阳二十五人》中所记叙的:"土形之人……其为人黄色圆面、大头、美肩背、大腹、美股胫、小手足、多肉、上下相称",因此这类人虽然胖,但身体匀称,属于一种体质性肥胖。当然,对于这类人仍然需要提倡健康的生活方式,以维持其正常的代谢水平,避免代谢性疾病的发生。

2. 低代谢性肥胖　这类患者主要病机是脾气(阳)不足,痰湿内蕴,这在古代文献中也可看到类似的记叙,如《丹溪治法心要》中"肥白人多痰湿",《医门棒喝》中"如体丰色白,皮嫩肌松,脉大而散,食啖虽多,每日痰涎,此阴盛阳虚之质",现代名医蒲辅周也指出"能食肌丰而胖者,体强也;若食少而肥者,非强也,乃病痰也;肥人最怕按之如棉絮,多病气虚和中风"。

3. 高代谢性肥胖　这类患者主要病机是胃热滞脾、肝胃郁热。正如《灵枢·阴阳二十五人》中所言:"其肥而泽者,血气有余",《素问·风论》也指出:"风气与阳明入胃……其人肥则风气不得外泄,则为热中","肥人肌理厚,风不外泄,阳旺于上,胃府多热"。

4. 代谢炎症性肥胖　这一类型的肥胖症患者,临床最

典型的表现就是黑棘皮病,而我们在《灵枢·逆顺肥瘦》篇中可以看到极为类似的描述及对其病机的分析:"此肥人也,广肩腋,项肉薄,厚皮而黑色,唇临临然,其血黑以浊,其气涩以迟",因此,这一类型的主要病机就是:气滞血瘀、痰瘀阻滞。如明清医家指出的,"津液者血之余,行乎脉外,流通一身,如天之清露,若血浊气涩,则凝聚而为痰"(张景岳),"津液稠粘,为痰为饮,积久渗入脉中,血为之浊"(虞抟)。

(四) 三类代谢异常性肥胖症的临床表现及中医治则方药

1. 低代谢性肥胖

临床表现:脸色发黄,有浮肿貌,眼袋大;腹大(啤酒肚),按之紧但不痛;或头晕头痛,或腹胀腹泻;或恶心不欲食,或咳嗽多痰,或肩凝腰痛;或月经不调、难以怀孕;或有多囊卵巢综合征等;舌体胖大,有齿痕。

证属:脾虚湿阻、痰湿壅盛型。

治则:健脾化湿、温中散寒、化痰消积。

方用:五积散、五苓散加减。

药如:苍术、白术、陈皮、半夏、枳实、厚朴、茯苓、泽泻、当归、白芍、川芎、麻黄、桂枝、干姜等。

2. 高代谢性肥胖

临床表现:脸色红润、声音响亮;形体壮实,上身饱满(苹果型),上腹大,按之轻则有抵抗感,重则痛;食欲旺盛、食后觉胀,大便多秘结;或口干、口苦,或口臭、口舌生疮,或烦躁心悸,或烧心泛酸,或经行乳房胀痛;舌苔微燥,或黄,或黄腻。

证属:胃热滞脾、肝胃郁热型。

治则:调和肝脾、清泄胃热、通腑化浊。

方用:大柴胡汤或合三黄泻心汤加减。

药如:柴胡、黄芩、半夏、大黄、枳实、赤芍、白芍、黄连等。

3. 代谢炎症性肥胖

临床表现:脸色黝黑,或脸色黄暗,眼圈发黑(熊猫眼),颈项皮肤粗糙而色黑;毛发浓密,或脱发,痤疮频发,迁延不愈,背上尤甚,疮头发紫,疮体饱满;下肢皮肤干燥、脱屑,或如鱼鳞,毛孔粗大,肤色发暗,腿毛多;或失眠头痛,或月经稀发或闭经,或痛经,或经行淋漓不尽;舌唇紫暗,或紫红,或暗红。

证属:气滞血瘀、痰瘀阻滞型。

治则:理气活血、化瘀通经。

方用:四逆散合桂枝茯苓丸、葛根汤。

药如:柴胡、枳实、赤芍、桂枝、茯苓、桃仁、丹皮、葛根、麻黄。

以上,是基于对中医治疗肥胖症历代文献的梳理,结合现代医学的认识,制订的肥胖症中医分类诊治方案,其具有简单、直观、可操作性强的特点,也便于临床开展相应的研究。当然,临床仍然还是有患者不易分类,或兼具两类肥胖症类型的特征,此时需要临床医师根据具体情况,辨证施治。

(五) 基于体质学的肥胖症分类论治

1. 气虚体质肥胖

证候:肤白肌松,稍活动即气喘吁吁,容易感冒,疲乏,困倦,嗜睡,舌苔白腻,脉弱。

治则:健脾益气。健脾益气是关键。通过健脾益气,增强脾的运化功能,使痰湿得化,水谷精微得以输布,代谢障碍恢复正常。

推荐药物:黄芪、白术、苍术、茯苓、泽泻、薏苡仁。

重用黄芪以补气,白术、制苍术健脾燥湿,茯苓、泽泻、薏苡仁等健脾利湿。

2. 痰湿体质肥胖

证候:腹部肥满松软,面部皮肤油脂较多,多汗且黏,胸闷,痰多,口黏腻或甜,喜食肥甘,舌苔腻,脉滑。

治则:化痰祛湿。

痰壅在肺者,降气化痰;推荐药物:紫苏子、莱菔子、白芥子。

痰结在胸者,温化寒痰;推荐药物:半夏、薤白、瓜蒌。

痰凝在脾者,健脾祛痰;推荐药物:白术、茯苓、苍术、肉桂。

病程较长,痰湿凝聚日久,用药祛痰之力可较重,如海藻、昆布等祛痰散结之品;病程较短,或者治疗已见好转,临床表现痰湿之象轻浅,用药化痰之力可较轻,如泽泻、冬瓜皮、茯苓等淡渗利湿之品。痰湿凝聚之重象可用祛痰散结之重品,可合用黄芪、制苍术、肉桂等健脾益气、补益肝肾、温阳化饮之品以扶正,内外统筹,标本分消。

3. 血瘀体质肥胖

证候:皮肤色素沉着,身体某部位疼痛,舌暗紫苔有瘀斑,脉涩。

治则:活血降脂消瘀。

推荐药物:姜黄、生蒲黄、山楂、熟大黄、当归、苏木。

执笔:陈清光

指导:陆灏 丁学屏

第三节 专 方 论 治

一、经典方治疗肥胖症及相关并发症

(一) 血府逐瘀汤合二陈汤

血府逐瘀汤出自《医林改错》。由桃仁、红花、当归、生地黄、牛膝、川芎、桔梗、赤芍、枳壳、甘草、柴胡组成,具有活血化瘀、行气止痛的功效。

二陈汤出自《太平惠民和剂局方》。由半夏、橘红、白茯苓、甘草、生姜、乌梅组成,具有燥湿化痰、理气和中的功效。

临床研究显示,血府逐瘀汤合二陈汤治疗肥胖2型糖尿病患者能减轻体重,降低体重指数,改善糖、脂代谢紊乱,并能显著增加胰岛素敏感性,其疗效明显优于单用西药。血府逐瘀汤合二陈汤干预3个月后,体重指数、空腹胰岛素水平下降,胰岛素敏感指数(Insulin sensitivity index,ISI)升高;TC、TG下降。

(二) 加味六君子汤

出自《医学正传》。由人参、白术、茯苓、甘草、陈皮、半夏组成,具有益气健脾、燥湿化痰的功效。

临床研究显示,加味六君子汤可有效降低肥胖相关高血压患者瘦素水平,保护内皮细胞,舒张血管,降低血压。加味六君子汤干预肥胖相关高血压患者8周后,总有效率为92.5%,血压下降,体重指数减少[(25.9±1.3)kg/m² vs (27.2±1.7)kg/m²],瘦素、内皮素含量降低,一氧化氮含量升高。

(三) 加味八味地黄丸

八味地黄丸即肾气丸,出自《金匮要略》。由干地黄、山药、山茱萸、泽泻、茯苓、牡丹皮、桂枝、附子组成。具有补肾助阳的功效。

临床研究显示,肾气丸加味可有效改善肥胖症患者的体重指数及腰围。肾气丸加味治疗2个月后,与对照组相比,临床总有效率分别为93.33%、75.00%。

(四)三黄汤

出自《备急千金要方》,由黄连、黄芩、大黄组成,具有清热化湿的功效。

临床研究显示,三黄汤干预痰湿热结型单纯性肥胖3个月后,在改善患者临床症状及降低体重、腰围、TG水平等方面的临床疗效优于对照组。

二、自拟方治疗肥胖症

(一)泄热化浊方

泄热化浊方系上海市名中医丁学屏教授多年治疗肥胖症的减重经验方,由多个古方(二黄汤、虎杖散)复合而来,主要包括黄连、黄芩、栀子、虎杖、紫草、银花、苍术、荷叶、葛根,兼顾标本,以泄热化浊为治法。

临床研究显示,泄热化浊方可降低胃热滞脾证肥胖症患者体重、体脂量、腰围及血清瘦素水平,改善肥胖症的炎症状态。泄热化浊方干预胃热滞脾证肥胖症患者12周后,体重下降 $[(91.4 \pm 14.7) \text{kg vs}(88.8 \pm 14.6) \text{kg}]$ 和体重指数下降 $[(32.4 \pm 0.6) \text{kg/m}^2 \text{ vs}(31.5 \pm 0.6) \text{kg/m}^2]$,体脂肪量下降 $[(52.3 \pm 2.3) \text{kg vs}(48.9 \pm 2.6) \text{kg}]$,血清瘦素水平降低 $[(22.4 \pm 21.0) \text{mmol/L vs}(17.0 \pm 18.2) \text{mmol/L}]$,TNF-α 水平降低 $[(12.1 \pm 15.3) \text{mmol/L vs}(8.3 \pm 3.6) \text{mmol/L}]$。

(二)肥糖络整体治疗模式

肥糖络整体治疗模式是由仝小林院士创建的肥胖2型糖尿病的治疗模式,提出系列治法:消膏转浊、开郁清胃、辛开苦降、苦酸制甜和辛香疏络。针对肥胖,围绕六郁和络滞,应用消膏转浊以治肥;辛开苦降、苦酸制甜以治糖;抓住络滞,早期、适量应用活血通络以治络,积极而有效预防并延缓糖尿病及其并发症的发生。具体辨证选方原则如下。

食郁选苦酸制甜方:生山楂、黄连、乌梅。

气郁选辛开苦降方:柴胡、干姜、黄连。

痰(湿)郁选消膏转浊方:茯苓、半夏、山楂、红曲。

热郁选开郁清胃方:柴胡、黄连、郁金、大黄。

血郁或络滞选辛香疏络方:水蛭、降香、丹参。

临床研究显示,肥糖络整体治疗模式治疗肥胖2型糖尿病安全有效。此模式治疗肥胖2型糖尿病患者12周后,降糖有效率为74.1%,减肥有效率为81.5%;对照组降糖有效率为42.6%,减肥有效率为30.1%。

(三)和中降浊调糖颗粒

和中降浊调糖颗粒由全国名中医庞国明教授创制,主要包括苍术、白术、猪苓、泽泻、半夏、陈皮、丹参、升麻、桂枝、生姜、甘草。具有燥湿化痰、和中降浊的功效。

临床研究显示,和中降浊调糖颗粒治疗痰浊中阻证肥胖2型糖尿病安全有效。和中降浊调糖颗粒治疗12周后,可降低肥胖2型糖尿病患者血糖水平,降低体重指数。其机制可能与双歧杆菌(Bifidobacterium)、霍氏真杆菌(Eubacterium)富集并重塑肠道菌群结构有关。

(四)益气化聚方

益气化聚方由上海市名中医王文健教授创制,主要包括黄芪、黄连、蒲黄、茵陈、泽泻。具有益气化聚的功效。

临床研究显示,在常规应用西药的基础上加用益气化聚方,可进一步降低血糖,并对2型糖尿病合并代谢综合征患者的中心性肥胖、血压、血脂等多种心血管危险因子起到综合治疗的作用,其机制可能与改善胰岛素抵抗,提高外周组织对胰岛素的敏感性有关。在常规应用西药的基础上加用益气化聚方治疗12周后,患者的腰围、腰臀比、体重指数明显下降,空腹和餐后2小时血糖、HbA1c、HOMA-IR、收缩压、舒张压和平均动脉压均降低。

(五)消脂汤

消脂汤是四川省名中医亓鲁光教授治疗多囊卵巢综合征合并胰岛素抵抗肥胖的经验方,主要包括黄芪、泽泻、白术、佩兰、丹参等。具有益气健脾、化湿祛浊的功效。

临床研究显示,在常规应用西药的基础上加用消脂汤治疗多囊卵巢综合征合并胰岛素抵抗肥胖疗效可靠。在常规应用西药的基础上加用消脂汤治疗3个月后,总有效率为93.10%,显著优于西药组的85.71%;血清卵泡刺激素(FSH)、黄体生成素(LH)、LH/FSH比值、总睾酮(T)、空腹血糖、餐后2小时血糖、体重指数较治疗前显著下降。

三、肥胖症治疗方药规律分析

通过复杂网络技术、文本挖掘分析技术等数据挖掘、信息处理技术探索中药治疗单纯性肥胖用药规律和核心处方,能够为临床中医药治疗单纯性肥胖提供新思路,在中医临床用药规律研究中具有良好的应用前景。

以单纯性肥胖、肥胖症、中药等为关键词,系统检索1980年1月—2017年12月公开发表在中国知网(CNKI)、Pub Med等国内外数据库中的中药治疗单纯性肥胖的临床研究文献,通过复杂网络技术分析显示,治疗单纯性肥胖核心中药为茯苓、白术、山楂等,核心中药以甘味药、苦味药、辛味药、淡味药为主,药物归经以脾经、肝经、胃经为主,核心中药处方显示的治法为利水渗湿、健脾益气和胃,西医药理分析显示核心中药具有调理胃肠道、改善脂代谢及内分泌的功效,配伍分析结果显示泽泻配合茯苓联系最紧密,其次是山楂与泽泻、山楂与茯苓。

在中国生物医学文献服务系统中收集中医药治疗"肥胖"的文献,通过文本挖掘分析技术显示,治疗肥胖症的常用药物为丹参、山楂、泽泻、黄芪、大黄、茯苓、白术、半夏;其治疗的核心药物是黄芪、白术、大黄。

"中医传承辅助平台"是利用现代化信息技术实现数据的关联及融合的自助式应用软件,有助于继承发扬名老中医验案用药经验。基于中医传承辅助平台分析丁学屏诊治糖尿病合并肥胖的临证经验及用药规律显示,高频药物有黄连、地骨皮、土牛膝、土茯苓、莪术等;药物组合有"黄连、土茯苓""黄连、地骨皮""黄连、莪术""黄连、土牛膝""土茯苓、土牛膝""黄连、土茯苓、土牛膝""莪术、郁金"等。

执笔:陈清光

指导:陆灏 丁学屏

第四节 针灸、功法

一、针灸

(一)针灸治疗概述

针灸疗法是中医药学的重要组成部分,具有丰富的历史及独特的理论体系。针灸疗法可以通过对穴位的操作来沟通表里,运行气血,濡养脏腑,"泻其有余,补其不足",感应传导,治疗预防疾病,根据世界卫生组织资料显示,针灸是世界上使用最为广泛的传统医学方法。

古代文献中未发现单纯性肥胖针灸治疗的专门记载,针灸治疗肥胖症的现代研究较早的文献为1965年《中医杂志》个案报道,在此之后,自1977年开始,中医治疗肥胖症的文献陆续发表。在近几年发布的与肥胖症相关的指南中,包括《循证针灸临床实践指南:单纯性肥胖病》《中国居民肥胖防治专家共识》,均推荐针灸治疗。且《循证针灸临床实践指南:单纯性肥胖病》由中国针灸学会发布,对单纯性肥胖具备较充足的循证依据,支持针灸作为辅助手段参与肥胖症的治疗。

从中医方面来讲,针灸治疗肥胖症,可以通过毫针针刺、电针疗法、穴位埋线、耳穴疗法、针药并用、针灸配合运动及减肥餐法等调理脾胃,使紊乱的摄食、传输和消化吸收功能恢复正常,疗程一般需要3个月才能稳定。从西医角度来讲,初步的结果显示针灸在肥胖症治疗中具有"三级预防"的作用:控制肥胖症的危险因素,调整食欲、胰岛素抵抗和心理情况;联合药物,协同减重;缓解肥胖并发症如血糖、血脂改变等。

(二)针灸治疗肥胖症的经络与穴位

肥胖症的治疗重在调理脾胃,使传输和消化吸收功能恢复正常。针灸治疗肥胖症,治疗选取的经脉,以足阳明胃经、任脉和足太阴脾经为多,膀胱经虽单穴频次不高,但选用腧穴个数较多。

临床应用中使用频次较高的为天枢、足三里、中脘、丰隆、三阴交、关元、阴陵泉、气海、脾俞、大横等;穴位选择在腹部及下肢部位的腧穴频率明显高于其他部位,腹部穴位以天枢、中脘、关元使用较多,下肢以足三里、丰隆、三阴交使用频繁。通过Apriori算法显示,合谷、足三里、内庭是针灸治疗单纯性肥胖的核心穴位组合。耳穴主要以内分泌、耳神门穴为主。

(三)针灸治疗肥胖症的临床辨证分类

1997年全国第五届肥胖症研究学术会议上制定的诊断标准对针灸治疗单纯性肥胖的临床随机对照试验可能更具有参考意义,具体如下。

无明显证型特征:肥胖或局部肥胖,无明显不适感,运动后易感觉疲乏劳累,舌苔、脉象无明显异常。

胃火亢盛型:肥胖,头胀头晕,消谷善饥,困楚怠惰,口渴喜饮,脉滑小数,舌苔腻,微黄,舌质红。

肝郁气滞型:肥胖,胸胁苦满,胃脘痞满,月经不调,闭经,失眠,多梦,脉弦细,舌质暗红。

脾虚兼气虚阳虚型:肥胖,疲乏无力,肢体困重,尿少纳差,腹满,脉沉细,舌苔薄腻,舌质淡红。

(四)针灸治疗肥胖症的方式

针灸治疗肥胖症的方式主要参照《循证针灸临床实践指南:单纯性肥胖病》及《微创埋线减肥》中对肥胖症的治疗。

1. 毫针治疗

取穴:足三里、天枢、三阴交、血海、曲池、丰隆、内庭。

操作方法:穴位常规消毒,毫针针刺,行平补平泻手法,行针得气后留针30分钟,其间每10分钟行针1次。

疗程:隔日1次,3个月。

注意事项：操作各类针刺手法时，宜动作轻柔，密切观察患者变化，防止出现不良反应。

2. 电针治疗

取穴：曲池、合谷、天枢、滑肉门、水分、足三里、丰隆、内庭。

操作方法：穴位常规消毒，毫针针刺，得气后先行泻法，然后接电针仪，每次任选两组穴位，频率选用 5~10Hz，电流强度以局部肌肉微颤动为宜。留针 30 分钟。

疗程：隔日 1 次，3 个月。

注意事项：①首次接受治疗者须做好充分解释工作；②电针操作不能横贯通电，避免电流回路通过心脏；③电针仪开机时调节输出强度应逐渐从小到大，切勿突然增大，且刺激强度不宜过大。

3. 埋线治疗

取穴：曲池、中脘、关元、天枢、足三里。

操作方法：具体操作方法参见《微创埋线减肥》第二章第三节"微创埋线技术的操作步骤"。每 1~2 周埋线 1 次。

疗程：3 个月。

注意事项：①穴位埋线应严格掌握操作禁忌证，严格执行无菌操作；②出现术后反应者，按照《微创埋线减肥》相关操作步骤进行处理。

4. 耳穴疗法

取穴：耳穴的胃、大肠、小肠、脾、神门、饥点、内分泌、三焦。

操作方法：耳郭皮肤常规消毒后，用 0.5cm×0.5cm 小胶布将王不留行籽压在所取穴位上按压，每餐前半小时按压 1 分钟，3 天更换 1 次。

疗程：3~4 个月。

（五）针灸治疗肥胖症的临床进展

《循证针灸临床实践指南：单纯性肥胖病》对 2015 年以前的针灸治疗肥胖症的经验进行了总结。从荟萃分析总体来看，针灸疗法包括毫针针刺、电针针刺、埋线疗法、耳穴治疗等，治疗肥胖症确有疗效，且安全性较高。临床研究显示，针灸与假针灸组相比，肥胖症患者体重指数、腰围、臀围、体重均减少。可改善肥胖相关指标，如血清瘦素、血脂以及血糖；但对于胰岛素、脂联素、胃饥饿素、HOMA-IR 无明显改善；耳穴可显著降低总胆固醇、LDL。穴位埋线可显著减少肥胖症患者体重指数、腹部皮下脂肪，且穴位埋线在改善单纯性肥胖患者减轻体重、体重指数方面均优于温针灸、电针、普通针刺治疗方式。

尽管如此，研究也提示目前的临床研究存在质量参差不齐的情况，其临床设计质量需更加规范。从中国临床试验注册中心网站上注册的关于针灸治疗肥胖症的试验情况分析来看，从题目可见干预措施为针刺的试验共 5 项、穴位埋线注册试验共 20 项、电针研究共 8 项、火针研究 1 项、温针灸 1 项、其他若干，且大部分为 2015 年以后注册的临床试验。相信在未来，可以为我们提供更多的针灸治疗肥胖症的依据。

（六）展望

总体来看，针灸治疗肥胖症有效，其治疗机制研究主要集中在下丘脑功能、胃肠道及肠道菌群、白色脂肪组织分泌因子、内分泌代谢器官肝脏代谢相关途径以及激素、炎症因子等方面，在今后仍需提供高质量临床试验为临床治疗提供依据。

二、功法与减肥

中医所倡导的具有治疗、预防和康复作用的传统运动锻炼，称之为功法。这类运动锻炼基于传统文化的哲理认知，并依据中医生理学、儒释道身心修行技术而逐步发展，具有数千年的经验积淀和十分丰富的技法内容。

功法的理论体系包括寰道观、阴阳理论、五行理论、精气理论、脏腑经络的气机循行机制、松静自然的"无为而治"观点等。常见的功法内容包括八段锦、五禽戏、易筋经、六字诀、二十四节气导引法、回春功、放松功等。常见通用的练功技术包括调身技术（如撑拉、拧揉、振摇、甩摆、冲顿、拍打按摩等）、调息技术（如长息、闭息、发音共振等）、调心技术（如意守、观想、默念暗示等）。

功法锻炼用于减重，除了增加身体活动量、促进能量消耗之外，其作用机制与"练形生精""练精化气"有关。中医气功学认为，过多的食物摄入（"谷气"）会导致形体肥胖和痰湿堆积，以至于"谷气胜元气，其人肥而不寿"；解决方案之一就是通过"内练"和精气转化，使"元气胜谷气，其人瘦而寿"（晋·杨泉《物理论》）。所谓的"练形生精"和"练精化气"，是通过按摩、拧揉、撑拉、振摇等练功技术，让身体内多余的痰湿和脂肪运作起来，促进其转化为精气能量（元气），让体温升高和精神兴奋，从而轻身减重。

（一）减重功法研究介绍

以腹部按摩为主的"延年九转法"具有健脾助运、化痰祛湿的作用，对消除腹部脂肪有帮助。道家回春功以调节内分泌（特别是性激素）为切入，具有减肥健美、柔身塑形的功效，其中"龙游"式和"蟾泳"式为代表动作，通过局部的挤压按摩和全身性的拧揉撑拉，让身体快速发热，在前期的临床试验中效果比较显著，减重的有效率为 75%。

也有通过减少摄入来减重的练功锻炼，比如以大幅度腹式呼吸为主的"玉蟾莲花功"，可消除饥饿感，达到禁食或节食的目的。练功当中的辟谷，采用服气、导引、代餐等手段，也可以在一定程度上减少饥饿感和食物的摄入量。此外，采用意象观想和意守静坐的练功方式，被认为可以促进机体发热和脂肪燃烧，对减肥也有一定的帮助。

（二）代表性减重功法——道家回春功简介

回春功，起源于 800 多年前的金元时期，为全真道华山派道门内秘传的功法。该功法包含站、坐、蹲、跪、卧、爬、滚等多种锻炼形式。该功法以"道法自然""贵精""抟柔"等道家思想为基本理念，动作柔和、优美、轻松、灵活。20 世纪 80 年代，回春功第十九代传人边治中将其公布于世，上海沈新炎将其全面整理发展。目前，回春功为全国中医药行业高等教育"十三五"规划教材《中医气功学》中的代表性功法之一，并纳入国家中医药管理局医疗气功类项目开展中医适宜技术推广。

多年的研究和事实证实：回春功具有良好的减重健美功效。回春功的功法特点包括：①倡导柔和缓慢持续性运动，以腰胯和脊柱为运动主体来蛹动、蠕动、扭动、拧动周身，充分调动腰腹颈背臀以及大腿等部位的肌群，动员分解局部脂肪组织，达到减肥瘦身、细腰敛臀的效应；②通过靠、挤、压、擦、振、抖、磨、兜等多种方式，柔和持续地刺激性腺，促进性激素的分泌；③于进食前三刻钟进行锻炼，利用机体饥饿需要能量的机制，采用腰、腹、臀的联合运动，低强度较长时间的柔和运动，动员局部脂肪的代谢分解，供给血糖，减少饥饿感；④以美好意象为诱导切入，以愉悦锻炼为出发点，让习练者愿意坚持，且成本低廉，自主性强，相对安全绿色等。

执笔：孙文善　沈晓东

指导：陆灏

参考文献

［1］ 杨玲玲，倪诚，李英帅，等. 王琦治疗肥胖经验. 中医杂志，2013, 54 (21): 1811-1813.

［2］ 中华医学会内分泌学分会，中华中医药学会糖尿病分会，中国医师协会外科医师分会肥胖和糖尿病外科医师委员会，等. 基于临床的肥胖症多学科诊疗共识 (2021 年版). 中华内分泌代谢杂志，2021, 37 (11): 959-972.

［3］ 曾英，龙晓静，江涛. 血府逐瘀汤合二陈汤治疗肥胖 2 型糖尿病疗效观察. 辽宁中医杂志，2007, 34 (8): 1089-1090.

［4］ 刁亚红，鄢慧妤，黄泳，等. 中西医结合治疗多囊卵巢综合征合并胰岛素抵抗肥胖患者临床疗效观察. 中国中医基础医学杂志，2017, 23 (8): 1170-1173.

［5］ 仝小林，刘喜明，赵昱，等. 肥糖络整体治疗模式治疗肥胖 2 型糖尿病患者 216 例临床研究. 中医杂志，2008, 49 (1): 43-46.

［6］ 侯瑞芳，刘晓倩，金昕，等. 泄热化浊方治疗胃热滞脾证肥胖患者的临床研究. 辽宁中医杂志，2019, 46 (1): 65-69.

［7］ 黄允瑜，陈慕芝，郑光，等. 基于文本挖掘技术的肥胖和高脂血症处方规律研究. 中国实验方剂学杂志，2011, 17 (9): 236-238.

［8］ 金熠婷，周仲瑜，黄伟，等. 基于复杂网络技术分析中药治疗单纯性肥胖核心处方. 辽宁中医杂志，2019, 46 (10): 2146-2150.

［9］ 庞国明，吕志刚，李鹏辉，等. 基于菌群 16S rDNA 测序探讨和中降浊调糖颗粒治疗肥胖 2 型糖尿病痰浊中阻证的降糖机制. 中国中西医结合杂志，2021, 41 (10): 1197-1205.

［10］ 仝毅红，庹玲玲，杨雅琴. 加味六君子汤对肥胖相关高血压患者血清瘦素及血管活性物质含量的影响研究. 中国全科医学，2013, 16 (37): 3746-3748.

［11］ 汪天湛，霍清萍，傅晓东，等. 基于益气化聚法的中西医结合治疗伴代谢综合征 2 型糖尿病的临床研究. 中国中西医结合杂志，2016, 36 (9): 1065-1071.

［12］ 杨立宏，李靖，王红. 中医健脾补肾祛瘀降浊法治疗肥胖的疗效研究. 时珍国医国药，2015, 26 (1): 135-136.

［13］ 叶丽芳，尚文斌，赵娟，等. 三黄汤治疗单纯性肥胖症临床观察. 南京中医药大学学报，2016, 32 (3): 242-244.

［14］ 刘炜宏. 从针灸流派研究思考针灸学发展方向. 中国针灸，2021, 41 (9): 951-955.

［15］ 刘保延. 以疗效为导向，以结局管理为抓手，"说明白、讲清楚"中医针灸的疗效. 中国针灸，2022, 42 (1): 1.

［16］ 中国针灸学会. 循证针灸临床实践指南: 针灸疗法. 北京: 中国中医药出版社，2019.

［17］ 王济，程金莲，张妍，等. 基于 CNKI 的中医治疗肥胖文献计量学分析. 中国中医药信息杂志，2013, 20 (6): 20-22.

［18］ 中国营养学会肥胖防控分会，中国营养学会临床营养分会，中华预防医学会行为健康分会，等. 中国居民肥胖防治专家共识. 中国预防医学杂志，2022, 23 (5): 321-339.

［19］ 中国针灸学会. 循证针灸临床实践指南: 单纯性肥胖病. 北京: 中国中医药出版社，2015.

［20］ NAMAZI N, KHODAMORADI K, LARIJANI B, et al. Is laser acupuncture an effective complementary therapy for obesity management？ A systematic review of clinical trials. Acupunct Med, 2017, 35 (6): 452-459.

［21］ 李海燕，徐芬，马朝阳. 基于"标本配穴"理论针灸干预疗法对单纯性肥胖患者血脂水平及胰岛素抵抗的影响. 中华中医药学刊，2019, 37 (1): 49-52.

［22］ ZHONG Y M, LUO X C, CHEN Y, et al. Acupuncture versus sham acupuncture for simple obesity: A systematic review and meta-analysis. Postgrad Med J, 2020, 96 (1134): 221-227.

附：常用减重功法——回春功动作简介及视频

1. 龙游式(回春功之青龙游春)

第一步：启动。

操作：两脚并拢，弯腰，两掌相合，转肩向上，引体向上。以腰胯为运动枢纽，带动两臂在身体前面做一大圆，两肘放松，两臂自然下落、自然上扬，一起一落，连贯不断，顺逆时针方向均可。

要领：身体尽量放松，由腰胯来带动。这一步不涉及呼吸调节和意念。

第二步：提升。

操作：续前动作，两掌在头顶相合，腰胯左右摆动，带动两臂两掌呈S形圆弧下落，呈反S形圆弧上升，整体呈8字形；两掌下落时小手指侧在前引领，两掌上升时大拇指侧在前引领；顺逆方向均可。

要领：身体放松，手臂不使劲，由腰胯带动。这一步也不涉及呼吸调节和意念。

第三步：整合。

操作：续前动作，在身体前面画三个圆，第一个圆到颈前，第二个圆到脐前，第三个圆到膝下前；以腰胯摇摆带动两臂两掌，缓缓下坐；下行时小手指侧在前引领，上行时大拇指侧在前引领，在向头顶引领时顺势可以踮脚后跟；顺逆两个方向均可。

要领：整体动作如同春天的蛟龙，在海面上蜿蜒游动，悠哉游哉。这个动作不涉及呼吸调节。

收势：续前动作，两脚并拢，两手合掌，踮脚后跟；向右弯腰，两掌分开，两臂撑圆；向左弯腰，两臂撑圆；两脚后跟放下，两掌在额前合掌，呼气下落，在胸前转掌向下，在腹前分开，置于两侧。呼吸自然，心平气和。

2. 鹏翔式(回春功之大鹏翱翔)

第一步：启动。

操作：两手在小腹部前合抱，两膝微屈，以腰胯带动手臂，左右荡漾，由小到大，逐步高于肩平。

要领：注意尽量不用力，轻松自在。这一步不涉及呼吸调节和意念。

第二步：提升。

操作：续前动作，加大腰胯带动手臂的幅度，逐步带动到下肢；重心左(右)移，右(左)腿靠拢左(右)腿根部；两臂

荡漾高于头部，呈上托球姿势；向上吸气，向下放松呼气，回到小腹前。

要领：左右轮流荡漾，自在轻松，顺随流畅。这一步不涉及意念。

第三步：整合。

操作：续前动作，两臂两掌抱球在高于头部最高点时，向前向下划弧回落；重心位于左(右)侧时，右(左)腿靠拢左(右)腿根部，并踮左(右)脚后跟；动作向上时吸气，动作向下回落时呼气；一左一右，整个动作像平倒阿拉伯数字8，循环往复，如环无端。

要领：动作向上时意想起飞，如大鹏拔地而起，扶摇直上；动作下落时意想鱼潜深渊，引气归元；整体动作逍遥自在，舒适顺随。

收势，同前"龙游式"。

3. 蟾泳式(回春功之金蟾戏水)

第一步：启动。

操作：两脚并拢，两臂抬起，两肘内合，与肩齐平，在胸前用手掌由里往外划圆，逐步带动手肘、肩膀。动作柔和轻松。

要领：此步不涉及呼吸意念。此为"蟾泳前势"，若手掌由外往里划圆，为"蟾泳后势"。

第二步：提升。

操作：续前动作，两掌划圆，增大幅度，逐步带动胸廓、头颈、腰胯以至两膝两踝，同步做前后圆弧运动。动作向外打开时，呼气放松；动作向内收拢时，吸气提升。

要领：动作和呼吸配合，随顺自然，轻松柔和。此步不涉及意念。

第三步：整合。

操作：续前动作，动作向外打开时，呼气放松，两臂顺势下落至小腹前；吸气时，两臂提起，沿腹部正中线向上与肩齐平。

要领：一呼一吸，由手臂划圆弧带动周身作前后蠕动、涌动；动作熟练后，由腰胯来引领运动，一动无有不动。此动作如同水面游泳，意象金蟾在瑶池里游泳，悠哉游哉，逍遥自在。

收势，同前"龙游式"。

4. 猫扑式（回春功之春猫扑蝶）

第一步：启动。

操作：两脚与肩同宽自然站立，两手掌自然弯曲，两肘向前收拢使两大拇指靠近两太阳穴；以腰胯为中心，左右摇摆，身体重心左右略微移动。

要领：呼吸自然，轻松柔和。此步不涉及呼吸意念调节。

第二步：提升。

操作：续前动作，增大腰胯摇摆幅度，带起左右脚后跟，当重心右移时顺势迈左脚向左前方一小步。重心左移向前时，右脚向左脚靠拢；重心右移向后时，左脚向右脚靠拢，作前后摆。两手仍自然弯曲靠近太阳穴。

要领：此步可以左右前后移动方位，带动周身摇摆；呼吸自然，轻松柔和。此步也不涉及呼吸调节和意念。

第三步：整合。

操作：续前动作。当重心后移，作"向后扑"后，重心再向前，顺势俯身合掌，作"向下扑"；然后重心后移，下坐起身，两掌相合竖于胸骨前，为"向中扑"；再重心向前，两手分开如猫爪，回到太阳穴两旁，为"向上扑"。结合前两步，共有左、右、前、后、下、中、上共七种"扑"法，其中"向前扑"和"向上扑"形式相同。

要领：这七种扑法可连贯循环，以腰胯为中心柔动周身，意想如春猫柔软，萌态可掬，顽皮去扑花丛中的蝴蝶；蝴蝶上下左右前后翻飞，猫儿随之亦步亦趋，充满氤氲生机。此式不涉及呼吸调节。

收势，同前"龙游式"。

5. 凤舞式（回春功之凤凰起舞）

第一步：启动。

操作：两脚与肩同宽，自然站立，两手臂在身体前面抱一大圆，上与颈高，下至小腹；两手上下轮转，如揉太极。

要领：轻松自然。此步不涉及呼吸调节和意念。

第二步：提升。

操作：续前动作，重心左移，左手顺势向左向上，手心朝里，右手顺势向右向下，手心也朝里；两手如合抱一大圆在身体侧前方；眼看左手。然后重心回正，两手收回仍作揉太极状。右势与左势相同，唯方向相反。

要领：动作打开时吸气，收回时呼气；动作和呼吸配合，轻松柔和。此步可意想凤凰展翅。

第三步：整合。

操作：续前动作，当重心左移，身体打开，左手至最高处时，顺势两手臂同时内旋；两手四指并拢，大拇指相对，虎口呈凤眼状，左手手心朝下，右手手心朝上；眼看右手后侧；此时略屏住呼吸。

要领：动作打开时吸气，收回时呼气；动作和呼吸相配合，柔和自然，生动活泼。此步意想凤凰回眸，顾盼生辉。

收势，同前"龙游式"。

6. 童柔式（回春功之金童柔身）

第一步：启动。

操作：两肩膀作前后上下、相反相成的轻柔转动，带动胳膊手臂。

要领：柔和顺随，自然轻松。此步不涉及呼吸调节和意念。

第二步：提升。

操作：续前动作，加大肩膀圆转幅度，逐步带动手臂、胸廓、腰胯以至半侧身体，身体重心左右轻轻转换；当半侧身体向前向上时吸气，另半侧身体向后向下时呼气。

要领：动作和呼吸配合，随顺自然，轻松柔和。此步不涉及意念。

第三步：整合。

操作：续前动作，进一步加大肩膀圆转幅度，半侧身体同步运动，带动中心转移到腰胯。当右侧身体向下时，重心左移，右腿向左腿靠拢，右侧臂膀自然松垂下落，呼气放松；然后右侧腰胯带动右侧身体向前向上圆转，同时吸气提升。随后再作左侧，呼吸动作一样，唯方向相反。

要领：整体动作意想儿童玩耍，轻松柔和，扭动周身，一动无有不动。

收势，同前"龙游式"。

执笔：孙文善　沈晓东

指导：陆灏

回春功六式动作视频：

第十三章　中医药治疗肥胖症的现代临床及基础研究

第一节　中药经典方干预肥胖症的相关研究进展

中药经典方在中医临床辨证论治肥胖症等代谢性疾病的过程中,疗效显著,历来为中医名家所推崇,多见名医医案经验,并验证于相关基础研究,但部分方药尚缺乏循证依据。现总结如下,以为中医临床防治肥胖症提供有益借鉴。

一、和解剂

(一)葛根芩连汤

出自《伤寒论》,由葛根、黄芩、黄连、甘草组成,具有解表清里的功效,善于清利胃肠湿热,临床应用以大便黏臭,苔黄或腐腻,脉数为辨证要点。

现代研究表明葛根芩连汤对代谢综合征、2型糖尿病及其并发症等内分泌疾病治疗取效较优,临床上常将其作为防治肥胖型糖尿病的基础方剂。方中黄芩、黄连能够清肺胃之热,解血中糖毒。仝小林教授用其治疗肥胖型湿热困脾型糖尿病疗效显著,其临床辨证使用经验为:在糖尿病重症期血糖较高的情况时剂量用量宜大,在血糖稳定期剂量用量宜小。现代药理学研究亦证实葛根芩连汤对于代谢性疾病的防治作用具体表现在抑制炎症反应、减轻氧化应激、提高胰岛素敏感性、改善胰岛素抵抗、调节肠道菌群结构和糖脂代谢等方面。

(二)防风通圣散

出自《素问·宣明论方》,由防风、川芎、当归、白芍、大黄、薄荷、麻黄、芒硝、荆芥、栀子、滑石、桔梗、石膏、黄芩、连翘、甘草、白术组成,具有疏风解表、泻热通便的功用,主治风热壅盛,表里俱实证,尤其适用于便秘且伴有高血压的肥胖症人群。以口苦咽干、二便不通、苔黄、脉数为辨证要点。

现代研究表明防风通圣散可影响脂肪代谢、调节血糖血脂,对单纯性肥胖患者疗效明显。干预肥胖小鼠能提高棕色脂肪线粒体细胞色素C氧化酶活性,提高棕色脂肪组织线粒体特异性二磷酸鸟苷结合能,使得产热增加,起到减轻体重的作用。研究还显示,本方能够抑制高脂饮食诱导

的肥胖大鼠的腹部皮下、腹腔内生殖器周围及后腹膜白色脂肪的增加,起到改善皮下、内脏脂肪的沉积和调节脂肪分泌因子的作用。

(三)半夏泻心汤

出自《伤寒论》,由半夏、黄芩、干姜、人参、甘草、黄连、大枣组成,具有调和脾胃、辛开苦降、散结除痞的功用,为治疗痰湿壅滞型肥胖症的代表方。临床以心下痞,但满而不痛、舌苔腻而微黄为辨证要点。现代研究表明半夏泻心汤不但具有泻热、抑制食欲、补虚、助脾运以及调和气机升降的功效,而且还有改善胰岛素抵抗、调节糖脂代谢的作用。半夏泻心汤可用于治疗胰岛素抵抗性肥胖人群。基础研究也证实半夏泻心汤可抑制胰岛细胞凋亡,促进胰岛素分泌,具有降糖、调脂、改善胰岛素抵抗的作用。

(四)大柴胡汤

出自《金匮要略》,由柴胡、黄芩、芍药、半夏、枳实、大黄、生姜、大枣组成,具有和解少阳、内泻热结的功用,为泻下通便法调治实证肥胖症代表方之一。以往来寒热,胸胁苦满,胃脘部、心前区胀痛,大便不通,苔黄,脉弦数为辨证要点。

现代研究表明大柴胡汤具有护肝、利胆、抗炎、降血糖、调节脂质代谢等作用,善于治疗上半身饱满、腹部胀满、脂肪堆积、腹部按压充实有力的腹型肥胖患者。相关临床研究显示,大柴胡汤可降低患者血糖水平及体重指数,与二甲双胍疗效相当。动物研究也证实大柴胡汤能够缓解下丘脑-垂体-肾上腺轴过度亢进和改善胰岛素抵抗,其机制可能与增强线粒体自噬、缓解线粒体损伤、恢复线粒体功能有关。此外还有研究证实大柴胡汤可以通过改变基因表达和调节肠道菌群达到减轻高脂饮食喂养小鼠体重和降低血糖作用。

二、理气剂

(一)越鞠丸

出自《丹溪心法》,由香附、川芎、苍术、神曲、栀子组

成,具有行气开郁、化痰利湿的功用,主治由七情所伤、饮食失节、寒温失宜所引起的气、血、痰、火、湿、食六郁证,以胸膈胀满不适、脘腹胀痛、饮食不消、舌淡胖、苔白腻、脉滑为辨证要点。

现代研究表明越鞠丸能有效降低痰湿型肥胖症患者的体重、体重指数、腰围、臀围、总胆固醇及甘油三酯,临床通过改善患者体质状态、调畅气机、恢复气机升降功能治疗单纯型肥胖、更年期肥胖、产后肥胖以及使用激素后导致的肥胖症。基础研究证实新加越鞠丸通过升高血清脂联素水平,降低血清瘦素水平,治疗非酒精性脂肪肝、减轻体重。

(二)柴胡疏肝散

出自《证治准绳》,由陈皮、柴胡、川芎、枳壳、白芍、甘草、香附组成,具有疏肝解郁、行气止痛的功用,主治肝郁气滞证。为疏肝法治疗肥胖症代表方之一。以胁肋胀痛、脉弦为辨证要点。

现代研究表明柴胡疏肝散能够影响神经递质、神经营养因子、神经内分泌、炎症细胞因子、肠道菌群来调节情志,临床适用于神经系统、消化系统、心血管系统及妇科类疾病,适用于压力或情绪焦虑导致的肥胖症。基础研究表明,柴胡疏肝散可降低 TG、ALT、AST、LDL-C、FFA、TNF-α、IL-18、IL-6、IL-22 及胰岛素含量,升高 HDL 含量,机制与减轻肝脏炎症水平、调节脂肪代谢有关。

三、清热剂

大黄黄连泻心汤:出自《伤寒论》,由大黄、黄连、黄芩组成,具有泻热消痞和胃的功用,主治热邪引起的痞证,为泻下清热法治疗肥胖症方药之一。临床以脘胀胃疼、牙龈出血、口臭、大便秘结、舌红、苔黄、脉浮数为辨证要点。

现代研究表明大黄黄连泻心汤在治疗糖脂代谢异常方面有较好的疗效。可升高高密度脂蛋白,降低低密度脂蛋白、甘油三酯、总胆固醇、尿酸以及血糖的水平,起到调脂、降酸、降糖的功效,降低体重指数和腰围。基础研究也证实大黄黄连泻心汤能够降低 2 型糖尿病大鼠血糖、血脂,调节糖脂代谢,增加胰岛素敏感性,改善胰岛素抵抗。大黄黄连泻心汤改善胰腺组织病理学结构,增加胰岛 β 细胞,改善胰岛结构;能够增加 IRS-1、PI3K、AKT mRNA 和蛋白的表达量从而改善胰岛素抵抗,与 PI3K/AKT 信号通路相关。

四、消食剂

保和丸:出自《丹溪心法》,由山楂、神曲、半夏、茯苓、陈皮、连翘、莱菔子组成,具有消食化滞、理气和胃的功用,主治食滞胃脘证。为消食导滞法调治肥胖症代表方之一。

以脘腹胀满、嗳腐厌食、苔厚腻、脉滑为辨证要点。

现代研究表明保和丸主要成分为有机酸、橙皮苷以及连翘苷等,具有增加胃肠运动、提高胃蛋白酶活性、增加消化液分泌、抗动脉粥样硬化、抗炎、降血脂等药理作用。临床研究表明保和丸对脂肪肝、高脂血症有较好的临床疗效,对肠道菌群具有调节作用。动物实验证实,保和丸干预高脂饮食的大鼠,可以抑制大鼠体重增长,提高大鼠血清脂联素水平,降低瘦素水平,提高 HDL-C 水平,降低 LDL-C 水平。

五、祛痰剂

(一)二陈汤

出自《太平惠民和剂局方》,由半夏、陈皮、茯苓、甘草、乌梅、生姜等组成,具有燥湿化痰、理气和中的功用,为治疗痰湿型肥胖症基础方。临床以咳嗽痰多、色白易咳、恶心呕吐、胸膈痞闷、肢体困重,或头眩心悸、舌苔白滑或腻、脉滑为辨证要点。

现代研究表明二陈汤可以通过调节脂质代谢、参与脂质转运,缓解脂肪组织炎症,通过增加肠道菌群多样性、调节肠道菌群结构及胰岛素抵抗等途径发挥治疗肥胖症的作用。动物研究证实本方可显著减轻肥胖 2 型糖尿病大鼠的体重,降低腹围、TG、TC 和空腹胰岛素(fasting insulin,FINS)水平,降低 HOMA-IR 指数,上调白色脂肪组织 PI3K 蛋白及升高 p-AKT/AKT 的比值,降低 p-JNK/JNK 比值。

(二)温胆汤

出自《三因极一病证方论》,由半夏、竹茹、枳实、陈皮、甘草、茯苓组成,具有理气化痰、清胆和胃的功用,主治肝胃不和、痰热内扰证。为祛痰法治疗肥胖症的代表方之一。以虚烦不眠、眩悸呕恶、苔白腻微黄、脉弦滑为辨证要点。

现代研究表明温胆汤对降低血脂和改善肥胖症具有一定的作用,可降低血压、胰岛素抵抗。基础研究证实,温胆汤加减可降低血清 TC、TG、LDL 含量,升高血清 HDL 含量,显著降低大鼠脂肪指数,增加全视野的脂肪细胞数量,缩小脂肪细胞体积。

六、祛湿剂

(一)防己黄芪汤

出自《金匮要略》,由防己、甘草、白术、黄芪组成,具有益气祛风、健脾利水的功用,为治疗脾虚湿盛型肥胖症代表方。以汗出恶风、小便不利、苔白脉浮为辨证要点。

现代研究表明防己黄芪汤可改善糖脂代谢功能、肾功能,调节氧化应激指标。可降低 TC、TG、LDL-C 水平,升高 HDL-C 水平,改善血液流变学的各项指标,降低炎性因子 IL-6 和 TNF-α 水平,明显改善高脂血症患者的临床症状体征,且无毒副作用。基础研究证实,该方可有效降低高脂血症大鼠的体重和肝重水平,降低 TC、TG、LDL-C 水平和 ALT、碱性磷酸酶(alkaline phosphatase,ALP)水平,升高 HDL-C 水平,减缓脂肪肝进程,防治脂肪细胞增大,改善动脉硬化,改善炎性因子、脂肪因子的表达。

(二) 泽泻汤

出自《金匮要略》,由泽泻、白术组成,具有利水除饮、健脾制水的功用,主治脾虚水饮内停证。为健脾祛湿化痰法治疗肥胖症的代表方之一。以头晕目眩、舌体胖大、舌苔水滑、脉沉弦为辨证要点。

现代研究表明泽泻汤具有一定的降脂、抗炎等作用,基础研究表明,该方加减可降低大鼠血清 ALT、AST、TC、TG、LDL-C、GLU 水平,使肝损伤得到恢复。

(三) 苓桂术甘汤

出自《金匮要略》,由茯苓、桂枝、白术、甘草组成,具有温阳化饮、健脾利水的功用,主治脾阳不足、健运失常、水湿内停形成的痰饮。本方为温阳利水法调治肥胖症代表方。以胸胁部不适、目眩心悸、舌苔白滑为辨证要点。

现代研究表明苓桂术甘汤适用于表现为血脂异常、血糖异常及轻度肥胖的代谢综合征患者。临床研究表明,苓桂术甘汤加减治疗肥胖症合并高血压、高血脂、胰岛素抵抗等代谢综合征有较好的临床疗效,能够改善肥胖症患者多种临床症状,降低体重、体重指数。多项基础研究也证实苓桂术甘汤用于代谢综合征的作用机制可能与调控脂质及炎症相关通路有关。

(四) 五苓散

出自《伤寒论》,由泽泻、茯苓、白术、猪苓、桂枝组成,具有利水渗湿、温化阳气的功用,主治水湿内停证或蓄水证或痰饮。为健脾利水法调治肥胖症代表方之一。以小便不利、舌苔白、脉浮或缓为辨证要点。

现代研究表明五苓散治疗肥胖 2 型糖尿病针对的靶点和通路多与炎症反应和糖脂代谢有关。临床研究显示脾虚痰湿型单纯性肥胖症合并脂代谢异常患者,在基础治疗上,联合五苓散加味治疗可显著增加临床疗效。

七、理血剂

桂枝茯苓丸:出自《金匮要略》,由桂枝、茯苓、丹皮、桃仁、白芍组成,具有活血化瘀、缓消癥块的功用,主治瘀阻胞宫证。为活血行瘀法调治肥胖症代表方之一。以少腹宿有癥块、腹痛拒按,或下血色晦暗而夹有瘀块、舌质紫暗、脉沉涩为辨证要点。

现代研究表明大柴胡汤合桂枝茯苓丸治疗女性肥胖型高脂血症患者,具有较好的降脂、减肥效果。桂枝茯苓加减方治疗新诊断肥胖合并 2 型糖尿病(气虚血瘀证)患者,在提高胰岛素敏感、改善胰岛素抵抗、减轻体重、降糖方面均优于单用二甲双胍者。桂枝茯苓丸合当归芍药汤联合二甲双胍片不仅可降低肥胖型多囊卵巢综合征患者的体重,还可缩小卵巢体积,减少卵巢的卵泡数,疗效优于单用二甲双胍。

执笔:张佳 吕艺 袁漫曦

指导:肖明中

第二节 中药有效成分在肥胖症研究的进展

现代中药药理学研究表明,用于治疗肥胖症的中药有效成分包括多糖类化合物、黄酮类化合物、萜类化合物、生物碱等。中药有效成分可增强胃肠道蠕动,促进胆固醇排泄,减少脂肪吸收;调控多种信号通路,引导体内脂质正常分布;调整肠道菌群,加速体内脂肪代谢,促使胆固醇、甘油三酯及低密度脂蛋白含量下降。中药治疗肥胖症的作用机制包括减少脂肪摄入、调控脂肪分布、促进脂肪分解、减少炎症反应等。现将中药有效成分治疗肥胖症的研究进展总结如下。

一、多糖类化合物

多糖是广泛存在于动植物和真菌中的生物大分子,具有抗肿瘤、免疫调节、降血糖、降血脂、抗氧化等多种药理活性。

1. 枸杞多糖 是一种水溶性多糖,为药食同源类中药枸杞的主要活性成分,可作为益生元改善肥胖症、改善脂质代谢,辅助治疗非酒精性脂肪性肝病、2 型糖尿病。纯化的枸杞多糖可显著缓解因高脂饮食诱导引起的肥胖小鼠体重增长,这可能与其改善了肠道菌群的群落多样性、调控肠道菌群的特定菌属、增加短链脂肪酸的含量有关。

2. 海带多糖　又称昆布多糖,是一种 β- 葡聚糖,来自海藻类生物。海带多糖可用作益生元,辅助治疗肥胖症、胰岛素抵抗、高脂血症等相关代谢性疾病。海带多糖可通过调节肠道微生物群来缓解高脂饮食诱导的小鼠胰岛素抵抗、肥胖症、系统性炎症、代谢内毒素血症和肠道微生物失调。

3. 桑叶多糖　主要存在于桑叶中,具有抗氧化、降血糖、降血脂的生物活性,可用于治疗肥胖症、胰岛素抵抗、2型糖尿病、高脂血症。桑叶多糖干预小鼠可减少肝脏组织损伤并抑制消化道脂质吸收,其减肥机制可能与降低胰脂肪酶活性从而抑制脂质吸收有关。另外,桑叶多糖具有 α-淀粉酶和 α- 葡萄糖苷酶抑制作用,降糖活性显著,具有作为饮食补充剂或治疗肥胖症药物的潜力。

4. 灵芝多糖　存在于灵芝属真菌的菌丝体和子实体中,可辅助治疗肥胖症、心血管病、高脂血症。灵芝多糖可改善高脂饮食导致的血脂异常、清除脂质氧化、减少肝脏细胞中脂滴数量,从而减轻脂肪变性程度。灵芝多糖调节肠道微生物群产生益生菌效应,可用于预防肥胖症肠道菌群失调和肥胖相关代谢紊乱。

5. 麦冬多糖　是麦冬的主要活性成分,主要分布在麦冬的块根中,由单糖和低聚糖类化合物组成,可辅助治疗肥胖症、非酒精性脂肪肝、高脂血症、2 型糖尿病。麦冬多糖通过增加氧气消耗以及吸附肠腔中的胆汁酸并减少其重吸收,从而促进胆固醇分解代谢,是治疗肥胖相关代谢性疾病的有效候选药物。

二、黄酮类化合物

黄酮类化合物分布广泛,常见于蔬果中。含有黄酮类化合物的中药材有黄芩、葛根、银杏叶、槐花、陈皮等。黄酮类化合物主要成分为黄芩苷、葛根素、槲皮素、芦丁、陈皮苷等。其药理作用包括抗菌、消炎、降转氨酶、增加冠状动脉血流量及降低心肌耗氧量、扩张冠状血管和增加脑血流量、减少出血症等。黄酮类化合物可以通过促进益生菌生长、抑制病原菌繁殖、增加菌群多样性来发挥生物活性,具有抑制肥胖、保护肝脏的作用。

1. 黄芩苷　从黄芩根中提取分离,可辅助治疗肥胖症、胰岛素抵抗、高脂血症。黄芩苷通过增加小鼠能量消耗、呼吸交换比,调用内源性脂质作为能量来源来减少小鼠体重,其作用机制可能与黄芩苷是肉碱棕榈酰基转移酶 1(carnitine palmitoyltransferase 1,CPT1)的天然变构激活剂

有关,CPT1 是脂肪酸氧化的限速酶,黄芩苷与 CPT1 结合加速了脂肪酸降解。

2. 槲皮素　广泛存在于植物的茎皮、花、叶、芽、种子、果实中,是具有多种生物活性的黄酮醇类化合物,可辅助治疗肥胖症、代谢综合征。槲皮素可以调节代谢综合征小鼠的肠道菌群失调,下调肝脏视黄醇饱和酶表达,从而改善中心性肥胖。

3. 金丝桃苷　广泛存在于各种植物体内,如金丝桃科、蔷薇科、桔梗科、唇形科等的果实与全草中,具有抗氧化、降血脂、保护心肌等作用,可辅助治疗肥胖症和胰岛素抵抗。金丝桃素与胰脂肪酶结合,通过抑制胰脂肪酶活性减轻小鼠体重。

4. 芦丁　又称为芸香苷,存在于芸香叶、烟叶、枣、杏、橙皮、番茄、荞麦花等中,具有降脂作用,可辅助治疗肥胖症、非酒精性脂肪性肝病。芦丁可降低厚壁菌丰度,增加拟杆菌和疣状微生物丰度,通过调整肠道菌群减重。另外芦丁可减少 PPARγ 介导的炎症,提高 AMPK 信号介导的脂肪酸氧化相关基因的表达水平,从而辅助减少体脂肪。

5. 柑橘黄酮　存在于芸香科柑橘亚科植物中,具有抗氧化、抗炎、抗肥胖、护肝等作用,可辅助治疗肥胖症、2 型糖尿病、非酒精性脂肪性肝病等。柑橘皮黄酮提取物通过抑制 miR-33 和 miR-122 的表达来增加 *CPT1* 基因表达、抑制脂肪酸合酶基因表达。在体外和体内实验中,柑橘类黄酮化合物均表现出显著治疗肥胖症的作用。

6. 大豆异黄酮　又称植物雌激素,是从大豆中提取的天然黄酮类化合物,有抗氧化、抗炎、降脂等作用,可辅助治疗肥胖症、高血压、2 型糖尿病、非酒精性脂肪性肝病。大豆异黄酮作用于小鼠 3T3-L1 前脂肪细胞 12 天时,细胞中积累的脂滴变为多房形式,脂肪量减少。大豆异黄酮作用于从人身上分离的内脏脂肪细胞时,内脏前脂肪细胞分化并转化为棕色脂肪细胞,其机制可能与大豆异黄酮增加了CD-137 和 UCP1 mRNA 的表达有关。

三、萜类

萜类化合物在中药中分布极为广泛,藻类、菌类、地衣类、苔藓类、蕨类、裸子植物及被子植物中均有萜类化合物的存在。萜类化合物具有独特的生物活性,如单环倍半萜类化合物青蒿素具有抗疟活性、三环二萜类化合物紫杉醇具有抗肿瘤活性等。萜类化合物分为单萜、倍半萜、二萜、二倍半萜、三萜、四贴、多萜。药理作用主要为抗癌、抗炎等。

1. 京尼平苷　是一种环烯醚萜葡萄糖苷,是传统中药

栀子的活性成分,具有改善糖脂代谢的作用,可辅助治疗肥胖症、2型糖尿病、高脂血症。京尼平苷干预小鼠体重减轻,糖脂代谢改善,肝脏脂滴数量和大小均显著减少,其机制可能与京尼平苷抑制了小鼠肝组织中perilipin-2的mRNA和蛋白表达有关。

2. **百秋李醇** 是广藿香的主要药效成分之一,具有抗病毒、抗炎、改善代谢的作用,可辅助治疗肥胖症、抑郁状态、代谢综合征。百秋李醇通过抑制过氧化物酶体增殖物激活受体PPARγ和CCAAT增强子结合蛋白C/EBPα,增加β-catenin的表达,从而减少细胞的脂肪形成和脂质累积,百秋李醇干预肥胖小鼠的体重和脂肪堆积显著减少。

3. **灵芝三萜** 存在于灵芝中,灵芝的子实体、孢子和菌丝体中鉴定出的三萜超过150种,具有抗肿瘤、降血糖、抗炎、降血脂、抗氧化作用,可辅助治疗肥胖症、糖尿病、高脂血症等。灵芝三萜既是脂肪酶的混合型抑制剂,也可以抑制3T3-L1前脂肪细胞的增殖和分化,显著降低细胞中的总甘油三酯和胆固醇,可作为潜在的肥胖症治疗药物。

4. **雷公藤红素** 存在于雷公藤根皮中,具有抗炎症、抗氧化、促进脂质消耗作用,可治疗肥胖症、胰岛素抵抗。雷公藤红素通过瘦素通路发挥抗肥胖作用,可通过提高瘦素敏感性使小鼠食欲减退,体重大幅减轻,但对瘦素以及瘦素受体缺乏的小鼠没有明显的减肥功效。

5. **人参皂苷** 是人参中最具有代表性的生物活性分子,具有调节糖脂代谢、抗炎、抗氧化和神经保护作用,可辅助治疗肥胖症、胰岛素抵抗、代谢综合征。人参皂苷干预代谢综合征小鼠的体重和脂肪量显著降低,胰岛素敏感性显著提高,血清总胆固醇、游离脂肪酸和低密度脂蛋白胆固醇水平显著降低,通过调节肝脏脂质代谢和抑制炎症对代谢综合征小鼠产生干预作用。

6. **甘草皂苷** 是甘草的主要成分,又称甘草酸,属于三萜类化合物,具有调节脂质代谢作用,可治疗肥胖症、高脂血症、非酒精性脂肪性肝病。甘草皂苷通过降低CCAAT/增强子结合蛋白C/EBPβ和C/EBPδ的mRNA水平,降低了细胞外信号调节丝裂原激活的蛋白激酶(MAPK)的磷酸化,抑制脂肪形成,是具有抗脂肪生成能力和治疗肥胖症的潜在药物。

7. **罗汉果皂苷** 是罗汉果的主要成分,有极强的甜味,有增强免疫、抗氧化、止咳等作用,可辅助治疗肥胖症、高脂血症。罗汉果皂苷能预防肥胖小鼠的血脂、肝脂和体脂的增加,其机制为罗汉果皂苷减少了对PPARα和CPT-1A表达的抑制,增加了ATGL、HSL、PPARα和CPT-1A的mRNA表达,从而增加了脂肪分解和脂肪酸氧化。罗汉果

皂苷有可能开发为一种新的减肥降脂产品。

8. **桔梗皂苷D** 是桔梗的主要有效成分,有抗氧化、抗炎、降血脂等作用,可治疗肥胖症、高脂血症。桔梗皂苷D可减少成脂标志物PPARγ和C/EBPα,增加小鼠棕色脂肪细胞中的产热因子UCP1和PGC1α含量,从而改善小鼠肥胖状态。桔梗皂苷D可能是一种通过下调脂质累积来控制肥胖症的替代疗法。

四、生物碱

生物碱广泛分布于植物界,尤其是双子叶植物中,如毛茛科、罂粟科、防己科、茄科、夹竹桃科、芸香科、豆科、小檗科等,具有特殊的生物活性,如小檗碱、苦参生物碱等。

1. **黄连素** 又名小檗碱,可从黄连、黄柏、三颗针等植物中提取,具有抗神经炎症、抗氧化应激、调节神经递质、抗神经炎症、降血糖等作用,可辅助治疗肥胖症、代谢综合征、非酒精性脂肪性肝病、2型糖尿病、多囊卵巢综合征。因其具有显著的抑菌作用,长期应用于细菌引起的消化系统疾病。小檗碱能调节糖脂代谢,改善胰岛素抵抗,通过提高肝脏及粪便中总胆汁酸水平,促进脂肪代谢和粪便脂质排泄。

2. **荷叶碱** 是荷叶主要的活性成分,有抗炎、降脂作用,可辅助治疗肥胖症。荷叶碱对3T3-L1细胞脂质累积的抑制率高达56.17%,可以预防小鼠体重增加,减少脂肪堆积并改善脂质代谢紊乱。荷叶碱可降低脂多糖生产属菌群的相对丰度、增加参与脂质代谢细菌的相对丰度。荷叶碱抗肥胖作用可能与调节肠道微生物群的组成、改善肠道屏障完整性和预防慢性低度炎症有关。

3. **麻黄碱** 又名麻黄素,是体重管理药物的常见成分,可辅助治疗肥胖症。麻黄碱有显著的中枢兴奋作用,能兴奋交感神经,松弛支气管平滑肌、收缩血管。麻黄碱干预的健康年轻男性的体脂肪、内脏脂肪显著下降,且与安慰剂组相比,受试者瘦体重或骨矿物质含量没有显著差异。

4. **辣椒素** 存在于茄科植物辣椒及其变种中,是一种香草酰胺类生物碱,有降体重、降血糖、降血脂作用,可辅助治疗肥胖症。辣椒素通过UCP1途径刺激AMPK和GLP-1等,增加脂肪氧化,提高胰岛素敏感性,减少体脂,改善心脏和肝脏功能。肠道微生物调节也是辣椒素抗肥胖作用的关键因素。

五、其他

1. **姜辣素** 是姜酚、姜脑等与生姜有关辣味物质的总称,可辅助治疗肥胖症、非酒精性脂肪肝、胰岛素抵抗。6-姜酚通过抑制甘油三酯合成酶以及3T3-L1脂肪前体细

胞中的二酰基甘油酰基转移酶 1 减少脂肪生成。姜酚干预肥胖大鼠的血糖水平、体重、瘦素、胰岛素、淀粉酶、脂肪酶血浆和组织脂质显著降低，可以抑制高脂饮食引起的肥胖。

2. 贯叶金丝桃素　为贯叶连翘的生物活性成分，有抗抑郁、降血糖、降血脂作用，可辅助治疗肥胖症。贯叶金丝桃素通过 UCP1 途径刺激 AMPK 和 PGC-1α 促进产热，有效促进肥胖小鼠脂肪产热并降低体重，二氢脂酰胺 S- 乙酰转移酶是贯叶金丝桃素抑制肥胖症的分子靶标。

执笔：徐曦　黄晶晶　彭苗
指导：肖明中

参考文献

[1] YANG Y, CHANG Y, WU Y, et al. A homogeneous polysaccharide from Lycium barbarum: Structural characterizations, anti-obesity effects and impacts on gut microbiota. Int J Biol Macromol, 2021, 183: 2074-2087.

[2] GAO L L, MA J M, FAN Y N, et al. Lycium barbarum polysaccharide combined with aerobic exercise ameliorated nonalcoholic fatty liver disease through restoring gut microbiota, intestinal barrier and inhibiting hepatic inflammation. Int J Biol Macromol, 2021, 183: 1379-1392.

[3] LI Q M, ZHA X Q, ZHANG W N, et al. Laminaria japonica polysaccharide prevents high-fat-diet-induced insulin resistance in mice via regulating gut microbiota. Food Funct, 2021, 12 (12): 5260-5273.

[4] LI R, XUE Z, JIA Y, et al. Polysaccharides from mulberry (Morus alba L.) leaf prevents obesity by inhibiting pancreatic lipase in high-fat diet induced mice. Int J Biol Macromol, 2021, 192: 452-460.

[5] 窦彦丽, 陈金鳌. 灵芝多糖结合有氧运动对高血脂症小鼠的降脂和抗氧化水平的影响. 食品工业科技, 2022, 43 (9): 372-380.

[6] WANG Y, ZHU Y, RUAN K, et al. MDG-1, a polysaccharide from Ophiopogon japonicus, prevents high fat diet-induced obesity and increases energy expenditure in mice. Carbohydr Polym, 2014, 114: 183-189.

[7] SHI L, WANG J, WANG Y, et al. MDG-1, an Ophiopogon polysaccharide, alleviates hyperlipidemia in mice based on metabolic profile of bile acids. Carbohydr Polym, 2016, 150: 74-81.

[8] DAI J, LIANG K, ZHAO S, et al. Chemoproteomics reveals baicalin activates hepatic CPT1 to ameliorate diet-induced obesity and hepatic steatosis. Proc Natl Acad Sci U S A, 2018, 115 (26): E5896-E5905.

[9] 赵丽君. 槲皮素通过调节肠道菌群改善谷氨酸钠诱导的代谢综合征研究. 武汉: 华中科技大学, 2021.

[10] HOU X D, GUAN X Q, CAO Y F, et al. Inhibition of pancreatic lipase by the constituents in St. John's Wort: In vitro and in silico investigations. Int J Biol Macromol, 2020, 145: 620-633.

[11] YAN X, ZHAI Y, ZHOU W, et al. Intestinal flora mediates antiobesity effect of rutin in high-fat-diet mice. Mol Nutr Food Res, 2022, 66 (14): e2100948.

[12] TUNG Y T, ZENG J L, HO S T, et al. Anti-NAFLD effect of Djulis Hull and its major compound, Rutin, in mice with high-fat diet (HFD)-induced obesity. Antioxidants (Basel), 2021, 10 (11): 1694.

[13] CHEN T C, HO Y Y, TANG R C, et al. Thiolated Chitosan as an intestinal absorption carrier with hesperidin encapsulation for obesity treatment. Nutrients, 2021, 13 (12): 4405.

[14] GROSSINI E, FARRUGGIO S, RAINA G, et al. Effects of genistein on differentiation and viability of human visceral adipocytes. Nutrients, 2018, 10 (8): 978.

[15] 徐星科, 边阳萍, 赵婉均, 等. 京尼平苷通过调节 perilipin-2 表达对肝细胞脂滴形成的影响. 中成药, 2022, 44 (6): 1798-1803.

[16] LEE J, KONG B, LEE S H. Patchouli alcohol, a compound from Pogostemon cablin, inhibits obesity. J Med Food, 2020, 23 (3): 326-334.

[17] LIU X T, LIU T T, XU H L, et al. Inhibitory kinetics and bioactivities of Nuciferine and Methyl Ganoderate on Mucor miehei lipase and 3T3-L1 preadipocytes. Int J Biol Macromol, 2020, 163: 1719-1728.

[18] LIU J, LEE J, SALAZAR HERNANDEZ M A, et al. Treatment of obesity with celastrol. Cell, 2015, 161 (5): 999-1011.

[19] 周永强, 周维, 岳兰昕, 等. 雷公藤红素参与脂质代谢调控的研究进展. 医药导报, 2021, 40 (12): 1704-1709.

[20] 黄容容, 张子君, 解梦园, 等. 人参皂苷 G-Rh2 通过调节脂质代谢与免疫改善小鼠代谢综合征. 中国免疫学杂志, 2022, 38 (9): 1030-1036.

[21] YAMAMOTO M, NAGASAWA Y, FUJIMORI K. Glycyrrhizic acid suppresses early stage of adipogenesis through repression of MEK/ERK-mediated C/EBPβ and C/EBPδ expression in 3T3-L1 cells. Chem Biol Interact, 2021, 346: 109595.

[22] LI L, ZHENG W, WANG C, et al. Mogroside V protects against Hepatic Steatosis in mice on a high-fat diet and LO$_2$

cells treated with free fatty acids via AMPK activation. Evid Based Complement Alternat Med, 2020, 2020: 7826874.

[23] KIM H L, PARK J, JUNG Y, et al. Platycodin D, a novel activator of AMP-activated protein kinase, attenuates obesity in db/db mice via regulation of adipogenesis and thermogenesis. Phytomedicine, 2019, 52: 254-263.

[24] MÉNDEZ-DEL VILLAR M, GONZÁLEZ-ORTIZ M, MARTÍNEZ-ABUNDIS E, et al. Effect of resveratrol administration on metabolic syndrome, insulin sensitivity, and insulin secretion. Metab Syndr Relat Disord, 2014, 12 (10): 497-501.

[25] HOU C Y, TAIN Y L, YU H R, et al. The effects of resveratrol in the treatment of metabolic syndrome. Int J Mol Sci, 2019, 20 (3): 535.

[26] 陈美琳, 李芝奇, 范琦琦, 等. 小檗碱药理作用及其相关作用机制研究进展. 中草药, 2022, 53 (18): 5861-5872.

[27] WANG Y, YAO W, LI B, et al. Nuciferine modulates the gut microbiota and prevents obesity in high-fat diet-fed rats. Exp Mol Med, 2020, 52 (12): 1959-1975.

[28] HE Y, TAO Y, QIU L, et al. Lotus (*Nelumbo nucifera* Gaertn.) leaf-fermentation supernatant inhibits adipogenesis in $3T_3$-L_1 preadipocytes and suppresses obesity in high-fat diet-induced obese rats. Nutrients, 2022, 14 (20): 4348.

[29] CAREY A L, PAJTAK R, FORMOSA M F, et al. Chronic ephedrine administration decreases brown adipose tissue activity in a randomised controlled human trial: implications for obesity. Diabetologia, 2015, 58 (5): 1045-1054.

[30] KANG C, WANG B, KALIANNAN K, et al. Gut microbiota mediates the protective effects of dietary capsaicin against chronic low-grade inflammation and associated obesity induced by high-fat diet. mBio, 2017, 8 (3): e00470.

06栏